Klinikmanual Kinder- und Jugendpsychiatrie und -psychotherapie

Michael Kölch
Miriam Rassenhofer
Jörg M. Fegert
*Hrsg.*

# Klinikmanual Kinder- und Jugendpsychiatrie und -psychotherapie

3. Auflage

Springer

*Hrsg.*
**Prof. Dr. Michael Kölch**
Klinik für Psychiatrie, Neurologie, Psychosomatik und Psychotherapie im Kindes- und Jugendalter
Universitätsmedizin Rostock
Rostock, Deutschland

**Prof. Dr. Miriam Rassenhofer**
Klinik für Kinder- und Jugendpsychiatrie/Psychotherapie
Universitätsklinikum Ulm
Ulm, Deutschland

**Prof. Dr. Jörg M. Fegert**
Klinik für Kinder- und Jugendpsychiatrie/Psychotherapie
Universitätsklinikum Ulm
Ulm, Deutschland

ISBN 978-3-662-58417-0    ISBN 978-3-662-58418-7   (eBook)
https://doi.org/10.1007/978-3-662-58418-7

Die Deutsche Nationalbibliothek verzeichnet diese Publikation in der Deutschen Nationalbibliografie; detaillierte bibliografische Daten sind im Internet über http://dnb.d-nb.de abrufbar.

Springer
© Springer-Verlag GmbH Deutschland, ein Teil von Springer Nature 2011, 2013, 2020
Das Werk einschließlich aller seiner Teile ist urheberrechtlich geschützt. Jede Verwertung, die nicht ausdrücklich vom Urheberrechtsgesetz zugelassen ist, bedarf der vorherigen Zustimmung des Verlags. Das gilt insbesondere für Vervielfältigungen, Bearbeitungen, Übersetzungen, Mikroverfilmungen und die Einspeicherung und Verarbeitung in elektronischen Systemen.
Die Wiedergabe von allgemein beschreibenden Bezeichnungen, Marken, Unternehmensnamen etc. in diesem Werk bedeutet nicht, dass diese frei durch jedermann benutzt werden dürfen. Die Berechtigung zur Benutzung unterliegt, auch ohne gesonderten Hinweis hierzu, den Regeln des Markenrechts. Die Rechte des jeweiligen Zeicheninhabers sind zu beachten.
Der Verlag, die Autoren und die Herausgeber gehen davon aus, dass die Angaben und Informationen in diesem Werk zum Zeitpunkt der Veröffentlichung vollständig und korrekt sind. Weder der Verlag, noch die Autoren oder die Herausgeber übernehmen, ausdrücklich oder implizit, Gewähr für den Inhalt des Werkes, etwaige Fehler oder Äußerungen. Der Verlag bleibt im Hinblick auf geografische Zuordnungen und Gebietsbezeichnungen in veröffentlichten Karten und Institutionsadressen neutral.

Fotonachweis: © guppys / stock.adobe.com
Umschlaggestaltung: deblik Berlin

Springer ist ein Imprint der eingetragenen Gesellschaft Springer-Verlag GmbH, DE und ist ein Teil von Springer Nature.
Die Anschrift der Gesellschaft ist: Heidelberger Platz 3, 14197 Berlin, Germany

# Vorwort

Mit dem vorliegenden Band liegt eine komplett neue Fassung des „Klinikmanuals" vor. Idee bei der Erstveröffentlichung war, dem Leser ein Buch an die Hand zu geben, das die Grundlagen kinder- und jugendpsychiatrischer und -psychotherapeutischer Diagnostik und Therapie möglichst evidenzbasiert und doch für die alltägliche Praxis verwendbar darstellt. Der Erfolg der bisherigen Auflagen und auch die Rückmeldungen von Leserinnen und Lesern haben uns bestätigt, dass das Konzept des Buches ein richtiges war und ist. Besonders freut uns, dass dieses Buch sowohl „Berufseinsteigern" im Bereich der KJP – wofür es auch explizit gedacht war -, wie auch noch während der Vorbereitung zur Facharztprüfung nützlich ist. In der Neuauflage haben wir das ursprüngliche Konzept beibehalten und doch Neuerungen eingeführt. Wir wollen für die vielen Berufsgruppen, die in und mit der Kinder- und Jugendpsychiatrie und – psychotherapie arbeiten ein auf hohem wissenschaftlichen wie praktischem Niveau – kompaktes Manual anbieten, das Einblick in die Grundlagen des Fachs gibt, aber auch absehbare Entwicklungen mit in den Blick nimmt.

Kinder- und Jugendpsychiatrie und -psychotherapie ist eine medizinische Disziplin und von daher auch ein wissenschaftliches Fachgebiet, auf dem es rasanten Wissenszuwachs aufgrund der Forschung gibt. Dies ist auch bei Neuauflagen zu beachten. Eine besondere Neuerung, die im Bereich der Psychiatrie ansteht, ist die neue Version der Internationalen Classification of Diseases, die ICD-11, die nun zumindest in weiten Zügen als Fassung vorliegt. Auch wenn noch nicht genau ersichtlich ist, ab wann diese auch in Deutschland als Version gültig sein wird, z. B. im Rahmen der Kodierung im Krankenhaus und Praxen, so wollten wir die Neuerung doch aufnehmen und bereits den Lesern die Perspektiven hinsichtlich einzelner Störungen bezüglich der diagnostischen Einordnung in der Zukunft zeigen. Da hinter einer Klassifikation auch Forschungsergebnisse stecken, findet sich bei der ICD-11 die bereits vom DSM-5 bekannte Tendenz, weniger kategoriale Einteilungen von Störungsbildern, sondern mehr die dimensionalen Aspekte bei der Einteilung psychischer Störungen zu berücksichtigen. Dies entspricht bei vielen Störungsbildern dem Forschungsstand und kommt gerade im Bereich der Kinder- und Jugendpsychiatrie und –psychotherapie auch der entwicklungspsychologischen Komponente vieler Symptome und Störungsbilder entgegen. Im Buch werden die Neuerungen und Veränderungen bzgl. der Klassifikationen prägnant dargestellt, so dass man sich rasch orientieren kann.

Die Kinder- und Jugendpsychiatrie und – psychotherapie ist ein sehr interdisziplinär ausgerichtetes medizinisches Fach, sowohl in der Praxis wie in der Forschung. Dies bedingt, dass viele Kapitel sich auch interdisziplinären Themen widmen, wie z. B. dem Kinderschutz oder Bindungsaspekten. Auch in der Forschung ist die Kinder- und Jugendpsychiatrie und – psychotherapie nicht allein rein medizinisch-biologisch orientiert sondern auch z. B. psychologisch und sozialwissenschaftlich. Aspekte der Versorgungsforschung spielen ebenso eine Rolle wie auch ökonomische Fragestellungen und juristische sowie ethische Themen. Diese sehr interdisziplinäre Perspektive wurde im Buch in den einzelnen Kapiteln berücksichtigt, und damit stellt sich auch die interessante Breite des Fachs dar. Die letzten Jahre gab es intensive Forschung zur Häufigkeit aber auch zu Auswirkungen von ungünstigen Lebenserfahrungen in Kindheit und Jugend, den adverse childhood experiences (ACE). Dem Wissenszuwachs in diesem Bereich trägt das Buch Rechnung, und den ACE als einem der stärksten Prädiktoren für das Auftreten von psychischen Störungen ist ein eigenes Kapitel gewidmet; zudem wird in den einzelnen Kapiteln jeweils auf ACE Bezug genommen.

Wie immer muss man bei gedruckten Werken darauf hinweisen, dass sich die Erkenntnisse in der Medizin rasch verändern können; insofern sollten Leser ggfs. aktuelle Recherchen oder weiterführende Literatur zur Hand nehmen und neuere wissenschaftliche Erkenntnisse immer in ihre Praxis miteinbeziehen.

Die Idee zu diesem Buch entstand an der Klinik für Kinder- und Jugendpsychiatrie/Psychotherapie in Ulm vor mehr als 10 Jahren, um sowohl Studierenden aber auch den an einer Universitätsklinik oftmals wechselnden Mitarbeitern Basiswissen und Handlungsstrategien an die Hand zu geben. In zehn Jahren ändert sich im Leben von Herausgebern und Autoren einiges – wenn auch nicht so vieles, wie sich im selben Zeitraum bei Kindern an Veränderung ergibt. Inzwischen sind einige Autoren andernorts an Kliniken tätig oder haben sich niedergelassen. Aus den jeweiligen neuen Arbeitskontexten kamen neue Autoren und -innen hinzu. Einer der Herausgeber und ein Autor haben Lehrstühle in Rostock und Wien übernommen. Es gibt eine neue Mitherausgeberin, die als Professorin in Ulm berufen wurde. Bei aller Veränderung bleibt aber eines gleich: Durch die beiden ursprünglichen Herausgeber war intendiert – und dies wurde auch sorgfältig bei Prüfung der Kapitel in dieser Ausgabe „überwacht" -, dass dieses Buch den klinischen Hintergrund und die Haltung der „Ulmer Schule" wiederspiegelt. Insbesondere da, wo die Evidenz endet, und das ist häufig bei den komplexen Problemlagen unserer Patienten der Fall, wird in diesem Buch zumindest die klinische Praxis, wie die Herausgeber sie vertreten, aufbauend auf bestmöglichen Therapierationalen, deutlich.

Allen Autorinnen und Autoren sei für die sorgfältige Neufassung ihrer Kapitel gedankt, auch der zügigen Lieferung im engen Zeitrahmen. Ein großer Dank geht an Frau Theresa Jung und Frau Simone Eberle, die das Buch für die Herausgeber sorgfältig und mit Umsicht betreut, bei der Planung und Vorbereitung unterstützt, die Korrespondenz mit den Autorinnen und Autoren übernommen, ausstehende Kapitel mit Freundlichkeit und Nachdruck eingefordert sowie die Zusammenarbeit mit dem Verlag koordiniert haben. Frau Scheddin vom Springer Verlag sei erneut gedankt für die wiederum professionelle Zusammenarbeit und hohe Flexibilität im Prozess der Herstellung des Buches.

Wir sind auf Rückmeldungen der Leserinnen und Leser gespannt und hoffen, dass auch diese Auflage sowohl den im Fachgebiet Tätigen, als auch Kooperationspartnern, wie Kinder- und Jugendlichenpsychotherapeuten, in der

Kinder- und Jugendhilfe Tätigen, und vielleicht auch Studierenden, das aus unserer Sicht interessanteste Fach in den Heilberufen, die Kinder- und Jugendpsychiatrie und – psychotherapie, nahe bringt.

**Michael Kölch**
Rostock, Deutschland

**Miriam Rassenhofer**
Ulm, Deutschland

**Jörg M. Fegert**
Ulm, Deutschland
April 2020

# Inhaltsverzeichnis

| 1 | **Psychopathologie und Klassifikationssysteme – Grundlegende Aspekte**............................................. | 1 |
|---|---|---|
| | *Michael Kölch, Paul L. Plener und Jörg M. Fegert* | |

## I  Externalisierende Störungsbilder

| 2 | **Aktivitäts- und Aufmerksamkeitsstörung** ....................... | 9 |
|---|---|---|
| | *Michael Kölch und Jörg M. Fegert* | |
| 3 | **Störungen des Sozialverhaltens**.................................. | 25 |
| | *Paul L. Plener und Jörg M. Fegert* | |
| 4 | **Disruptive Mood Dysregulation Disorder – Affektive Dysregulation**..................................................... | 39 |
| | *Michael Kölch, Paul L. Plener und Jörg M. Fegert* | |

## II  Internalisierende Störungsbilder

| 5 | **Emotionale Störungen bei Kindern und Jugendlichen** ........ | 51 |
|---|---|---|
| | *Michael Kölch und Paul L. Plener* | |
| 6 | **Angststörungen und phobische Störungen** ..................... | 63 |
| | *Laura Weninger, Judith Nestler und Ulrike M. E. Schulze* | |
| 7 | **Zwangsstörungen**................................................. | 85 |
| | *Judith Nestler und Laura Weninger* | |
| 8 | **Selektiver Mutismus**.............................................. | 109 |
| | *Paul L. Plener und Nina Spröber-Kolb* | |

## III  Störungen mit somatischen Symptomen

| 9 | **Somatoforme Störungen**......................................... | 123 |
|---|---|---|
| | *Yonca Izat, Miriam Rassenhofer und Michael Kölch* | |
| 10 | **Dissoziative Störungen**........................................... | 137 |
| | *Marc Allroggen* | |

| 11 | **Ausscheidungsstörungen** .......................................... 151 |
|---|---|
| | Diana El Khatib und Michael Kölch |

| 12 | **Chronische Tic-Störungen und Tourette-Syndrom** .............. 169 |
|---|---|
| | Michael Kölch und Jörg M. Fegert |

| 13 | **Essstörungen – Anorexia und Bulimia nervosa** ................... 183 |
|---|---|
| | Ulrike M. E. Schulze und Michael Kölch |

## IV Störungsbilder mit kategorial unterschiedlicher Psychopathologie

| 14 | **Schizophrenie** ....................................................... 205 |
|---|---|
| | Sabine Müller, Tobias Hellenschmidt und Michael Kölch |

| 15 | **Affektive Störungen: Major Depression, Manie und bipolare Störungen** ................................................. 231 |
|---|---|
| | Michael Kölch und Jörg M. Fegert |

| 16 | **Tiefgreifende Entwicklungsstörungen** ........................... 263 |
|---|---|
| | Sabine Müller, Marc Allroggen und Jörg M. Fegert |

## V Traumata, Lerngeschichte und Persönlichkeitsentwicklung

| 17 | **Reaktionen auf schwere Belastungen** ............................ 285 |
|---|---|
| | Veronica Kirsch und Miriam Rassenhofer |

| 18 | **Komplex traumatisierte Kinder, Jugendliche und Heranwachsende** .................................................... 311 |
|---|---|
| | Marc Schmid, Jörg M. Fegert und Michael Kölch |

| 19 | **Kinder und Jugendliche mit Fluchterfahrung** ................... 329 |
|---|---|
| | Thorsten Sukale, Jörg M. Fegert, Michael Kölch und Elisa Pfeiffer |

| 20 | **Psychische und Verhaltensstörungen durch psychotrope Substanzen** ......................................................... 345 |
|---|---|
| | Tobias Hellenschmidt und Michael Kölch |

| 21 | **Videospielabhängigkeit (Gaming Disorder) und andere nicht stoffgebundene Süchte** ...................................... 371 |
|---|---|
| | Jakob Florack und Marc Allroggen |

## Inhaltsverzeichnis

| 22 | **Bindungsstörungen** | 385 |
|---|---|---|
|  | Ute Ziegenhain und Jörg M. Fegert |  |
| 23 | **Persönlichkeitsentwicklungsstörungen, Persönlichkeitsstörungen** | 399 |
|  | Michael Kölch, Marc Allroggen und Paul L. Plener |  |
| 24 | **Störungen der Sexualität** | 415 |
|  | Tobias Hellenschmidt und Naina Levitan |  |

## VI Entwicklungsstörungen

| 25 | **Umschriebene Entwicklungsstörungen schulischer Fertigkeiten** | 435 |
|---|---|---|
|  | Liane Kaufmann und Michael von Aster |  |
| 26 | **Entwicklungsstörungen des Sprechens und der Sprache** | 455 |
|  | Regula Kuhn und Clemens Povel |  |
| 27 | **Umschriebene Entwicklungsstörung der motorischen Funktionen (UEMF)** | 469 |
|  | Johannes Buchmann |  |

## VII Spezielle Situationen

| 28 | **Der suizidale Patient** | 477 |
|---|---|---|
|  | Paul L. Plener und Rebecca C. Brown |  |
| 29 | **Der agitiert-aggressive Patient** | 489 |
|  | Michael Kölch und Paul L. Plener |  |
| 30 | **Der unklare, z. B. desorientierte Notfallpatient** | 499 |
|  | Michael Kölch, Paul L. Plener und Tobias Hellenschmidt |  |
| 31 | **Der somatisch kranke Patient** | 505 |
|  | Renate Schepker, Michael Kölch und Jörg M. Fegert |  |
| 32 | **Besondere Aspekte der Kinder- und Jugendpsychiatrie – Intelligenzminderung** | 511 |
|  | Frank Häßler und Jörg M. Fegert |  |
| 33 | **Kindesmisshandlung und Vernachlässigung** | 521 |
|  | Jörg M. Fegert, Ute Ziegenhain und Miriam Rassenhofer |  |

| 34 | **Sexueller Missbrauch**............................................... | 531 |
|---|---|---|
| | *Jörg M. Fegert, Annika Münzer und Miriam Rassenhofer* | |
| 35 | **Der selbstverletzende Patient** ...................................... | 543 |
| | *Paul L. Plener, Michael Kölch und Rebecca C. Brown* | |
| 36 | **Adverse Childhood Experiences (ACE)** ........................... | 553 |
| | *Andreas Jud* | |

## VIII Mutter und Kind als Patienten

| 37 | **Regulationsstörungen bei Säuglingen und Kleinkindern Diagnostische Kriterien zwischen 0 und 3 Jahren**............... | 567 |
|---|---|---|
| | *Ute Ziegenhain, Lina Hermeling, Melanie Steiner und Yonca Izat* | |
| 38 | **Emotionale und Verhaltensauffälligkeiten im Alter von 3 bis 6 Jahren**...................................................... | 583 |
| | *Yonca Izat, Juliane Teich-Bělohradský, Jörg M. Fegert, Ute Ziegenhain und Michael Kölch* | |
| 39 | **Psychische Störungen post partum** ............................ | 599 |
| | *Ute Ziegenhain, Eva Möhler, Tanja Besier, Michael Kölch und Jörg M. Fegert* | |

## IX Rechtliche Rahmenbedingungen, ethische Haltungen und Handlungskompetenz

| 40 | **Pharmakotherapie – Psychopharmaka in der Kinder- und Jugendpsychiatrie**................................................. | 615 |
|---|---|---|
| | *Michael Kölch, Paul L. Plener und Jörg M. Fegert* | |
| 41 | **Rechtliche Aspekte und ethische Fragen in der Kinder und Jugendpsychiatrie**................................................ | 645 |
| | *Michael Kölch, Marc Allroggen und Jörg M. Fegert* | |
| 42 | **Bundeskinderschutzgesetz und Kinder- und Jugendpsychiatrie**................................................... | 657 |
| | *Thomas Meysen, Andreas Jud und Jörg M. Fegert* | |
| 43 | **Institutionelle Schutzkonzepte zur Prävention sexuellen Kindesmissbrauchs**................................................ | 669 |
| | *Jörg M. Fegert, Ulrike Hoffmann und Elisa König* | |

| | | |
|---|---|---|
| 44 | **Forensische Fragen in der Kinder- und Jugendpsychiatrie**..... | 683 |
| | Marc Allroggen, Michael Kölch und Jörg M. Fegert | |
| 45 | **Kontakt mit der Jugendhilfe – Sozialarbeit in der Kinder- und Jugendpsychiatrie**.................................... | 693 |
| | Jörg M. Fegert, Michael Kölch und Saskia Grimm | |
| 46 | **Kinder- und Jugendpsychiatrie und Schule**....................... | 705 |
| | Gerhard Libal und Dorothée Blaumer | |
| 47 | **Was tun, wenn dieses Buch meine Fragen nicht beantwortet?**... | 711 |
| | Gerhard Libal, Laura Weninger, Michael Kölch und Jörg M. Fegert | |

## X  Neue Versorgungsformen

| | | |
|---|---|---|
| 48 | **Stationsäquivalente Behandlung**................................ | 727 |
| | Isabel Böge, Jörg M. Fegert und Renate Schepker | |
| 49 | **Die Medizinische Kinderschutzhotline**........................... | 735 |
| | Jörg M. Fegert, Oliver Berthold, Michael Kölch und Andreas Witt | |
| 50 | **CCSchool (Continuum of Care School) – Verbesserung der Versorgungskontinuität bei Kindern und Jugendlichen mit (drohender) seelischer Behinderung** ....................... | 743 |
| | Isabel Böge, Michael Kölch und Jörg M. Fegert | |
| 51 | **Aufsuchende Behandlungsformen aus der kassenärztlichen Praxis** ........................................... | 751 |
| | Dagmar Hoehne | |
| 52 | **Heim- und Pflegekinder-Sprechstunde** .......................... | 761 |
| | Andreas Witt, Marc Schmid und Jörg M. Fegert | |
| | **Serviceteil** | |
| | Anhang........................................................... | 772 |
| | Stichwortverzeichnis ................................................. | 797 |

# Autorenadressen

**Marc Allroggen**
Klinik für Kinder- und Jugendpsychiatrie/
Psychotherapie
Universitätsklinikum Ulm
Ulm, Deutschland
marc.allroggen@uniklinik-ulm.de

**Michael von Aster**
Klinik für Kinder- und Jugendpsychiatrie
DRK Kliniken Berlin Westend
Berlin, Deutschland
m.aster@drk-kliniken-berlin.de

**Oliver Berthold**
Kinderschutzambulanz
DRK Kliniken Berlin|Westend
Berlin, Deutschland
o.berthold@drk-kliniken-berlin.de

**Dorothée Blaumer**
Hans-Lebrecht-Schule
Universitätsklinikum Ulm
Ulm, Deutschland
dorothee.blaumer@uniklinik-ulm.de

**Isabel Böge**
Abteilung für Kinder- und
Jungendpsychiatrie, ZfP Südwürttemberg
Ravensburg, Deutschland
isabel.boege@zfp-zentrum.de

**Rebecca C. Brown**
Klinik für Kinder- und Jugendpsychiatrie
und Psychotherapie
Universitätsklinikum Ulm
Ulm, Deutschland
rebecca.brown@uniklinik-ulm.de

**Jörg M. Fegert**
Klinik für Kinder- und Jugendpsychiatrie/
Psychotherapie
Universitätsklinikum Ulm
Ulm, Deutschland
joerg.fegert@uniklinik-ulm.de

**Jakob Florack**
Vivantes Klinik für Kinder- und
Jugendpsychiatrie
Psychotherapie und Pychosomatik
Berlin, Deutschland
jakob.florack@vivantes.de

**Saskia Grimm, B.A. Soziale Arbeit**
Klinik für Kinder- und Jugendpsychiatrie/
Psychotherapie
Universitätsklinikum Ulm
Ulm, Deutschland
saskia.grimm@uniklinik-ulm.de

**Frank Häßler**
Tagesklinik für Kinder- und
Jugendpsychiatrie und Psychotherapie
der Gesellschaft für Gesundheit und
Pädagogik mbH (GGP)
Rostock-Dierkow, Deutschland
frank.haessler@ggp-rostock.de

**Tobias Hellenschmidt**
Vivantes Klinik für Kinder- und
Jugendpsychiatrie
Psychotherapie und Psychosomatik
Berlin, Deutschland
tobias.hellenschmidt@vivantes.de

## Autorenadressen

**Dagmar Hoehne**
Praxisgemeinschaft für Kinder und
Jugendpsychiatrie und Psychotherapie
Friedrichshafen
Friedrichshafen, Deutschland
d.hoehne@praxis-hoehne.com

**Ulrike Hoffmann**
Klinik für Kinder- und Jugendpsychiatrie
und Psychotherapie
Universitätsklinikum Ulm
Ulm, Deutschland
ulrike.hoffmann@uniklinik-ulm.de

**Yonca Izat**
Vivantes Klinik für Kinder- und
Jugendpsychiatrie
Psychotherapie und Pychosomatik
Berlin, Deutschland
yonca.izat@vivantes.de

**Andreas Jud**
Klinik für Kinder- und
Jugendpsychiatrie/Psychotherapie
Universitätsklinikum Ulm
Ulm, Deutschland
andreas.jud@uniklinik-ulm.de

**El Diana Kathib**
Klinik für Kinder- und Jugendpsychiatrie
Psychosomatik und Psychotherapie
Universitätsklinikum des Saarlandes
Homburg/Saar, Deutschland
Diana.El-Khatib@uks.eu

**Veronica Kirsch, Dipl.-Psych**
Psychotherapeutische Praxisgemeinschaft
Bachetzky & Kirsch
Augsburg, Deutschland
info@psychotherapiepraxis-augsburg.de

**Michael Kölch**
Klinik für Psychiatrie, Neurologie,
Psychosomatik und Psychotherapie
im Kindes- und Jugendalter
Universitätsmedizin Rostock
Rostock, Deutschland
michael.koelch@med.uni-rostock.de

**Elisa König**
Klinik für Kinder- und
Jugendpsychiatrie/Psychotherapie
Universitätsklinikum Ulm
Ulm, Deutschland
elisa.koenig@uniklinik-ulm.de

**Regula Kuhn**
Klinikum im Friedrichshain
Vivantes Klinik für Kinder- und
Jugendpsychiatrie
Psychotherapie und Psychosomatik
Berlin, Deutschland
Regula.Kuhn@vivantes.de

**Naina Levitan**
Kinder- und Jugendpsychiatrie
Psychotherapie und Psychosomatik
Vivantes Klinikum Neukölln/
Universitätsklinikum Hamburg Eppendorf
Berlin, Deutschland
Naina.Levitan@vivantes.de

**Gerhard Libal**
Praxis für Kinder- u. Jugendpsychiatrie u.
Psychotherapie
Ulm, Deutschland
g.libal@praxis-libal.eu

**Thomas Meysen**
SOCLES International Centre for Socio-
Legal Studies
Heidelberg, Deutschland
meysen@socles.de

### Eva Möhler
Klinik für Kinder- und Jugendpsychiatrie
Universitätsklinikum Heidelberg
Heidelberg, Deutschland
Eva.Moehler@med.uni-heidelberg.de

### Sabine Müller
Klinik für Kinder- und Jugendpsychiatrie/
Psychotherapie
Universitätsklinikum Ulm
Ulm, Deutschland
Sabine.Mueller@uniklinik-ulm.de

### Annika Münzer
Kinder- und Jugendpsychiatrie/
Psychotherapie
Universitätsklinikum Ulm
Ulm, Deutschland
Annika.muenzer@uniklinikum-ulm.de

### Judith Nestler
Klinik für Kinder- und Jugendpsychiatrie/
Psychotherapie
Universitätsklinikum Ulm
Ulm, Deutschland
judith.nestler@uniklinik-ulm.de

### Elisa Pfeiffer, M.Sc.-Psych
Klinik für Kinder- und Jugendpsychiatrie/
Psychotherapie
Universitätsklinikum Ulm
Ulm, Deutschland
Elisa.Pfeiffer@uniklinik-ulm.de

### Paul L. Plener
Universitätsklinik für Kinder- und
Jugendpsychiatrie
Medizinische Universität Wien
Wien, Österreich
paul.plener@meduniwien.ac.at

### Clemens Povel, Dipl-. Psychologe
Klinikum im Friedrichshain
Vivantes Klinik für Kinder- und
Jugendpsychiatrie
Psychotherapie und Pychosomatik
Berlin, Deutschland
clemens.povel@vivantes.de

### Miriam Rassenhofer
Kinder- und Jugendpsychiatrie/
Psychotherapie
Universitätsklinikum Ulm
Ulm, Deutschland
miriam.rassenhofer@uniklinik-ulm.de

### Renate Schepker
Abteilung für Kinder- und
Jungendpsychiatrie
ZfP Südwürttemberg
Ravensburg, Deutschland
renate.schepker@zfp-zentrum.de

### Marc Schmid
Liaisonbereich
Universitäre Psychiatrische Kliniken Basel
Basel, Schweiz
marc.schmid@upkbs.ch

### Ulrike Schulze
Klinik für Kinder- und Jugendpsychiatrie/
Psychotherapie
Universitätsklinikum Ulm
Ulm, Deutschland
Ulrike.Schulze@uniklinik-ulm.de

### Nina Spröber-Kolb
KJE- Praxis Spröber und Kolleginnen
Neu-Ulm, Deutschland
info@praxis-sproeber.de
nina.sproeber@gmail.com

# Autorenadressen

**Thorsten Sukale, Diplom-Musiktherapeut**
Klinik für Kinder- und Jugendpsychiatrie/
Psychotherapie
Universitätsklinikum Ulm
Ulm, Deutschland
Thorsten.Sukale@uniklinik-ulm.de

**Juliane Teich**
Vivantes Klinik für Kinder- und
Jugendpsychiatrie
Psychotherapie und Pychosomatik
Berlin, Deutschland
juliane.teich@vivantes.de

**Laura Weninger**
Klinik und Poliklinik für Kinder- und
Jugendpsychiatrie
Psychosomatik und Psychotherapie
Klinikum der Universität München
München, Deutschland
laura.weninger@med.uni-muenchen.de

**Andreas Witt**
Klinik für Kinder- und
Jugendpsychiatrie/Psychotherapie
Universitätsklinikum Ulm
Ulm, Deutschland
andreas.witt@uniklinik-ulm.de

**Ute Ziegenhain**
Klinik für Kinder- und Jugendpsychiatrie/
Psychotherapie
Universitätsklinikum Ulm
Ulm, Deutschland
ute.ziegenhain@uniklinik-ulm.de

# Abkürzungsverzeichnis

| | |
|---|---|
| 5-HT | Serotonin |
| AACAP | *American Academy of Child and Adolescent Psychiatry* |
| ABA | Applied Behaviour Analysis |
| ACE | Adverse Childhood Experiences |
| ADH | Antidiuretisches Hormon |
| ADHS | Aufmerksamkeitsdefizit-Hyperaktivitätsstörung |
| ADI-R | Diagnostisches Interview für Autismus – Revidiert |
| ADOS | Diagnostische Beobachtungsskala für Autistische Störung |
| AFS | Angstfragebogen für Schüler |
| AMDP | Arbeitsgemeinschaft für Methodik und Dokumentation in der Psychiatrie |
| AMG | Arzneimittelgesetz |
| AN | Anorexia nervosa |
| APA | *American Psychiatric Association* |
| APS | attenuierte psychotische Symptome |
| ARMS | *at risk mental state* |
| ASD | *autism spectrum disorder* |
| ATC | anatomisch-technisch-chemische Klassifikation |
| AVT | apparative Verhaltenstherapie |
| AVWS | Auditive Verarbeitungs- und Wahrnehmungsstörungen |
| AWMF | Arbeitsgemeinschaft der Wissenschaftlichen Medizinischen Fachgesellschaften e. V. |
| BAG | Bundesarbeitsgemeinschaft der Leitenden Klinikärzte für Kinder-und Jugendpsychiatrie, Psychosomatik und Psychotherapie e. V. |
| BAKO 1–4 | Basiskompetenzen für Lese-Rechtschreibleistungen |
| Bayley II und -III | *Bayley Scales of Infant Development* |
| BGB | Bürgerliches Gesetzbuch |
| BISC | Bielefelder Screening zur Früherkennung von Lese-Rechtschreibschwierigkeiten |
| BKJPP | Berufsverband für Kinder- und Jugendpsychiatrie, Psychosomatik und Psychotherapie in Deutschland e. V. |
| BLIPS | *brief limited intermittent psychotic symptoms* |
| BMFSFJ | Bundesministerium für Familie, Senioren, Frauen und Jugend |
| BN | Bulimia nervosa |
| BPRS | *Brief Psychiatric Rating Scale* |
| BSABS | Bonner Skala für die Beurteilung von Basissymptomen |
| BUEGA/BUEVA | Basisdiagnostik Umschriebener Entwicklungsstörungen im Grundschulalter/Vorschulalter |
| BVKJ | Berufsverband für Kinder- und Jugendärzte |
| BZgA | Bundeszentrale für gesundheitliche Aufklärung |
| CAARMS | *Comprehensive Assessment of At-Risk Mental States* |

## Abkürzungsverzeichnis

| | |
|---|---|
| CAB | Checkliste zur akuten Belastungssymptomatik |
| CATS | Child and Adolescent Trauma Screening Questionnaire |
| CBCL | Elternfragebogen über das Verhalten von Kindern und Jugendlichen |
| CBIT | *Comprehensive Behavioral Intervention for Tics* |
| CBITS | *Cognitive Behavioral Intervention for Trauma in Schools* |
| CDC | *The Child Dissociative Checklist* |
| CDRS-R | *Child-Depression Rating Scale-Revised* |
| CDT | *carbohydrate-deficient transferrin* (Kohlenhydratmangel-Transferrin) |
| CRIES 13 | *Children's Impact of Event-Scale* |
| CTSQ | *Child Trauma Screening Questionnaire* |
| CY-BOCS | *Children's Yale-Brown Obsessive-Compulsive Scale* |
| DAT | Dortmunder Aufmerksamkeitstest |
| DBT | dialektisch-behaviorale Therapie |
| DBT-A | dialektisch-behaviorale Therapie für Adoleszente |
| DCL-ANG | Diagnose-Checkliste für Angststörungen |
| DGKJP | Deutsche Gesellschaft für Kinder- und Jugendpsychiatrie, Psychosomatik und Psychotherapie e. V. |
| DGPP | Deutschen Gesellschaft für Phoniatrie und Pädaudiologie |
| DIKJ | Depressions-Inventar für Kinder und Jugendliche |
| DIMDI | Deutsches Institut für Medizinische Dokumentation und Information |
| DMB | Diagnostisches Inventar motorischer Basiskompetenzen bei lern- und entwicklungsauffälligen Kindern |
| DMDD | Disruptive Mood Dysregulation Disorder |
| DRT | Diagnostischer Rechtschreibtest |
| DSD | Detrusor-Spinkter-Dyskoordination |
| DSHI | *Deliberate Self Harm Inventory* |
| DSM-5 | Diagnostic and Statistical Manual of Mental Disorders, Fith Edition |
| DTVP-2 | *Developmental Test of Visual Perception, Second Edition* |
| EbM | evidenzbasierte Medizin |
| EDE-Q | *Eating Disorders Examination* |
| EDI-2 | *Eating Disorder Inventory* |
| EDNOS | *eating disorders not otherweise specified* |
| EKG | Elektrokardiogramm |
| EKT | Elektrokrampftherapie |
| ELFRA | Elternfragebögen für die Früherkennung von Risikokindern |
| EMDR | *Eye Movement Desensitization and Reprocessing* |
| EMKK | Erfassung der Einstellungen der Mutter zu ihrem Kind |
| EN | Enuresis nocturna |
| EOS | *early onset* |
| EPDS | Diagnostik einer postpartalen Depression |
| EPS | extrapyramidalmotorische Störungen |
| ERBST | Erregungsbildungsstörungen |

| | |
|---|---|
| ERP | Exposition mit Reaktionsverhinderung |
| ES | Effektstärken |
| ET 6–6 | Entwicklungstest sechs Monate bis sechs Jahre |
| FamFG | Gesetz über das Verfahren in Familiensachen und in den Angelegenheiten der freiwilligen Gerichtsbarkeit |
| FAS-E | Fragebogen für Angststörungen Elternversion |
| FAS-K | Fragebogen für Angststörungen Kinderversion |
| FASM | *Assessment of Self-Mutilation* |
| FBB-HKS | Fremdbeurteilungsbogen für hyperkinetische Störungen für Eltern und Erzieher |
| FGA | *first-generation antipsychotics* (konventionelle, klassische Antipsychotika) |
| FRAKIS | Fragebogen zur frühkindlichen Sprachentwicklung |
| FSK | Fragebogen zur Sozialen Kommunikation |
| GABA | γ-Aminobuttersäure |
| GABHS | β-hämolysierende Streptokokken A |
| GAF | *Global Assessment of Functioning* |
| GBB-KJ | Gießener Beschwerdefragebogen |
| GG | Grundgesetz |
| GIS | Geschlechtsidentitätsstörung |
| HKI | Heidelberger Kompetenz-Inventar |
| HRT | *Habit Reversal Training* |
| HSP | Hamburger Schreib-Probe |
| HZI | Hamburger Zwangsinventar |
| IBS-A-KJ | Interview zu Belastungsstörungen – akute Belastungsstörung Kinder und Jugendliche (dt. Version des CAPS-CA) |
| IBS-P-KJ | Interview zu Belastungsstörungen – posttraumatische Belastungsstörung Kinder und Jugendliche (dt. Version des CAPS-CA) |
| ICCS | International Children's Continence Society |
| ICD | International Classification of Diseases and Related Health Problems |
| ICD-10 | Internationale statistische Klassifikation der Krankheiten und verwandter Gesundheitsprobleme, 10. Auflage |
| ICF | International Classification of Functioning |
| InEK | Institut für das Entgeltsystem im Krankenhaus |
| IPT | interpersonale Psychotherapie |
| IRAOS | *Interview for the Retrospective Assessment of the Onset of Schizophrenia* |
| JA | Jugendamt |
| KAT-II | Kinder-Angst-Test |
| KG-ZNS-Ki | Krankengymnastik auf neurophysiologischer Grundlage für Kinder (ZNS = zentrales Nervensystem) |
| KHG | Krankenhausfinanzierungsgesetz |
| KICK | Gesetz zur Weiterentwicklung der Kinder- und Jugendhilfe |

## Abkürzungsverzeichnis

| | |
|---|---|
| **KiTAP** | Kinderversion der Testbatterie zur Aufmerksamkeitsprüfung |
| **KJHG** | Kinder- und Jungendhilfegesetz |
| **KKG** | Gesetz zur Kooperation und Information im Kinderschutz |
| **KM** | Kindsmutter |
| **KTK** | Körperkoordinationstest für Kinder |
| **KVT** | kognitive Verhaltenstherapie |
| **LC** | Locus coeruleus |
| **LHRH** | Luteinisierendes-Hormon-Releasing-Hormon |
| **LOS KF 18** | Lincoln-Oseretzky-Skalen – Kurzform |
| **LRS** | Lese-Rechtschreib-Störung |
| **MAS** | multiaxialen Klassifikationsschemas |
| **MBT** | *mentalization-based therapy* |
| **MDD** | Major Depression |
| **MFED** | Münchener funktionelle Entwicklungsdiagnostik |
| **MOT 4–6** | Motoriktest für vier- bis sechsjährige Kinder |
| **MOUSI** | Modifiziertes Ottawa-Ulm Selbstverletzungs-Inventar |
| **MPH** | Methylphenidat |
| **MSFT** | *Multi-Systemic Family Therapy* |
| **MYPICMH** | *Maryland Youth Practice Improvement Committee for Mental Health* |
| **NA** | nicht anwendbar |
| **NADA** | Nationale Anti Doping Agentur Deutschland |
| **NICE** | *National Institute for Health and Clinical Excellence* |
| **NIMH** | *National Institute of Mental Health* |
| **NMDA** | N-Methyl-D-Aspartat |
| **NN** | Nullum nomen |
| **NNH** | *number needed to harm* |
| **NNT** | *number needed to treat* |
| **NSVV** | nichtsuizidales selbstverletzendes Verhalten |
| **ODD** | Oppositional Defiant Disorder |
| **OEG** | Opferentschädigungsgesetz |
| **OPS** | operationalisierter Prozedurenschlüssel |
| **OR** | Odds-Ratio |
| **OTZ** | Osnabrücker Test zur Zahlbegriffsentwicklung |
| **PANDAS** | *pediatric autoimmune neuropsychiatric disorders associated with streptococcal infections* |
| **PANS** | *pediatric acute-onset neuropsychiatric syndrome* |
| **PANSS** | *Positive and Negative Syndrome Scale* |
| **PE-A** | *Prolonged Exposure – Adolescents* |
| **PED** | Pflege-Erziehungsdienstes |
| **PET** | Psycholinguistischer Entwicklungstest |
| **PHOKI** | Phobiefragebogen für Kinder und Jugendliche |

| | |
|---|---|
| PMC | Pontines Miktionszentrum |
| PMID | PubMed-Identifikationsnummer |
| PsychEntG | Psychiatrie-Entgeltgesetz |
| PsychKG | Psychisch-Kranken-Gesetz |
| Psych-PV | Psychiatriepersonalverordnung |
| PTBS | posttraumatische Belastungsstörung |
| RDoC | Research Domain Criteria |
| RTKM | Runder Tisch sexueller Kindesmissbrauch |
| SBB-Angst | Selbstbeurteilungsbogen |
| SBB-HKS | Selbstbeurteilungsbogen für hyperkinetische Störungen |
| SD | Standardabweichung |
| SET | Sprachstandserhebungstest |
| SGA | *second-generation antipsychotics* (atypische Antipsychotika) |
| SGB | Sozialgesetzbuch |
| SHBQ | *Self-Harm Behavior Questionnaire* |
| SHT | Schädel-Hirn-Traumata |
| SIPS | *Structured Interview for Prodromal Symptoms* |
| SKEPT | Säuglings-Kleinkind-Elternpsychotherapie |
| SLRT | Salzburger Lese- und Rechtschreibtest |
| SNRI | selektiver Noradrenalinwiederaufnahmehemmer |
| SPAIK | Sozialphobie und Angstinventar für Kinder |
| SPFH | sozialpädagogische Familienhilfe |
| SPI-A | *Schizophrenia Prediction Instrument – Adult Version* |
| SSRI | selektiver Serotoninwiederaufnahmehemmer |
| SSV | Störungen des Sozialverhaltens |
| StGB | Strafgesetzbuch |
| StäB | stationsäquivalente Behandlung |
| TAS 26 | *Toronto Alexithymia Scale* |
| TBGB | Testbatterie für geistig behinderte Kinder |
| TDM | Therapeutisches Drug Monitoring |
| TEACCH | *Treatment and Education of Autistic and Related Communication-Handicapped Children* |
| TEA-Ch | *The Test of Everyday Attention for Children* |
| TENS | Transkutane elektrische Nervenstimulation |
| TF-CBT | *trauma-focussed cognitive behavioral therapy* |
| TFP | *transference-focussed psychotherapy* (übertragungsfokussierte Psychotherapie) |
| THC | Tetrahydrocannabinol |
| THOP | Therapieprogramm für Kinder mit hyperkinetischem und oppositionellem Problemverhalten |
| TMAP | *Texas Medication Algorithm Project* |
| TRF | Lehrerfragebogen über das Verhalten von Kindern und Jugendlichen |

# Abkürzungsverzeichnis

| | |
|---|---|
| **TSK10** | dt. Version des *Child Trauma Screening Questionnaire* (CTSQ) |
| **TÜKI** | Tübinger Luria-Christensen Neuropsychologische Untersuchungsreihe für Kinder |
| **TZA** | tri- und tetrazyklische Antidepressiva |
| **UAW** | unerwünschte Arzneimittelwirkungen |
| **UBG** | Unterbringungsgesetz |
| **UCLA** | *Trauma/Grief Program for Adolescents* |
| **VEOS** | *very early onset* |
| **vPFC** | ventraler präfrontaler Kortex |
| **WET** | Wiener Entwicklungstest |
| **WHO** | World Health Organization |
| **WRT** | Weingartener Grundwortschatz-Rechtschreib-Test |
| **Y-BOCS** | *Yale-Brown Obsessive-Compulsive Scale* |
| **YGTSS** | Yale-Globale-Tic-Schwereskala |
| **YMRS** | *Young Mania Rating Scale* |
| **YSR** | Fragebogen für Jugendliche |
| **YTSSL** | Yale-Tourette-Symptomliste |
| **ZAREKI-K** | Neuropsychologische Testbatterie für Zahlenverarbeitung und Rechnen bei Kindern |
| **ZAREKI-R** | Testverfahren zur Dyskalkulie bei Kindern |
| **ZNM** | Zürcher Neuromotorik |
| **γ-GT** | γ-Glutamyltransferase |

# Psychopathologie und Klassifikationssysteme – Grundlegende Aspekte

*Michael Kölch, Paul L. Plener und Jörg M. Fegert*

© Springer-Verlag GmbH Deutschland, ein Teil von Springer Nature 2020
M. Kölch et al. (Hrsg.), *Klinikmanual Kinder- und Jugendpsychiatrie und -psychotherapie*,
https://doi.org/10.1007/978-3-662-58418-7_1

Die Grundlage psychiatrischer Tätigkeit allgemein bildet die hinreichende Diagnostik psychischer Phänomene bei Patienten. Kinder- und jugendpsychiatrische Tätigkeit erfordert ein differenziertes Entwicklungswissen. Neben der Anamneseerhebung beim Patienten und bei der Familie sowie im sozialen Umfeld (z. B. Schule) gehören die Verhaltensbeobachtung und die Erstellung eines psychopathologischen Befundes zu den zentralen heilberuflichen Aufgaben in der Diagnostik, neben der körperlichen Untersuchung und differenzialdiagnostischen Abklärung.

Medizinhistorisch hatte die Entwicklung von Klassifizierungsversuchen zu psychischen Phänomenen einen entscheidenden Anteil an der Entstehung psychiatrischer Disziplinen. Beispielhaft können hier angeführt werden: Wilhelm Griesinger mit seinem Diktum, dass psychische Erkrankungen Nervenkrankheiten seien, oder aber die Einteilungsversuche von Emil Kraepelin und Eugen Bleuler bezüglich der Schizophrenie (Übersicht: ▶ Klassifikationen nach Kraepelin und Bleuler). Gerade bezüglich der Schizophrenie wurde sehr lange versucht, diese anhand der Symptome klarer zu beschreiben, etwa durch Karl Jaspers oder die Einteilung Kurt Schneiders in Symptome ersten und zweiten Ranges.

> **Klassifikationen nach Kraepelin und Bleuler**
> Kraepelin: 1899 – „Dementia praecox" vs. manisch-depressives Irresein
> Bleuler: 1911 – Beschreibung der Schizophrenie mit Grund- und akzessorischen Symptomen:
> - Assoziationsstörung
> - Affektivitätsstörung
> - Ambivalenz (Gefühle)
> - Autismus

### Klassifikationssysteme

Psychische Störungen sind Störungen im Erleben, Denken, Fühlen und Handeln von Personen, und sie sind dadurch gekennzeichnet, dass sie Leiden hervorrufen, beim Betroffenen oder seinem Umfeld. Sie schränken die sozialen Fähigkeiten meistens ein und können beim Patienten zur Behinderung führen. Ein Teil der Störungen sind qualitative Veränderungen im psychischen Erleben, ein Teil davon entwicklungsphysiologische Normvarianten.

Typische Eigenschaften von psychischen Störungen sind:
- Sie sind nur sehr eingeschränkt willentlich zu steuern
- Sie dauern länger an
- Sie verursachen Leiden
- Sie beeinträchtigen das Leben (z. B. in Familie, Schule, Ausbildung)

Die meisten psychischen Störungen können am besten mit dem biopsychosozialen Modell erklärt werden: Es gibt bestimmte biologische/genetische Ursachen, oder Prädispositionen dazu treten aber sowohl psychische als auch soziale Faktoren, die das Auftreten einer Störung begünstigen (oder aber auch im Sinne der Resilienz verhindern können). Zumindest die Auswirkungen von Störungen im sozialen Bereich sind in den allermeisten Fällen sehr individuell von Umfeldfaktoren abhängig.

Psychopathologie und Klassifikationssysteme …

Die zwei wichtigen psychiatrisch-medizinischen Klassifikationssysteme sind die International Classification of Diseases and Related Health Problems (ICD) der World Health Organization (WHO) und das Diagnostic and Statistical Manual (DSM) der American Psychiatric Association (APA). Beide Systeme werden in gewissen Zeitabschnitten revidiert, und damit ergeben sich auch Neuzuordnungen von Störungen oder psychopathologischen Phänomenen. Dazu finden auch Studien statt, die z. B. die Validität neuer Einteilungen im Vorfeld überprüfen sollen.

Eine weitere Klassifikation ist die International Classification of Functioning (ICF) der WHO, die Folgen von möglichen Behinderungen sehr detailliert individuell beschreibbar macht. Sie bezieht vor allem auch Umfeldfaktoren, die als Barrieren oder Faszilitatoren wirken, ein.

- **Psychopathologie**

Letztlich ist die Psychopathologie eine der Grundlagen psychiatrischer Diagnostik, sie ist aber auch immer Bestandteil der Forschung, und von daher ergeben sich auch Veränderungen in der Zuschreibung von Symptomen, wie der Einschätzung, ob bestimmte Phänomene menschlichen Seins Krankheitswert haben oder nicht.

Psychopathologie beschreibt abweichendes Denken, Fühlen und Verhalten von Menschen. Die in Deutschland derzeit gebräuchlichste Einteilung ist die der Arbeitsgemeinschaft für Methodik und Dokumentation in der Psychiatrie (AMDP). Wichtige Bereiche der Psychopathologie sind: Bewusstsein, Orientierung, Aufmerksamkeit und Gedächtnis, Antrieb, Motorik, Ängste, Zwänge, Stimmung und Affekt, formales und inhaltliches Denken, Sinnestäuschungen, Ich-Störungen, Suizidalität, Substanzabusus, Schlaf und zirkadiane Rhythmik sowie sexuelle Orientierung.

Die differenzielle Erhebung, auch unter Einbeziehung Dritter und ggf. in anderen Kontexten als der Untersuchungssituation ist extrem wichtig, um zutreffend die Psychopathologie zu erheben. Verschiedenste psychometrische Instrumente, wie klinische Interviews oder Fragebogenverfahren, orientieren sich letztlich an psychopathologischen Kategorien.

Exemplarisch sollen hier entwicklungsphysiologische und pathologische Ängste differenziert werden. Während bei einem gesunden Kleinkind z. B. Trennungsängste klar beobachtet und als Verhalten beschrieben werden können und die Trennungssituation („strange situation") sowie der adaptive Umgang mit dem Trennungsparadigma eher Schlüsse auf die Bindungsbeziehung zulassen, ist Trennungstoleranz eine wichtige Herausforderung für exploratives Handeln und Lernen ab dem Kindergartenalter mit wachsender Bedeutung im Schulalter. Gehen dann Kinder und Jugendliche, meist aus Sorge um ein Problem im Haushalt (Krankheit oder Tod eines Elternteils etc.), nicht zur Schule und können sich nicht trennen, ist die Diagnose einer Trennungsangststörung im Sinne der ICD-10 gerechtfertigt. Häufig ist eine körperliche Begleitsymptomatik bis zum Zeitpunkt der Erlaubnis zur Vermeidung des Schulbesuchs zu beobachten. Es finden sich aber auch „regressive Verhaltensweisen" oder nie realisierte Individualisierungsschritte, z. B. schläft das Kind im Bett der Mutter/der Eltern noch mit 15 oder 16 Jahren. In dieser Altersgruppe ist dann aus einer banalen altersentsprechenden Entwicklungsthematik eine altersinadäquate Psychopathologie geworden, die häufig zu einer massiven Beeinträchtigung der Teilhabe führt und sehr häufig generalisiert, sodass generalisierte Ängste und eine komplette Vermeidung von Sozialkontakten mit dem Störungsbild einhergehen.

**Entwiclungsphysiologische Ängste**
Im Kleinkindalter typisch: 3-Monats-Fremdeln oder Trennung von Bezugsperson
Kindergartenalter: Dunkelheit, Alleinebleiben, Geister/Monster/Fantasiegestalten
Kindheit: schulische Leistungen, Unfälle, Naturkatastrophen etc.

In der Kinder- und Jugendpsychiatrie und -psychotherapie ist es deshalb von besonderer Bedeutung, Informationen Dritter (Eltern, Lehrer, Kindergarten, Betreuer, ggf. Freunde) mit in die psychopathologische Einschätzung einzubeziehen. Allzu schnelle kausale Attributionen, wie etwa die Hypermotorik oder Impulsivität eines Kindes sei nur in mangelhafter elterlicher Steuerung begründet, weil ein Kind anfangs im stationären Kontext als eher ruhig imponiert, sollten vermieden werden; oftmals zeigt sich kindliche Psychopathologie erst im Verlauf und Kontext deutlicher.

- **Entwicklungen in der psychopathologischen Bewertung und der Klassifikation von psychischen Störungen**

Die Einschätzung von Psychopathologie ist auch von gesellschaftlichen Einstellungen und Entwicklungen abhängig; besonders eindrücklich zeigt sich dies im Bereich der Sexualität: Wurden früher Homosexualität und Transsexualität als Störungen mit Krankheitswert angesehen, so distanziert man sich heute von diesen auch als pejorativ erlebten diagnostischen Kategorien; allenfalls Folgen sexueller Orientierung in psychischer Hinsicht, wie etwa gehäufte depressive Störungen bei homosexuell orientierten Jugendlichen, werden heute als krankheitswertig eingeordnet.

Es gibt kulturell bedingte Häufungen bestimmter psychopathologischer Phänomene. Während z. B. um die Jahrhundertwende zum 20. Jahrhundert, zur Zeit Freuds, hysterische Symptome, gerade bei jungen Frauen, eine zentrale psychopathologische Symptomatik darstellten, die wir heute fast überwiegend nur noch bei Mädchen und jungen Frauen aus dem Mittelmeerraum sehen, folgte mit dem ökonomischen Aufschwung (Wirtschaftswunder) und der Fixierung auf die Verfügbarkeit von Essen und Nahrungsmitteln eine deutliche Zunahme der Magersucht. Anorexia nervosa ist auch sehr stark mit gesellschaftlichen Frauenbildern assoziiert. Dies sieht man im Kulturvergleich: kaum Auftreten von Anorexia nervosa im arabischen Sprachraum, erst nach dem Überwechseln von Studierenden an westliche Universitäten.

Probleme in der Affektkontrolle drückten sich in den 1990er Jahren immer stärker auch durch ein bulimisches Verhalten und durch selbstverletzendes Verhalten aus. Während Selbstverletzung früher fast nur bei Heimkindern und Kindern mit beginnenden Persönlichkeitsentwicklungsstörungen gesehen wurde, ist selbstverletzendes Verhalten heute bei Jugendlichen sehr verbreitet und nachweislich mit bestimmten Jugendkulturen assoziiert.

Insofern ist die Exploration solcher subkultureller Einbindungen und Vorstellungen sowie Idealisierung bei allen Patienten von großer Bedeutung. Die Dignität wahrgenommener Symptome verändert sich so. Gleichzeitig muss das Bayes-Theorem stets beachtet werden mit der klinisch relevanten Auslegung, dass bestimmte Symptome in einer bestimmten vorselegierten Stichprobe, z. B. der Inanspruchnahmestichprobe einer Ambulanz, eine andere Dignität und einen anderen diagnostischen und prognostischen Hinweischarakter haben als in der Allgemeinbevölkerung. Dies wurde früh von Eeg-Olofsson für Spikes im EEG gezeigt: ein häufiges Phänomen in der Allgemeinbevölkerung, aber durchaus relevant wenn ein Patient in einer kinderneurologischen Ambulanz vorgestellt wird. Wichtig ist die Berücksichtigung der Basisrate für präventive Überlegungen und Frühinterventionen, z. B. auch im Bereich Prodromi der Schizophrenie, wo bestimmte Symptome in entsprechenden Inanspruchnahmepopulationen von Frühinterventionsstellen und Ambulanzen durchaus behandlungsrelevant sind, während sie in der Allgemeinbevölkerung so häufig vertreten sind, als dass man darauf eine Intervention aufbauen könnte.

Immer wieder ergeben sich deshalb auch Versuche, neue Krankheitsbilder zu definieren oder Symptomkomplexe zu Krankheitsbildern umzudefinieren (Schizophrenie-Prodrome), um damit die üblichen rechtlichen Kategorien zur Erforschung und Zulassung, z. B. medikamentöser Behandlung, anwenden zu können. Auch aus sozialrechtlichen Gründen ergeben sich zum Teil Bestrebungen, neue Krankheitsbilder zu definieren, wie das hinlänglich bekannte Burn-out-Phänomen belegt. Letztlich zeigt sich dabei psychopathologisch kein anderes Bild als bei einer Depression, es wird nur ein mechanistisch kausaler Erklärungsansatz versucht (aufgrund von Belastungen folgt die Erkrankung). Dahinter können manchmal auch sozialrechtliche Überlegungen stehen; z. B. wäre bei Anerkennung einer Burn-out-Erkrankung zu diskutieren, ob diese dann eine Berufskrankheit darstellt und der Umgang damit dann nicht mehr primär eine Aufgabe der Krankenbehandlung im Rahmen der GKV im SGB V, sondern eine Aufgabe der beruflichen Rehabilitation und Behandlung im Rahmen der Berufsgenossenschaften wäre (SGB VII).

Im internationalen Vergleich sind häufig Unterschiede bei den diagnostischen Schwellen in DSM und ICD-10 beobachtet worden. Generell kann als Regel festgestellt werden, dass die Symptomschwelle im DSM niedriger liegt als bei der ICD. Dies kann dann evtl. auch zu einer höheren Behandlungsprävalenz wie auch damit einhergehend zu einer höheren Medikationsrate im kinder- und jugendpsychiatrischen Bereich, wie sie in den USA üblich ist, beitragen oder vice versa. Bei posttraumatischen Störungen geht das deutsche soziale Entschädigungsrecht nicht allein von den Diagnosen aus, sondern wird auch in seiner reformierten Fassung eine komplexe Kausalität voraussetzen. Vielfach werden neue Phänomene erst in der Forschung beobachtet, obwohl sie in der Praxis schon längere Zeit wahrgenommen werden. So werden zu Forschungsaspekten zum Teil neue Entitäten eingeführt, damit sie vereinheitlicht klassifiziert werden können, um valide und vergleichbare Forschung betreiben zu können. So wurde im DSM-5 das nicht-suizidale selbstverletzende Verhalten (NSSV) als Forschungskategorie aufgenommen. Früher schon wurde die posttraumatische Belastungsstörung als Störungsbild in die Klassifikation aufgenommen, nachdem insbesondere nach dem Vietnamkrieg viele Soldaten in den USA unter diesem Phänomen litten, was bis dato nicht als Störung klassifizierbar war,– damit ergab sich auch Zugang zum medizinischen Versorgungssystem, der vorher nicht möglich war.

■ **Arten der Klassifikation**

Generell kann man kategoriale und dimensionale Einteilungen bezüglich Psychopathologie und Klassifikation vornehmen: In der kategorialen Einteilung sind krank und gesund eindeutig distinkt, in der dimensionalen Einteilung bewegt sich der Unterschied zwischen gesund und krank auf einem Kontinuum. Historisch hoffte man auf kategoriale Einteilungen, die Forschung hat aber immer mehr gezeigt, dass die meisten Störungen eher dimensional ausgeprägt sind, und neue genetische Analysen konnten zeigen, dass viele heute als distinkt beschriebene Störungsbilder als Teil eines Clusters verstanden werden sollten. Insofern beziehen sich die neueren Klassifikationssysteme mehr auf dimensionale Aspekte. Im Bereich der Kinder- und Jugendpsychiatrie und -psychotherapie sind autistische Störungen hierfür ein Beispiel. Ging man früher von den beiden Formen Kanner- und Asperger-Autismus aus, weiß man heute, dass sich diese Störungen vielmehr auf einem Spektrum zeigen; die sogenannte Autismus-Spektrum-Störung wie im DSM-5 trägt dem Rechnung. Selbst bei den schizophrenen Störungen sind die neuen Klassifikationen in DSM-5 und ICD-11 eher dimensional orientiert (z. B. Wegfall der Typologie in hebephrene, katatone Schizophrenie etc.), da sich auch gezeigt hat, dass viele Patienten über den Verlauf verschiedene Formen zeigen können.

Eine andere Möglichkeit der Einteilung ist die eher deskriptive versus kausal orientierte Klassifikation. Die ICD-10 hatte die kausale Einteilung (etwa bei depressiven Störungen, bei denen man früher in endogene und reaktive Depressionen einteilte) verlassen und war sehr deskriptiv orientiert. In der ICD-11 wird es bei einigen Störungen wieder kausale Einteilungen geben, etwa bei den substanzbedingten Folgestörungen (wie Depressionen oder Schizophrenien).

### ▪ Ausblick

Das nächste Jahrzehnt wird von der ICD-11 und dem DSM-5 klassifikatorisch bestimmt sein. Auch Forschungsergebnisse, wie klinische Studien etc., werden sich auf diese Einteilungen beziehen. Laufende Studien jedoch verwenden oft noch die älteren Versionen wie die ICD-10. Im Einzelfall muss geprüft werden, auf welche Klassifikation sich z. B. eine Studie bezieht; es wird sich aber auch im Verlauf durch Feldstudien etc. ergeben, welche weiteren Veränderungen in der Klassifikation zukünftig notwendig sein werden.

Michael Kölch
Miriam Rassenhofer
Jörg M. Fegert *Hrsg.*

# Klinikmanual Kinder- und Jugendpsychiatrie und -psychotherapie

*3. Auflage*

Springer

# Externalisierende Störungsbilder

Inhaltsverzeichnis

Kapitel 2　Aktivitäts- und Aufmerksamkeitsstörung – 9
　　　　　*Michael Kölch und Jörg M. Fegert*

Kapitel 3　Störungen des Sozialverhaltens – 25
　　　　　*Paul L. Plener und Jörg M. Fegert*

Kapitel 4　Disruptive Mood Dysregulation Disorder – Affektive Dysregulation – 39
　　　　　*Michael Kölch, Paul L. Plener und Jörg M. Fegert*

# Aktivitäts- und Aufmerksamkeitsstörung

*Michael Kölch und Jörg M. Fegert*

**Weiterführende Literatur – 23**

☐ Tab. 2.1

☐ **Tab. 2.1** Aktivitäts- und Aufmerksamkeitsstörung

| Erkrankung | Symptomatik | Therapiestrategie | Kodierungen in Klassifikationssystemen |
|---|---|---|---|
| Einfache Aktivitäts- und Aufmerksamkeitsstörung | Hyperaktivität, erhöhte Impulsivität und Konzentrationsprobleme Die Symptome müssen situationsübergreifend und andauernd bestehen und deutlich auffällig sein (nicht altersentsprechend) Nach DSM-5 und ICD-11: Drei Unterformen: Vornehmlich unaufmerksamer Typ Vornehmlich hyperaktiv-impulsiver Typ Kombinierte Symptomatik | Multimodale Therapie mit Psychoedukation, Elterntraining, medikamentöser Therapie des Kindes/Jugendlichen und kognitiver Verhaltenstherapie Intensive pädagogische Maßnahmen und Trainings vgl. ▶ Kap. 3 | ICD-10: F90.0 ICD-11: 6A05 DSM-5: 314.0x ICD-11: 6A05.0 DSM-5 314.00 ICD-11: 6A05.1 DSM-5 314.01 ICD-11: 6A05.2 DSM-5 314.01 |
| Hyperkinetische Störung des Sozialverhaltens | Zusätzlich Symptome einer Störung des Sozialverhaltens | | ICD-10: F90.1 ICD-11: na DSM-5: na |
| Sonstige hyperkinetische Störungen | Keine Kriterien definiert | | ICD-10: F90.8 ICD-11: 6A05.Y DSM-5: na |
| Nicht näher bezeichnete hyperkinetische Störungen | Nur verwenden, wenn allgemeine Kriterien erfüllt, eine Unterscheidung zwischen F90.0 und F90.1 nicht möglich ist | | ICD-10: F90.9 ICD-11: 6A05.Z DSM-5: na |
| Aufmerksamkeitsstörung ohne Hyperaktivität | Entspricht dem rein unaufmerksamen Typ in neueren Klassifikationen | | ICD-10: F98.8 ICD-11: 6A05.0 DSM-5: 314.00 |

**Fallbeispiel**

Hannes ist 8 Jahre alt und in der 3. Klasse. Nachdem es bereits im Kindergarten mehrfach Probleme mit Unruhe und Impulsivität gab und die Erzieherinnen eine Gruppenfähigkeit infrage stellten, wurde eine sozialpädagogische Familienhilfe installiert. Diese wird bis heute fortgeführt. Nunmehr drängt die Schule auf eine Vorstellung in der Kinder- und Jugendpsychiatrie, da sich die Schule nicht imstande sieht, ihn so weiter zu beschulen. Er

# Aktivitäts- und Aufmerksamkeitsstörung

störe den Unterricht, „quatsche dazwischen" und komme mit anderen auch ständig in Streit. Die schulischen Leistungen hinkten deutlich hinter denen seiner Mitschüler zurück. Nachdem er vor zwei Wochen am offenen Fenster auf dem Fensterbrett balancierte, sei er von der Schule beurlaubt worden, bis eine Vorstellung in der KJP erfolgt sei. Die Eltern schildern Hannes als unordentlich, er vergesse meist seine Hausaufgaben, aber auch jegliche Anforderung zu Hause, wie Zimmer aufräumen oder Ähnliches, führe zu Gebrüll und Streit. Zudem sei seine Schrift kaum leserlich und er mache viele Flüchtigkeitsfehler. Im Einzelkontakt ist Hannes deutlich aufmerksamer und zugänglicher als beschrieben und er erzählt, dass er nicht mehr in die Schule wolle, weil ihn dort keiner möge und er immer anecke. Zu Hause, so erzählten die Eltern weiter, gebe es ebenfalls etliche Probleme. Morgens trödele er, schildern die Eltern, die Mutter habe ihn neulich im Schlafanzug deswegen vor die Tür geschickt, weil sie so entnervt gewesen sei. Still sitze er nie, außer vor dem PC.

- **Epidemiologie**
- Prävalenz: 3–5 %, eine der häufigsten psychischen Störungen im Kindes- und Jugendalter
- Jungen fallen eher aufgrund externalisierender Verhaltensweisen auf und werden daher häufiger diagnostiziert; Geschlechterverteilung Jungen:Mädchen in den klinisch-epidemiologischen Angaben 4:1 bis 8:1, in schulbasierten Untersuchungen 2:1 bis 4:1

- **Symptomatik und Klassifikation**

> **Leitsymptome**
> Drei Leitsymptome bestimmen das Bild einer hyperkinetischen Störung:
> - Hyperaktivität
> - Aufmerksamkeitsstörung
> - Übermäßig gesteigerte Impulsivität

- Die Symptome (▶ Leitsymptome) sollten nach dem ICD-10 bisher vor dem Alter von 6 Jahren und in mindestens zwei Lebensbereichen (z. B. in der Schule, in der Familie, in der Untersuchungssituation) über mehr als 6 Monate auftreten
- Aufgrund ihrer zum Teil schwerwiegenden Verhaltensauffälligkeiten sind Kinder und Jugendliche mit einer einfachen Aktivitäts- und Aufmerksamkeitsstörung
  - häufig in ihrer psychosozialen Entwicklung gefährdet
  - oftmals trotz guter Intelligenz nicht altersadäquat beschulbar
  - Sie entwickeln unbehandelt vermehrt Komorbiditäten wie Depression oder dissoziales Verhalten und
  - weisen ein erhöhtes Suchtrisiko auf
- Ab dem Jugendalter verliert sich meist die hyperkinetische Symptomatik; im Vordergrund steht dann vor allem eine Desorganisation im Alltag

- **Alterstypische Symptome bei jüngeren Kindern**
  - Mangelhaft regulierte und rastlose motorische Aktivität
  - Geringe Ausdauer, vor allem bei fremdbestimmten Tätigkeiten (wie z. B. Hausaufgaben) und somit häufige Handlungswechsel
  - Starke Ablenkbarkeit und Unaufmerksamkeit im Unterricht
  - Probleme damit, abzuwarten und Bedürfnisse aufzuschieben (z. B. Herausplatzen mit einer Antwort)

- **Alterstypische Symptome bei älteren Kindern/Jugendlichen**
  - Diskretere motorische Unruhe, oftmals eher feinmotorisch
  - Mühe, Aufgaben zu planen und zu Ende zu bringen
  - Vergesslichkeit
  - Unaufmerksamkeit
  - Impulsive Verhaltensweisen (nicht warten können, Mittelpunktstreben)
  - Zunehmend aggressives Verhalten
  - Ablehnung durch Gleichaltrige
  - Zunehmende psychosoziale Folgen/Auffälligkeiten: zunehmende Ängste und Depressionen, Neigung zu dissozialem Verhalten, Alkohol- und Drogenmissbrauch

- ■ **Formen und Unterschiede zwischen Klassifikationssystemen: ICD-10 vs. DSM-5 und ICD-11**

Im Vergleich zwischen DSM-5, ICD-11 und ICD-10 ergeben sich hinsichtlich der Kernsymptomatik keine relevanten Unterschiede, wohl aber in der Anzahl der geforderten Symptome, um die Diagnose zu erfüllen.

**Besonderheiten in der Einteilung in ICD-10**
- Nach ICD-10 wird das Vorliegen aller drei Leitsymptome (Übersicht: ▶ Leitsymptome) gefordert und die „Aufmerksamkeitsstörung ohne Hyperaktivität" nur unter „sonstige näher bezeichnete Verhaltensstörung" aufgeführt
- Zusätzlich besteht hier mit der Kategorie der hyperkinetischen Störung des Sozialverhaltens (F90.1), bei der definitionsgemäß sowohl die Kriterien für eine hyperkinetische Störung als auch für eine Störung des Sozialverhaltens erfüllt sein müssen, die Möglichkeit, diese häufige Kombination zu verschlüsseln
- Aufmerksamkeitsstörung ohne Hyperaktivität (F98.8)

**Besonderheiten in der Einteilung im DSM-5**
Das DSM-5 führt die im DSM-IV bekannte Einteilung fort nach
- vorwiegend unaufmerksamem Typus
- vorwiegend hyperaktiv-impulsivem Typus
- gemischtem Typus

Die bekannten weicheren Kriterien im DSM führen auch zu höheren Prävalenzzahlen (in der Regel liegen diese in den USA deutlich über den 3–5 %, die für Europa angegeben werden), sondern mitunter auch Schwierigkeiten in der Vergleichbarkeit von Studien.

Tiefgreifende Entwicklungsstörungen gelten nicht mehr als **Ausschlusskriterien**, da bei Kindern mit Autismus-Spektrum-Störung sehr häufig Symptome einer ADHS auftreten.

Neu ist im DSM-5, dass die Störung sich auch erstmalig nach dem 6. Lebensjahr manifestieren kann.
**Besonderheiten in der Einteilung in ICD-11**
Die Klassifizierung nach ICD-11 orientiert sich am DSM-5, es soll die gleichen Subtypen geben.

- **Ätiologie**

Ursache: vermutlich genetische Prädisposition und/oder prä-, peri- und frühe postnatale Umwelteinflüsse mit Einfluss auf strukturelle und funktionelle Hirnentwicklung.

Pathophysiologische Folge: Dysregulation im monoaminergen Stoffwechsel (frontostriatothalamofrontaler Kreislauf).

- **Genetik:**
  Folgende Polymorphismen wurden in Assoziationsstudien zu Kandidatengenen des katecholaminergen Neurotransmittersystems gefunden:
  - Exon III Dopamin-D4-Rezeptor-Gen
  - VNTR-Polymorphismus in der nichttranslatierten 3'-Region Dopamintransporter(DAT1)-Gen
  - VNTR-Variante im 5'Bereich Dopaminrezeptor D5-Gen
  - Promotorregion Serotonintransporter-Gen (5HTTLPR)
  - Exon I Serotonin-1B-Rezeptor-Gen (HTR1B)
  - SNAP-25-Gen
- **Umwelteinflüsse prä-, peri-, postnatal:**
  - Nikotin- oder Substanzabusus in der Schwangerschaft
  - Frühgeburtlichkeit
  - Hirnschädigungen, perinatale Hypoxie
- **Spätere Umwelteinflüsse (beeinflussen vor allem Ausprägung der Symptomatik):**
- Adverse Childhood Experiences (ACE), wie
  - Gewalt in der Familie
  - Vernachlässigender Erziehungsstil
  - Psychische Erkrankungen der Eltern
  - Geringer sozioökonomischer Status
- Erziehungsfaktoren, und
- übermäßiger Fernseh- und Medienkonsum

- **Komorbiditäten**

- Hohe Rate an komorbiden Störungsbildern, die sich zum Teil auch über die Lebensspanne aufgrund der Symptomatik und daraus folgendem Schulversagen und psychosozialen Belastungen ergeben
- Störungen des Sozialverhaltens und umschriebene Entwicklungsstörungen (vor allem Lese-Rechtschreib-Störungen) am häufigsten
- Im Jugendalter entwickeln sich des Weiteren auch häufig affektive Störungen sowie Angststörungen
- Ebenfalls gehäuft treten Tic-Störungen auf
- Im Jugendalter und Adoleszenz gehäufter Substanzabusus

### Verlauf

Eine über das Aufwachsen hinweg bestehende und nicht ausreichend behandelte ADHS-Symptomatik führt längerfristig zu mehr Depressionen, Alkohol- und Marihuana-Konsum. Damit können die langfristigen Folgen auf gesundheitlicher, sozialer und psychischer Ebene für die Betroffenen gravierend sein.

### Diagnostik

Grundlegend bei der Diagnostik von hyperkinetischen Störungen ist die detaillierte Exploration des Patienten sowie der Angehörigen.
- Mitunter ist eine ausgeprägte hyperkinetische Störung bereits in der ersten Untersuchungssituation erkennbar (nicht stillsitzen können, im Zimmer herumlaufen, Spielsachen aus den Regalen reißen etc.)
- Manche Kinder sind in der Einzelgesprächssituation jedoch noch ausreichend strukturiert und erst nach mehreren Kontakten auch für den Untersucher erkennbar auffällig
- Einige Kinder/Jugendliche mit ADHS werden sich auch dauerhaft im Einzelkontakt ausreichend steuern können, hier wird die Fremdanamnese umso wichtiger
- Es sollte explizit gefragt werden nach:
    - der aktuellen Symptomatik (Intensität, Häufigkeit, situative Variabilität des Auftretens der Leitsymptome)
    - dem Beginn der Verhaltensauffälligkeiten
    - dem bisherigen Verlauf
    - dem Grad der Belastung des Patienten und seines Umfelds
- Des Weiteren sollten eventuelle Begleitstörungen exploriert werden
- Zusätzlich kann ein klinisches Interview durchgeführt werden (**Kinder-DIPS, K-SADS-PL**)

> **Praxistipp**
>
> Unverzichtbar zur Ermittlung der störungsspezifischen Entwicklungsgeschichte ist eine genaue Erhebung der **biografischen Anamnese** (Schwangerschafts-/Geburtsverlauf, ungünstige Temperamentsmerkmale im Säuglings- und Kleinkindalter, z. B. gesteigerte Irritabilität, verminderte Selbstregulationsfähigkeit, emotionale Labilität, Verzögerungen in der frühkindlichen Entwicklung, Verhalten im Kindergarten und in der Schule) sowie der Familien- und Sozialanamnese.
> Zeugnisse aus der Grundschule können gute Hinweise gerade auch bei Jugendlichen geben, wenn die direkte Anamnese lückenhaft ist.

### Wichtige Punkte bei der Exploration der Familien- und Sozialanamnese
- Psychische Erkrankungen oder Entwicklungs- oder Lernstörungen bei Familienmitgliedern
- Strukturierung der Familie und Ressourcen
- Erziehungsverhalten der Eltern
- Aktuelle oder vergangene Konflikte/Belastungen in der Familie
- Vernachlässigung oder Misshandlungen

Aktivitäts- und Aufmerksamkeitsstörung

### ❓ Hilfreiche Fragen
An die Eltern:
- Haben Sie geraucht in der Schwangerschaft? Alkohol konsumiert? Medikamente?
- Wie verlief die Geburt? Gab es Komplikationen?
- War Ihr Kind schon als Kleinkind sehr unruhig?
- Wie war das Verhalten im Kindergarten? Wurde da über Unruhe oder Impulsivität berichtet?
- Wie zeigt sich seine Vergesslichkeit? Wie viele Paar Handschuhe/Schals benötigt Ihr Kind im Winter?
- Verletzt sich Ihr Kind häufiger, hat er/sie häufig aufgeschlagene Knie?
- Wie oft gibt es einen Eintrag vom Lehrer im Hausaufgabenheft?
- Gibt es in der Familie bei Eltern, Großeltern ähnliche Probleme?

An das Kind:
- Kannst du gut stillsitzen?
- Schimpft deine Lehrerin oft, weil du nicht still bist oder herumhampelst?
- Was nervt dich selbst besonders (Verlieren von Gegenständen, dass du nicht fertig wirst mit Hausaufgaben, dass du keine Freunde hast, dass du dich ungerecht behandelt fühlst)?
- Wie oft gibt es Ärger mit deinen Mitschülern, weil du mit ihnen streitest oder dich prügelst?
- Kannst du beim Spielen gut abwarten, bis du an der Reihe bist? Oder drängelst du dich vor?

An den Jugendlichen:
- Kannst du dich gut im Unterricht konzentrieren?
- Wann bist du genervt, weil du in der Schule nicht mitgekommen bist?
- Denkst du manchmal von dir, du könntest das doch eigentlich, und bist dann frustriert, dass du es nicht hinbekommst, weil dir die Ausdauer fehlt?
- Fühlst du dich oft innerlich unruhig und angespannt?
- Wie sieht es in der Freizeit aus, verlierst du Sachen, vergisst Termine, oder maulen deine Freunde, weil du zu spät kommst oder sie vergessen hast?
- Wenn du längere Zeit immer gleiche Sachen machen sollst oder konzentriert arbeiten sollst, wirst du dann innerlich unruhig?

### ▪▪ Fragebogenverfahren
Standardisierte Fragebögen für Eltern, Kinder/Jugendliche und Erzieher, die die Kernsymptome detailliert quantitativ erfassen, ergänzen die Anamnese.

### ▪ Screeningverfahren zur Erfassung von ADHS-Symptomen
- Child Behavior Checklist – CBCL (1,5–18 Jahre): Elternfragebogen über das Verhalten von Kindern und Jugendlichen
- Teachers' Report Form – TRF (6–18 Jahre): Lehrerfragebogen über das Verhalten von Kindern und Jugendlichen
- Youth Self Report – YSR (11–18 Jahre): Fragebogen für Jugendliche

- **Störungsspezifische Fragebögen**
  - SBB-HKS (Selbstbeurteilungsbogen für hyperkinetische Störungen, DISYPS-KJ)
  - FBB-HKS (Fremdbeurteilungsbogen für hyperkinetische Störungen für Eltern und Erzieher, DISYPS-KJ), gegliedert in
    - 9 Items für die Erfassung der Unaufmerksamkeit (von denen 6 erfüllt sein sollten)
    - 7 Symptombeschreibungen für hyperaktives Verhalten (von denen 3 erfüllt sein sollten)
    - 4 Items für impulsives Verhalten (eines sollte vorhanden sein)

- **Leistungsdiagnostik**
  - Eine Intelligenztestung sollte bei Schulkindern erfolgen zum Ausschluss von
    - Überforderung (häufiger) oder
    - Unterforderung (seltener)
  - Bei einem Befund im Grenzbereich, z. B. zwischen durchschnittlicher Intelligenz und Lernbehinderung, der auf ein heterogenes Leistungsprofil zurückzuführen ist, in dem ADHS-spezifische Parameter wie Verarbeitungsgeschwindigkeit oder Arbeitsgedächtnisleistung deutlich unterdurchschnittlich sind, kann eine erneute IQ-Diagnostik unter Pharmakotherapie ggf. bessere und „wahrere" Werte erbringen.
  - Bei Hinweisen auf z. B. eine Lese-Rechtschreib-Störung oder Dyskalkulie ist eine Untersuchung der schulischen Teilleistungen notwendig (vgl. ▶ Kap. 25)
  - Bei jüngeren Kindern wird aufgrund der häufig komorbid auftretenden Entwicklungsstörungen eine ausführliche Entwicklungsdiagnostik empfohlen

- **Labor- und sonstige Diagnostik**
  - Orientierende internistische und neurologische Untersuchung
  - Laborkontrolle zum Ausschluss somatischer Ursachen und vor Stimulanziengabe (Blutbild, Elektrolyte, Leberstatus, Schilddrüsen- und Nierenfunktionswerte)
  - Weitergehende medizinische Abklärung und ggf. ein bildgebendes Verfahren bei entsprechendem Verdacht auf eine organische oder substanzbedingte Ursache
  - Vor Beginn einer medikamentösen Therapie können ggf. weitere spezifische Untersuchungen wie z. B. EKG und EEG notwendig erscheinen

> **Praxistipp**
>
> In der Klinik fallen oftmals Jugendliche mit Substanzabusus auf, bei denen entweder früher der Verdacht auf eine ADHS geäußert wurde oder die sogar behandelt wurden. Hier ist nach der Entzugssymptomatik, im Verlauf des Aufenthalts, sowohl durch sorgfältige Anamnese (alte Zeugnisse) wie auch klinische Beobachtung zu prüfen, ob nicht eine derzeit unbehandelte ADHS vorliegt. Diese ist dann zu behandeln.

- **Differenzialdiagnostik**
  - Tiefgreifende Entwicklungsstörungen
  - Depressive Störungen
  - Angststörungen

# Aktivitäts- und Aufmerksamkeitsstörung

- Prodromalstadium einer psychotischen Erkrankung: bei älteren Jugendlichen
- Somatische Ursachen (z. B. Schilddrüsenüberfunktion, Epilepsien)
- Familiäre Belastungen
- Medikamenteneffekte
- Substanzmissbrauch
- Intelligenzminderung

■ **Therapie**

Diagnostik und Therapie erfolgen primär ambulant, wenn keine komplizierenden Faktoren hinzukommen. Diese können sein: eine ausgeprägte Symptomatik, die bereits zu Schulausschluss geführt hat, schwere komorbide Störungen, ungünstige psychosoziale Bedingungen (z. B. Gewalt, mangelnde Ressourcen in der Familie), Erfolglosigkeit im ambulanten Setting, unzureichende Response auf Medikation ambulant oder Nebenwirkungen, aber auch bei nicht eindeutiger Diagnostik. Dann erfolgen die Diagnostik und Therapie im (teil-)stationären Setting.

Die neue S3-Leitlinie zu ADHS empfiehlt aufgrund der Studienlage differenzierte Behandlungsstrategien je nach Alter und Wünschen des Patienten bzw. der Familie.

- Kleinkind- bzw. Vorschulalter ab drei Jahren:
- Pharmakotherapie: unzureichende Evidenz, Elterntrainings bevorzugen, Spezialisten mit Erfahrung
- Schulalter:
- Pharmakotherapie im Rahmen der therapeutischen Gesamtstrategie vor allem vom Schweregrad der Symptomatik sowie der Präferenz des jeweiligen Patienten und seiner Familie abhängig.
- Bei schwerer Ausprägung und deutlicher Beeinträchtigung primäre Pharmakotherapie (außer Eltern oder Kinder/Jugendliche wünschen dies nicht)
- Adoleszenz und Erwachsenenalter:
- Pharmakotherapie als primäre Therapieoption bei leichter und moderater Ausprägung und Beeinträchtigung aufgrund vorliegender Evidenz (neben der Psychoedukation) (wenn Patienten dies wünschen)

Generell gilt als Goldstandard eine multimodale Behandlung, die folgende Elemente enthält und je nach Schweregrad der Symptomatik und psychosozialen Begleitumständen intensiviert wird:

- Ausführliche Aufklärung und Beratung des Kindes/Jugendlichen und der Eltern (**Psychoedukation**)
- **Elterntraining**
- Psychotherapeutische Interventionen (**kognitive Verhaltenstherapie**) mit dem Patienten

■ **Generelle Lage zur Evidenz**

- Medikamente waren in einer großen Studie bezüglich der Kernsymptome Unaufmerksamkeit und Hyperaktivität/Impulsivität überlegen
- Wirkung von Verhaltenstherapie zeigte sich nur in nichtverblindeten Studien, nicht aber in verblindeten

- **Ergebnisse Pharmaepidemiologie**
Eine populationsbasierte Studie in Deutschland fand, dass im ersten Jahr nach Diagnosestellung fast 25 % der Kinder und Jugendlichen Medikation und ca. 6 % nur Psychotherapie erhielten. Nach 5 Jahren erhielt ca. 1/3 Medikation, 1/10 nur Psychotherapie und ca. 27 % der medikamentös Behandelten erhielten zusätzlich Psychotherapie. Wenn eine ADHS mit Hyperaktivität, eine affektive Störung, eine Entwicklungsstörung oder eine Störung des Sozialverhaltens (SSV) vorlag oder der Patient männlichen Geschlechts war, so war die Wahrscheinlichkeit für eine medikamentöse Therapie höher. Es ist also mitnichten so, dass in Deutschland alle Kinder mit einer ADHS- Diagnose auch pharmakotherapeutisch behandelt werden.

### Psychoedukation und Elternarbeit
- In einer eingehenden Aufklärung und Beratung der Eltern und des Patienten sollten Informationen gegeben werden hinsichtlich:
    - Symptomatik
    - Ätiologie
    - vermutlichem Verlauf
    - Therapieoptionen
    - ggf. Prognose
- Falls weitere Bezugspersonen von dem Verhalten des Kindes/Jugendlichen beeinträchtigt sein sollten, sollten diese ebenfalls in die Beratung einbezogen werden
- Bei schulischer Beeinträchtigung sollten auch die Lehrer unterstützend beraten werden

Neben ausführlicher Psychoedukation ist die **Elternarbeit** (vor allem bei Kindern) entscheidend. Zielsetzung: dysfunktionale Interaktionen zwischen dem Kind und den Bezugspersonen herauszuarbeiten und adäquate Erziehungsstrategien zu erarbeiten:
- Positives Verhalten stärken, negatives ignorieren
- Gezielte Verstärkung einzelner gewünschter Verhaltensweisen (wie z. B. Hausaufgaben erledigen, ruhig am Tisch sitzen etc.) durch Token-Programme/Verstärkerpläne
- Alltagsstrukturierende Maßnahmen (z. B. klare, verbindliche Regeln und Tagesabläufe, Rituale u. Ä.)
- Gemeinsame Aktivitäten unternehmen, um die Beziehung zu stärken

### Psychotherapie
- Neben der Elternarbeit ist es wichtig, mit dem Kind an einer kognitiven Verhaltensumstrukturierung zu arbeiten, z. B.
    - Stopp-Karten
    - bewusste Wahrnehmungsübungen
    - soziales Kompetenztraining
    - Verstärkerpläne
    - Konzentrationsübungen
- Ziel: bessere Selbststeuerungsfertigkeiten des Kindes

Hierbei finden verschiedene **Therapiemanuale** Anwendung (u. a. „Therapieprogramm für Kinder mit hyperkinetischem und oppositionellem Problemverhalten (THOP)" von

# Aktivitäts- und Aufmerksamkeitsstörung

Döpfner, Schürmann und Frölich oder „Training mit aufmerksamkeitsgestörten Kindern" von Lauth und Schlottke)

### Andere Verfahren
- Eine große Metaanalyse fand keine signifikanten Effekte für kognitives Training, Diäten, Neurofeedback oder Verhaltenstraining, wenn die Studien verblindet waren.
- In Einzelfällen können solche Verfahren aber Effekte zeigen.

### Pharmakotherapie (▶ Kap. 40)
- Pharmakotherapie soll die Risiken aufgrund der Symptome einer ADHS minimieren und primär das psychosoziale Funktionsniveau verbessern
- Medikamentöse Therapie bedeutet nicht „Ruhigstellung", Sedierung o. Ä.
- Stimulanzien reduzieren das Risiko, komorbide psychiatrische Störungen zu entwickeln, einschließlich Substanzmissbrauch
- Stimulanzien verbessern das psychosoziale Funktionsniveau
- Hohe Evidenzbasierung der Pharmakotherapie ist evidenzbasiert (I)
- Sowohl Stimulanzien als auch andere Substanzen wirken über die Beeinflussung der monoaminergen Neurotransmission (zu Wirkung, Nebenwirkungen und Zulassung ▶ Kap. 40)

#### Stimulanzien
- Medikation der 1. Wahl, bei Kindern und Jugendlichen zur Behandlung einer einfachen Aktivitäts- und Aufmerksamkeitsstörung zugelassen
- Der Wirkstoff **Methylphenidat** (MPH) steht mittlerweile in verschiedenen (retardierten) Darreichungsformen zur Verfügung (▶ Kap. 40)
- Retardpräparate haben unterschiedliche pharmakokinetische Eigenschaften und von daher auch verschiedene Wirkdauern; insofern kann das Präparat individuell nach Alter und Notwendigkeit gewählt werden
- **Amfetamin**: Dexamfetamin und Lisdexamfetamin als Fertigpräparate verfügbar
  - Allgemeine Aspekte der Aufklärung, Einwilligung und Anamnese und Voruntersuchungen etc. (insbesondere kardiale Risikofaktoren) vgl. ▶ Kap. 40
- **Dosierung etc.:** vgl. ▶ Kap. 40
- **Nebenwirkungen:** vor allem
  - Appetitminderung
  - Übelkeit
  - Bauchschmerzen (insbesondere bei jüngeren Kindern)
  - Kopfschmerzen
  - Schlafstörungen
  - Emotionale Labilität
- Häufig treten die Nebenwirkungen nur zu Beginn der Behandlung auf
- Die Nebenwirkungen sollten vom Therapeuten schriftlich dokumentiert werden Ergebnisse der Multimodal Treatment Study of ADHD (MTA) im Langzeitverlauf zum Größen- und Gewichtsverlauf bei US-amerikanischer Stichprobe zu Unterschieden zwischen der Vergleichsgruppe und der Gruppe, die kontinuierlich mit Psychostimulanzien behandelt wurde:

- Größenwachstum zeigte geringen Unterschied von 4,7 cm (Gruppe mit kontinuierlicher Medikation) bzw. 2,55 cm (Gruppe mit diskontinuierlicher Medikation) verglichen mit den Nichtbehandelten
- Beim Gewicht lagen die Behandelten sogar höher als die Nichtbehandelten

### Atomoxetin
- Noradrenalin-Wiederaufnahmehemmer, Alternative zu Stimulanzien
- Anders als bei Stimulanzien Aufbau eines dauerhaften Wirkspiegels
- Das Medikament unterliegt nicht dem Betäubungsmittelgesetz
- Deutliche Effekte erst nach einiger Zeit, ca. 3–4 Wochen
- Zusätzliche positive Effekte wurden bei bestehenden komorbiden Störungen wie Depression, Angst- oder Tic-Störungen beobachtet
- Insbesondere kann es bei komorbiden Tic-Störungen zu einer Reduktion der Ausprägung kommen, ähnlich wie unter Methylphenidat-Präparaten; bei individuellen Patienten kann sich die Tic-Symptomatik unter beiden Medikationsformen jedoch auch verstärken (▶ Kap. 12).

### Guanfacin
- Alpha2A-Rezeptor-Agonist: moduliert noradrenerge Signalübertragung im präfrontalen Kortex und in den Basalganglien
- Möglicherweise: Beeinflussung der dendritischen Plastizität im präfrontalen Kortex
- Geringere Effektstärke als Stimulanzien und höhere Abbruchraten in Studien wegen Nebenwirkungen
- Orthostatische Nebenwirkungen möglich, vorsichtige Eindosierung

### Atypische Antipsychotika wie Risperidon oder Aripiprazol
- Atypische Antipsychotika können bei schweren Impulskontrollstörungen mit aggressiven Durchbrüchen zusätzlich hilfreich sein
- Risperidon: Zulassung nur bei Kindern und Jugendlichen ab dem Alter von 5 Jahren mit niedriger Intelligenz (Lernbehinderung) oder bei intellektueller Behinderung für diese Indikation für eine Behandlungsdauer von 6 Wochen; Aripiprazol hat keine Zulassung
- Bei normal intelligenten Minderjährigen stellt die Verschreibung einen sog. **Off-label-Gebrauch** dar, das heißt, dass dieses Medikament für die Altersgruppe und Indikation nicht zugelassen ist und der Arzt es im Rahmen seiner Therapiefreiheit im „individuellen Heilversuch" (§ 41 Arzneimittelgesetz) verordnen kann, vgl. ▶ Kap. 40
- **Vor Beginn der Medikation:**
    - Blutuntersuchung und EEG
- Im Gegensatz zur Anwendung bei psychotischen Störungen wird Risperidon bei der oben genannten Indikation im **Niedrigdosisbereich** (ca. 0,25–2 mg/Tag) eingesetzt, ebenso wie Aripiprazol (ca. 2,5 mg/Tag)
- **Nebenwirkungen:** vgl. ▶ Kap. „Pharmakotherapie"
    - Da bei Risperidon eine mögliche starke Gewichtszunahme auftreten kann, ist es gerechtfertigt, bei adipösen Kindern als Alternative Aripiprazol einzusetzen

### Aktivitäts- und Aufmerksamkeitsstörung

■ **Weitere Maßnahmen und Hilfen**
- Sollte tatsächlich im Verlauf eine Über- oder Unterforderung in der Schule Einfluss auf die Symptomatik haben, kann eine Veränderung der Schulsituation hilfreich sein
- Zur weiteren Unterstützung kann eine Hausaufgabenbetreuung dienen
- Ambulante Jugendhilfemaßnahmen nach SGB VIII, z. B. Hilfen zur Erziehung wie etwa eine Sozialpädagogische Familienhilfe (SPFH), können dabei unterstützen, das Erlernte aus Elterntraining und kognitiver Verhaltenstherapie im Alltag umzusetzen
- Sollten schwierige Interaktionen in der Schule und Freizeit mit Gleichaltrigen das Hauptproblem sein, kann soziale Gruppenarbeit oder eine Heilpädagogische Tagesgruppe (HPT) die soziale Kompetenz des betroffenen Kindes stärken

■ ■ **Kurzarztbrief**
Hannes wurde aufgrund von oppositionellem Verhalten, Aufmerksamkeitsproblemen und traurigem Verhalten zunächst in unserer Institutsambulanz vorgestellt. Zudem war er zum Zeitpunkt der Vorstellung vom Unterricht ausgeschlossen, da die Lehrer die Verantwortung für die Beaufsichtigung nicht mehr tragen wollen. Vor allem in der Schule hat Hannes massive Schwierigkeiten, er verweigert die Leistungen wie auch die Hausaufgaben oft. Sowohl das Schreiben wie auch das konzentrierte Arbeiten fallen ihm schwer. Die soziale Integration von Hannes ist deutlich defizitär: Er hat keine Freunde, ist in keinem Verein integriert und hat außer Computerspielen keine Hobbys. Die Auffälligkeiten bestehen bereits seit dem Kindergarten, sie sind in der Schulzeit noch evidenter geworden. Im ambulanten Kontext wurde die Diagnose einer hyperkinetischen Störung des Sozialverhaltens (F90.1) gestellt. Sowohl die Anamnese, klinische Beobachtung als auch Fragebogenverfahren beantwortet durch die Eltern und Lehrer zeigten eindeutige Auffälligkeiten in den Bereichen Hyperaktivität, Konzentration und Impulsivität.

Nachdem Hannes nicht mehr beschult wurde, wurde eine rasche teilstationäre Behandlung begonnen. In diesem Kontext zeigte sich neben der hyperkinetischen vor allem eine aufmerksamkeitsgestörte Symptomatik, außerdem Hinweise auf oppositionelles Verhalten sowie große Schwierigkeiten im sozialen Kontakt mit anderen Kindern (z. B. aufgrund der Impulsivität Schlagen anderer). Die durchgeführte Testdiagnostik ergab unter Medikation eine durchschnittliche kognitive Begabung. Im Zuge der Elterngespräche stellte sich heraus, dass es massive Ehekonflikte zwischen beiden Elternteilen gibt, die zudem einen inkonsistenten Erziehungsstil aufweisen. Die Mutter war in den letzten Jahren nicht mehr in der Lage gewesen, die Kinder ausreichend erzieherisch zu beeinflussen, da sie an einer depressiven Störung leidet und selbst Mühe hat, den Tag zu strukturieren. Der Vater ist aufgrund seiner Außendiensttätigkeit unter der Woche häufig abwesend.

Wir begannen eine medikamentöse Therapie. Die Medikation mit MPH vertrug Hannes insgesamt gut, allerdings zeigte sich anfangs ein deutlicher Appetitmangel, der sich besserte. Die Kontrolle des Gewichts zeigte eine deutliche Gewichtsabnahme, die jedoch noch tolerabel war. Die Symptome der motorischen Unruhe und Unkonzentriertheit waren unter 36 mg retardiertem MPH deutlich reduziert. Die Impulsivität besserte sich,

## Abb. 2.1

| Zu Hause | Schule | Freizeit |

**Ressourcen:** Durchschnittliche kognitive Leistungsfähigkeit; Ansprechen auf Behandlung (Medikation, Psychotherapie, Elternarbeit)

**Barrieren:** Impulsivität, v. a. in der Interaktion mit anderen Kindern; Schulausschluss; psychische Erkrankung der Mutter, massive Ehekonflikte und inkonsistente Erziehungsstile

| Keine Teilhabebeeinträchtigung | Leichte Teilhabebeeinträchtigung | Mäßige Teilhabebeeinträchtigung | Schwere Teilhabebeeinträchtigung |

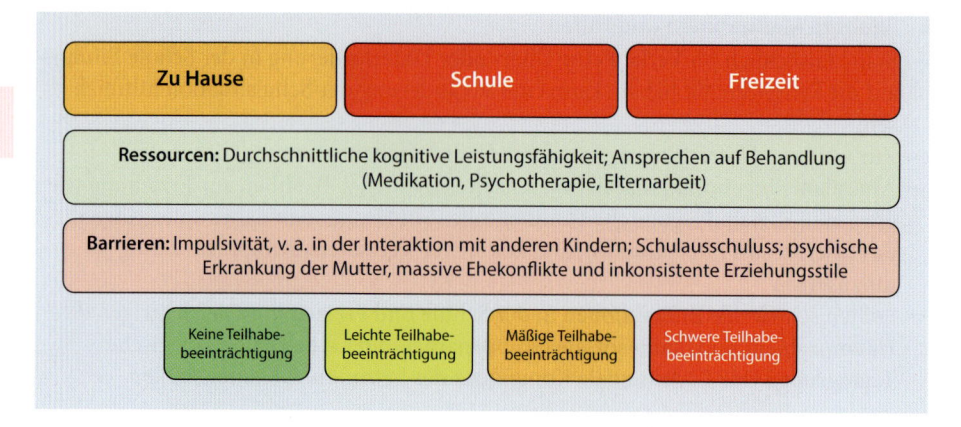

**Abb. 2.1** Schema zur Erfassung der Teilhabebeeinträchtigung im Fall von Hannes

blieb aber weiterhin deutlich merkbar, vor allem in der Interaktion mit anderen Kindern. In Elterngesprächen konnten erzieherische Maßnahmen thematisiert und die Rollenverteilung der Eltern bezüglich des Regeltrainings neu definiert werden. Der Vater übernimmt mehr steuernde Funktion, solange die Mutter selbst in Behandlung ist.

Hannes war hinsichtlich seiner Symptomatik deutlich gebessert, der Gewichtsverlauf muss engmaschig kontrolliert werden, da er sich nahe der 5. Perzentile bewegt. Gegebenenfalls muss eine Umstellung erfolgen. Labor o.p.B.

- **Auszug aus der ärztlichen Stellungnahme nach § 35a SGB VIII**

Da trotz kinder- und jugendpsychiatrischer Behandlung die Gefahr einer scheiternden sozialen Integration des Jungen besteht, sehen wir Unterstützungsbedarf hinsichtlich der sozialen Integration, die auch die außerhäusliche Einbindung von Hannes in soziale Kontexte unterstützt. Dies ist auch deshalb wichtig, da die Mutter aufgrund ihrer depressiven Erkrankung nicht voll für Hannes zur Verfügung steht. Gegebenenfalls wäre eine Kombination aus ambulanten und teilstationären Hilfen günstig. Der ambulante Bereich ist vor allem wichtig, um das von Hannes im teilstationären Bereich Gelernte in den familiären Tagesablauf zu übertragen und eine angemessene Förderung zu gewährleisten. Hannes benötigt einen strukturierten Tagesablauf mit klaren Regeln und Grenzen, in dem er pädagogische Führung erhält und ein emotional wertschätzendes und unterstützendes Klima kennenlernt. In der angemessenen sozialen Interaktion sowie der Integration in eine Gruppe Gleichaltriger bedarf Max der Unterstützung und Anleitung. Weiterhin ist der Aufbau von altersangemessenen Aktivitäten notwendig. Familiär ist erzieherische Beratung wichtig, um auch zu Hause ein verlässliches, wertschätzendes Erziehungssetting mit klaren Regeln und Grenzen zu schaffen.

Schema zur Erfassung der Teilhabebeeinträchtigung im Fall von Hannes Abb. 2.1.

## Weiterführende Literatur

Banaschewski T, Bauer M, Bea M, Döpfner M, Gelb M, Grosse KP, Hohmann S, Huss M, Millinet S, Philipsen A, Retz W, Rösler M, Skrodzki K, Spitczok von Bresinski I, Stollhoff K, Wilken B (2017) S3 Leitlinie Aufmerksamkeitsdefizit-/Hyperaktivitätsstörung (ADHS) im Kindes-, Jugend- und Erwachsenenalter. www.awmf.org/uploads/tx_szleitlinien/028-045l_S3_ADHS_2018-06.pdf; Zugegriffen am: 03.12.2019

Cortese S et al (2015) Cognitive training for attention-deficit/hyperactivity disorder: metaanalysis of clinical and neuropsychological outcomes from randomized controlled trials. J Am Acad Child Adolesc Psychiatry 54(3):164–174

Sonuga-Barke EJ et al (2013) Nonpharmacological interventions for ADHD: systematic review and meta-analyses of randomized controlled trials of dietary and psychological treatments. Am J Psychiatry 170(3):275–289

Swanson JM, Arnold LF, Molina BSG (2017) Young adult outcomes in the follow-up of the multimodal treatment study of attention-deficit/hyperactivity disorder: symptom persistence, source discrepancy, and height suppression. J Child Psychol Psychiatry 58:663–678

Tandon M, Tillman R, Agrawal A, Luby J (2016) Trajectories of ADHD severity over 10 years from childhood into adulthood. Atten Defic Hyperact Disord 8:121–130

# Störungen des Sozialverhaltens

*Paul L. Plener und Jörg M. Fegert*

**Weiterführende Literatur – 37**

☐ Tab. 3.1

☐ **Tab. 3.1** Störungen des Sozialverhaltens

| Erkrankung | Definition | Therapiestrategie | Kodierung in den Klassifikationssystemen |
|---|---|---|---|
| Hyperkinetische Störung des Sozialverhaltens | Kombination einer hyperkinetischen Störung und einer SSV | Therapie der ADHS, begleitende pädagogische Unterstützung, Elterntraining, meist ambulant | ICD-10: F90.1 |
| Störung des Sozialverhaltens (SSV) | Muster dissozialen, aggressiven oder aufsässigen Verhaltens, > 6 Monate Dauer | Ambulante Therapie Elterntraining, kognitive Verhaltenstherapie, Problemlösetraining, ggf. Einbeziehung sozialer Dienste (Erziehungsberatung, Familienhilfe etc.) | Im DSM-5 und ICD-11 erfolgt die Einteilung nicht nach Kontext, sondern nach Alter bei Beginn (SSV im Kindes- bzw. im Jugendalter) sowie nach weiteren Merkmalen („Specifier": vorhandene oder begrenzte Prosozialität). ICD-11: 6C91.X bzw. DSM-5: 312.8. Eine genaue Gegenüberstellung zum ICD-10 ist daher nicht möglich |
| Auf familiären Rahmen beschränkt | Verhaltensauffälligkeiten im familiären Kontext | | ICD-10: F91.0 |
| Bei fehlenden sozialen Bindungen | Verhaltensauffälligkeiten bei fehlender Einbindung in Peergroup | | ICD-10: F91.1 |
| Bei vorhandenen sozialen Bindungen | Verhaltensauffälligkeiten bei guter Einbindung in (oft delinquente) Peergroup | | ICD-10: F91.2 |
| Mit oppositionellem Verhalten | Aufsässiges Verhalten ohne schwere dissoziale Handlungen, meist gegen Erwachsene gerichtet | | ICD-10: F91.3 ICD-11: 6C91 DSM-5: 313.81 |
| Kombinierte Störung des Sozialverhaltens und der Emotionen ||||
| SSV mit depressiver Störung | Kombination einer SSV mit einer Depression | Behandlung der Depression, zusätzliche Therapie s. oben | ICD-10: F92.0 |

Störungen des Sozialverhaltens

**Tab. 3.1** (Fortsetzung)

| Erkrankung | Definition | Therapiestrategie | Kodierung in den Klassifikationssystemen |
|---|---|---|---|
| Sonstige | Kombination einer SSV mit einer anderen psychischen Erkrankung (Angst, Zwang etc.) | Behandlung der komorbiden Störung, zusätzliche Therapie s. oben | ICD-10: F92.8 |
| Nicht näher bezeichnet | Kombination einer SSV mit einer anderen psychischen Erkrankung | | |

### Fallbeispiel

Der 15-jährige Patrick wird von seinen Eltern in der Ambulanz vorgestellt. Diese berichten, dass sie Patrick erzieherisch keinerlei Grenzen setzen könnten. Im häuslichen Kontext gebe es Probleme mit der Regeleinhaltung, Patrick komme und gehe, wann es ihm passe, in den letzten Monaten sei er vermehrt auch über Nacht ausgeblieben, ohne dass die Eltern gewusst hätten, wo er sich aufhielt. Die Eltern berichten zudem von mehrfachen Ladendiebstählen, unerlaubtem Fahren mit einem Mofa und zweimaliger Körperverletzung, die zu mehreren Anzeigen geführt hätten. Ein Gerichtsverfahren sei anhängig. Vor 2 Wochen sei seitens der Schule aufgrund von körperlicher Gewalt gegen andere Schüler ein verschärfter Schulverweis für die Dauer von 3 Wochen ausgesprochen worden, weshalb Patrick derzeit zu Hause sei und viel am Computer spiele. In der Vergangenheit habe Patrick häufiger die Schule geschwänzt, er sei von den Eltern gegenüber der Schule entschuldigt worden, um weitere Schwierigkeiten zu vermeiden. Patrick lässt den Therapeuten wissen, dass er auf die Vorstellung bei ihm „überhaupt keinen Bock" habe. Er verstehe nicht, wo das Problem liege. Er sei eben gerne mit seinen Freunden unterwegs, brauche auch keinen Schulabschluss, da er später ohnehin „irgendetwas mit Informatik" machen wolle und dieser dafür nicht erheblich sei.

- **Epidemiologie**
- Aus Deutschland wird eine Prävalenz von ca. 8 % berichtet
- Die Zahlen aus den USA und Großbritannien sind vergleichbar, wobei es deutliche Geschlechtsunterschiede gibt
- Altersabhängige Aussagen aus Großbritannien:
    - Vorliegen einer Störung des Sozialverhaltens bei männlichen Kindern zwischen 5 und 10 Jahren bei knapp 7 %
    - Bei männlichen Jugendlichen zwischen 11 und 16 Jahren bei 8 %
    - Bei weiblichen Jugendlichen knapp 3 % zwischen 5 und 10 Jahren, 5 % zwischen 11 und 16 Jahren

- **Symptomatik und Klassifikation**
- Die Diagnosen von Störungen des Sozialverhaltens sind generell ein heterogenes Konstrukt, das durch ein Muster dissozialen, aggressiven oder aufsässigen Verhal-

tens mit Verletzungen altersentsprechender sozialer Erwartungen charakterisiert wird
- Sonderfall: Störung des Sozialverhaltens mit oppositionellem, aufsässigem Verhalten (F91.3), die sich häufiger bei jüngeren Kindern manifestiert
- Mehrere **Leitsymptome** sind vorhanden (▶ Leitsymptome)
- Generell wird eine Kombination mehrerer Symptome gefordert, um die Diagnose einer Störung des Sozialverhaltens zu begründen

---

**Leitsymptome**
- **Störung des Sozialverhaltens**
    - Deutliches Maß an Ungehorsam, Streiten oder Tyrannisieren
    - Ungewöhnlich häufige oder schwere Wutausbrüche
    - Grausamkeit gegenüber anderen Menschen oder Tieren (evtl. auch mit Waffengebrauch)
    - Erhebliche Destruktivität gegenüber Eigentum
    - Zündeln
    - Stehlen
    - Häufiges Lügen
    - Schuleschwänzen
    - Weglaufen von zu Hause
- **Störung des Sozialverhaltens mit oppositionellem, aufsässigem Verhalten**
    - Aufsässiges, ungehorsames, feindseliges, provokatives und trotziges Verhalten
    - Missachtung von Regeln
    - Gezieltes Ärgern anderer
    - Mehr gegen Erwachsene als gegen Gleichaltrige gerichtete Verhaltensauffälligkeiten
    - Fehlen von schweren dissozialen oder aggressiven Handlungen

---

- **Formen und Unterschiede zwischen Klassifikationssystemen: ICD-10 vs. DSM-5 und ICD-11**

Einteilung nach ICD-10
- Nach ICD-10 wird eine Kombination mehrerer Verhaltensauffälligkeiten gefordert und ein Bestehen über einen Zeitraum von mindestens 6 Monaten
- Eine Kombination einer Störung des Sozialverhaltens mit anderen Komorbiditäten (s. unten) ist möglich
- Zur Unterscheidung verschiedener Formen: Berücksichtigung des familiären und sozialen Kontexts des Patienten:
- nur innerhalb der Familie (F91.0)
- mit fehlenden sozialen Bindungen (F91.1)
- mit vorhandenen sozialen Bindungen (F91.2)
- Darüber hinaus gibt es die Möglichkeit, das Alter zu Beginn der Symptomatik (vor oder nach dem 10. Lebensjahr) zu kodieren

Einteilung nach DSM-5
- Im amerikanischen Klassifikationssystem DSM-5 finden sich ähnliche Kernsymptome in der Beschreibung der Störung des Sozialverhaltens, wobei hier die Unterscheidung des Alters eine wichtige Rolle spielt.
- **Conduct Disorder**:
  - *Childhood-onset* (312.81)
  - *Adolescent-onset* (312.82)
  - *Unspecified onset* (312.89)
- **Conduct Disorder** plus 2. **Diagnose** (312.8, 312.9)
- **Oppositional Defiant Disorder** (313.81):

Als Neuentwicklung wurde ein „Specifier" aufgenommen, der Kinder mit limitierten prosozialen Emotionen beschreibt. Diese weisen folgende Kernsymptome auf:
- Fehlendes Schuldgefühl
- Fehlende Empathie
- Gleichgültigkeit gegenüber geforderter Leistung (z. B. schulisch)
- Oberflächlicher oder defizienter Affektausdruck

Unter den affektiven Störungen wurde die Diagnose der Disruptive Mood Dysregulation Disorder (296.99) eingeführt (s. auch ▶ Kap. 4). Kinder mit diesem Störungsbild zeigen im Erwachsenenalter häufig eine depressive Entwicklung. Symptomatik:
- Schwere, wiederkehrende, dem Entwicklungsstand nicht angemessene Wutausbrüche
- Beinah durchgängig reizbare Stimmung zwischen den Wutausbrüchen
- Verhalten besteht mindestens 12 Monate in mindestens 2 Settings
- Erstmanifestation vor dem 10. Lebensjahr

Einteilung nach ICD-11
- Die ICD-11 folgt der Einteilung des DSM-5 nach Alter und verwendet ebenso einen Specifier hinsichtlich der Sonderform mit limitierten prosozialen Emotionen
- Es findet sich eine Sonderform oppositionell-aufsässigen Verhaltens mit chronischer Reizbarkeit und chronischem Ärger (6C90.0), etwa vergleichbar der Disruptive Mood Dysregulation Disorder im DSM-5

## Ätiologie
Für die Entstehung einer Störung des Sozialverhaltens wird ein **multifaktorielles** Entstehungsmodell angenommen.

## Umweltbedingungen
- Inkonsistenter Erziehungsstil mit harschen Strafen und andererseits gewährender Haltung
- Dissoziale Peergroup
- Antisoziales Verhalten der Eltern
- Broken-home-Situation
- Niedriger sozioökonomischer Status

- **Neurobiologische Bedingungen**
  – Es werden mehrere Einflüsse diskutiert, wobei ein Zusammenspiel mehrerer Faktoren im Austausch mit Umwelteinflüssen vielfach auch im Sinne eines epigenetischen Zusammenhangs (z. B. Zusammenspiel zwischen genetischen Polymorphismen und Lebensereignissen) angenommen wird
  – Bezüglich der neuronalen Aktivierung sind Abweichungen beschrieben
      – im limbischen System
      – im orbitofrontalen Kortex
      – in seltenen Fällen auch kortikale Läsionen
  – Bei Menschen mit „hot aggression" (reaktive, impulsive Aggression) wird eine verminderte Kontrollfähigkeit des orbitofrontalen Kortex bei gesteigerter Amygdalaaktivität angenommen

- **Komorbiditäten**

Häufig ist die Kombination mit einer hyperkinetischen Störung (F90.1) und ggf. mit einer emotionalen Störung (z. B. Depression oder Angst F92.0 oder F92.8) gegeben. Bei Auftreten einer solchen Kombination müssen die Leitsymptome der emotionalen Störung ebenfalls erfüllt sein, um eine Kombinationsdiagnose rechtfertigen zu können.

- **Diagnostik**

Zu Beginn der Diagnostik muss eine ausführliche **Anamneseerhebung** mit dem Kind/Jugendlichen und dessen Eltern stehen. Dabei empfiehlt es sich, sowohl zusammen als auch getrennt zu explorieren, da einerseits die Symptomatik von den Betroffenen nicht als beeinträchtigend erlebt wird oder eine Tendenz besteht, Auffälligkeiten zu verschweigen. Andererseits wollen Jugendliche vielfach nicht vor den Sorgeberechtigten über problematisches Verhalten berichten.

- **Punkte, die im Anamnesegespräch auf jeden Fall zu berücksichtigen sind**
  – Momentane Symptomatik (und deren Entwicklung)
  – Störungsspezifische Entwicklungsgeschichte:
      – Familienanamnese
      – frühkindliche Entwicklung
      – pränatale und Geburtsanamnese (Alkohol, Drogen, Infektionen, Medikamente)
      – medizinische Vorgeschichte (Anfallsleiden, Unfälle)
      – körperlicher/sexueller Missbrauch
      – Adoption
      – Schullaufbahn
      – psychiatrische Komorbidität (hyperkinetisches Syndrom, Drogen, Depression, Angst, Suizidalität etc.)
  – Mit dem Kind:
      – Familienbeziehungen
      – Peer-Beziehungen
      – Freizeitverhalten, (Computerspiele)
      – Delinquenz
      – Substanzkonsum

Störungen des Sozialverhaltens

- sexuelle Entwicklung
- Selbstbild
- Mit den Eltern:
  - Umgang mit Problemen und Stress
  - soziale Integration
  - Erziehungsmethoden
  - Umgang mit Aggression

Dabei empfiehlt es sich, bereits im ersten Gespräch nach Entstehungsbedingungen, Auslösern und alternativen Handlungsstrategien des problematisch erlebten Verhaltens zu fragen.

### ❓ Hilfreiche Fragen

An die Eltern:
- Beschreiben Sie bitte möglichst genau, mit welchem Verhalten es derzeit Schwierigkeiten gibt.
- Wann und wo tritt das Verhalten auf?
- Wie reagieren Sie darauf?
- Was für „Ausnahmen" (wenn das Kind sich anders als erwartet verhält und das problematisch erlebte Verhalten nicht auftrat) gab es und wodurch?
- Was kann Ihr Kind gut?
- Wann bzw. mit wem gibt es keinen Streit?

An das Kind:
- Warum denkst du, haben deine Eltern dich zu mir gebracht?
- Was machen deine Eltern (Lehrer, Mitschüler, Freunde etc.), wenn du solche Dinge tust? Wie findest du das dann?
- Tut es dir manchmal anschließend leid?
- Hast du es schon einmal geschafft, es (z. B. Schlagen, Stehlen, Weglaufen) nicht zu machen, obwohl du es eigentlich wolltest? Was war da anders?

### ■■ Fragebogenverfahren
- Zur Gewährleistung einer standardisierten Erfassung von Verhaltensauffälligkeiten in verschiedenen Kontexten: Fragebogen über die Symptomatik an Eltern, Lehrer und Kinder/Jugendliche, wie etwa der DISYPS-Bogen FBB-SSV (Fremdbeurteilungsbogen Störung des Sozialverhaltens, auch als SBB-SSV zur Selbstbeurteilung bei Jugendlichen möglich)
- Zur Beurteilung und vor allem zur Verlaufsbeobachtung aggressiver und hypermotorischer Verhaltensweisen (etwa im Rahmen einer medikamentösen Einstellung oder im stationären Bereich): Verwendung einer Skala, die das Auftreten und eine Beurteilung der Stärke des problematischen Verhaltens erlaubt, wie etwa der Connors-Bogen

### ■■ Leistungsdiagnostik
- Am Beginn jeder Behandlung: standardisierte Leistungsdiagnostik (WISC, K-ABC, CFT etc.), zur Erkennung von möglichen schulischen Über- oder auch Unterforderungen, die zu aggressivem Verhalten führen können

- Auch in einer etwaigen Therapie muss Rücksicht auf den kognitiven Entwicklungs- und Leistungsstand des Patienten genommen werden
- Besonderes Augenmerk auf Diagnostik von Teilleistungs- (etwa einer Lese- und Rechtschreibstörung) und Sprachstörungen legen, die mit einer erhöhten Rate an Störungen des Sozialverhaltens einhergehen
- Auf eine eingehende projektive psychologische Diagnostik kann verzichtet werden

### Labor- und sonstige Diagnostik
- Körperliche und neurologische Untersuchung empfohlen bei Verdacht auf somatische Auffälligkeiten, insbesondere wenn körperliche Misshandlungen oder Substanzkonsum im Raum stehen
- Ggf. Bestimmung von Schilddrüsenwerten bei impulsiv-aggressivem Verhalten
- Bei Verdacht auf Vorliegen einer hirnorganischen Ursache der Impulskontrollstörung: MRT zur weiteren Abklärung
- Bei Jugendlichen mit Störung des Sozialverhaltens empfiehlt sich ein Drogenscreening
- Apparative Diagnostik ohne anamnestische Hinweise ist entbehrlich

### Differenzialdiagnostik
Als Differenzialdiagnosen bei Verhaltensauffälligkeiten und aggressivem Verhalten müssen die folgenden Störungsbilder beachtet werden. Kombinationen (etwa mit der hyperkinetischen Störung oder den affektiven Störungen) sind möglich, wobei hierbei jeweils die diagnostischen Kriterien beider Störungsbilder erfüllt sein müssen.
- ADHS
- Tiefgreifende Entwicklungsstörungen (Autismus etc.)
- Mentale Retardierung
- Psychosen (schizophrene und affektive)
- Affektive Störungen
  - bipolare Störung
  - unipolare Depression und Manie
- Angststörungen
  - generalisierte Angststörung
  - posttraumatische Belastungsstörung
- Persönlichkeitsstörungen (dissoziale, emotional-instabile)
- Organische Grunderkrankung
  - traumatische Hirnverletzungen, Stoffwechselstörung etc.

### Therapie
- Von Belang für die Therapie ist insbesondere die Beschäftigung mit aggressivem Verhalten
- Hier soll auf das Konzept von „heißer" (RADI: **r**eaktiv, **a**ffektiv, **d**efensiv, **i**mpulsiv) und „kalter" Aggression (PIP: ge**p**lant, **i**nstrumentell, **p**roaktiv) hingewiesen werden, das als neurobiologisch fundiert und therapierelevant zu bezeichnen ist
- Am häufigsten im klinischen Alltag: die „heiße", impulsive Form der Aggression; deshalb beziehen sich die hier angeführten Interventionen auf dieses Konzept

Störungen des Sozialverhaltens

- **Wirkfaktoren für eine gelingende Therapie**
  - Interventionen, die gegen bekannte Risikofaktoren (mangelnde Social Skills, wenig Anteilnahme am Leben des Kindes, strenge, aber inkonsequente Disziplinierung in der Erziehung) gerichtet sind
  - Interventionen, die Kind, Familie und Schule einbeziehen
  - Frühe Intervention (vor Adoleszenz)
  - Ausreichende Frequenz und Dauer

- **Setting**

Die Intervention bei Störungen der Sozialverhaltens findet häufig im Schnittbereich zwischen Psychiatrie/Psychotherapie und Jugendhilfemaßnahmen (s. unten) statt, da neben einer Intervention beim Patienten (die neben psychiatrischen oder psychotherapeutischen auch pädagogische Konzepte einschließt) meistens auch eine Intervention im familiären Umfeld gefordert ist. Durch aufsuchende Behandlungen lässt sich ein guter Brückenschlag herstellen.

- - **Psychotherapie: Setting**

Zur psychiatrischen/psychotherapeutischen Behandlung stehen – abhängig von Schweregrad und Ausprägung der Störung des Sozialverhaltens – ambulante, teilstationäre, vollstationäre oder aufsuchende Behandlungen zur Verfügung:
  - Im ambulanten Setting stehen Elterntraining und die Einzelarbeit mit dem Patienten im Vordergrund
  - Diese Komponenten können im teil- und vollstationären Setting noch durch Interventionen im Kontakt mit der Patientengruppe, pädagogische Maßnahmen und intensivere Familien- und Einzeltherapie ergänzt werden
  - Zeitlich begrenzte aufsuchende intensive kinder- und jugendpsychiatrische und -psychotherapeutische Behandlung sollte vorrangig realisiert werden.
  - Indikationen für eine vollstationäre Behandlung:
    - Akute Eigen- oder Fremdgefährdung
    - Misserfolg der Behandlung bei intensiver ambulanter, teilstationärer oder aufsuchender Versorgung
    - Stationär behandlungsbedürftige psychiatrische Begleitstörung

- - **Elternarbeit**
  - **Elterntrainings** gelten als die effektivste psychosoziale Intervention bei Störungen des Sozialverhaltens, vor allem wenn diese bei Eltern junger Kinder (bis zum 12. Lebensjahr ist eine höhere Effektivität nachgewiesen) ansetzen
  - Ziel: Umstrukturierung maladaptiver Eltern-Kind-Interaktionen
  - Mit didaktischen Anweisungen, Hausaufgaben und Verhaltensanalyse wird versucht, den Fokus auf prosoziale Ziele und weg von Verhaltensproblemen zu lenken
  - Es gibt diverse Ansätze, die strukturell ähnlich sind und deren Effektivität gut validiert wurde

Vermittelte Inhalte (nach DGKJP 2016; S. S21):
- Psychoedukation
- Verstärkertechniken

- Modelllernen
- Feedback: Rückmeldung von angemessenem Erziehungs- und Interaktionsverhalten (direkt, verbal, per Video)
- Übungen und Unterstützung von Verhaltensänderungen im natürlichen Umfeld, Einsatz von Transfertechniken inklusive Selbstmanagementmethoden
- Techniken zur Verbesserung der Konfliktlösung (einschließlich elterlicher Ärger- und Stressregulation) und Strategien zum Aufbau einer angemessenen familiären Kommunikation

Diese Trainings sollen
- strukturiert sein, aufgebaut auf einer Theorie sozialen Lernens
- Strategien zum Beziehungsaufbau beinhalten
- mehrere Sitzungen umfassen (Optimum: 8–12)
- den Eltern helfen, ihre Erziehungsziele zu identifizieren
- Rollenspiele und Hausaufgaben beinhalten
- durch gut geschulte, supervidierte Trainer ausgeführt werden
- sich an das vorgegebene Manual halten und alle angeführten Materialien verwenden

Es muss beachtet werden, dass
- Elterntrainingsprogramme durchaus relativ hohe Ansprüche an die Teilnehmenden stellen: Eltern müssen
  - Prinzipen verstehen
  - Hausaufgaben machen
  - neue Strategien versuchen
  - zu regelmäßigen Sitzungen erscheinen
- Die Effekte auf das Sozialverhalten des Kindes können umso geringer ausfallen, je älter das Kind ist

Als Programm unter starker Einbeziehung des Familiensystems (und diverser anderer Systeme, etwa auch der Peers) mit erwiesener Effektivität sei hier zudem auf die „Multi-Systemic Familiy Therapy" (MSFT) nach Henggeler verwiesen.

### Kognitiv-verhaltenstherapeutisches Skills-Training
Als Intervention, um mit Kindern und Jugendlichen zu arbeiten, bieten sich Methoden der **Verhaltenstherapie** an.

#### Soziales Kompetenztraining
- Den Betroffenen soll ein positives Erleben durch gelingende soziale Interaktion ermöglicht werden, das direkt belohnend wirkt
- Ansatzpunkte:
  - Kinder und Jugendliche mit einer Störung des Sozialverhaltens verfügen häufig über schlechte zwischenmenschliche Fertigkeiten (Social Skills) und über weniger Peer-Kontakte
  - Es besteht eine schwache Impulskontrollfähigkeit
  - Die Umwelt wird von Betroffenen häufig feindseliger wahrgenommen

Störungen des Sozialverhaltens

- **Kognitive Interventionen**
- Kinder und Jugendliche mit einer Störung des Sozialverhaltens zeigen häufig auch Defizite in kognitiven Prozessen, etwa
  - beim Finden (sozial akzeptabler) alternativer Problemlösungsstrategien, beim Voraussagen des Effekts eigener Handlungen
  - bei der Wahrnehmung von Gefühlen des Gegenübers
- Daran kann im Einzelsetting – immer begleitet durch einen pädagogischen Rahmen (entweder durch Stärkung der elterlichen Kompetenzen im Elterntraining oder durch geschultes Personal im [teil]stationären Bereich) – gearbeitet werden
- Die Wirksamkeit kognitiver Interventionen ist abhängig vom
  - Alter der Kinder (je älter, desto höher)
  - Vorliegen familiärer Risikofaktoren (je mehr, desto niedriger)
  - Erfahrungsstand des Therapeuten (je qualifizierter und erfahrener, desto besser)

- **Weitere Verfahren**
- Tiefenpsychologisch fundierte oder psychoanalytische Therapie oder nondirektive Spielgruppen zur Behandlung der Störung des Sozialverhaltens: deutlich niedrigere Effektivität bzw. gänzliches Fehlen von entsprechenden Studien
- Gruppenprogramme mit aggressiven und dissozialen Jugendlichen bergen die Gefahr, die Symptomatik zu verschlechtern (Kontakt zu anderen aggressiven Peers, steigender Substanzabusus) und sollten daher nur unter stark kontrollierten Bedingungen durch erfahrene Trainer durchgeführt werden

> **Praxistipp**
>
> Generell gilt, dass alle Interventionen, die einmalig, dramatisch und kurzfristig sind (etwa „Warnschuss-Arrest", „Boot Camps"), als gänzlich ineffektiv einzuschätzen sind.

- **Pharmakotherapie (▶ Kap. 40)**

Die psychopharmakologische Therapie sollte stets nur in Kombination mit einer psychotherapeutischen bzw. pädagogischen Hilfestellung erfolgen. Es gibt kein Medikament, das für die Indikation „Störung des Sozialverhaltens" zugelassen ist. Daher ist auf den Off-label-Charakter einer solchen Intervention hinzuweisen. Ziel einer pharmakologischen Intervention ist eine Reduktion impulsiv-aggressiver Verhaltensweisen durch eine verbesserte Impulskontrolle. Für die Behandlung impulsiv-aggressiven Verhaltens bei Kindern mit unterdurchschnittlicher Intelligenz ab 5 Jahren besteht eine Zulassung für Risperidon für eine Behandlungsdauer von 6 Wochen.

- **Medikamentenklassen, die bereits zur Behandlung aggressiven Verhaltens eingesetzt wurden**
- Stimmungsstabilisierer
- Antidepressiva
- Antipsychotika
  - konventionelle/typische Antipsychotika (FGA)
  - atypische Antipsychotika (SGA)

- Lithium
- Stimulanzien
- α-adrenerge Substanzen
- β-Blocker
- Guanfacin
- Atomoxetin
- Generell gibt es kein zugelassenes Medikament für die Behandlung einer Störung des Sozialverhaltens
- Die beste Evidenz besteht derzeit für die Behandlung durch **Stimulanzien** (bei begleitender hyperkinetischer Störung;), für Risperidon (bei Impulskontrollstörungen bei unterdurchschnittlichem IQ;) und für Valproinsäure
- Für Risperidon empfiehlt sich die Gabe von Dosierungen deutlich unter den Empfehlungen für eine antipsychotische Therapie; Beginn – gewichtsabhängig – mit 0,5 mg/Tag, nach entsprechender Dauer bei fehlender Wirkung: Aufdosieren
- Es ist auf die besonders belastende **Nebenwirkung** einer Gewichtszunahme unter Risperidon zu achten, es sind frühzeitig gegensteuernde Maßnahmen (Ernährungsumstellung, sportliche Betätigung) einzuleiten
- In kleineren Studien wurde auch eine Wirksamkeit von Aripiprazol beschrieben

■ **Weitere Maßnahmen und Hilfen: Jugendhilfemaßnahmen**

Eine früh beginnende Störung des Sozialverhaltens ist in der Regel mit erheblichen, altersentsprechenden Teilhabedefiziten verbunden. Diese begründen einen Rechtsanspruch nach § 35a SGB VIII in Bezug auf geeignete und notwendige Maßnahmen der Jugendhilfe.

Als mögliche Interventionen stehen die folgenden Maßnahmen zur Verfügung:
- Familienhilfe
- Erziehungsbeistandschaften
- Teilstationäre Jungendhilfemaßnahmen
- Vollzeitige außerfamiliäre Betreuung bei ausgeprägter Symptomatik oder bei chronischen Erziehungsmängeln der Eltern

■ **Auszug aus der ärztlichen Stellungnahme nach § 35a SGB VIII**

Bei dem Patienten liegt eine ausgeprägte Störung des Sozialverhaltens vor. Zu Hause herrscht einerseits ein permissiver (Mutter) und andererseits ein inkonsequenter autoritärer Erziehungsstil (Vater). Der Vater wertet Patrick massiv ab. Die Eltern streiten häufig, trotz mehrmaliger Elternberatung und Paartherapie. Mit dem Bruder streitet Patrick. Patrick selbst hat keine Struktur, ist verweigernd bis destruktiv im Verhalten und hält sich weiterhin nur sehr unzureichend an Regeln. Die vormals starke Impulsivität ist unter Medikation mit Risperidon gebessert. In der Freizeit spielt er ausschließlich am Computer, er hat keine Freunde (außer einigen wenigen dissozialen älteren Jugendlichen). In der Schule arbeitet er nicht ausreichend mit, und er schwänzt diese häufig.

■■ **Empfehlung**

Aus kinder- und jugendpsychiatrischer Sicht empfehlen wir eine teilstationäre Jugendhilfemaßnahme. Patrick benötigt einen sehr gut strukturierten therapeutischen Rahmen, in dem er im weiteren Aufbau von sozialen Kompetenzen unterstützt wird und

## Störungen des Sozialverhaltens

**Patrick, 15 Jahr, Kapitel SSV:**

| Zu Hause | Schule | Freizeit |

**Ressourcen:** Ansprechen auf Medikation, Berufswunsch im Bereich der Informatik

**Barrieren:** Impulsivität, verweigerndes, destruktives Verhalten, Schulausschluss, mangelnde soziale Kompetenzen sowie Integration; familiäre Konflikte und inkonsistente Erziehungsstile der Eltern

| Keine Teilhabebeeinträchtigung | Leichte Teilhabebeeinträchtigung | Mäßige Teilhabebeeinträchtigung | Schwere Teilhabebeeinträchtigung |

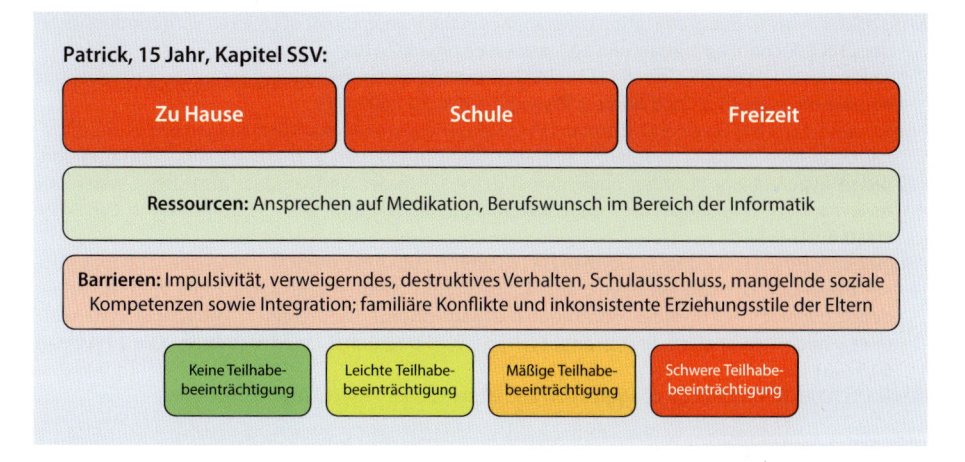

**Abb. 3.1** Schema zur Erfassung der Teilhabebeeinträchtigung im Fall von Patrick

einen Rahmen mit klaren Regeln und Konsequenzen hat. Eine Einrichtung mit integrierter Schule ist aus unserer Sicht notwendig, um eine gute und reibungslose Kommunikation zwischen Wohnumfeld und Schule zu ermöglichen. Sollte diese Hilfe nicht zeitnah umzusetzen sein, empfehlen wir dringend die Unterstützung der Familie durch hochfrequente ambulante Hilfen. Um die bei uns erarbeiteten Fortschritte zu erhalten und zu verfestigen, sollte weiterhin mit der Familie in kleinen, gemeinsam erarbeiteten Schritten auf eine positive Veränderung der bisherigen konflikthaften intrafamiliären Interaktion hingearbeitet werden. Dabei werden konsequente Anleitung, Absprachen und Reflexionen benötigt, um ein konsequentes, aber positives Erziehungsverhalten zu erarbeiten. In diesem Rahmen sollte auch Patrick beim Aufbau von adäquatem Freizeitverhalten und der Integration in eine Gruppe Gleichaltriger unterstützt werden.

Schema zur Erfassung der Teilhabebeeinträchtigung im Fall von Patrick (Abb. 3.1).

## Weiterführende Literatur

AACAP (1997) Practice parameter for the assessment and treatment of children and adolescents with conduct disorder. J Am Acad Child Adolesc Psychiatry 36(10S):122S–139S

AACAP (2007) Practice parameters for the assessment and treatment of children and adolescents with oppositional defiant disorder. J Am Acad Child Adolesc Psychiatry 46:126–141

Connor DF (2004) Aggression and antisocial behavior in children and adolescents. Guilford, New York

Connor DF, Carlson GA, Chang KD, Stanford/Howard/AACAP Workgroup on Juvenile Impulsivity and Aggression et al (2006) Juvenile maladaptive aggression: a review of prevention, treatment, and service configuration and a proposed research agenda. J Clin Psychiatry 67:808–820

Copeland WE, Shanahan L, Egger H, Angold A, Costello EJ (2014) Adult diagnostic and functional outcomes of DSM-5 disruptive mood dysregulation disorder. Am J Psychiatry 171:668–674

Deutsche Gesellschaft für Kinder- und Jugendpsychiatrie, Psychosomatik und Psychotherapie (2016). Störungen des Sozialverhaltens: Empfehlungen zur Versorgung und Behandlung. Download unter: https://www.awmf.org/uploads/tx_szleitlinien/028-020k_S3_Stoerungen_des_Sozialverhaltens_2018-09_1.pdf. Zugegriffen am 08.12.2018

Loy JH, Merry SN, Hetrick SE, Stasiak K (2012) Atypical antipsychotics for disruptive behaviour disorders in children and youths. Cochrane Database Syst Rev 9:CD008559

NHS (2007) Parent-training/education programmes in the management of children with conduct disorders. NICE Technol Appraisal Guid 102, www.nice.org.uk/TA102

Pappadopulos E, Rosato NS, Correll CU et al (2011) Experts' recommendations for treating maladaptive aggression in youth. J Child Adolesc Psychopharnacol 21:505–515

Pringsheim T, Hirsch L, Gardner D, Gorman DA (2015a) The pharmacological management of oppositional behaviour, conduct problems, and aggression in children and adolescents with attention-deficit hyperactivity disorder, oppositional defiant disorder, and conduct disorder: a systematic review and meta-analysis. Part 1: psychostimulants, alpha-2 agonists, and atomoxetine. Can J Psychiatr 60:42–51

Pringsheim T, Hirsch L, Gardner D, Gorman DA (2015b) The pharmacological management of oppositional behaviour, conduct problems, and aggression in children and adolescents with attention-deficit hyperactivity disorder, oppositional defiant disorder, and conduct disorder: a systematic review and meta-analysis. Part 2: antipsychotics and traditional mood stabilizers. Can J Psychiatr 60:52–61

Siever LJ (2008) Neurobiology of aggression and violence. Am J Psychiatry 165:429–442

# Disruptive Mood Dysregulation Disorder – Affektive Dysregulation

*Michael Kölch, Paul L. Plener und Jörg M. Fegert*

Weiterführende Literatur – 48

© Springer-Verlag GmbH Deutschland, ein Teil von Springer Nature 2020
M. Kölch et al. (Hrsg.), *Klinikmanual Kinder- und Jugendpsychiatrie und -psychotherapie*,
https://doi.org/10.1007/978-3-662-58418-7_4

◘ Tab. 4.1.

**◘ Tab. 4.1  DMDD**

| Erkrankung | Symptomatik/ Besonderheiten | Therapiestrategie | Kodierungen in Klassifikations- systemen |
|---|---|---|---|
| Disruptive Mood Dysregulation Disorder | Affektive Dysregulation mit<br>- hoher Impulsivität<br>- Wut und Ärger<br>- Reizbarkeit<br>- Traurigkeit und Unglücklichsein<br>- Wutausbrüche entsprechen nicht dem Anlass<br>- Anhaltende Symptomatik (mehr als 12 Monate)<br>- Beginn in Kindheit | Ähnlich wie bei oppositionellem Trotzverhalten/ Störung des Sozialverhaltens Zusätzliche therapeutische Interventionen bezüglich Stimmung und ggf. bei Vorliegen von Traumata entsprechende traumatherapeutische Interventionen | ICD-10: na<br>ICD-11: 6C90.0 Oppositionelles Trotzverhalten mit chronischer Irritabilität und Ärgerlichkeit/ Reizbarkeit<br>DSM-5: 296.99 |

### Fallbeispiel

Der 9 Jahre alte Darius wird vorgestellt, nachdem die Schule die Kinder- und Jugendhilfeeinrichtung, in der Darius seit ½ Jahr lebt, vor die Alternative eines Schulausschlusses aufgrund von aggressivem Verhalten oder einer KJP-Diagnostik gestellt hat. Darius hatte zuletzt einer Mitschülerin, die sich über ihn lustig gemacht hatte, weil er von der Lehrerin ermahnt worden war („der Spast schon wieder"), einen Stuhl über den Kopf geschlagen. Die Mitschülerin erlitt eine Platzwunde und wurde wegen Commotio ins Krankenhaus gebracht. Darius war sehr erschrocken über sein Verhalten. Die Betreuer berichten allerdings, dass Darius bereits seit dem Kindergarten auffällig gewesen sei, das habe man aus den Hilfeplangesprächen gehört. In die Einrichtung sei er gekommen, weil seine Mutter ihn oft nicht habe eingrenzen können und eine sozialpädagogische Familienhilfe, die seit 3 Jahren in der Familie gewesen sei, auch keine Verbesserung erzielt habe. Darius sei allerdings nicht das einzige Kind in der Familie mit Problemen, er habe noch einen 15-jährigen Halbbruder, der auch in einer Jugendhilfeeinrichtung lebe, und eine 2-jährige Halbschwester, von der ebenfalls Verhaltensauffälligkeiten berichtet würden. Die Mutter habe Sorgen um dieses jüngste Kind gehabt, da Darius zu Hause immer „ausgerastet" sei. Auch in der Heimatschule habe es offensichtlich schon viele Probleme gegeben, wohl auch dort schon Schulausschlüsse, weil er sich hochexplosiv verhalten und andere aufgrund seiner impulsiven Handlungen wegen Nichtigkeiten verletzt habe. Die Einrichtung wünscht eine diagnostische Einschätzung und ggf. Therapie für Darius.

- Impulsivität, Ärger und Wut sind an sich keine psychopathologischen Phänomene
- Die Kontrolle über die Regulation von Affekten entwickelt sich mit dem Aufwachsen zunehmend: die Impulsivität nimmt entwicklungsphysiologisch vom Kindes- zum Jugendalter hin ab und die kognitive Kontrolle über Affekte und Impulse nimmt zu

Disruptive Mood Dysregulation Disorder – Affektive Dysregulation

- Geschlechtsunterschiede bei der Hirnreifung: bei Mädchen nimmt Impulsivität früher ab
- Affektregulation ist von verschiedenen Faktoren abhängig (Temperament, Erziehungsstil, belastende Kindheitsereignisse, psychische Erkrankungen etc.)
- Probleme in der Affektregulation finden sich bei vielen Störungsbildern
- Bei vielen psychischen Störungen im Kindes- und Jugendalter spielt die affektive Dysregulation eine Rolle, wie bei ADHS, oppositionellem Trotzverhalten etc.

## Hintergrund
- Im DSM-5 wurde ein neues Störungsbild klassifikatorisch gefasst, welchem eine Störung der Affektregulation (Disruptive Mood Dysregulation Disorder, DMDD) zugrunde liegt und welches Kinder mit starken Stimmungsschwankungen und dadurch bedingten Wut- und Impulsdurchbrüchen beschreibt
- Diese Störung wird im DSM-5 den affektiven Störungen zugeordnet. Im ICD-11 wird ein ähnliches Störungsbild im Kapitel „Störung mit oppositionellem Trotzverhalten" seinen Niederschlag finden

## Entwicklung der Diagnose
- In den USA ließ sich in den späten 1990er Jahren und zu Anfang des Jahrtausends eine Zunahme der Diagnose „Childhood Bipolar" beobachten. Damit wurden Kinder diagnostiziert, die sowohl stark impulsiv waren und Wutausbrüche hatten als auch Stimmungsschwankungen aufwiesen
- Die affektive Komponente, die klinisch bei vielen Kindern mit oppositionellem Trotzverhalten oder Störung des Sozialverhaltens beobachtbar ist, also Ärger, Gereiztheit und Stimmungsprobleme, waren im DSM-IV und ICD-10 bis dato schlecht diagnostisch fassbar. Eine passendere Diagnose für Kinder mit Stimmungsinstabilität, chronischer Reizbarkeit und Aufmerksamkeitsstörung bestand bis dato nicht
- Jedoch zeigten sich im Vergleich zwischen klinischen Stichproben USA vs. Europa starke Diskrepanzen, was die Häufigkeit der Störung anging: USA 6–19 % vs. Deutschland 0,5 %
- Anstieg bipolarer Störungen im Kindes- und Jugendalter in den USA je nach Studie bis zu 500 %, auch in Deutschland fand eine Studie zwischen 2000 und 2007 einen Anstieg von Diagnosen um fast 70 %, Jugendliche bis 19 Jahre eingeschlossen
- Paralleler Anstieg der Verordnungen von Antipsychotika im „behavioural use" an Kinder

Mehrere Gründe konnten für die Zunahme der Diagnose Childhood Bipolar in den USA gefunden werden:
- Unterschiedliche diagnostische Konzepte in USA und Europa
- Symptomorientierung und „Checklistenmentalität" in den USA vs. Orientierung an klassischen klinischen Bildern in Europa (z. B. wurden identische Fallbeschreibungen von US-Kinderpsychiatern häufiger als Childhood Bipolar eingeordnet als von britischen Kollegen)
- „Upcoding", um Krankenhauseinweisungen und andere medizinische Maßnahmen zu rechtfertigen (restriktive Regeln zur Kostenerstattung durch die Krankenkassen in den USA)

Am National Institute of Mental Health (NIMH) befasste sich eine Arbeitsgruppe um Ellen Leibenluft mit dem Phänomen:
- In aufwendigen Untersuchungen zeigte sich, dass die mit Childhood Bipolar diagnostizierten Kinder kein erhöhtes Risiko für eine bipolare Störung im Erwachsenenalter aufwiesen und auch ansonsten keine typischen Risikofaktoren für eine bipolare Störung (wie bipolare Erkrankungen in der Familie) zeigten
- Gleichwohl wiesen diese Kinder viele Risikofaktoren für spätere andere Erkrankungen auf, wie Suchtstörungen, affektive Störungen (vor allem eine depressive Erkrankung) und soziale Desintegration
- Die Arbeitsgruppe benannte diese Störung „severe mood dysregulation (SMD)"
- Nachdem die Arbeitsgruppe hinreichende Studien zur Abgrenzung von anderen Störungsbildern vorlegte und zudem belegte, dass es sich eben nicht um eine bipolare Störung handelt, wurde die SMD in leicht modifizierter Form, was die Kriterien anging, in das DSM-5 übernommen

■ Epidemiologie
**Prävalenz:**
- Bisher noch wenige Studien, vor allem fehlen noch Studien im Langzeitverlauf und prospektive Studien
- Viele Studien legten retrospektiv die Kriterien der DMDD auf bereits bestehende Kohorten an
- Prävalenz abhängig von untersuchter Population und Alter der Kinder: in kinder- und jugendpsychiatrischen Inanspruchnahmepopulationen höhere Raten: 1 % aus nichtklinischen Stichproben, ca. 6 % aus klinischen Stichproben
- Bisherige Studien geben Raten von zwischen 0,8 % und 3,3 % in der Normalpopulation an
- Höhere Rate bei Vorschulkindern
- Altersabhängig (3-Monats-Prävalenz):
  - Vorschulkinder: 3,3 %
  - 9- bis 13-Jährige: 1,1 %
  - 9- bis 17-Jährige: 0,8 %
- In Heimkinderpopulationen ebenfalls erhöhte Raten
- Gleichwohl besteht eine große Überlappung mit anderen Störungsbildern, weshalb im Verlauf auch kritisch beobachtet werden muss, ob es sich um ein eigenständiges Störungsbild oder eher ein transdiagnostisches Phänomen handelt

■ Symptomatik und Klassifikation
Affektive Dysregulation (AD) als transdiagnostische Entität:
- Irritabilität mit exzessiver Reaktion auf negative emotionale Stimuli
- mit affektiver Komponente (Ärger/Traurigkeit)
- Verhaltenskomponente (Aggression)
- Kriterien nach DSM-5:
- starke Wutausbrüche, die unangemessen hinsichtlich Stärke, Dauer und Alter sind
- Wutausbrüche mehr als dreimal pro Woche
- zwischen den Wutausbrüchen deutlich gereizte oder wütende Stimmung
- Beginn möglichst vor 10. Lebensjahr, Diagnose gültig zwischen 6 und 18 Jahren

*Disruptive Mood Dysregulation Disorder – Affektive Dysregulation*

- **Diagnostik**
- Derzeit sind validierte testdiagnostische Verfahren noch rar, wie z. B. der Affective Reactivity Index (ARI)
- Letztlich besteht die Diagnostik aus der Erhebung von impulsiv-aggressivem Verhalten und affektiver Symptomatik wie Gereiztheit, Traurigkeit und Ärger
- Verfahren wie das Diagnostic Tool for Affective Dysregulation in Children – Parent Interview; DADYS-PI (Döpfner et al. 2018) werden derzeit in Studien erprobt und validiert
- Auffällige Werte im CBCL-Dysregulation Profile (CBCL-DP) charakterisierten ebenfalls diese Population
- In der Anamnese ist es wichtig zu fragen, ab wann die Problematik begann und welche Trigger die Wutanfälle auslösen
- Zusätzlich ist es wesentlich, die Stimmung zwischen den Wutanfällen zu erfragen (hinsichtlich chronischer Reizbarkeit)
- Erhebung der Eigen-, Fremd und Familienanamnese (Erziehungsverhalten, Impulskontrolle)
- Verhaltensbeobachtung und Erfassung von Konzentration und kognitiven Fähigkeiten
- Körperliche Untersuchung inkl. neurologische Untersuchung

- **Formen und Unterschiede zwischen Klassifikationssystemen: ICD-10 vs. DSM-5 und ICD-11**

**ICD-10**

Im ICD-10 wäre am ehesten die Kategorie der gemischten Störung des Sozialverhaltens und der Emotionen passend, wenngleich diese Kategorie die Spezifität der starken Wutausbrüche nicht gut beschreibt.

- **DSM-5**

Die DMDD wurde im DSM-5 neu aufgenommen und den affektiven Störungen zugeordnet (296.99). Zu den Kriterien vgl. oben.

**ICD-11**

Dem DSM-5 vergleichbar wird hier eine Sonderform der Störung des Sozialverhaltens mit oppositionellem Trotzverhalten beschrieben, die sich durch eine chronische Reizbarkeit und häufige schwere Wutausbrüche auszeichnet.

- ■ **Auswirkungen Teilhabe**
- Studien, die die DMDD-Kriterien auf Populationen oder Kohorten anlegten, fanden in der Gruppe, die die Kriterien für DMDD in der Kindheit erfüllten, deutlich erhöhte Angst- und Depressionswerte im jungen Erwachsenenalter
- Kinder mit DMDD hatten im Erwachsenenalter ein deutlich schlechteres soziales Funktionsniveau: Sie waren ärmer, hatten geringere Schulabschlüsse, häufiger Polizeikontakte, mehr sexuell übertragbare Erkrankungen (STD), waren häufiger Raucher, vermutlich aufgrund des riskanteren Verhaltens (z. B. Great Smoky Mountains Study)
- In einer Schweizer Heimpopulation zeigten Jugendliche, die das Dysregulation- (DP-Profil) aufwiesen, gehäufter Suizidalität, hatten eine höhere Wahrscheinlich-

keit, ein Trauma erlebt zu haben, und wiesen insgesamt in der subjektiven Einschätzung eine geringere Gesundheit auf (MAZ.Studie)
- Insofern scheint, unabhängig davon, ob nun als eigenständige Diagnose oder als ein Phänomen, das bei anderen Diagnosen mit auftreten kann, eine affektive Dysregulation beginnend im frühen Kindesalter unbehandelt schwere Einschränkungen in der Teilhabe zur Folge haben

## Ätiologie und Pathogenese

- Ähnlich wie bei Störungen des Sozialverhaltens und oppositionellem Trotzverhalten wird eine multifaktorielle Ursache angenommen, bei der auch Umweltfaktoren, wie frühe Bindungsregulation und Erziehungsfaktoren eine wichtige Rolle spielen.
- Neurobiologische Befunde zeigen bei impulsiver Aggression, dass Hirnstrukturen wie bei einer akuten Gefahrenantwort aktiviert werden (Amygdala, Stria terminalis, Hypothalamus, periäquaduktale graue Substanz). Der ventromediale präfrontale (vmPFC) und dorsomediale frontale (dmFC) Kortex und die anteriore Insula wirken bei Impulsivität modulierend:
    - vmPFC: Repräsentation des Wertes, der Aktionen und Objekten beigemessen wird
    - dmFC: benutzt Information über den Wert, um affektive Antwort zu steuern
- In Untersuchungen im funktionellen MRT zeigte sich bei Kindern mit DMDD beim Betrachten feindlicher und neutraler Gesichtsausdrücke im Vergleich zu nicht betroffenen Kindern ein anderes Muster der Amygdala-Aktivierung. In den Emotionserkennungsaufgaben mit Einschätzen der Feindseligkeit eines Gesichtsausdrucks zeigte sich bei Kindern mit DMDD eine Hypoaktivierung der Amygdala, was auf ein depressives Muster hindeutet
- Bei der Präsentation von neutralen hin zu wütenden Gesichtsausdrücken zeigten sich Schwierigkeiten in der Emotionserkennung

> **Praxistipp**
>
> Derzeit ist eine DMDD noch nicht klassifizierbar nach ICD-10. Gleichwohl sollte klinisch der affektiven Dysregulation Rechnung getragen werden, indem in der Therapie der Ärgerkontrolle Beachtung geschenkt sowie auch auf affektive Komponenten, wie Traurigkeit etc., eingegangen wird. Reine Verhaltenspläne zur Steigerung der Impulskontrolle werden vermutlich nicht zielführend sein, sondern es sollte auch auf Selbstwert und Stimmung eingegangen werden.

### ❓ Hilfreiche Fragen

An das Kind:
- Bist du oft schnell wütend?
- Wie bzw. mit was kann man dich gut ärgern?
- Ist es so, dass du schnell explodierst?
- Bist du dann oft traurig oder es tut dir sehr leid?
- Hast du das Gefühl, dass alle etwas gegen dich haben?
- Wenn du wütend wirst, geschieht das „aus heiterem Himmel" oder wurdest du provoziert?

Disruptive Mood Dysregulation Disorder – Affektive Dysregulation

- In welcher Stimmung bist du meistens?

An die Eltern:
- Seit wann haben Sie bei Ihrem Kind Änderungen im Verhalten festgestellt?
- War es immer schon schnell wütend?
- Bringen Kleinigkeiten Ihr Kind zum Ausrasten?
- Ist Ihr Kind oft traurig und/oder gereizt?

## Psychologische Diagnostik
- Zusätzlich zu oben: Untersuchung der kognitiven Leistungsfähigkeit (IQ)

## Differenzialdiagnostik
Aus Studien gibt es viele Hinweise, dass es eine hohe Überschneidung mit anderen Störungen gibt. Deshalb ist es wichtig, folgende Störungsbilder zu berücksichtigen:
- ADHS
- Störung des Sozialverhaltens ohne affektive oder/und impulsive Komponente
- Intelligenzminderung
- Autistische Störungen

> **Praxistipp**
>
> Derzeit spielt weniger die diagnostische genaue Zuordnung eine Rolle als das Erkennen der affektiven Komponente bei Kindern mit Impulskontrollproblemen bzw. Störung des Sozialverhaltens. Diese sollte dann auch therapeutisch adressiert werden.

### Therapie
Die Therapie stützt sich bei Kindern ähnlich wie bei Störungen des Sozialverhaltens auf Interventionen im Umfeld (Eltern, Schule etc.) und individuellen Interventionen beim Kind, bis hin zu medikamentösen Interventionen bei starker Impulsivität, einer komorbiden ADHS oder manifesten depressiven Symptomen.
- Therapiestudien zur spezifischen Therapie einer DMDD sind bisher nicht publiziert; in Deutschland läuft eine BMBF-Studie (▶ www.ADOPT), die Therapiestrategien untersucht
- Derzeit ist also am ehesten eine Therapiestrategie zu wählen, die der Hauptsymptomatik Ärger und Impulsivität sowie den affektiven Problemen Rechnung trägt. Insofern können Therapiestrategien wie bei oppositioneller Verhaltensstörung (ODD) oder Störung des Sozialverhaltens (SSV) bzw. wie bei depressiven Störungen (vgl. ▶ Kap. 15) eingesetzt werden
- Sind Adverse Childhood Experiences (ACE)/Traumata in der Vorgeschichte bekannt und in ihrer Auswirkung relevant, sollten auch diese durch Bestandteile der Therapie angegangen werden (Traumanarrativ, Fremdplatzierungsnarrativ etc. und Exposition). Wenn solche Kinder mit DMDD und Traumaerfahrung fremdplatziert sind, sind sogenannte „traumapädagogische Ansätze" (sicherer Ort, guter Grund etc.) im Umgang mit dem Verhalten sinnvoll

■ ■ **Psychotherapie, Elternarbeit und psychosoziale Interventionen**
- Verhaltenstherapeutische Interventionen (CBT) inklusive Elterntrainings sind effektiv bei Kindern mit ODD oder SSV, bezogen auf Aggression, Ärger und Impulsivität (vgl. ▶ Kap. 3)
- Beispiele hierfür sind die auf internationalen Behandlungsmanualen basierenden Programme, wie das Therapieprogramm für Kinder mit aggressivem Verhalten THAV (von Görtz-Dorten und Döpfner 2010) oder das soziale computerunterstützte Training für Kinder mit aggressivem Verhalten ScouT (ebenfalls von Görtz-Dorten und Döpfner 2016)
- Eltern- bzw. lehrerbezogene Module basieren auf dem Therapieprogramm für Kinder mit hyperkinetischem und oppositionellem Problemverhalten (THOP; Döpfner et al. 2019) oder dem Schulbasierten Coaching bei Grundschulkindern mit expansivem Problemverhalten (SCEP; Hanisch et al. 2018)

■ ■ **Pharmakotherapie (▶ Kap. 40)**
- Der Einsatz der Pharmakotherapie für die Impulskontrolle erfolgt off-label
- Es gibt keine Zulassung für eine medikamentöse Behandlung affektiver Dysregulation oder DMDD im Kindes- und Jugendalter
- Je nach Symptomausprägung können zur Verbesserung der Impulskontrolle Antipsychotika der zweiten Generation (SGA) zum Einsatz kommen, wie bei Störungen des Sozialverhaltens mit erhöhter Impulsivität (vgl. ▶ Kap. 3)
- Eine Vielzahl der Studien, die in den USA zur Zulassung der SGA für die Childhood Bipolar führten, dürften an Kinder durchgeführt worden sein, die vermutlich die Kriterien einer AD erfüllen. Insofern wird man die Wirksamkeitsergebnisse und Nebenwirkungen aus diesen Studien extrapolieren können
- Bei hinreichender Schwere der affektiven Komponente des Störungsbilds (traurig-depressive Stimmung) kann auch eine Medikation mit selektiven Serotoninwiederaufnahmehemmern (SSRI) versucht werden
- Bei hyperkinetischer Komponente Stimulanzien.

■ ■ **Verlauf und Prognose**
- Unbehandelt zeigen Studien einen schlechten Langzeitverlauf mit einem hohen Risiko der sozialen Teilhabe
- Aufgrund der Hirnreifung ist aber mit zunehmendem Alter gerade bezüglich der Impulsivität auch eine Verbesserung zu erwarten
- Offenbar hohes Risiko für komorbiden Substanzabusus

■ **Weitere Maßnahmen und Hilfen: Jugendhilfemaßnahmen**
- Wie aus Studien bekannt und derzeit auch in Studien in Deutschland untersucht, dürfte sich in Einrichtungen der Kinder- und Jugendhilfe ein erhöhter Anteil von Kindern mit dieser Symptomatik befinden. Da gerade das aggressiv-impulsive Verhalten oft als Herausforderung auch in Einrichtungen erlebt wird, ist hier ähnlich wie bei Störungen des Sozialverhaltens eine längerfristige pädagogische Strategie wichtig (vgl. ▶ Kap. 3).
- Bei inkonsistentem Erziehungsstil oder Risikofaktoren wie ACE in der Vorgeschichte können Maßnahmen der Kinder- und Jugendhilfe unterstützend helfen.

Disruptive Mood Dysregulation Disorder – Affektive Dysregulation

- **Auszug aus der ärztlichen Stellungnahme nach § 35a SGB VIII**

Bei Darius liegt eine Störung des Sozialverhaltens mit oppositionellem Trotzverhalten vor. Zusätzlich erfüllt er einzelne Symptome einer depressiven Störung. Seine Intelligenz ist durchschnittlich (Gesamt-IQ 92). Die Diagnosekriterien für eine hyperkinetische Störung erfüllt er nicht hinreichend (Schweregrad und Anzahl der Symptome), jedoch zeigt sich eine erhöhte Impulsivität und auch bisweilen eine deutliche Konzentrationsproblematik, die jedoch differenzialdiagnostisch schwierig abzugrenzen ist von möglichen Symptomen einer depressiven Störung. Aufgrund der starken Impulsivität kann es zu überstarken Wutausbrüchen kommen, bei denen er auch andere gefährden kann. Diese Wutausbrüche behindern ihn durchgängig im Alltag (Schule und Einrichtung).

Wir entschieden uns in Absprache mit der Sorgeberechtigten und der Einrichtung aufgrund der Schwere der Impulsdurchbrüche und des bereits bestehenden engen pädagogischen Rahmens für einen medikamentösen Behandlungsversuch mit Aripiprazol (2,5 mg/Tag). Darunter zeigte sich eine bessere Steuerung seiner Impulse und Darius konnte selbst berichten, dass er sich nicht mehr so schnell aufrege und vor allem „weniger Zoff mit den anderen und den Betreuern" habe. Gleichzeitig wurde eine intensive Therapie zur Regulation von Wut und Ärger begonnen und auch die Einrichtung sowie die Schule einbezogen.

- - **Empfehlung**

Aus kinder- und jugendpsychiatrischer Sicht empfehlen wir die Fortsetzung der bestehenden Maßnahme unter kinder- und jugendpsychiatrischer Begleitung (Psychotherapie und Pharmakotherapie), damit eine längerfristige pädagogische Beeinflussung der Symptome und des Verhaltens möglich ist. Zur Aktivierung von Stärken und Stabilisierung seiner emotionalen Situation wäre eine Förderung im sportlichen Bereich (Turnen) sinnvoll. Hier erlebt Darius Erfolge und erlebt sich als nicht defizitär (◘ Abb. 4.1).

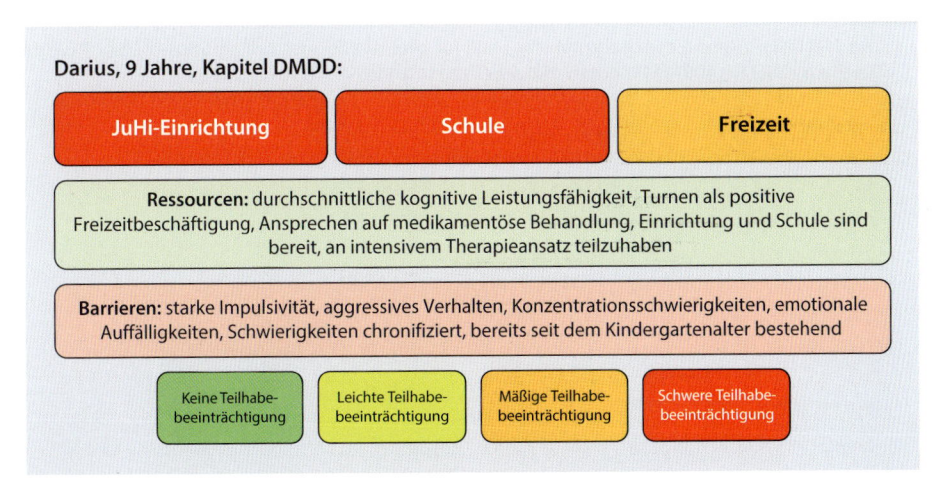

◘ Abb. 4.1 Schema zur Erfassung der Teilhabebeeinträchtigung im Fall von Darius

## Weiterführende Literatur

Dölitzsch C, Kölch M, Fegert JM, Schmeck K, Schmid M (2016) Ability of the child behavior checklist-dysregulation profile and the youth self report-dysregulation profile to identify serious psychopathology and association with correlated problems in high-risk children and adolescents. J Affect Disord 205:327–334

Döpfner M, Schürmann S, Frölich J (2019) THOP Therapieprogramm für Kinder mit hyperkinetischem und oppositionellem Problemverhalten 6., überarbeitete Auflage, Beltz

Holtmann D, Poustka Z, Poustka B (2010) Bipolar disorder in children and adolescents in Germany: National trends in the rates of inpatients 2000–2007. Bipolar Disord 12:155–163

Görtz-Dorten A, Döpfner M (2010) Therapieprogramm für Kinder mit aggressivem Verhalten (THAV). Hogrefe Verlag GmbH & Co. KG (Göttingen)

Görtz-Dorten A, Döpfner M (2016) Soziales computerunterstütztes Training für Kinder mit aggressivem Verhalten (ScouT), Hogrefe Verlag GmbH & Co. KG (Göttingen)

Grau K, Plener PL, Hohmann S, Fegert JM, Brähler E, Straub J (2018) Prevalence rate and course of symptoms of Disruptive Mood Dysregulation Disorder (DMDD). Z Kinder Jugendpsychiatr Psychother 46(1):29–38

HanischC, Richard S, Eichelberger I, Greimel L, Döpfner M (2018) Schulbasiertes Coaching bei Kindern mit expansivem Problemverhalten (SCEP), Hogrefe

Krieger FV, Stringaris A (2013) Bipolar disorder and disruptive mood dysregulation in children and adolescents: assessment, diagnosis and treatment. Evid Based Ment Health 16(4):93–94

Kyte C, Goodyer IM (2006) Clinical and neuropsychological characteristics of child and adolescent bipolar disorder. Psychol Med 36:1197–1211

Leibenluft E, Stoddard J (2013) The developmental psychopathology of irritability. Dev Psychopathol 25:1473–1487. https://doi.org/10.1017/S0954579413000722

Mayes SD, Waxmonsky JD, Calhoun SL, Bixler EO (2016) Disruptive mood dysregulation disorder symptoms and association with oppositional defiant and other disorders in a general population child sample. J Child Adolesc Psychopharmacol 26(2):101–106

Schmid M, Purtschner-Penz K, Stellermann-Strehlow K (2017) Traumasensibilität und traumapädagogische Konzepte in der Kinder- und Jugendpsychiatrie/-psychotherapie. In: Gahleitner S, Hensel T, Baierl M, Kühn M, Schmid M (Hrsg) Traumapädagogik in psychosozialen Handlungsfeldern: Ein Handbuch für Jugendhilfe, Schule und Klinik. Vandenhoek& Rupprecht, Göttingen, S 174–191

Shaw P, Stringaris A, Nigg J, Leibenluft E (2014) Emotional dysregulation and attention-deficit/hyperactivity disorder. Am J Psychiatr 171(3):276–293. https://doi.org/10.1176/appi.ajp.2013.13070966

Stringaris A, Goodman R, Ferdinando S, Razdan V, Muhrer E, Leibenluft E, Brotman MA (2012) The affective reactivity index: a concise irritability scale for clinical and research settings. J Child Psychol Psychiatry 53(11):1109–1117. https://doi.org/10.1111/j.1469-7610.2012.02561.x

# Internalisierende Störungsbilder

**Inhaltsverzeichnis**

**Kapitel 5** Emotionale Störungen bei Kindern und Jugendlichen – 51
*Michael Kölch und Paul L. Plener*

**Kapitel 6** Angststörungen und phobische Störungen – 63
*Laura Weninger, Judith Nestler und Ulrike M. E. Schulze*

**Kapitel 7** Zwangsstörungen – 85
*Judith Nestler und Laura Weninger*

**Kapitel 8** Selektiver Mutismus – 109
*Paul L. Plener und Nina Spröber-Kolb*

# Emotionale Störungen bei Kindern und Jugendlichen

*Michael Kölch und Paul L. Plener*

Weiterführende Literatur – 61

◘ Tab. 5.1.

◘ **Tab. 5.1** Emotionale Störungen bei Kindern und Jugendlichen

| Erkrankung | Definition | Therapiestrategie | Klassifikation |
|---|---|---|---|
| Störung des Sozialverhaltens mit depressiver Störung | Kombination von Symptomen einer Störung des Sozialverhaltens mit eindeutig depressiver Symptomatik | Kombinierte Behandlung Störung des Sozialverhaltens mit Verhaltensplänen, verhaltenstherapeutische Behandlung der Depression bzw. der Ängste mittels kognitiver Methoden oder Konfrontation; ggf. Medikation (Antidepressiva bei Depression, Ängsten und Zwängen bzw. Antipsychotika zu Steigerung der Impulskontrolle) | ICD-10: F92.0<br>ICD-11: na<br>DSM-5: na |
| Sonstige kombinierte Störung des Sozialverhaltens und der Emotionen | Kombination von Symptomen einer Störung des Sozialverhaltens mit Angst, Zwängen, Phobien etc. | | ICD-10: F92.8<br>ICD-11: na<br>DSM-5: na |
| Kombinierte Störung des Sozialverhaltens und der Emotionen, nicht näher bezeichnet | Nicht näher bezeichnet | | ICD-10: F92.9<br>ICD-11: na<br>DSM-5: na |
| Emotionale Störung mit Trennungsangst des Kindesalters | Über das normale Maß hinausgehende Angst, sich von Bezugsperson zu trennen, Befürchtungen, den Eltern oder sich selbst könnte etwas Schlimmes zustoßen, Angst, allein zu bleiben | Psychoedukation der Eltern über verstärkendes Verhalten, gestufte Verhaltenspläne mit Verstärkern für Trennungstoleranz, bei starker Angst ggf. antidepressive Medikation (off-label) | ICD-10: F93.0<br>ICD-11: 6B05<br>DSM-5: na |
| Phobische Störung des Kindesalters | Entwicklungstypische Angst (Phobie), die übersteigert auftritt | Verhaltenstherapeutische Reizkonfrontation | ICD-10: F93.1<br>ICD-11: na<br>DSM-5 na |
| Störung mit sozialer Ängstlichkeit des Kindesalters | Entwicklungsuntypisch ausgeprägte, gesteigerte Angst vor sozialen Situationen | Gestufte Verhaltenspläne mit Verstärkung, Integration in soziale Kontexte (Vereine etc.) | ICD-10: F93.2<br>ICD-11: na<br>DSM-5: na |
| Emotionale Störung mit Geschwisterrivalität | Starke Ablehnung eines jüngeren Geschwisters mit Wut, emotionalen Symptomen wie Traurigkeit u. Ä. in engem Zusammenhang mit der Geburt eines Geschwisters | Psychoedukation | ICD-10: F93.3<br>ICD-11: na<br>DSM-5: na |

Emotionale Störungen bei Kindern und Jugendlichen

**Tab. 5.1** (Fortsetzung)

| Erkrankung | Definition | Therapiestrategie | Klassifikation |
|---|---|---|---|
| Sonstige emotionale Störungen des Kindesalters | Intensive Ängste und Sorgen über verschiedene Bereiche über mindestens 6 Monate; Ängste können nicht kontrolliert werden und gehen mit emotionalen Symptomen wie Unruhe, Reizbarkeit, Schlafstörungen etc. einher | Angsttagebuch und Steigerung der Kontrolle über Gedanken mittels kognitiv-verhaltenstherapeutischer Methoden, Verhaltensmodifikation (Aktivität trotz Sorgen, Aufbau positiv besetzter Aktivitäten), ggf. antidepressive Medikation (off-label) | ICD-10: F93.80 ICD-11: na DSM-5: na |
| Emotionale Störung des Kindesalters, nicht näher bezeichnet | Nicht näher bezeichnet | | ICD-10: F93.9 ICD-11: na DSM-5: na |

### Fallbeispiel

Der 8-jährige Jan verweigert den Schulbesuch seit 2 Monaten vor dem Zeitpunkt der stationären Aufnahme. Es fanden vor der stationären Aufnahme mehrere ambulante Behandlungsversuche statt, eine Psychotherapie wurde begonnen, die auch einen Vertrag zum Schulbesuch beinhaltete, jedoch ohne Erfolg. Insgesamt zeigt sich eine progrediente Symptomatik seit 2½ Jahren, nachdem die Mutter aufgrund eines Ileus ins Krankenhaus musste und operiert wurde. In der Vorgeschichte war Jan häufig krank mit unregelmäßigen Schulbesuchszeiten. Die Mutter holte ihn immer wieder wegen Bauchschmerzen von der Schule ab. Jan schläft bei seinen Eltern im Bett und bleibt nicht alleine zu Hause. Er übernachtet auch nicht bei Freunden oder den Großeltern. Er äußert große Sorge, seinen Eltern, insbesondere seiner Mutter, könne etwas passieren (Autounfall, Tod, Krankheit etc.). Dies gilt auch während des Schulbesuchs, er bekommt dann Kopf- und Bauschmerzen, zweimal musste er sich übergeben, was ihm sehr peinlich war. Die dominierende Sorge ist, so lässt sich in der Diagnostik klären, dass nahestehenden Personen etwas zustoßen könnte, und die Angst vor Krankheit und Tod. Auf Station weint Jan anfangs stark und ist deutlich unglücklich. Bei der Trennung von den Eltern versucht er diesen nachzulaufen, er verweigert die stationäre Behandlung. Die Eltern stellen einen Antrag gemäß § 1631b BGB auf eine Unterbringung gegen den Willen Jans.

- Familienanamnese
  - Mutter überprotektiv, versucht Sohn vor allem zu schützen, nimmt ihm alles ab
  - Vater leidet unter Klaustrophobie
  - In der weiteren Verwandtschaft mehrere Suizide
  - Häufungen von Krankheit in der Familie: Mutter 1996 und 2016 OP, Großmutter mütterlicherseits an Basilarianeurysma plötzlich verstorben
  - 2007 Abtreibung eines an Trisomie 18 erkrankten männlichen Kindes
  - Behandlung
  - Ambulant mehrere Vorbehandlungsversuche, Beginn einer Psychotherapie, Vertrag zum Schulbesuch: ohne Erfolg

- **Epidemiologie**
- Die in dieser Kategorie zusammengefassten Störungen sind sehr heterogen. Da diese Störungen eher Varianten entwicklungstypischen Verhaltens sind, treten die emotionalen Störungen im Kindes- und Jugendalter häufiger auf
- Die Inzidenz für diese Störungen ist als hoch anzunehmen
- Die Prävalenz dürfte über einen größeren Zeitraum beobachtet eher geringer sein, da viele der Störungen transient sind und zudem auch gut behandelbar

- **Symptomatik und Klassifikation**

- **Emotionale Störung mit Trennungsangst**
- Typische Symptome: Vermeidung der Trennung von der oder den primären Bezugspersonen, deshalb z. B. kein Schulbesuch (Übersicht)
- Dies kann z. B. zum Ausdruck kommen durch
    - Weinen, Jammern, aber auch aggressives Verhalten, sollte die Trennungssituation erzwungen werden, oder
    - Drohungen, sich umzubringen, wenn die Eltern weggehen
- Viele der Kinder schlafen z. B. auch nachts im Bett der Eltern (**Cave:** bei Exploration nie vergessen zu fragen!)
- Häufiger treten auch somatische Symptome wie Bauchschmerzen (meist wenig lokalisierbar), andere Schmerzen etc. hinzu

> Für die Praxis relevante, wenn auch nicht der ICD-10 entsprechende Einteilung zur Differenzialdiagnose bei einem Kind, das nicht in die Schule geht
> - **Schulangst:** Hier besteht eine Angst vor den Leistungsanforderungen in der Schule, nicht gut genug zu sein, etwas nicht zu können. Die Angst muss inadäquat zum möglichen Leistungsniveau sein (**Cave:** Leistungsdiagnostik). Ebenso können andere Dinge, die sich in der Schule geschehen (z. B. Mobbing) oder Lehrer oder Mitschüler Auslöser von Ängsten sein.
> - **Schulphobie:** Emotionale Störung mit Trennungsangst
> - **Schulverweigerung:** Dissoziales Verhalten, das in der Verweigerung der Schule symptomatisch ist. Andere Aktivitäten sind attraktiver (lerntheoretisch verstärkend), und die Schule wird nicht aufgesucht; ▶ Kap. 3 (**Cave:** Dennoch Leistungsdiagnostik zum Ausschluss von Über- bz. Unterforderung)

> **Praxistipp**
>
> Alle diese Störungen haben eine hohe Neigung zur Chronifizierung, da das Vermeiden der unangenehmen Situation aus verhaltenstherapeutischer Sicht bei fehlender Behandlung ein sehr wirksamer Verstärker ist.
> - Immer ist bei Vorliegen einer entsprechenden depressiven Symptomatik abzuwägen, ob diese nicht für die Diagnose einer depressiven Störung nach F3 hinreichend ist

Emotionale Störungen bei Kindern und Jugendlichen

- **Phobische Störung des Kindesalters**
- Die Symptomatik wird davon bestimmt, dass alterstypische Ängste stärker oder länger auftreten, als dies normalerweise der Fall ist
- Wichtiges Kriterium: Entwicklungsspezifität der Ängste
- Unter dieser Kategorie könnte also z. B. eine Angst vor Dunkelheit klassifiziert werden, die überstark ausgeprägt ist und dazu führt, dass das Kind nicht mehr einschläft

> **Praxistipp**
>
> Ängste, die in ihrer Symptomatik nicht einer übersteigerten entwicklungstypischen Angst entsprechen, etwa eine Angst, die einer Agoraphobie ähnelt, sollten auch unter den entsprechenden Störungen klassifiziert werden (F4) (▶ Kap. 6).

- **Störung mit sozialer Ängstlichkeit des Kindesalters**
- Leitsymptome: Misstrauen gegenüber Personen, die dem Kind nicht bekannt sind, über das normale Maß hinaus. Ängste und Unwohlsein in außerfamiliären Umgebungen oder anderen sozialen Kontexten
- Die Ängste müssen besonders stark ausgeprägt sein und das Kind in seinen normalen Funktionen behindern (etwa: besucht keine Freunde [mehr] etc.)
- Die Symptome müssen im frühen Kindesalter auftreten

- **Kombinierte Störung des Sozialverhaltens und der Emotionen (F92)**
- Leitsymptome: Kombination von anhaltendem aggressivem, dissozialem oder aufsässigem Verhalten mit eindeutigen Symptomen von Depression, Angst oder anderen emotionalen Störungen
- Dabei müssen sowohl die Kriterien für Störungen des Sozialverhaltens im Kindesalter (F91) als auch für emotionale Störungen des Kindesalters (F93) oder für eine Störung aus der Kategorie F4 oder eine affektive Störung (F30–F39) erfüllt werden

- **Störung des Sozialverhaltens mit depressiver Störung**
- Die Symptomatik dieser Störung erklärt sich aus ihrem Namen
- Zu beachten: Depressive Symptome treten häufig in der Kombination mit gestörtem Sozialverhalten auf bzw. gereizte Stimmung, Konsum von Alkohol und Drogen können auch Symptom oder Folge einer depressiven Stimmung sein (▶ Kap. 3, 15 und 20).

- **Sonstige kombinierte Störung des Sozialverhaltens und der Emotionen (F92.8)**
- Bei dieser Störung soll eine Kombination einer Störung des Sozialverhaltens (F91) mit andauernden und deutlichen emotionalen Symptomen wie Angst, Zwangsgedanken oder Zwangshandlungen, Depersonalisation oder Derealisation, Phobien oder Hypochondrie vorliegen

- ■■ **Formen und Unterschiede zwischen Klassifikationssystemen: ICD-10 vs. DSM-5 und ICD-11**

Diese Störungskategorie findet sich im DSM-5 und der ICD-11 nicht. Damit ist sie auf die ICD-10 begrenzt. Die Trennungsangst wird auch in der ICD-11 klassifizierbar sein.

**Besonderheiten in der Einteilung in ICD-10**
- Anders als die affektiven Störungen, die nach ICD-10 unter F3 klassifiziert werden, stellen sich die emotionalen Störungen in der depressiven Symptomatik weniger schwer ausgeprägt dar; auch die Angstsymptomatik ist oftmals nicht derartig stark wie bei einer Angststörung nach F4; allerdings können diese Störungen in der Auswirkung der Symptomatik auf das Funktionsniveau ebenso schwer sein wie Störungen nach F3/F4
- Typisch für die emotionalen Störungen im Kindes- und Jugendalter ist, dass sie häufig sehr stark reaktiv bedingt sind und **alterstypische Symptommuster** zeigen (▶ Beispiel: Störung mit Trennungsangst)
- In der alterstypischen Ausprägung liegt auch die Begründung für diese gesonderte Kategorie in der ICD-10
- Die Symptomatik formt alterstypische Verhaltensweisen von Kindern aus, wie Trennungsängste, Ängste vor spezifischen Situationen, und erreicht ein pathologisches Niveau
- Ähnlich wie manche Ängste können sie alterstypisches Verhalten oder Empfinden in einer übersteigerten Form als Symptomatik zum Inhalt haben
- Gemeinsam ist den Störungen, dass sie erstmals im frühen Kindesalter auftreten sollten
- Postuliert wird, dass diese Störungen im späteren Lebensalter weniger häufig zu Störungen führen und die störungsbedingenden Mechanismen eventuell andere sind als im Erwachsenenalter; ob dies wirklich so ist, wird erst weitere Forschung klären
- Gerade bei Angststörungen gibt es durchaus auch Befunde, dass diese im Erwachsenenalter persistieren können

**Beispiel: Störung mit Trennungsangst**
Die Angst, sich von den Eltern zu trennen oder auch getrennt zu werden (Entführungsfantasien o. Ä.), ist hier das zugrunde liegende Hauptsymptom. Zu einer gewissen Zeit im Leben eines Kindes ist diese Furcht, sich von den Eltern zu trennen, physiologisch. Erst sowohl das unzeitgemäße Auftreten, etwa bei einem Schulkind, als auch die Stärke und die daraus folgende Funktionseinschränkung, also etwa das Vermeiden des Schulbesuchs aufgrund dieser Angst, macht die Symptomatik zu einer psychischen Störung, die Behandlung erfordert.

- **Ätiologie**

Bezüglich der emotionalen Störungen bei Kindern und Jugendlichen gibt es kein einheitliches ätiologisches Modell.
- Für die kombinierte Störung des Sozialverhaltens gelten die ätiologischen Faktoren wie in ▶ Kap. 3 beschrieben
- Die emotionalen Störungsanteile können eine Folge von abweichendem Sozialverhalten sein (negative Rückmeldungen aus der Umgebung, soziale Isolierung aufgrund des Verhaltens etc.)
- Bezüglich der Ängstlichkeit im Kindes- und Jugendalter zeigt sich häufig ein familiäres Muster mit Ängstlichkeit, Vermeidung und insbesondere eine ungewollte Verstärkung des pathologischen Verhaltens des Kindes
- Auch einschneidende Lebensereignisse wie Trennung der Eltern, schwere Erkrankung des Kindes oder der Eltern können eine solche Störung auslösen

## Komorbiditäten

Viele der emotionalen Störungen sind **kombinierte** Störungen, das heißt, es treten andere Störungen zusätzlich auf. Diesem Umstand hat die ICD-10 Rechnung getragen, indem bereits kombinierte Störungsdiagnosen vorgesehen sind (Tab. 5.1).

## Diagnostik

- Bezüglich der Komponente „Störung des Sozialverhaltens" sollten die dort beschriebenen anamnestischen Fragen und Fragebogenverfahren (z. B. FBB-SSV, ▶ Kap. 3) zur Anwendung kommen
- Bezüglich der ängstlichen Komponente der Störung sollten entsprechende Fragebogenverfahren (▶ Kap. 6) verwendet werden
- Typisch kann sein, dass die Kinder nicht die Cut-off-Werte erreichen (ansonsten wäre die betreffende Störung unter F91 oder F4 zu kodieren), aber dennoch klinisch relevante Funktionseinbußen zeigen

### ❓ Hilfreiche Fragen

An die Eltern:
- Schläft Ihr Kind bei Ihnen im Bett?
- Können Sie gut alleine ohne Ihr Kind etwas unternehmen?
- Ist Ihr Kind gern in den Kindergarten gegangen, oder gab es eine Zeit, in der dies dem Kind schwerfiel und es lieber zu Hause bleiben wollte?
- Äußert Ihr Kind Befürchtungen, dass Ihnen etwas passieren könnte?
- Wovor haben Sie als Eltern Angst?
- Machen Sie sich über etwas Sorgen?

An das Kind:
- Gehst du gern zur Schule?
- (Wenn dies verneint wird): Warum nicht? Gibt es etwas, was dir Angst macht?
- Hast du Angst, dass der Mama oder dem Papa etwas passieren könnte, wenn du in der Schule bist?
- Wovor fürchtest du dich, wenn du alleine im Bett liegst?
- Ist es schwierig für dich, vor der Klasse an die Tafel gerufen zu werden?
- Hast du Angst, dass die anderen dich auslachen, wenn du in der Schule aufgerufen wirst?

## Therapie

## Psychotherapie

Die Behandlung der Störungen aus der Kategorie F93 gelingt in der Regel gut, schwerer sind die kombinierten Störungen mit Störung des Sozialverhaltens (s. oben) zu therapieren.
- Der Behandlungsplan sollte, wie meist, gestuft sein und im Falle einer begleitenden Angstsymptomatik Expositionselemente beinhalten
- Ambulante Behandlung sollte vor teilstationärer oder stationärer Behandlung versucht werden

- Für alle Störungen bietet sich ein verhaltenstherapeutisches Vorgehen an, bei dem die auslösenden Faktoren analysiert und die die Störung aufrechterhaltenden Bedingungen modifiziert werden müssen
- Für die Behandlung besonders gut geeignet – entsprechend dem jungen Alter der Patienten: Verstärkerpläne

> **Praxistipp**
>
> Die alleinige Psychotherapie nur bezogen auf das Kind wird bei diesen Störungen weniger erfolgversprechend sein. Deshalb sind die **Einbeziehung der Eltern** in die Psychotherapie des Kindes und die **Verstärkerpläne** unabdingbar.

- Im ersten Schritt: ambulante Beratung und Psychoedukation der Eltern über störungsaufrechterhaltendes Verhalten (z. B. Zulassen von Schlafen des Kindes im elterlichen Bett, Krankschreibungen bei „Bauchschmerzen", Zuwendung bei Klagen oder Ängstlichkeit des Kindes)
- Dann: zusammen mit Kind und Eltern Erarbeiten eines Verhaltensplans, der abgestuft Verstärker einsetzt

- **Emotionale Störung mit Trennungsangst**
- Abgestuftes Vorgehen etwa bei Schlafen im elterlichen Bett, eher rasches Vorgehen bei Schulvermeidung, mit gestuften Schritten bis hin zu evtl. einer stationären Aufnahme

- **Beispiel eines Verstärkerplans bei einer stationären Patientin mit Trennungsangst**
1. Besuch 1 Stunde begleitet, wenn Besuch und Trennung gut verlaufen (das heißt kein Unter-Druck-Setzen, langes Weinen, Schreien, Anklammern)
2. Wenn begleiteter Besuch gut verläuft, 1 Stunde unbegleiteter Besuch
3. 2 Stunden Besuch unbegleitet
4. Volle Besuchszeit
5. Einmal Tagesurlaub
6. Zweimal Tagesurlaub
7. Wochenendurlaub

> **Praxistipp**
>
> Geht das Kind schon längere Zeit nicht mehr zur Schule, nicht zu lange mit einer stationären Behandlung warten! Dies ist den Eltern, wenn sie selber Teil des angstaufrechterhaltenden Systems sind, schwer zu vermitteln, aber wegen der durch längerfristige Schulvermeidung entstehenden Probleme zu rechtfertigen.

# Emotionale Störungen bei Kindern und Jugendlichen

- Wenn Schulen Schulversäumnisklagen tätigen (Unterschiede im Landesrecht), so führt dies häufig zu einer Beschleunigung im Hilfesuchverhalten und hilft Chronifizierungen zu vermeiden
- Permissives Verhalten vonseiten der Schule und von Ärzten (Krankschreibungen) ist kontraproduktiv

### Praxistipp

Bisweilen ist eine Unterbringung nach § 1631b BGB nicht zu umgehen, wenn diese auch oft nur von kurzer Dauer sein muss. In seltenen Fällen fehlt bei den Eltern das Verständnis der Störung in so hohem Maße, dass auch Maßnahmen nach § 1666 BGB zu erwägen sind.

- Oftmals ist bereits der Schritt einer Trennung von zu Hause mit der Aufnahme auf Station der erste große therapeutische Erfolg, und die Symptomatik mildert sich in den ersten Wochen der Behandlung schnell ab
- Schulbesuche von Station aus auch in der Heimatschule sind sinnvoll, um die Transmission der therapeutischen Erfolge in den Alltag zu gewährleisten
- Auch die Einbindung in ein soziales Netz (Freizeitaktivitäten, Peergroup etc.) ist bei diesen Kindern, die sich bisher eher auf die Familie konzentriert haben, sinnvoll und therapeutisch wichtig

### Praxistipp

Nach einer stationären Behandlung immer engmaschig kontrollieren, ob das Kind zur Schule geht, und Wiederaufnahmekriterien vereinbaren (z. B. 2 Fehltage hintereinander).

- **Kombinierte Störung des Sozialverhaltens mit depressiver Störung**
- Es ist angezeigt, die depressive Störung und das sozial gestörte Verhalten gleichzeitig zu behandeln
- Hinsichtlich beider Störungsanteile (depressive Symptomatik und Störung des Sozialverhaltens) sind die Therapieinterventionen analog zu denen bei den jeweiligen Störungen (s. oben und ▶ Kap. 3 und 9)

### Praxistipp

Es ist wichtig, die Verbindung zwischen dem sozialgestörten Verhalten und der depressiven Symptomatik zu eruieren und auch dem Patienten eventuell Zusammenhänge transparent zu machen.

### ■ ■ Pharmakotherapie (▶ Kap. 40)

- Eine leitliniengerechte medikamentöse Behandlung der Depression – etwa mit selektiven Serotoninwiederaufnahmehemmern (SSRI) – kann notwendig werden
- Auch bei starken Angststörungen kann eine medikamentöse Unterstützung – etwa mit SSRI – notwendig sein, insbesondere wenn es sich um bereits chronische Störungen handelt (▶ Kap. 40). Dabei handelt es sich in aller Regel um einen Off-Label-Use, über den entsprechend aufzuklären ist.

### ■ Weitere Maßnahmen und Hilfen

- Bei schweren und chronifizierten Störungen kann über die kinder- und jugendpsychiatrische und/oder psychotherapeutische Behandlung hinaus eine Maßnahme der **Jugendhilfe** erforderlich sein
- Sozialpädagogische Familienhilfen können z. B. über einen Zeitraum begrenzt helfen, dass Familien nicht wieder in alte, angstverstärkende Mechanismen zurückfallen
- Einzelfallhelfer können die soziale Integration des Kindes in der Realität unterstützen und damit den Therapieerfolg festigen
- In schweren Fällen, bei denen die Eltern eine Veränderung des störungsauslösenden Umfelds garantieren können, kann im Einzelfall eine stationäre Jugendhilfemaßnahme notwendig werden

### ■ ■ Kurzarztbrief

Jan wurde 2½ Monate auf der Kinderstation behandelt. Mittels eines Verstärkerplans gelang es, seine Symptomatik zu reduzieren. So konnte wieder ein stabiler Schulbesuch und Kontakt zu Gleichaltrigen hergestellt werden, auch schläft er im eigenen Bett; bereits während des Klinikaufenthaltes wurden Belastungserprobungen (wie Übernachtung außer Haus) durchgeführt. Im stationären Setting konnte beobachtet werden, dass Jan unter Defiziten hinsichtlich seiner sozialen Kompetenzen leidet und es ihm damit auch an Fähigkeiten mangelt, adäquat Kontakt aufzunehmen und Freundschaften zu schließen sowie Konflikte zu bewältigen. Bei Jan bestehen diese Schwierigkeiten fort und so hat er weiterhin Probleme im Sozialkontakt (er ist in der Interaktion häufig dominant). Hier bedarf er weiterhin der Unterstützung, um angemessene soziale Interaktion zu lernen. Die Eltern selbst befinden sich in einer ständigen Anspannung, da sie die Aufmerksamkeit meist fokussiert auf die Störung des Sohnes richten. Im Verlauf gelang es wieder, die Paarbeziehung mehr in den Mittelpunkt zu stellen und damit auch Jan mehr Autonomie in der Entwicklung zu ermöglichen. Die Inanspruchnahme eigener psychotherapeutischer Hilfen wird von den Eltern derzeit nicht gewünscht.

### ■ Auszug aus der ärztlichen Stellungnahme nach § 35a: Empfehlung

Aus kinder- und jugendpsychiatrischer Sicht sehen wir Unterstützungsbedarf für das häusliche Umfeld. Beide Eltern benötigen Unterstützung in der Weiterentwicklung ihrer Erziehungskompetenzen, um für Jan ein verlässliches Umfeld zu schaffen, in dem sie die in der Klinik erarbeiteten Fortschritte weiter verfestigen und ausbauen können. Die während der stationären Therapie beobachtete Unsicherheit der Eltern im Umgang mit ihrem Sohn konnte zwar reduziert werden, ist jedoch weiter vorhanden. Insbesondere die Mutter verfällt leicht in die angstaufrechterhaltende Schonhaltung ihrem Sohn ge-

Emotionale Störungen bei Kindern und Jugendlichen

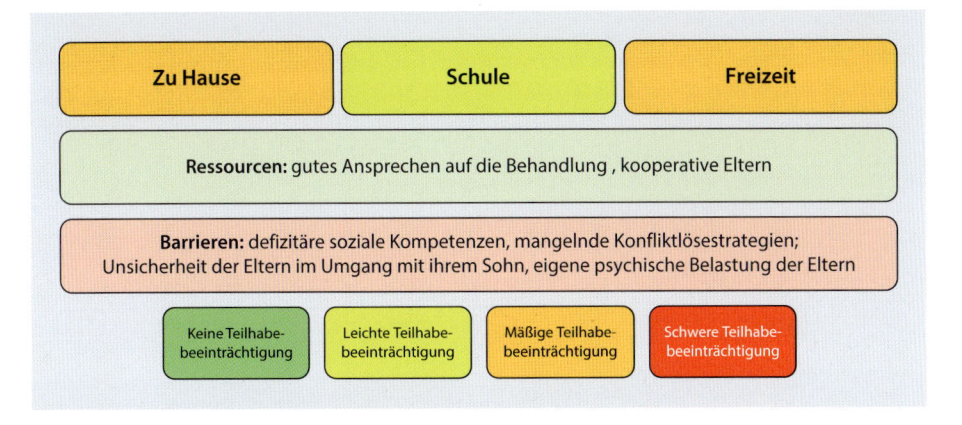

```
┌─────────────────────┬─────────────────────┬─────────────────────┐
│     Zu Hause        │       Schule        │      Freizeit       │
└─────────────────────┴─────────────────────┴─────────────────────┘

┌───────────────────────────────────────────────────────────────────┐
│ Ressourcen: gutes Ansprechen auf die Behandlung, kooperative Eltern│
└───────────────────────────────────────────────────────────────────┘

┌───────────────────────────────────────────────────────────────────┐
│ Barrieren: defizitäre soziale Kompetenzen, mangelnde Konfliktlöse- │
│ strategien; Unsicherheit der Eltern im Umgang mit ihrem Sohn,      │
│ eigene psychische Belastung der Eltern                             │
└───────────────────────────────────────────────────────────────────┘

  Keine Teilhabe-   Leichte Teilhabe-  Mäßige Teilhabe-  Schwere Teilhabe-
  beeinträchtigung  beeinträchtigung   beeinträchtigung  beeinträchtigung
```

**Abb. 5.1** Schema zur Erfassung der Teilhabebeeinträchtigung im Fall von Jan

genüber. Hier ist eine Stützung der Eltern in Alltagssituationen notwendig, damit nicht wieder die Aufmerksamkeit auf eine mögliche Erkrankung des Sohnes gerichtet wird, sondern familiäre Aktivitäten stattfinden. Jan sollte zudem bei der adäquaten Integration in einer Gruppe Gleichaltriger, dem weiteren Aufbau und Anwenden von sozialen Kompetenzen sowie Konfliktbewältigungsstrategien unterstützt und angeleitet werden.

Dies könnte aus unserer Sicht beispielsweise eine sozialpädagogische Familienhilfe leisten.

Schema zur Erfassung der Teilhabebeeinträchtigung im Fall von Jan ◘ Abb. 5.1

## Weiterführende Literatur

Knollmann M, Knoll S, Reissner V, Metzelaars J, Hebebrand J (2010) Schulvermeidendes Verhalten aus kinder- und jugendpsychiatrischer Sicht: Erscheinungsbild, Entstehungsbedingungen, Verlauf und Therapie. Dtsch Arztebl Int 107:43–49

Petermann U, Petermann F (2006) Training mit sozial unsicheren Kindern, 9. Aufl. Beltz/Psychologie Verlags Union, Weinheim

Petermann F, Petermann U (2008a) Training mit aggressiven Kindern, 12. Aufl. Psychologie Verlags Union, Weinheim

Petermann U, Petermann F (2008b) Aggressiv-oppositionelles Verhalten. In: Petermann F (Hrsg) Lehrbuch der Klinischen Kinderpsychologie, 6. Aufl. Hogrefe, Göttingen, S 295–310

Suhr-Dachs L, Petermann U (2008) Trennungsangst. In: Petermann F (Hrsg) Lehrbuch der Klinischen Kinderpsychologie, 6. Aufl. Hogrefe, Göttingen, S 343–358

# Angststörungen und phobische Störungen

*Laura Weninger, Judith Nestler und Ulrike M.E. Schulze*

**Weiterführende Literatur – 84**

◘ Tab. 6.1.

| ◘ Tab. 6.1 Angststörungen und phobischen Störungen im Kindes- und Jugendalter ||||
|---|---|---|---|
| Erkrankung | Symptomatik | Therapiestrategie | Kodierungen in Klassifikationssystemen |
| Emotionale Störung mit Trennungsangst des Kindesalters | Angst vor der Trennung von wichtigen Bezugspersonen und starke Besorgnis um diese, die erstmals während der ersten Lebensjahre (vor dem 6. Lj.) auftritt und durch außergewöhnlichen Schweregrad sowie abnorme Dauer zu einer Beeinträchtigung sozialer Funktionen führt | Kognitive Verhaltenstherapie und ggf. Pharmakotherapie | ICD-10: F93.0 ICD-11: 6B05 DSM-5: 309.21 |
| Phobische Störung des Kindesalters | Abnorm gesteigerte Furcht vor alterstypisch angstbesetzten Objekten oder Situationen Der Beginn liegt in der entwicklungsangemessenen Altersstufe. Ausgeprägtes Vermeidungsverhalten gegenüber solchen Objekten oder Situationen. Die Angst ist nicht Teil einer generalisierten Störung | | ICD-10: F93.1 ICD-11: na DSM-5: na |
| Störung mit sozialer Ängstlichkeit des Kindesalters | Kinder mit dieser Störung zeigen eine durchgängige oder wiederkehrende altersunangemessene Furcht vor Fremden oder meiden diese. Dieses Verhalten führt zu einer bedeutsamen sozialen Beeinträchtigung. Die Störung beginnt vor dem 6. Lebensjahr und ist nicht Teil einer generalisierten Störung | | ICD-10: F93.2 ICD-11: na DSM-5: na |
| Generalisierte Angststörung des Kindesalters | Intensive Ängste und Sorgen (ängstliche Erwartung) mit vegetativen Symptomen. Diese beziehen sich auf verschiedene (mindestens 2) Lebensbereiche und können nur schwer kontrolliert werden. Sie treten nicht in einzelnen paroxysmalen Situationen auf und bestehen bereits seit 6 Monaten | | ICD-10: F93.80 ICD-11: na DSM-5: na |

Angststörungen und phobische Störungen

**Tab. 6.1** (Fortsetzung)

| Erkrankung | Symptomatik | Therapiestrategie | Kodierungen in Klassifikationssystemen |
|---|---|---|---|
| Agoraphobie | Hauptmerkmal ist die Angst, sich an Orten oder in Situationen zu befinden, von denen aus gesehen ein Rückzug an einen sicheren Platz, im Allgemeinen nach Hause, schwierig oder peinlich ist. Die Angst tritt in mindestens 2 der folgenden umschriebenen Situationen auf: in Menschenmengen, auf öffentlichen Plätzen, bei Reisen mit weiter Entfernung von zu Hause oder bei Reisen alleine. Die Vermeidung der phobischen Situation ist wesentlich. Begleitend vegetative Symptome. Es kann zusätzlich kodiert werden, ob eine Panikstörung begleitend vorliegt | | ICD-10: F40.0 *(F40.00 ohne Panikstörung, F40.01 mit Panikstörung)* ICD-11: 6B02 DSM-5: 300.22 |
| Soziale Phobie | Diese Störungen zentrieren sich um die Furcht vor prüfender Betrachtung durch andere Menschen in verhältnismäßig kleinen Gruppen (nicht dagegen in Menschenmengen). Die Angst ist auf bestimmte soziale Situationen beschränkt oder überwiegt in solchen Situationen. Die phobischen Situationen werden vermieden, ebenfalls vegetative Symptome begleitend | | ICD-10: F40.1 ICD-11: 6B04 DSM-5: 300.23 („Social Anxiety Disorder") |
| Spezifische Phobie | Die Angst bezieht sich isoliert auf bestimmte Objekte oder spezifische Situationen. Diese Objekte oder Situationen werden vermieden. Spezifische Phobien entstehen gewöhnlich in der Kindheit oder im frühen Erwachsenenalter und können unbehandelt jahrzehntelang bestehen, ebenfalls vegetative Symptome begleitend | | ICD-10: F40.2 ICD-11: 6B03 DSM-5: 300.29 |

(Fortsetzung)

◻ **Tab. 6.1** (Fortsetzung)

| Erkrankung | Symptomatik | Therapiestrategie | Kodierungen in Klassifikationssystemen |
|---|---|---|---|
| Panikstörung | Auftreten wiederkehrender, ausgeprägter Angstattacken, die sich nicht auf eine spezifische Situation oder besondere Umstände beschränken, nicht vorhersehbar sind und deshalb zu Erwartungsangst führen können, stark ausgeprägte vegetative Symptome, die als bedrohlich meist wahrgenommen werden | | ICD-10: F41.0<br>ICD-11: 6B01<br>DSM-5: 300.01 |
| Generalisierte Angststörung | Frei flottierende, anhaltende Angst mit vielfältigen, insbesondere vegetativen Symptomen | | ICD-10: F41.1<br>ICD-11: 6B00<br>DSM-5: 300.02 |
| Angst und depressive Störung, gemischt | Gleichzeitiges Bestehen von Angst und Depression, ohne dass eine der beiden Störungen überwiegt. Die Symptome erfüllen nicht die Kriterien einer Angst- oder depressiven Störung | | ICD-10: F41.2<br>ICD-11: 6A73<br>DSM-5: na |
| Sonstige gemischte Angststörung | Gleichzeitiges Bestehen von generalisierter Angststörung und Merkmalen einer neurotischen, Belastungs- oder somatoformen Störung (F42–F48), deren Kriterien jedoch nicht vollständig erfüllt sind | | ICD-10: F41.3<br>ICD-11: 6B0Y/6B0Z<br>DSM-5: na |
| Elektiver Mutismus | Charakterisiert durch eine deutliche, emotional bedingte Selektivität des Sprechens: das Kind spricht in einigen Situationen, in anderen definierbaren Situationen jedoch nicht. Die Störung ist üblicherweise mit besonderen Persönlichkeitsmerkmalen wie Sozialangst, Rückzug, Empfindsamkeit oder Widerstand verbunden | | ICD-10: F 94.0<br>ICD-11: 6B06<br>DSM-5: 312.23 |

## Fallbeispiel

Der 15-jährige Daniel wird uns im Zuge eines Unterbringungsverfahrens mit Beschluss nach § 1631b BGB zunächst zur Behandlung von 6 Wochen zugewiesen. Die Eltern berichten, dass Daniel unter massiver „Schulangst" leide: Seit einem dreiviertel Jahr sei er nur 5 Tage in der Schule gewesen. Bevor Daniel in die Schule gehe, äußere er Kopf- und

Bauchschmerzen, erbreche manchmal, verweigere dann – teils auch sehr aggressiv – den Schulbesuch und bleibe zu Hause. Daniel übernachte zudem nicht woanders und verlasse nur ungern ohne seine Eltern das Haus, dies sei schon in seiner Kindheit so gewesen. Die Eltern berichten, dass es aufgrund des Schulabsentismus in den letzten Monaten massive Auseinandersetzungen gegeben habe. Die Eltern seien verzweifelt gewesen, sodass es teils sogar zu Handgreiflichkeiten oder extremen Strafen gekommen sei, die jedoch Daniel wiederum untergraben habe. Er habe auch Probleme beim Einkaufen, traue sich nicht, Verkäuferinnen anzusprechen oder anderen Menschen ins Gesicht zu blicken. Bevor er eine Fahrkarte kaufe, gehe er lieber zu Fuß. Müsse er jemanden ansprechen, so schwitze er, werde rot und fange an zu stottern.

Aktuell besuche Daniel eigentlich die 9. Klasse einer Realschule. Bisher habe es verschiedene ambulante psychotherapeutische Angebote gegeben, die Daniel jedoch immer wieder abgebrochen habe. Auf Anraten der letzten ambulanten Kinder- und Jugendlichenpsychotherapeutin hätten die Eltern nun, auch angesichts der massiven Fehlzeiten und Beschwerden der Schule, das für sie zuständige Familiengericht und auch das Jugendamt informiert. Daniel habe jedoch das Gespräch mit dem Richter und dem Mitarbeiter des Jugendamts verweigert und sein Zimmer nicht verlassen; der oben genannte Beschluss sei nun aus der Gesamtschau aller geschilderten Details einschließlich einer eigens erstellten fachärztlichen Stellungnahme in Kraft getreten.

### ■ Epidemiologie

- Angststörungen gehören zu den am häufigsten vorkommenden psychischen Erkrankungen im Kindes- und Jugendalter
- Prävalenz: 6–20 % bei Kindern und Jugendlichen
- Mädchen sind häufiger betroffen als Jungen
- Der Erkrankungsbeginn variiert, Panikstörungen treten z. B. meist eher im Jugendalter auf, Trennungsangststörungen eher im Kindesalter
- Bezüglich des Verlaufs herrscht Uneinigkeit:
  - Viele Angsterkrankungen remittieren zunächst, im Anschluss entstehen jedoch häufig neue Ängste (ggf. setzt sich dieser Prozess bis ins Erwachsenenalter hinein fort), ab dem Jugendalter können auch depressive Symptome oder Substanzabusus auftreten
  - Schwere Ängste persistieren oft; sie können dazu führen, dass betroffene Kinder hinter ihren sozialen und schulischen Ansprüchen zurückbleiben, weniger Problemlösekompetenz und einen geringen Selbstwert ausbilden, zudem zeigt sich auch ein Zusammenhang mit erhöhter Suizidalität
  - Studien zeigen Faktoren, die den Verlauf günstig oder ungünstig beeinflussen können wie familiäre Unterstützung, Stärke der Symptomausprägung und psychiatrische komorbide Störungen
- Früherkennung und effektive Behandlung reduzieren die spätere Beeinträchtigung und Chronifizierung ins Erwachsenenalter
- Ängste und Sorgen sind **auch bei gesunden Kindern** entwicklungsgemäß und müssen von einer behandlungsbedürftigen Störung unterschieden werden
- Entwicklungsgemäß typische Ängste können sein:
  - Kleinkinder: laute Geräusche, Erschrecken, Fremde
  - Kinder: Monster, Dunkelheit, Trennungsangst

- Schulkinder: Verletzungen, Naturkatastrophen
- Ältere Schulkinder, Jugendliche: Schulleistung, soziale Ängste, Gesundheit
— Ängste gelten erst dann als pathologisch, wenn sie länger bestehen bleiben und zu einer Funktionsbeeinträchtigung des Kindes führen

- **Symptomatik und Klassifikation**

Klinisches Bild angsterkrankter Kinder und Jugendlicher:
— Besonderheit von Angsterkrankungen bei Kindern: Die Angst wird von Kindern oft als (external) begründet und nicht wie bei Erwachsenen übertrieben bewertet
— Auch treten oft qualitativ andersartige somatische Beschwerden auf, wie Kopf- oder Bauchschmerzen
— Exzessives Weinen, Schreien, aber auch oppositionelles Verhalten können Ausdruck von Vermeidungsverhalten sein

- **Angststörungen (F41, F93.0)**

- **Panikstörung (F41.0)**
— Wiederkehrende kurzepisodische Angstattacken, die sich nicht auf eine spezifische Situation beschränken, nicht vorhersehbar sind und zu Erwartungsangst (und zunehmender Vermeidungshaltung aufgrund von Furcht vor neuen Attacken) führen können; mittelgradige Ausprägung (mindestens 4 in 4 Wochen), schwere (mindestens 4 pro Woche über 4 Wochen)
— Vegetative und psychische Begleitsymptome wie
    - Herzklopfen
    - Brustschmerz
    - Erstickungsgefühle
    - Schwindel
— Entfremdungsgefühle, Furcht zu sterben/verrückt zu werden
— Differenzialdiagnose: Phobie, Depression
— **Ausschluss:** Depression

- **Generalisierte Angststörung (F41.1/F93.80)**
— Frei flottierende Angst mit vielfältigen, vegetativen Symptomen an den meisten Tagen, in einem Zeitraum von mindestens 6 Monaten, Angst als „ständiger Begleiter"
— Befürchtungen (bei Kindern mindestens zwei Bereiche):
    - Sorge über zukünftiges Unglück (oder Versagen, mögliche Erkrankung, auch von nächsten Angehörigen, Schule)
    - Nervosität
    - Konzentrationsprobleme
— Motorische Spannung:
    - Unruhe
    - Kopfschmerzen
    - Zittern

# Angststörungen und phobische Störungen

- Vegetative Übererregbarkeit wie
    - Schwitzen
    - Bauchweh
    - Tachykardie
    - Schwindel
- Differenzialdiagnose: Neurasthenie
- **Ausschluss:** Depression, Phobie, Zwang

## Angst und depressive Störung gemischt (F41.2)
- Gleichzeitiges Bestehen von Angst und Depression, ohne dass eine der beiden Störungen überwiegt bzw. deren Kriterien voll erfüllt werden
- Unscharfe Diagnose, sollte wenn möglich vermieden werden
- **Ausschluss:** Angst, Depression, Dysthymie

## Emotionale Störung mit Trennungsangst des Kindesalters (F93.0)
- Angst vor Trennung von den wichtigsten Bezugspersonen
    - erstmals während der ersten Lebensjahre (vor 6. Lebensjahr)
    - außergewöhnlicher Schweregrad und Dauer, die zur Beeinträchtigung sozialer Funktionen führen
- Mindestens 4 Wochen:
    - unrealistische Besorgnis über mögliches Unheil, das Bezugsperson zustoßen könnte
    - unrealistische Besorgnis über plötzliche Trennung von Bezugsperson, Albträume
    - Weigerung, die Schule zu besuchen, ins Bett zu gehen, alleine zu bleiben aus dieser Furcht
    - somatische Symptome (Übelkeit, Bauchweh, Erbrechen etc.)
    - extremes Unglücklichsein (Schreien, Wutausbrüche) in Erwartung von Trennung
- Differenzialdiagnose: affektive Störung, phobische Störung, soziale Phobie, neurotische Störungen

## Phobien (F40, F93.1, F93.2)

### Agoraphobie (F40.0)
- Die Angst kann sich darauf beziehen,
    - die Wohnung/das eigene Haus zu verlassen
    - Geschäfte zu betreten
    - sich in eine Menschenmenge oder auf öffentliche Plätze zu begeben
    - alleine in Zügen, Bussen oder Flugzeugen zu reisen
- bzw. darauf, sich aus einer bestimmten Situation nicht sofort und leicht an einen sicheren Platz, im Allgemeinen nach Hause, zurückziehen zu können
- Ängste, zu kollabieren und hilflos in der Öffentlichkeit liegen zu bleiben, führen häufig zur Panik
- Das Fehlen eines sofort nutzbaren „Fluchtwegs" kennzeichnet viele dieser agoraphobischen Situationen

- Die Angst wird von vegetativen Symptomen begleitet wie:
  - Tachykardie
  - Schweißausbrüche
  - Tremor
  - Mundtrockenheit
  - Atembeschwerden
  - Beklemmungsgefühl
  - Thoraxschmerzen
  - Übelkeit oder Erbrechen

- **Soziale Phobien (F40.1)**
- Zentral ist die Furcht vor prüfender Betrachtung in überschaubaren Gruppen (nicht in Menschenmengen)
- Die Angst kann sich auf bestimmte Situationen beschränken wie
  - Essen, Sprechen oder Schreiben in der Öffentlichkeit
  - Treffen mit dem anderen Geschlecht
- Sie kann aber auch unbestimmt sein und in fast allen sozialen Situationen außerhalb der Familie auftreten
- Häufig bestehen niedriges Selbstwertgefühl und Furcht vor Kritik
- Als Begleitphänomene können auftreten:
  - Erröten
  - Vermeiden von Blickkontakt
  - Zittern
  - Übelkeit
  - Drang zum Wasserlassen
- Die Symptomatik kann sich bis zu Panikattacken verstärken
- Ausgeprägtes Vermeidungsverhalten kann zu vollständiger sozialer Isolierung führen

- **Spezifische Phobien (F40.2)**
- Die Angst bezieht sich isoliert auf spezifische Objekte oder Situationen wie:
  - bestimmte Tiere
  - Höhe
  - Donner
  - Dunkelheit
  - Fliegen
  - geschlossene Räume
  - Prüfungen
  - Urinieren oder Defäzieren auf öffentlichen Toiletten
  - Verzehr bestimmter Speisen
  - Zahnarztbesuche
  - Anblick von Blut oder Verletzungen oder
  - darauf, bestimmten Erkrankungen (Strahlenkrankheiten, Geschlechtskrankheiten, AIDS) ausgesetzt zu sein

- Begleitende vegetative Symptome (s. Agoraphobie)
- Spezifische Phobien entstehen gewöhnlich in der Kindheit oder im frühen Erwachsenenalter und können unbehandelt jahrzehntelang bestehen
- Das Ausmaß der spezifischen Angst bleibt in der Regel konstant
- Das Ausmaß der Funktionsbeeinträchtigung hängt vom Vermeidungsverhalten ab

### Phobische Störungen des Kindesalters (F93.1)
- Unangemessen ausgeprägte Angst vor bestimmten Objekten oder Situationen, die in bestimmten Entwicklungsphasen von der Mehrheit der Kinder als beängstigend erlebt werden, z. B.
  - laute Geräusche
  - imaginäre Gestalten (Gespenster)
  - Tiere (Hunde)
  - Dunkelheit
  - Gewitter
- Typische vegetative Begleiterscheinungen sind:
  - Herzklopfen
  - Schwitzen
  - Zittern
  - Atembeschwerden
  - Beklemmungs- und Schwindelgefühle
- Ausgeprägtes Vermeidungsverhalten gegenüber solchen Objekten oder Situationen
- Erzwungene Konfrontation mit dem angstbesetzten Objekt bzw. der angstbesetzten Situation löst ausgeprägte Angst aus und wird typischerweise mit Weinen, Schreien, Fortlaufen oder Anklammern an Bezugspersonen beantwortet

### Störungen mit sozialer Ängstlichkeit im Kindesalter (F93.2)
- Anhaltende und ausgeprägte Ängstlichkeit in sozialen Situationen, in denen das Kind auf fremde Personen trifft
- Es besteht Befangenheit, Verlegenheit oder übertriebene Sorge über die Angemessenheit des eigenen Verhaltens Fremden gegenüber
- Auf neue oder erzwungene soziale Situationen wird reagiert mit
  - deutlichem Leid und Unglücklichsein
  - Weinen
  - Schweigen
  - Rückzug
- Die Angst kann sich entweder auf Erwachsene oder auf Gleichaltrige sowie auf beide Gruppen beziehen
- Typischerweise werden solche Situationen vermieden
- Zu Familienmitgliedern oder anderen vertrauten Personen bestehen unbeeinträchtigte selektive Bindungen
- Die sozialen Beziehungen sind deutlich beeinträchtigt

- **Elektiver Mutismus (F94.0)** ▶ Kap. 8
  - Unfähigkeit, in bestimmten sozialen Situationen zu sprechen, in anderen Situationen ist es möglich
  - Einsatz nonverbaler Mittel (Mimik, Gestik, schriftliche Aufzeichnungen) meist möglich
  - in der Regel *keine* fehlenden Sprachfertigkeiten oder Defizite bezüglich der Artikulation, der expressiven oder rezeptiven Sprache (Sprachentwicklungsverzögerung und tiefgreifende Entwicklungsstörung als Ausschlussdiagnose)
  - Prognostisch günstig sind offenbar eine frühzeitige Diagnosestellung und Therapie, ansonsten häufig weiterhin bestehende Angststörungen im Verlauf
  - Negativ prädiktiv ist Studien zufolge eine familiäre Belastung mit elektivem Mutismus

- **Formen und Unterschiede zwischen den Klassifikationssystemen: ICD-10 vs. DSM-5 und ICD-11**
  - Die Einteilung der Diagnosen ist recht ähnlich, auch inhaltlich gibt es nur wenige Unterschiede
  - Im DSM-5 gibt es ebenso wie in der ICD-10 die spezifische Phobie (DSM-5 300.29), die in verschiedene Typen (Tier-Typus, Umwelt-Typus usw.) unterteilt werden kann. Wegfallen des „Einsichtskriteriums" (erkennen, dass die Angst übertrieben oder unbegründet ist) in allen Altersgruppen. Substanzinduzierte Ängste können gesondert kodiert werden
  - Auch die soziale Phobie (DSM-5: Social Anxiety Disorder 300.23), die Agoraphobie (300.22) und die Panikstörung (300.01, 300.21) sowie die generalisierte Angststörung (DSM-5 300.02) unterscheiden sich kaum in den beiden Klassifikationssystemen
  - Der elektive Mutismus (DSM-5 312.21) ist im DSM-5 unter den Angststörungen und nicht mehr unter den frühkindlichen Störungen klassifiziert
  - Die emotionale Störung mit Trennungsangst (DSM-5 309.21) bezieht sich nicht mehr ausschließlich auf das Kindesalter (hohe Prävalenz auch im Erwachsenenalter mittlerweile belegt)
  - DSM-5 sieht keine gesonderten Diagnoseziffern für Angststörungen im Kindesalter vor; allerdings werden bei der Beschreibung der Diagnosekriterien Hinweise zu Unterschieden im Kindesalter gemacht
  - Sehr ähnlich gestaltet sich auch die ICD-11-Ausführung, in welcher der elektive Mutismus nun auch zu den Angststörungen mit aufgenommen (6B06) wurde und die Diagnose der Trennungsängstlichkeit ebenfalls im Erwachsenenalter vergeben werden kann; hinzu kommt die Möglichkeit, drogeninduzierte Ängste nach den auslösenden Stoffgruppen zu kodieren

- **Ätiologie**
  - Analog zu den meisten psychischen Erkrankungen im Kindesalter ist von einem multifaktoriellen, biopsychosozialen Erklärungsmodell auszugehen
  - Als **Risikofaktoren** für die Entwicklung einer Angsterkrankung gelten
    - biologische/genetische Veranlagung
    - Temperament des Kindes (Grad der Verhaltenshemmung), Emotionsregulationsdefizite

Angststörungen und phobische Störungen

- elterliche Ängste
- häusliche Interaktion (Modellfunktion)
- elterliche Überbehütung/-kontrolle
- unsichere Bindung
- vermeidender Copingstil des Kindes (erhöhte Selbstaufmerksamkeit, verzerrte Bewertungen von sich selbst)

## Psychologisches Erklärungsmodell: Zwei-Faktoren-Theorie von Mowrer (1947)

- Annahme: durch klassische Konditionierung wird ein bisher neutraler Reiz (z. B. Busfahren) in Verbindung mit einem aversiven Reiz (z. B. erhöhte Anspannung → vegetative Symptome/Unwohlsein) zu einem konditionierten Stimulus, welcher in Zukunft die Bildung einer konditionierten emotionalen Reaktion (Angst, Anspannung) auslöst
- Durch operante Konditionierung (negative Verstärkung) wird das Vermeidungsverhalten verstärkt und Ängste können generalisieren
- Es wird auch davon ausgegangen, dass bei Kindern mit Angsterkrankungen Gefahrenschemata überaktiviert sind und diesen selektiv und verstärkt Aufmerksamkeit entgegengebracht wird, was zu einer chronisch unangemessenen Informationsverarbeitung führt:
  - Gefahren werden katastrophisiert
  - eigene Coping-/Kontrollmöglichkeiten unterschätzt
  - negative Selbstverbalisation (z. B. „Ich kann das nicht", „Ich schaff es nicht") entsteht

## Neurobiologisches Erklärungsmodell

- Trotz umfänglicher Forschung können noch keine spezifischen Biomarker benannt werden
- Zugrunde gelegt wird derzeitigen Forschungsergebnissen zufolge eine Dysfunktion in präfrontal amygdalabasierten Kreisläufen (überaktivierte Amygdala, Hyperaktivität des die Amygdala steuernden ventrolateralen Präfontalcortex)
- Mitbeteiligung genetischer Faktoren
- Beteiligung von drei Neurotransmittersystemen:
  - GABAerges System (unzureichende Hemmung)
  - noradrenerges System (Übererregung)
  - serotonerges System (niedriger Serotoninspiegel)

### Komorbiditäten
- Es besteht Komorbidität mit
  - anderen Angststörungen (bis 30 %)
  - depressiven Störungen (bis 30 %, bei Panikstörung bis 65 %)
  - Missbrauch von Alkohol, illegalen Drogen (z. B. TCH) und Medikamenten in der Adoleszenz
- Insbesondere bei Trennungsangst besteht eine erhöhte Komorbidität mit
  - Störung des Sozialverhaltens (bis 30 %)
  - ADHS (bis 25 %)

■ **Diagnostik**

Die Diagnostik bei Angsterkrankungen nimmt einen breiten Raum ein. Sie erfordert in der Regel mehrere Sitzungen und reicht auch in die therapeutische Phase hinein. Wesentlich ist die Exploration sowohl des Patienten als auch der Angehörigen. Wenn möglich, sollte zusätzlich eine Beobachtung des Kindes erfolgen.

Die einzelnen Symptome sind zu explorieren nach:
- Beginn (in welchem Kontext und Verlauf, frei flottierend oder situationsspezifisch)
- Häufigkeit, Stärke
- zeitlicher Ausdehnung
- vegetativer Begleitsymptomatik
- Vorhandensein von Panikattacken
- Erwartungsangst und Vermeidungsverhalten

> **Praxistipp**
>
> Wenn Vermeidungsverhalten gut in den Alltag integriert ist, kann es sein, dass Ängste nicht mehr auftreten und dann auch nicht beschrieben werden; daher ist es wichtig, immer gezielt nach spezifischen Situationen zu fragen, welche mit einem Vermeidungsverhalten verbunden sein könnten.

- entwicklungsgemäßer Angst
- Kontext, auslösenden und aufrechterhaltenden Stimuli (Angsthierarchie)
- Einbindung anderer Personen in Vermeidungsverhalten
- Grad der erlebten Beeinträchtigung durch das jeweilige Symptom, z. B. Schule
- bestehenden Begleitstörungen

Kinder können Ängste nicht internal attribuieren; sie zeigen häufig wenig Problembewusstsein und Krankheitseinsicht:

- Sie nehmen die Angst bzw. das Vermeidungsverhalten häufig nicht als übertrieben wahr
- Daher ist eine **Exploration der Bezugspersonen** unabdingbar
- Insbesondere sollten die Eltern danach gefragt werden,
    - wie die Familie auf ängstliches Verhalten des Kindes reagiert
    - welche möglichen Modelle im Umfeld bestehen
    - ob es ängstigende Ereignisse gegeben hat
- Zudem sollte das Interaktionsmuster in der Familie beurteilt werden
- Die Befragung von Lehrern kann auch hilfreich sein, insbesondere wenn die Schule auch von der Symptomatik betroffen ist
- Eine genaue Anamnese der medizinischen und der Familiengeschichte (inkl. psychosozialer Situation) ist notwendig zur Bewertung von Entstehungsbedingungen und aufrechterhaltenden Faktoren sowie zur differenzialdiagnostischen Abgrenzung zu anderen Erkrankungen

Angststörungen und phobische Störungen

### ❓ Hilfreiche Fragen bei der Exploration von Kindern

Allgemein/generalisierte Angst:
- Gibt es etwas, wovor du Angst hast?
- Fühlst du dich oft ängstlich?
- Gibt es etwas, worüber du dir Sorgen machst? Wie viel Zeit verbringst du am Tag damit?

Trennungsangst:
- Hast du oft Angst, dass deinen Eltern etwas passiert? Oder dass dir etwas passiert, dass du z. B. entführt wirst?
- Gehst du nicht zur Schule, in Vereine oder zu Freunden?
- Hast du Probleme, woanders zu übernachten?

Soziale Phobie:
- Traust du dich, vor der ganzen Klasse zu sprechen?
- Traust du dich, eine fremde Person nach dem Weg zu fragen?
- Traust du dich, beim Bäcker alleine einzukaufen?
- Traust du dich, mit Kindern auf dem Spielplatz zu sprechen?

Spezifische Phobien:
- Hast du Angst vor bestimmten Dingen oder Tieren wie z. B. Spinnen oder anderen Tieren?
- Hast du Angst in engen Räumen, z. B. in einem Aufzug?

Agoraphobie:
- Hast du Angst, Zug oder Bus zu fahren?
- Hast du Angst, wenn viele Menschen um dich herum sind, z. B. in einem Kaufhaus?

Somatische Symptome:
- Woran merkst du, dass du Angst hast?
- Musst du stark schwitzen?
- Schlägt dein Herz schneller als sonst?
- Hast du Bauchweh oder ist dir übel?
- Ist dir schwindelig?

Elternfragen:
- Wovor haben Sie selbst Angst?
- Kennen Sie ähnliche Sorgen?
- Sind Sie selbst eher ängstlich?
- Gibt es Situationen, die Sie im Alltag vermeiden?

### ▪▪ Psychologische Diagnostik
- Zur Erleichterung der Exploration können auch Fragebögen eingesetzt werden, z. B. Angstfragebögen:
  - BAK (Bereichsspezifischer Angstfragebogen für Kinder und Jugendliche 9–18 Jahre)
  - AFS (Angstfragebogen für Schüler)

- DCL-ANG (Diagnose-Checkliste für Angststörungen; DISYPS-II)
- SPAIK (Sozialphobie und Angstinventar für Kinder)
- PHOKI (Phobiefragebogen für Kinder und Jugendliche)
- FAS-E und FAS-K (Fragebogen für Angststörungen Elternversion und Kinderversion, deutsche Version des SCARED von Steinhausen)
- Bei auffälligen Screening-Fragebögen kann zusätzlich ein klinisches Interview eingesetzt werden (Kinder-DIPS, K-SADS-PL) oder Explorationsschemata aus entsprechenden Angstbehandlungsmanualen wie z. B. EEAS-E aus THAZ
- Ein Intelligenztest sollte insbesondere bei schulbezogenen Ängsten und Leistungsabfall immer durchgeführt werden

### Medizinische Diagnostik
- Internistische/pädiatrisch-neurologische Untersuchung
- Apparative und Labordiagnostik
- Bei entsprechendem Verdacht sollte eine somatische Abklärung zum Ausschluss einer organisch bedingten Angstsymptomatik oder einer substanzbedingten Störung mit laborchemischen (z. B. Hypoglykämie, Phäochromozytom, Thyreotoxikose, chemische Wirkstoffe) und ggf. bildgebenden Verfahren (Temporallappenepilepsie) erfolgen

### Differenzialdiagnostik
Angststörungen müssen differenzialdiagnostisch abgegrenzt werden von:
- einer **subklinischen entwicklungsgemäßen Angstsymptomatik** (s. oben), die nicht behandlungsbedürftig ist; als Kriterien sind anzulegen:
    - Häufigkeit
    - Intensität
    - Beeinträchtigung
- Vermeidungsverhalten und Angstsymptome im Zuge einer posttraumatischen Belastungsstörung
- psychotischen Erkrankungen, gekennzeichnet ebenso durch Unruhe, sozialen Rückzug
- Entwicklungsstörungen, vor allem dem Asperger-Syndrom (sozialer Rückzug, Kommunikationsprobleme)
- einer bipolaren Erkrankung mit auftretender Unruhe, Irritabilität, Schlaflosigkeit
- einer depressiven Symptomatik mit Konzentrationsproblemen, Schlafstörungen, somatischen Beschwerden
- körperlichen Ursachen, die ähneln:
    - Schilddrüsenüberfunktion
    - Koffeinwirkung
    - Migräne
    - Asthma
    - Bleivergiftung
    - zentralnervösen Erkrankungen (Tumor, Delirium etc.)
    - Nebenwirkungen von Medikamenten (SSRI, Antiasthmatika, Antipsychotika, Diätpillen, Antihistaminika, Grippemedikamente)

## Therapie
Die Behandlung sollte als **multimodale Therapie** bestehend aus Aufklärung und Beratung des Kindes/Jugendlichen und der Eltern (**Psychoedukation**), Interventionen in der Familie (Stärkung der Eltern im Umgang mit kindlichen Ängsten, Exploration der Eltern nach eigenen Ängsten und Kontrollbedürfnissen sowie Modellverhalten), Zusammenarbeit mit den **Schulen** und **psychotherapeutischen Interventionen (kognitive Verhaltenstherapie)** durchgeführt werden. Erst wenn psychotherapeutische Maßnahmen nicht ausreichend erfolgreich sind oder bei erheblichem Schwere- bzw. Beeinträchtigungsgrad der Symptomatik, sollte eine **medikamentöse Behandlung** eingeleitet werden.

### Aufklärung/Psychoedukation
- Für den weiteren Verlauf einer Angststörung ist eine eingehende Aufklärung und Beratung der Eltern und Patienten besonders wichtig
- Dabei sind neben einer gemeinsamen Aufklärung auch eine störungsspezifische Beratung in getrennten Gesprächen mit Eltern und Kind zu empfehlen
- Wenn andere wichtige Bezugspersonen, vor allem Geschwister, aber auch Großeltern, von der Symptomatik betroffen sind (familiäre Häufung), sollten sie in die Beratung einbezogen werden
- Bei schulischer Beeinträchtigung sollten auch Lehrer beraten werden

Die **Aufklärung sowohl der Eltern als auch der Kinder und Jugendlichen** umfasst:
- Informationen hinsichtlich
  - Symptomatik
  - vermuteter Ätiologie
  - anzunehmendem Verlauf
  - Behandlungsmöglichkeiten
  - Prognose
- Versuche, familiäre Bedingungen, die die Symptomatik aufrechterhalten, herauszuarbeiten
- Hinweis darauf, dass Nachgiebigkeit und Entlastungsbemühungen das Vermeidungsverhalten und Ängste eher verstärken als abschwächen
- Die Anforderung an die Patienten, die Symptomatik weitestgehend einzugrenzen, sollte im Rahmen der altersangemessenen Möglichkeiten aufrechterhalten bleiben
- (Wieder-)Einführung von positiven gemeinsamen Aktivitäten

### Psychotherapie (kognitive Verhaltenstherapie)

### Ziele
- Erarbeiten funktionaler Copingstile mit den Kindern
- Nach erfolgter Psychoedukation schrittweises Üben des praktischen Meisterns der Angstsymptome mit den Kindern, meist kombiniert mit dem Einsatz von Kontingenzmanagement und kognitiver Umstrukturierung ängstlicher Annahmen

- **Komponenten des therapeutischen Vorgehens**
- Psychoedukation
    - Angstmodell
    - Angstkurve
    - kindgerechtes Erklären von Generalisierungsphänomenen und Vermeidungsverhalten
    - Angsthierarchie erstellen etc.
- Training im Umgang mit somatischen Beschwerden
    - Entspannung
    - Atmung
    - Selbstbeobachtung
- Kognitive Umstrukturierung
    - positive Selbstverbalisation
    - negative Erwartungen umstrukturieren
- Exposition
    - in sensu/in vivo
    - schrittweise entlang der Angsthierarchie
- Rückfallprophylaxe
- Es existieren verschiedene Therapiemanuale, die verwendet werden können (z. B. „THAZ-Leistungsängste", Dachs und Döpfner 2015; „Soziale Ängste und soziale Angststörungen im Kindes- und Jugendalter", B. Tuschen-Caffier et al. 2009; „Therapie-Tools Angststörungen im Kindes- und Jugendalter", Traub und In-Albon 2017; „Mutig werden mit Till Tiger", Ahrens-Eipper et al. 2010)
- Einzeltherapie gilt als effektiver als Gruppentherapie, beides führt jedoch zu Verbesserungen
- Bei sozialen Phobien sollte sich noch ein soziales Kompetenztraining anschließen
- Bei Panikstörung sollte mehr Edukation über physiologische Prozesse (Hyperventilation) und entsprechende Verhaltensexperimente erfolgen (vgl. „Panikstörung und Agoraphobie", Schmidt-Traub 2014)

### Elternarbeit

Eltern und Familie spielen eine große Rolle bei der Entwicklung und Aufrechterhaltung von Ängsten, wichtig ist somit auch intensive **Elternarbeit**:
- Risikofaktoren, die berücksichtigt werden sollten, können sein:
    - elterliche Ängste
    - Erziehungsstil
    - unsichere Bindung
    - Interaktion mit dem Kind
- Den Eltern sollte vermittelt werden,
    - wie sie mehr Aufmerksamkeit auf mutiges Verhalten ihres Kindes legen und
    - wie sie ihr Kind in der Konfrontation mit angstauslösenden Situationen unterstützen und verstärken (Kontingenzmanagement) können
- Es besteht auch die Möglichkeit, Eltern als Co-Therapeuten zu nutzen (therapeutische Hausaufgaben)

Ist die Schule von der Störung betroffen, muss Kontakt aufgenommen werden; Aufklärung der Lehrer analog zu den Eltern.

Angststörungen und phobische Störungen

- **Besonderheiten bei der Behandlung der trennungsängstlichen Symptomatik**
- Den Eltern muss die phobische Besetzung der Trennungssituation verdeutlicht werden
- Dahingehend arbeiten, dass Kindern Trennung zumuten Autonomie stärken heißt
- Aufdecken der Mechanismen ungünstiger Symptomverstärkung
- Therapieziel: Schulbesuch
- Bei einer anfänglich ambulanten Behandlung: klare Absprachen mit Kind und Eltern (falls Schulbesuch in 4 Wochen nicht erreicht werden kann, stationäre Behandlung)
- Keine Befreiung des Kindes vom Schulbesuch mit ärztlichen Attesten (Reduktion der Stundenzahl anfänglich möglich)
- Klare Absprachen mit der Schule:
  - Aufklärung über das Störungsbild
  - kein Heimschicken bei somatischen Symptomen
- Bei starker Ausprägung der Symptomatik ist meist nur eine stationäre Behandlung effektiv
- Bei Entlassung aus stationärer Behandlung sollte darauf geachtet werden, dass diese nicht zum Zeitpunkt der Ferien stattfindet oder ggf. eine kurze Wiederaufnahme kurz vor Schuljahresbeginn angeboten wird („Booster"); Außenschulversuche in der Herkunfts- oder einer Gastschule bereits während der stationären Behandlung sind sinnvoll, um Rückfälle nach Entlassung zu vermeiden.
- Ggf. Einbeziehen einer zusätzlichen ambulanten Jugendhilfemaßnahme zur Stärkung des familiären Systems bzw. zur Abwendung eines möglichen Rückfalls in alte Verhaltensmuster

- **Setting**
- Grundsätzlich ist eine **ambulante** Behandlung von Angsterkrankungen sehr gut möglich, wenn die Symptomatik nicht besonders stark ausgeprägt und eine gute Mitarbeit der Eltern und des Kindes/Jugendlichen zu erwarten ist
- Eine **stationäre** Behandlung ist bei starker Beeinträchtigung und notwendiger Trennung der Kinder von der Umgebung (massive Trennungsängstlichkeit, Schul„verweigerung") indiziert
- Eine **teilstationäre** Behandlung kann bei Trennungsängstlichkeit den Übergang von stationärer in ambulante Betreuung erleichtern (eher nicht umgekehrt!)

- **Pharmakotherapie (▶ Kap. 40)**
- Eine Pharmakotherapie ist indiziert, wenn die Symptomatik schwer ist oder eine Psychotherapie nicht ausreichend oder möglich; sie ist jedoch als zweitrangig nach der Psychotherapie zu sehen
- Die Wirksamkeit von **selektiven Serotonin-Wiederaufnahmehemmern** (SSRI) ist bei generalisierter Angststörung und Trennungsangststörungen belegt
  - Kurzzeiteffekte konnten bei allen Angststörungen außer bei Panikstörung nachgewiesen werden
  - Die Langzeiteffektivität ist jedoch noch nicht ausreichend erhoben
  - Vergleichende Studien belegen eine Überlegenheit von kognitiver Verhaltenstherapie oder Medikation gegenüber Placebo oder Warteliste/keiner Behandlung

- **SSRI**
- SSRI werden als Medikation der 1. Wahl eingesetzt (▶ Kap. 40)
- Keine Zulassung für SSRI bei Angststörungen im Kindes- und Jugendalter, daher ist auf eine sorgfältige Abwägung und ausführliche Aufklärung der Sorgeberechtigten zu achten
- Da Fluoxetin bei Depressionen sowie Sertralin und Fluvoxamin für die Behandlung von Zwangsstörungen zugelassen sind, könnte in dieser Reihenfolge ein Medikationsversuch erwogen werden
- **Dosierung** einschleichend, da Nebenwirkungen besonders zu Beginn der Behandlung auftreten
- Z. B. Fluoxetin: Beginn mit 10 mg, anschließend in 10 mg-Schritten steigern
- Die Zieldosis richtet sich nach der Verträglichkeit und der Symptomatik und kann bei Jugendlichen bis zu 60 mg betragen
- Der Wirkungseintritt sollte mindestens 2 Wochen nach Erreichen der Zieldosis abgewartet werden
- Insbesondere wenn die medikamentöse Behandlung nicht mit kognitiver Verhaltenstherapie kombiniert ist: sorgfältiges Monitoring und gute Dokumentation von **Nebenwirkungen**
- Diagnose und Behandlung durch einen Kinder- und Jugendpsychiater
- Es muss eine ausführliche Aufklärung über Indikation, Dauer, verzögerte Wirkung und mögliche Nebenwirkungen erfolgen, die auch dokumentiert wird
- Auf das Risiko erhöhter Suizidalität sind Eltern und Patient hinzuweisen (▶ Kap. 40), deshalb möglicherweise Beginn der medikamentösen Behandlung im stationären Rahmen als Option
- Die sorgeberechtigten Eltern müssen ihr Einverständnis auch schriftlich geben
- Langsames Absetzen, in stressfreier Zeit und nachdem Symptomatik ein Jahr stabil gebessert ist

- **Andere Antidepressiva**
- Selektiv noradrenerge Antidepressiva (SNRIs), Buspiron und ggf. Betablocker werden als Alternativen vorgeschlagen
- Andere Medikamente sind weniger etabliert, da Studien fehlen; derzeit in Erprobung befindlich ist z. B. Guanfacin

- **Benzodiazepine**
- Benzodiazepine können in akuten Situationen hilfreich sein
- Einsatz zur **kurzzeitigen** symptomatischen Behandlung von Angst-, Spannungs- und Erregungszuständen und dadurch bedingten Schlafstörungen nach strenger Indikationsstellung
- Aufgrund der Darreichungsform und der schnellen Wirksamkeit eignet sich insbesondere Tavor Expidet™ 0,5 bis 1 mg, bei Jugendlichen ggf. auch 2,5 mg, da sich die lyophilisierten Plättchen schnell im Mund auflösen. Kinder unter sechs Jahren sollten nicht mit Tavor expidet behandelt werden
- Sollten sie bereits von einem anderen Arzt, z. B. dem Hausarzt, seit Längerem verschrieben worden sein, kein abruptes Absetzen, da es sonst zu Rebound-Phänomenen kommen kann
- Bei Substanzabusus sind Benzodiazepine **kontraindiziert**

## Weitere Maßnahmen und Hilfen

Jugendhilfe- und Rehabilitationsmaßnahmen sind meist nicht notwendig, da Angsterkrankungen durch eine leitliniengemäße Psychotherapie oft gut behandelbar sind. Wenn jedoch die ungünstigen familiären Bedingungen bestehen bleiben und ein Rückfall dadurch droht, können Unterstützungsmaßnahmen bis hin zur Fremdunterbringung erforderlich sein, vor allem im Falle einer deutlichen psychosozialen Beeinträchtigung durch die Angsterkrankung und damit verbundener Beeinträchtigung einer altersangemessenen Teilhabe am Leben in der Gesellschaft. Dies kann sich beispielsweise wie in dem geschilderten Fallbeispiel bei einer Trennungsangststörung durch jahrelange Schulversäumnisse zeigen.

### Auszug aus dem Arztbrief

Daniel wurde aufgrund seines Schulabsentismus im Rahmen eines Unterbringungsbeschlusses auf unsere Jugendstation aufgenommen und therapeutisch behandelt. Im Hintergrund stand, dass Daniel seit den Sommerferien nahezu gar nicht mehr zur Schule ging. Zuvor hatte er mehrfach tageweise den Schulgang verweigert und war bereits seit Jahren in psychotherapeutisch wechselnden Behandlungen aufgrund von Trennungsängsten gewesen. Daniel hat sich teils zu Hause verbarrikadiert, seine Eltern nicht mehr ins Zimmer gelassen. Es gab dadurch zudem starke erzieherische Konflikte, teils mit körperlichen Auseinandersetzungen zu Hause. Die durchgeführte Eingangsdiagnostik bestätigte das Bild einer bereits chronifizierten seit langer Zeit bestehenden trennungsängstlichen Symptomatik sowie einer sozialen Phobie, die sich im Jugendalter zusätzlich entwickelt hatte. Im SPAIK-Angstfragebogen zur sozialen Ängstlichkeit und im PHOKI-Angstfragebogen bestätigten sich soziale und Trennungsängste im klinisch hoch auffälligen Ausmaß.

Im Rahmen des multimodalen Behandlungskonzeptes, bestehend aus Milieutherapie, verhaltenstherapeutischer Einzel- und Gruppentherapie mit regelmäßigen Elterngesprächen sowie therapiebegleitenden Co-Therapien (Musiktherapie, Ergotherapie und Arbeitstherapie) erfolgte zunächst eine ausführliche Psychoedukation für Daniel und seine Eltern über das individuelle Entstehungsmodell sowie aktuell aufrechterhaltenden Bedingungen von Daniels Angststörung. Zunächst fiel es Daniel auch vor dem Hintergrund der Aufnahme gegen seinen Willen schwer, seine Ängste offen zu benennen, und er zeigte sich wütend und ablehnend. Nach einiger Zeit verhielt er sich jedoch deutlich kooperativer und konnte sich auch ohne weitere Beschlussverlängerung auf eine Behandlung einlassen. Durch Einsicht in störungsaufrechterhaltende Faktoren, in die lange Geschichte seiner Angsterkrankung mit immer wieder neuen Vermeidungsverhaltensweisen und negativer Selbstverbalisation konnte Daniel zu einer stufenweisen Konfrontation mit seinen Ängsten bewegt werden. Es wurde ein Konfrontationsübungsplan mit Verstärkungselementen für ihn erstellt und zunächst therapeutisch in den Einzelsitzungen und dann milieutherapeutisch im Rahmen des Stationsalltags, aber auch des Klinikschulbesuchs schrittweise umgesetzt. In den Einzeltherapien wurden zudem dysfunktionale Überzeugungen, die sich im Rahmen der Schulbesuche und in sozialen Situationen immer wieder zeigten, aufgedeckt, kritisch hinterfragt und durch funktionalere ersetzt. Körperlicher Übererregung lernte Daniel durch den Einsatz regelmäßiger progressiver Muskelrelaxation und Bauchatmung zu begegnen. So schaffte Daniel es wieder, regelmäßig die Klinikschule zu besuchen und sich in die Jugendgruppe auf Station zu integrieren. Im Rahmen der Gruppentherapie und des sozialen Kompetenztrainings zeigte er sich zunehmend mutiger und selbstsicherer, benötigte jedoch immer wieder die Unterstützung und Konsequenz des pädagogischen Teams.

In den regelmäßig stattfindenden Eltern- und Familiengesprächen wurden gemeinsam dysfunktionale angstverstärkende Erziehungsstrategien aufgedeckt und an konsequenterem Erziehungsverhalten bei gleichzeitiger Autonomie- und Eigenständigkeitsgewährung gearbeitet. Auch modellhaftes Angstverhalten in der Familie und Schonverhalten waren Thema. Im Verlauf zeigte sich, dass es trotz intensiver Begleitung durch das pädagogische Team an den Besuchstagen und Wochenendbeurlaubungen immer wieder zu Konflikten und Interaktionsproblemen zwischen Daniel und seinen Eltern kam. Beide Eltern schilderten sich selbst als sehr belastet durch Daniels Symptomatik und mit der weiteren Erziehung Daniels überfordert. So scheiterte auch der Außenschulversuch von zu Hause und Daniel fiel wieder in alte Verhaltensmuster zurück. Nur im Rahmen des milieutherapeutischen Umfeldes mit kontinuierlicher psychotherapeutischer Unterstützung schien Daniel seinen Alltag bewältigen zu können, sodass Daniel und seine Familie gemeinsam entschieden, dass Daniel seine Schule in einer therapeutischen Jugendhilfeeinrichtung mit intensiver pädagogischer und therapeutischer Begleitung beenden wird.

- **Auszug aus der ärztlichen Stellungnahme nach § 35a SGB VIII**

Daniel wurde aufgrund seiner Schulverweigerung im Rahmen eines Unterbringungsbeschlusses auf unsere Jugendstation aufgenommen und therapeutisch behandelt. Vorausgegangen war, dass Daniel seit den Sommerferien nahezu gar nicht mehr zur Schule ging. Davor hatte er mehrfach tageweise den Schulgang verweigert. Zu Hause verbarrikadierte er sich teilweise und ließ auch seine Eltern nicht mehr ins Zimmer. Schließlich kam es hierdurch bedingt zu starken erzieherischen Konflikten, teils mit körperlichen Auseinandersetzungen im familiären Rahmen. Die Eltern schilderten ein umgekehrtes Machtverhältnis in der Familie, Daniel bestimme, was geschehe.

Im Hintergrund steht eine bekannte, ursprünglich trennungsängstliche Symptomatik des Jungen. Diese war bereits früher Anlass für mehrfache ambulante psychotherapeutische Behandlungsversuche gewesen; Daniel hatte die Therapien immer wieder abgebrochen. Erst aufgrund massiven Drucks seitens der Eltern sowie des familienrichterlichen Beschlusses war Daniel in der Lage, sich auf eine erneute psychotherapeutische Behandlung einzulassen.

Im Rahmen der stationären Behandlung zeigte sich Daniel nach anfänglicher Verweigerung kooperativ. Er blieb freiwillig, nahm angebotene Therapiemaßnahmen an. Im Laufe der Behandlung wurde allerdings auch deutlich, dass Daniel immer wieder schwer zu motivieren war, sich mit seinen Ängsten zu konfrontieren, und viel pädagogische Anleitung und Unterstützung dazu benötigte. Immer wieder war Vermeidungsverhalten zu beobachten. Erst durch eine gestufte Konfrontationstherapie,

# Angststörungen und phobische Störungen

die mit Belohnungen und teils Verstärkerentzug motiviert werden musste, und mithilfe intensiver pädagogischer Unterstützung und Begleitung konnte eine Annäherung an den Schulbesuch stattfinden. Ein Leidensdruck kann nur bedingt ausgemacht werden: teils erweckt Daniel den Eindruck, einfach keine Lust zu haben oder nicht moviert zu sein, sich seinen Ängsten zu stellen. Zudem kam es trotz intensiver Begleitung durch das pädagogische Team an den Besuchstagen und Wochenendbeurlaubungen immer wieder zu Konflikten und Interaktionsproblemen zwischen Daniel und seinen Eltern. Letztere schilderten sich selbst als sehr belastet durch Daniels Symptomatik und mit der weiteren Erziehung Daniels überfordert. So scheiterte auch der Außenschulversuch von zu Hause und Daniel fiel wieder in alte Verhaltensmuster zurück.

Da Daniel im Rahmen des milieutherapeutischen Settings und pädagogischen Teams gut erreichbar war, schließlich den regelmäßigen Schulgang meisterte und sich auch entsprechende erzieherische Konflikte, wie sie im Elternhaus vorhanden waren, bei uns nicht zeigten, wurde deutlich, dass er von einer therapeutischen Einrichtung mit angegliederter Beschulungsmöglichkeit profitieren könnte.

Zusammenfassend sehen wir bei Daniel eine chronifizierte Angstsymptomatik vorliegen. Diese zeigte während der vergangenen Jahre einen schwankenden Verlauf. Ein Rückfall des Jungen in alte Verhaltensmuster im Anschluss an seine Entlassung ist mit hoher Wahrscheinlichkeit zu erwarten. Daher werden eine langfristige psychotherapeutische Verlaufskontrolle sowie klare erzieherische Rahmengebung nötig sein. Daniels Eltern sind sich bewusst, derzeit erzieherisch mit der Strukturierung und Grenzsetzung des Jungen überfordert zu sein. Immer wieder kommt es zu häuslichen Konflikten bezüglich des Schulgangs, und Daniel ist nicht gewillt, den Regeln und Anforderungen, die seine Eltern an ihn stellen, Folge zu leisten. In diesen Momenten ist es den Eltern nicht möglich, sich zum Wohl des Jungen konsequent durchzusetzen. Es besteht daher die Gefahr, auch angesichts der zukünftigen Pubertätsentwicklung und des Risikos des Einschleichens alter Verhaltensmuster, dass es zu erneuten massiven Kommunikationsschwierigkeiten in der Familie kommt und zu neuer Symptombildung, wie die Vergangenheit bereits zeigte. Dies ist vor allem im Hinblick auf die bereits schwierige Schulkarriere mit großen Schulstofflücken und mehreren Schulwechseln als besonders kritisch für Daniels weitere soziale und schulische Entwicklung zu werten.

## ▪▪ Empfehlung

Aus kinder- und jugendpsychiatrischer Sicht ist für Daniel eine strukturierte Umgebung mit klaren Regeln und Konsequenzen von Vorteil, im Zuge derer ein regelmäßiger Schulbesuch pädagogisch unterstützt und begleitet wird, er sich sozial weiterhin integrieren und üben kann. Wir empfehlen daher eine stationäre Jugendhilfemaßnahme in Form einer therapeutischen Einrichtung mit angegliederter Schule für Daniel. Eine ambulante Hilfe wäre aus kinder- und jugendpsychiatrischer Sicht in der gegebenen äußerst komplexen Situation nicht ausreichend.

Schema zur Erfassung der Teilhabebeeinträchtigung im Fall von Daniel ▪ Abb. 6.1.

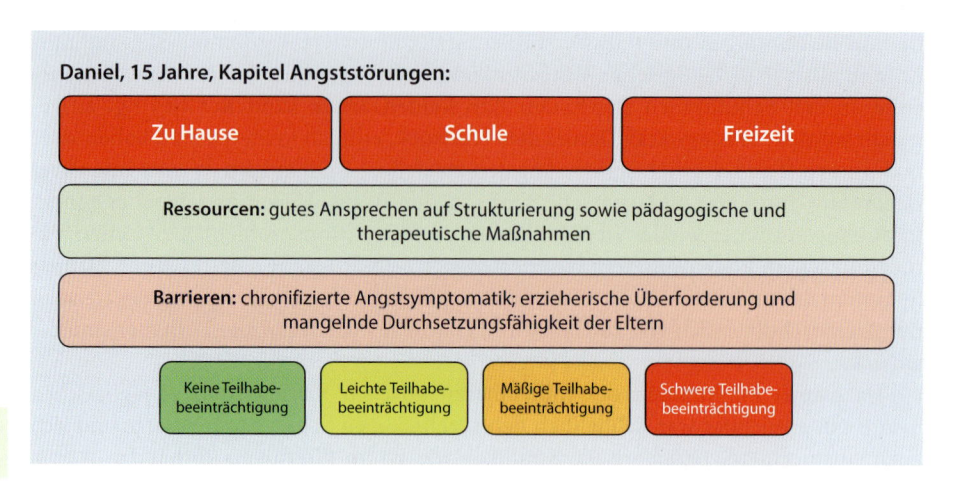

**Abb. 6.1** Schema zur Erfassung der Teilhabebeeinträchtigung im Fall von Daniel

## Weiterführende Literatur

Ahrens-Eipper S, Leplow B, Nelius K (2010) Mutig werden mit Til Tiger. Ein Trainingsprogramm für sozial unsichere Kinder, 2. Aufl. Hogrefe, Göttingen

Büch H, Döpfner M, Petermann U (2015) Soziale Ängste und Leistungsängste. Hogrefe, Göttingen

Connolly SD, Bernstein GA, the Work Group on Quality Issues (2007) Practice parameter for the assessment and treatment of children and adolescents with anxiety disorders. J Am Acad Child Adolesc Psychiatry 46(2):267–283

Dachs L, Döpfner M (2015) THAZ-Leistungsängste. Hofrefe, Göttingen

Essau CA (2014) Angst bei Kindern und Jugendlichen. Reinhardt, München

Fox JK, Warner CM, Lerner AB et al (2012) Preventive intervention for anxious preschoolers and their parents: strenghtening early emotional development. Child Pschiatry Hum Dev 43(4):544–559. Nice-Guidance (2013) Social anxiety disorder: recognition, assessment and treatment

In-Albon T (2011) Kinder und Jugendliche mit Angststörungen: Erscheinungsbilder, Diagnostik, Behandlung, Prävention. Kolhammer, Stuttgart

Mowrer OH (1947) On the dual nature of learning: a re-interpretation of „conditioning" and „problem solving". Harvard Edu Rev 17:102

Oerbeck B, Overgard KR, Stein MB, Pripp AH, Kristensen H (2018) Treatment of selective mutism: a 5-year follow-up study. Eur Child Adolesc Psychiatry 27(8):997–1009. https://doi.org/10.1007/s00787-018-1110-7. Epub 2018 Jan 22

Patel DR, Feucht C, Brown K, Ramsay J (2018) Pharmacological treatment of anxiety disorders in children and adolescents: a review for practioners. Transl Pediatr 7(1):23–35. https://doi.org/10.21037/tp.2017.08.05

Schmidt-Traub S (2014) Panikstörung und Agoraphobie. Hogrefe, Göttingen

Traub J, In-Albon T (2017) Therapie-Tools Angststörungen im Kindes- und Jugendalter. Hogrefe, Göttingen

Tuschen-Caffier B, Kühl S, Bender C (2009) Soziale Ängste und soziale Angststörung im Kindes- und Jugendalter- Ein Therapiemanual. Hogrefe, Göttingen

Wehry AM, Bessedo-Baum K et al (2015) Assessment and treatment of anxiety disorders in children and adolescents. Curr Psychiatry Rep 17(7):52

# Zwangsstörungen

*Judith Nestler und Laura Weninger*

**Weiterführende Literatur – 108**

© Springer-Verlag GmbH Deutschland, ein Teil von Springer Nature 2020
M. Kölch et al. (Hrsg.), *Klinikmanual Kinder- und Jugendpsychiatrie und -psychotherapie*,
https://doi.org/10.1007/978-3-662-58418-7_7

◘ Tab. 7.1

| Erkrankung | Symptomatik | Therapiestrategie | Kodierungen in Klassifikationssystemen |
|---|---|---|---|
| Vorwiegend Zwangsgedanken oder Grübelzwang | Vorherrschend sind zwanghafte Ideen, bildhafte Vorstellungen oder Zwangsimpulse. Sie sind inhaltlich unterschiedlich, aber für die Betroffenen fast immer quälend. Zwanghafte Grübeleien bestehen manchmal in endlosen pseudophilosophischen Überlegungen unwägbarer Alternativen, häufig verbunden mit der Unfähigkeit, notwendige Entscheidungen des täglichen Lebens zu treffen. Bei Kindern sind isolierte Zwangsgedanken jedoch sehr selten | Kognitive Verhaltenstherapie inkl. Exposition mit Reaktionsverhinderung und ggf. Pharmakotherapie | ICD-10: F42.0 ICD-11: MB26.5 Obsessions DSM-5: na |
| Vorwiegend Zwangshandlungen | Vorherrschend sind Zwangshandlungen. Sie beziehen sich häufig auf Reinlichkeit (Händewaschen), Ordnung, Sauberkeit und Kontrollen. Das Ritual ist ein wirkungsloser, symbolischer Versuch, eine subjektiv erlebte Gefahr (die objektiv nicht besteht) abzuwenden. Die rituellen Handlungen können täglich stundenlang, unentschieden und langsam ausgeführt werden | Kognitive Verhaltenstherapie inkl. Exposition mit Reaktionsverhinderung und ggf. Pharmakotherapie | ICD-10: F42.1 ICD-11: MB23.4 Compulsions DSM-5: na |

◘ Tab. 7.1 Zwangsstörungen im Kindes- und Jugendalter – ICD-10/11/DSM-V

# Zwangsstörungen

◘ **Tab. 7.1** (Fortsetzung)

| Erkrankung | Symptomatik | Therapiestrategie | Kodierungen in Klassifikationssystemen |
|---|---|---|---|
| Zwangsgedanken und -handlungen, gemischt | Zwangsgedanken und Zwangshandlungen treten gleichwertig und gleichzeitig auf | Kognitive Verhaltenstherapie inkl. Exposition mit Reaktionsverhinderung und ggf. Pharmakotherapie | ICD-10: F42.2<br>ICD-11: 6B20<br>Obsessive-compulsive Disorder<br>Laut ICD-11 Gedanken oder Handlungen, meist beides<br>6B20.0 Obsessive-compulsive Disorder with fair or good insight<br>6B20.1 Obsessive-compulsive Disorder with poor or absent insight<br>Diverse substanzinduzierte Unterkategorien<br>DSM-5: 300.3<br>Specify if:<br>With good or fair insight<br>With poor insight<br>With absent insight/delusional beliefs<br>Specify if:<br>Tic-related |

## Fallbeispiel

Der 17-jährige Michael berichtet im Erstgespräch, an zunehmenden, sich wiederholenden Zwängen in Form von Gedankenritualen und sich wiederholenden Verhaltensweisen zu leiden. Die Gedankenrituale bestünden in gedanklichen Wiedergutmachungen von vermeintlich abwertenden Gedanken. Erstmals seien diese vor etwa 5 Jahren aufgetreten, wobei die Häufigkeit und Ausprägung seit einem Jahr zugenommen habe. Die Zwangshandlungen bestünden aus Wiederholungen, z. B. dem wiederholten An- und Ausziehen von Kleidung, wiederholtem Durch-eine-Türe-Treten, wiederholtem Aufstehen vom Sitzplatz und wieder Hinsetzen; abends könne er erst zu Bett gehen, nachdem er solche Rituale durchgeführt habe. Die Zwänge beschäftigten ihn täglich ca. 5–6 Stunden. Inzwischen beziehe er auch seine Eltern in die Handlungen mit ein und fordere Rückversicherungen bei ihnen ein. Michael schaffe es, seine Zwangshandlungen bei der Arbeit und in der Öffentlichkeit teilweise einzuschränken und zu unterdrücken. Sobald er allein im Betrieb bzw. zu Hause sei, hole er diese aber sofort nach, wodurch es zu erheblichen zeitlichen

Verzögerungen in seinen Tätigkeiten komme. Zusätzlich äußert Michael auch Konzentrationsprobleme.

Bisher habe er aufgrund des wachsenden Leidensdrucks Probatoriksitzungen bei einem Kinder- und Jugendlichenpsychotherapeuten erhalten, dieser habe ihm aufgrund der ausgeprägten und bereits länger bestehenden Problematik eine stationäre Behandlung empfohlen.

Die Mutter schildert, dass die Zwangshandlungen zunehmend „extremer" würden und Michael sie immer häufiger in diese integriere, weshalb die Belastung für sie kaum mehr erträglich sei.

### Epidemiologie
- Die Prävalenz zwangserkrankter Kinder und Jugendlicher wird auf 1–3 % geschätzt
- Es scheint zwei Erkrankungsgipfel zu geben, einen im vorpubertären Alter und einen im jungen Erwachsenenalter mit einem Durchschnittsalter von 21 Jahren
- Während im Kindesalter mehr Jungen als Mädchen erkranken, reduziert sich dieses Ungleichgewicht mit steigendem Alter
- Die Erkrankung verläuft oft sehr unterschiedlich
- Erschwerend kommt hinzu, dass viele Kinder und Jugendliche entwicklungsbedingte, passagere und meist gering ausgeprägte Zwangshandlungen und -gedanken zeigen, die von einer behandlungsbedürftigen, oft chronifizierenden Symptomatik abgegrenzt werden müssen

### Symptomatik und Klassifikation
**Klinisches Bild zwangserkrankter Kinder und Jugendlicher**
Zwangserkrankte Kinder und Jugendliche stellen bezüglich folgender Punkte eine recht heterogene Gruppe dar:
- Beginn der Erkrankung (abrupt vs. schleichend, auslösendes Ereignis vs. keines, vorpubertär vs. pubertär)
- Verschiedenste Symptome
- Unterschiedliche Variation der Symptome über die Zeit
- Unterschiedlicher Verlauf (chronisch, fluktuierend, starke Ausprägung mit anschließender Remission)
- Diverse Komorbiditäten (s. unten)

Gemeinsamkeiten dieser Gruppe sind:
- Nur eine Minderheit weist alleinig Zwangsgedanken (▶ Definition) auf (dann meist mit sexuellen, aggressiven oder selbstverletzenden Inhalten)
- Die meisten Kinder und Jugendlichen entwickeln auch Zwangshandlungen (▶ Definition)
- Zudem bleibt bei vielen Kindern und Jugendlichen unklar, wovor sie sich ängstigen
- Oft werden nur vage Vorahnungen benannt, dass etwas Schlimmes passieren könnte, oder es werden auch gar keine Befürchtungen geäußert (z. B. bei Symmetriezwängen: symmetrische Anordnung von Gegenständen, zumeist Kleider, Wohnungseinrichtung etc.)

**Zwangsgedanken ("obsessions")** - Zwangsgedanken können definiert werden als wiederkehrende und anhaltende Gedanken, Impulse, Vorstellungen, die als aufdringlich oder unangemessen empfunden werden und ausgeprägte Angst und großes Unbehagen hervorrufen. Das Kind oder der Jugendliche versucht, diese zu ignorieren oder zu unterdrücken. Oft wird versucht, die Zwangsgedanken mit anderen Gedanken oder Handlungen zu neutralisieren, die dann als Zwangshandlungen fungieren.

**Zwangshandlungen ("compulsions")** - Zwangshandlungen stellen sich als wiederholende Verhaltensweisen (z. B. Waschen, Ordnen, Kontrollieren) oder gedankliche Handlungen (z. B. Beten, Zählen, Wörter-Wiederholen) dar, zu denen sich das Kind oder der Jugendliche gezwungen fühlt. Diese Verhaltensweisen oder gedanklichen Handlungen dienen dazu, Unwohlsein oder Angst zu verhindern oder zu reduzieren bzw. befürchteten Ereignissen vorzubeugen.

- **Zwänge**
- Am häufigsten treten bei Kindern und Jugendlichen auf: **Kontaminationsängste**, z. B. vor AIDS oder Dreck, oft begleitet durch ritualisiertes **Waschen** oder **Kontaktvermeidung** mit „verseuchten" Gegenständen
- Häufig: **Sicherheitsängste** um sich selbst oder die Eltern, manchmal kombiniert mit Kontrollzwängen, Beten und Rückversicherungen (z. B. ständiges Rückversichern bei den Eltern, „dass auch nichts passiert")
- Oft spielt magisches Denken bei den Kindern noch eine große Rolle und die Abwendung von vorgestellten Katastrophen in Bezug auf die eigene Person oder andere
- Bei vielen Kindern werden in diesem Zusammenhang auch **Wiederholungszwänge** beobachtet wie
  - mehrfaches Zählen
  - Berühren
  - Lesen
  - Schreiben gleicher Passagen oder Arrangieren von Gegenständen, bis sie „richtig" sind (Just-right-Phänomen)
- Vor allem bezogen auf das Just-right-Phänomen gibt es oft Komorbiditäten mit motorischen Tic-Störungen
- Eher im Jugendlichenalter: **Grübelzwänge**, die oft dem Abbau von Selbstunsicherheit und sozialen Ängsten dienen können
- Viele Kinder und Jugendliche beziehen ihre Familie in ihre Zwänge ein
- Dies erfolgt nicht nur in Form der oben genannten Rückversicherungen
- Es kommt auch stellvertretende Ausführung von Zwangshandlungen durch die Eltern vor
- Bei schweren Zwangserkrankungen richtet sich manchmal das ganze Familiensystem nach den Ängsten und Vermeidungstendenzen der Kinder

- - **Formen und Unterschiede zwischen Klassifikationssystemen: ICD-10 vs. DSM-5 und ICD-11**

Bei Zwangsstörungen gibt es in der ICD-10/ICD-11 und DSM-5 keine spezifische Diagnose für das Kindes- und Jugendalter (▶ Definition).

Im Vergleich zwischen DSM-5, ICD-11 und ICD-10 ergeben sich hinsichtlich der Kernsymptomatik keine relevanten Unterschiede.

### Besonderheiten in der Einteilung im DSM-5
- Neu im DSM-5 ist die Zuordnung von einigen Störungen, die mit den Zwangsstörungen verwandt sind, bisher aber teilweise in anderen Kapiteln beschrieben wurden oder neu hinzugekommen sind: Body Dysmorphic Disorder (300.7), Hoarding Disorder (300.3), Trichotillomania (312.39), Excoriation (Skin-Picking) Disorder (698.4)
- Als Specifier werden „good" bzw. „fair insight", „poor insight" und „absent insight/delusional beliefs" sowie das Vorhandensein einer aktuellen oder in der Vergangenheit bestehenden Tic-Störung beschrieben
- Weiterhin können durch eine bestimmte Pathogenese entstandene Zwangsstörungen kodiert werden: Substanz- und medikamenteninduzierte Zwangsstörungen und verwandte Störungen (ZWAV) (Diagnose gemäß der auslösenden Substanz), ZWAV aufgrund eines anderen medizinischen Krankheitsfaktors (294.8)

### Besonderheiten in der Einteilung in der ICD-11
- In der ICD-11 bleibt die Kategorisierung vermutlich sehr ähnlich zur bisherigen Einteilung
- Ähnlich wie im DSM-5 wird die Krankheitseinsicht („fair or good insight" oder „poor insight") kodiert
- Ebenso wie im DSM-5 werden aber einige Diagnosen neu eingeführt (**6B24** Hoarding disorder, **6B25** Body-focused repetitive behaviour disorders, Substance-induced obsessive-compulsive or related disorders, **6E64** Secondary obsessive-compulsive or related syndrome) oder neu unter den Obsessive-compulsive and related disorders aufgeführt (**6B21** Body dysmorphic disorder, **6B22** Olfactory reference disorder, **6B23** Hypochondriasis, **8A05.00** Tourette syndrome)

#### ▪▪ Auswirkungen Teilhabe
- Zwangsstörungen können je nach Schweregrad einen starken Einfluss auf das psychosoziale Funktionsniveau haben
- Symptombedingt können Einschränkungen beim Schulbesuch oder bei wichtigen Anforderungen im Rahmen der Ausbildung auftreten (z. B. aufgrund von Zeitaufwand für die Ausführung von Zwangshandlungen, wie morgendliches Hygieneritual von 2–3 Stunden).
- Aufgrund der Symptome (z. B. Zeit, die für Zwänge aufgewendet wird, Ängste, z. B. vor Ansteckung, die in einer bestimmten Umgebung auftreten) tritt eine Reduktion der sozialen Kontakte oder Aktivitäten (z. B. Verein) auf.

**Zwangsstörungen** - Mindestens 2 Wochen müssen an den meisten Tagen Zwangsgedanken oder -handlungen, die quälend sind und die normalen Aktivitäten stören, auftreten. Sie müssen als eigene Gedanken/Impulse für den Patienten erkennbar sein, und wenigstens einem Gedanken oder einer Handlung muss Widerstand geleistet werden, auch wenn erfolglos. Die Gedanken oder Handlungen dürfen nicht an sich angenehm sein und müssen sich in unangenehmer Weise wiederholen. Dadurch sollen erhebliche psychosoziale Einschränkungen für den Patienten entstehen. Es wird in der ICD-10 zudem differenziert, ob vorwiegend Zwangsgedanken (F42.0) oder Zwangshandlungen (F42.1) oder Zwangsgedanken und Zwangshandlungen gemischt (F42.2) vorliegen.

# Zwangsstörungen

- Die Zwangshandlungen/-gedanken sind zeitaufwendig
- Im DSM-5 sowie in der ICD-11 wird zudem, im Gegensatz zur ICD-10, der „poor insight type" benannt, was bedeutet, dass es für manche Kinder und Jugendliche durchaus schwer ist, die Unbegründetheit dieser Impulse einzusehen
- Viele Kinder sehen im Gegensatz zu Erwachsenen die Zwangsgedanken auch nicht als eigene Impulse an

> **Praxistipp**
>
> Zwänge werden per definitionem eigentlich als „ich-dyston" („nicht zu sich gehörig") und somit als nicht „ich-synton" („zu sich gehörig") empfunden. Es wird daher auch versucht, ihnen Widerstand zu leisten. Dies trifft auf Kinder nicht immer zu.

- Die Schweregradeinschätzung der Erkrankung wird auf Achse VI (psychosoziales Funktionsniveau) kodiert, in manchen Studien findet sich auch die Einteilung in leichte, mittlere oder schwere Ausprägung

## Ätiologie

Bisher existiert kein einheitliches ätiopathogenetisches Modell, das die Entstehung einer Zwangserkrankung erklären könnte. Zum einen werden genetische Faktoren vermutet, zum anderen neurobiologische und -chemische Veränderungen.

### Genetische Faktoren

In diversen Studien zeigt sich der Einfluss von genetischen Faktoren. So besteht ein erhöhtes Erkrankungsrisiko bei Verwandten ersten Grades, insbesondere wenn die Zwangsstörung bereits im Kindesalter aufgetreten ist. Hier zeigt sich ein Erkrankungsrisiko von 24–26 %. Die Entstehung ist dabei polygenetisch, das heißt, mehrere Gene, die im serotonergen, glutamatergen und dopaminergen System eine wichtige Rolle spielen, leisten einen Beitrag zu einem erhöhten Risiko für die Entstehung einer Zwangsstörung. Es wurden viele wahrscheinlich im Zusammenhang mit Zwangsstörungen stehende Genloci, darunter 1q, 3q, 6q, 7p, und 15q, gefunden.

### Neurobiologisches Erklärungsmodell

**Kortikostriatothalamische Dysfunktionen**

- Vor allem aus bildgebenden Studien wird ein Ungleichgewicht zwischen den exzitatorischen und inhibitorischen Regelkreisen, die zwischen Frontalhirn, Basalganglien und Thalamus aktiv sind, vermutet
- Diese Regelkreise sind u. a. für die Filterung eingehender Informationen, Impulskontrolle und den Fokus der Aufmerksamkeit zuständig
- Es wird von einem Übergewicht der exzitatorischen (direkten) zuungunsten der inhibitorischen (indirekten) Schleifen des kortikostriatothalamischen Regelkreises ausgegangen. Dadurch zeigen sich – durch den orbitofrontalen Kortex vermittelt – übertriebene Sorgen bezüglich Hygiene oder anderen Gefahren, auf die eine

bewusste Aufmerksamkeit gelenkt wird (Zwangsgedanken) und als Folge Zwangshandlungen zur Neutralisierung der Ängste eingesetzt werden. Aufgrund der dadurch entstehenden Entlastung kommt es zur Verstärkung und wiederholtem Zwangsverhalten, wenn Zwangsgedanken auftreten

### Serotonin-Hypothese
- Unterstützt die Befunde der kortikostriatothalamischen Dysfunktion (s. oben), denn Serotonin (mit Dopamin als „Gegenzügel") reguliert das Gleichgewicht in den oben genannten Schleifensystemen
- Die Gabe von selektiven Serotonin-Wiederaufnahmehemmern (SSRI) kann Zwangssymptome reduzieren, eine überdosierte Stimulanziengabe (Dopaminagonisten) kann Zwangssymptome verstärken
- Weitere Studien stellten auch einen Einfluss von Dopamin, Glutamat und GABA auf die Entstehung von Zwangsstörungen fest

### Neurochemische Hypothesen
- Ergebnisse aus Untersuchungen zu verschiedenen Molekülen, wie N-Acetylaspartat, N-Acetylaspartylglutamat, Kreatin, GABA und anderen sind bisher uneinheitlich

### Neuropsychologische Faktoren
- Die Ergebnisse aus neuropsychologischen Studien sind heterogen, ergeben aber grundsätzlich Hinweise, dass Patienten mit Zwangsstörungen Leistungseinbußen in bestimmten exekutiven Funktionen zeigen
- Der Rückschluss, dass neuropsychologische Defizite in einem ätiologischen Zusammenhang mit Zwangsstörungen stehen, konnte aber bisher nicht bestätigt werden

### Umweltfaktoren
- Als auslösende Umweltfaktoren werden perinatale Komplikationen, psychosoziale Stressoren, Traumata und entzündliche Prozesse diskutiert

### Integratives medizinisches Entstehungsmodell einer Zwangsstörung
Menschen mit einer Zwangsstörung haben wahrscheinlich eine erhöhte genetische Vulnerabilität gegenüber Umweltfaktoren, die die Expression von Genen durch epigenetische Mechanismen modifizieren, die im Zusammenhang mit dem Glutamat-, Serotonin- und Dopamin-System stehen. Dies hat ein zwangsstörungsspezifisches Ungleichgewicht der direkten und indirekten Schleife des kortikostriatalen-thalamokortikalen Regelkreises zur Folge, was in einer Zwangssymptomatik resultiert.

### Neurologische Erkrankungen und Medikamentenabusus
Sie können ebenso Zwangssymptome erzeugen und sollten daher beachtet werden:
- Vergiftungen, Nebenwirkungen von Medikamenten wie Dopaminagonisten (hohe Dosen von Stimulanzien)
- Vorliegen von Chorea Sydenham: neurologische Variante von rheumatischem Fieber

# Zwangsstörungen

- → PANDAS ("pediatric autoimmune neuropsychiatric disorder associated with streptococcal infections", s. unten)
- Prader-Willi-Syndrom

## Psychologisches Erklärungsmodell

**Zwei-Faktoren-Theorie von Mowrer (1947)**
Annahme: durch klassische Konditionierung wird ein bisher neutraler Reiz (z. B. Schmutz) in Verbindung mit einem aversiven Reiz zu einem konditionierten Stimulus, welcher in Zukunft die Bildung einer konditionierten emotionalen Reaktion (Angst, Anspannung) auslöst. Durch operante Konditionierung (negative Verstärkung) werden Vermeidungsverhalten/Zwangshandlungen verstärkt und generalisieren.

- Das Modell erklärt sehr anschaulich die Gründe für Aufrechterhaltung und Generalisierung von Vermeidungsverhalten oder Zwangshandlungen
- Allerdings lässt sich nicht bei jedem Kind oder Jugendlichen ein auslösendes Ereignis finden, und die Entstehung von Zwangsgedanken bleibt unklar
- nichtsdestotrotz basieren die therapeutischen Interventionstechniken (Exposition mit Reaktionsverhinderung) auf diesem Modell

### Kognitiv-behaviorales Modell zur Entstehung von Zwangsgedanken

- Ausgangspunkt: 90 % aller Menschen haben gelegentlich aufdringliche Gedanken mit Stimuluscharakter (Intrusionen)
- Normalfall: Solche Gedanken haben keine weitere Bedeutung und ziehen vorüber
- Bei Menschen, die unter emotionaler Anspannung leiden oder gewisse Prädispositionen aufweisen, werden diese Gedanken jedoch häufiger gefiltert und (fehl-)interpretiert, das heißt, sie werden als bedrohlich eingeschätzt, oder die eigene Verantwortung wird überschätzt
- Dies führt zu Anspannung/Angst
- Eine solche emotionale Reaktion löst Handlungsbedarf aus: z. B. Neutralisieren der Gedanken durch Zwangshandlungen oder Vermeiden bestimmter Situationen
- Dies führt dazu, dass solchen Gedanken auch in Zukunft mehr Bedeutung beigemessen wird
- Der Kreislauf beginnt erneut
- Das Modell ist anschaulich und kann dem Patienten sowohl als Erklärungs- wie auch späteres Therapiemodell zur Einführung der Exposition mit Reaktionsverhinderung dienen (◘ Abb. 7.1)

> Zusammenfassend kann am ehesten von einem biopsychosozialen Entstehungsmodell ausgegangen werden, was oben genannte biologische und psychologische Faktoren integriert.

### Komorbiditäten

62–97 % aller Kinder und Jugendlichen mit Zwangsstörungen weisen mindestens eine komorbide Störung auf:

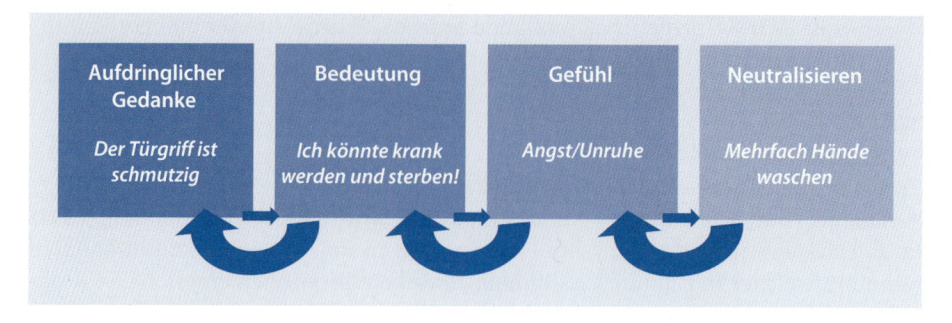

| Aufdringlicher Gedanke | Bedeutung | Gefühl | Neutralisieren |
|---|---|---|---|
| Der Türgriff ist schmutzig | Ich könnte krank werden und sterben! | Angst/Unruhe | Mehrfach Hände waschen |

**Abb. 7.1** Kognitiv-behaviorales Modell zur Entstehung von Zwangsgedanken

### Angst und Depression
- Ein Drittel bis über die Hälfte aller Kinder mit Zwangsstörungen hat parallel oder in der Vergangenheit eine Angststörung, oft kommen Überängstlichkeit und Trennungsangst vor
- Die Komorbidität mit Depression liegt bei 8–73 %

### Tic-Störung
- Bis zu 50 % aller am Tourette-Syndrom erkrankten Kinder und Jugendlichen entwickeln Zwangssymptome oder eine manifeste Zwangsstörung bis ins Erwachsenenalter
- Bei bis zu 60 % aller Kinder und Jugendlichen mit Zwangsstörungen tauchen Tics in der Lebensgeschichte auf; daher wird auch die These vertreten, dass ein Subtyp der Zwangserkrankung existiert, der genetisch mit dem Tourette-Syndrom zusammenhängt
- Zwangsstörungen, die in Zusammenhang mit Tic-Störungen stehen, unterscheiden sich vermutlich von gängigen Zwangsstörungen bezüglich folgender Merkmale:
    - klinische Symptomatik (mehr Berührungs- und Symmetriezwänge, aggressivere Gedanken, weniger Sauberkeitsthemen)
    - neurobiologische Zusammenhänge
    - Response auf Medikation (weniger reine SSRI-Response)
    - Geschlechterverhältnis (mehr Jungen)
    - Beginn (früher)

### Disruptive Störungen
- Mit Zwangsstörungen treten ebenso gehäuft auf:
    - ADHS (bis zu 33 %)
    - oppositionelles Trotzverhalten (bis zu 43 %)
- Hierbei kann sich die Differenzierung zwischen oppositionellem Trotzverhalten und Aggressionen, die durch die Zwangsstörung bedingt sind, schwierig gestalten
- Meist setzt die oppositionelle oder hyperaktive Symptomatik früher ein als die Zwangserkrankung

### Tiefgreifende Entwicklungsstörungen
- Kinder und Jugendliche mit tiefgreifenden Entwicklungsstörungen (Autismus, Asperger-Syndrom usw.) zeigen oft stereotypes Verhalten und Verhaltensroutinen;

allerdings verursachen diese Rituale und Impulse keinen Stress bei diesen Kindern und können so eher als Teil des Störungsbildes denn als zusätzliche Zwangsstörung interpretiert werden
— Trotzdem gibt es Überschneidungen in Symptomen und eine potenzielle Behandelbarkeit mit SSRI (s. unten)
— Stereotypien sollten in erster Linie mit atypischen Antipsychotika behandelt werden, falls eine Medikation notwendig sein sollte (s. unten)

### Andere Störungen
— Es existieren Symptomüberschneidungen mit
  — Anorexia nervosa
  — Bulimia nervosa
  — körperdysmorphen Störungen
  — Psychosen
  — Enuresis

## Diagnostik
Die Diagnostik bei Zwangserkrankungen nimmt einen breiten Raum ein, erfordert in der Regel mehrere Sitzungen und reicht auch in die therapeutische Phase hinein. Wesentlich ist die Exploration von Patient und Angehörigen.

> **Praxistipp**
>
> Da sich die Kinder und Jugendlichen für ihre Symptomatik häufig schämen, wird diese teilweise verneint, bagatellisiert oder rationalisiert. Zwangsstörungen können lange unentdeckt bleiben, wenn sie von Kindern verheimlicht werden. Daher sollte der Patient auf jeden Fall auch allein exploriert werden, insbesondere hinsichtlich Zwangsgedanken.

— Fremdanamnestische Daten durch Eltern und Lehrer sollten zur Beurteilung des Schweregrades und des Ausmaßes der Beeinträchtigung erhoben werden
— Es sollte eine genaue Anamnese der medizinischen und der Familiengeschichte (inkl. psychosozialer Situation) erhoben werden
— Insbesondere auf die störungsspezifische Entwicklungsgeschichte sollte eingegangen werden:
  — Persönlichkeits-, Verhaltensauffälligkeiten (z. B. perfektionistische Haltung, Widerstand gegen Veränderungen, Unentschlossenheit)
  — auslösende Bedingungen (z. B. intellektuelle oder emotionale Überforderung, soziale Integration, Störungen der psychosexuellen Entwicklung)
  — Verlauf (progredient, intermittierend)
  — Einschätzung von Verdeckungs- und Dissimulationstendenzen
— Die einzelnen Symptome sind zu explorieren nach
  — Beginn (in welchem Kontext und Verlauf)
  — täglicher Häufigkeit
  — zeitlicher Ausdehnung

- begleitenden Kognitionen (z. B. um ein Unglück zu verhindern)
- Kontext, auslösende und aufrechterhaltende Stimuli (Angsthierarchie)
- Ausmaß der vor und während der Symptombildung auftretenden Angst/Anspannung
- Selbstkontrollversuchen
- Einbindung anderer Personen in Ritualisierungen
- Grad der erlebten Beeinträchtigung durch das jeweilige Symptom, z. B. Schule

### ❓ Hilfreiche Fragen

Zuerst nach **Zwangshandlungen** fragen:
- Musst du manche Dinge immer wieder tun, die dir unsinnig vorkommen?
- Musst du manche Dinge immer wieder auf die gleiche Art und Weise durchführen?
- Wäschst du dich oft?
- Machst du oft sauber?
- Kontrollierst du oft, z. B. ob das Licht aus ist, ob das Fenster zu ist etc.?
- Brauchst du lange, um alltägliche Aufgaben zu Ende zu bringen?
- Ist es dir wichtig, dass du Dinge in einer bestimmten Reihenfolge machst?
- Ärgert dich Unordnung besonders?
- Zählst du bestimmte Dinge immer wieder?
- Findest du diese Handlungen sinnvoll oder eher nicht?
- Was würde passieren, wenn Du es nicht tätest?

Dann nach **Zwangsgedanken** fragen:
- Gehen dir immer wieder bestimmte Gedanken durch den Kopf, von denen du dich kaum lösen kannst?
- Hast du Angst vor ansteckenden Krankheiten?
- Hast Du Angst, dass etwas Schlimmes passiert, wenn du bestimmte Dinge nicht machst oder denkst und wenn ja, was?
- Würdest du diese Gedanken oder Verhaltensweisen gerne loswerden?

- Zudem sollte das Kind befragt werden
  - hinsichtlich seiner Einstellung zu den Symptomen und einer vorhandenen Krankheitseinsicht, oder
  - ob es versucht, den Zwängen zu widerstehen, und wie erfolgreich das war
- Es sollte ebenfalls nach zwanghaften Verhaltensweisen wie Haareausreißen, Nägelkauen, Hautzupfen, vermehrte Beschäftigung mit einzelnen Körperteilen etc. gefragt werden

#### ▪▪ Internistische/pädiatrisch-neurologische Untersuchung

Medizinische Anamnese und körperlich-neurologische Untersuchung: Der Fokus sollte auf das ZNS und neurologische Symptome (z. B. choreiforme Bewegungen) gerichtet werden; neurologische „Soft Signs", wie Tremor oder Koordinationsprobleme können ein Hinweis auf PANDAS sein.

## ▪▪ Apparative, Labor- und Testdiagnostik
Mögliche Untersuchungen:
- Labor: bei Kindern vor der Pubertät mit akutem Beginn (Verdacht auf PANDAS s. unten) Infektionsanamnese, Rachenabstrich, ASL-Titer und Anti-DNAse-B-Titer; die Antikörpertiter sind bei vielen Kindern vorhanden, (jedoch weist eine Verdopplung der Titer auf eine frische Infektion hin). Es kann hilfreich sein, die Antikörpertiter im Verlauf zu messen, um bei Symptomzunahme eine plötzliche Erhöhung der Titer festzustellen, allerdings ist hier eine Bakterienkultur Mittel der Wahl
- Es gibt keine neurophysiologischen oder bildgebenden Verfahren, die eine Zwangsstörung diagnostizieren

## ▪ Empfohlene testpsychologische Diagnostik
- Intelligenzscreening, bei Schulleistungsproblemen ausführliche kognitive Leistungsdiagnostik
- Evtl. weitere klinische Verfahren zur differenzialdiagnostischen Abklärung von z. B. Angst und Depression

## ▪▪ Störungsspezifische testpsychologische Diagnostik: Fragebogenverfahren/ klinische Interviews
- Zur Erleichterung der Exploration können auch Fragebögen/Interviews eingesetzt werden, z. B.
    - Children's Yale-Brown Obsessive-Compulsive Scale (CY-BOCS) (6–17 Jahre) oder
    - Yale-Brown Obsessive-Compulsive Scale (Y-BOCS) für ältere Jugendliche
- Diagnose-Checkliste Zwang DCL Zwang (DISYPS II)

> **Praxistipp**
>
> Bei eingeschränkten sprachlichen Fertigkeiten und bei geistiger Behinderung ist die Unterscheidung von Zwangshandlungen und Stereotypien häufig schwierig. Weiterhin können Zwangsgedanken manchmal nur schwer gesichert oder von Wahn abgegrenzt werden.

## ▪▪ Differenzialdiagnostik
Die Zwangsstörung muss differenzialdiagnostisch von den folgenden Störungen abgegrenzt werden.
**Subklinische Zwangssymptomatik:**
- Kinder zwischen 2 und 11 Jahren zeigen nichtbehandlungsbedürftige Zwänge als Entwicklungsphänomene:
    - Rituale
    - Sorgen
    - Symmetriebemühungen

- zwei Drittel der Vorschüler vollziehen Bettgehrituale
- bestimmte Routinen
- Schulkinder führen Wiederholungsspiele usw. durch, oft auch in Stresssituationen
- Hier sind die Kriterien Häufigkeit, Intensität, Angemessenheit in der Situation und Beeinträchtigung anzulegen

**Depressive Symptomatik:**
- Bei kurzen Episoden soll die Diagnose Vorrang haben, die zuerst da war
- Bei gleich starker Ausprägung soll die Depression als primär betrachtet werden
- Bei chronischen Störungen gilt diejenige als vorrangig, deren Symptome häufiger persistieren

**Ängstliche Symptomatik:**
- Panikattacken oder leichte phobische Störungen (F40, F41) sprechen nicht gegen die Diagnose einer Zwangsstörung

**Schizophrenie:**
- Zwangssymptome bei Schizophrenie sollen als Teil dieser Erkrankung betrachtet werden
- Bezüglich der wahnhaften Störungen allgemein gilt: Zwangsstörungen beinhalten zwar oft bizarre, unrealistische Befürchtungen, aber der Realitätsbezug außerhalb der Zwangsstörung ist vorhanden
- Zwangsverhaltensweisen können jedoch im Zuge von Prodromalstadien einer Schizophrenie gehäuft auftreten; sie stellen meist Versuche der Strukturierung und Umweltkontrolle durch die Erkrankten dar
- Eine symptomatische Behandlung der Zwänge wäre hier sogar eher kontraindiziert und würde die schizophrenen Symptome u. U. verstärken

**Tic-Störung (F95):**
- Zwangssymptome bei Tourette-Syndrom sollen als Teil dieser Erkrankung betrachtet werden

**Abnorme Gewohnheiten und Störungen der Impulskontrolle (F63)**
**Anankastische Persönlichkeitsstörung (F60.5)**

- ■ **PANDAS (pediatric autoimmune disorder associated with streptococcal infection)**
- Die Entstehung einer Zwangsstörung nach einer Infektion mit β-hämolysierenden Streptokokken der Gruppe A ist selten und die Pathophysiologie nicht vollständig geklärt
- Der vermutete Entstehungsmechanismus basiert auf der Annahme, dass es durch eine Immunantwort auf die β-hämolysierenden A-Streptokokken zu einer Kreuzreaktion mit und einer Entzündung von Strukturen der Basalganglien kommt, die eine bestimmte Symptomatik, einschließlich einer Zwangsstörung, Tics und evtl.

Hyperaktivität einschließt. Kritiker betonen, dass eine Infektion mit β-hämolysierenden Streptokokken der Gruppe A zu den eher unspezifischen physiologischen Stressfaktoren gerechnet werden können, die eine Zwangs- oder Tic-Störung auslösen
- Zusammengefasst besteht die größte Evidenz dafür, dass es eine kleine Subgruppe gibt, deren Symptome im Zusammenhang mit einer Infektion mit β-hämolysierenden A-Streptokokken beginnen oder sich verstärken
- Diagnostische Kriterien nach Swedo:
  1. Vorhanden sein einer Zwangs- oder Tic-Störung
  2. Beginn der Symptomatik im Alter zwischen 3 Jahren und dem Beginn der Pubertät
  3. Klinischer Verlauf: Plötzlicher Beginn oder plötzliche Verstärkung der Symptomatik, Symptome bilden sich zwischen Episoden zurück oder remittieren vollständig
  4. Zusammenhang mit einer Infektion mit β-hämolysierenden Streptokokken der Gruppe A (z. B. Rachenabstrich, Antikörper-Titer)
- Diagnostik: Eine Laboruntersuchung (s. oben) sollte durchgeführt werden
- Therapie:
  - Es gibt keine eindeutigen Therapieempfehlungen
  - Ein eindeutiger Nutzen einer Adenotonsillektomie sowie einer Immunglobulintherapie konnte nicht nachgewiesen werden
  - Antibiotika können zur Prävention und Behandlung einer Infektion und damit einer neuropsychiatrischen Symptomatik eingesetzt werden, die Evidenz reicht jedoch für eine eindeutige Empfehlung nicht aus
  - Psychotherapie kann hilfreich bei PANDAS sein und ist mit einem minimalen Risiko für den Patienten verbunden

## Therapie

### Einleitende Beratung
Für den weiteren Verlauf einer Zwangsstörung ist eine eingehende Aufklärung und Beratung der Eltern und Patienten besonders wichtig. Dabei sollte immer auch eine störungsspezifische Beratung in getrennten Gesprächen mit Eltern und Kind durchgeführt werden. Wenn andere wichtige Bezugspersonen, z. B. Geschwister, aber auch Großeltern, von der Symptomatik betroffen sind, sind diese in die Beratung mit einzubeziehen. Auch eine Beratung der Lehrer kann hilfreich sein.
   Die **Aufklärung der Eltern** umfasst:
- Informationen hinsichtlich Symptomatik, vermuteter Ätiologie, des anzunehmenden Verlaufs, der Behandlungsmöglichkeiten und Prognose
- Aufzeigen familiärer Bedingungen, die die Symptomatik aufrechterhalten mit dem Hinweis, dass die Symptomatik eher verstärkt wird, wenn ihr nachgegeben wird, und daher die Notwendigkeit besteht, angemessene Anforderungen beizubehalten
- Unterstützung positiver gemeinsamer Aktivitäten unabhängig von der Symptomatik

Die **Aufklärung des Kindes/Jugendlichen** umfasst:
- Informationen hinsichtlich Symptomatik, vermuteter Ätiologie, des anzunehmenden Verlaufs, der Behandlungsmöglichkeiten und Prognose in altersentsprechender Form
- Motivation, eigene Ressourcen zu nutzen

### Motivierung
- Grundlage für den Einsatz störungsspezifischer Therapieelemente: **intensive Motivationsphase** und Herstellung einer guten **therapeutischen Beziehung**
- Typischerweise sind Patienten mit Zwangsstörungen gegenüber einer Therapie sehr ambivalent
- Einerseits besteht zwar Leidensdruck durch den Zwang (z. B. übertriebenes Händewaschen), jedoch überwiegt andererseits die Angst (z. B. „Ich werde krank, wenn ich meine Hände nicht wasche")
- Man sollte sich von dieser scheinbaren Widersprüchlichkeit nicht irritieren lassen
- Ziel: Arbeitsbündnis mit dem Patienten, z. B. gemeinsam eine Pro-und-Kontra-Liste erstellen: Was spricht dafür, den Zwang zu behalten? Was spricht dafür, den Zwang abzugeben?

> **Praxistipp**
>
> Die Behandlung sollte als **multimodale Therapie** bestehend aus Aufklärung und Beratung des Kindes/Jugendlichen und der Eltern, Interventionen in der Familie, psychotherapeutischen Interventionen und ggf. Pharmakotherapie durchgeführt werden. Wenn psychotherapeutische Maßnahmen nicht ausreichend erfolgreich sind oder bei erheblichem Schwere- bzw. Beeinträchtigungsgrad der Symptomatik, sollte eine medikamentöse Behandlung eingeleitet werden.

- **Stationäre Therapie**

### Indikationen
- Besonders schwer ausgeprägte Symptomatik
- Besonders schwer ausgeprägte komorbide Störungen
- Beginnende Chronifizierung
- Mangelnde Ressourcen in der Familie oder besonders ungünstige psychosoziale Bedingungen
- Erhebliche Beeinträchtigung bei Alltagsaufgaben
- Nach nicht erfolgreicher ambulanter Therapie

### Besonderheiten bei stationärer Behandlung
- Für das stationäre Setting gelten die gleichen Behandlungsprinzipien wie für die ambulante Therapie
- Die Notwendigkeit einer stationären Therapie sollte zu Beginn mit dem Patienten und den Eltern thematisiert und erläutert werden

# Zwangsstörungen

- Schon bei der Aufnahme sollte eine aktive Mitarbeit der Eltern, z. B. bei Belastungserprobungen am Wochenende, vereinbart werden
- Weiterhin sollten die Erwartungen der Patienten und Angehörigen abgefragt werden: Es geht darum,
    - je nach Ausprägung der Erkrankung realistische Ziele zu definieren und
    - zu vermitteln, dass die Zwänge häufig auch nach einem stationären Aufenthalt nicht völlig verschwinden

### Familienzentrierte Interventionen
- Je jünger die Kinder sind, umso wichtiger sind familientherapeutische Maßnahmen
- Zunächst ist zu besprechen, wie sich die Zwangssymptomatik auf die Familie auswirkt und was bereits versucht wurde, um die Zwänge zu reduzieren
- Auch andere Probleme und Konflikte, die mit den Zwängen nichts zu tun haben, sollten angesprochen werden
- Daraus folgt die Erarbeitung eines gemeinsamen Krankheitskonzepts, das u. a. erklärt, dass Zwangshandlungen zur Angstreduktion eingesetzt werden
- Die Familie sollte dazu angeregt werden, gemeinsame positive Aktivitäten beim Auftreten von Zwangssymptomen zu beenden

> **Praxistipp**
>
> Eltern sollten eingehend beraten werden, das Zwangsverhalten nicht zu unterstützen, zwangsauslösende Situationen nicht zu vermeiden und Rückversicherungen schrittweise abzubauen (z. B. wenn sich das Kind bei den Eltern rückversichert, ob die Türen verschlossen sind). Bemühungen des Kindes sollten belohnt werden.

### Psychotherapie
- Für das Kindes- und Jugendalter ist die Wirksamkeit der kognitiven Verhaltenstherapie inkl. Exposition mit Reaktionsmanagement (ERP/„exposure response prevention") am besten belegt und erzielt vor allem Langzeiteffekte
    - Die Einbeziehung der Eltern in die Therapie, vor allem beim Führen von Protokollen und bei der ERP, bringt gute Ergebnisse
    - Bisher gibt es keine eindeutigen Nachweise, welche Frequenz und Intensität der Sitzungen den höchsten Nutzen bringt sowie über den Vergleich einzelner Behandlungskomponenten
    - Im Allgemeinen sollten die Sitzungen wöchentlich erfolgen
    - Auch computer-/internetbasierte kognitive Verhaltenstherapie (KVT) sowie kognitiv verhaltenstherapeutische Interventionen in Gruppen wirken
- Empfehlenswert sind die Verwendung von evidenzbasierten verhaltenstherapeutischen Therapiemanualen wie z. B. „Zwangsstörungen bei Kindern und Jugendlichen" von Wewetzer und Wewetzer 2012
- Aktuell gibt es keine Hinweise, dass eine alleinige Veränderung der familiären Funktion Zwangssymptome verbessern kann
- Es gibt keinen Beleg, dass psychodynamische und einsichtsorientierte Verfahren in der Behandlung von Zwangsstörungen effektiv sind

## Expositionsbehandlung und Reaktionsmanagement

Das Kernelement der Verhaltenstherapie bei Zwangsstörungen ist die Konfrontation des Patienten mit der gefürchteten Situation (Stimulus-Exposition) und der Verhinderung von Vermeidungsreaktionen. Das Vorgehen muss vorher mit dem Patienten detailliert besprochen werden.

- Zunächst sollte ein Erklärungsmodell eingeführt werden (◘ Abb. 7.1)
- Anschließend wird eine Hierarchie angst- bzw. zwangsauslösender Situationen erstellt
- Die Exposition erfolgt entweder abgestuft mit zunehmender Angststärke (graduierte Exposition) oder in Form einer Reizüberflutung (Konfrontation mit intensivsten Angstauslösern)
- Wegen der hohen emotionalen Belastung einer Exposition sollte bei Kindern und Jugendlichen grundsätzlich eher das abgestufte Vorgehen gewählt werden
- Reaktionsmanagement (früher „Reaktionsverhinderung") bedeutet, dass der Patient keine Zwangshandlungen zur Angstreduktion durchführt und lernt, seine Emotionen/Anspannungszustände sowie Kognitionen in der Situation auszuhalten und dadurch langfristig positiv zu verändern
- Für eine gelungene Reaktionsverhinderung im vereinbarten Rahmen sollten insbesondere Kinder durch soziale oder andere Verstärker belohnt werden

## Kognitive Therapieverfahren

- Bisher gibt es zum Einsatz rein kognitiver Verfahren bei Kindern und Jugendlichen mit Zwangsstörungen nur wenige kontrollierte Interventionsstudien, trotzdem werden sie mittlerweile als wichtige Ergänzungen zur ERP gesehen und in der Regel kombiniert eingesetzt
- Kognitive Techniken wären z. B. die Vermittlung eines kognitiven Modells, das Aufdecken dysfunktionaler Überzeugungen und das Infragestellen sowie Ersetzen dieser durch funktionalere Kognitionen
- Metakognitive Techniken stellen Ansätze dar, in denen es darum geht, die Bedeutung, die die Patienten den Gedanken zuschreiben, in Frage zu stellen/zu reduzieren, metakognitive Überzeugungen wie z. B. Gedanken-Ereignis-Fusion („wenn ich etwas denke, dann passiert es tatsächlich") und Gedanken-Handlungs-Fusion („wenn ich denke, dass ich etwas Schlimmes tun könnte, mache ich es tatsächlich") werden aufgedeckt und über Dialoge, Gedanken- und Verhaltensexperimente verändert. Ziel ist, dass der Patient lernt, Zwangsgedanken aus einer inneren Distanz „non-reaktiv" wahrzunehmen und sie vorbeiziehen zu lassen (Luftballonmetapher, Schiffmetapher), „losgelöste Achtsamkeit"
- Kognitive Methoden sind auch bei Patienten hilfreich, die neben den Zwängen depressive Symptome aufweisen

> **Häufige kognitive Verzerrungen bei Kindern und Jugendlichen**
> - Polarisiertes Denken (Schwarz-Weiß-Denken)
> - Übergeneralisierung (ist immer so, alle sind so)
> - Arbiträre Schlussfolgerung (negative Interpretationen ohne Datenbasis)
> - Selektiver Filter (Betonung negativer Ereignisse, Negation positiver Erfahrungen)
> - Katastrophisieren

# Zwangsstörungen

Folgende **Techniken** können zur Anwendung kommen:
- Selbstinstruktionstraining, um die Entstehung von Zwangsgedanken zu verhindern
- Einüben von „Gedankenstopp" zur Vermeidung kognitiver Rituale, insbesondere als Prophylaxe in Stresssituationen
- Gedanken zu Ende denken/sich damit konfrontieren, bis er keine Angst mehr auslöst
- Metakognitive Techniken (s. oben) wie z. B. losgelöste Achtsamkeit zum Umgang mit Zwangsgedanken (vorbeiziehen lassen)
- Kognitive Umstrukturierung der kognitiv verzerrten Bewertungsmuster und der gedanklichen Schlussfolgerungen des Patienten

### Pharmakotherapie (▶ Kap. 40)
- Eine Pharmakotherapie soll bei einer schweren Zwangssymptomatik, am besten in Kombination mit einer kognitiven Verhaltenstherapie eingesetzt werden
- Als Anhaltspunkte für den Beginn einer Medikation gelten ein Wert über 23 in der CY-BOCS, eine deutliche Beeinträchtigung durch die Zeit, die für die Zwänge aufgewendet wird, die subjektive Belastung oder die Beeinträchtigung des psychosozialen Funktionsniveaus
- Auch um eine kognitive Verhaltenstherapie überhaupt erst zu ermöglichen (z. B. bei Vorliegen von Komorbiditäten, die eine KVT verhindern) kann eine Pharmakotherapie schon frühzeitig notwendig werden
- Weitere Gründe für eine Pharmakotherapie können eine geringe Einsichtsfähigkeit des Patienten, eine begrenzte Möglichkeit aufgrund psychosozialer Belastung die Familie zu involvieren oder die geringe Verfügbarkeit von geeigneten Psychotherapeuten sein
- Die Medikation sollte immer mit einer Psychotherapie kombiniert sein, selbst wenn keine spezifische KVT verfügbar ist
- In der Aufklärung muss auf die Wirksamkeit der KVT hingewiesen werden, da eine Medikation allein einer KVT oder der Kombination KVT plus Medikament unterlegen ist.
- Medikamente zur Behandlung von Zwangsstörungen müssen langfristig eingenommen und bei Absetzwunsch langsam über Monate reduziert werden
- Die Rückfallgefährdung ist hoch

### Selektive Serotoninwiederaufnahmehemmer (SSRI)
- Konsistente Datenlage zum Einsatz von SSRI bei Zwangsstörungen bei Kindern und Jugendlichen, was die Wirksamkeit von SSRI in Bezug auf Symptomreduktion und globales Funktionsniveau betrifft; daher werden SSRI als Mittel der 1. Wahl eingesetzt (Sertralin, Fluvoxamin, Fluoxetin, evtl. auch Paroxetin oder Citalopram)
- Bisher wurden Wirksamkeitsunterschiede innerhalb der Gruppe der SSRI nicht ausreichend untersucht
- Im Kindesalter sind in Deutschland bisher nur Fluvoxamin ab dem 8. Lebensjahr und Sertralin ab dem 6. Lebensjahr zugelassen

- Clomipramin hat ebenfalls eine gute Wirksamkeit, sollte jedoch aufgrund des Nebenwirkungsprofils, insbesondere kardialer Arrhythmien und der Toxizität bei Überdosis, nur im Ausnahmefall eingesetzt werden
- **Dosierung** einschleichend, da Nebenwirkungen besonders zu Beginn der Behandlung auftreten
    - Sertralin: Startdosis bei Kindern 12,5–25 mg, bei Jugendlichen 25–50 mg, Steigerung in 50-mg-Schritten nicht häufiger als einmal pro Woche, Maximaldosis 200 mg
    - Fluvoxamin: Startdosis bei Kindern 12,5–25 mg, bei Jugendlichen 25–50 mg, Steigerung je nach Verträglichkeit alle 4–7 Tage um 25 mg, Maximaldosis 200 mg/Tag, ab einer Dosis von über 50 mg pro Tag sollte die Dosis auf zwei Gaben verteilt werden; wenn nicht gleich verteilt, dann die höhere Dosis am Abend
    - Fluoxetin: Startdosis bei Kindern 2,5–10 mg, bei Jugendlichen 10–20 mg, Dosis 20–40 mg/Tag
- Der Wirkungseintritt kann bis zu 12 Wochen dauern
- Die Medikation sollte 6–12 Monate nach einer eingetretenen Stabilisierung noch fortgeführt werden und dann langsam über Monate abgesetzt werden
- ein plötzliches Absetzen sollte grundsätzlich vermieden werden, um das Risiko von Absetzsymptomen zu verringern.
- „KVT-Boostersitzungen" können während oder nach dem Absetzen hilfreich sein, um Rückfälle zu vermeiden oder hinauszuzögern
- Bei zwei oder drei Rückfällen mit mindestens mittlerem Schweregrad sollte über eine Verlängerung der Pharmakotherapie (Jahre) nachgedacht werden
- Sorgfältiges Monitoring und gute Dokumentation von **Nebenwirkungen:** vor allem auf Veränderungen des Verhaltens (z. B. Aktivierung, manische Symptome) sollte sorgfältig geachtet werden; diese treten bei jüngeren Kindern häufiger auf als bei Jugendlichen und Erwachsenen und können sich auch erst später im Verlauf zeigen;
- Auf das (bei Zwangsstörungen geringe) Risiko von Suizidalität bei der Medikation mit SSRI sind Eltern und Patienten hinzuweisen (▶ Kap. 40)
- Gerade bei der ambulanten Behandlung muss ein aufmerksames Setting installiert werden, welches solche Verhaltensveränderungen beobachtet
- Beim Auftreten von Nebenwirkungen sollte die Dosis entsprechend reduziert werden, bis ein therapeutisches Fenster gefunden ist, in dem eine ausreichende Wirksamkeit und angemessene Verträglichkeit gefunden ist; sollte dies nicht erreichbar sein, sollte das Präparat gewechselt werden
- Es muss eine ausführliche Aufklärung über Indikation, Dauer, verzögerte Wirkung (bis zu 12 Wochen) und mögliche Nebenwirkungen erfolgen, die auch dokumentiert wird
- Die sorgeberechtigten Eltern müssen ihr Einverständnis auch schriftlich geben
- Vor dem Absetzen sollte mit Patient und Eltern besprochen werden, dass es zu einem Wiederauftreten von Symptomen bzw. zu Absetzsymptomen kommen kann
- Clomipramin:
    - Vor der Medikation: ausführliche Anamnese zu Herzerkrankungen des Patienten und seiner Familie; nichtfieberhafte Krampfanfälle in der Vergangenheit sollten erfasst werden, stellen aber keine absolute Kontraindikation dar; neben einer pädiatrischen Untersuchung, einschließlich der Herzauskultation und Messung von Herzfrequenz und Blutdruck ist auch ein EKG erforderlich

# Zwangsstörungen

- Keine Medikation bzw. Dosissteigerung bei PR>200 ms, QRS>120 ms oder einer Steigerung von >30 % im Vergleich zur Baseline, RR> 140 mmHg systolisch oder 90 mmHg diastolisch und einer Herzfrequenz in Ruhe >130/min
- QTc >450 ms stellt eine Kontraindikation für die Behandlung mit Clomipramin dar
- Nebenwirkungen sind bei Clomipramin häufig (bei bis zu 60 % der Kinder) und beinhalten anticholinerge, adrenerge und histaminerge Nebenwirkungen (trockener Mund, Obstipation, Schwindel, orthostatische Dysregulation, Schwitzen, Sedierung)
- Grundsätzlich ist der Behandlungserfolg bei Vorliegen von komorbiden Störungen (z. B. ADHS, Tics oder Störungen des Sozialverhaltens) geringer als bei Zwangsstörungen allein
- Bei Zwangsstörungen und komorbiden Tic-Störungen sollte eine KVT oder KVT mit Medikation (z. B. Sertralin) als Therapie der Wahl eingeleitet werden
- Patienten, die einen Verwandten ersten Grades mit einer Zwangsstörung haben, sprechen häufig schlechter auf eine KVT an, weshalb initial eine kombinierte Therapie eingeleitet werden kann
- Patienten mit geringerem Schweregrad, weniger störungsbedingter Beeinträchtigung, weniger komorbiden externalisierenden Symptomen und weniger familiärer Nachgiebigkeit haben eine günstigere Prognose, weshalb in erster Linie eine KVT zu empfehlen ist

- **Therapieresistenz**
- Als Therapieresistenz gilt ein fehlendes bzw. unzureichendes Ansprechen auf bekannte effektive Therapien, im Falle der Zwangsstörung zwei SSRI oder ein SSRI und Clomipramin sowie eine nach den Regeln der Kunst durchgeführte KVT. Jedes SSRI oder Clomipramin soll mindestens über 10 Wochen in der maximalen bzw. maximal tolerierten Dosis und 3 Wochen in unveränderter Dosis verabreicht werden, eine KVT 8–10 Sitzungen, davon 6–8 Sitzungen mit Exposition und Reaktionsmanagement durchgeführt sein, bevor eine Therapieresistenz festgestellt wird. Häufiger als eine Therapieresistenz kommt ein partielles Ansprechen auf die Therapie vor. Vor dem Wechsel des Therapieregimes sollte überprüft werden, ob das Medikament über einen ausreichenden Zeitraum in ausreichender (maximal möglicher Dosis) gegeben wurde
- Augmentationsstrategien: SSRI + Clomipramin, insbesondere Fluvoxamin + Clomipramin, da Fluvoxamin den Abbau von Clomipramin zu Desoxymethylclomipramin hemmt und somit der serotonerge Effekt verstärkt wird; eine niedrige Dosis (25–27 mg/Tag) kann bereits ausreichend sein; Cave: sorgefältiges Monitoring, vor allem EKG
- Ohne eindeutige Evidenz, jedoch nach klinischer Erfahrung kann eine Augmentation mit Venlafaxin oder Duloxetin erfolgen
- Auch eine Kombination mit Clonazepam ist denkbar, sollte aber insbesondere bei jüngeren Patienten nur mit großer Vorsicht eingesetzt werden
- Die am häufigsten angewendete Augmentationsstrategie ist die Anwendung von atypischen Antipsychotika. Für Kinder und Jugendliche gibt es leider keine ausreichende wissenschaftliche Evidenz, jedoch wird von Experten der Einsatz von atypischen Antipsychotika, beispielsweise Risperidon, insbesondere bei komorbiden

Tic-Störungen, geringer Krankheitseinsicht, tiefgreifenden Entwicklungsstörungen und Stimmungsschwankungen vorgeschlagen. Nach dem Grundsatz „primum non nocere" ist hier aber größte Sorgfalt mit der genauen Erfassung von Wirksamkeit und Nebenwirkungen geboten. Die Behandlung mit atypischen Antipsychotika erfolgt additiv. Eine Monotherapie mit Antipsychotika kann nicht empfohlen werden.

### ▪ Weitere Maßnahmen und Hilfen

Kinder und Jugendliche mit Zwangsstörungen sind nach Beendigung einer Therapie, insbesondere einer stationären Therapie, deutlich rückfallgefährdet, vor allem wenn dysfunktionale Verhaltensmuster in der Familie sehr eingefahren sind und soziale Kompetenzen fehlen. In solchen Fällen sollte an pädagogische unterstützende Maßnahmen über das Jugendamt, weitere intensive Elternberatung, ggf. auch an eine außerfamiliäre Unterbringung gedacht werden.

### ▪ Auszug aus dem Arztbrief

Michael wurde aufgrund ausgeprägter Zwangshandlungen und -gedanken, die ihn zuletzt daran hinderten, seiner Ausbildung adäquat nachzukommen, und auch im häuslichen Bereich aufgrund von eingefordertem Rückversicherungsverhalten die Eltern stark belasteten, auf unsere Jugendstation aufgenommen. Die durchgeführte Eingangsdiagnostik bestätigte das Bild einer bereits chronifizierten Zwangsstörung mit Zwangshandlungen und -gedanken gemischt. Die beschriebenen Konzentrationsprobleme spiegelten Michaels starke Beschäftigung mit seinen Zwangsgedanken und Gedankenritualen wider, eine komorbide Aufmerksamkeitsstörung ohne Hyperaktivität konnte auch im Rahmen der ausführlichen Anamnese, die keine Hinweise auf prämorbide Auffälligkeiten ergab, und der Verhaltensbeobachtungen im Therapieverlauf ausgeschlossen werden. Im CY-BOCS Interview bestätigten sich Wiederholungszwänge, Gedankenrituale sowie quälende abwertende Zwangsgedanken in klinisch hoch auffälligem Ausmaß.

Im Rahmen des multimodalen Behandlungskonzeptes, bestehend aus Milieutherapie, verhaltenstherapeutischer Einzel- und Gruppentherapie mit regelmäßigen Elterngesprächen sowie therapiebegleitenden Co-Therapien (Musiktherapie, Ergotherapie und Arbeitstherapie) erfolgte zunächst eine ausführliche Psychoedukation für Michael und seine Eltern über das individuelle Entstehungsmodell sowie aktuell aufrechterhaltende Bedingungen von Michaels Zwangsstörung. Im Zuge einer durch das milieutherapeutische Setting und den Besuch der Klinikschule unterstützten Selbstbeobachtungsphase lernte Michael seine Zwänge im Alltag zunächst präziser zu identifizieren und auslösende sowie begünstigende Faktoren zu benennen. Es gelang ihm zunehmend, sich schrittweise mehr von seiner Symptomatik zu distanzieren, er entwickelte deutlicheren Leidensdruck und mehr Motivation, seine Zwänge einzugrenzen.

Durch Einsicht in das Therapierational der Exposition mit Reaktionsmanagement wurde gemeinsam ein stufenweiser Konfrontationsübungsplan für ihn erstellt, zunächst therapeutisch in den Stunden begleitet und dann auch außerhalb im Stationsalltag sowie an den Wochenenden zu Hause damit geübt, die Zwänge einzugrenzen. Dies fiel Michael im stationären Kontext unterstützt durch das milieutherapeutische Team leichter als im häuslichen Umfeld. Ferner wurde im Rahmen der Einzeltherapie durch kognitive Techniken an den dysfunktionalen metakognitiven Überzeugungen angesetzt, was Michael deutlich entlastete und ihn darin unterstützte, Zwangsgedanken weniger emotional zu bewerten, so zunehmend diese Gedanken ziehen zu lassen und sich zu distanzieren.

Zudem wurde eine Pharmakotherapie mit Sertralin einschleichend begonnen und bis 100 mg täglich gesteigert. Unter dieser Dosis zeigte sich eine gute Wirksamkeit und Verträglichkeit, wodurch die Psychotherapie gut unterstützt wurde.

Michaels Eltern erhielten im Rahmen der Eltern- und Familiengespräche intensive Anleitung im Umgang mit Michaels Zwängen, und insbesondere Michaels Mutter wurde darin bestärkt, stellvertretende Rituale und Rückversicherungen für ihren Sohn schrittweise abzubauen. Konflikte zwischen beiden Elternteilen und die dadurch belastete familiäre Interaktion waren ebenso Thema der Familiengespräche wie die Abgrenzung und Autonomieentwicklung von Michael.

Michael gelang es zunehmend, sein psychosoziales Funktionsniveau wieder zu steigern und seinen Alltag im Rahmen von Außenschulversuchen, Besuch der Lehrstelle und Wochenendbeurlaubungen ohne große Einschränkungen durch Zwänge zu meistern. Wir empfehlen im Anschluss an die stationäre Behandlung eine weitere psychotherapeutische Unterstützung zur fortlaufenden Stabilisierung/Generalisierung der Therapieeffekte und Rückfallprophylaxe sowie flankierende Jugendhilfemaßnahmen zur weiteren Förderung der Autonomieentwicklung von Michael und pädagogischen Unterstützung der Eltern.

Medikation: Sertralin 100 mg 1-0-0-0

- **Auszug aus der ärztlichen Stellungnahme nach § 35a SGB VIII**

Michael wurde auf die Jugendstation aufgenommen, da er seit ca. 5 Jahren zunehmend unter Zwangshandlungen und Zwangsgedanken leidet. Er berichtete vor allem von Wiederholungszwängen, die Alltagstätigkeiten wie z. B. Aufstehen und Hinsetzen sowie An- und Auskleiden betreffen. Die Zwänge beschäftigten ihn täglich mehrere Stunden. Er bezog auch seine Mutter intensiv in die Handlungen mit ein, was für diese sehr belastend war. Durch die Zwänge kam es im Betrieb und zu Hause zu erheblichen Zeitverzögerungen und Konzentrationsproblemen sowie auch zu Auseinandersetzungen. Michael konnte seinen Freizeitbeschäftigungen nicht mehr nachgehen, zog sich sozial zurück.

Während des stationären Aufenthalts zeigte sich bei Michael durch die durchgeführte multimodale verhaltenstherapeutische Behandlung eine deutliche Zwangsreduktion und Entlastung. Gleichzeitig wurde deutlich, dass Michael Probleme hat, eigene Bedürfnisse zu formulieren und zu äußern. Er wirkt diesbezüglich sehr unsicher und wenig selbstständig. Ein wichtiges Therapieziel war daher die Autonomieentwicklung von Michael, vor allem auch im Hinblick darauf, dass Michael in der Vergangenheit eine Vermittlerrolle im Ehekonflikt seiner Eltern übernommen hatte. Die Zwangsverhaltensweisen und sozialen Probleme zeigten sich hauptsächlich im familiären Kontext und unter Einbezug der Eltern. Michael gelang es im stationären Setting hingegen, in der Gruppe Gleichaltriger und mit Unterstützung durch die Betreuer selbstständiger zu werden, altersadäquate Dinge auszuprobieren, selbstsicherer zu werden und sich von der häuslichen Situation abzugrenzen. Die Zwänge sind teilweise noch vorhanden, schränken Michael zeitlich jedoch deutlich weniger ein. Michaels Eltern gelingt es nach intensiver Elternberatung, ihre Differenzen weniger vor dem Jugendlichen auszutragen und sich bezüglich seiner Zwänge mehr zu distanzieren und weniger einbinden zu lassen, was jedoch auch noch zu Konflikten im Alltag führte.

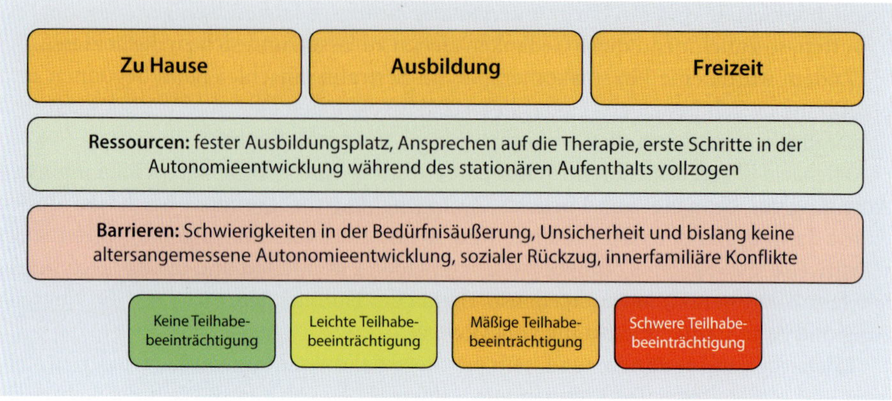

## Abb. 7.2 Schema zur Erfassung der Teilhabebeeinträchtigung im Fall von Michael

### Vorschlag zur Umsetzung der Hilfen

Zur Verhinderung einer weiteren Chronifizierung der Problematik, erneuter häuslicher Eskalationen und eines Rückfalls in alte Verhaltensmuster erachten wir aus kinder- und jugendpsychiatrischer Sicht eine pädagogische Unterstützung der Eltern sowie die Förderung von Michaels Abgrenzung und Autonomieentwicklung im häuslichen Rahmen für indiziert. Dies könnte z. B. in Form einer Erziehungsbeistandschaft und regelmäßiger Elternberatung geschehen. Im Zuge einer solchen Maßnahme kann Michael weiter in seiner Autonomieentwicklung gefördert werden und seine Zwangsverhaltensweisen weiter im Alltag zu reduzieren lernen. Im familiären Umfeld kann Michael im Abgrenzungsprozess unterstützt werden und die Eltern weiterhin angeleitet werden, ihre Konflikte nicht mehr unter Einbezug ihres Sohnes zu klären und bezogen auf die Zwangssymptomatik nicht mehr in alte Rückversicherungsmuster zu fallen.

Schema zur Erfassung der Teilhabebeeinträchtigung im Fall von Michael ◘ Abb. 7.2.

## Weiterführende Literatur

Farhood Z, Ong AA, Discolo CM (2016) PANDAS: a systematic review of treatment options. Int J Pediatr Otorhinolaryngol 89:149–153

Geller DA, March J, the AACAP Committee on Quality Issues (2012) Practice parameters for the assessment and treatment of children and adolescents with obsessive-compulsive disorder. J Am Acad Child Adolesc Psychiatry 51(1):98–113

Golez H, Döpfner M, Roessner V (2018) Zwangsstörungen. Hogrefe, Göttingen

Mowrer OH (1947) On the dual nature of learning: a re-interpretation of „conditioning" and „problem solving". Harv Educ Rev 17:102

Pauls DL, Abramovitch A, Rauch SL, Geller DA (2014) Obsessive-compulsive disorder: an integrative genetic and neurobiological perspective. Nat Rev Neurosci 15(6):410–424

Simons M (2012) Anders denken – Metakognitive Therapie für Kinder und Jugendliche mit Zwangsstörungen: Ein Behandlungsplan. Verhaltenstherapie 22:259–267

Swedo SE, Leonard HL, Garvey M et al (1998) Pediatric autoimmune neuropsychiatric disorders associated with streptococcal infections: clinical description of the first 50 cases. Am J Psychiatry 155(2):264–271

Wewetzer G, Wewetzer C (2012) Zwangsstörungen bei Kindern und Jugendlichen – Ein Therapiemanual. Hogrefe, Göttingen.

# Selektiver Mutismus

*Paul L. Plener und Nina Spröber-Kolb*

**Weiterführende Literatur – 119**

© Springer-Verlag GmbH Deutschland, ein Teil von Springer Nature 2020
M. Kölch et al. (Hrsg.), *Klinikmanual Kinder- und Jugendpsychiatrie und -psychotherapie*,
https://doi.org/10.1007/978-3-662-58418-7_8

### Tab. 8.1 Selektiver Mutismus

| Erkrankung | Symptomatik | Therapiestrategie | Kodierungen in Klassifikationssystemen |
|---|---|---|---|
| Selektiver Mutismus | Konsequentes Versagen des Sprechens in bestimmten sozialen Situationen seit mindestens einem Monat, in denen eine Erwartung für das Sprechen besteht, bei vorhandener Sprachkompetenz | Verhaltenstherapeutische Strategien wie Notfallmanagement, Sozialkompetenz, Stimulusfading und Modellierung/Shaping sind erfolgreiche Strategien. Meist ambulant, bei Beschwerdepersistenz und Chronifizierung ggf. stationär | ICD-10: F 94.0 ICD-11: 6B06 DSM-5: 313.23 |

### Fallbeispiel

Die 7-jährige Laura wird von ihren Eltern auf Veranlassung der Klassenlehrerin in der Ambulanz vorgestellt. Befragt danach, warum Laura zur ambulanten Vorstellung kommt, gibt diese keine Antwort. Die Eltern berichten, keine Auffälligkeiten bei Laura bemerkt zu haben, der Klassenlehrerin sei jedoch aufgefallen, dass Laura seit der Einschulung vor 4 Monaten bislang in der Schule noch kein Wort gesprochen habe. Laura sei laut Angaben der Eltern immer schon ein schüchternes Kind gewesen, das nicht mit Fremden sprechen wollte. Im Kindergarten sei sie immer für sich gewesen. Zu Hause und mit engen Familienangehörigen unterhalte sie sich gerne, ebenso sei die Sprachentwicklung unauffällig verlaufen.

Familiäre und soziale Situation: Laura lebt bei den leiblichen Eltern, gemeinsames Sorgerecht, Einzelkind, Vater ganztägig, Mutter in Teilzeit berufstätig. Laura sei immer schon vom Temperament her schüchtern, habe sich in neuen Situationen „schwergetan", so habe beispielsweise die Eingewöhnung in den Kindergarten fast 3 Monate gedauert. Dort seien die Erzieherinnen dann sehr auf sie eingegangen, es habe Ausnahmen z. B. im Erzähl- und Singkreis für sie gegeben, sie habe nicht mitmachen müssen. Laura spiele nur mit einzelnen Kindern, oft auch allein für sich. Enges erweitertes familiäres System (z. B. Großeltern, Tanten). Im familiären Rahmen sei Laura aufgeweckt, lebendig, spreche. Enge Bindung zwischen den Eltern (vor allem der Mutter) und Laura.

**Familienanamnese:** Die Mutter sei ebenfalls früher sehr schüchtern und ängstlich gewesen, auch jetzt eher „zurückhaltend".

Psychopathologisch auffallend beim Erstgespräch war, dass Laura engen Körperkontakt zur Mutter hielt, nicht allein mit der Untersucherin in einem Raum sein wollte. Mimisch relativ starr folgte sie dem Gespräch, gab keinerlei Antworten, auch nicht nonverbal. Die Mutter nahm wiederholt Blickkontakt mit ihrer Tochter auf, antwortete für Laura. Stimmung wirkte eher niedergeschlagen, ängstlich.

**Behandlung:** In einem ersten Schritt konnten fremdanamnestisch andere psychische Erkrankungen ausgeschlossen werden, es zeigte sich bei Laura nonverbal ein durchschnittliches Leistungsniveau, Sprach- und Sprechverhalten waren im familiären Rahmen unauffällig. Mithilfe des Kölner Mutismus Anamnesebogens wurde die Entwicklung des selektiven Mutismus genauer exploriert.

Mit Laura wurde zunächst spielerisch versucht, in Kontakt zu kommen. In den Diagnostiksitzungen war sie nur in Anwesenheit der Mutter bereit, im Behandlungszimmer zu bleiben. Es wurden zunächst Schritte zum „mutigen Beziehungsaufbau" vereinbart und aufgezeichnet (z. B. Schritt 1: Laura sitzt neben der Mutter, Schritt 2: Mutter sitzt hinten im Raum) ein Verstärkerplan wurde etabliert, Verstärker: Spiel mit Behandler und Mutter, Verstärkung durch die Eltern mit gemeinsamer Zeit. Verstärkt wurde auch sofort jegliche Kommunikation (z. B. Blickkontakt, Laura zeichnet ihr soziales Netz). Die Mutter brachte Videoaufzeichnungen von Interaktionen im familiären Rahmen und mit einzelnen Spielpartnern, der Behandler übernahm kommunikative Strukturen. Darauf folgten Imitationsübungen verschiedener Laut- und Mundbewegungen. Laura wurde zur Imitation von Phonemen, Silben, Wörtern und schließlich Sätzen angeleitet. Mit den Eltern und der Lehrerin wurde enger Kontakt gehalten, damit je nach Behandlungsabschnitt auch die Interaktion im jeweiligen Rahmen verändert werden konnte. Im Familiensystem war es wichtig, intensiv mit der Mutter und dem Vater zu arbeiten, die Tochter in ihrer Selbstständigkeit zu fördern; die Mutter wurde darin unterstützt, selbst wichtige Schritte in Richtung „mutig werden" zu unternehmen (z. B. sie meldet sich in einer Tanzgruppe an).

**Medikamentös:** Es wurde keine medikamentöse Behandlung initiiert.

**Verlauf:** Zunächst verharrte Laura in ihrem Schweigen, weshalb es wichtig war, dass die Eltern konsequent aushielten, das Sprechen in der Diagnostik- und Behandlungssituation nicht für Laura zu übernehmen. Als Laura sich an die Situation gewöhnt hatte und merkte, dass keine Veränderungen „über ihren Kopf hinweg" getroffen werden, konnte sie nach und nach mehr Kommunikation aufnehmen, auch im schulischen Bereich. Hier wurde sie von der Lehrerin und den Mitschülern stark für Kommunikation verstärkt. In der Interaktion war es entscheidend, dass Laura miterlebte, wie auch ihre Mutter mutiger wurde. Es wurden in der ambulanten Psychotherapie noch die Verbesserung von Problemlösefertigkeiten und das Anbahnen von Kontakten zu Gleichaltrigen verfestigt.

### ▪ Epidemiologie
- Die Zahl an Studien zur Prävalenz des selektiven Mutismus ist begrenzt
- Allgemein werden aber Prävalenzraten < 1 % angegeben
- Für diese Störung wird zumeist eine leichte Mädchenwendigkeit (ca. 2:1) und ein gehäuftes Auftreten in Familien mit Migrationshintergrund beschrieben

Symptomatik und Klassifikation
- Patienten mit selektivem Mutismus besitzen eine altersentsprechende Kompetenz im Sprachausdruck sowie im Sprachverständnis und sprechen in ausgewählten Situationen (z. B. innerhalb der Familie oder mit den engsten Freunden) normal oder fast normal
- Außerhalb dieser umgrenzten Situationen treten diese Patienten jedoch nicht in sprachlichen Kontakt

- Das Unvermögen, in sozialen Situationen zu sprechen, ist dabei dauerhaft und muss länger als 4 Wochen bestehen
- Häufig sind bei den Betroffenen auch andere emotionale Störungen (wie etwa soziale Ängstlichkeit, ängstliche Persönlichkeitsstruktur) und mitunter auch oppositionelle Verhaltensweisen vorhanden, diese sind jedoch für die Diagnose nicht zwingend erforderlich

### ICD-10
- Die Diagnose findet sich unter dem Kapitel der Störungen sozialer Funktionen mit Beginn in der Kindheit (F94), hier unter der Bezeichnung „elektiver Mutismus"
- Abzugrenzen ist vom selektiven Mutismus ein **passagerer Mutismus**, wie er etwa im Rahmen von Trennungsangst (F93.0) oder bei traumatischen Erlebnissen auftreten kann
- Vor Diagnosestellung: Ausschluss von tiefgreifenden Entwicklungsstörungen oder einer umschriebenen Entwicklungsstörung des Sprechens und der Sprache

### Formen und Unterschiede zwischen Klassifikationssystemen: ICD-10 vs. DSM-5 und ICD-11

Im Vergleich zwischen DSM-5, ICD-11 und ICD-10 ergeben sich hinsichtlich der Kernsymptomatik keine relevanten Unterschiede, die Zuordnung zu einer Störungsgruppe unterscheidet sich jedoch zu ICD-10.

### Besonderheiten in der Einteilung im DSM-5
- Wird im DSM-5 den „Angststörungen" zugeordnet
- Im DSM-IV fand sich der selektive Mutismus im Kapitel „Störungen sozialer Funktionen mit Beginn in der Kindheit und Jugend"

### Besonderheiten in der Einteilung in der ICD-11
- Wird in der ICD-11 ebenfalls den „Angststörungen" zugeordnet

> **Praxistipp**
> - Der selektive Mutismus ist vom passageren Mutismus (s. oben) und vom „totalen Mutismus" abzugrenzen. Beim „totalen Mutismus" werden alle phonetischen Leistungen (z. B. Lachen, Husten) eingestellt.
> - Unterscheidung außerdem zwischen Frühmutismus (Beginn vor dem 4. Lebensjahr) und Spätmutismus (Beginn z. B. erst bei Schuleintritt)

### Auswirkungen Teilhabe
- Starke Beeinträchtigung in schulischen und beruflichen Leistungen
- Starke Beeinträchtigung in sozialen Situationen außerhalb des vertrauten, oft familiären Bereichs, da die Kinder nicht verbal kommunizieren; Einschränkungen des Spielverhaltens, der Weiterentwicklung der sozialen Kompetenzen, da Eltern/Gleichaltrige/Erzieher/Lehrer häufig soziale Aufgaben für das betroffene Kind übernehmen

## Ätiologie

Genetik:
- gehäuftes Vorkommen der Merkmale gehemmtes Temperament, Angst und/oder Depression in Familien
- ängstlich-scheues Temperament, vor allem erhöhte Verhaltenshemmung

Neurobiologisch:
- häufig Abweichungen in der Prozessierung auditorischer Reize

Psychosozial:
- Migrationshintergrund, dadurch vermutlich Überforderung in linguistisch anspruchsvollen Situationen, da zu wenig Erfahrung/Kenntnisse in diesen Situationen, diese adäquat zu bewältigen
- Erhöhte Aufmerksamkeit durch Schweigen (operante Konditionierung), „Sonderrolle" in einer Gruppe

## Komorbiditäten

Als komorbide Störungen müssen beim selektiven Mutismus die nachstehenden Störungsbilder beachtet werden. Kombinationen mit anderen Störungsbildern sind möglich, wobei hierbei jeweils die diagnostischen Kriterien beider Störungsbilder erfüllt sein müssen.
- Angststörungen
- Störung mit sozialer Ängstlichkeit des Kindesalters
- Phobische Störungen des Kindesalters
- Generalisierte Angststörung des Kindesalters
- Emotionale Störung mit Trennungsangst des Kindesalters
- Sonstige Angststörungen
- Reaktion auf schwere Belastungen und Anpassungsstörungen
- Zwangsstörungen
- Störung des Sozialverhaltens mit oppositionell aufsässigem Verhalten
- Depressive Erkrankungen
- Sprach- und Sprechstörungen

## Diagnostik

Zu Beginn der Diagnostik muss eine ausführliche Anamneseerhebung mit den Eltern (und, so möglich, mit dem Kind) stehen. Dabei empfiehlt es sich, sowohl zusammen als auch getrennt zu explorieren, um auch eine etwaig vorhandene Trennungsängstlichkeit möglicherweise besser erkennen zu können.

Wichtige Inhalte des **Anamnesegesprächs** sind:
- Erfassen von belastenden Lebensereignissen und Übergangssituationen (Schuleintritt, Klassenwechsel)
- Abklärung eines Migrationshintergrunds (und ggf. Erfassen, welche Sprache im Haushalt des Kindes vorrangig gesprochen wird)
- Mutismus und Angstsymptomatik bei Familienmitgliedern
- Störungskonzepte der Eltern
- Rolle und Verhalten der Bezugspersonen in neuen/unvertrauten Situationen

- **Punkte, die im Anamnesegespräch auf jeden Fall zu berücksichtigen sind**
- Momentane Symptomatik, vor allem: In welchen Situationen wird (nicht) gesprochen?
- Störungsspezifische Entwicklungsgeschichte:
  - Familienanamnese (Angsterkrankungen?)
  - frühkindliche Entwicklung (Sprachentwicklung detailliert erfassen, gab es Verlust schon erworbener Sprachfähigkeiten?)
  - pränatale und Geburtsanamnese (Alkohol, Drogen, Infektionen, Medikamente)
  - medizinische Vorgeschichte (Anfallsleiden, Unfälle)
  - körperlicher/sexueller Missbrauch
  - Schullaufbahn
  - psychiatrische Komorbidität (oppositionelles Verhalten, Angsterkrankungen)
- Mit dem Kind:
  - meist nur zeichnerisch möglich (Familie in Tieren etc.)
  - nicht insistieren, dass das Kind antwortet, aber bewusst nonverbale Kommunikation **nicht** stützen
  - Sozialanamnese (Freunde, Vereine)
  - Freizeitbeschäftigung
  - Familienbeziehungen
  - psychopathologischer Befund (falls möglich)
- Mit den Eltern:
  - Umgang mit Problemen und Stress
  - soziale Integration
  - Reaktion der Umwelt auf Sprechverweigerung

Dabei empfiehlt es sich, im ersten Gespräch detailliert über die Situationen, in denen geschwiegen wird, und über die aufrechterhaltenden Bedingungen Auskünfte einzuholen.

> **Hilfreiche Fragestellungen an die Eltern**
> - Beschreiben Sie bitte möglichst genau, in welchen Situationen Ihr Kind spricht.
> - Mit wem spricht Ihr Kind?
> - In welchen Situationen (wann und wo) verweigert Ihr Kind die Kommunikation?
> - Welche nonverbalen Mittel der Kommunikation werden genutzt?
> - Wie reagieren Sie darauf? Was haben Sie bereits versucht?
> - Gab es eine Strategie, die – wenn auch kurzfristig – erfolgreich war?
> - Welche „Ausnahmen" (wenn das Kind wider Erwarten spricht) gab es und wodurch?

### Fragebogenverfahren

Als Anamnesebogen eignet sich der „Kölner Mutismus Anamnesebogen" (Hartmann 2016). Aus Sicht der Autoren empfiehlt es sich, im Therapieverlauf ein strukturiertes Instrument wie etwa den „Evaluationsbogen für das sozialinteraktive Kommunikationsverhalten bei Mutismus" (Hartmann und Lange 2006) einzusetzen, um Fortschritte evaluieren zu können.

## Leistungsdiagnostik

Eine standardisierte, sprachunabhängige Leistungsdiagnostik (etwa der SON) muss möglichst bald bei Beginn der Behandlung durchgeführt werden, um mögliche schulische Über- oder auch Unterforderungen zu erkennen und um in einer Therapie auf das kognitive Niveau Rücksicht nehmen zu können. Darüber hinaus sind Entwicklungstests (wie etwa der Wiener Entwicklungstest) bei Vorliegen eines Verdachts auf eine komorbide Entwicklungsstörung anzuwenden.

## Somatische und sonstige Diagnostik

- Körperliche und neurologische Untersuchung mit Fokus auf der entwicklungsneurologischen Untersuchung
- Bei Verdacht auf eine Hörminderung: vorrangig pädaudiologische Abklärung
- Bei (situationsübergreifendem) Verlust vorher bestandener Sprachfertigkeiten: EEG-Abklärung
- Zur Einschätzung der Sprachfertigkeiten des Kindes sollen die Eltern gebeten werden, Video- oder Tonaufnahmen von Situationen, in denen das Kind frei spricht, anzufertigen

### Therapie

- Allgemein ist die Therapie zumeist dadurch „erschwert", dass (zumindest zu Beginn) der Patient sprachlich nicht mit dem Therapeuten kommuniziert
- Nach erfolgter Psychoedukation ist anfangs besonders der entängstigende, nonverbale Beziehungsaufbau (z. B. über Spiel) wichtig
- Es sollte im Verlauf generell darauf geachtet werden, andere Wege der Kommunikation (über Schrift, Sprache) in der Therapie einzuschränken mit dem Ziel, den Ausbau des sprachlichen Ausdrucks zu fördern
- Eltern müssen über die Langwierigkeit der Behandlung aufgeklärt werden
- Ganz wichtig ist, dass alle Schritte konkret mit dem Kind und den Bezugspersonen abgesprochen werden, um Ängste zu reduzieren und einer Veränderung in der Beziehungsgestaltung zwischen Kind und Bezugspersonen vorwegzunehmen, die mit einer erhöhten Selbstständigkeit des Kindes durch das gewünschte Sprechen in allen Situationen einhergehen wird

> **Praxistipp**
>
> Der Beziehungsaufbau von Behandlern zu Kindern mit selektivem Mutismus und Bezugspersonen ist ein besonders sensibler Bereich. Es ist wichtig, Veränderungen gut vorzubesprechen und eine vertrauensvolle Beziehung zu Kind und Eltern aufzubauen. Sinnvoll ist es, entweder durch Haus-, Kindergarten-, Schulbesuche oder durch Videoaufzeichnungen das Kommunikationsverhalten und die Peer-Interaktionen des Kindes zu beobachten. Behandler sollten zunächst das Kommunikationsverhalten der Eltern imitieren. Alternative Kommunikationsmittel (z. B. Zettel) sollten zunächst zugelassen werden, aber der Behandler sollte nicht darin verharren. Geschlossene Fragen sollten vermieden, handlungsbegleitendes Sprechen, offene Fragen bevorzugt werden.

- **Setting**
  - Zunächst: ambulanter Therapieversuch
  - Stationäre oder teilstationäre Behandlung ist sinnvoll, wenn
    - der Therapieerfolg durch eine psychische Erkrankung der Eltern (etwa eine Angststörung) gefährdet scheint
    - wichtige Entwicklungsziele nicht erreicht werden können (etwa eine kritische Schulsituation besteht)
    - schwere komorbide Störungen (etwa eine ausgeprägte oppositionelle Störung) im Raum stehen

- **Psychotherapie**
  - Zielsetzung im Rahmen der Psychotherapie:
    - sprachliche Kommunikation des Patienten mit dem Therapeuten
    - ausgehend von dieser Erfahrung oder auch parallel dazu: vermehrt Aufnahme eines sprachlichen Kontakts zur Umwelt
  - Auf andere Versuche der Kontaktaufnahme (etwa über Schrift) sollte nach der Anfangsphase zum Beziehungsaufbau im weiteren Therapieverlauf nicht mehr eingegangen werden
  - Während in der Phase des Beziehungsaufbaus zunächst versucht werden soll, über alle „Kanäle" mit dem Kind in Kontakt zu treten und Kommunikation zu etablieren, tritt der sprachliche Kontakt im weiteren Verlauf in den Vordergrund
  - Einstieg über Mundmotorikübungen und das Bilden von Lauten, wobei das Augenmerk auf positiver Verstärkung bereits kleiner Erfolge liegt
  - Es hat sich hier bei Kindern mit einer komorbiden Angstsymptomatik bewährt, die Annäherung an die sprachliche Kommunikation stufenweise durchzuführen und dies mit dem Kind und den Eltern zu besprechen; so kann hier etwa die Aufgabe gegeben werden, sprachliche Kommunikation zu Hause aufzuzeichnen und dem Therapeuten vorzuspielen
  - Da Kinder mit selektivem Mutismus meistens mit ihren Eltern sprechen, kann auch vereinbart werden, dass das Kind mit seinen Eltern im Raum spielt, während der Therapeut außerhalb des Zimmers bei angelehnter Tür lauschen darf
  - Als nächsten Schritt kann der Therapeut im Raum, aber entfernt vom Spiel sein, bis er sich immer näher an die Situation „herangetastet" hat und schließlich mit den Beteiligten kommuniziert
  - Die klinische Erfahrung zeigt, dass gerade für jüngere Kinder der spielerische Umgang mit der Sprache (etwa über Tonbandaufzeichnungen oder Anrufen am Telefon) eine große Motivation für die Therapie schaffen kann
  - Verstärkerpläne sind sinnvoll, um sprachliche Äußerungen zu unterstützen

> **Praxistipp**
>
> Oftmals übernimmt das Umfeld die Mittlerrolle für Wünsche des Kindes, sodass das Kind gar keinen Anlass für Kommunikation mehr hat. Nonverbale Äußerungen des Kindes (z. B. wenn es auf etwas zeigt, das es haben möchte) sollten nicht, oder nur

am Anfang, im Rahmen des Therapieplans verstärkt werden. Nur wenn das Kind sich selbst äußert, sollte verstärkt werden. Es ist oft aufwendig, diese „automatischen" Mechanismen im Umfeld zu durchbrechen, auch im stationären Kontext (Mitpatienten!).

### Elternarbeit

Die Eltern sind ein wichtiger Kooperationspartner, da sie die Mehrheit der Situationen überblicken, in denen sprachlicher Ausdruck verweigert wird. In den meisten Fällen sind auch die Eltern der Motor der Vorstellung in der Kinder- und Jugendpsychiatrie, da das Kind oft selbst zunächst keinen Veränderungswunsch hat.
- Die Eltern müssen in das Therapiekonzept integriert werden, was oft gut mittels kleiner „Aufgaben" gelingt, z. B.:
    - Aufzeichnen von sprachlichen Äußerungen des Kindes zu Hause
    - Einbeziehen in therapeutische Hausaufgaben
- Die Eltern sind darauf aufmerksam zu machen, falls das mutistische Verhalten durch sie (meist ungewollt) verstärkt wird
- Beistand bei konkreten Erziehungsproblemen im Falle oppositionellen Verhaltens

**Praxistipp**

Es darf nicht außer Acht gelassen werden, dass therapeutische Erfolge auch in den Alltag generalisiert werden sollen. Nur durch die Einbeziehung der Eltern ist eine Generalisierbarkeit therapeutischer Erfolge im Alltag möglich.

### Arbeit mit anderen Bezugspersonen

- Mit vorliegender Schweigepflichtsentbindung Kontakt zu Lehrern oder Erziehern aufnehmen, um Strategien für die Integration sprachlicher Kommunikation abzusprechen
- Basierend auf einem Token-System auch in anderen Settings Installation von Verstärkerplänen
- Der Therapeut muss sich über die andernorts erzielten Erfolge auf dem Laufenden halten, um dem Kind positives Feedback geben zu können

### Pharmakotherapie (▶ Kap. 40)

- Die psychopharmakologische Therapie sollte stets nur im Rahmen eines multimodalen Behandlungskonzepts in Kombination mit einer psychotherapeutischen Hilfestellung erfolgen
- Es existiert kein Medikament, das eine Zulassung für die Behandlung des selektiven Mutismus besitzt, sodass jede Verschreibung im Rahmen eines **individuellen Heilversuchs** erfolgt, was den Sorgeberechtigten und dem Kind dargelegt werden muss

- Die Indikation für eine begleitende Pharmakotherapie kann vor allem bei Patienten mit einer starken begleitenden Angstsymptomatik bzw. einer depressiven Symptomatik gestellt werden oder falls eine längere psychotherapeutische Behandlung keinen Erfolg gezeigt hat
- Bislang existieren nur wenige Studien zur Pharmakotherapie bei selektivem Mutismus; dabei zeigten sich Besserungen vor allem unter SSRI-Therapie (meist mit dem Medikament Fluoxetin, welches zur Behandlung der Depression in Deutschland bei Minderjährigen zugelassen ist)
- Sollte eine medikamentöse Behandlung in Betracht gezogen werden, besteht derzeit für das Medikament Fluoxetin die beste Evidenz

### Weitere Maßnahmen und Hilfen

Bei Schwierigkeiten in der Umsetzung therapeutischer Ziele im häuslichen Rahmen ist ggf. an eine Unterstützung mittels ambulanter Jugendhilfemaßnahmen – etwa im Sinne einer sozialpädagogischen Familienhilfe – zu denken. Dies kann gerade dann hilfreich sein, wenn auch bei den Eltern eine Angsterkrankung im Raum steht. Nicht sinnvoll ist es, einen Nachteilsausgleich in der Schule zu erwirken oder Schulbegleiter zu implementieren, da dadurch die Symptomatik verfestigt wird.

### Kurzarztbrief (Anhang)

Die 7-jährige Laura wurde im Rahmen einer Langzeittherapie ambulant behandelt (durchgeführt wurden im Zeitraum von X bis X 38 Einzelsitzungen und 11 begleitende Bezugspersonenstunden; 7 Sitzungen wurden zur Rückfallprophylaxe eingeplant). Die Sitzungen wurden zunächst wöchentlich, dann ausschleichend in einem größeren zeitlichen Abstand durchgeführt. Im Rahmen der Therapie fanden zwei Sitzungen gemeinsam mit den Eltern und der Klassenlehrerin statt.

Psychopathologischer Befund beim Erstkontakt: Die 7-jährige Laura wirkte vom äußeren Erscheinungsbild her gepflegt, unauffällig, altersadäquat gekleidet und bei vollem Bewusstsein. Im Kontaktverhalten sehr schüchtern, gehemmt, nimmt keinen Blickkontakt auf, keine verbale oder nonverbale Kommunikation mit der Untersucherin, ausschließlich mit der Mutter (Blickkontakt); die Mutter übernimmt das Sprechen für ihre Tochter. Enger Körperkontakt zur Mutter wurde gehalten, Laura wirkte ängstlich, niedergeschlagen. Konzentration und Aufmerksamkeit wirkten unauffällig. Motorisch ruhig, Antrieb reduziert. Weitere psychopathologische Auffälligkeiten konnten nicht festgestellt werden. Keine akute Selbst- oder Fremdgefährdung.

### Diagnostik

Die Ergebnisse des Diagnostik-Systems für psychische Störungen nach ICD-10 und DSM-5 für Kinder und Jugendliche – III (DISYPS-III; ausgewählt DC/FBB – DES, DC/FBB – ANG, DC/FBB – ASKS, DC/FBB – BIST) bestätigten das Vorliegen einer mutistischen Symptomatik; eine depressive Symptomatik, weitere Angststörungen, Autismus-Spektrum-Störungen und Bindungs- und Beziehungsstörungen in einer klinisch signifikanten Ausprägung konnten nicht gefunden werden. Mithilfe des Kölner Mutismus Anamnesebogens wurde die Entwicklung des selektiven Mutismus genauer exploriert, der Evaluationsbogen für das sozialinteraktive Kommunikationsverhalten bei Mutismus wurde durchgeführt (Rohwert 34/46). Die Intelligenz lag im Normbereich (SON-R 6–40, sprachfreier Intelligenztest, Ergebnis IQ 96).

- **Behandlung**

Zunächst wurde ein individuelles Entstehungs- und Aufrechterhaltungsmodell für die Problematik gemeinsam mit den Eltern und Laura erarbeitet und Ziele zur Veränderung abgeleitet. Etablierung eines Verstärkerplans zum „mutigen Beziehungsaufbau" (Ziele: allein im Therapieraum bleiben, Kommunikation beginnen). Imitationsübungen zu Laut- und Mundbewegungen. Anschließend Verbesserung der Problemlösefertigkeiten (einfache Analyse von sozialen Situationen, Erarbeiten von Lösungen, Rollenspiele, Verhaltensexperimente), außerdem Verbesserung der Kontaktaufnahme zu Gleichaltrigen (Was bedeutet Freundschaft?, Rollenspiele zur Kontaktaufnahme, Verhaltensexperimente).

Sehr wichtig war die intensive Arbeit mit den Bezugspersonen, diese wurden psychoedukativ über das Krankheitsbild informiert. Es war wichtig, alle Veränderungsschritte mit den Eltern abzustimmen. Im ersten Drittel der Therapie war eine Kontaktaufnahme ohne die Mutter im Therapieraum nicht möglich. Anhand von Videoanalysen wurde mit den Eltern nach und nach eingeübt, konsequent auf nonverbale Kommunikation der Tochter nicht mehr zu reagieren und verbale Äußerungen angemessen zu verstärken. Ein weiteres Thema war die Unterstützung der Verselbstständigung der Tochter (z. B. schrittweise Anleitung der Tochter zu einfachen Bestellungen in Geschäften, in Gesprächen mit der Lehrerin). Deutlich wurde, dass auch die Mutter sich sehr schüchtern/gehemmt verhielt, mit ihr wurde ebenfalls ein „Mutig-Plan" erstellt und erarbeitet (Modell für Laura). Psychoedukation mit der Lehrerin erfolgte, ein Verstärkerplan für die Schule wurde abgestimmt und schrittweise umgesetzt.

Am Ende der Behandlung lag keine klinisch signifikante psychische Erkrankung mehr vor, Laura verhielt sich weiterhin schüchtern, konnte aber auch außerhalb der Familie kommunizieren, die Eltern wurden dazu angeleitet, weiterhin die Selbstständigkeit von Laura zu fördern.

- **Medikamentös**

Es wurde keine medikamentöse Behandlung initiiert.

- **Auszug aus der ärztlichen Stellungnahme nach § 35a SGB VIII**

Mutismus ist primär kinder- und jugendpsychiatrisch/-psychotherapeutisch zu behandeln; Hilfen über das Jugendamt kommen nur infrage, wenn nach der Behandlung Defizite in der sozialen Integration bestehen (incl. Hilfen gem. §27ff SGB VIII).

## Weiterführende Literatur

American Psychiatric Association (2015) Diagnostisches und Statistisches Manual Psychischer Störungen – DSM-5. Deutsche Ausgabe herausgegeben von Peter Falkai und Hans-Ulrich Wittchen. Hogrefe, Göttingen

Cohan SL, Chavira DA, Stein MB (2006) Practicioner review: psychosocial interventions for children with selective mutism: a critical evaluation of the literature from 1990–2005. J Child Psychol Psychiatry 47:1085–1097

Hartmann B (2014) Mutismus. In: Grohnfeldt M (Hrsg) Grundwissen der Sprachheilpädagogik und Sprachtherapie. Kohlhammer, Stuttgart

Hartmann B, Lange M (2006) Evaluationsbogen für das sozialinteraktive Kommunikationsverhalten bei Mutismus. http://boris-hartmann.de/de/mutismus/diagnostikbogen.html (Zugegriffen am 22.01.2020)

Hartmann B (2016) Kölner Mutismus Anamnesebogen (K-M-A). PraxSprach 16(3):200–205

Hua A, Major N (2016) Selective mutism. Curr Opin Pediatr 28:114–120

Katz-Bernstein N (2011) Selektiver Mutismus bei Kindern, 3. Aufl. Reinhardt, München

Melfsen S, Warnke A (2007) Überblick zur Behandlung des selektiven Mutismus. Z Kinder-Jugendpsychiatr Psychother 35:399–409

Rogoll J, Petzold M, Ströhle A (2018) Selektiver Mutismus. Nervenarzt 89:591–602

Wong P (2010) Selective mutism: a review of etiology, comorbidities, and treatment. Psychiatry 7:23–31

# Störungen mit somatischen Symptomen

**Inhaltsverzeichnis**

**Kapitel 9**  Somatoforme Störungen – 123
*Yonca Izat, Miriam Rassenhofer und Michael Kölch*

**Kapitel 10**  Dissoziative Störungen – 137
*Marc Allroggen*

**Kapitel 11**  Ausscheidungsstörungen – 151
*Diana El Khatib und Michael Kölch*

**Kapitel 12**  Chronische Tic-Störungen und Tourette-Syndrom – 169
*Michael Kölch und Jörg M. Fegert*

**Kapitel 13**  Essstörungen – Anorexia und Bulimia nervosa – 183
*Ulrike M.E. Schulze und Michael Kölch*

# Somatoforme Störungen

*Yonca Izat, Miriam Rassenhofer und Michael Kölch*

**Weiterführende Literatur – 135**

◻ Tab. 9.1

**◻ Tab. 9.1** Neurotische, Belastungs- und somatoforme Störungen

| Erkrankung | Symptomatik | Therapiestrategie | Kodierungen in Klassifikationssystemen |
|---|---|---|---|
| Somatisierungsstörung | Anhaltendes Beschwerdebild mit meist mehreren verschiedenen körperlichen Symptomen, die emotional starke Belastung auslösen und auf die exzessive Aufmerksamkeit gerichtet wird | Körperliche Diagnostik beenden; Psychoedukation: Verbindung zwischen „Stress" = Gefühlen und Körpersymptomen aufzeigen; Verbesserung der Emotionswahrnehmung und des -ausdrucks Psychoedukation und Erlernen von angstlösenden Entspannungsverfahren | ICD-10: F45.0 (Somatisierungsstörung) oder F45.1 (undifferenzierte Somatisierungsstörung) ICD-11: 6C20 (Somatische Belastungsstörung) DSM-5: 300.82 (Somatische Belastungsstörung) |
| Hypochondrische Störung | Beharrliche Angst vor und Beschäftigung mit der Möglichkeit, an einer schweren oder fortschreitenden körperlichen Erkrankung zu leiden, ohne körperliche Symptome | | ICD-10: F45.2 ICD-11: 6B23 DSM-5: 300.7 |
| Somatoforme autonome Funktionsstörung | Vegetativ vermittelte Symptome, die vom Patienten als Erkrankung gedeutet werden. Meist 2 Symptomgruppen: Objektivierbare vegetative Symptome Subjektive Beschwerden unspezifischer und wechselnder Natur | | ICD-10: F45.3 ICD-11: 6C20 (Somatische Belastungsstörung) DSM-5: 300.82 (Somatische Belastungsstörung) |
| Anhaltende somatoforme Schmerzstörung | Ein mindestens 6 Monate andauernder, an den meisten Tagen anhaltender, schwerer und belastender Schmerz in einem Körperteil | | ICD-10: F45.4 ICD-11: 6C20 (Somatische Belastungsstörung) DSM-5: 300.82 (Somatische Belastungsstörung) |

**Fallbeispiel**

Lisa ist 14 Jahre alt und leidet seit fast einem Jahr an rezidivierenden Bauchschmerzen, oft in Kombination mit Übelkeit. Zusätzlich hat sie zunehmend Episoden mit Schwindel, insbesondere in der Schulsituation. Dadurch kam es in den letzten Monaten zu vermehrten Fehltagen in der Schule. Mehrere ambulante Abklärungen und stationäre Aufenthalte

# Somatoforme Störungen

in der Kinderklinik erbrachten kein organisches Korrelat zu den Beschwerden. Nun kommt sie auf Anraten der Kinderklinik zur Erstvorstellung. In der Anamnese fallen mehrere belastende Ereignisse wie Trennung der Eltern, Suizid des Vaters und eine Mobbingsituation in der Schule. Lisa zeigte eine sogenannte „belle indifférence" (schöne Gleichgültigkeit): unpassend-unbeteiligtes emotionales Verhalten (Gefühllosigkeit) bei Schilderung schwerer Symptome und Lebensumstände.

## ■ Epidemiologie
- Populationsbasierte Studien belegen eine hohe Prävalenzrate medizinisch unklarer funktioneller Beschwerden im Kindes- und Jugendalter in der Allgemeinbevölkerung
- Ungefähr 50 % der Neuvorstellungen von Kindern und Jugendlichen in der ambulanten Gesundheitsversorgung lassen sich auf unklare körperliche Beschwerden zurückführen
- Ungefähr ein Drittel der Kinder und Jugendlichen leidet an mindestens einer unklaren körperlichen Beschwerde
- Im Kindesalter: überwiegend monosymptomatische Beschwerdebilder, im Gegensatz zu den polysymptomatischen somatoformen Störungen der Erwachsenen
- Häufigste Beschwerden: funktionelle Schmerzstörungen, vor allem Kopf- und Bauchschmerzen mit einer Häufigkeit von jeweils etwa 10 %
- Geschlechterdifferenz: im jungen Kindesalter keine; Häufigkeit und Zahl der somatoformen Beschwerden nehmen im Jugendalter insgesamt zu, dabei erhöht sich der Anteil der Mädchen bzw. jungen Frauen gegenüber den Jungen bzw. jungen Männern mit zunehmendem Alter
- Hypochondrie spielt im Kindes- und Jugendalter eine deutlich geringere Rolle als im Erwachsenenalter

## ■ Symptomatik und Klassifikation

**Somatoforme Störungen** - Das gemeinsame Kennzeichen der somatoformen Störungen ist das wiederholte Präsentieren von körperlichen Symptomen in Verbindung mit hartnäckiger Forderung nach medizinischen Untersuchungen – trotz wiederholter negativer Ergebnisse und Versicherung der Ärzte, dass die Symptome ohne organisches Korrelat sind. Wenn somatische Störungen vorhanden sind, erklären sie weder Art und Ausmaß der Symptome noch den hohen Leidensdruck der Patienten. Die Patienten können empfindlich reagieren, wenn es ihnen nicht gelingt, den Arzt von der körperlichen Natur ihrer Erkrankung zu überzeugen bzw. wenn der Arzt sie von der psychischen Komponente ihres Leidens überzeugen will. Häufig besteht ein Aufmerksamkeit suchendes (histrionisches) Verhalten.

- Zu Beginn handelt es sich meist um monosymptomatische Beschwerden, die häufig infolge eines Magen-Darm-Infekts oder nach einer körperlichen Immobilisierung, z. B. nach einem Sportunfall, auftreten

> **Praxistipp**
>
> In vielen Fällen liegen somatisch bedingte Beschwerden zugrunde, jedoch passt die Schmerz- bzw. Krankheitsverarbeitung nicht zum Ausmaß der Beschwerden. Die somatische Komponente sollte also bei der Behandlung nicht vergessen werden, der Fokus der Therapie liegt jedoch auf einer angemessenen Verarbeitung und einem angemessenen Umgang mit den Beschwerden.

- Bei Kindern vor der Pubertät stehen wiederkehrende Bauchschmerzen, oft in Verbindung mit Übelkeit und gefolgt von Kopfschmerzen, im Vordergrund
- Ältere Kinder und Jugendliche klagen meist über
  - Kopfschmerzen
  - Muskelschwäche
  - Müdigkeit
  - erhöhte Erschöpfbarkeit
  - Rücken- und Gliederschmerzen
- Schweregrad: von leichten, fluktuierenden oder vorübergehenden Beschwerden bis hin zu lang anhaltenden, therapeutisch schwer zugänglichen, bereits chronifizierten Symptomen

> **Praxistipp**
>
> Die Symptomatik führt dabei oft zu einem **sekundären Krankheitsgewinn**: Die Patienten vermeiden damit beispielsweise den Schulbesuch, fokussieren die Aufmerksamkeit der Eltern auf sich etc.

- **ICD-10**

Die Gruppe der somatoformen Störungen wird in der ICD-10 im Kontext des Kapitels F4 „Neurotische, Belastungs- und somatoforme Störungen" klassifiziert.

- **Somatisierungsstörung (F45.0)**

Die Diagnose erfordert ein lang andauerndes (> 2 Jahre) und polysymptomatisches Beschwerdebild mit mehrfachen Arztkonsultationen bei ausgeprägtem Leiden mit reichlichen negativen somatischen Untersuchungsresultaten. In der Regel liegen bereits erhebliche innerfamiliäre, schulische und das weitere Lebensumfeld berührende soziale Auswirkungen der Störung vor.

Es sollten mindestens 6 Symptome aus mindestens 2 verschiedenen Bereichen vorliegen:
- **Gastrointestinale Symptome:**
  - Bauchschmerzen
  - Übelkeit
  - Gefühl von Überblähung
  - schlechter Geschmack im Mund oder extrem belegte Zunge
  - Erbrechen oder Regurgitation von Speisen
  - häufiger Durchfall oder Austreten von Flüssigkeit aus dem Anus
- **Kardiovaskuläre Symptome:**
  - Atemlosigkeit ohne Anstrengung
  - Brustschmerzen
- **Urogenitale Symptome:**
  - Miktionsbeschwerden
  - unangenehme Empfindungen im Genitalbereich
  - ungewöhnlicher oder verstärkter vaginaler Ausfluss

- **Haut- und Schmerzsymptome:**
  - Fleckigkeit oder Farbveränderungen der Haut
  - Schmerzen in Gliedern, Extremitäten oder Gelenken
  - unangenehme Taubheits- oder Kribbelgefühle

- **Undifferenzierte Somatisierungsstörung (F45.1)**
- Bei kürzerer Gesamtdauer (< 2 Jahre) – und bei evtl. aus diesem Grund nicht zu ausgeprägten Auswirkungen auf die verschiedenen Lebensbereiche – ist gerade für das Kindesalter diese diagnostische Kategorie zu erwägen
- Das Vollbild einer Somatisierungsstörung ist im Kindes-, aber auch im Jugendalter insgesamt selten

- **Hypochondrische Störung (F45.2)**
- Insgesamt seltene Störung
- Die beharrliche Beschäftigung mit der Möglichkeit, an einer schweren oder fortschreitenden körperlichen Erkrankung zu leiden, steht im Vordergrund
- Diese Sorge veranlasst den Patienten, wiederholt medizinische Untersuchungen in Anspruch zu nehmen, wobei die intensive Gesundheitsangst in keiner angemessenen Proportion zur objektivierbaren Gesundheitsgefahr steht
- Im Unterschied zur somatoformen Störung liegen hier keine körperlichen Beschwerden vor („aus einer Mücke einen Elefanten machen"), während es bei der F45.0 vielfältige körperliche Beschwerden gibt
- Bei der für das Jugendalter relativ typischen Sonderform der sog. Dysmorphophobie (krankhaft gesteigerte Angst, wegen einer bestimmten körperlichen Eigenheit entstellt oder hässlich zu wirken) leiden die Betroffenen dagegen eher isoliert für sich, trotz vielfältiger gegenteiliger Rückmeldungen auch aus dem familiären Umfeld

- **Somatoforme autonome Funktionsstörung (F45.3)**

Hierbei handelt es sich um vegetativ vermittelte Symptome, die vom Patienten als Erkrankung gedeutet werden. Es finden sich meist 2 Symptomgruppen:
- Objektivierbare Symptome der vegetativen Stimulation:
  - Herzklopfen
  - Schwitzen
  - Erröten
  - Zittern
  - Mundtrockenheit
- Subjektive Beschwerden unspezifischer und wechselnder Natur, die einem spezifischen System oder Organ zugeordnet werden:
  - flüchtige Schmerzen
  - Brennen
  - Schwere
  - Enge und Gefühle, aufgebläht oder auseinandergezogen zu werden

Die weitere Unterteilung folgt dem betroffenen Organsystem:
- **Kardiovaskuläres System (F45.30)**; dazugehörige Begriffe: z. B. „Herzneurose", „neurozirkulatorische Asthenie"
- **Oberer Gastrointestinaltrakt (F45.31)**; dazugehörige Begriffe: z. B. „Magenneurose", „funktionelle Dyspepsie"
- **Unterer Gastrointestinaltrakt (F45.32)**; dazugehörige Begriffe: z. B. „Reizdarmsyndrom", „Flatulenz"
- **Respiratorisches System (F45.33)**; dazugehörige Begriffe: z. B. „psychogener Husten", „Hyperventilationssyndrom"
- **Urogenitalsystem (F45.34)**; dazugehörige Begriffe: z. B. „Reizblase", „psychogene Dysurie"

Im höheren Kindes- sowie im Jugendalter treten am häufigsten auf:
- Erröten
- Schwitzen
- Zittern
- Herzklopfen
- Hyperventilation
- Aerophagie
- Diarrhö
- Pollakisurie

Die somatoforme autonome Funktionsstörung ist aufgrund ihres engeren Organbezugs für die Altersgruppe der Kinder und Jugendlichen häufig angemessener als die Somatisierungsstörung.
Die Diagnose ist an keine Krankheitsdauer gebunden.

- **Anhaltende somatoforme Schmerzstörung (F45.4)**
- Überwiegend permanent andauernder, schwerer und quälender Schmerz, der entweder gar nicht oder durch eine parallel mögliche körperliche Störung nicht angemessen erklärbar ist und in Verbindung mit erlebten emotionalen Konfliktsituationen und/oder akuten psychischen Belastungen verstärkt auftritt
- Hauptlokalisationen: Kopf, Bauch und Rücken
- Mindestens 6 Monate andauernder, an den meisten Tagen anhaltender, schwerer und belastender Schmerz in einem Körperteil, der im Hauptfokus der Aufmerksamkeit des Patienten steht
- Diese Störungskategorie korrespondiert mit den verbreiteten funktionellen Schmerzstörungen des Kindes- und Jugendalters, allerdings werden die Kriterien der Intensität, Frequenz und Dauer der Schmerzepisoden in diesem Alter häufig nicht vollkommen erfüllt
- Auch wenn psychische Belastungen und Konflikte feststellbar sind, bleibt der kausale Zusammenhang oft hypothetisch; allerdings ist eine psychische Schmerzursache auch keine zwingende Voraussetzung für die Diagnosestellung

- **Sonstige somatoforme Störungen (F45.8)**
- Andere Störungen der Wahrnehmung, der Körperfunktionen und des Krankheitsverhaltens, die nicht durch das vegetative Nervensystem vermittelt werden, aber auf spezifische Systeme oder Teile des Körpers begrenzt sind und mit psychischen Belastungen in Zusammenhang stehen
- Es gibt die Möglichkeit, Störungen, die nicht exakt unter die genannten Störungen passen, als „nicht näher bezeichnete somatoforme Störungen" (F45.9) zu klassifizieren

> **Cave**
> Sorgfältiger Ausschluss klar organisch determinierter Krankheitsbilder! Beim Auftreten neuer, bisher unbekannter Symptome eine erneute organmedizinische Diagnostik erwägen.
>     Nicht selten findet sich eine somatische Begleiterkrankung („Läuse und Flöhe") bzw. steht eine solche am Beginn der Störung.

- **Formen und Unterschiede zwischen Klassifikationssystemen: ICD-10 vs. DSM-5 und ICD-11**

Im Vergleich ergeben sich deutliche Unterschiede zwischen der ICD-10 sowie den neueren Klassifikationssystemen DSM-5 und ICD-11. Um der Kritik an Reliabilität, Validität sowie der Anwendbarkeit in der klinischen Praxis der bisherigen Kategorie somatoformer Störungen zu begegnen, ergab sich in den neuen Systemen eine Vereinfachung durch Reduktion der Anzahl der Störungsbilder sowie durch das Wegfallen des Kriteriums des Fehlens einer körperlichen Ursache.

**Besonderheiten in der Einteilung im DSM-5**
- Die Diagnose „Somatische Belastungsstörung" ersetzt die Somatisierungsstörung, die somatoforme autonome Funktionsstörung sowie die anhaltende somatoforme Schmerzstörung
    - Kriterium ist das Vorhandensein belastender somatischer Symptome sowie abnormer Gedanken (körperbezogener Sorgen), Gefühle und Verhaltensweisen als Reaktion darauf
    - Charakteristisch für Patienten mit somatischer Belastungsstörung ist also die Art und Weise, wie sie somatische Beschwerden darbieten, interpretieren sowie darauf reagieren
- Weiterhin existiert die Diagnose Krankheitsangststörung (Hypochondrie) für Patienten, die starke Krankheitsängste berichten, jedoch keine Symptome beklagen und auch nicht die Kriterien einer Angststörung erfüllen
- Weitere Störungsbilder, die der Störungskategorie „Somatische Belastungsstörung und verwandte Störungen" zugeordnet werden, sind:
    - Konversionsstörungen
    - psychologische Faktoren, die eine körperliche Krankheit beeinflussen
    - vorgetäuschte Störungen (artifizielle Störungen)

**Besonderheiten in der Einteilung in der ICD-11**
- Orientiert am DSM-5 ersetzt auch hier die somatische Belastungsstörung die früheren Störungsbilder
- Weiteres der Kategorie zugeordnetes Störungsbild ist die Körper-Integritäts-Identitäts-Störung: gekennzeichnet durch den intensiven und durchgängigen Wunsch nach einer körperlichen Behinderung, etwa durch eine Amputation oder durch Erblinden

■ **Ätiologie**

Somatoforme Störungen haben eine multifaktorielle Genese; als Auslöser gilt ein Wechselspiel verschiedener biologischer, seelischer und sozialer Faktoren. Zusätzlich gibt es Hinweise auf genetische Faktoren, wie z. B. eine verstärkte Reaktionsbereitschaft des vegetativen Nervensystems.

Häufig sind psychosoziale Faktoren für die Entstehung und den Verlauf somatoformer Störungen von Bedeutung:
- Zu lange anhaltender Stress führt zu Anspannungen oder Dysregulation innerer Organe
- Ein Teufelskreis von körperlichen Reaktionen, Angst und verstärkter Wahrnehmung körperlicher Symptome
- Körperliche Beschwerden als Folge seelischer Konflikte: meist unbewusste seelische Prozesse (z. B. Angst, Wut, Traurigkeit) können sich in Körpersymptomen ausdrücken
- Bei Kindern und Jugendlichen kommt ein „Lernen am Modell" hinzu, da der Ausdruck von Belastungssituationen durch Körpersymptome häufig bereits auf der Elternebene vorherrscht (sogenannte „Schmerzfamilien")

■ **Komorbiditäten und Begleitstörungen**
- Angststörungen, vor allem Trennungsängste
- Rezidivierende depressive Störungen
- Sozialer Rückzug, schulische Leistungseinbußen
- Ausgeprägte Selbstwertproblematik
- Evtl. zusätzliches Auftreten dissoziativer Symptome von Krankheitswert

■ **Diagnostik**
- Vollständige Erhebung der bisherigen Krankengeschichte unter Einbezug aller in der Vorgeschichte bereits durchgeführten Untersuchungen sowie der Entwicklungsanamnese und der Familienanamnese
- Sorgfältige körperlich-neurologische Untersuchung
- Dabei frühzeitige psychologisierende Erklärungsversuche vermeiden; vermitteln, dass die vorgetragenen Symptome ernst genommen werden
- Gleichzeitig Eltern und Patient darüber informieren, dass körperliche Beschwerden Ausdruck einer emotionalen Überforderung sein können und daher der diagnostische Prozess neben dem Ausschluss einer organischen Erkrankung auch das Erfassen aktueller Belastungen beinhalten muss
- Hilfreich ist oft auch die Erhebung, wie Belastungen im Rahmen von Entwicklungsaufgaben (Eintritt in den Kindergarten, in die Schule oder Geburt eines Geschwisters) in der Vergangenheit bewältigt wurden

Somatoforme Störungen

- **Exploration weiterer störungsrelevanter Rahmenbedingungen**
- Sorgfältige Eigenanamnese der Eltern, vor allem hinsichtlich eigener ungeklärter Beschwerden, Schmerzen, aber auch ernsthafter organischer Erkrankungen (Schmerzfamilie, Vorbildrolle)
- Rolle der Eltern und des Kindes bei der Initiierung der Arztbesuche
- Familiärer Umgang mit aufgetretenen Symptomen/Schmerzen, unterschiedliche elterliche Auffassungen/Differenzen dazu? Bisher entwickelte Störungskonzepte bei Eltern und Patient
- Gezielte Exploration der Lebensbereiche, was konnte durch körperliche Symptome vermieden werden, sekundärer Krankheitsgewinn?
- Hinweise auf Psychopathologie der Eltern, vor allem Angststörungen, Depressionen
- Primär oder sekundär überprotektiver Erziehungsstil
- Qualität, Krisen der elterlichen Beziehungen, resultierende emotionale Überforderungen des Kindes
- Verlusterlebnisse unter den bedeutsamen Bezugspersonen
- Besteht hinreichender Verdacht auf Vernachlässigung, Misshandlung, sexuellen Missbrauch, Münchhausen-by-Proxy-Syndrom?
- Bei ausländischen Jugendlichen: Berücksichtigung des kulturellen Hintergrunds: In südlichen Ländern herrscht oft ein ganzheitliches Körperverständnis vor, im Gegensatz zur westlichen Dichotomie von Körper und Seele. Somit werden „seelische Leiden" häufig über Körpersymptome ausgedrückt; magische Entstehungsweisen von Krankheiten können in anderen Kulturen üblich sein, und die Zuhilfenahme von Magiern, Hodschas sollten respektiert werden; Hinweise auf kulturell bedingte Identitätskonflikte?
- Wenn möglich, Fremdbeurteilungen aus Schule und weiterem sozialem Umfeld hinsichtlich:
    - Schwankungen von Integration/Anpassung in letzter Zeit
    - Hinweise auf Leistungsüberforderungen
    - Hinweise auf aktuelle soziale Belastungsfaktoren: Diskriminierungen, traumatisierende Erfahrungen (aggressiv, sexuell)
    - Frage nach evtl. Störungskonzepten von (Mit-)Erziehern, Gleichaltrigen

### ❓ Hilfreiche Fragen
- Bitte beschreibe mir deine Beschwerden genau:
    - Seit wann?
    - Genauer Ablauf der Symptome?
    - In welchem Zusammenhang treten die Beschwerden auf?
    - Treten sie zu bestimmten Tageszeiten oder an bestimmten Wochentagen gehäuft auf?
- Wie stark sind deine Schmerzen auf einer Skala von 0–100?
- Gibt es Zeiten, in denen die Schmerzen weniger stark sind? Was ist da anders?
- Gibt es noch andere Familienmitglieder mit wiederholt auftretenden Schmerzen/Funktionsstörungen?
- Haben Sie/hast du eine Erklärung/Vermutung, woher die Schmerzen/Störung kommen?

- Gibt es eine Krankheitshypothese innerhalb der Familie?
- Gibt es noch ausstehende Untersuchungen? Sollte Ihrer Meinung nach noch etwas körperlich untersucht werden, bevor Sie sicher sein können, dass die Ursache der Beschwerden keine körperliche Erkrankung ist?
- Wie geht es Ihnen/dir damit, dass Sie/du nun mit den körperlichen Beschwerden bei einem Kinder- und Jugendpsychiater sitzen/sitzt?

■ **Konsil-Situation**

In dieser Situation, die häufig sowohl für den Patienten als auch für die Eltern sehr problematisch ist (weil sie sich in ihrer Krankheit nicht ernst genommen fühlen und eine große Abwehr bei der Benennung psychischer Belastungen besteht), offen ansprechen, wie es der Familie mit dem Umstand geht, nun einem Kinder- und Jugendpsychiater vorgestellt zu werden. Wut und Kränkung sollten verständnisvoll thematisiert werden. Auch kann der Hinweis unterstützen, dass selbst, wenn es eine körperliche Ursache geben könnte, dennoch das Lernen, wie man mit Schmerzen besser umgehen kann, hilfreich sein kann.

■ ■ **Apparative, Labor- und Testdiagnostik**

Die körperlich-neurologische Untersuchung kann fakultativ durch weitere labor- und apparative Diagnostik (EEG, EKG, bildgebende Verfahren) ergänzt werden. Dabei sollte auf eine strenge Indikationsstellung geachtet werden, um eine weitere Fixierung auf die Suche nach körperlichen Ursachen zu vermeiden.

■ ■ **Testpsychologische Diagnostik**

- Bei entsprechenden Hinweisen (Überforderung in der Schule) unbedingt orientierende, evtl. spezifischere Leistungsdiagnostik bzw. ergänzend Teilleistungsdiagnostik (bei Hinweisen auf Lese-Rechtschreib-Störung [LRS] oder Dyskalkulie)
- Erst nach gelungener Vertrauensanbahnung projektive Diagnostik und/oder psychologische Fragebögen zur Annäherung an (evtl. bewusstseinsfernere) Konflikte und Ängste
- Ggf. Symptom-/Schmerzfragebögen auch zur Verlaufsbeobachtung während der Behandlung

■ ■ **Differenzialdiagnostik**

- Angststörungen, depressive Störungen (auch komorbide)
- Posttraumatische Belastungsstörung (PTBS) bzw. akute Belastungsreaktion bei anamnestischen Anhaltspunkten
- Münchhausen-by-Proxy-Syndrom: eine subtile Form der Kindesmisshandlung durch eine nahe Bezugsperson – oft eine psychiatrisch kranke Mutter. Bei einem derartigen Verdacht ist sorgfältig nach weiteren Misshandlungstendenzen in der ganzen Vorgeschichte zu fahnden
- Simulation: schwierig abzugrenzende und im Kindesalter seltene Differenzialdiagnose, die nur aus einem längerfristigen, in der Regel stationären Verlauf heraus beurteilbar ist und auf eine gravierende psychische Belastung bzw. psychiatrische Störung hinweist

Somatoforme Störungen

- **Therapie**
  - Häufig lässt sich mit den Patienten und deren Familien ein **Arbeitsbündnis über ein Stressmodell** erarbeiten; hier erhält die Familie eine Erklärung für die körperlichen Symptome und kann über den Begriff „Stress" psychische Komponenten thematisieren („ehrenvoller Rückzug")
  - Behandlungsziel: zunächst Reduktion der Symptomatik und zunehmende Bewältigung von Alltagsaufgaben

> **Praxistipp**
>
> Bei der Behandlung der somatoformen Störungen ist es zunächst wichtig, die Suche nach einer somatischen Ursache zu beenden und die Notwendigkeit zu betonen, „mit dem Schmerz/Symptom zu leben".

  - Nichtchronifizierte Störungen: meist ambulant behandelbar; umfassen neben der intensiven Elternberatung (Verringerung von Aufmerksamkeit für körperliche Symptome und vermehrte Zuwendung in schmerzfreien Perioden) die kindgerechte Aufklärung über Zusammenhänge zwischen Erleben von Stress und daraus folgenden Symptomen
  - Bei älteren Kindern können kognitiv-behaviorale Therapieformen zur Reduktion von „katastrophisierenden" Bewertungen körperlicher Symptome und zur Verbesserung der Wahrnehmung von emotionalen Befindlichkeiten hilfreich sein

- **Weitere hilfreiche therapeutische Interventionen**
  - Schmerztagebuch
  - Aktivitätenplan
  - Funktionelle Behandlungen (Krankengymnastik, Bewegungstherapie)
  - Soziales Kompetenztraining
  - Entspannungsverfahren
  - Reduktion chronischer Überforderung

- **Setting**
  - Eine stationäre bzw. teilstationäre kinder- und jugendpsychiatrische Behandlung ist indiziert bei
    - längerem störungsbedingtem Fehlen in der Schule
    - schweren, bereits chronifizierten Verläufen
    - ausgeprägt symbiotischer (die Compliance reduzierender) Eltern-Kind-Beziehung
  - Übergang in eine anschließende ambulante Behandlung schrittweise, dabei graduierte Belastungssteigerung

> **Praxistipp**
>
> Die Behandlung komorbider Störungen muss konsequent und teilweise auch vorrangig erfolgen (eine komorbide Depression kann z. B. so einschränkend sein, dass zunächst diese behandelt werden muss).

### Elternarbeit
- In der Elternarbeit geht es vor allem um das Generieren eines gemeinsamen Erklärungsmodells für die bestehenden Symptome
- Ziel ist es, die intrafamiliäre Kommunikation in der Weise zu verbessern, dass Gefühle besser wahrgenommen und ausgedrückt werden können
- Insbesondere auch das Ansprechen von schwierigen Themen (Disharmonien, Verluste, Befürchtungen, Sorgen) sollte mit Unterstützung des Therapeuten erfolgen
- Eltern sollten über die in der Therapie erarbeiteten Bewältigungsstrategien ihres Kindes in Kenntnis gesetzt werden, um im Alltag ggf. unterstützen zu können

### Pharmakotherapie (► Kap. 40)
Kontrollierte Therapiestudien zur medikamentösen Behandlung sind rar und liegen für das Kindes- und Jugendalter nicht vor

Der Einsatz von selektiven Serotoninwiederaufnahmehemmern (z. B. Fluoxetin, (Es-)Citalopram) sollte bei ausgeprägten Störungsbildern mit drohender oder beginnender Chronifizierung mit affektiver Komponente bzw. bei komorbider Angststörung in Erwägung gezogen werden

> **! Cave**
> Ein Wirksamkeitsnachweis für die Behandlung mit Tranquilizern liegt nicht vor, und daher kann diese nicht empfohlen werden.

### Weitere Maßnahmen und Hilfen
- Jugendhilfemaßnahmen, die Autonomieentwicklung und die Orientierung auf den Alltag fördern, können im Einzelfall sinnvoll sein
- Wiederholte Rehabilitations- und Kurmaßnahmen sollten mit strenger Indikationsstellung erfolgen, da sie zur Chronifizierung der Symptomatik beitragen können

### Kurzarztbrief
Lisa wurde aufgrund einer seit einem Jahr bestehenden chronischen Schmerzsymptomatik, die bereits zu deutlichen Funktionsverlusten im sozialen Bereich (mehr als 30 Schulfehltage) und wiederholten Krankenhausaufenthalten in der Kinderklinik geführt hatten, stationär behandelt. Psychopathologisch gedrückte Stimmung, Grübeln über Tod des Vaters, Schule/Mitschüler und deutliche Fokussierung auf Schmerzen. Die Schmerzsymptomatik fokussierte sich auf rezidivierende Bauchschmerzen, oft in Kombination mit Übelkeit. Zusätzlich traten zunehmend Episoden mit Schwindel, insbesondere in der Schulsituation auf. In der Intelligenztestung zeigte sich ein durchschnittlicher IQ. Mit Lisa wurde psychoedukativ zu Schmerzentstehung und -aufrechterhaltung gearbeitet. Des Weiteren nahm sie aufgrund deutlicher Defizite an der sozialen Kompetenzgruppe teil, in der sie sehr gut lernte, Gefühle angemessen thematisieren zu können. Entspannungsverfahren wurden mit ihr geübt. An Kreativtherapien nahm sie teil, um auch den Fokus vom Schmerzerleben wegzulenken. In der Psychotherapie wurden das depressive Grübeln, die Sorgen über die Mitschüler und das Gefühl, unattraktiv zu sein im Vergleich zu den Mitschülerinnen, bearbeitet.

Stufenweise erfolgte die Belastungssteigerung schulisch zuerst in der Klinikschule, dann auch mit Heimatschulversuchen. In diesem Zusammenhang kam es wiederholt zu Bauchschmerzen. Lisa konnte ihre erarbeiteten Bewältigungsstrategien einsetzen und dennoch am Unterricht teilnehmen. Da das Funktionsniveau deutlich gebessert war, konnte sie aus dem stationären Setting entlassen werden. Sie setzt ihre Therapie ambulant fort.

- **Auszug aus der ärztlichen Stellungnahme nach § 35a SGB VIII**

Bei somatoformen Störungen sind meist keine Hilfen über das Jugendamt notwendig, sie sind kinder- und jugendpsychiatrisch zu behandeln. Sollten nach der Behandlung Defizite in der Integration vorliegen, so können Hilfen nach § 27ff SGB VIII geleistet werden.

## Weiterführende Literatur

Brähler E, Schumacher J (2002) Befund und Befinden: Psychologische Aspekte körperlicher Beschwerden. In: Brähler E, Strauß B (Hrsg) Handlungsfelder der psychosozialen Medizin. Hogrefe, Göttingen

Henningsen P, Hartkamp N, Loew T et al (2002) Somatoforme Störungen. Leitlinien und Quellentexte. Schattauer, Stuttgart

Noeker M (2008) Funktionelle und somatoforme Störungen im Kindes- und Jugendalter. Hogrefe, Göttingen

Rauh E, Rief W (2006) Ratgeber Somatoforme Beschwerden und Krankheitsängste. Hogrefe, Göttingen

Resch F (2015) Dissoziative und somatoforme Störungen bei Kindern und Jugendlichen. In: Hoffmann G, Lentze M, Spranger J, Zepp F (Hrsg) Pädiatrie. Springer Reference Medizin. Springer, Berlin/Heidelberg

Storck T, Färber S, Izat Y (2017) Psychosomatik des Kindes- und des Jugendalters Psychoanalytische und bindungstheoretische Perspektiven 62:375. https://doi.org/10.1007/s00278-017-0213-9

# Dissoziative Störungen

*Marc Allroggen*

Weiterführende Literatur – 150

© Springer-Verlag GmbH Deutschland, ein Teil von Springer Nature 2020
M. Kölch et al. (Hrsg.), *Klinikmanual Kinder- und Jugendpsychiatrie und -psychotherapie*,
https://doi.org/10.1007/978-3-662-58418-7_10

Tab. ◘ 10.1

### ◘ Tab. 10.1 Dissoziative Störungen

| Erkrankung | Symptomatik | Therapiestrategie | Kodierungen in Klassifikations-systemen |
|---|---|---|---|
| Dissoziative Amnesie | Amnesie für vergangene, belastende Ereignisse | Psychotherapie mit primärem Ziel der Wiederherstellung psychosozialer Funktionsfähigkeit und der Symptom-reduktion | ICD-10: F44.0<br>ICD-11: 6B61<br>DSM-5: 300.12 |
| Dissoziative Fugue | Amnesie und Ortswechsel mit Desorientierung zur eigenen Person | | ICD-10: F44.1<br>ICD-11: na<br>DSM-5: 300.13 |
| Dissoziativer Stupor | Dissoziative Bewegungsstarre und Reaktionslosigkeit | | ICD-10: F44.2<br>ICD-11: na<br>DSM-5: na |
| Trance | Vorübergehende Bewusstseinseinengung | | ICD-10: F44.3<br>ICD-11: 6B62<br>DSM-5: 300.15 |
| Besessenheitszustände | Überzeugung, von einem Geist o. Ä. beherrscht zu werden | | ICD-10: F44.3<br>ICD-11: 6B63<br>DSM-5: na |
| Dissoziative Identitätsstörung | Vorhandensein mehrerer Persönlichkeiten in einem Individuum | | ICD-10: F44.81<br>ICD-11: 6B64, 6B65<br>DSM-5: 300.14 |
| Dissoziative Bewegungsstörung | Kompletter oder teilweiser Verlust der Bewegungsfähigkeit | | ICD-10: F44.4<br>ICD-11: 6B60.5, 6B60.6, 6B60.7, 6B60.8<br>DSM-5: 300.11 |
| Dissoziative Krampfanfälle | Krampfartige Bewegungen, die an epileptische Anfälle erinnern | | ICD-10: F44.5<br>ICD-11: 6B60.4<br>DSM-5: 300.11 |
| Dissoziative Sensibilitäts- und Empfindungsstörungen | Teilweiser oder vollständiger Verlust von Hautempfindungen oder teilweiser oder vollständiger Seh-, Hör- oder Riechverlust | | ICD-10: F44.6<br>ICD-11: 6B60.0, 6B60.1, 6B60.3<br>DSM-5: 300.11 |
| Gemischte dissoziative Störungen | Kombination mehrerer dissoziativer Störungen | | ICD-10: F44.7<br>ICD-11: na<br>DSM-5: 300.11 |
| Depersonalisation/Derealisation | Unwirklichkeitserleben/Entfremdungserleben des Selbst bzw. der Umwelt | | ICD-10: F48.1<br>ICD-11: 6B66<br>DSM-5: 300.6 |

# Dissoziative Störungen

## Fallbeispiel

Die 15-jährige Magda wird vom Kinderarzt überwiesen, nachdem es vor 2 Monaten zu einem plötzlichen Visusverlust mit Verschwommensehen und Sehen von Punkten gekommen sei. Diese Symptomatik bestehe seitdem unverändert fort. Im Alltag oder beim Lesen fühle sich die Patientin zu Hause nicht beeinträchtigt, könne aber aufgrund der Symptomatik die Schule seit 2 Monaten nicht mehr besuchen. Hinzu komme, dass sie auch körperliche Beschwerden (Übelkeit) verspüre, wenn sie die Schule besuchen solle, und immer wieder Situationen erlebe, in denen sie komplexe Handlungen zwar normal ausführe, sich aber anschließend nicht an diese erinnern könne. Mittlerweile sei sie durch den Kinderarzt krankgeschrieben. Eine umfassende internistische und neurologische Abklärung einschließlich Schlaf-EEG und kranialem MRT sei erfolgt.

Zur Entwicklungsgeschichte ist zu erfahren, dass Magda schon immer ein eher unsicheres Kind und im Kindergarten sehr trennungsängstlich gewesen sei. Belastend sei zudem ein anhaltender Streit zwischen den Eltern, wobei Magda hier vor allem die Schuld beim Vater sehe. Trotz sehr guter kognitiver Leistungen und einer Gymnasialempfehlung nach der Grundschule habe Magda zunächst die Gemeinschaftsschule besucht, ein vorübergehender Wechsel auf das Gymnasium vor einem Jahr sei auf Wunsch der Patientin wieder beendet worden, da sie sich dort nicht wohl gefühlt habe. In der Grundschulzeit sei vorübergehend der Verdacht auf eine ADHS geäußert worden, eine damalige kinder- und jugendpsychiatrische Diagnostik habe keine behandlungsbedürftige Störung feststellen können.

Im psychopathologischen Befund finden sich bis auf eine gedrückte Stimmung (subjektiv erlebt sich die Patientin allerdings als guter Stimmung) und die oben genannten Symptome keine Auffälligkeiten.

Es wird die Diagnose einer dissoziativen Sensibilitäts- und Empfindungsstörung (ICD-10: F44.6) sowie eines Depersonalisationssyndroms (ICD-10: F48.1) gestellt. Aufgrund der deutlichen psychosozialen Einschränkung der Patientin wird eine stationäre Behandlung empfohlen.

## ■■ Epidemiologie

- Genaue Angaben zur Prävalenz dissoziativer Störungen bei Kindern und Jugendlichen liegen nicht vor
- Früher war diese Erkrankung als „Hysterie" bekannt
- Prävalenz für dissoziative Bewegungs- und Sinnesempfindungsstörungen bei einer Inanspruchnahmepopulation von Kinderärzten in Australien: etwa 4 pro 100.000
- Lebenszeitprävalenzraten in einer deutschen Population von Jugendlichen und jungen Erwachsenen (14–24 Jahre):
    - 0,4 % für dissoziative Bewegungs- und Sinnesempfindungsstörungen
    - 0,8 % für dissoziative Störungen mit den Symptomen Schwindel, Ohnmachtsanfälle, Bewusstlosigkeit oder Amnesie
- Für einzelne dissoziative Symptome finden sich mit etwa 7 % deutlich höhere Prävalenzraten
- Für kinder- und jugendpsychiatrische Inanspruchnahmepopulationen werden Häufigkeiten von 0,5–17 % für dissoziative Symptome angegeben
- Für die Allgemeinbevölkerung werden die Prävalenzraten bei Kindern und Jugendlichen auf 3–4 % geschätzt

- Geschlechterverhältnis:
    - bei Kindern noch ausgeglichen
    - ab der Adoleszenz sind überwiegend weibliche Patienten betroffen, was mit der erhöhten Traumaprävalenz bei diesen in Verbindung gebracht wird
    - in kinder- und jugendpsychiatrischen Populationen besteht ein Geschlechterverhältnis von etwa 4:1 zugunsten von Mädchen

## Symptomatik und Klassifikation

### Dissoziative Störungen

In der ICD-10 werden die Begriffe dissoziative Störungen und Konversionsstörungen synonym gebraucht, sodass die traditionellen Konversionsstörungen als dissoziative Störungen der Bewegung und der Sinnesempfindung (F44.4–F44.7) den allgemeinen dissoziativen Störungen untergeordnet werden.

Bei dissoziativen Störungen handelt es sich um Störungen des Bewusstseins, bei denen es zu einer teilweisen oder völligen Desintegration psychischer Funktionen wie dem Gedächtnis, der Identität, der unmittelbaren Empfindung, der Wahrnehmung der Umgebung oder des Selbst kommt.

Dabei stehen entweder eine gestörte Selbstwahrnehmung bzw. ein gestörtes Identitätsbewusstsein im Vordergrund (dissoziative Bewusstseinsstörungen, F44.0–F44.3 sowie F44.8) oder Störungen der Selbststeuerung und Umweltwahrnehmung (traditionelle Konversionsstörungen, dissoziative Störungen vom körpersymptomatischen Typ, F44.4–F44.7).

- In Bezug auf Schwere und Ausmaß der dissoziativen Symptomatik ist ein breites Kontinuum zu beobachten, das von leichten und vorübergehenden Phänomenen, wie sie auch bei Gesunden in Belastungssituationen (z. B. Übermüdung) auftreten können, bis hin zu schweren Identitätsstörungen oder chronifizierten Störungen reicht
- Auch entwicklungsbedingt treten dissoziative Phänomene auf, die nicht zwingend einen pathologischen Charakter haben, aber eine pathologische Ausweitung erfahren können (z. B. imaginäre Spielgefährten bei Kindern, Tagträume)
- Unabhängig von der kategorialen Diagnosestellung können bereits einzelne dissoziative Phänomene eine klinische Bedeutung haben und eine Funktionseinschränkung nach sich ziehen, zumal sie häufig mit anderen psychischen Störungen, vor allem posttraumatischen Störungen und Borderline-Persönlichkeitsstörungen, assoziiert sind
- Insbesondere die dissoziativen Störungen der Bewegung und Sinnesempfindung führen zu einer häufigen und inadäquaten Inanspruchnahme von medizinischen Leistungen, was mit hohen Kosten, aber auch gravierenden Folgen für die Betroffenen durch iatrogene Schädigung verbunden ist; oft besteht dabei eine nur geringe Krankheitseinsicht in Bezug auf die psychische Genese der Beschwerden

> **Praxistipp**
>
> Für alle dissoziativen Störungen gilt, dass kein Nachweis einer körperlichen Erkrankung, welche die für diese Störung charakteristischen Symptome hinreichend erklären könnte, vorliegt.

- **Dissoziative Amnesie (F44.0)**
- Es besteht eine teilweise oder vollständige Amnesie für vergangene Ereignisse oder Probleme, die traumatisch oder belastend waren oder noch sind
- Die Amnesie ist zu ausgeprägt und zu lang anhaltend, um mit einer normalen Vergesslichkeit oder durch Simulation erklärt zu werden
- Häufig bezieht sich die Amnesie auf traumatische oder anderweitig belastende Lebenssituationen
- Die Amnesie kann
  - generalisiert (alle Ereignisse eines Zeitraums betreffend)
  - lokalisiert (zeitlich umschriebene Ereignisse betreffend)
  - selektiv (einige, aber nicht alle Ereignisse eines Zeitraums betreffend)
  - systematisch (bestimmte Kategorien von Erinnerungen betreffend)
  - auf bestimmte Teilaspekte eines Ereignisses bezogen sein
- Der Gedächtnisverlust ist den Betroffenen dabei in der Regel bewusst

- **Dissoziative Fugue (F44.1)**
- Unerwartete, aber nach außen organisiert wirkende Reise mit Entfernung von zu Hause oder vom gewohnten Arbeitsplatz und den sozialen Aktivitäten, wobei die Selbstversorgung während dieser Zeit erhalten bleibt
- Für die Reise besteht eine teilweise oder vollständige Amnesie
- Extrem seltene Störung, bei der es zu einer Kombination von Amnesie und Ortswechsel kommt und die mit einer Desorientierung zur eigenen Person einhergeht

- **Dissoziativer Stupor (F44.2)**
- Beträchtliche Verringerung oder ein Fehlen willkürlicher Bewegungen und der Sprache bei normaler Reaktion auf Licht, Geräusche und Berührung
- Der normale Muskeltonus, die aufrechte Haltung und die Atmung sind erhalten
- Es entsteht das Bild einer Bewegungsstarre und Reaktionslosigkeit

- **Trance (F44.3)**
- Vorübergehende Bewusstseinsveränderung mit Verlust des Gefühls der persönlichen Identität, einer Einengung des Bewusstseins in Bezug auf die unmittelbare Umgebung oder einer selektiven Fokussierung auf Stimuli der Umgebung
- Es besteht eine Einschränkung der Bewegungen, der Haltungen und des Gesprochenen auf ein kleines Repertoire

- **Besessenheitszustände (F44.3)**
- Die Betroffenen sind davon überzeugt, von einem Geist, einer Macht, einer Gottheit o. Ä. beherrscht zu werden
- Sowohl Trance als auch Besessenheitszustände müssen außerhalb von religiösen und sozial akzeptierten Situationen auftreten
- Wichtigste Differenzialdiagnose: Schizophrenien und wahnhafte Störungen bzw. affektive Störungen mit Halluzinationen und Wahngedanken

- **Dissoziative Identitätsstörung (multiple Persönlichkeitsstörung, F44.81)**
- Es finden sich zwei oder mehr unterschiedliche Persönlichkeiten innerhalb eines Individuums, von denen zu einem bestimmten Zeitpunkt nur jeweils eine nachweisbar ist
- Jede Persönlichkeit hat ihr eigenes Gedächtnis, ihre eigenen Vorlieben und Verhaltensweisen und übernimmt zu einer bestimmten Zeit die volle Kontrolle über das Verhalten der Betroffenen
- Für die jeweils andere Identität besteht eine Amnesie

> **Praxistipp**
>
> Das Konzept der unterschiedlichen Persönlichkeiten ist mittlerweile abgeschwächt worden, und man geht davon aus, dass es sich um einen Wechsel zwischen Persönlichkeitsanteilen handelt, bei dem die Kernidentität erhalten bleibt. Der Wechsel zwischen den unterschiedlichen Persönlichkeiten wird in der Regel durch bestimmte Auslösereize, die häufig traumaassoziiert sind, verursacht.

- **Depersonalisations- und Derealisationssyndrom (F48.1)**
- Es handelt sich nicht um Bewusstseinsstörungen im engeren Sinne
- Im Vordergrund steht das Erleben von Verfremdung und Unwirklichkeit bei erhaltener Realitätskontrolle
- Diese Syndrome treten selten isoliert auf

Bei der Depersonalisation klagen die Betroffenen über ein Gefühl, entfernt oder „nicht richtig hier" zu sein. Empfindungen, Gefühle und das innere Selbstgefühl seien losgelöst, fremd, nicht die eigenen, oder es besteht das Gefühl, in einem Schauspiel mitzuspielen. Das eigene Tun erscheint mechanisch.

Bei der Derealisation besteht ein Gefühl der Unwirklichkeit, die Umgebung sieht fremd, verzerrt, stumpf, farb- oder leblos aus und wird wie eine Bühne empfunden, auf der jemand spielt.

- **Dissoziative Störungen der Bewegung und der Sinnesempfindung (F44.4–F44.7)**

Hierunter werden die traditionellen Konversionsstörungen klassifiziert. Diese erinnern mit ihrer Symptomatik häufig an neurologische Erkrankungen:
- **Dissoziative Bewegungsstörungen** (F44.4): kompletter oder teilweiser Verlust der Bewegungsfähigkeit; dies betrifft Bewegungen, die normalerweise der willkürlichen Kontrolle unterliegen, oder verschiedene oder wechselnde Grade von Koordinationsstörungen, Ataxie oder die Unfähigkeit, ohne Hilfe zu stehen; auch die psychogene Dysphonie oder Aphonie werden zu den dissoziativen Bewegungsstörungen gerechnet
- **Dissoziative Krampfanfälle** (F44.5): Es finden sich plötzliche und unerwartete krampfartige Bewegungen, die sehr an verschiedene Formen epileptischer Anfälle erinnern, aber nicht mit einem Bewusstseinsverlust einhergehen; epilepsietypische Zeichen wie Zungenbiss, schwere Hämatome oder Verletzungen aufgrund des Sturzes oder Einnässen fehlen in der Regel

- **Dissoziative Sensibilitäts- und Empfindungsstörungen** (F44.6): teilweiser oder vollständiger Verlust einer oder aller normalen Hautempfindungen an Körperteilen oder am ganzen Körper bzw. teilweiser oder vollständiger Seh-, Hör- oder Riechverlust

- Gemischte dissoziative Störungen (F44.7)
- Kombinationen der dissoziativen Störungen können derart kodiert werden

- Vorübergehende dissoziative Störungen der Kindheit und Jugend (F44.82)
- Darüber hinaus besteht die Möglichkeit, vorübergehende dissoziative Störungen der Kindheit und Jugend zu klassifizieren, ohne dass für diese Kategorie ein spezielles Kriterium gefordert wird

- Formen und Unterschiede zwischen Klassifikationssystemen: ICD-10 vs. DSM-5 und ICD-11
- Während in der ICD-10 ein überzeugender zeitlicher Zusammenhang zwischen den dissoziativen Symptomen und belastenden Ereignissen, Problemen und Bedürfnissen für die Diagnosestellung gefordert wird, gibt es dieses Kriterium im DSM-5 nicht. Es ist aber möglich, akute dissoziative Reaktionen in der Folge von belastenden Ereignissen als eigenständige Diagnose unter den sonstigen näher bezeichneten dissoziativen Störungen (DSM-5: 300.15) zu kodieren
- Anders als die ICD-10 fordert DSM-5 das Vorliegen einer klinisch bedeutsamen psychosozialen Funktionseinschränkung für die Diagnosestellung
- Dissoziative Bewegungsstörungen (Konversionsstörungen) werden im DSM-5 unter den somatischen Belastungsstörungen subsumiert, nicht unter den dissoziativen Störungen im engeren Sinne
- In der ICD-11 werden dissoziative Störungen mit neurologisch anmutenden Symptomen zusammengefasst (6B60) und von den dissoziativen Bewusstseinsstörungen abgegrenzt
- Depersonalisation und Derealisation werden nach ICD-10 im Gegensatz zu DSM-5 nicht unter den dissoziativen Störungen klassifiziert, sondern unter den sonstigen neurotischen Störungen

- Ätiologie
- Dissoziation ist ein komplexer psychophysiologischer Prozess, bei dem es zu Störungen der Informationsverarbeitung und der Affektregulation kommt (frontolimbische Diskonnektivitätstheorie)
- Dissoziative Symptome entwickeln sich häufig als eine transiente Reaktion auf belastende Erfahrungen und stellen somit auch eine Abwehrleistung des Kindes oder des Jugendlichen dar
- Sie ermöglichen, dass Selbstfunktionen erhalten bleiben, indem eine Überflutung mit traumatischen Erinnerungen oder Affekten vermieden wird
- Auch nichtvereinbare Affekte (z. B. ambivalente Gefühle gegenüber misshandelnden Eltern) können so nebeneinander bestehen bleiben

- Bei anhaltender Traumatisierung und fehlenden protektiven Faktoren kann sich aus transienten Reaktionen eine komplexe und chronifizierte dissoziative Störung entwickeln, bei der dissoziative Mechanismen eingesetzt werden, um nicht nur die anhaltende traumatische Situation, sondern jegliche belastende Situation zu vermeiden bzw. zu bewältigen

### Komorbiditäten
- Dissoziative Bewusstseinsstörungen zeigen eine hohe Komorbidität zu anderen stressbezogenen psychiatrischen Erkrankungen wie
    - akuter Belastungsreaktion
    - posttraumatischer Belastungsstörung oder auch zu
    - Borderline-Persönlichkeitsstörungen und
    - Somatisierungsstörungen
- Dissoziative Störungen der Bewegung und Sinnesempfindung sind vor allem vergesellschaftet mit
    - Angststörungen und
    - depressiven Störungen

> **Praxistipp**
>
> Neben der häufig bestehenden Traumagenese ist bei Adoleszenten in der Therapie auf die hohe Komorbidität dissoziativer Symptomatik zu achten. Es kann daher sinnvoll sein, die Behandlung primär an der zugrunde liegenden Störung auszurichten und nicht auf die dissoziative Symptomatik zu fokussieren.

### Diagnostik
Die Diagnostik basiert auf der Exploration des Patienten und seiner Eltern bzw. Bezugspersonen.
- Geachtet werden sollte insbesondere auf
    - Beginn
    - Variabilität
    - eventuelle Situationsspezifität der Symptomatik (auslösende Situationen)
    - Zusammenhang zu möglichen belastenden Lebensereignissen
- Erfassung aller bisherigen ärztlichen und therapeutischen Bemühungen, insbesondere zur Vermeidung von unnötigen Mehrfachuntersuchungen
- Für eine Einleitung der Therapie ist es auch hilfreich, nach bisherigen Erklärungsmodellen der Patienten und Eltern zu fragen sowie nach
    - dem bisherigen Umgang mit den aktuellen Symptomen
    - dem allgemeinen Umgang mit Krankheit
    - gesundheitlichen Sorgen
- Eine Fremdanamnese (Schule, Freizeitumfeld) ist hilfreich
- Zum Ausschluss einer schulischen Überforderungssituation sollte eine zumindest orientierende Leistungsdiagnostik erfolgen
- Diagnostische Fragebögen und strukturierte Interviews wie z. B. das Heidelberger Dissoziationsinventar (HDI) sind eine sinnvolle Ergänzung

## Hilfreiche Fragen

An die Eltern:
- Was glauben Sie, was die Ursachen der Beschwerden sind?
- Was kann Ihr Kind aufgrund der Beschwerden nicht mehr tun, was es früher gerne/nicht gerne gemacht hat?
- Was würde sich im Alltag/in der Familie verändern, wenn die Beschwerden plötzlich/über Nacht weg wären?

An das Kind:
- Was glaubst du, woher deine Beschwerden kommen?
- Was würdest du alles wieder machen können, wenn die Beschwerden plötzlich weg wären?
- Was würdest du als Erstes tun?
- Gibt es etwas, das besser funktioniert oder angenehmer ist, seit die Beschwerden da sind?

### Körperliche Untersuchung
- Die Durchführung muss zeitnah und sorgfältig erfolgen
- Hinweise auf Misshandlung oder sexuellen Missbrauch beachten
- Die angegebenen Symptome bzw. vermeintlichen neurologischen Ausfälle sind wegen der oft fluktuierenden Symptomatik gut zu dokumentieren
- Wiederholte körperliche Untersuchungen zur Verlaufskontrolle sind sinnvoll
- Zurückhaltung bei apparativen Untersuchungen, um eine Fixierung der Betroffenen und ihrer Familien auf eine somatische Ursache zu vermeiden

> **Praxistipp**
>
> Obwohl gemäß ICD-10 die Diagnosestellung erst dann erfolgen kann, wenn kein Nachweis einer körperlichen Erkrankung besteht, die die Symptomatik erklären kann, und eine dissoziative Störung häufig erst dann erwogen wird, wenn der Patient organisch umfassend ohne Erfolg „durchuntersucht" wurde, sollte die Diagnostik dennoch nicht nur im Rahmen eines Ausschlusses erfolgen. Gelegentlich finden sich nämlich eine neurologische und eine dissoziative Störung gleichzeitig, z. B. bei epileptischen Anfällen.

### Positive Kriterien für eine dissoziative Störung
- Affektive Indifferenz gegenüber der Schwere der Erkrankung („belle indifférence")
- Symptomwechsel und -veränderung im Rahmen der medizinischen Untersuchung
- Häufige Arztwechsel („doctors hopping")
- Auftreten organischer Erkrankungen zu Beginn der Symptomatik
- Ausgeprägter primärer und sekundärer Krankheitsgewinn (Entlastung von Aufgaben)
- Manipulative Handlungen
- Symbolgehalt der Symptomatik
- Traumatische Lebensereignisse in der Anamnese

- **Typische Untersuchungsbefunde bei dissoziativen Bewegungs- und Empfindungsstörungen**
- Bei Lähmungserscheinungen der oberen Extremität ist meist die nicht dominante Seite (stärker) betroffen
- Gangstörungen fallen durch groteske und unökonomische Bewegungsabläufe auf
- Stürze werden durch kreatives Einbeziehen der Umgebung meist vermieden
- Zudem wird instrumentelle oder menschliche Hilfe schnell und gerne in Anspruch genommen
- Charakteristisch für dissoziative Bewegungsstörungen sind auch:
    - plötzlicher Beginn, häufig in Zusammenhang mit belastenden Situationen
    - Fluktuationen oder Wechsel der Symptomatik
    - auch zeigt sich eine Abhängigkeit der Symptomatik von der Zuwendung bzw. Aufmerksamkeit durch die Umgebung

- **Typische Untersuchungsbefunde bei dissoziativen Anfällen**
- Die Bewegungsabläufe wirken meist grob konturiert und variantenreich
- Sie dauern oft länger als 2 Minuten
- Die Pupillenreflexe bleiben erhalten
- Der Patient ist ansprechbar

- **Typische Untersuchungsbefunde bei Sensibilitätsstörungen**
- Es finden sich oft Widersprüche oder Unsicherheiten beim Zeigen der gestörten Areale
- In der Regel weichen die Angaben zur Ausdehnung eindeutig von neurologisch definierbaren Segmenten ab
- Bei Sehstörungen wird oft eine Einschränkung im Sinne einer Unschärfe oder eines Tunnelblicks angegeben

Bei dissoziativen Bewusstseinsstörungen sind vor allem psychiatrische Störungen differenzialdiagnostisch einzubeziehen, bei den körpersymptomatischen Störungen vor allem neurologische Erkrankungen.

- **Psychiatrische Differenzialdiagnosen bei dissoziativen Störungen**
- Somatoforme Störungen
- Schizophrenien und wahnhafte Störungen
- Affektive Störungen
- Borderline-Persönlichkeitsstörungen
- Posttraumatische Belastungsstörungen
- Akute Belastungsreaktionen
- Simulation
- Substanzmissbrauch

- **Somatische Differenzialdiagnosen bei dissoziativen Störungen**
- Anfallserkrankungen
- Myopathien
- Polyneuropathien

- Zerebraler Insult
- Neurodegenerative Erkrankungen
- Intrakranielle Raumforderungen
- Migräne
- Porphyrien
- Nebennierenrindeninsuffizienz
- Arzneimittelintoxikationen

### Therapie
Die Therapie der dissoziativen Störungen erfolgt überwiegend psychotherapeutisch.

#### Psychotherapie
- Eine spezifische Behandlung für dissoziative Störungen gibt es nicht
- Es haben sich kombinierte psychodynamische und kognitiv-verhaltenstherapeutische Maßnahmen in der Behandlung bewährt

#### Therapieziele
- Primär: Symptomreduktion
- Außerdem: Auseinandersetzung mit akuten oder zurückliegenden Traumata und
- Herstellung von Funktionalität und Verringerung von inadäquater Inanspruchnahme von Hilfen, auch um iatrogene Schädigungen zu vermeiden

#### Psychotherapeutische Maßnahmen
- Reduktion der Dissoziationsbereitschaft durch Maßnahmen zur Stressreduktion
- Steigerung der Affekttoleranz durch eine differenzierte Wahrnehmung und Verbalisierung von Gefühlszuständen und deren Bewertung
- Erlernen von Konfliktlösungsstrategien und Entspannungsverfahren
- Kognitive Umstrukturierung und selbstfürsorgliche Maßnahmen

> **Praxistipp**
> 
> Den Patienten sollte ein „ehrenvoller Rückzug" (von ihrer Symptomatik) ermöglicht werden. Suggestives Arbeiten hat sich dazu als sehr hilfreich erwiesen (Erklärungsmodelle für das Zurückgehen der Symptomatik).

- Wichtig ist ein progressionsorientiertes Vorgehen, um den sekundären Krankheitsgewinn zu minimieren, was auch den möglichen Einsatz von Verstärkerplänen umfasst

> **Praxistipp**
> 
> Während der Behandlung der dissoziativen Symptomatik müssen stets die aktuellen Lebensumstände berücksichtigt werden. Anhaltende familiäre Stressoren können eine dissoziative Symptomatik trotz adäquater Therapie weiter aufrechterhalten. In diesen Fällen sind institutionelle Hilfen (z. B. Herausnahme des Kindes aus dem traumatisierenden Umfeld) häufig notwendig.

- **Im Vordergrund stehende körpernahe Symptomatik**
- Die Inanspruchnahme von Kinder- und Jugendpsychiatern und -psychotherapeuten ist erschwert
- Primäre Ansprechpartner: Kinderärzte und Neurologen
- Das Etablieren eines **Arbeitsbündnisses** ist von großer Wichtigkeit
- Als hilfreich hat es sich insbesondere erwiesen, die Symptomatik als real anzuerkennen
- Frühzeitig sollten psychodynamische Hypothesen in ein Erklärungsmodell eingebunden werden, eine dissoziative Störung ist nicht nur eine Ausschlussdiagnose
- Das somatische Erklärungsmodell sollte akzeptiert, aber ein alternatives Modell angeboten werden
- Das komplexe Zusammenspiel von körperlichen, sozialen und emotionalen Faktoren sollte deutlich gemacht werden (Symptomatik als Ausdruck einer Stressreaktion)
- Der Wunsch nach wiederholten körperlichen Untersuchungen aus dem Bedürfnis heraus, eine somatische Ursache für die Beschwerden zu finden, führt häufig zu Behandlungsabbrüchen
- Unterstützende Maßnahmen wie Krankengymnastik oder Körpertherapie können helfen, dem Patienten zu ermöglichen, sein Gesicht zu wahren und auf die Symptomatik verzichten zu können

### Setting
Bei schweren Störungen kann eine stationäre Behandlung indiziert sein, auch um ein Kind ggf. aus einem pathologischen Umfeld herauszulösen.

### Elternarbeit
- Das Schaffen eines stabilen Arbeitsbündnisses steht zunächst im Mittelpunkt
- Zuversicht vermitteln, dass die Symptomatik sich langfristig bessert
- Die Eltern müssen das progressionsorientierte therapeutische Vorgehen unterstützen können
- Essenziell hierfür: Psychoedukation mit Vermittlung eines biopsychosozialen Entstehungsmodells, das (somatische) Erklärungsmodelle der Eltern möglichst integriert
- Die Zusammenarbeit mit den Eltern ist zudem gerade bei jüngeren Patienten unverzichtbar in Bezug auf die Identifikation von Stressoren und deren Beseitigung

### Pharmakotherapie (▶ Kap. 40)
- Obwohl psychotherapeutische Behandlungskonzepte im Mittelpunkt stehen, kann eine ergänzende pharmakologische Behandlung sinnvoll sein
- Eine evaluierte Pharmakotherapie dissoziativer Störungen existiert nicht
- Die Pharmakotherapie sollte sich an der bestehenden Komorbidität und der begleitenden Symptomatik orientieren

# Dissoziative Störungen

- Insbesondere selektive Serotoninwiederaufnahmehemmer (SSRI) können bei ausgeprägter Angst oder depressiver Symptomatik hilfreich sein

- **Weitere Maßnahmen und Hilfen**
- Jugendhilfemaßnahmen können bei sehr ausgeprägten familiären Stressoren indiziert sein
- Ambulante Hilfen (z. B. sozialpädagogische Familienhilfe, Erziehungsbeistand) können hier zur Entlastung beitragen
- Bei anhaltender Traumatisierung im familiären Umfeld können auch stationäre Jugendhilfemaßnahmen angezeigt sein

- **Kurzarztbrief**

Magda wurde aufgrund einer dissoziativen Sensibilitäts- und Empfindungsstörung (ICD-10: F44.6) sowie eines Depersonalisationssyndroms (ICD-10: F48.1) mit erheblicher Einschränkung des psychosozialen Funktionsniveaus stationär behandelt.

Psychopathologisch zeigte sich die Patientin wach und zu allen Qualitäten orientiert. Aufmerksamkeit, Konzentration, Gedächtnis und Merkfähigkeit waren ungestört. Formal geordnet, keine inhaltlichen Denkstörungen, keine Halluzinationen. Wiederkehrendes Depersonalisationserleben, Verschwommensehen und Punkte beim Sehen. Stimmung gedrückt, bei subjektiv erlebter Euthymie, reduzierte Schwingungsfähigkeit. Antrieb und Psychomotorik unauffällig, Ängste vor Schulbesuch, keine Zwänge. Erlebte Belastung durch die Symptomatik gering bei Vermeidung des Schulbesuchs. Keine Suizidalität, keine akuten Gefährdungsaspekte.

In der testpsychologischen Diagnostik zeigte sich eine durchschnittliche bis überdurchschnittliche Intelligenz (Gesamt-IQ 114 bei homogenem Profil im WISC-V).

Es erfolgte eine psycho- und milieutherapeutische Behandlung mit Einzel- und Familiengesprächen, Tagesstrukturierung sowie Reintegration zunächst in die Klinikschule, später in die Heimatschule. Nach Erarbeitung eines individuellen Störungsmodells, bei dem insbesondere Ängste vor Autonomieentwicklung zentral waren, erfolgte eine Psychoedukation. Hier wurden auch der Zusammenhang zwischen Stresserleben und dissoziativen Symptomen sowie das therapeutische Prinzip des primären Herstellens von Funktionsfähigkeit und der nachfolgenden Symptomreduktion besprochen. In den Einzelpsychotherapien und den ergänzenden Therapien stand das Erlernen von Stressbewältigungsstrategien im Mittelpunkt. In den Familiengesprächen ging es vor allem um eine Klärung der anhaltenden elterlichen Konflikte.

Unter diesen Maßnahmen gelang es der Patientin zunehmend, Entwicklungsaufgaben und Alltagsanforderungen zu bewältigen und sich auch mit ihren eigenen Autonomiewünschen auseinanderzusetzen. Die Symptomatik war deutlich rückläufig, sodass die psychotherapeutische Weiterbehandlung ambulant fortgesetzt werden konnte. Zur Sicherung des bisherigen Therapieerfolges erfolgte zudem die Installation eines Erziehungsbeistandes.

Schema zur Erfassung der Teilhabebeeinträchtigung im Fall von Magda ◘ Abb. 10.1

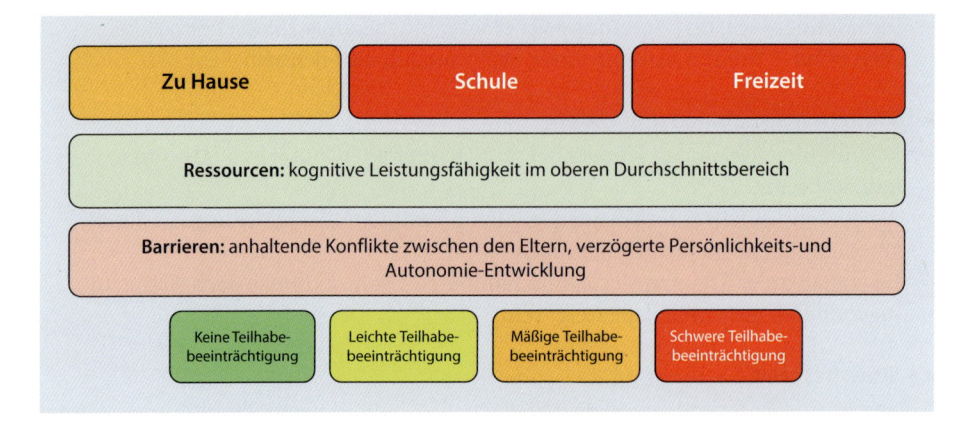

**Abb. 10.1** Schema zur Erfassung der Teilhabebeeinträchtigung im Fall von Magda

- **Auszug aus der ärztlichen Stellungnahme nach § 35a SGB VIII**

Aufgrund der bestehenden dissoziativen Störung ergibt sich aus kinder- und jugendpsychiatrischer Sicht eine erhebliche Teilhabebeeinträchtigung in den Bereichen Schule sowie Freizeit. Magda bedarf einer intensiven Unterstützung in den Bereichen Autonomie- und Persönlichkeitsentwicklung, um eine Chronifizierung der Symptomatik zu verhindern und bisher erreichte Therapieerfolge in den Alltag zu transferieren. Aus kinder- und jugendpsychiatrischer Sicht ist eine ambulante Jugendhilfemaßnahme in Form eines Erziehungsbeistandes daher indiziert.

## Weiterführende Literatur

Brand BL, Classen CC, McNarx SW, Zaveri P (2009) A review of dissociative disorders treatment studies. J Nerv Ment Dis 197(9):646–654

Jans T, Schneck-Seif WT, Schneider W, Ellgring H, Wewetzer C, Warnke A (2008) Long-term outcome and prognosis of dissociative disorder with onset in childhood or adolescence. Child Adolesc Psychiatry Ment Health 2:19. https://doi.org/10.1186/1753-2000-2-19

Kozlowska K, Nunn KP, Rose D, Morris A, Ouvrier RA, Verghese J (2007) Conversion disorder in Australian pediatric practice. J Am Acad Child Adolesc Psychiatry 46(1):68–75

Krause-Utz A, Frost R, Winter D, Elzinga BM (2017) Dissociation and alterations in brain function and structure: implications for borderline personality disorder. Curr Psychiatry Rep 19(6). https://doi.org/10.1007/s11920-017-0757-y)

Lehmkuhl G, Blanz B, Lehmkuhl U, Braun-Scharm H (1989) Conversion disorder (DSM-III 300.11): symptomatology and course in childhood and adolescence. Eur Arch Psychiatry Neurol Sci 238:155–160

# Ausscheidungsstörungen

*Diana El Khatib und Michael Kölch*

11.1 Enkopresis – 152

11.2 Einnässen im Kindesalter – 157

Weiterführende Literatur – 168

© Springer-Verlag GmbH Deutschland, ein Teil von Springer Nature 2020
M. Kölch et al. (Hrsg.), *Klinikmanual Kinder- und Jugendpsychiatrie und -psychotherapie*,
https://doi.org/10.1007/978-3-662-58418-7_11

◻ **Tab. 11.1** Einteilung der Enkopresis in unterschiedlichen Klassifikationssystemen

| Erkrankung | Symptomatik | Therapiestrategien | Kodierungen in Klassifikationssystemen |
|---|---|---|---|
| Nichtorganische Enkopresis | Willkürliches und unwillkürliches Absetzen von Stuhl an dafür nicht vorgesehenen Stellen Alter: ab 4 Jahren Dauer 1-mal/Monat, 6 konsekutive Monate Ausschluss organischer Ursachen | Toilettentraining, falls notwendig abführende Maßnahmen | ICD-10: F 98.1 |
| Enkopresis mit und ohne Obstipation | Wiederholtes willkürliches oder unwillkürliches Absetzen von Stuhl an sozial nicht adäquaten Orten Alter: ab 4 Jahren Dauer: 1-mal/Monat, 3 konsekutive Monate Ausschluss organischer Ursachen | Toilettentraining, falls notwendig abführende Maßnahmen | DSM-5: 307.7 ICD-11: 6C01.0 6C01.1 |
| Funktionelle Obstipation (mit/ohne Einkoten) Nichtretentive Stuhlinkontinenz | Siehe unten Abschnitt ROME-IV-Kriterien | | Rome-IV-Kriterien (relevant für Klinik und Forschung) H3a., H3b. |

## 11.1 Enkopresis

### Fallbeispiel

Der 9-jährige Jonas kommt in Begleitung seiner Mutter zum ambulanten Erstgespräch. Die Mutter berichtet, dass Jonas etwa seit einem halben Jahr täglich mehrmals einschmiert bzw. einkotet. Er selbst sagt, dass er dies nicht immer merke. Nur selten kann er noch kleine Mengen harten Stuhlgang auf der Toilette absetzen. Oftmals hat er dabei auch Schmerzen, mehrmals schon ist ihm Blut am Toilettenpapier aufgefallen. Aus diesem Grund vermeidet Jonas auch immer häufiger den Toilettengang und hält Stuhlgang aktiv zurück. Jonas war schon mehrmals verstopft und wurde mit Einläufen behandelt. Insgesamt trinkt Jonas auch nicht ausreichend und hat aufgrund von rezidivierenden Bauchschmerzen nur wenig Appetit und wenig Spaß an Bewegung. Jonas Mutter wünscht sich nun eine Abklärung der Einkotproblematik.

- **Epidemiologie**
- Weltweite Prävalenz von 0,8–7,8 %
- Knapp 4 % der 4- bis 6-Jährigen und unter 2 % der 11- bis 12-Jährigen
- DSM-5: 1 % der 5-Jährigen

Ausscheidungsstörungen

- Jungen sind häufiger betroffen als Mädchen
- Risikofaktoren: Harter Stuhlgang mit Obstipation, Entwicklungsverzögerungen, schwieriges Temperament der Kinder, mütterliche Ängstlichkeit, Stress und Einnässen tagsüber

### Symptomatik und Klassifikation (◻ Tab. 11.1)
- Die Diagnose Enkopresis kann nach **ICD-10** gestellt werden, wenn das Einkoten mindestens 1-mal/Monat in einem Zeitraum von mindestens 6 Monaten vorkommt und ein chronologisches Alter von 4 Jahren besteht
- Gemäß **DSM-5** wird die Diagnose ebenfalls ab 4 Jahren gegeben, wenn das Einkoten 1-mal/Monat innerhalb von 3 Monaten vorkommt. Es wird zwischen **Enkopresis mit und ohne Obstipation** unterschieden
- Auch im **ICD-11** wird unterschieden, ob zusätzlich eine Verstopfung vorliegt (6C01.0) oder nicht (6C01.1)
- Organische Ursachen müssen sowohl im ICD-10 als auch im DSM-5 ausgeschlossen sein
- Einteilung nach **Rome-IV-Kriterien** (relevant für Klinik und Forschung) in funktionelle Obstipation (mit/ohne Einkoten) und nichtretentive Stuhlinkontinenz
- Es ist bei der Diagnosestellung irrelevant, ob ein Kind schon mal sauber war oder nicht

### Enkopresis mit Obstipation
- Seltener Stuhlgang auf Toilette
- Absetzen von großkalibrigen Stühlen
- Veränderte Stuhlkonsistenz
- Tastbare Skybala (Kotsteine)
- Bauchschmerzen
- Reduzierter Appetit
- Reduzierte anal-rektale Sensibilität
- Im Ultraschall auffällige Darstellung des Enddarms

### Enkopresis ohne Obstipation
- Einkoten ohne typische Symptome der Stuhlretention
- Regelmäßiges Absetzen von Stuhlgang
- Kleine Stuhlmengen normaler Konsistenz
- Einkotfrequenz geringer, selten Defäkationsschmerzen
- Appetit gut
- Defäkationsdynamik (Druckverhältnisse bei Ausscheidung) verändert
- Komorbiditätsrate von psychischen Störungen 40 %

### ROME-IV-Kriterien (2016)
- Benannt nach dem Ort der Konsensusgruppe, die aus pädiatrischen Gastroenterologen besteht
- Ziel: Definition von klinisch relevanten Kriterien für Kinder im Alter von 4 bis 18 Jahren mit funktionellen gastrointestinalen Störungen, die sowohl für Klinik und Forschung verwendet werden können

Unterteilung in:
1. **Funktionelle Obstipation (mit/ohne Einkoten, mindestens 2 Kriterien in einem Monat)**
   - Absetzen von Stuhl in die Toilette 2-mal/Woche oder seltener
   - Einkoten 1-mal/Woche oder häufiger
   - Retentionshaltung oder exzessives, willkürliches Zurückhalten von Stuhl
   - Schmerzhafte Defäkation oder harter Stuhl
   - Große Stuhlmassen im Rektum
   - Großkalibrige Stühle, die die Toilette verstopfen können
2. **Nichtretentive Stuhlinkontinenz**
   - Absetzen von Stuhl in unangebrachten sozialen Kontexten mindestens 1-mal/Monat, keine Stuhlretention, Ausschluss von organischen Erkrankungen

- **Ätiologie**

Es gibt kein einfaches, allgemeingültiges ätiologisches Modell der Enkopresis.
Die Ätiologie der Enkopresis mit Verstopfung ist besser verständlich:
- Genetik: Disposition aufgrund von multifaktoriellem Erbgang
- Unspezifische psychische und somatische Auslöser führen zu einer akuten Obstipation, die dann aufgrund der Stuhlretention chronifizieren kann. Es kommt zur Ausbildung eines Megacolons (abnorme Weitstellung des Dickdarms) und Verlust der rektalen Wahrnehmung. In Folge kommt es zum Einkoten bzw. Einschmieren (Zwischenflussinkontinenz). Hieraus resultieren Interaktionsstörungen und intrapsychische Konflikte, die ebenfalls zur Aufrechterhaltung der Problematik beitragen

Die Ätiologie der Enkopresis ohne Obstipation ist letztendlich noch unklar. Ein psychogenes Erklärungsmodell ist hier nicht ausreichend, weshalb dringender Forschungsbedarf besteht.

- **Diagnostik**
- Ausführliche Anamneseerhebung
- Ausschluss organischer Ursachen (komplette pädiatrische Untersuchung, Sono-Abdomen)
- Spezifische Diagnose der Einkotform
- Bei zusätzlichem Einnässen muss der Subtyp der Enuresis bzw. Harninkontinenz festgelegt werden (s. ▶ Kap. 11.2)
- Diagnostik weiterer komorbider psychischer Störungen

> **Praxistipp**
>
> Zur Abklärung einer Enkopresis gehört eine pädiatrische Untersuchung unbedingt dazu. Eine Abdomen-Ultraschalluntersuchung kann Aufschluss über mögliche Differenzialdiagnosen geben und bei der Verlaufskontrolle sehr hilfreich sein.
> **Untersuchungsschritte:**
> 1. **Pädiatrische Untersuchung** (inkl. Neurologie, Auskultation des Abdomens, Tastbefund Abdomen, äußere Inspektion der Genital- und Analregion reicht zunächst aus zum Ausschluss von Infektionen oder Schleimhautverletzungen)
> 2. **Abdomenultraschall (vor allem Rektumdurchmesser (>3cm) diagnostisch hilfreich)**

## Hilfreiche Fragen
An die Eltern:
- Wie häufig kotet Ihr Kind ein?
- Hat sich in Ihrem Umfeld irgendetwas verändert, als die Einkotsymptomatik begonnen hat?
- Wird das Kind von Gleichaltrigen geärgert?
- Versteckt das Kind verschmutzte Unterhosen?
- Sagt das Kind Bescheid, wenn es eingekotet hat?
- Hilft es beim Saubermachen?
- Wie läuft insgesamt das Saubermachen ab?
- Wie ist die Konsistenz des Stuhlgangs?
- Setzt Ihr Kind überhaupt noch Stuhlgang auf Toilette ab?
- Wie reagieren Sie, wenn Ihr Kind eingekotet hat?

An das Kind:
- Merkst du, wenn du auf Toilette musst?
- Gehst du dann manchmal bewusst nicht zur Toilette, weil du dein Spiel nicht unterbrechen möchtest?
- Hattest du schon mal Schmerzen beim Stuhlabsetzen?
- Hast du Angst vor der Toilette?
- Möchtest du, dass das Einkoten aufhört?

### Differenzialdiagnostik
**Organische Ursachen**

Bei 5 % der Patienten mit Enkopresis mit Obstipation besteht eine organische Ursache
- Anatomisch: Schleimhauteinriss, angeborene Fehlbildungen
- Endokrinologisch: Diabetes mellitus, Hypothyreose
- Medikamentös: Nebenwirkungen von Anticholinergika, Antidepressiva
- Neurogen: Spina bifida, infantile Zerebralparese, Tethered-Cord-Syndrom
- Neuropathisch: Morbus Hirschsprung

Bei der Enkopresis ohne Obstipation lässt sich bei maximal 1 % der Kinder eine organische Ursache nachweisen (Diarrhö, postoperativ, neurogen)

### Komorbiditäten
- Bei 30–50 % der einkotenden Kinder liegt eine weitere psychische Störung vor
- Es finden sich keine Unterschiede zwischen den Kindern mit und ohne Obstipation
- Internalisierende und externalisierende Störungen kommen gleich häufig vor
- Häufig besteht ADHS und/oder oppositionelles Verhalten
- Kinder mit hoher Einkotfrequenz zeigen häufiger komorbide Störungen
- Etwa ein Drittel der einkotenden Kinder sind auch von einer Enuresis bzw. funktionellen Harninkontinenz betroffen
- Kein spezifischer Zusammenhang zu sexuellem Missbrauch
- Sonderformen:

**Toilettenverweigerungssyndrom** (ICD-10 F 98.8): Das Kind geht zum Wasserlassen zur Toilette/auf das Töpfchen, verlangt zum Stuhlabsetzen aber immer eine Windel
**Toilettenphobie** (ICD-10 F 93.1): im Sinne einer spezifischen Phobie hat das Kind Angst vor der Toilette (oder Umgebungsfaktoren) an sich

- **Therapie**
- Die Behandlung der Enkopresis ist immer symptomorientiert
- Psychoedukation, emotionale Entlastung, Motivationssteigerung bilden die Basis
- Das Hauptziel ist Regulierung des Stuhlgangs
- Basistherapie bei jeder Art des Einkotens: regelmäßiges Toilettentraining 3-mal/Tag nach den Hauptmahlzeiten (Nutzung des Darmentleerungsreflexes), tägliche Dokumentation
- Einsatz von Verstärkerplänen ist oft notwendig.
- Biofeedbacktraining ist nicht wirksam

- **Enkopresis mit Obstipation**
- Liegt eine Stuhlretention mit tastbaren Skybala (Kotsteinen) und erweitertem Rektum vor, muss zunächst eine Darmentleerung (Desimpaktion) durchgeführt werden
- Dies kann oral mittels Macrogol erfolgen: 1,5 g/kg KG pro Tag für mehrere Tage, dann Reduzierung auf Erhaltungsdosis (0,4 g/kg KG pro Tag)
- Bei sehr großen Stuhlmassen können auch phosphathaltige Klistiere bzw. sorbithaltige Klistiere bei jüngeren Kindern gegeben werden, danach Gabe der Erhaltungsdosis Macrogol
- Wenn orale/rektale Desimpaktion nicht ausreichend ist, dann hohe Einläufe in Narkose in kinderchirurgischer Fachabteilung
- **Erste Hinweise auf die Wirksamkeit von TENS** (transkutane elektrische Nervenstimulation)

- **Enkopresis ohne Obstipation**
- Die Gabe von Laxanzien führt zu einer Symptomverschlechterung
- Nur nichtpharmakologische, psychotherapeutische Interventionen, wie regelmäßige Toilettenzeiten und ggf. Verstärkerplan, zeigen Erfolge

- **Setting**
- Die Behandlung der Enkopresis kann ambulant durchgeführt werden
- Stationäre oder teilstationäre Therapie nur bei weiteren stark ausgeprägten psychischen Komorbiditäten oder erfolgloser ambulanter Therapie

- **Kurzarztbrief**

Bei Jonas besteht eine Enkopresis mit Obstipation. Im Ultraschall zeigte sich ein stark erweitertes Rektum, bei der körperlichen Untersuchung fiel ein geblähtes Abdomen auf und Skybala waren im linken Unterbauch tastbar. Wir vereinbarten zunächst eine initiale Desimpaktion mittels Macrogol über 2–3 Tage. Dann sollte eine entsprechende Erhaltungsdosis gegeben werden. Zusätzlich setzten wir ein Toilettentraining an, bei dem Jonas 3-mal/Tag nach den Hauptmahlzeiten für 5–10 min auf der Toilette versuchen sollte, Stuhlgang abzusetzen. Entsprechende Dokumentationsbögen wurden mitgegeben. Eine Wiedervorstellung zur Verlaufskontrolle sollte in 6–8 Wochen erfolgen.

> **Praxistipp**
>
> Bei kombinierten Ausscheidungsstörungen gibt es eine feste Behandlungsreihenfolge: Zuerst wird das Einkoten, dann das Einnässen tagsüber und am Ende das Einnässen nachts behandelt.

## 11.2 Einnässen im Kindesalter

Da die Definitionen zu Ausscheidungsstörungen im Kindesalter von ICD und DSM nicht dem aktuellen Forschungstand entsprechen, hat die ICCS (International Children's Continence Society) im internationalen und interdisziplinären Kontext erstmals

**Tab. 11.2** Einteilung der Enuresis in unterschiedlichen Klassifikationssystemen

| Erkrankung | Symptomatik | Therapiestrategien | Kodierung in Klassifikationssystemen |
|---|---|---|---|
| Nichtorganische Enuresis | Unwillkürlicher Harnabgang am Tag und in der Nacht<br>Alter: ab 5 Jahre<br>Ausschluss organischer Ursachen<br>Dauer: mindestens 3 konsekutive Monate, mindestens 2-mal/Monat bei < 7 Jahren, 1-mal/Monat bei > 7 Jahren | Sonne-Wolken-Kalender<br>Klingeltherapie<br>Medikation<br>Verhaltenstherapie | ICD-10: F 98.0<br>ICD-11: 6C00 |
| Enuresis | A. Wiederholtes Einnässen in Bett oder Kleidung (willkürlich oder unwillkürlich)<br>B. Dauer: 2-mal/Woche in mindestens 3 aufeinanderfolgenden Monaten oder es besteht eine Einschränkung im sozialen Umfeld.<br>C. Alter: ab 5 Jahren (oder Entwicklungsstand).<br>D. Ausschluss organischer Ursachen<br>Subtypen: nocturna, diurna, nocturna und diurna | Sonne-Wolken-Kalender<br>Klingeltherapie<br>Medikation<br>Verhaltenstherapie | DSM-5: 307.6 |

im Jahr 2006 die Terminologie der Funktionsstörungen des unteren Harntraktes mit dem Symptom Harninkontinenz standardisiert. Diese ICCS-Kriterien (aktuell von 2016) haben sich in der Praxis durchgesetzt und sind mittlerweile grundlegend für Forschung und Veröffentlichungen.

Die ICCS unterscheidet eine kontinuierliche Harninkontinenz, die fast immer organisch bedingt ist und eine intermittierende Harninkontinenz, die als **Enuresis** (im Schlaf) und/oder als **nichtorganische (funktionelle) Harninkontinenz** (am Tag) entsprechend der jeweiligen Symptomatik bezeichnet wird.

### 11.2.1 Enuresis

**Fallbeispiel**
Die 8-jährige Mia kommt in Begleitung der Eltern zum Erstgespräch. Der Vater berichtet, dass Mia nachts noch einnässt. Aus diesem Grund trägt sie eine Windel beim Schlafen. Bisher hatte Mia kein Problem mit dem nächtlichen Einnässen. In ca. 6 Monaten steht nun eine 5-tägige Klassenfahrt an, bei der Mia zwar gerne mitfahren würde, sich mit Windel jedoch nicht traut. Die Eltern haben bereits versucht, Mia nachts regelmäßig zu wecken und auf Toilette zu schicken, jedoch wurde Mia dabei kaum wach. Tagsüber geht Mia mit nur 3 Toilettengängen zu selten zur Toilette, war mit 3 Jahren aber tagsüber trocken und sauber. Die Familie wünscht sich nun Therapievorschläge, damit Mia ohne Windel bei der Klassenfahrt dabei sein kann.

- **Epidemiologie**
- Das nächtliche Einnässen ist 2- bis 3-mal häufiger als das Einnässen tagsüber
- Das Geschlechtsverhältnis beträgt 1,5–2 Jungen zu 1 Mädchen
- Die Prävalenz ist weltweit, transkulturell vergleichbar
- Bei den 5-Jährigen sind etwa 15% der 5-Jährigen 10 % und bei den Jugendlichen 1–2 % betroffen
- Die spontane Remissionsrate beträgt 15 % pro Jahr

- **Symptomatik und Klassifikation (s. ◘ Tab. 11.2)**
  **Formen und Unterschiede zwischen den Klassifikationssystemen: ICD-10, ICD-11 und DSM-5**
  **Gemeinsamkeiten:**
- Die Enuresis (EN) kann allgemein als ein unwillkürlicher Harnabgang ab einem Alter von 5 Jahren nach Ausschluss organischer Ursachen definiert werden. Nach **DSM-5** kann der Harnabgang auch willkürlich sein
- Die Enuresis wird als psychische Störung und nicht als Entwicklungsstörung oder körperliche Erkrankung betrachtet, was in dem Zusatz „nichtorganische Enuresis" deutlich wird

**Unterschiede:**
- Unterschiedliche Angaben in beiden Klassifikationssystemen bezüglich Häufigkeit und Dauer der Problematik, Ausschlusskriterien und Subtypen (s. Tab. 11.2).
- Im **ICD-11** Unterscheidung in Enuresis nocturna (6C00.0), Enuresis diurna (6C00.1), Enuresis nocturna und diurna (6C00.2)

### Subtypen der Enuresis nocturna
- Die Bezeichnung Enuresis sollte nur für das nächtliche Einnässen gebraucht werden
- DSM-5 und ICD-10 behandeln die Enuresis, als ob es sich um eine einheitliche Störung handelt. Dies entspricht nicht mehr dem aktuellen Forschungsstand. Daher hat sich die Einteilung der International Children's Continence Society (ICCS) als internationaler und interdisziplinärer Konsens weltweit in Praxis und Forschung etabliert. Die ICCS-Klassifikation differenziert demnach die Enuresis nocturna in 4 Subgruppen:
    1. Zunächst ist es wichtig, ob das Kind schon einmal länger als 6 konsekutive Monate nachts trocken war und nun einen Rückfall erlitten hat (**sekundäre EN**). War ein Kind noch nie nachts trocken, spricht man von **primärer EN**
    2. Liegt nur das nächtliche Einnässen vor ohne weitere Auffälligkeiten tagsüber im Toilettengehverhalten, bezeichnet man diese Form als **monosymptomatische EN**. Zeigt das Kind tagsüber noch weitere Auffälligkeiten (Drang, Aufschub, Enkopresis, Obstipation, Dyskoordination) bezeichnet man diese Form als **nicht-monosymptomatische EN**
- Der Begriff Enuresis diurna ist obsolet und sollte nicht mehr verwendet werden, auch wenn er in der **ICD-11** beibehalten wird (6C00.1) Beim Einnässen tagsüber sollte gemäß der ICCS-Einteilung der Begriff nichtorganische/funktionelle Harninkontinenz verwendet werden (s. ▶ Kap. 11.2.2).

### Ätiologie
- Bei der Enuresis nocturna handelt es sich um eine genetisch bedingte Reifungsstörung des zentralen Nervensystems
- Der Blasentleerungsreflex wird nicht adäquat durch das pontine Miktionszentrum (PMC) im Hirnstamm unterdrückt
- Durch die volle Blase wird nicht die Weckreaktion durch den Locus coeruleus (LC) ausgelöst
- Auffällig ist eine erschwerte Erweckbarkeit der Kinder
- Bei Patientensubgruppe: Fehlverteilung der Freisetzung von antidiuretischem Hormon (ADH) im Tag-Nacht-Rhythmus (kein Mangel!)

### Diagnostik
- Ausführliches Anamnesegespräch, Fragebögen bezüglich der Ausscheidungsstörung
- 48-h-Miktionsprotokoll
- Untersuchungsschritte:
    1. Körperliche und neurologische Untersuchung (inkl. genitaler Untersuchung und Abtasten der unteren Wirbelsäule zum Ausschluss von Spina bifida)

2. Geachtet werden sollte auf Asymmetrien, Reflexdifferenzen und Sensibilitätsausfälle der unteren Extremitäten (Differenzialdiagnose neurologische Ursache des Einnässens)
   **Spezielle Diagnostik (wenn möglich)**
3. Ultraschalluntersuchung zum Ausschluss von Fehlbildungen der Nieren und ableitenden Harnwege, Feststellung von Resturin (> 20 ml), Blasenwandverdickung (> 2,5 cm bei gefüllter Blase) und Obstipation (Rektumdurchmesser > 3 cm)
4. Urinuntersuchung zum Ausschluss von gleichzeitig bestehenden Harnwegsinfekten
5. Uroflowuntersuchung (Harnflussmessung) bei Verdacht auf eine Blasenentleerungsstörung
6. Weitere invasive Diagnostik nur bei strenger Indikation

### ❓ Hilfreiche Fragen
An die Eltern:
— War Ihr Kind schon mal länger als 6 Monate hintereinander trocken? Wenn ja, wann?
— Bei einem Rückfall: Hat sich im Leben Ihres Kindes etwas verändert, als das Einnässen wieder anfing?
— Wie häufig pro Woche nässt das Kind ein?
— Was haben Sie schon alles ausprobiert?
— Trägt das Kind nachts eine Windel?
— Ist Ihr Kind schwer erweckbar?
— Haben Sie als Kind auch nach dem 5. Lebensjahr nachts eingenässt?

An das Kind:
— Gehst du vor dem Schlafengehen noch einmal zur Toilette?
— Wirst du nachts auch mal wach und gehst dann zur Toilette?
— Trinkst du nachts viel?

### ▪▪ Differenzialdiagnostik
**Organische Ursachen:** kommen beim Einnässen generell häufiger bei tagsüber einnässenden Kindern vor:
— Neurogen: Spina bifida, Tethered-Cord-Syndrom
— Strukturell: Fehlbildungen oder Fehlanlage des Harntraktes
— Folge anderer Allgemeinerkrankungen, die zu vermehrter Urinbildung führen oder durch Entzündungen des Harntraktes.

**Psychopathologische Differenzialdiagnose:**
— Willkürliches Einnässen bei schwerer Deprivation oder in Folge schwerer Misshandlung und anderen schweren psychischen Störungen
— Psychogene Polydipsie (exzessives Trinken)

### ▪ Komorbiditäten
— Insgesamt geringere Komorbiditätsrate als bei Kindern, die tagsüber einnässen
— Kinder haben oft hohen Leidensdruck, Beeinträchtigung des Selbstwertgefühls, geringere Lebensqualität

Ausscheidungsstörungen

- Subklinische Symptome sind jedoch meist Folge des Einnässens und bildet sich nach erfolgreicher Therapie meist zurück
- 20–30 % der nachts einnässenden Kinder haben noch zusätzliche klinisch relevante psychische Störung (die meisten nachts einnässenden Kinder haben also keine klinisch relevante psychische Störungen)
- Die Komorbiditätsrate ist bei der sekundären EN und der nicht-monosymptomatischen EN erhöht
- Ein Rückfall kann durch belastende Lebensereignisse ausgelöst werden
- Die häufigste Komorbidität ist eine Aufmerksamkeitsdefizit-/Hyperaktivitätsstörung (ADHS). Diese Kinder sind schwieriger zu behandeln aufgrund geringerer Compliance, daher auch geringere Erfolgsraten, vor allem bei Therapien, die eine aktive Mitarbeit des Kindes erfordern

- **Therapie**

**Basismaßnahmen**
- Psychoedukation über Ursachen des nächtlichen Einässens und damit Entlastung des Familiensystems
- Bei Kindern mit nicht-monosymptomatischer EN Regulierung des Trinkverhaltens (ausreichende Trinkmenge, regelmäßig über den Tag verteilt) und der Miktionsfrequenz tagsüber (7 Toilettengänge pro Tag, alle 2–3 h)

**Baseline**
- 4 Wochen Kalender-Führung (sofern das Kind nicht jede Nacht einnässt)
- Das Kind trägt morgens eine „Sonne" in den Sonnen-Wolken-Kalender ein, wenn es trocken war, und eine „Wolke" (oder: besser Feld freilassen bzw. neutrales Zeichen verwenden), wenn es nass war (Motivationssteigerung, Selbstbeobachtung). Zeigt sich hierunter eine Reduzierung der nassen Nächte, kann dies weitergeführt werden

**Apparative Verhaltenstherapie (AVT)**
- Mittel der 1. Wahl: Bei ausbleibendem Erfolg oder wenn das Kind jede Nacht einnässt, sollte eine apparative Verhaltenstherapie (AVT) mittels Klingelgerät angesetzt werden.
Voraussetzungen: ausreichende Motivation der Kinder, es dürfen keine Familienfaktoren gegen die AVT sprechen
- Gerät und praktisches Vorgehen nachts genau besprechen
- Therapie sollte jede Nacht durchgeführt werden, maximale Therapiedauer 4 Monate
- Folgende Punkte sollten in einem Protokoll jede Nacht festgehalten werden:
Bei nassen Nächten: Zeit des Klingelns? Wurde das Kind wach? Wie viel hat das Kind eingenässt? Hat das Kind nach dem Klingelton nochmal auf der Toilette Wasser gelassen?
Bei trockenen Nächten: Hat das Kind trocken durchgeschlafen? Ist es ohne Klingeln selbst aufgewacht und zur Toilette gegangen?
- Wenn das Kind nicht selbst vom Klingelton erwacht, muss es von den Eltern geweckt werden

- Bei mehrmaligem Klingeln in der Nacht (Hinweis auf Detrusorinstabilität bei der nicht-monosymptomatischen EN) zusätzliche anticholinerge Therapie abends (Propiverin, Oxybutynin)
- Arousal-Training: AVT mit zusätzlichem Token-System zur Steigerung der Therapiemotivation (Kind muss innerhalb einer festgelegten Zeit nach dem Alarm aufstehen und wird dafür belohnt)
- Regelmäßige ambulante Termine mit den Familien (Abstand ca. 4–6 Wochen) während des 4-monatigen Therapiezeitraums
- Therapieerfolg: bei 14 konsekutiven trockenen Nächten kann die AVT pausiert werden

## Medikamentöse Therapie

### Desmopressin (Antidiuretikum)
- Mittel der 2. Wahl bei folgenden Indikationen: Versagen anderer Therapiemethoden, fehlende Motivation des Kindes bzw. der Familie, notwendiger kurzfristiger Erfolg (anstehender Schulausflug), therapieresistente Jugendliche (dann auch Dauermedikation möglich, mit Absetzversuchen alle 3 Monate)
- Desmopressin ist die pharmakologische Variante des antidiuretischen Hormons (ADH)
- Wirkung: Reduktion der Urinproduktion nachts und weitere ungeklärte Wirkfaktoren am zentralen Nervensystem
- 40–70 % der Kinder zeigen eine deutliche Reduktion der nassen Nächte
- Die meisten Kinder haben nach dem Absetzen der Medikation einen Rückfall
- Nebenwirkungen: Wasserintoxikation, Hyponatriämie (aufgrund von eingeschränkter Urinbildung)

> **❗ Cave**
> Nach der Einnahme von 200–400 µg Desmopressin (ca. 30–60 min vor dem Schlafen gehen), sollten nur noch maximal 250 ml Flüssigkeit getrunken werden.

### Imipramin (klassisches trizyklisches Antidepressivum)
- Mittel der 3. Wahl bei folgender Indikation: Therapieresistenz gegenüber AVT und Desmopressin
- Wirkung: antidiuretischer Effekt
- Dosierung: 10–25 mg abends, bei höheren Dosen Verteilung auf 3 Einzelgaben pro Tag

> **❗ Cave**
> Aufgrund von Verlängerung des korrigierten QTc-Intervalls im Elektrokardiogramm (EKG) und schweren Herzrhythmusstörungen ist eine regelmäßige Überwachung mit EKG-Kontrollen und Blutbildkontrollen notwendig.

### Reboxetin (selektiver Noradrenalinwiederaufnahmehemmer)
- Mittel der 4. Wahl
- Wirkung: antienuretisch

Ausscheidungsstörungen

**Auswahl der passenden Therapiemethode**
- Aufklärung über Vor- und Nachteile, Nebenwirkungen und Risiken der verschiedenen Therapiemöglichkeiten
- Familien können sich dann für eine Therapie entscheiden.
- Spricht ein Kind auf eine Behandlungsmöglichkeit nicht an, sollte auf die entsprechend andere Methode gewechselt werden.
- Desmopressin und Klingeltherapie können alternativ oder konsekutiv angesetzt werden, aber nicht gleichzeitig.
- Ist keine der Behandlungsmöglichkeiten zum Zeitpunkt der Vorstellung von Kind und/oder den Eltern gewünscht, kann nach ausführlicher Beratung auch abgewartet werden, bis eine entsprechende Therapiemotivation gegeben ist.

**Setting**: Nächtliches Einnässen kann gut ambulant behandelt werden.

### Kurzarztbrief
Bei Mia besteht eine **primäre nicht-monosymptomatische Enuresis nocturna**, bei **Miktionsaufschub tagsüber** (ohne Einnässen). Wir vereinbarten, dass Mia 7-mal/Tag zum Wasserlassen zur Toilette gehen sollte. Wenn Mia dies gelingt, setzen wir bei ihr eine apparative Verhaltenstherapie mittels Klingelgerät an. Wir werden die Familie während der Therapie regelmäßig ambulant begleiten. Sollte Mia nach Ende der 4-monatigen Klingeltherapie nicht trocken sein, könnte noch eine medikamentöse Therapie mittels Desmopressin versucht werden.

## 11.2.2 Einnässen tagsüber (Nichtorganische [funktionelle] Harninkontinenz am Tag)

### Fallbeispiel
Der 7-jährige Leon kommt in Begleitung seiner Mutter zum Erstgespräch. Die Mutter berichtet, dass Leon täglich unterschiedlich große Mengen einnässt. Dies kommt vor allem vor, wenn er beschäftigt ist mit fernsehen oder spielen. Oft zeigt er Haltemanöver wie Beine überkreuzen oder auf einem Bein hüpfen. Wenn die Mutter Leon dann zur Toilette schickt, möchte er seine Aktivität meist nicht unterbrechen und verweigert den Toilettengang. Häufig führt dies zu einem Streit zwischen Leon und seiner Mutter. Gemäß dem 48-h-Miktionsprotokoll geht Leon nur 3- bis 4-mal pro Tag zur Toilette, mit großen Miktionsvolumina und Zeitabständen bis zu 6 Stunden. Auch nachts ist Leon noch nie längere Zeit trocken gewesen, nässt mehrmals pro Woche ein.

### Epidemiologie
- Geschlechterverhältnis: Mädchen sind gleich häufig oder etwas häufiger als Jungen betroffen
- Im Alter von 7 Jahren findet sich eine Harninkontinenz bei 3–5 %
- Häufigkeit der Inkontinenz nimmt mit dem Alter ab, aber wenig genaue Prävalenzangaben mit transkulturellen Unterschieden

**Tab. 11.3** Die 4 wichtigsten funktionellen Harninkontinenzen und ihre Leitsymptome (gemäß ICCS, Austin et al. 2016)

| Form der Harninkontinenz | Wichtige Leitsymptome |
| --- | --- |
| Überaktive Blase/ Dranginkontinenz | Drangsymptome, erhöhte Miktionsfrequenz > 7-mal/Tag, kleine Volumina |
| Harninkontinenz bei Miktionsaufschub | Seltene Miktionen < 5-mal pro Tag, Aufschub der Miktionen in bestimmten Situationen |
| Detrusor-Sphinkter-Dyskoordination | Pressen bei Miktionsbeginn, unterbrochener Harnstrahl |
| Underactive Bladder | Einsetzen der Bauchpresse bei Miktion, unzureichende Detrusorkontraktionen bei der Entleerung, unterbrochener Harnstrahl, häufig Restharn |

- **Symptomatik und Klassifikation (gemäß ICCS)**
- Die Harninkontinenz bei funktioneller Blasendysfunktion (das heißt nach Ausschluss organischer Ursachen) ist Ausdruck einer Harnspeicher- oder Harnentleerungsstörung
- Die Diagnose wird ab 5 Jahren vergeben, wenn das Einnässen mindestens 1-mal/Monat über eine Dauer von 3 Monaten auftritt
- Es wird nicht in primär und sekundär unterteilt
- Es werden 9 verschiedene Formen der nichtorganischen (funktionellen) Harninkontinenz tagsüber unterschieden. In Tab. 11.3 sind die 4 wichtigsten Formen aufgeführt
- **Nach ICD-10 sollte diese Diagnose unter N 39.4 verschlüsselt werden**
- Nach ICD-11 wird die Enuresis diurna (Begriff obsolet!) unter 6C00.1 verschlüsselt, aber auch hier werden nicht die verschiedenen Unterformen des Einnässens tagsüber differenziert

- **Sonderform einer Harninkontinenz**

Lachinkontinenz (Giggle-Inkontinenz): unkontrollierbare Blasenentleerung beim Lachen, am ehesten aufgrund einer zentralen Enthemmung, fragliche Verbindung zur Kataplexie (kurzzeitiger Verlust des Muskeltonus). Therapieversuch mit Setzen eines Schmerzreizes beim Lachen oder Methylphenidat.

- **Ätiologie**

**Störungen der Blasenfüllungsphase**
**Dranginkontinenz**
- Ungewollter Harnabgang mit überstarkem Harndrang (überaktive Blase, „Overactive Bladder")
- Entwicklungsbedingte Funktionsstörung der Blase, das heißt, Blase lässt sich nicht komplett füllen, sondern kontrahiert sich bereits während der Füllungsphase und eine zentrale Unterdrückung dieser Kontraktionen bleibt aus
- Kinder versuchen durch Haltemanöver Beckenbodenspannung zu erhöhen

Ausscheidungsstörungen

### Harninkontinenz mit Miktionsaufschub
- Habituelles Aufschieben des Wasserlassens in bestimmten Situationen (Fernsehen, Spielen)
- Einsatz von Haltemanövern
- Häufig Teilaspekt der nicht-monosymptomatischen EN
- Häufig begleitet von Obstipation und/oder Enkopresis, weil auch Stuhlgang zurückgehalten wird

### Störung der Blasenentleerungsphase
#### Detrusor-Sphinkter-Dyskoordination (DSD)
- Erworbene Koordinationsstörung zwischen Blasenhohl- und Schließmuskel (erlerntes Verhalten)
- Während des Wasserlassens kommt es zu einer fehlenden Relaxation und paradoxen Kontraktion des Blasenschließmuskels. Der Blasenhohlmuskel muss daher mit hohem Druck gegen den Widerstand des Schließmuskels arbeiten
- Kein spontanes Wasserlassen möglich, Kinder pressen zu Beginn der Miktion, unterbrochener Harnstrahl
- Eine DSD kann auch ohne Einnässen vorliegen
- Bei ausbleibender Therapie drohen medizinische Folgen wie z. B. vesikoureteraler Reflux
- Eine DSD kann als Spätfolge aus Drang und Aufschub entstehen

### ■ Diagnostik
- Anamnesegespräch
- 48-h-Miktionsprotokoll

#### Untersuchungsschritte
1. Körperliche und neurologische Untersuchung (inkl. genitaler Untersuchung und Abtasten der unteren Wirbelsäule zum Ausschluss von Spina bifida)
2. Geachtet werden sollte auf Asymmetrien, Reflexdifferenzen und Sensibilitätsausfälle der unteren Extremitäten (Differenzialdiagnose neurologische Ursache des Einnässens)

### ■■ Spezielle Diagnostik
1. Ultraschalluntersuchung zum Ausschluss von Fehlbildungen der Nieren und ableitenden Harnwege, Feststellung von Resturin (> 20 ml), Blasenwandverdickung (> 2,5 mm bei gefüllter Blase) und Obstipation (Rektumdurchmesser > 3 cm)
2. Urinuntersuchung zum Ausschluss von gleichzeitig bestehenden Harnwegsinfekten (besonders wichtig bei Drangsymptomatik)
3. Uroflowuntersuchung (Harnflussmessung) bei Verdacht auf eine Blasenentleerungsstörung (besonders wichtig bei DSD)
4. Weitere invasive Diagnostik nur bei strenger Indikation

### ❓ Hilfreiche Fragen
An die Eltern:

- Wie häufig nässt Ihr Kind ein?
- Wie groß ist etwa die Einnässmenge?
- Gibt es besondere Situationen, in denen es meist passiert?
- War Ihr Kind schon mal trocken und wie lange?
- Wie viel trinkt Ihr Kind? Wie ist die Trinkmenge über den Tag verteilt?
- Geht Ihr Kind freiwillig zur Toilette oder muss es aufgefordert werden?
- Gibt es Auffälligkeiten beim Wasserlassen (Pressen, Stottern)?
- Zeigt Ihr Kind Drangsymptome bzw. Haltemanöver?
- Hatte Ihr Kind in der Vorgeschichte Harnwegsinfekte?
- Welche Voruntersuchungen wurden bereits gemacht?
- Welche Therapien wurden bereits durchgeführt?
- Wie reagieren Sie auf das Einnässen bzw. Trockensein?

An das Kind:
- Nimmst du dir Zeit für den Toilettengang?
- Vergisst du auf Toilette zu gehen, wenn du gerade etwas Spannendes spielst?
- Gehst du auf Toilette, wenn du aufgefordert wirst?
- Musst du ganz plötzlich auf Toilette?
- Wurdest du aufgrund des Einnässens schon mal geärgert?

■ **Differenzialdiagnostik**
- Organische Ursachen: kommen häufiger bei tagsüber einnässenden Kindern vor als bei nachts einnässenden Kindern
- Organische Ursachen können strukturelle Fehlbildungen des Harntraktes oder neurogene Störungen mit pathologischer Blaseninnervation sein. Die Harninkontinenz kann auch aufgrund einer anderen medizinischen Grunderkrankung vorliegen, z. B. Diabetes mellitus (Polydipsie = pathologisch gesteigertes Durstgefühl), Diabetes insipidus (Polyurie = Überschreitung der alterstypischen physiologischen Urinmenge)

■ ■ **Komorbiditäten**
- Insgesamt ist die Rate psychischer Störungen bei tagsüber einnässenden Kindern erhöht
- **Dranginkontinenz:** leicht erhöhte Rate an psychischen Komorbiditäten, emotionale Störungen meist Folge des Einnässens
- **Miktionsaufschub:** Kinder zeigen sehr häufig psychische Begleitstörungen (über 50 %), typischerweise externalisierende Störungen, wie oppositionell verweigerndes Verhalten
- **DSD:**
In den meisten Fällen erlernte Angewohnheit ohne psychische Komorbiditäten
Es können aber auch schwere komorbide Störungen vorliegen

> **Praxistipp**
>
> Erhöhte Rate von Ausscheidungsstörungen bei Kindern mit Intelligenzminderung, Teilleistungs- und Entwicklungsstörungen, geistiger Behinderung und Autismus-Spektrum-Störung.

Ausscheidungsstörungen

> **! Cave**
> Gemäß der ICCS-Empfehlung wird als Altersdefinition von Einnässen das chronologische Alter von 5 Jahren festgelegt und nicht wie zuvor ein minimales Entwicklungs- und Intelligenzalter. Dadurch soll betont werden, dass Kinder mit einer Intelligenzminderung und einer Ausscheidungsstörung genauso untersucht und therapiert werden sollen wie altersentsprechend entwickelte Kinder.

- **Therapie**
- Allgemein: Urotherapie mit Beratung, Informationsvermittlung, Instruktionen, symptomorientiertes, kognitiv-behaviorales Vorgehen

- **Dranginkontinenz**
- Psychoedukation (Füllungs- und Entleerungsphasen, spontane Blasenkontraktionen während der Füllungsphase, plötzliches Dranggefühl, Funktion der Haltemanöver)
- Verbesserung der Selbstwahrnehmung durch Führen von Fähnchenplänen, in die Toilettengänge und Einnässepisoden eingetragen werden. Diese Intervention reicht bei 1/3 der Patienten aus

- **TENS (transkutane elektrische Nervenstimulation)**
- 2 Elektroden werden parasakral bei S2–3 geklebt, täglicher Gebrauch für ca. 30 min während Alltagstätigkeit
- Wirkweise noch nicht abschließend geklärt
- Am ehesten kommt es zur Stimulation und Modulation von Strukturen des ZNS, die für die Hemmung der Blasenkontraktion verantwortlich sind

- **Anticholinerge Therapie**
- Wirkung: spasmolytisch, anticholinerg, lokal analgetisch
- Propiverin (0,4–0,8 mg pro kg KG/Tag in 2 Dosen, max. 15 mg/Tag)
- Oxybutinin (0,3–0,6 mg pro kg KG/Tag) in 3 Dosen (max. 15 mg/Tag)
- Einschleichende Dosierung
- Alternativ: Tolterodin, Solifenacin, Trospiumhydrochlorid

- **Miktionsaufschub**
- Psychoedukation
- Schickpläne (Vorgabe: 7 Toilettengänge pro Tag, alle 2–3 h, Dokumentation von Toilettengängen und Einnässepisoden durch das Kind)
- Trinkpläne
- Erinnerungshilfen wie digitale Vibrationsuhren
- Token-System zur Motivation des Kindes (Leidensdruck oft gering!)

- **DSD**
- Psychoedukation (mit Fokus auf fehlerhaftem Zusammenspiel von Blasenmuskel und Schließmuskel)
- Relaxationstechniken

- Biofeedback-Training
- Pharmakotherapie ist nicht indiziert

Bei therapieresistenten Fällen, bei denen die Standardtherapie erfolglos war, ist die Nutzung eines ambulanten, manualisierten Schulungsprogramms indiziert.

- **Setting**
- Grundsätzlich ist eine ambulante Therapie indiziert, stationäre oder teilstationäre Therapie nur bei ausgeprägten psychischen Komorbiditäten

- **Kurzarztbrief**

Bei Leon liegt eine funktionelle Harninkontinenz mit Miktionsaufschub und eine primäre nicht-monosymptomatische Enuresis nocturna vor. Wir erklärten der Familie ausführlich die Pathogenese der Einnässproblematik tagsüber und nachts. Die Therapie des nächtlichen Einnässens stellten wir zunächst zurück. Wir setzten für zu Hause einen Schickplan an, in den Leon Toilettengänge und Einnässepisoden eintragen kann. Nach Möglichkeit sollte Leon 7-mal/Tag, alle 2–3 h zum Wasserlassen zur Toilette gehen. Als Erinnerungshilfe könnte der Einsatz einer Vibrationsuhr sinnvoll sein, die individuell an Leons Alltag angepasst werden kann.

- **Auszug aus der ärztlichen Stellungnahme nach § 35a SGB VIII**

Eine Hilfe nach § 35a SGB VIII ist aufgrund einer Ausscheidungsstörung nicht nötig.

## Weiterführende Literatur

Austin PF, Bauer SB, Bower W, Chase J, Franco I, Hoebeke P, … Yang SS (2016) The standardization of terminology of lower urinary tract function in children and adolescents: update report from the standardization committee of the International Children's Continence Society. Neurourol Urodyn 35(4):471–481

Equit M, Sambach H, Niemczyk J, von Gontard A (2013) Ausscheidungsstörungen bei Kindern und Jugendlichen: Ein Therapieprogramm zur Blasen-und Darmschulung. Hogrefe, Göttingen

Franco I, Austin P, Bauer S, Von Gontard A, Homsy Y (Hrsg) (2015) Pediatric incontinence: evaluation and clinical management. Wiley, Hoboken, New Jersey

von Gontard A (2014) Klassifikation der Enuresis/Enkopresis im DSM-5. Z Kinder Jugendpsychiatr Psychother 42:109-113

Hyams JS, Di Lorenzo C, Saps M, Shulman RJ, Staiano A, van Tilburg M (2016) Childhood functional gastrointestinal disorders: child/adolescent. Gastroenterology 150(6):1456–1468

Kuwertz-Bröking E, von Gontard A (2015) Interdisziplinäre S2k Leitlinien zur „Enuresis und nicht-organischen (funktionellen) Harninkontinenz bei Kindern und Jugendlichen". AWMF-Reg.-Nr. 028-026

Von Gontard, A. Leitfaden Kinder-und Jugendpsychotherapie (2018) Enuresis, 3., vollständig überarbeitete Aufl. Hogrefe, Göttingen

# Chronische Tic-Störungen und Tourette-Syndrom

*Michael Kölch und Jörg M. Fegert*

**Weiterführende Literatur – 181**

auf Grundlage des Kapitels von Andrea G. Ludolph

© Springer-Verlag GmbH Deutschland, ein Teil von Springer Nature 2020
M. Kölch et al. (Hrsg.), *Klinikmanual Kinder- und Jugendpsychiatrie und -psychotherapie*,
https://doi.org/10.1007/978-3-662-58418-7_12

◘ Tab. 12.1

| Erkrankung | Symptomatik | Therapiestrategie | Kodierungen in Klassifikationssystemen |
|---|---|---|---|
| | | | Die ICD-11 unterscheidet nicht mehr zwischen verschiedenen Formen der Tic-Störung |
| Vorübergehende Tic-Störung | Einzelne oder multiple motorische oder vokale Tics, Tics > 4 Wochen und < 12 Monate; Beginn vor dem 18. Lj., im ICD-11 kein Alterskriterium | Psychoedukation; Beobachtung, ob sich chronische Störung entwickelt; in der Regel keine spezifische Therapie erforderlich | ICD-10: F95.0 ICD-11: 8A05.0 DSM-5: 307.21 |
| Chronische motorische oder vokale Tic-Störung | Einzelne oder multiple motorische oder vokale Tics, Tics > 12 Monate, keine Remission länger als 2 Monate; nach ICD-10 und DSM-5: Beginn vor dem 18. Lj., im ICD-11 kein Alterskriterium | Psychoedukation; Aufklärung des Umfelds; je nach Schweregrad medikamentöse Behandlung und/oder Verhaltenstherapie | ICD-10: F95.1 ICD-11: 8A05.0 DSM-5: 307.22 |
| Kombinierte vokale und multiple motorische Tic-Störung (Tourette-Syndrom) | Multiple motorische und mindestens ein oder mehrere vokale Tics, nicht notwendigerweise gleichzeitig oder ununterbrochen; keine Remission länger als 2 Monate; Beginn vor dem 18. Lj., im ICD-11 kein Alterskriterium | | ICD-10: F95.2 ICD-11: 8A05.0 DSM-5: 307.23 |
| Sonstige Tic-Störung | Kein spezielles Kriterium definiert, DSM-5 beschreibt diese Kategorie, kodiert sie aber nicht gesondert | | ICD-10: F95.8 ICD-11: 8A05.Y DSM-5: 307.20 |
| Nicht näher bezeichnete Tic-Störung | Nicht empfohlene Restkategorie, DSM-5 beschreibt diese Kategorie, kodiert sie aber nicht gesondert | | ICD-10: F95.9 ICD-11: 8A05.Z DSM-5: 307.20 |

# Chronische Tic-Störungen und Tourette-Syndrom

**Tab. 12.1** (Fortsetzung)

| Erkrankung | Symptomatik | Therapiestrategie | Kodierungen in Klassifikationssystemen |
|---|---|---|---|
| Tic-Störungen als direkte physiologische Körperreaktion auf eine zuvor bestehende Infektion oder Erkrankung | Keine genauen Kriterien derzeit festgelegt Vorausgehende Infektion ursächlich für Tic-Störung oder eine Entwicklungsstörung ist Ursache für die Tics | | ICD-10: na ICD-11:8A05.10/11 DSM-5: na |

## Fallbeispiel

Marcel ist ein 11 Jahre alter Patient, der im Alter von 8 Jahren erstmals vorgestellt wurde. Seit ca. 3 Jahren motorische Tics; Tics seien wechselnd, z. B. Kopfnicken, Kopfheben, zusätzlich verbale Tics (aktuell Räuspern). Zusätzlich besteht noch nächtliches Einnässen (Frequenz zwischen 1-mal/Monat und 2-mal/Woche) und Impulsivität. Patient oft auch unsicher und unglücklich, er fühle sich oft schlecht und sage dann auch: „Ich bin dumm, schlecht, keiner mag mich". Er sei auch oft morgens schon schlecht gelaunt. In der Intelligenztestung zeigt sich im WISC-IV ein Gesamt-IQ von 89 (SV 105, WLG 96; AG 80, VG 81). Im Verlauf der letzten Monate haben sich die Tics verschlechtert, vor allem treten nun auch vokale Tics auf, z. B. hat er 5 Stunden lang „Schrimm!" laut von sich gegeben. Der Patient leidet sehr unter seiner Symptomatik und schämt sich. Er wünscht selbst einen Versuch mit Medikation. Es besteht aktuell aufgrund der langjährigen Vorbehandlung bereits Kontakt zur Selbsthilfegruppe.

### ■ Epidemiologie

- Chronische Tic-Störungen oder Tourette-Syndrom, wie das gemeinsame Auftreten von chronisch-motorischen und phonetischen (vokalen) Tics bezeichnet wird, galten bislang als seltene Erkrankungen
- In den letzten Jahren fanden mehrere internationale schulbasierte Untersuchungen jedoch eine Prävalenz um 1 % für das Tourette-Syndrom (0,4–3,8 %)
- Konsistent zeigt sich das männliche Geschlecht 3- bis 4-mal häufiger betroffen
- Neben den chronischen Tic-Störungen gibt es auch die sogenannten vorübergehenden Tic-Störungen, die zumeist nur Wochen oder wenige Monate, längstens 12 Monate anhalten
- Werden alle Tic-Störungen, chronische und transiente, zusammengefasst, ergibt sich populationsbasiert eine tatsächliche Prävalenz von bis zu 7 %
- Bei chronischen Tic-Störungen oder Tourette-Syndrom treten oftmals zunächst motorische Tics bereits im Kindergartenalter auf
- Phonetische Tics kommen oft erst mehrere Jahre später hinzu
- Bei 96 % der Kinder ist die Erkrankung vor dem 11. Lebensjahr manifest
- Der höchste Schweregrad wird oft um das 12.–14. Lebensjahr erreicht

- Die Angaben, bei wie vielen Patienten mit Tic-Störung die Symptomatik während der Adoleszenz komplett rückläufig ist, schwanken
- Ungefähr ein Drittel der jugendlichen Patienten scheint die Tic-Symptomatik während der Adoleszenz komplett zu verlieren
- Bei einem Drittel ist sie deutlich rückläufig
- Bei einem Drittel bleibt sie bestehen
- Sowohl Koprolalie als auch Kopropraxie, für die das Tourette-Syndrom bekannt sind, treten im Kindes- und Jugendalter nur bei 5–10 % der Patienten auf

### Symptomatik und Klassifikation

- Leitsymptome eines Tourette-Syndroms sind die motorischen und phonetischen Tics (Tics – Definitionen)
- Tics können in ihrer Ausprägung sehr wechselhaft sein
- Tagelange Symptomfreiheit kann sich mit umso stärkerem erneutem Auftreten der Tics abwechseln

> **Tics – Definitionen**
> Unter motorischen Tics werden plötzliche, rasch einschießende Bewegungen verstanden, oft sind mehrere Muskelgruppen beteiligt. Diese Bewegungen können stereotyp erscheinen, wirken jedoch unrhythmisch und wiederholen sich in Serien.
> Phonetische Tics sind mit einem Geräusch verbunden. Da nicht alle Geräusche bei Patienten mit Tourette-Syndrom tatsächlich stimmhaft sind, ist man von der Bezeichnung vokale Tics abgekommen.

### Motorische Tics

- Einfache motorische Tics:
  - Augenblinzeln
  - Augenzwinkern
  - Grimassieren
  - Mundöffnen
  - Augenrollen
  - Stirnrunzeln
  - Kopfschütteln
  - Kopfnicken
  - Schulterzucken
  - Krampfartiges Zusammenziehen von Zwerchfell, Bauch oder Rumpfmuskulatur
- Komplexe motorische Tics:
  - Hüpfen
  - Treten
  - Springen
  - Stampfen
  - Klopfen
  - Kratzen
  - Beißen
  - Schlagen

Chronische Tic-Störungen und Tourette-Syndrom

- Komplexe motorische Tics sind mitunter schwierig von Zwangshandlungen zu differenzieren. Hier finden sich manchmal auch fließende Übergänge
- Weitere komplexe motorische Tics:
    - Echopraxie (automatisches Nachahmen von Handlungen oder Bewegungen anderer)
    - Kopropraxie (zeigen unwillkürlicher, obszöner Gesten wie Herausstrecken der Zunge, Masturbationsbewegungen, Zeigen des Mittelfingers)

■ **Phonetische Tics**
- Einfache phonetische Tics:
    - Räuspern
    - Hüsteln
    - Schnäuzen
    - Spucken
    - Grunzen
    - Bellen
    - Übermäßig laute in- und expiratorische Atemgeräusche
- Komplexe vokale Tics:
    - Palilalie (Wiederholen der eigenen Wörter)
    - Echolalie (Wiederholen der Wörter des Gesprächspartners)
    - Koprolalie (obszöne, sozial inakzeptable Wörter)

■ **Auftreten bzw. Unterdrückung der Tics**
- Patienten mit Tourette-Syndrom können ihre Tics oft für einen begrenzten Zeitraum unterdrücken
- Manchen Kindern und Jugendlichen gelingt es in der Schule, mit ihren Tics kaum aufzufallen, während diese massiv auftreten, sobald sie zu Hause sind; hier gibt es sehr große interindividuelle Unterschiede
- Manche Patienten können bei Aufgaben, die hohe Konzentrationsleistung erfordern, die Tics sehr gut unterdrücken
- Mitunter treten die Symptome in Stresssituationen deutlich verstärkt auf
- In Ferien und Urlaubszeiten können Tics in ihrer Ausprägung nachlassen, sich bei anderen Individuen jedoch auch in einer solchen Entspannungsphase verstärken
- Viele Patienten berichten von einem Dranggefühl, das dem Auftreten der Tics vorausgeht („premonitory urge"); dieser Drang wird so unerträglich, dass der Tic ausgeführt werden muss
- Jüngere Kinder verspüren dieses Dranggefühl allerdings sehr selten, es scheint erst mit zunehmendem Alter wahrgenommen zu werden

■■ **Formen und Unterschiede zwischen Klassifikationssystemen: ICD-10 vs. DSM-5 und ICD-11**
Im Vergleich zwischen DSM-5, ICD-11 und ICD-10 ergeben sich hinsichtlich der Kernsymptomatik keine relevanten Unterschiede.
- Im DSM-5 finden sich Tic-Störungen im Kapitel „Neurodevelopmental Disorders", im ICD-11 nicht bei den psychischen Störungen, sondern bei den Störungen des Nervensystems im Kapitel „Bewegungsstörungen"

- Das DSM-5 kategorisiert ähnlich wie die ICD-10 zwischen komplexer Tic-Störung (Tourette: multiple motorische Tics und mindestens ein phonetischer Tic) (ICD-10 F95.2, DSM-5 307.23), chronischer motorischer oder vokaler Tic-Störung (ICD-10 F95.1, DSM-5 307.22) und vorübergehenden Tics (ICD-10 F95.0, DSM-5 307.21)
- Eine Mindestdauer von einem Jahr wird gefordert, jedoch einschränkend erwähnt, dass die Tics nicht permanent vorhanden sein müssen
- Während in der ICD-10 und dem DSM-5 das Kriterium gilt, dass die Störungen vor dem 18. Lebensjahr erstmals aufgetreten sein sollten, wird in der ICD-11 (derzeit) kein Erstmanifestationsalter als Kriterium angegeben
- ICD-11 sieht als neue Kategorie eine sekundäre Tic-Störung vor, die entweder aufgrund einer zuvor bestehenden Infektion (siehe PANDAS; 8A05.10) oder einer Entwicklungsstörung bestehen kann (8A05.11). Genauere Kriterien finden sich (derzeit) nicht

### Ätiologie

Tatsächlich geht man bei Tic-Störungen von einer sehr hohen genetischen Disposition aus.

- In der Familienanamnese finden sich häufig Angaben von Tic-Störungen, z. B. können Eltern berichten, dass sie in ihrer Kindheit auch Tics hatten
- Oft werden aber Tics selbst gar nicht wahrgenommen, und der Untersucher bemerkt bei einem Elternteil einen leichten Zwinker-Tic, während jegliche andere Tic-Störung in der Familie verneint wird
- Der Symptomatik liegt eine dysregulierte dopaminerge Neurotransmission im kortikostriatothalamokortikalen Schaltkreis zugrunde
- Weitere Neurotransmitter wie Noradrenalin, Glutamat und GABA scheinen ebenfalls eine Rolle zu spielen
- Eine genetische Ursache wird vermutet, größere genomweite Assoziierungsstudien (GWAS) zu Identifikation von Kandidatengenen oder einzelnen Genabschnitten (sogenannte „single nucleotide polymorphisms" – SNPs) konnten bisher keine Ergebnisse erbringen

### Komorbiditäten

Tatsächlich zeigen sich bei Kindern und Jugendlichen mit Tic-Störungen in der Regel auch Verhaltensauffälligkeiten wie gesteigerte Impulsivität und emotionale Labilität.

- Die häufigsten Komorbiditäten sind
  - Aufmerksamkeitsdefizit-Hyperaktivitätsstörung (ADHS) bei bis zu 90 % der Kinder mit Tourette-Syndrom
  - Zwangsstörungen
  - Angststörungen
  - affektive Störungen
- Die ebenfalls sehr häufig auftretenden disruptiven aggressiven Verhaltensweisen sind ebenfalls als mangelnde Inhibitionskontrolle zu sehen

- Autoaggressive Tendenzen (sich ins Gesicht oder mit dem Kopf gegen die Wand schlagen) treten in jüngeren Altersgruppen auf
- Selbstverletzendes Verhalten (Ritzen) kommt eher bei Jugendlichen vor

### ■ Diagnostik
- Bei Verdacht auf Tic-Störung erfolgt zunächst eine ausführliche Anamnese der frühkindlichen Entwicklung
- Hierzu gehören auch eine Schwangerschafts- und Geburtsanamnese sowie die weitere medizinischen Anamnese
- Insbesondere sollte auch nach streptokokkenbedingten Infektionserkrankungen wie Otitis media, Tonsillitis und Scharlach gefragt werden, da Tics und Zwangsstörung im Rahmen einer Autoimmunreaktion auftreten können („pediatric autoimmune neuropsychiatric disorders associated with streptococcal infection", PANDAS)
- Auch perinatale Hypoxien, Alkohol und Nikotin in der Schwangerschaft gelten neben einer hohen genetischen Disposition als Risikofaktoren
- Die Diagnose beruht auf der Anamnese und der klinischen Beobachtung. Da die Diagnose rein klinisch gestellt wird, wird gefordert, dass die Tics von einem reliablen Untersucher gesehen werden sollten (ggf. auch Videoaufnahmen)

> **Praxistipp**
>
> Wichtig in der Anamnese und Exploration:
> - Die Familienanamnese bezüglich Tic-Störungen erfragen!
> - Erfassung von erstmaligem Auftreten der Tics, der Entwicklung und Verlauf der Tics sowie eventuellen Komorbiditäten
> - Insbesondere jüngere Kinder können zur Erstmanifestation kaum reliable Aussagen machen, weil sie sich schlecht erinnern können bzw. die Tics selbst gar nicht wahrnehmen. Deshalb sind fremdanamnestische Angaben der Eltern oder anderer Bezugspersonen wichtig.

❗ **Insbesondere Kindergarten- und Schulkinder sind sehr suggestibel, ein Gespräch über Tics kann diese während der Exploration verstärken oder auch erst hervorrufen.**

### ■ Hilfreiche Fragen
- Kannst du dich erinnern, wann du das erste Mal so eine Bewegung/ein Geräusch machen musstest?
- Merkst du, wenn sich der Tic anbahnt? Wie fühlt sich das an, wie bei einem Niesen, das man nicht unterdrücken kann?
- Tritt die Bewegung/das Geräusch oft auf, wenn du es unbedingt unterdrücken willst?
- Gibt es Situationen, in denen du die Tics gut kontrollieren/überhaupt nicht kontrollieren kannst?

### Symptomchecklisten
- Symptomchecklisten helfen, den Schweregrad in unterschiedlichen Situationen zu erfassen (Jugendliche können selbst ausfüllen; Familienmitglieder, Lehrer oder Ausbilder)
- Auch dienen sie zur Verlaufskontrolle
- Im deutschsprachigen Raum stehen zur Verfügung:
  - Yale-Tourette-Symptomliste (YTSSL)
  - Yale-Globale-Tic-Schwereskala (YGTSS)

### Labor- und sonstige Diagnostik
- Traten anamnestisch häufig Infektionskrankheiten auf, insbesondere wenn diese erst kurz zurückliegen: Bestimmung des Antistreptolysin-Titers (ASL) und Anti-DNA-B-Titers (ASD)
- Zum Ausschluss von Myoklonien, Anfällen bei episodischen Alterationen der Bewusstseinslage o. Ä.: EEG sinnvoll, CT und MRT nicht notwendig

### Differenzialdiagnostik
- Das Tourette-Syndrom ist eine rein klinische Diagnose (s. oben); es existiert kein pathognomonischer Labortest
- Auszuschließen sind
  - Chorea minor Sydenham
  - ein postinfektiöser Autoimmunprozess (PANDAS, vgl. ▶ Kap. 7)
- Stereotype Bewegungsstörungen bei schwerwiegenden Entwicklungsstörungen lassen sich eher leicht differenzieren, da hier Tics im Vergleich eher arrhythmisch wirken (vgl. auch DSM-5 oder ICD-11)
- Insbesondere bei Auftreten nach dem 18. Lebensjahr sollte an seltene Ursachen gedacht werden wie
  - medikamenteninduzierte Tic-Störung
  - Neuroakanthozytose
  - Morbus Wilson

### Therapie
Da die Diagnose in sehr vielen Fällen erst sehr spät gestellt wird (durchschnittlich 5 Jahre vom Erstbeginn der Symptomatik bis zur Diagnose) ist beim Tourette-Syndrom die Diagnosestellung sehr häufig schon ein Teil der Therapie. Oftmals sind die jungen Patienten und ihre Familien bereits entlastet, weil „das Kind endlich einen Namen hat".
- Für Tic-Störungen gibt es keine heilende Therapie
- Die Behandlung zielt darauf, die Tics in ihrer Schwere und Häufigkeit zu reduzieren und eventuelle Komorbiditäten zu beeinflussen
- Bei leichter bis mittelgradiger Symptomatik ist oftmals schon eine ausführliche Psychoedukation erfolgreich

### Aufklärung

> Die umfassende Aufklärung des gesamten Umfelds ist ein wesentlicher Therapiebaustein.

# Chronische Tic-Störungen und Tourette-Syndrom

- Insbesondere da es den Kindern und Jugendlichen oftmals gelingt, Tics über einen gewissen Zeitraum hinweg zu unterdrücken (Schule, Arbeitsplatz), fühlen sich Angehörige mitunter sehr provoziert („Warum macht der das nur zu Hause?")
- Ausführliche Informationen über den Verlauf, organische Ursachen, die relativ gute Prognose etc. werden oft als sehr erleichternd empfunden
- Gespräche mit Lehrern und Ausbildern sowie ggf. mit Mitschülern sind hilfreich
- Familienangehörige tendieren dazu, die Beeinträchtigung der Patienten selbst zu überschätzen
- Kinder erleben ihre Tics oftmals als zu sich gehörig; sie reagieren mitunter erst mit psychopathologischen Auffälligkeiten, wenn sie in ihrer Umgebung mit ihrem „Anders-Sein" konfrontiert und womöglich gehänselt werden

### Elternarbeit

> Die Psychoedukation der betreuenden Bezugspersonen ist ein weiterer wichtiger Therapiebaustein in der Behandlung von Tic-Störungen.

- Es ist zu betonen, dass Tic-Störungen zwar bis zum Beginn der Adoleszenz progredient sein können, aber in zwei Dritteln der Fälle ab dem 12.–14. Lebensjahr deutlich rückläufig sind
- Das typische „Kommen und Gehen" von Tics (undulierende Ausprägung), die wechselnde Frequenz und Intensität sowie die wechselnde Lokalisation muss ausführlich erklärt werden, da Eltern hier häufig hochgradig irritiert sind
- Oft fühlen sich Eltern – insbesondere durch das Auftreten von lauten phonetischen Tics – so beeinträchtigt, dass es erst sekundär zu einem Leidensdruck bei den Kindern und Jugendlichen kommt: Hier gilt es, auch pragmatische Lösungen zu finden, die manchmal eine medikamentöse Therapie des Kindes/Jugendlichen vermeidbar werden lassen
- Manchmal geben Eltern an, sie seien so sensibilisiert, dass sie die Geräusche auch hören, wenn die Kinder/Jugendlichen gar nicht anwesend sind: Hier gilt es, zu „desensibilisieren", damit Kinder, die selbst mit ihren Tics gut zurechtkommen, nicht unnötig behandelt werden müssen

### Verhaltenstherapie

- Gute Effekte in Studien zeigen Verhaltenstherapieprogramme wie
    - „Habit Reversal Training" (HRT) und
    - *„Comprehensive behavioral intervention for Tics"* (CBIT)
- Tatsächlich bestehen in Deutschland aktuell kaum Therapiemöglichkeiten mit diesen speziellen Verfahren

### Pharmakotherapie (▶ Kap. 40)

Wenn die Tic-Symptomatik zu einer erheblichen Beeinträchtigung im psychosozialen Funktionsniveau führt oder z. B. laute Geräusche die Teilnahme am Schulunterricht infrage stellen, stehen mittlerweile einige medikamentöse Behandlungsmöglichkeiten zur Verfügung.

- **Tiaprid (Evidenzgrad II, selektiver Dopamin-D$_2$- und -D$_3$-Antagonist)**
  - Gabe anfänglich in einer Dosierung von 2–5–10 mg/kg Körpergewicht, wochenweise steigernd; aufgrund der kurzen Halbwertszeit 3-mal täglich
  - Empfohlen wird, eine Tagesdosis von 300 mg im Jugendalter nicht zu überschreiten
  - Mitunter zeigen sich gute Effekte auch bei 500–600 mg ohne Nebenwirkungen

- **Risperidon (Evidenzgrad II, potenter Serotonin-2A-Rezeptor und Dopamin-D2-Rezeptorantagonist)**
  - Einschleichende Dosierung abends mit 0,5 mg (bei jüngeren Kindern mit 0,25 mg)
  - Die Dosis kann wochenweise um 0,25–0,5 mg/Tag gesteigert werden
  - Eine Dosierung von 2–3 mg sollte nicht überschritten werden

- **Aripiprazol (partieller Agonist am D2- und Serotonin-1A-Rezeptor)**
  - Insbesondere zu diesem Präparat hat sich die Studienlage verbessert
  - Hier sollte einschleichend begonnen werden mit 2,5 mg/Tag

- **Sulpirid (Evidenzgrad II, geringe Affinität, aber hochselektiv antagonistisch am Dopamin-D2-Rezeptor)**
  - Sulpirid ist wie Tiaprid ein Benzamid und wird als niederpotentes Antipsychotikum eingestuft
  - Retrospektive Studien zeigten eine gute Wirksamkeit in der Behandlung von Tics, vor allem in Kombination mit Zwangsstörung und Depression
  - Dosierung: Beginn 1- bis 2-mal 50 mg/Tag, Dosissteigerung alle 5 Tage um 50 mg; meist wirksame Dosis: 2-mal 200 mg, 2-mal 400 mg möglich

- **Haloperidol (Evidenzgrad I)**
  - Einziges zugelassenes Präparat (ab 10 Jahren in dieser Indikation), das jedoch aufgrund seiner Nebenwirkungen nicht als Mittel der 1. Wahl gelten kann

- **Atomoxetin (Inhibition des präsynaptischen Noradrenalintransporters, Evidenzgrad II–III)**
  - Gabe bei gleichzeitig bestehender ADHS
  - In kontrollierten Studien konnte ebenfalls eine Rückläufigkeit der Tic-Symptomatik gesehen werden
  - Einschleichende Dosierung mit 10 mg/Tag beginnend, Initialdosis 7 Tage beibehalten
  - Es kann bis maximal 1,2 mg/kg auftitriert werden

- **Methylphenidat (Inhibition des präsynaptischen Dopamintransporters, Evidenzgrad II)**
  - Präparat aus der Gruppe der Stimulanzien
  - Gabe vorsichtig einschleichend bei ausgeprägter komorbider ADHS
  - Dosierung ▶ Kap. 40 (Behandlung der hyperkinetischen Störung)

- **Botulinumtoxin**
  - Besteht ein singulärer chronischer motorischer Tic insbesondere im Stirn- oder Nackenbereich, kann eine lokale i.m. Botulinumtoxin-Injektion hilfreich sein

Chronische Tic-Störungen und Tourette-Syndrom

- **Tetrahydrocannabinol**
- In sehr schweren Fällen kann im höheren Jugendalter und Erwachsenenalter die Gabe von Tetrahydrocannabinol erwogen werden; dies ist jedoch spezialisierten Zentren vorbehalten
- Die Dosis liegt bei 2,5 mg und kann bis zu einer Maximaldosis von 20(30) mg/Tag gesteigert werden, bei einer 2- bis 3-maligen Gabe/Tag
- Es besteht keine Zulassung
- Bei Suchtstörungen oder einer komorbiden Störung aus dem schizophrenen Formenkreis verbietet sich die Gabe

❗ **Cave**

❗ Bei der Medikation mit Methylphenidat kommt es genauso wie mit Atomoxetin in Einzelfällen immer wieder zu einer verstärkten Tic-Symptomatik. Eine Tic-Störung kann klinisch nicht unbedingt als Kontraindikation für eine Psychostimulanziengabe gelten, sondern die Ausprägung der Tics unter Medikation müssen beobachtet und die mögliche Nebenwirkung mit Patienten und Eltern besprochen werden.

Mit positiver Wirkung sind bislang weiterhin Olanzapin, Quetiapin, Ziprasidon sowie die noradrenerg wirksamen Substanzen Clonidin und Guanfacin in der Therapie von Tic-Störungen zum Einsatz gekommen. In anderen Ländern haben gerade Clonidin oder Guanfacin einen viel höheren Stellenwert in der Pharmakotherapie von Tic-Störungen.

> **Praxistipp**
>
> Bei allen genannten Präparaten außer Haloperidol ist über den Off-label-Gebrauch aufzuklären. Haloperidol ist nicht das Mittel der Wahl und eine mögliche Behandlung mit Haloperidol aus Kostenerstattungsgründen durch die Krankenkasse ist ethisch nicht vertretbar.

- **Weitere Maßnahmen und Hilfen**
- Gelingt es den Kindern im Schulalltag nicht, ihre Tics zu unterdrücken, und sprechen sie auch nicht ausreichend auf eine medikamentöse oder Verhaltenstherapie an, sind sie oft auf Unterstützung angewiesen
- Häufig haben Lehrer Angst, Kinder/Jugendliche mit Tics könnten sich durch ihre abrupten überschießenden Bewegungen oder Verhaltensweisen im Schulalltag verletzen oder andere Kinder gefährden: hier gilt es,
  - gute Aufklärung durchzuführen
  - Ängste zu nehmen
  - ggf. im Rahmen einer Stellungnahme nach § 35a SGB VIII eine Schulbegleitung als ambulante Jugendhilfemaßnahme aus kinder- und jugendpsychiatrischer Sicht zu empfehlen (mit klaren pädagogischen Zielen, um die aufgrund der (drohenden) seelischen Behinderung bestehenden Teilhabedefizite zu mildern, wie z.B. soziale Integration in die Klasse, Möglichkeit Lernstoff adäquat aufnehmen zu können etc.)
- Während ohne weitere Therapie durchgeführte Entspannungsverfahren als wenig aussichtsreich erscheinen, liegen positive Ergebnisse für Neurofeedback vor

### ■■ Kurzarztbrief

Bei Marcel wurde ein Tourette-Syndrom (ICD-10: F95.2) diagnostiziert. Die ambulante und auch vollstationäre Behandlung erfolgte zuerst mit Risperidon 0,25 mg abends, dann 0,5 mg. Dennoch zeigte sich eine weitere Zunahme der Tics, insbesondere vokal. Es war kein Schulbesuch mehr möglich, und Marcel war sozial vollkommen ausgegrenzt, mit auch zunehmender interfamiliärer Belastung. Dies führte zur ersten stationären Aufnahme. Dort erfolgte die Umstellung auf Aripiprazol 2,5 mg morgens und abends, was zur Remission der Tics führte; aufgrund einer starken Müdigkeit, die wir als Nebenwirkung deuteten, erfolgte die Reduktion auf 2,5 mg, was jedoch umgehend zur Zunahme der Symptomatik führte. Deshalb wurde trotz Nebenwirkung die Dosis von 3-mal 2,5 mg wiederaufgenommen. Nach Entlassung normaler Schulbesuch. Nach einem Jahr (mit 12 Jahren) zeigte sich eine dramatische Verschlechterung der Tic-Symptomatik mit Schreien, Hüpfen, Zu-Boden-Fallen. Außerdem schlage er auch sich und andere. Es erfolgte eine stationäre Aufnahme und die Umstellung auf Aripiprazol-Lösung 3-mal 3 mg und somit Erhöhung der Tagesdosis um 1,5 mg. Dies führte zu einer Reduktion der Symptomatik, sodass die Tics zumindest für das Umfeld und den Patienten tolerabel waren hinsichtlich Ausprägungsgrad und Frequenz. Gleichzeitig wurde ein Habit Reversal Training durchgeführt, durch das der Patient zum ersten Mal beschreiben konnte, dass den Tics ein Gefühl vorausgeht.

Weiterbehandlung ambulant mit regelmäßigen Kontrollen bezüglich Medikation.
Eltern: Selbsthilfegruppe weiterempfohlen

Für Marcel wurde aufgrund der lange bestehenden Symptomatik mit progredient sich verschlechterndem Verlauf und einer inzwischen aufgrund der Symptomatik bestehenden sozialen Desintegration eine Stellungnahme nach § 35a SGB VIII erstellt.

### ■ Auszug aus der ärztlichen Stellungnahme nach § 35a SGB VIII

Für diese Störung kann in den Fällen, in denen die Kinder aufgrund der Problematik sehr isoliert sind, oder wenn sich komorbide Störungen zeigen, eine weitergehende Maßnahme der Kinder und Jugendhilfe notwendig werden. Mögliche Hilfen können dann auf die Unterstützung zur besseren Integration abzielen.

Diagnose: Gilles-de-la-Tourette-Syndrom – Marcel fiel bei den Vorstellungen insbesondere durch eine kombinierte vokale und motorische Tic-Symptomatik auf, die seit Jahren progredient und ärztlich/therapeutisch nur unzureichend beinflussbar ist, sodass trotz umfangreicher Medikationsversuche und psychotherapeutischer Interventionen derzeit eine Restsymptomatik besteht. Aufgrund der Symptomatik und des langjährigen Verlaufs zeigt sich Marcel sozial isoliert, es besteht kein Freundeskreis, er wird in der Schule eher abgelehnt und Freizeitaktivitäten im altersüblichen Umfang finden nicht statt. Er kann sich sehr für das Fußballspielen begeistern und würde sich diesbezüglich mehr Möglichkeiten wünschen, wurde bisher aber von den anderen Kindern aufgrund seiner Tics verspottet und ausgeschlossen. Die Primärerkrankung wird inzwischen auch deutlich überlagert von einer massiv konflikthaften Interaktion insbesondere zwischen Mutter und Sohn. Beide erscheinen hoch kränkbar, sie setzen sich gegenseitig sehr schnell unter Druck. Marcel fühlt sich von seiner Mutter nicht respektiert, hat vorwiegend das Gefühl, es ihr nie recht machen zu können. Umgekehrt konnte die Mutter in den Gesprächen hier deutlich machen, wie sehr sie sich ihrerseits von Marcel durch seine Tics gestört fühlt.

Chronische Tic-Störungen und Tourette-Syndrom

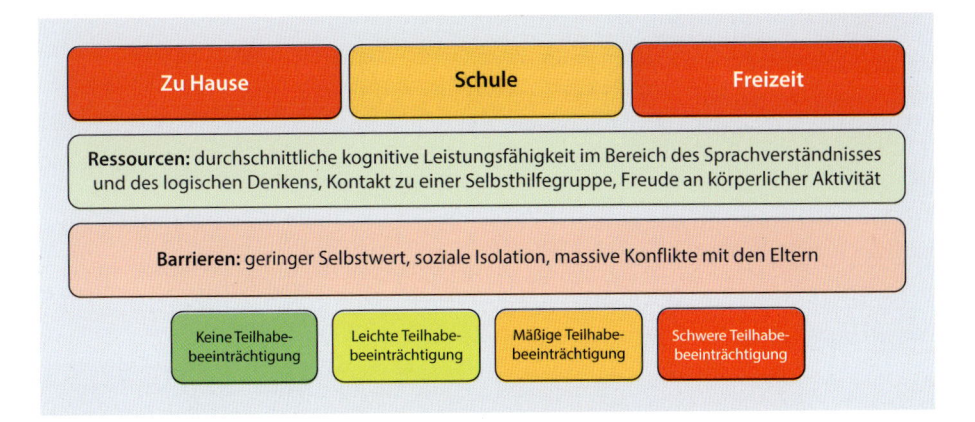

**Abb. 12.1** Schema zur Erfassung der Teilhabebeeinträchtigung im Fall von Marcel

Schema mit drei Bereichen: Zu Hause, Schule, Freizeit.

**Ressourcen:** durchschnittliche kognitive Leistungsfähigkeit im Bereich des Sprachverständnisses und des logischen Denkens, Kontakt zu einer Selbsthilfegruppe, Freude an körperlicher Aktivität

**Barrieren:** geringer Selbstwert, soziale Isolation, massive Konflikte mit den Eltern

Bewertungsstufen: Keine Teilhabebeeinträchtigung – Leichte Teilhabebeeinträchtigung – Mäßige Teilhabebeeinträchtigung – Schwere Teilhabebeeinträchtigung

## Empfehlung

Aus diesem Grund wird aus ärztlicher Sicht ein Bedarf für die Unterstützung der sozialen Integration gesehen, um Marcel in ein soziales Umfeld (Freizeit, Verein etc.) zu integrieren, und gleichzeitig neben der ärztlichen Weiterbehandlung und Beratung der Eltern auch eine Unterstützung in der Eltern-Kind-Interaktion als hilfreich gesehen.

Schema zur Erfassung der Teilhabebeeinträchtigung im Fall von Marcel ● Abb. 12.1.

## Weiterführende Literatur

Abdulkadir M, Londono D, Gordon D, Fernandez TV, Brown LW, Cheon KA, Coffey BJ, Elzerman L, Fremer C, Fründt O, Garcia-Delgar B, Gilbert DL, Grice DE, Hedderly T, Heyman I, Hong HJ, Huyser C, Ibanez-Gomez L, Jakubovski E, Kim YK, Kim YS, Koh YJ, Kook S, Kuperman S, Leventhal B, Ludolph AG, Madruga-Garrido M, Maras A, Mir P, Morer A, Müller-Vahl K, Münchau A, Murphy TL, Plessen KJ, Roessner V, Shin EY, Song DH, Song J, Tübing J, van den Ban E, Visscher F, Wanderer S, Woods M, Zinner SH, King RA, Tischfield JA, Heiman GA, Hoekstra PJ, Dietrich A (2018) Investigation of previously implicated genetic variants in chronic tic disorders: a transmission disequilibrium test approach. Eur Arch Psychiatry Clin Neurosci 268(3):301–316

Jankovic J (2001) Tourette's syndrome. N Engl J Med 345:1184–1192

Ludolph AG, Kassubek J (2009) Tic-Störungen und Tourette-Syndrom. In: Fegert JM, Streeck-Fischer A, Freyberger H (Hrsg) Psychiatrie und Psychotherapie der Adoleszenz und des jungen Erwachsenenalters. Schattauer, Stuttgart, S 539–555

Ludolph AG, Roessner V, Münchau A, Müller-Vahl K (2012) Tourette syndrome and other tic disorders in childhood, adolescence and adulthood. Dtsch Arztebl Int 109(48):821–288

Müller-Vahl K (2010) Tourette-Syndrom und andere Tic-Erkrankungen im Kindes- und Erwachsenenalter. Medizinisch Wissenschaftliche Verlagsgesellschaft, Stuttgart

# Essstörungen – Anorexia und Bulimia nervosa

*Ulrike M.E. Schulze und Michael Kölch*

**Weiterführende Literatur – 201**

© Springer-Verlag GmbH Deutschland, ein Teil von Springer Nature 2020
M. Kölch et al. (Hrsg.), *Klinikmanual Kinder- und Jugendpsychiatrie und -psychotherapie*,
https://doi.org/10.1007/978-3-662-58418-7_13

◘ Tab. 13.1.

**Tab. 13.1** Essstörungen

| Erkrankung | Symptomatik | Therapiestrategie | Kodierungen in Klassifikationssystemen |
|---|---|---|---|
| Anorexia nervosa (AN) | A. **Gewichtsverlust** bzw. **fehlende Gewichtszunahme** (Kinder) → Körpergewicht (KG) von mindestens 15 % unter dem normalen oder dem für Alter und Körpergröße zu erwartenden Gewicht<br>B. Selbst herbeigeführter Gewichtsverlust durch **Vermeidung** „fettmachender" Speisen<br>C. Selbstwahrnehmung als „zu fett" (**Körperschemastörung**), verbunden mit einer sich aufdrängenden Furcht, zu dick zu werden (**Gewichtsangst**); Festlegen einer sehr niedrigen Gewichtsschwelle durch die Betroffenen<br>D. Umfassende Störung auf der Hypophysen-Hypothalamus-Gonaden-Achse (Amenorrhö/Libido- und/oder Potenzverlust) | **Multimodal**<br>Ziele:<br>Körperliche Restitution<br>Heranführen an ein gesundes Essverhalten<br>Förderung einer angemessenen Körperwahrnehmung<br>Stabilisierung<br>Anhebung des Selbstwertgefühls<br>Erfolgreiche Behandlung der ggf. vorhandenen psychiatrischen komorbiden Störungen<br>Maßnahmen:<br>1. Psychotherapie/Co-Therapie(n)<br>2. Eltern-/Familienarbeit<br>3. Ggf. Psychopharmakotherapie<br>4. Milieutherapie<br>5. Zukunftsplanung | ICD-10: F50.0<br>ICD-11:<br>- 6B80.0 (signifikant niedriges KG)<br>- 6B80.1 (gefährlich niedriges KG)<br>- 6B80.2 (in Heilung begriffen, mit normalem KG)<br>DSM-5: 307.1 |
| Atypische Anorexia nervosa | Ein oder mehrere Kernmerkmale der AN, z. B. Amenorrhö oder signifikanter Gewichtsverlust fehlen | | ICD-10: F50.1<br>ICD-11: 6B80Y/Z<br>DSM-5: 307.59 |

Essstörungen – Anorexia und Bulimia nervosa

**Tab. 13.1** (Fortsetzung)

| Erkrankung | Symptomatik | Therapiestrategie | Kodierungen in Klassifikationssystemen |
|---|---|---|---|
| Bulimia nervosa (BN) | A. Häufige Episoden von **Essattacken (mindestens 2-mal wöchentlich über 3 Monate)**, dabei Konsum großer Mengen an Nahrung über kurze Zeit<br>B. Andauernde Beschäftigung mit dem Essen, ein(e) unwiderstehliche(r) Gier/Zwang, zu essen<br>C. Einsatz **gegensteuernder Maßnahmen**, um einer (befürchteten) Gewichtszunahme entgegenzuwirken<br>a) Selbstinduziertes Erbrechen<br>b) Missbrauch von Abführmitteln<br>c) Zeitweilige Hungerperioden<br>d) Gebrauch von Appetitzüglern, Schilddrüsenpräparaten, Diuretika<br>Typ-1-Diabetikerinnen: ggf. Vernachlässigung der Insulinbehandlung (Reduktion, Weglassen der verordneten Insulindosis) | **Multimodal**<br>Ziele:<br>Reduktion von Essanfällen<br>Reduktion von gegensteuernden Maßnahmen<br>Heranführen an ein gesundes Essverhalten<br>Förderung einer angemessenen Körperwahrnehmung<br>Anhebung des Selbstwertgefühls<br>Stabilisierung<br>Erfolgreiche Behandlung der ggf. vorhandenen psychiatrischen komorbiden Störungen<br>Maßnahmen:<br>1. Psychotherapie/Co-Therapie(n)<br>2. Eltern-/Familienarbeit<br>3. Ggf. Psychopharmakotherapie<br>4. Milieutherapie<br>5. Zukunftsplanung | ICD-10: F50.2<br>ICD-11: 6B81<br>DSM-5: 307.51 |
| Atypische Bulimia nervosa | Ein oder mehrere Kernmerkmale der BN fehlen, meist normal- oder übergewichtige Patientinnen | s. oben, BN | ICD-10: F50.3<br>ICD-11: 6B82 (Binge eating disorder)<br>DSM-5: 307.59 |

### Fallbeispiel

Lea, eine 16-jährige Gymnasiastin mit sehr guten Schulleistungen, hat während der vergangenen 6 Monate 15 kg an Körpergewicht verloren. Am Anfang stand eine gemeinsam mit der Mutter begonnene Diät; während die eher übergewichtige Mutter nach wenigen Wochen aufgab, setzte Lea die Diät fort und schränkte ihren Speiseplan eher noch mehr ein. Ihr BMI (Body-Mass-Index) beträgt mittlerweile noch 14,5 kg/m². Gespräche mit der Jugendlichen sind mittlerweile nur noch über einen sehr begrenzten Themenbereich möglich. Lea ist blass, sie spricht langsam, mit leiser Stimme und wirkt depressiv verstimmt. Sie beklagt Einschlafprobleme und eine verminderte körperliche Belastbarkeit. Ihr schon vormals eher kleiner Freundeskreis hat sich aktuell weiter dezimiert. Das Haus zu verlassen, um Freizeitaktivitäten nachzugehen, fällt ihr aufgrund zunehmender sozialer Ängste und wachsender Antriebsprobleme immer schwerer. Lea spürt, dass ihre Lebensfreude deutlich abgenommen hat. Einen Zusammenhang mit ihrem Essverhalten zu sehen, fällt ihr schwer. Ihre Eltern, die zunehmend unter den häuslichen Auseinandersetzungen um das Essen leiden, sprechen davon, dass sie krank sei. Sie selbst nimmt dies so nicht bei sich wahr, erklärt sich jedoch – vor allem um ihre Eltern zu beruhigen – mit einem einmaligen Besuch beim niedergelassenen Kinder- und Jugendpsychiater vor Ort einverstanden.

### ■ Epidemiologie

Die Krankheitsbilder Anorexia nervosa (AN) und Bulimia nervosa (BN) stellen in der gängigen Praxis die am häufigsten zu behandelnden Essstörungen dar.
- Lebenszeitprävalenz: AN 0,5–3,7 %, BN 1,1–4,4 %
- Die Häufigkeit der AN veränderte sich während des 20. Jahrhunderts nur geringfügig
- Insgesamt sind in den letzten Jahren Essstörungen vor allem in ihrer **atypischen** Form bei beiden Geschlechtern häufiger aufgetreten
- Die Häufigkeit der BN erreichte 1996 einen Peak, um anschließend weitgehend stabil zu bleiben bzw. leicht rückläufig zu sein
- Höchste Inzidenz unter Mädchen zwischen 10 und 19 Jahren mit 34,6 (AN) bzw. 35,8 (BN) pro 100.000 (weibliches Geschlecht 8,6/12,4 pro 100.000)
- Geschlechterverhältnis: 12:1 bzw. 18:1 zugunsten des weiblichen Geschlechts

### ■ Symptomatik und Klassifikation

### ■ Anorexia nervosa

- Definiert als nicht organisch bedingter, selbst herbeigeführter Gewichtsverlust bzw. eine dem individuellen Entwicklungsverlauf gemäß unzureichende Gewichtszunahme
- Dies entspricht einem Körpergewicht von weniger als 85 % des zu erwartenden Gewichts bzw. einem Body-Mass-Index (BMI) unterhalb der 10. Altersperzentile (bzw. < 17,5 kg/m² bei erwachsenen Patienten)
- Herbeiführen bzw. Aufrechterhalten der Gewichtsreduktion durch
    - Vermeidung hochkalorischer (z. B. fetthaltiger) Speisen einerseits
    - Einsatz sogenannter gegensteuernder Maßnahmen (z. B. körperliche Hyperaktivität, selbstinduziertes Erbrechen, missbräuchlicher Einsatz von Medikamenten) andererseits

Essstörungen – Anorexia und Bulimia nervosa

- Als Ausdruck einer nachhaltigen Irritation auf der Ebene der Hypothalamus-Hypophysen-Gonaden-Achse besteht bei Mädchen bzw. jungen Frauen
  - eine verzögerte Abfolge der altersgemäß zu erwartenden körperlichen Veränderungen und
  - eine durch diese selbst meist nicht negativ bewertete primäre (Menarche noch nicht erfolgt) bzw. sekundäre **Amenorrhö** (Ausbleiben über mindestens 6 Zyklen)
- **Körperschemastörung** als weiteres wichtiges Kernsymptom: teilweise wahnhaft anmutende Überzeugung, insbesondere im Bereich der Oberschenkel und des Bauchs zu dick zu sein, in Verbindung mit einer ausgeprägten Angst, an Körpergewicht zuzunehmen; dieser Angst wird meist eine immer weiter nach unten adaptierte untere Gewichtsschwelle entgegengesetzt

### Bulimia nervosa
- Charakterisiert durch wiederholte „objektive" Essattacken, bei denen große Nahrungsmengen konsumiert werden
- Auch außerhalb dieser „Exzesse" kann das Essverhalten der unter einem oftmals beeinträchtigten Hunger- und Sättigungsgefühl leidenden bulimischen Patientinnen meist nicht als normal bezeichnet werden (Diäten, Auslassen von Mahlzeiten etc.)
- Häufigste gegensteuernde Maßnahme: selbstinduziertes Erbrechen
- Im Rahmen der zu beobachtenden „Grenzenlosigkeit" in der Symptomatik der (häufig auch beginnend unter einer Persönlichkeitsstörung leidenden) Patientinnen fällt im Gegensatz zur AN eine Gier nach „verbotenen" Nahrungsmitteln (hochkalorische, fetthaltige Speisen, süße Getränke etc.) auf
- Nicht selten bestand in der Vorgeschichte eine Adipositas und/oder eine AN
Im Vergleich zu Patientinnen mit restriktiver Anorexia nervosa zeigen adoleszente bulimische bzw. anorektische Patientinnen mit Binge-purging-Symptomatik maßgeblichere Emotionsregulationsdefizite vor allem in Bezug auf Impulskontrolle, zielgerichtetes Verhalten und Zugang zu eigenen Emotionsregulationsstrategien.

### Formen und Unterschiede zwischen Klassifikationssystemen: ICD-10 vs. DSM-5 und ICD-11
Im Vergleich zwischen DSM-5, ICD-11 und ICD-10 ergeben sich hinsichtlich der Kernsymptomatik keine relevanten Unterschiede.

#### Besonderheiten in der Einteilung im DSM-5
- Anorexia nervosa: Der Ausdruck „Verweigerung" („refusal") im Zusammenhang mit der Gewichtsabnahme (Kriterium A) sowie die Amenorrhö als Klassifikationskriterium entfallen
- Bulimia nervosa: Auftreten von Fressattacken einmal wöchentlich ausreichend
- OSFED („other specified feeding or eating disorder") anstatt EDNOS („eating disorders not otherwise specified"): Umschließt auch die Kriterien für eine atypische Anorexia nervosa oder eine (atypische) Bulimia nervosa (von niedriger Symptomfrequenz oder limitierter Dauer)
- Einführung der Klassifikationskategorie ARFID („avoidant/restrictive food intake disorder"): Signifikanter Gewichtsverlust, basierend auf den sensorischen

Charakteristika von Nahrungsmitteln und Sorge hinsichtlich negativer Folgen des Essens; Wachstumsrückstand, Mangelerscheinungen aufgrund von Unterernährung mit entsprechenden negativen Auswirkungen auf das psychosoziale Funktionsniveau; Abhängigkeit von enteraler Ernährung (→ Energiezufuhr) und Nahrungsergänzungsmitteln; keine Unzufriedenheit mit Körpergewicht und Figur, keine anorexiespezifischen Gedankeninhalte

### Besonderheiten in der Einteilung in der ICD-11
- Anorexia nervosa: Unterteilung in die Untergruppen „mit signifikant niedrigem" BMI (zwischen 18,5 kg/m$^2$ und 14,0 kg/m$^2$ für Erwachsene oder zwischen der fünften und der 0,3ten Perzentile für Kinder und Jugendliche) sowie „mit gefährlich niedrigem" BMI (unter 14,0 kg/m$^2$ für Erwachsene oder der 0,3ten altersbezogenen BMI-Perzentile für Kinder und Jugendliche)
- Bulimia nervosa: Fressattacken einmal wöchentlich oder mehr über einen Zeitraum von mindestens einem Monat ausreichend. Kein Vorliegen eines signifikanten Untergewichts und somit kein Zutreffen der Klassifikationskriterien für eine AN

### ICD-10
- Aufgeführt werden die typische sowie die atypische Form anorektischer (und bulimischer) Essstörungen (keine ausreichende Symptomschwere auf allen Ebenen bzw. Fehlen mindestens eines Kernsymptoms)
- Überschneidungen auf Symptomebene bzw. gemäß ICD-10-Kriterien in die Kategorien „atypisch" oder „nicht näher bezeichnet"; einzuordnen sind das sogenannte „selektive Essen" bzw. die „Essensverweigerung"
- Die hiervon abgrenzbare Adipositas wird in diesem Beitrag nicht weiter ausgeführt
- MAS (Multiaxiales Klassifikationsschema)/DSM-IV: differenziert wird zwischen
  - der sogenannten restriktiven AN und der AN mit bulimischen Attacken bzw. zusätzlichen Methoden der Gewichtsreduktion (z. B. Laxanzienabusus)/dem Purging-Typ der AN)
  - den Formen der BN mit oder ohne AN in der Vorgeschichte
- Die zusätzlich mögliche Unterteilung in einen restriktiven (F50.01) und einen Binge-purging-Subtyp (F50.02) findet jedoch klinisch weiterhin wenig Anwendung
  - Einerseits bestehen zu einem Großteil maßgebliche komorbide psychische Störungen
  - Andererseits ist der Anteil der sogenannten atypischen Essstörungen (angloamerikanisch früher EDNOS = „eating disorders not otherwise specified"; jetzt **OSFED** = „other specified feeding or eating disorders") sehr hoch
- Bezüglich der BN scheint sich die klinische Unterscheidung zwischen typischen und atypischen Formen überwiegend auf die Objektivierbarkeit der Essanfälle und Frequenz des sogenannten Purging-Verhaltens (Einsatz gegensteuernder Maßnahmen) zu beziehen; möglicherweise fehlt jedoch auch die typische (psychopathologisch zugrunde liegende) übertriebene Sorge um Körperform und Gewicht

- **Ätiologie**
- Wie bei allen kinder- und jugendpsychiatrischen Störungen ist auch im Falle einer AN oder BN von einer multifaktoriellen Kausalität der Entstehung auszugehen

Essstörungen – Anorexia und Bulimia nervosa

- Neben einer familiären Belastung und somit genetischen Vulnerabilität für die jeweilige Essstörung selbst oder einzelne ihrer Symptome können bestimmte Charakterzüge bzw. Persönlichkeitseigenschaften eine bahnende Funktion innehaben
- Insbesondere bei bulimischen sowie atypisch essgestörten Patienten stellen offensichtlich das Auseinanderbrechen der Familie, unsichere Wohnverhältnisse, schwere elterliche Kriminalität, außerhäusliche Unterbringung, Tod in der Familie, elterliche körperliche oder psychische Erkrankung und elterliche Suchterkrankungen wichtige Risikofaktoren dar
- Darüber hinaus lassen aktuelle Forschungsergebnisse – vor allem auch im Falle des Bestehens komorbider psychiatrischer Störungen – neben der teilweise katalysatorartigen Bedeutung lebensgeschichtlich belastender Ereignisse auch das Zugrundeliegen einer wechselwirkungsreichen Dysregulation auf neurobiologischer Ebene (Transmitter- und Hormonsysteme) annehmen

■ **Komorbiditäten**

Komorbide psychiatrische Störungen sowohl der AN als auch der BN können nicht nur den Verlauf der Erkrankung komplizieren, sondern bleiben nicht selten auch im Falle einer Heilung von der Essstörung bestehen.
- Wichtigste Beispiele sind in diesem Zusammenhang:
    - Angststörungen
    - depressive Erkrankungen
    - eine Sonderrolle nimmt in diesem Zusammenhang das häufig auftretende und möglicherweise ätiologisch den Essstörungen nahestehende selbstverletzende Verhalten essgestörter Patienten (→ Probleme im Ausdruck negativer Gefühle) verbunden mit Beeinträchtigungen hinsichtlich der Identitätsentwicklung ein
- Die Depression kann der Essstörung vorausgehen oder aber parallel zur Gewichtsabnahme eine ansteigende Intensität erfahren
- Suizide bei essgestörten Patientinnen sind häufig und zählen vor allem im Zusammenhang mit AN zu den wichtigsten Todesursachen
- Umgekehrt kann die körperliche Restitution im Rahmen der Behandlung zur Reduktion der Symptome und Stabilisierung der Stimmungslage führen
- Pathologische Angstsymptome – überwiegend in Form erhöhter Trennungsängstlichkeit oder aber einer generalisierten Angststörung – sind nicht selten ebenfalls im Vorfeld der Essstörungen, vor allem der AN – beobachtbar
- Sie „begleiten" die akute Essstörung häufig in Form einer erhöhten sozialen Unsicherheit (welche pathologische Ausmaße annehmen kann) bzw. ausgeprägter gewichtsphobischer Symptome
- Sie können im weiteren Verlauf sistieren oder aber in Form einer ängstlich vermeidenden Persönlichkeits(entwicklungs)störung manifest werden
- Nicht nur im Falle einer entsprechenden Vulnerabilität (mögliche familiäre Belastung) können vor allem bulimische Patientinnen zusätzlich zur Essstörung eine Suchterkrankung entwickeln
- Auch bei Patienten mit emotional-instabilen Persönlichkeitsstörungen zeigen sich häufiger Essstörungen, zum Teil setzt die Entwicklung einer Persönlichkeitsstörung parallel zur Manifestation einer der Essstörung ein

- **Familie**
  - Die Eltern essgestörter Patientinnen benötigen in erster Linie Entlastung
  - Sinnvoll ist die Erarbeitung eines individuellen Störungsmodells gemeinsam mit der gesamten Familie im Rahmen der Psychoedukation. Diese schließt auch das Erfragen der elterlichen Geschichte sowie den familiären Umgang mit Emotionen ein
  - Hierbei ist wichtig, inwieweit Letzteres Einblick in familiäre Gegebenheiten (Familienklima, elterliche Paarbeziehung, schwerwiegende Erkrankungen von Familienmitgliedern etc.) erlaubt
  - Wenn möglich und sinnvoll, sollten die Geschwister in die psychotherapeutische Arbeit mit einbezogen werden
  - Anfänglich geht es häufig darum, die Eltern dahingehend zu stärken, die Tochter im Erlernen eines sich normalisierenden Essverhaltens zu unterstützen
  - Später sollten die Einleitung bzw. Fortführung eines altersangemessenen Autonomieprozesses der Patientin im Vordergrund stehen

- **Therapieziele AN – Anhebung des Körpergewichts**
  - Wichtigstes Behandlungsziel: zunächst Wiedererlangung eines vertretbaren und gesunden Körpergewichts (Zielgewicht entsprechend der 25. Altersperzentile, orientiert am prämorbiden Gewicht; immer wieder an individuelle Wachstumskurve anpassen!)
  - Erreichbar – zumindest im Kindes- und Jugendalter – häufig mithilfe verhaltenstherapeutischer Methoden wie
    - Erstellen eines Essensplans
    - einem verhaltenstherapeutisch orientierten Stufenplan mit Einsatz von Verstärkern zur Gewichtszunahme
  - Die angestrebte Gewichtszunahme sollte zwischen 0,5 und 1,0 kg KG pro Woche (stationär: 0,2–0,5 kg im ambulanten Setting) liegen. Legt man das wöchentliche Zielgewicht aus langzeitprognostischen Gründen höher, ist sehr genau auf mögliche unmittelbare metabolische Konsequenzen zu achten
  - Sowohl ein Über- als auch Unterschreiten dieser Vorgabe ist therapeutisch nicht sinnvoll („die Seele kommt nicht nach"/„rausfressen") und bedarf der intensiveren Unterstützung
  - Regelmäßige Gewichtskontrollen in Unterwäsche: 1- bis maximal 3-mal wöchentlich
  - Parallel hierzu kann das spezifische Gewicht (Urin) bestimmt werden
  - Sogenannte „verbotene" Speisen sind schrittweise wieder in den Speiseplan einzuführen

- **Magensonde/parenterale Ernährung**
  - Der Einsatz der Magensonde ist (im Kindes- und Jugendalter) nicht ohne Probleme; klinischen Erfahrungen zufolge ist er häufig zumindest vorübergehend hilfreich, wobei die diesbezügliche elterliche Compliance nicht nur aus rechtlichen Gründen eine wichtige Grundlage darstellt
  - Neuere Studien belegen andererseits, dass rasche Realimentierung auch mit Magensonde ggfs. bessere Prognose hat
  - In der aktuellen Literatur wird das eigenständige Essen fester Nahrung propagiert, da eines der wichtigsten Therapieziele das Wiedererlernen eines gesunden Essverhaltens (ausreichend, eigenständiges Einschätzen von Portionsgrößen, Abwägen im Zusammenhang mit körperlicher Betätigung) darstellt

Essstörungen – Anorexia und Bulimia nervosa

> **Praxistipp**
>
> Die Realimentierung von Patientinnen mit AN sollte zur Vermeidung von Elektrolytentgleisungen und hiermit verbundener somatischer Gefährdung unter strengen, das heißt zunächst ein- bis zweimal wöchentlichen (notfalls auch täglichen) Laborkontrollen und möglichst unter Umgehung einer Ernährung per Magensonde geschehen!

- Somit erreicht die Patientin auch im stationären oder teilstationären Setting durch Einhalten ihres individuellen Essensplans (3 Hauptmahlzeiten, anfänglich 3 Zwischenmahlzeiten, bis zu 3000 kcal/Tag) ihr Ziel überwiegend „aus eigener Kraft" und fühlt sich weniger in ihrer Autonomie eingeschränkt
- Die AWMF-Leitlinien behalten die Ernährung per Magensonde „schweren Fällen" vor und ziehen eine i.v. Alimentierung (nur bei schweren somatischen Notfällen) vor
- Die Therapieleitlinien der American Psychiatric Association (APA) schlagen bei kooperativen Patienten die Möglichkeit einer zusätzlichen nasogastralen Nahrungsmittelzufuhr über Nacht vor
- Die Verfasser der NICE Guidelines betonen im Zusammenhang mit einer möglichen Ernährung per Magensonde oder perkutaner endoskopischer Gastrostomie (PEG) mögliche Risiken eines körperlichen Widerstands vonseiten der Patientin
- Auf die Durchführung einer parenteralen Ernährung sollte nicht nur aufgrund hiermit verbundener somatischer Risiken verzichtet werden

**❗ Cave**
**Vorsicht ist geboten in Bezug auf das möglicherweise mit lebensbedrohlichen Folgen verbundene „Realimentierungssyndrom", das heißt potenziell einsetzende Elektrolytentgleisungen (vor allem Hypophosphatämie, Hypomagnesiämie, Hypokaliämie, Glukoseintoleranz, Verschiebungen im Wasserhaushalt) im Zuge des körperlichen Wiederaufbaus. Demnach sind regelmäßige Kontrollen der Blutparameter (z. B. Serumkonzentration von Kalium, Kalzium, Natrium, Phosphat, Leberfunktionswerte) und körperlichen Funktionen (z. B. Kontroll-EKG, Blutdruck, Puls) durchzuführen.**

- **BN – Reduktion von Essanfällen/selbstinduziertem Erbrechen**
- Zielerreichung in erster Linie mithilfe einer ausgeprägten Compliance vonseiten der Patientin im Rahmen eines vertrauensvollen therapeutischen Bündnisses
- Auf Handlungsebene ist vor allem eine Strukturierung des Essens hilfreich:
  - regelmäßige Mahlzeiten
  - Einführen von Zwischenmahlzeiten
  - Führen eines Essensprotokolls bzw. Ernährungstagebuchs
  - Dokumentation situativer Zusammenhänge von Essanfällen bzw. selbstinduziertem Erbrechen

- **Psychotherapie**

Auch bei der Behandlung von AN und BN stellen die unterschiedlichen Formen der Psychotherapie die wesentlichen Elemente dar. In der Literatur ist neben der Effektivität der KVT (kognitiv-behaviorale Therapie) insbesondere hinsichtlich der Vermeidung von Rückfällen die Wirksamkeit familientherapeutischer Interventionen (z. B. „Maudsley-Modell") – u. a. zur Steigerung der elterlichen Kompetenz im Umgang mit krankheitsspezifischen Alltagssituationen – bei essgestörten Patienten im Kindes- und Jugendalter mehrfach beschrieben. Auch sollte die Familie hinsichtlich eines altersadäquaten Ablöseprozesses Unterstützung erfahren.

- Inhalte der Einzelpsychotherapie:
    - das gestörte Essverhalten der Patientinnen
    - ihre verzerrten Kognitionen (Gewichtsphobie, dysfunktionale Gedanken, auch die eigenen Körperproportionen betreffend)
    - ihr Selbstwertgefühl
    - ihre Herangehensweise an zwischenmenschliche Konflikte
    - Förderung von Ressourcen
- Darüber hinaus sinnvoll: Steigerung der sozialen Kompetenz der häufig unsicheren Patientinnen
    - Beispielsweise in Form von Angstexpositionsübungen einzeln oder in der Gruppe
- Mögliche Alternative für eine Untergruppe der Patientinnen nach NICE Guidelines: Durchführung einer nonverbalen projektiven Therapie (z. B. Psychodrama, Musik)
- Darüber hinaus als in komplexen Fällen hilfreiche Therapieformen beschrieben u. a.
    - interpersonale Psychotherapie (IPT) und vor allem
    - dialektisch-behaviorale Therapie (DBT) und
    - Akzeptanz- und Commitment-Therapie (ACT)

## Elternarbeit

- Die Eltern sollten ausführlich über die Erkrankung ihres Kindes aufgeklärt werden und durchgängig mit der häufig langfristigen Behandlung und den ihr zugrunde liegenden Entscheidungsprinzipien einverstanden sein (möglich ist, dies gemeinsam schriftlich unter Einbeziehung der Patientin in Form eines „Vertrags" zu fixieren)
- Vor allem zu Beginn der Therapie sind häufige Gespräche, teilweise auch am Telefon, hilfreich und notwendig, um einerseits zu entlasten und andererseits die Compliance (der gesamten Familie) zu festigen
- Ähnlich der Förderung des Autonomieprozesses aufseiten des Kindes/Jugendlichen sollten auch die Eltern Unterstützung erfahren, teilweise „verschütt" gegangene eigene Lebensinhalte (z. B. ihr gemeinsames Leben als Paar, Verfolgen eigener Hobbys, Wiederaufnahme der Berufstätigkeit) wiederzuentdecken und aufzugreifen, um somit den zur Gesundung des Familiensystems notwendigen Ablöse- und Distanzierungsprozess lebbar zu machen
- Darüber hinaus ist es sinnvoll, eine möglicherweise – auch von der kindlichen Erkrankung unabhängige – vorhandene psychisch/psychiatrische Belastung auf Elternseite zu thematisieren und ggf. erste Hilfen zu initiieren
- Insbesondere im Falle auftretender Krisen im Behandlungsverlauf (Therapiemotivation etc.) kann (z. B. zur Perspektivenerweiterung, Auflockerung des Gesprächs-

settings oder persönlichen Entlastung aufseiten des fallführenden Therapeuten oder von Elternteilen) das Hinzuziehen einzelner Kollegen aus dem Behandlungsteam oder einer/eines Vorgesetzten hilfreich sein

### Pharmakotherapie (▶ Kap. 40)
Teilweise kann eine medikamentöse Unterstützung sinnvoll sein zur
- Abgrenzung von gewichtsphobischen Gedankeninhalten
- Reduktion von Ängsten und innerer Anspannung

#### Atypische Antipsychotika
- Ggf. Einsatz von SGA im Rahmen eines **individuellen Heilversuchs** bei starker gedanklicher Einengung
- Vergleichsweise niedrige Dosierung meist ausreichend

> **Praxistipp**
>
> Ungeachtet bisher positiver Erfahrungsberichte muss dennoch gerade im Hinblick auf mögliche unerwünschte Wirkungen (z. B. kardial) und vor allem den Off-label-Gebrauch dieser Medikamentengruppe eine sorgfältige Güterabwägung erfolgen.

#### Selektive Serotoninwiederaufnahmehemmer (SSRI)
- Die antidepressive Wirkung z. B. von Fluoxetin ist für Patientinnen mit BN, nicht jedoch AN im Kindes- und Jugendalter, durch Studien belegt
- Die Stimmung magersüchtiger Patientinnen bessert sich häufig parallel zur Gewichtszunahme
- Dennoch kann der Einsatz von SSRI auch in dieser Patientengruppe im Falle ausgeprägter Ängste oder Zwangssymptome empfehlenswert sein

## Weitere Maßnahmen und Hilfen

### Entlassplanung
Diese spielt bei essgestörten Patientinnen eine besonders große Rolle, da eine Rückkehr nach Hause bisweilen mit erheblichen Problemen behaftet ist.
- Die Familien bulimischer Patientinnen leiden häufiger nach außen sichtbar unter Konflikten (häufiger getrenntlebende bzw. geschiedene Eltern)
- Familien magersüchtiger Patientinnen stellen sich oftmals besonders harmonisch dar („heile Welt")
- Eheliche Konflikte, Suchterkrankungen oder andere psychische Störungen auf Elternseite werden häufig gar nicht oder erst im Laufe wiederholter stationärer Aufenthalte offengelegt und diskutiert
- Ist eine Entlassung ins häusliche Milieu mittelfristig eher mit einer erhöhten Rückfallgefahr verbunden, empfiehlt es sich – nach ausführlicher Beratung und möglichst im engen Verbund mit den Sorgeberechtigten –, die Familie in ihrer Antragstellung in Bezug auf eine Eingliederungshilfe nach § 35a SGB VIII zu unterstützen

- Im Falle einer Befürwortung durch das zuständige Jugendamt kann die Patientin zunächst in der Bewältigung ihres Alltags und somit weiteren Gesundung unter erhöhten Belastungsbedingungen, z. B. im Rahmen einer betreuten Wohngruppe, unterstützt werden
- Somit wird der Weg in den weiteren altersentsprechenden Ablöse- und Verselbstständigungsprozess professionell weiter gebahnt und die Gesamtprognose mit hoher Wahrscheinlichkeit verbessert

Im Vorfeld der Entlassung ist wichtig, vor allem bei Patientinnen mit AN:
- Gemeinsame Festlegung eines sogenannten Wiederaufnahme-Gewichts möglichst in Absprache mit allen Beteiligten (Patientin, Eltern, Therapeut)
- Dieses sollte bis zu max. 2 kg unter dem im Rahmen der Behandlung erreichten Zielgewicht („gesunder Gewichtsbereich") liegen
- Ist eine solche Absprache nicht möglich bzw. ihre Einhaltung absehbar gefährdet, kann von einem komplizierten weiteren Behandlungsverlauf ausgegangen werden
- Weiterer wesentlicher Bestandteil der Entlassplanung ist die Entscheidung der Familie für eine ambulant weiterbehandelnde Stelle:
    - kinder- und jugendpsychiatrische Ambulanz
    - niedergelassene Kinder- und Jugendpsychiater und/oder Psychotherapeuten
- Im Fall einer Weiterbehandlung beim niedergelassenen Psychotherapeuten sollten zumindest während der ersten Monate wöchentliche Gewichtskontrollen mit entsprechender gegenseitiger (z. B. Haus- oder Kinderarzt – Therapeut – ggf. Eltern) Rückmeldung gewährleistet sein

### ■ Langzeitverlauf und Prognose Anorexia nervosa
- Nach Langzeituntersuchungen zum Verlauf weist die AN eine **hohe Chronifizierungstendenz** auf: Auch wenn nach 10–15 Jahren ein Drittel bis 50 % der Patientinnen nicht mehr unter einer AN im engeren Sinne leidet, lässt sich die noch vorhandene Symptomatik der noch nicht Gesundeten zu ca. 20 % der atypischen Form der Essstörung zuordnen
- Ein etwas größerer Anteil der Nachuntersuchten wird nach wie vor eine schwere Form der AN oder eine BN aufweisen
- In vielen Fällen muss von einem Persistieren bestehender komorbider psychiatrischer Störungen (z. B. Angst, Depression, Persönlichkeitsstörungen) ausgegangen werden
- AN ist die jugendpsychiatrische Erkrankung mit der **höchsten Mortalität** (um 6 %); die Sterblichkeit männlicher Patienten scheint bisher unterschätzt worden zu sein

### ■■ Bulimia nervosa
- Die schlechte Prognose trifft für BN nicht in vollem Umfang zu, wenngleich auch hier – aufgrund einer hohen Rückfallrate trotz relativ zahlreicher Remissionen und trotz erwiesener Wirksamkeit einer (zusätzlichen) psychopharmakologischen Behandlung – von einer nicht unerheblichen Langfristigkeit des Krankheitsverlaufs auszugehen ist und bisher überwiegend nur kurz- bis mittelfristige Therapieerfolge beschrieben sind
- Dennoch ist der Anteil der Gesundeten etwas höher (um 60 %)

– Die Mortalitätsrate ist – aktuellen Daten zufolge – vergleichsweise niedriger

### ■■ Empfehlung
Aufgrund der Chronizität des Störungsbildes, der ausgeprägten komorbiden psychiatrischen Beeinträchtigung, des noch immer unzureichend dauerhaft stabilen körperlichen Zustandes der Jugendlichen sowie erheblicher Schwierigkeiten in der Alltagsbewältigung, Wiedereingliederung in die Gruppe der Gleichaltrigen und eines damit verbundenen zu erwartenden Wiederaufflammens ausgeprägter häuslicher Konflikte empfehlen wir zusätzlich zu einer ambulanten Psychotherapie und zunächst wöchentlichen Gewichtskontrollen bei der weiterbehandelnden niedergelassenen Kinder- und Jugendpsychiaterin intensive Maßnahmen, welche die Autonomieentwicklung Leas fördern und ermöglichen.

Hierbei sollte in jedem Falle auch eine professionelle Begleitung der Eltern bedacht werden.

Schema zur Erfassung der Teilhabebeeinträchtigung im Fall von Lea ◘ Abb. 13.1

### ■■ Kurzarztbrief
Lea wurde von XX bis YY erneut stationär aufgrund einer massiven Gewichtsabnahme im Rahmen ihrer restriktiven Essstörung und erheblichen Akzentuierung der komorbiden Zwangssymptome sowie depressiven Symptomatik aufgenommen. Eine ambulante Vorbehandlung hatte nicht zur erwünschten dauerhaften Stabilisierung geführt. Die Symptomatik besteht nunmehr seit gut 1,5 Jahren.

Psychopathologie: Bewusstseinsklar und allseits orientiert, im Kontakt zunächst freundlich angepasst wirkend, Konzentration leicht reduziert, Denken deutlich eingeengt auf anorexiespezifische Gedankeninhalte. Das Bestehen eines auf den häuslichen Rahmen konzentrierten Auftretens von ausgeprägten Zwangshandlungen wird beschrieben. Darüber hinaus lässt sich eine hohe soziale Unsicherheit insbesondere in Bezug auf den Kontakt mit Gleichaltrigen und den Schulbesuch eruieren. Bezüglich der Essstörung besteht ein deutlich eingeschränktes Krankheitsgefühl, die Einsicht in eine dringende Behandlungsbedürftigkeit ist nicht gegeben. Die affektive Schwingungsfähigkeit ist eingeschränkt. Darüber hinaus wird das Bestehen von Antriebsproblemen und selbstabwertenden, depressiv getönten Gedanken beschrieben. Kein Anhalt für das Vorliegen von Halluzinationen oder eines wahnhaften Geschehens. Keine akute Suizidalität.

Diagnostisch ist vom Vorliegen einer restriktiven Anorexia nervosa (F50.0), einer vorwiegend von Zwangshandlungen geprägten Zwangsstörung (F42.1) sowie einer im Rahmen der erneut erfolgten körperlichen Restitution noch nicht remittierten begleitenden mittelgradigen depressiven Episode (F 32.1) und sozialen Ängsten auszugehen.

Schwerpunkt der erneuten stationären Behandlung waren eine erneute Realimentierung sowie Stabilisierung der Zwangssymptomatik. Darüber hinaus erfolgte erneut ein soziales Kompetenztraining einzeln und in der Gruppe. Parallel zur Zunahme des Körpergewichts kam es zur leichten Stimmungsaufhellung und vermehrten Belastbarkeit im Alltag auf Station.

Im Rahmen therapeutischer Belastungserprobungen wurde Lea ermutigt, freundschaftliche Kontakte wieder aufzugreifen und persönliche Treffen, die während der Wo-

**Lea, 16 Jahre, Kapitel Essstörungen:**

| Zu Hause | Schule | Freizeit |

**Ressourcen:** gute kognitive Leistungsfähigkeit

**Barrieren:** chronifizierte Symptomatik, schwankender körperlicher Zustand, fehlende Integration in die Peergroup; innerfamiliäre Konflikte

| Keine Teilhabebeeinträchtigung | Leichte Teilhabebeeinträchtigung | Mäßige Teilhabebeeinträchtigung | Schwere Teilhabebeeinträchtigung |

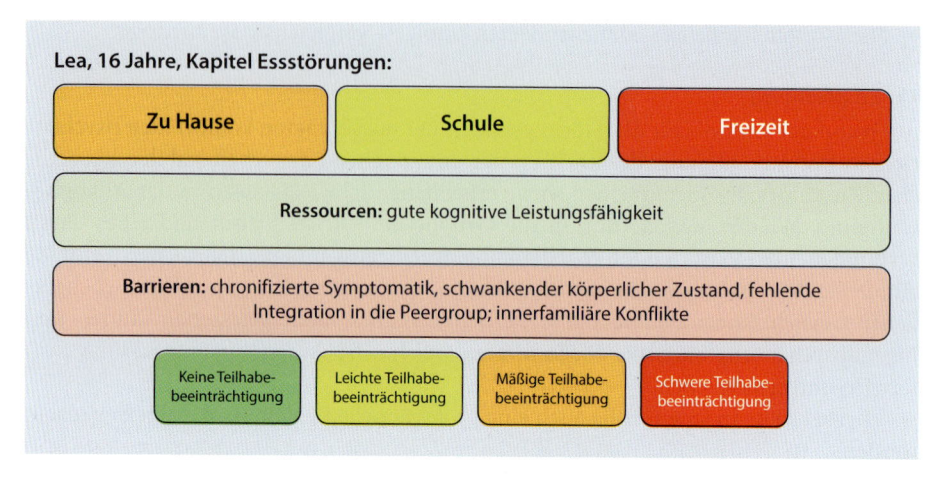

**Abb. 13.1** Schema zur Erfassung der Teilhabebeeinträchtigung im Fall von Lea

che auf Station vereinbart worden waren, tatsächlich umzusetzen. Die vor Aufnahme bestanden habenden Zwangshandlungen traten überwiegend nicht auf; Lea protokollierte regelmäßig den erfolgreichen Umgang mit hiermit in Zusammenhang bestehenden Gedanken. Von einer begleitenden diesbezüglichen Medikation konnte deshalb abgesehen werden.

Darüber hinaus wurden die Eltern ermutigt, klare Vorgaben hinsichtlich einzuhaltender Essensmengen und -zeiten im häuslichen Rahmen vorzugeben und einzufordern. Im Zuge der Entlassplanung nahmen die Eltern wie empfohlen Kontakt zum zuständigen Jugendamt auf. Ein „runder Tisch" konnte noch im stationären Rahmen durchgeführt werden. Nach Prüfung durch die Kinder- und Jugendhilfe wurde die Initiierung einer sozialpädagogischen Familienhilfe beschlossen. Ein erster persönlicher Kontakt zwischen der hierfür vorgesehenen Sozialarbeiterin und Lea fand bereits auf Station statt. Zudem entschieden die Eltern, sich einer Paartherapie vor Ort unterziehen zu wollen, auch um im Hinblick auf die Chronizität der töchterlichen Erkrankung eine neue Basis für gemeinsames Unterstützen zu schaffen.

Wir empfehlen neben weiterhin stützend-therapeutischen Einzelgesprächen im Rahmen der ambulanten kinder- und jugendpsychiatrischen Behandlung die wöchentliche Durchführung von Gewichtskontrollen durch Sie, sehr geehrte Frau Kollegin, sowie Einbeziehung der Eltern in Form regelmäßiger Beratungsgespräche, um ggf. frühzeitig reagieren zu können, falls es zu einer erneuten Symptomexazerbation kommen sollte.

Entlassmedikation: keine

- **Auszug aus der ärztlichen Stellungnahme nach § 35a SGB VIII**

Diese Stellungnahme wurde nach mehrmaligen Therapieversuchen bei der im
▶ Fallbeispiel geschilderten Patientin verfasst:

Lea leidet unter einer schweren Magersucht sowie zunehmend unter Zwangsgedanken und Zwangshandlungen. Aufgrund der enormen Gewichtsabnahme durch Nahrungsreduktion musste Lea innerhalb des vergangenen Jahres dreimal stationär kinder-

und jugendpsychiatrisch (davon einmal kriseninterventorisch nach Verweigerung der Flüssigkeitszufuhr und zweimal zu langen therapeutischen Aufenthalten) behandelt werden. Aufgrund der Mangelernährung konnte Lea an immer weniger Freizeitaktivitäten teilnehmen. Der weite Weg zur Schule einerseits und eine massive Schamthematik bezüglich der häuslichen Verhältnisse andererseits erschweren ihr eine Integration in die Peergroup. Zusätzlich zeigt Lea deutliche Zwangssymptome mit Putzen, Aufräumen und Kontrollieren. Diese Symptome treten vornehmlich zu Hause auf. Lea lebt mit ihren beiden Eltern und der 6-jährigen Schwester in einem kleinen Haus. Die Ehe der Eltern scheint von unklarer Stabilität.

## Weiterführende Literatur

Kim KR, Jung YC, Shin MY et al (2010) Sleep disturbance in women with eating disorder: prevalence and clinical characteristics. Psychiatry Res 176:88–90

Norris ML, Spettigue WJ, Katzman DK (2016) Update on eating disorders: current perspectives on avoidant/restrictive food intake disorder in children and youth. Neuropsychiatr Dis Treat 12:213–218

Pinheiro AP, Raney TJ, Thornton LM et al (2010) Sexual functioning in women with eating disorders. Int J Eat Disord 43(2):123–129

Powers PS, Bruty H (2009) Pharmacotherapy for eating disorders and obesity. Child Adolesc Psychiatr Clin N Am 18:175–187

Shepherd S, Kyriakou A, Shaikh MG, McDevitt H, Oakley C, Thrower M, Ahmed SF, Mason A (2018) Longitudinal changes in bone parameters in young girls with anorexia nervosa. Bone 116:22–27

Weinbach N, Sher H, Bohon C (2018) Differences in emotion regulation difficulties across types of eating disorders during adolescence. J Abnorm Child Psychol 46(6):1351–1358

# Störungsbilder mit kategorial unterschiedlicher Psychopathologie

## Inhaltsverzeichnis

**Kapitel 14** **Schizophrenie – 205**
*Sabine Müller, Tobias Hellenschmidt und Michael Kölch*

**Kapitel 15** **Affektive Störungen: Major Depression, Manie und bipolare Störungen – 231**
*Michael Kölch und Jörg M. Fegert*

**Kapitel 16** **Tiefgreifende Entwicklungsstörungen – 263**
*Sabine Müller, Marc Allroggen und Jörg M. Fegert*

# Schizophrenie

*Sabine Müller, Tobias Hellenschmidt und Michael Kölch*

**Weiterführende Literatur – 230**

© Springer-Verlag GmbH Deutschland, ein Teil von Springer Nature 2020
M. Kölch et al. (Hrsg.), *Klinikmanual Kinder- und Jugendpsychiatrie und -psychotherapie*,
https://doi.org/10.1007/978-3-662-58418-7_14

◘ Tab. 14.1.

◘ **Tab. 14.1** Schizophrenie

| Erkrankung | Symptomatik/ Besonderheiten | Therapiestrategie | Kodierungen in Klassifikationssysteme |
|---|---|---|---|
| Schizophrenie | Ich-Störungen, Wahn, kommentierende oder dialogische Stimmen, Halluzinationen, formale Denkstörungen, katatone Symptome, Negativsymptome | Für alle gilt: – Bei Agitation: Sedierung mit Benzodiazepinen oder niederpotenten Antipsychotika – Antipsychotische Behandlung (mit konventionellen oder atypischen Antipsychotika) – Mit Remission: Belastungsaufbau, Training von Konzentration und Fertigkeiten, Arbeit an Krankheitsverständnis, Angehörigenschulung, Perspektivklärung – Rückfallprophylaxe – Cave: Depressive Phasen in Remissionsphase häufig; Suizidprophylaxe! | ICD-10: F20 ICD11: 6A20 DSM-5: na |
| Paranoide Schizophrenie | Häufigste Form der Schizophrenie. Wahnvorstellungen, Wahrnehmungsstörungen, häufig akustische Halluzinationen | | ICD-10: F20.0 ICD-11: 6A20 DSM-5: 295.90 |
| Hebephrene Schizophrenie | Gehäufte Prävalenz im späten Jugend- und frühen Erwachsenenalter; Affektverflachung, desorganisiertes Denken, Sprachzerfahrenheit, unvorhersehbares und verantwortungsloses Handeln, Typisch: „läppischer Affekt" | | ICD-10: F20.1 ICD-11: 6A20 DSM-5: 295.90 |
| Katatone Schizophrenie | Seltene Form in Kindes- und Jugendalter, alle Altersstufen; motorische Auffälligkeiten, evtl. im Wechsel zwischen Erregung und stuporösen Zuständen | | ICD-10: F20.2 ICD-11: 6A20, 6A40 DSM-5: 295.90, 293.89 |
| Undifferenzierte Schizophrenie | Allgemeine Kriterien für eine Schizophrenie sind erfüllt, keine Entsprechung einer Unterform oder Merkmale von mehr als einer Unterform | | ICD-10: F20.3 ICD-11: 6A20 DSM-5: 295.90 |
| Postschizophrene Depression | Depressive Episode im Anschluss an eine schizophrene Erkrankung | | ICD-10: F20.4 ICD-11: na DSM-5: na |
| Schizophrenes Residuum | Chronisches Stadium im Verlauf einer schizophrenen Erkrankung, auffallendes Vorhandensein von Negativsymptomatik | | ICD-10: F20.5 ICD-11: 6A20 DSM-5: 295.90 |
| Schizophrenia simplex | Sehr selten; Negativsymptome ohne vorherige Produktivsymptomatik; Differenzialdiagnose zu depressiven Störungen schwierig | | ICD-10: F20.6 ICD-11:6A20 DSM-5: 295.90 |

## Schizophrenie

**Tab. 14.1** (Fortsetzung)

| Erkrankung | Symptomatik/ Besonderheiten | Therapiestrategie | Kodierungen in Klassifikationssystemen |
|---|---|---|---|
| Schizotype Störung | Betroffene zeigen seltsames, exzentrisches Verhalten, Beeinträchtigungen des Affekts und der sozialen Beziehungen, paranoide Tendenzen, ungewöhnliche Wahrnehmungen, umständliches, metaphorisches, gekünsteltes Denken, gelegentliche vorübergehende kurze Episoden mit halluzinatorischen Phänomenen, die jedoch niemals die Kriterien für eine Schizophrenie erfüllen | | ICD-10: F21<br>ICD-11: 6A22<br>DSM-5: 301.22 |
| Wahnhafte Störung | Keine Halluzinationen, Dauer mindestens 3 Monate | | ICD-10: F22<br>ICD-11: 6A24<br>DSM-5: 297.1 |
| Akute vorübergehende psychotische Störungen | Dauer kürzer als 1 Monat | | ICD-10: F23<br>ICD-11: 6A23<br>DSM-5: 298.8 |
| Induzierte wahnhafte Störung | Seltene wahnhafte Störung, von 2 oder gelegentlich mehr Personen mit engen emotionalen Bindungen geteilt („Folie à deux") | | ICD-10: F24<br>ICD-11: na<br>DSM-5: na |
| Schizoaffektive Störungen | Kriterien einer affektiven Störung erfüllt und in gleicher Krankheitsphase wie schizophrene Symptome, gute Prognose | | ICD-10: F25<br>ICD-11: 6A21<br>DSM-5: 295.70 |

**Fallbeispiel**

Der 15 Jahre alte Andreas besuchte bis zum Zeitpunkt des Ausbruchs seiner Erkrankung die Hauptschule mit guten Leistungen. Er wird als ruhiger, angenehmer, hilfsbereiter Jugendlicher beschrieben, der allerdings keine engeren Freundschaften zu Gleichaltrigen habe. In seiner Freizeit beschäftige sich Andreas gerne mit seinem PC, er lese PC-Zeitschriften und sei Mitglied der örtlichen Rot-Kreuz-Gruppe. Andreas sei bei seiner Großmutter mütterlicherseits aufgewachsen und habe ein enges Verhältnis zu ihr. Seine Mutter sei im Alter von ca. 20 Jahren an einer paranoiden Schizophrenie erkrankt und seitdem immer wieder in stationärer Behandlung. Zu seinem ebenfalls psychisch erkrankten Vater bestehe kein Kontakt.

Andreas sei als erstes Kind der damals 22 Jahre alten Mutter nach unauffälliger Schwangerschaft spontan zur Welt gekommen. Die Mutter habe während der Schwangerschaft ungefähr eine halbe Schachtel Zigaretten pro Tag geraucht. Der Jugendliche sei bei der Geburt zyanotisch gewesen, die Apgar-Werte hätten 4/7/10 betragen. Die Neonatal- und Säuglingsperiode sei unauffällig gewesen; Andreas habe viel geschlafen und sei im Kontaktverhalten zurückhaltend gewesen. Die Meilensteine der Entwicklung seien zeitgerecht absolviert worden. Ab dem 3. Lebensjahr Besuch des Kindergartens; hier habe er zunächst Schwierigkeiten in der Kontaktaufnahme zu anderen Kindern gezeigt. Ab dem 4. Lebensjahr habe Andreas Ergotherapie und Logopädie wegen motorischer Defizite und einer Sprachverzögerung erhalten. Regelrechte Einschulung mit 7 Jahren. Zirka 1,5 Jahre vor seiner stationären Aufnahme habe sich schleichend eine Zwangssymptomatik entwickelt. Andreas habe die Befürchtung gehabt, dass seinen Angehörigen etwas passieren könne, wenn er bestimmte Rituale nicht durchführe. Zunehmend sei der Jugendliche durch diese Vorstellungen unter Druck geraten. Recht plötzlich habe sich die Symptomatik dann zum Vollbild einer paranoiden Psychose ausgeweitet, die schließlich zur stationären Aufnahme führte. Zum Zeitpunkt der Aufnahme ist Andreas wach, bewusstseinsklar, allseits orientiert und im formalen Gedankengang verlangsamt, jedoch geordnet. Es bestehen inhaltliche Denkstörungen in Form von Wahngedanken: Andreas ist fest davon überzeugt, dass ihm bestimmte Zeichen (Bilder in der Zeitung, Sirene eines Krankenwagens auf der Straße, Telefonläuten) mitteilen, dass einem seiner Angehörigen etwas zustoßen werde oder zugestoßen sei. Zudem besteht eine latente Suizidalität und ein ausgesprochen misstrauisches Verhalten.

Andreas spricht nur unzureichend auf die Medikation mit dem atypischen Antipsychotikum Aripiprazol an. Eine Umstellung auf Olanzapin und eine zusätzliche Medikation mit Haloperidol bringt ebenfalls keine ausreichende Symptomreduktion. Auch durch die medikamentöse Umstellung auf Clozapin wird keine Symptomfreiheit erreicht; jedoch erlangt Andreas nach einigen Monaten doch ein befriedigendes psychosoziales Funktionsniveau. Somit kann er nach 12 Monaten stationärer kinder- und jugendpsychiatrischer Behandlung in eine stationäre Rehabilitationsbehandlung entlassen werden.

- **Epidemiologie**
  - Lebenszeitprävalenz ca. 1 % (0,7–1,4), Gipfel männlich: 24 Jahre, weiblich: 27 Jahre/45.–60. Lebensjahr
    - 20 % der Jungen, 16 % der Mädchen erkranken vor vollendetem 18. Lebensjahr
    - Vor dem 10. Lebensjahr erkranken: ca. 1 %, vor dem 15. Lebensjahr 4 %
  - Weltweit auftretend, mehr in Städten als ländlich, häufiger bei Migranten, Katatonie mehr in Entwicklungs- und Schwellenländern als in Industrieländern
  - Geschlechterverteilung: über die gesamte Altesspanne vermutlich ausgeglichen zwischen männlich/weiblich. Teilweise wird bei früher Erkrankung eine höhere Rate bei männlichem Geschlecht gesehen. Frauen haben einen zweiten Erkrankungsgipfel nach der Menopause (Östrogen: protektiv)
  - Mortalität: ca. 3-fach erhöht zur Normalbevölkerung, Lebenserwartung ca. minus 15–20 Jahre (Herz-Kreislauf-Erkrankungen, bösartige Neubildungen, Diabetes, Suizide, Unfälle, Alkoholabhängigkeit)

# Schizophrenie

- **Symptomatik und Klassifikation**
- Kennzeichen einer Schizophrenie ist eine grundlegende Störung des Realitätsbezugs
- Die Klarheit des Bewusstseins ist in der Regel nicht beeinträchtigt
- Besonderheiten der Erkrankung im Kindes- und Jugendalter sind:
  - schleichender Beginn
  - erhöhte Wahrscheinlichkeit kognitiver und neurologischer Defizite
  - schlechtere prämorbide psychosoziale Anpassung
  - erhöhte Resistenz gegenüber antipsychotischer Behandlung
  - schlechtere Prognose
  - je jünger, desto weniger ausdifferenzierte Symptomatik
  - erhöhte Rate an familiärer Belastung mit Schizophrenie
- Einteilung nach Lebensalter bei Auftreten der Erkrankung
  - Adult schizophrenia (AS) > 18 Jahre
  - Early onset schizophrenia (EOS) ≤ 18 Jahre
  - Very early onset schizophrenia (VEOS) ≤ 13 Jahre
- Neben der **Symptomeinteilung nach Bleuler** (Grundsymptome und akzessorische Symptome) und der **Rangordnung nach Schneider** (Symptome I. und II. Ranges) hat sich auch die **Einteilung nach Positiv- bzw. Negativsymptomatik** bewährt

**Positiv-(Plus-)Symptomatik** mit
- Halluzinationen: bei Kindern und Jugendlichen häufig akustische, z. B. imperative oder dialogische Stimmen
- Denkstörungen:
  - formal: erst ab Grundschulalter diagnostizierbar; z. B. Assoziationslockerungen, Inkohärenz des Denkens, unlogische Schlussfolgerungen. Klassische formale Denkstörungen (Gedankenabreißen und Konkretismus) erst im Jugendalter
  - inhaltlich: z. B. wahnhafte Überzeugungen, Beziehungsideen
- Ich-Störungen: Depersonalisation, Derealisation, Gedankeneingebung/-entzug, andere Fremdbeeinflussungserlebnisse
- Veränderungen des Affekts: aggressive Gespanntheit, Angst, Erregungs- und Unruhezustände,
- Veränderungen des Verhaltens: Impulsivität, evtl. selbst- und fremdgefährdendes Verhalten, Desorganisation
- motorischen Symptomen: Agitiertheit, Manierismen

Zu den **Negativ- bzw. Minus-Symptomen** zählen
- Affektverflachung
- Antriebs- und Interesselosigkeit
- sozialer Rückzug
- kognitive Defizite bezüglich Aufmerksamkeit, Konzentration, intellektueller Leistungsfähigkeit
- Sprachverarmung, reduzierte Psychomotorik bis zur Katatonie

**Fantasiegefährten** sind im Vorschul- und Schulalter, teilweise sogar darüber hinaus durchaus übliche, nicht pathologische Phänomene.

Die für ältere **Jugendliche und Erwachsene typischen Produktivsymptome** sind bei Kindern relativ selten zu beobachten. Vielmehr stehen zunächst unspezifische Symptome und affektive Veränderungen im Vordergrund. Wahnstimmung, Negativismus und katatone Symptome können allerdings durchaus auch schon bei jüngeren Kindern vorkommen.

- **Formen und Unterschiede zwischen Klassifikationssystemen: ICD-10 vs. DSM-5 und ICD-11**

Alle nosologischen Einteilungen sind als **vorläufig** zu betrachten: z. B. wurden bis zur ICD-9 die autistischen Phänomene den kindlichen Psychosen zugerechnet. Die neueren Klassifikationen unterteilen – entsprechend den Forschungsergebnissen, dass bei vielen Erkrankten das Symptombild fluktuieren kann – nicht mehr kategorial in Subtypen. Die Frage, ob es sich bei schizophrenen Störungen um ein nosologisch einheitliches Krankheitsbild handelt, ist nicht geklärt.

- **ICD-10**
- Kategoriale Einteilung in die Subtypen paranoide, hebephrene, katatone und undifferenzierte Schizophrenie
- Allgemeine Kriterien für alle Typen:
  - Mindestens ein Symptom:
    - Gedankenlautwerden, Gedankeneingebung, Gedankenentzug, Gedankenausbreitung
    - Kontrollwahn, Beeinflussungswahn, Wahnwahrnehmung, Gefühl des Gemachten
    - Kommentierende oder dialogische Stimmen
    - Bizarrer Wahn, z. B. mit Außerirdischen in Verbindung zu stehen
  - oder mindestens zwei der folgenden Symptome:
    - anhaltende Halluzinationen jeder Sinnesmodalität
    - Neologismen, Gedankenabreißen, Zerfahrenheit
    - katatone Symptome wie Haltungsstereotypien und wächserne Biegsamkeit, Mutismus, Stupor, Negativismus
    - Minussymptome wie Apathie, Sprachverarmung, Affektverflachung
  - während der meisten Zeit innerhalb eines Monats

- **DSM-5**
- Keine kategoriale Unterscheidung mehr zwischen Subtypen der Schizophrenie, verstärkte Berücksichtigung dimensionaler Aspekte
- Vorliegen müssen für die Schizophrenie mindestens zwei der folgenden Symptome: Wahn, Halluzinationen, desorganisierte Sprechweise, grob desorganisiertes oder katatones Verhalten, Negativsymptome. Jedes Symptom bestehend für einen erheblichen Teil eines Monats (oder kürzer, wenn erfolgreich behandelt). Zudem muss „für eine erhebliche Zeitspanne" eine Beeinträchtigung des sozialen bzw. beruflichen Funktionsniveaus vorliegen. Insgesamt müssen Zeichen des Störungsbildes mindestens 6 Monate anhalten (kann beinhalten: prodromale Symptome, resi-

# Schizophrenie

duale Perioden, negative Symptome). Ansonsten Kodierung der „kurzen psychotischen Störung"
- Zusatzkodierungen für Schweregrad, Art der Krankheitsverlaufs und Vorliegen katatoner Merkmale (sogenannter „Specifier")
- Die Diagnose einer Folie à deux entfällt; ggf. wird eine wahnhafte Störung diagnostiziert oder eine andere spezifizierte Schizophrenie-Spektrum- und andere psychotische Störung (298.8) → wahnhafte Symptome bei einem Partner eines Individuums mit wahnhafter Störung

- **ICD-11**
- Unterteilung in **primär** psychotische Erkrankungen und sekundäre psychotische Störungen (6E61)
- Keine Unterteilung mehr in Subtypen der Schizophrenie
- Kategorien: Schizophrenie, schizoaffektive Störung, schizotype Störung, akute und vorübergehende psychotische Störung, wahnhafte Störung, symptomatische psychotische Störung, substanzinduzierte psychotische Störung, sekundäres psychotisches Syndrom, andere spezifizierte Schizophrenie oder andere primär psychotische Störungen, Schizophrenie oder andere primär psychotische Störungen (unspezifisch)
- Vorliegen von mindestens zwei der folgenden Symptomkategorien über mindestens einen Monat: Wahn, Halluzinationen, formale Denkstörungen, Erlebnisse der Beeinflussung, Negativsymptome, grobe Desorganisation, psychomotorische Störungen → Reduktion der Rolle der Erstrangsymptome nach Schneider (bisher: **ein** Erstrangsymptom für Diagnose)
- Stärkung der dimensionalen Betrachtungsweise durch Einführung von Verlaufstypen (DSM-5-kompatibel) mit Schweregradeinteilung und Symptomindikatoren: Positivsymptome, Negativsymptome, Depression, Manie, Psychomotorik und Kognition (s. ▶ Abschn. „Kognitive Störungen bei der Schizophrenie")
- Zeitkriterium unterschiedlich zu DSM-5: 1-Monats-Kriterium
- Katatonie: separat zusätzlich zu kodieren (6A40)
- Wesentliche Unterschiede zu DSM-5: Zeitkriterium, schizotype Störung keine Persönlichkeitsstörung, funktionelle Einschränkungen keine notwendigen Bedingungen für das Vorliegen einer primären psychotischen Störung

- **Auswirkungen Teilhabe**
- Schizophrene Erkrankungen haben in den meisten Fällen eine starke Teilhabebeeinträchtigung zur Folge
- Erkrankte sind oft langfristig in ihrer psychosozialen Funktionsfähigkeit beeinträchtigt, dies gilt insbesondere für im Jugendalter Erkrankte → hoher Rehabilitationsbedarf
- 20–33% der schizophren Erkrankten sind in Europa erwerbstätig: → durch Arbeitslosigkeit ggf. weitere Verschlechterung des Funktionsniveaus; bei Jugendlichen oft überhaupt keine Integration in Regelausbildung und Berufsleben
- An Schizophrenie Erkrankte sind häufig sowohl öffentlicher Stigmatisierung (werden z. B. für gefährlich gehalten) und Selbststigmatisierung (→ verringertes Selbstwertgefühl) ausgesetzt

- Des Weiteren erfolgt häufig eine strukturelle Diskriminierung der Betroffenen: Sie erhalten häufig eine schlechtere medizinische Versorgung, z. B. erfolgt weniger häufig invasive kardiale Therapie bei Menschen mit psychischen Erkrankungen
- Der Zugang zu Psychotherapie ist für diese Patientengruppe häufig noch deutlich eingeschränkt

■ **Kognitive Störungen bei der Schizophrenie**
- **Kernmerkmal** der Erkrankung, das bei ca. 70 % der Erkrankten besteht; Ausprägung determiniert letztendlich das psychosoziale Funktionsniveau der Patienten, in der Bedeutung für den Outcome sogar oft wichtiger als Positiv- und Negativsymptome
- Historisch in den allerersten Beschreibungen als bedeutendes Symptom erkannt (Kraepelin: „Dementia praecox")
- Kognitive Einschränkungen bereits vor der Erkrankung sowie teilweise auch bei Angehörigen Erkrankter nachzuweisen
- Treten vor allem bei früh Erkrankten auf und sind relativ stabil über die Zeit, überdauern auch bei Remission, überwiegend unabhängig von Positivsymptomen und meist unabhängig von Negativsymptomen
- Nicht durch die medikamentöse Behandlung verursacht: Bis vor Kurzem ging man davon aus, dass die Atypika generell eine deutlich bessere Wahl bezüglich kognitiver Störungen darstellen. Aktuell geht man jedoch davon aus, dass die Atypika nicht nur in dieser Hinsicht etwas überschätzt wurden. So waren z. B. in Vergleichsstudien die Dosierungen der konventionellen Neuroleptika deutlich höher als die äquivalente Dosis der Atypika. Zudem waren die Patienten oft aufgrund von Nebenwirkungen der konventionellen Neuroleptika auf Anticholinergika wie z. B. Biperiden angewiesen, welche nachgewiesenermaßen kognitive Beeinträchtigungen hervorrufen
- Evtl. führt eine entwicklungsneurologisch bedingte Störung zu einer langfristigen Dysfunktion, welche die regenerativen Fähigkeiten des Gehirns reduziert. Keine Analogie zu Demenzen, kein klassisch degenerativer Prozess
- Vor allem betroffene Bereiche sind **Aufmerksamkeit, exekutive Funktionen, soziale Kognition, Arbeitsgedächtnis** und **deklaratives Gedächtnis**

■ **Ätiologie und Pathogenese**
- Trotz intensiver Forschung keine erklärende Ätiologie derzeit bekannt
- **Multifaktorielle Genese**, dabei stehen **biologische Faktoren** im Vordergrund
- Aktuelles Verständnis: Neuronale Entwicklungsstörung mit frühem Beginn (prä-/perinatal) → erhöhte Vulnerabilität bzw. „First Hit" laut „Double-Hit-" bzw. „Three-Hit-Modell" der Schizophrenie; charakteristische Symptome erst im Verlauf meist über frühes unspezifisches Vorstadium (s. prämorbide Auffälligkeiten, ▶ Abschn. „Diagnostik") und Prodromalstadium
- Stressassoziiert treffen auslösende Faktoren auf eine neurobiologische Disposition → **Vulnerabilitäts-Stress-Modell** (syn.: Diathese-Stress-Modell, Definition: Vulnerabilitäts-Stress-Modell zur Entstehung der Schizophrenie)
- Auslösende Faktoren können sein: Konsum psychotroper Substanzen, kritische Lebensereignisse: u. a. Traumatisierung, Schwellensituationen, z. B. Übergang Schule/

## Schizophrenie

Beruf u. Ä. → neben der Perinatalzeit ist die Adoleszenz eine weitere kritische Phase der Gehirnentwicklung (synaptisches Pruning)
- Bekannt sind genetische Faktoren und Umweltfaktoren, die mit der Erkrankung assoziiert sind; weiterhin unklar ist, wie die Faktoren im Einzelfall die Entwicklung der Erkrankung auslösen
- Umgekehrt können Faktoren wie ein günstiges familiäres Kommunikationsklima selbst bei genetisch bedingt erhöhtem Erkrankungsrisiko das Risiko für das Auftreten der Erkrankung bei den Kindern verringern

**Vulnerabilitäts-Stress-(Coping-)Modell zur Entstehung der Schizophrenie** - Die Erkrankung entsteht auf der Grundlage einer erhöhten Anfälligkeit des Organismus (= Disposition → genetische, somatische und psychosoziale Faktoren), welche unter bestimmten Belastungen durch Entwicklungsaufgaben oder lebensgeschichtliche Ereignisse abhängig von der individuellen Bewältigungskompetenz („Coping") in einem Prozess der Dekompensation in die klinische Krankheitssymptomatik übergeht.

### ■ Genetische Befunde
- Risiko, an einer Schizophrenie zu erkranken bei familiärer Belastung deutlich erhöht:
  - bei monozygoten Zwillingen 48 %
  - bei Kindern mit zwei erkrankten biologischen Elternteilen 46 %
  - bei Kindern mit einem erkrankten biologischen Elternteil 13 %
- Mehr als 100 Risikogene identifiziert; greifen in Entwicklungs- und Regulationsprozesse des Gehirns sowie in immunologische Prozesse ein, Beitrag einzelner Gene insgesamt gering und bisher nicht das Krankheitsbild erklärend

### ■ Umweltfaktoren bzw. Faktoren, die mit einem erhöhten Schizophrenierisiko assoziiert sind
- Infektionen der Mutter während der Schwangerschaft (z. B. Influenza)
- Schwangerschafts-/Geburtskomplikationen (fetale Hypoxie)
- Mangelernährung der Mutter bzw. des Patienten
- Erhöhung des Krankheitsrisikos bei vulnerablen Personen durch Konsum von Alkohol und Cannabis
- Neurologische Erkrankungen (z. B. Epilepsie)
- Neurologische „soft signs"
- Psychosoziale Belastungen
- Defizite und Verzögerungen in der frühkindlichen Entwicklung

### ■ Biochemische und neurobiologische Befunde
- Während früher eine Überaktivität des dopaminergen Systems bei Schizophrenen vermutet wurde, zeichnen sich heute komplizierte Regulationsstörungen des **dopaminergen** Systems ab
- Neuere Befunde besagen, dass ein Zusammenhang zwischen einer reduzierten Dopaminaktivität im präfrontalen Kortex und einer gesteigerten stresssensitiven Dopaminaktivität in subkortikalen Regionen angenommen werden muss
- Das dopaminerge und das glutamaterge System wiederum wirken eng zusammen; eine Dysfunktion des NMDA-Glutamatrezeptors mit mangelnder glutamaterger

Aktivität könnte daher zu einer überschießenden Reduktion der dopaminergen Synapsen – gerade in der Phase verstärkter struktureller Differenzierung in der Adoleszenz – führen und auf diese Weise eine Grundlage für die schizophrene Vulnerabilität bilden
- Des Weiteren gibt es Hypothesen hinsichtlich einer erhöhten Mitochondrienaktivität und konsekutivem oxidativem Stress
- Andere Befunde gehen von einer reduzierten Verfügbarkeit neurotropher Faktoren aus
- Nach der Diskonnektivitäts-Hypothese sind Nerven- und Gliazellen und Verbindungsbahnen hirnpathomorphologisch betroffen, und die Konnektivität verschiedener Gehirnareale scheint alteriert
- Lokale Aktivierung von Mikrogliazellen des Gehirns in immunhistologischen Studien gefunden

- **Strukturelle Veränderungen des Gehirns**
- **Ventrikelvergrößerung**, vor allem bei kindlichen Schizophrenien
    - generell **reduziertes Hirnvolumen**
    - reduziertes Volumen des linken Hippocampus
    - **Läsionen** im Bereich des dorsolateralen präfrontalen Kortex

- **Diagnostik**

- **Prodromalstadien („schizophrenia prodrome") und Früherkennung**
- Schizophrene Psychosen entstehen häufig (ca. 75 %) über unterschiedliche Vorstadien (**Prodromi**), welche sich von wenigen Tagen bis zu mehreren Jahren erstrecken können (durchschnittlich ca. 5 Jahre)
- Die Symptomatik dieser Vorstadien ist unspezifisch: Störung von Konzentration und Aufmerksamkeit, Störung von Antrieb und Motivation, Schlafstörung, Angst, sozialer Rückzug, Misstrauen, Leistungsknick, Irritabilität
- Prodromalsymptome führen nicht zwingend zu einer Schizophrenie
- **Vorpostensymptome:** einzelne **produktive** Symptome, die sich schnell wieder zurückbilden
- Vor dem Hintergrund der Tatsache, dass die Dauer der prodromalen Symptomatik sowie auch insgesamt die sogenannte „Dauer der unbehandelten Psychose" (DUP) einen Zusammenhang mit dem Verlauf der Erkrankung aufweisen, ist die differenzierte kinder- und jugendpsychiatrische Diagnostik von möglichen Frühsymptomen wichtig

Retrospektiv finden sich häufig bereits im Kindesalter **prämorbide Auffälligkeiten:**
- Sprachliche oder motorische Entwicklungsverzögerung
- Neurologische „soft signs" vor allem Koordinationsprobleme
- Auffälligkeiten im psychosozialen Verhalten (Rückzug, Schüchternheit, Passivität)
- Hyperaktives oder impulsives Verhalten

- **Mögliche Prodromalerscheinungen im Schulalter**

Kombination von:
- regressivem Verhalten
- Verstimmungszuständen

# Schizophrenie

- plötzlichen und unmotivierten dissozialen Handlungen und Aggressionsdurchbrüchen
- Angst
- mutistischen Reaktionen
- Konzentrationsstörungen
- → wenig spezifisch, aber deutliche Abhebung von der bisherigen Persönlichkeitsentwicklung des Kindes

■ **Mögliche Prodromalerscheinungen im Jugendalter**
- Leistungseinbrüche in Schule und Lehre
- Konzentrationsstörungen
- Antriebsminderung mit Interessensverlust
- Phasenhaft depressive Verstimmungen

■ ■ **Identifikation von Risikopersonen**
- Vielfältige Forschung zur Früherkennung und Identifizierung von klinisch erfassbaren Risikofaktoren
- Verschiedene Klassifikationen zur Früherkennung („ultra high risk", „Basissymptome" etc.)
- Entwicklungspsychopathologisch ist gerade im Jugendalter die Differenzierung der Frühsymptome, die im Erwachsenenalter eindeutiger prädiktiv sind, oft schwierig
- Eine trennscharfe Früherkennung im Jugendalter, die hinreichend sensitiv und spezifisch wäre, ist bis heute nicht möglich
- In der Forschung wurden jedoch einige Symptomcluster identifiziert, bei deren Vorliegen das Risiko für eine spätere Erkrankung zumindest erhöht ist

Folgende Bedingungen zeigen ein **erhöhtes Psychoserisiko** an:
- Reduktion der sozialen Anpassung, operationalisiert als Reduktion des GAF-Scores (Global Assessment of Functioning) im letzten Jahr um mindestens 30 % vom prämorbiden Leistungsniveau aus für mindestens einen Monat lang, sofern zusätzlich eine familiäre Belastung (Verwandter 1. Grades mit Psychose) vorliegt
- Milde Formen psychotischer Symptome (attenuierte psychotische Symptome, APS), wie sie in der ICD-10 als Symptome der schizotypen Störung genannt sind
- Kurze psychotische Symptome im vergangenen Jahr, maximal für 7 Tage, Remission ohne Behandlung (BLIPS: „brief limited intermittent psychotic symptoms")

■ **Früherkennungsinstrumente**
- Comprehensive Assessment of At-Risk Mental States (CAARMS)
- Structured Interview for Prodromal Symptoms (SIPS)
- Bonner Skala für die Beurteilung von Basissymptomen (BSABS): Instrument zur Erfassung des präpsychotischen Prodroms. Das Schizophrenia Prediction Instrument – Adult Version (SPI-A) basiert auf der BSABS
- Interview for the Retrospective Assessment of the Onset of Schizophrenia (IRAOS): Symptombeginn und Verlauf für 128 Symptome einer beginnenden Psychose, darauf aufbauend wurde das Early Recognition Inventory basierend auf IRAS (ERIaos) erstellt: Ergänzung um attenuierte psychotische Symptome und um Basissymptome
- Chapman-Skalen: mehrere Skalen zur Erfassung des Konstrukts „Psychoseneigung"

- Die Früherkennungsskalen sind nicht für die Diagnose einer schizophrenen Psychose geeignet, sondern können allenfalls Risiken identifizieren

> **Praxistipp**
>
> - Keines der vorliegenden Früherkennungsinstrumente ist ausreichend hinsichtlich seiner Vorhersagevalidität untersucht worden
> - Früherkennungsinstrumente können helfen, Risikopersonen im initialen Prodrom besser zu identifizieren. Prämorbid ist der Beitrag zur Erkennung gering
> - Insofern ist auch ethisch zu problematisieren, dass das Ergebnis nicht die Mitteilung ist, dass der V. a. Psychose besteht, sondern eben ggf. ein erhöhtes Risiko für die Entwicklung einer psychischen Störung besteht und von daher eine gewisse Nachbeobachtung sinnvoll sein kann bzw. z. B. Konsum psychotroper Substanzen ggf. das Risiko erhöhen könnte

### Frühintervention
- Wenn Risikopersonen wegen beginnender psychischer Symptome Hilfe suchen
- Ausschluss nichtpsychiatrischer Ursachen (s. oben, Diagnostisches Vorgehen)
- Beginn der antipsychotischen Medikation; Konsens derzeit: nicht vor Auftreten psychotischer Symptome
- In der Regel ist die beste Frühintervention, Patienten mit einem Risikoprofil ambulant in Abständen zu sehen und damit den Kontakt zum Patienten zu halten, um ggf. auftretende Symptome früh zu erkennen

> **Praxistipp**
>
> Für den Nutzen einer medikamentösen Frühbehandlung gibt es derzeit keine Evidenz. Zwar scheint eine frühzeitige pharmakotherapeutische Behandlung bei manifesten Symptomen den Krankheitsverlauf positiv zu beeinflussen. Die Behandlung bei Prodromalsymptomen dagegen erbringt keinen Vorteil, da die NNH („Number needed to harm") zu hoch ist (Nebenwirkungsrisiko überwiegt Nutzen).

### Diagnostik bei Erstmanifestation
- Oft zeigen sich spezifische Symptome, die zumindest an eine Störung aus dem schizophrenen Formenkreis denken lassen
- Dennoch ist häufig ist eine ausgedehnte Beobachtungszeit notwendig, um die Diagnose sicher zu stellen, da speziell bei Frühmanifestationen ungenügende Symptomspezifität und beträchtliche Symptomfluktuation vorliegen
- Erhebung der **Eigen-, Fremd und Familienanamnese** (erkrankte Verwandte?)
- **Verhaltensbeobachtung und Beurteilung der kognitiven Leistungsfähigkeit** sowie der interpersonellen Kompetenzen (Bezug zum Untersucher, zu anderen Patienten, Interaktion)
- **Erhebung des psychopathologischen Befundes**, insbesondere auch Anamnese zum Substanzgebrauch

Schizophrenie

- **Körperliche Untersuchung inkl. neurologischer Untersuchung**
- **Labor:** Blutbild, Leber- und Nierenwerte, Schilddrüsenwerte, Elektrolyte, Drogenscreening. Ggf.: immunologische Abklärung, Abklärung Infektion, toxikologische Untersuchungen
- **EEG** (in ca. 90 % auffällig bei Antikörper[AK]-assoziierten Enzephalitiden!)
- **EKG** (vor allem auch zur Identifikation von Leitungsstörungen vor Gabe von potenziell leitungsverzögernden Medikamenten)
- **cMRT**
- Bei V. a. entzündlichen bzw. (auto-)immunologischen neurologischen Prozess: **Lumbalpunktion**

> **Praxistipp**
>
> Bei sehr akut erkrankten Patienten, die zudem agitiert, misstrauisch-paranoid sind, kann die apparative Diagnostik erschwert sein, da sie eine Lumbalpunktion oder ein MRT evtl. ablehnen oder zu unruhig für eine Durchführung sind. Bei Hinweisen auf eine organische Erkrankung hat diese Diagnostik jedoch Vorrang (s. ▶ Abschn. „Differenzialdiagnostik"); ggf. muss die Bildgebung bzw. die LP in Sedierung erfolgen!

## Wichtige Punkte in der Anamnese
- Prä-/perinatale Komplikationen
- Kognitive, motorische, sensorische und/oder soziale Entwicklungsprobleme
- Prämorbide Persönlichkeit
- Dokumentation des höchsten prämorbiden Funktionsniveaus, Bestimmung des bisherigen Verlaufs der Symptomatik, Beginn akut (innerhalb von 4 Wochen) oder schleichend
- Vorausgegangene Stressoren
- Medizinische Vorgeschichte: ZNS-Störungen (Epilepsie, Infektionen), sonstige organische Erkrankungen
- Medikation
- Zusätzliche Symptome, insbesondere Affektstörungen, Zwang (Komorbidität)
- Gebrauch von Alkohol, Drogen, Tabak
- Suizidalität
- Ressourcen der Familie, Risikofaktoren, Belastung mit psychiatrischen Störungen, insbesondere Schizophrenie
- Verhalten und Leistungen in Schule und am Arbeitsplatz
- Erzieherischer Umgang in der Familie, Krankheitseinsicht des Patienten, Krankheitsverständnis der Familienangehörigen und wichtigen Bezugspersonen

### ❓ Hilfreiche Fragen
An den Jugendlichen:
- Fühlst du dich manchmal bedroht oder verfolgt?
- Wie kommst du mit anderen Menschen zurecht?

- Hat sich bei dir nach deinem Gefühl irgendetwas verändert?
- Gibt es Menschen, die etwas gegen dich haben?
- Hast du besondere oder übersinnliche Kräfte?
- Hast du körperliche Probleme?
- Wie fühlt sich dein Körper an?
- In welcher Stimmung bist du meistens?
- Kannst du schlafen?
- Hast du irgendwann einmal seltsame Dinge gesehen oder gehört, welche andere Menschen vielleicht nicht hören oder sehen (spüren)?
- Erhältst du manchmal Botschaften, die direkt an dich gerichtet sind über Radio, Fernseher, Plakate?
- Kommen dir gewöhnliche Dinge manchmal seltsam und verzerrt vor?
- Kannst du manchmal deine Gedanken laut im Kopf hören?
- Gab es in letzter Zeit besondere Belastungen (Prüfungen, Krankheit)?
- Trinkst du Alkohol, hast du schon einmal Drogen probiert?

An die Eltern:
- Seit wann haben Sie bei Ihrem Kind Änderungen im Verhalten festgestellt?
- Gab es Auffälligkeiten im Schlaf-Wach-Rhythmus? Seit wann?
- Wirkte Ihr Kind in letzter Zeit in seinem Verhalten oder in seinen Äußerungen bizarr, so wie Sie es bisher gar nicht kannten?

> **Praxistipp**
>
> Oft ist es sinnvoll, offene Fragen zu stellen und das Antwortverhalten sowohl in formaler wie inhaltlicher Sicht zu beobachten. Etwa, ob der Patient in bizarre Gedankenwelten abschweift, sonderbar in den Antworten wirkt, vorbeiredet etc. Wenn einzelne wahnhaft anmutende Themen oder Inhalte bekannt sind, sollte hiernach gefragt werden und dem Patienten die Gelegenheit gegeben werden, diese auszuformulieren. Ebenso ist es sinnvoll, dem Patienten Fragen aus dem Alltag zu stellen, die logische Antworten erfordern, und zu beobachten, ob er darauf sinnvoll antworten kann. Auch die üblichen Fragen, die Abstraktionsfähigkeit und kognitive Fähigkeiten erfordern (Sprichwörter paraphrasieren etc.) sind sinnvoll, man muss aber darauf achten, dass sie dem Patienten auch wirklich bekannt sind.

### Psychologische Diagnostik
- Standardisierte Erhebungsinstrumente zur Erfassung der produktiven Symptomatik und der Negativsymptomatik, z. B. BPRS (Brief Psychiatric Rating Scale), PANSS (Positive and Negative Syndrome Scale) und zur Verlaufskontrolle
- Untersuchung der kognitiven Leistungsfähigkeit: nicht im Akutstadium

### Differenzialdiagnostik
- Abzugrenzen sind: affektive (u. a. manische) Störungen (ggf. mit psychotischen Merkmalen), dissoziative Störungen, Zwangsstörungen, desintegrative Störungen des Kindesalters, Autismus, Persönlichkeitsstörungen

## Schizophrenie

- **Halluzinationen** im Kindesalter beruhen äußerst selten auf einer Schizophrenie: hier andere Ursachen gewissenhaft ausschließen
- **Schizophrenieähnliche Symptome** können auftreten bei
    - Infektionen (Meningitis, Enzephalitis, z. B. Herpesenzephalitis, subakut sklerosierende Panenzephalitis)
    - Delir (hier: auch Störung des Bewusstseins)
    - substanzinduzierten psychotischen Störungen
    - Intoxikationen (Amphetamin, Kokain, Antihistaminika, Kodein)
    - Endokrinopathien (Hypo-/Hyperthyreoidismus)
    - neurodegenerativen Erkrankungen (z. B. Chorea Huntington, metachromatische Leukodystrophie)
    - Epilepsie
- **Insbesondere autoantikörperassoziierte autoimmune Enzephalitiden** wie z. B. die limbische Enzephalitis (sehr selten im Kindes-/Jugendalter) oder die **NMDA-Rezeptor-AK-assoziierte Enzephalitis** (häufiger, genaue Zahlen nicht bekannt, Diagnosezahlen steigen, Erkrankung des Jugend- und jungen Erwachsenenalters, häufiger bei weiblichen Personen, häufig mit Ovarteratomen assoziiert) können schizophreniforme Symptomatik generieren und müssen rechtzeitig erkannt, adäquater Diagnostik zugeführt und neurologisch behandelt werden! Mittlerweile ist eine Vielzahl von autoimmunologisch vermittelten Prozessen bekannt, die mit psychiatrischer Symptomatik assoziiert sind.

- **Merkmale der Anti-NMDA-Rezeptor-Enzephalitis**
- Im Vorlauf oft Entzündung/Infekt (grippal/gastrointestinal)
- Subakuter Beginn einer Kurzzeitgedächtnisstörung, qualitativer (inkl. Persönlichkeitsveränderungen) oder quantitativer Bewusstseinsminderungen oder psychiatrischer Symptome (Halluzinationen, Wahn, Agitation, Desorganisation, Lethargie)
- Gepresstes Sprechen, reduziertes Sprechen bis zum Mutismus
- Epileptische Anfälle
- Fokale ZNS-Symptome (Dyskinesien, Chorea)
- Dysregulation des autonomen Nervensystems, zentrale Hypoventilation bis hin zum Koma
- Liquorpleozytose > 5/µl, Antikörpernachweis in Liquor und ggf. Serum
- MRT-Veränderungen hinweisend auf Enzephalitis
- Behandlung immunsuppressiv (z. B. Kortisonstoßtherapie i.v., intravenöse Immunglobulingaben, Plasmapherese, ggf. Rituximab)
- Engmaschige Zusammenarbeit mit Neurologie zur Diagnostik und Therapie
- Häufig anhaltende Defizite bezüglich exekutiver Funktionen, Impulsivität, Enthemmung, Schlafstörungen

> **Praxistipp**
>
> Generell sollte eine primär psychiatrische Diagnose bei psychopathologisch auffälligen Patienten nur dann gestellt werden, wenn sich eine typische Konstellation

> der Psychopathologie zeigt und eine primär organische Hirnerkrankung ausgeschlossen ist. Die Ausschlussdiagnostik sollte stufenweise und indiziert erfolgen.
>
> Jeder psychiatrisch Tätige sollte über mögliche Differenzialdiagnosen zu primär psychiatrischen Erkrankungen genügend Wissen haben, um die jeweils notwendige Diagnostik zu begründen und einzuleiten und somit die rasche und adäquate Behandlung sicherzustellen.

### Therapie

Die Therapie stützt sich auf drei Säulen:
- Psychopharmakotherapie
- Psychotherapie und Psychoedukation (auch des Umfelds)
- sozial- und/oder milieutherapeutische Maßnahmen

#### Vorgehen nach Erkrankungsphasen

#### Akutphase
- Meist **stationäre Aufnahme** erforderlich
- **Symptomatische Therapie** im Vordergrund:
  - Reduktion der psychotischen Symptomatik (z. B. Angst, Getriebenheit, Katastrophengefühl)
  - Wiederherstellung der Kontaktfähigkeit des Patienten
- Bei Selbst- oder Fremdgefährdung und mangelnder Krankheitseinsicht evtl. mit **Freiheitsentzug** (§ 1631b BGB oder Psychisch-Kranken-Hilfe-Gesetze der Länder)
- Einleitung einer geeigneten **medikamentösen Therapie** (s. unten)
- **Information von Patient und Familie** über Art der Erkrankung, Therapie, möglichen Verlauf
- Bei akuter Erregung:
  - Reduktion der akuten Symptome
  - Senkung des Erregungsniveaus
  - Vermeidung von Selbst- und Fremdgefährdung
- Reizarme, protektive **Umgebung, Entlastung**, klar überschaubare, liebevolle Betreuung in Kleingruppen, Strukturierung des Tagesablaufs, Rückzugsmöglichkeiten, evtl. Unterstützung bei der Körperpflege
- Wohlwollende **Akzeptanz** vonseiten der Betreuenden

#### Klinische Phase
- Betonung von **Beziehungsaspekten**
- **Kommunikation:** klar und eindeutig Metaphern, Satire etc. sind kontraindiziert
- **Psychotherapeutische und soziotherapeutische** Maßnahmen (s. unten)
- **Milieutherapie:** „Balance zwischen Beruhigung und Stimulierung"
  - Strukturierung des Tagesablaufs
  - abgestufte Belastung, z. B. Beschäftigungstherapie
  - Arbeit
  - „Normalisierung" von Wohnen und Freizeit

Schizophrenie

- **Remissionsphase**
  - Alterstypische **Entwicklungsförderung**:
    - kognitive und soziale Fähigkeiten verbessern
    - Selbstwert erhöhen
    - Lebensstil den Bedingungen der Vulnerabilität anpassen
  - **Bewältigungsmechanismen** und **Stressverarbeitungsstrategien** erarbeiten
  - Verbesserung des **sozialen Netzwerks**
  - **Milieutherapie:**
    - Anforderungen des Alltags
    - soziale Regeln
    - dosierte Aufgabenstellungen
    - protektive und progressive Maßnahmen in individuell dosierter Abstimmung anbieten
  - **Rückfallprophylaxe**, individuelle Frühwarnsymptome besprechen

- - **Psychotherapie und psychosoziale Interventionen**
  - Seit 2014: Psychotherapie bei Schizophrenie, schizotypen und wahnhaften Störungen vom Gemeinsamen Bundesausschuss (GBA) in den Indikationsbereich der Psychotherapie aufgenommen
  - NICE Guideline, 2014: Evidenzgrad A für Psychoedukation und kognitive Verhaltenstherapie sowie Familienintervention
  - Nach den AWMF-Leitlinien soll eine kognitive Verhaltenstherapie (KVT) auch bei Ablehnung von Medikation angeboten werden
  - Weitere Empfehlungen: metakognitives Training, Training sozialer Kompetenzen, kognitive Remediation bei kognitiven Störungen
  - Ziele: „Recovery", das heißt Verbesserung der Symptomatik und der sozialen Reintegration
  - Haltung: Respekt; Verstehen von psychotischem Erleben als eine für alle Menschen in Extremsituationen mögliche Reaktionsweise, Interesse für Auslösesituationen, Stressfaktoren und Belastungen, dialogisches Vorgehen
  - Fokus der Psychotherapie:
    - Beziehungsaufbau, Beziehungskontinuität
    - Unterstützung beim Überstieg in die gemeinsame Realität (weniger durch Überzeugung denn durch identifikatorische Prozesse; Ziel: der Patient tritt selbst in Distanz zu seinen überwertigen Ideen)
    - Verbesserung der Kontaktfähigkeit
    - Verbesserung von Konflikt- und Problemlösungsstrategien
    - Unterstützung bei der Bewältigung von Entwicklungsaufgaben
    - Verbesserung des Selbstwerts
    - Erkennen persönlicher Grenzen und Ressourcen (Vulnerabilitätsbewusstsein)

- **Besondere Aufgaben der Milieutherapie und Cotherapie**
  - Positive Selbsterfahrungen im emotionalen Bereich ermöglichen
  - Erfolgsorientierte kommunikative Angebote, Verbesserung der sozialen Kompetenzen
  - Ausdifferenzierung von Kompetenzen und Talenten in z. B. kreativen Gruppentherapien

- Aufbau von Tagesstruktur, Unterstützung bei Hygiene und alltagspraktischen Fertigkeiten, Aktivierung und Minimierung von Negativsymptomatik

## Elternarbeit

Durch die Vermittlung von Wissen über die Krankheit und deren Behandlung und Einbeziehen in die Therapie des Kindes/Jugendlichen sollen die Eltern lernen, mit der Erkrankung ihres Kindes umzugehen und dieses adäquat zu unterstützen.

### Ziele
- Verminderung von Schuldgefühlen
- Überwindung von Hilflosigkeit
- Verminderung von familiären Spannungen/Konflikten im Zusammenhang mit der Erkrankung des Kindes/Jugendlichen
- Zulassen der Autonomieentwicklung des Jugendlichen
- Behandlung bei eigener psychischer Erkrankung
- Optimierung innerfamiliärer Kommunikation
- Förderung der innerfamiliären Problemlösestrategien

## Psychoedukation

Bei schizophrenen Patienten und ihren Angehörigen häufig eine besondere Herausforderung: fehlt die **Krankheitseinsicht** oder ist sie nur geringfügig vorhanden, so kann sowohl die Akuttherapie als auch die Rehabilitation erschwert sein.

> **Praxistipp**
>
> Therapeutisch sollte Klarheit, Optimismus und Verlässlichkeit ausgestrahlt werden.

- Wenn sich herausfinden lässt, was es Patient und Eltern schwer macht, die Erkrankung zu akzeptieren, und darauf eingegangen wird, fällt es leichter, gemeinsam die Zukunftsvorstellung anzupassen

> **Praxistipp**
>
> Wichtig ist es, den Eltern zu vermitteln, dass – obwohl der Jugendliche krank ist und besondere Unterstützung braucht – er sich ebenfalls wie seine gesunden Altersgenossen **verselbstständigen** sollte.

- In der Akutphase sollten (evtl. mehrmals) tägliche kurze (10–15 Minuten) Kontakte stattfinden, möglichst immer zu denselben Zeiten
- Die Kontakte können allmählich verlängert werden und weniger häufig stattfinden

## Suizidalität
- An Schizophrenie Erkrankte haben ein **erhöhtes Suizidrisiko** (▶ Kap. 28): Es ist davon auszugehen, dass 5–13 % der Patienten, die an einer schizophrenen Psychose erkranken, im Verlauf Suizid begehen

Schizophrenie

- Es gilt, im gesamten Verlauf der Erkrankung wachsam zu sein und Suizidalität beim Patienten offen anzusprechen und ihn ggf. zu schützen

- **Besondere Gefährdungsmomente**
- Prodromalphase: Der Patient bemerkt, dass „etwas nicht stimmt", er anders ist/denkt als andere
- Initialverlauf einer schizophrenen Psychose: Der Patient registriert seine zunehmenden kognitiven Defizite
- Einfluss eines Wahnerlebens: Der Patient begeht – auch für seine erfahrene Umgebung unerwartet – manchmal raptusartig einen schweren Suizidversuch
- Remission: z. B. der Patient bekommt Einsicht in Wahngeschehen, Lebensziele werden hinterfragt

- **Diagnostik und Behandlung der kognitiven Störungen**
- Zunächst detaillierte psychometrische Erfassung der kognitiven Leistungsfähigkeit mit standardisierten Instrumenten
- Erwachsenenbereich: MATRICS Consensus Cognitive Battery®, BACS®, Cogstate®.
- Kinder- und Jugendliche: keine spezifischen Testbatterien für Schizophrenie → Zusammenstellung geeigneter Verfahren. Bei Verlaufskontrolle Parallelversionen verwenden
- Gezielte Förderung der betroffenen Bereiche durch **kognitive Remediation** (Einbettung in Gesamtbehandlungsplan)
- Alters- und störungsübergreifend: Cogpack® oder Freshminder® (übend, computerbasiert)
- Umfassender und störungsspezifischer: Integriertes Psychologisches Therapieprogramm für schizophren Erkrankte (IPT), Integrierte neurokognitive Therapie bei schizophren Erkrankten (INT)
- Ggf. bei starker Ausprägung/unzureichender Besserung: Medikamentös („cognitive enhancement") → off-label, individueller Heilversuch: Acetylcholinesteraseinhibitoren (Galantamin, Encenicin), Glutamatstoffwechsel (D-Serin, d-Alanin, Sarcosin, Memantin), Serotoninstoffwechsel (Tandospiron, Mianserin, Ondansetron), Psychostimulanzien (Methylphenidat, Amphetamin, Modafinil, Armodafinil)

- ■ ■ **Pharmakotherapie (▶ Kap. 40)**
- Die Therapie einer manifesten schizophrenen Psychose bedarf der Pharmakotherapie
- Je nach Ausgangssymptomatik und Stadium der Behandlung stehen die Sedierung bzw. die antipsychotische Behandlung im Vordergrund
- Zu Beginn ist oft eine Sedierung notwendig (z. B. mit Benzodiazepinen oder niedrigpotenten Antipsychotika)

- **Grundsätzliche Überlegungen**
- Positive Wirksamkeitsnachweise für Kinder und Jugendliche (< 18 Jahre) mit einer Schizophrenie: Aripiprazol, Haloperidol, Olanzapin, Quetiapin, Paliperidon und Risperidon
- Zugelassen sind für Behandlung bei Schizophrenie nur: Aripiprazol ($\geq$ 15 Jahre), Haloperidol ($\geq$ 13 Jahre), Clozapin ($\geq$ 16 Jahre), Sulpirid ($\geq$ 6 Jahre)
- Vormedikation des Patienten mit Antipsychotika (Wirkung/Nebenwirkung)?

- **Orale Monotherapie** anstreben (Compliance, Einschätzung/Beherrschung von Nebenwirkungen)
- Besonders vorsichtige Eindosierung bei jüngeren, leichter gewichtigen, entwicklungsverzögerten oder intelligenzgeminderten Patienten
- **Entscheidung über Wirksamkeit**: ausreichende Dosierung über mindestens 3–6 Wochen.
- Wenn **keine ausreichende Wirkung/Rezidiv**: Stimmt Diagnose? Ist Dosierung ausreichend? Ist Einnahme regelmäßig erfolgt? Traten zu starke Nebenwirkungen auf? War Dauer der Einnahme lang genug?
- Therapeutisches Drug Monitoring (**TDM**), wenn keine Response oder spiegelbeeinflussendes Verhalten wie Rauchen besteht
- **Langzeitbehandlung** mit konventionellen Antipsychotika senkt das Rückfallrisiko, bei atypischen Antipsychotika auch zu erwarten
- **Rezidivprophylaxe** mit der Substanz, die sich bei Akutsymptomatik auch als wirksam erwiesen hat
- **Empfehlung: Niedrigdosierung**, die ausreichend ist, eine möglichst geringe Symptombelastung zu erreichen, ohne dass relevante Nebenwirkungen auftreten
- **Depotpräparate**: Alternative bei mangelnder Compliance, signifikant geringere Rückfallraten, im Jugendalter aber meist nicht nötig, da Überwachung der Therapie durch Eltern oder Einrichtung möglich
- Dosis spätestens alle 6 Monate **überprüfen**, ggf. neu anpassen
- Bei **Erstmanifestation**: Erhaltungsdosis über 2 Jahre, nach Rezidiven: länger
- **Reduktionen**: in 2- bis 4-wöchentlichen Intervallen über 3–6 Monate
- Regelmäßige Überprüfung von **unerwünschten Wirkungen**, z. B. tardive Dyskinesien, Akathisien: prüfen, ob Dosisreduktion oder Substanzwechsel notwendig

- **Atypische Antipsychotika**
- Kaum oder **wesentlich weniger** unerwünschte extrapyramidalmotorische Wirkungen
- Beeinflussen auch die **Minus-Symptomatik** günstig
- Blockieren sowohl $D_2$-Rezeptoren als auch die **serotonerge Transmission** (und haben Affinität zu verschiedensten Rezeptoren)
- Von den neueren Entwicklungen (Asenapin, Paliperidon, Cariprazin) gibt es Belege für die Wirksamkeit bei Jugendlichen nur für Paliperidon

- **Konventionelle (typische) Antipsychotika (AP)**
- Blockieren unterschiedlich stark die **Dopamin($D_2$)-Rezeptoren** (hoch-/niederpotente AP)
- Wirkung vor allem auf die **Plus-Symptomatik** der Schizophrenie
- Häufiger unerwünschte **extrapyramidalmotorische Nebenwirkungen** (EPS)
- Zulassungen konventionelle AP und Sulpirid:
  - beruhen auf Extrapolation von Daten bei Menschen mit einer Schizophrenie > 18 Jahre
  - erfolgten zum großen Teilen zwischen 1953 und 1980
  - ältere randomisierte kontrollierte Studien zu Antipsychotika der ersten Generation (FGA) für Jugendliche erfüllen nicht die Qualitätsmerkmale (u. a. Einschlusskriterien)

Schizophrenie

- **Auswahl des Medikaments**
- Der Behandler sollte Erfahrung mit den Substanzen entwickeln
- In der Praxis werden bei Kindern und Jugendlichen – außer in schwer beherrschbaren Akutsituationen oder in der Anfangsphase – **hauptsächlich atypische AP** eingesetzt
- Außer den oben genannten Vorteilen gegenüber den konventionellen AP ist des Weiteren von einer **geringeren Beeinträchtigung kognitiver Funktionen** auszugehen
- Hauptproblem bei atypischen AP: **Gewichtszunahme**, teilweise massiv
  - am stärksten: Clozapin, Olanzapin, Quetiapin
  - mittelstark: Risperidon, Paliperidon
  - Aripiprazol, Ziprasidon eher gewichtsneutral
- **Längerfristige Auswirkungen** auf Kohlenhydrat- und Fettstoffwechsel sind noch unbekannt
- Die Gabe von Antidiabetika oder eine Kombination von z. B. Clozapin mit Aripiprazol sind hilfreiche Ansätze bei dieser Problematik (s. unten)
- Dosisabhängige Auslösung von **extrapyramidalmotorischen Nebenwirkungen**:
  - vor allem Risperidon
  - Aripiprazol
  - Olanzapin

> **Praxistipp**
>
> In der Aufklärung über die Pharmakotherapie bei Schizophrenie sollte neben dem unzureichenden Zulassungsstatus vieler Substanzen bei Jugendlichen auch die Abwägung der Nebenwirkungen mit der Schwere und den Langzeitfolgen der Erkrankung thematisiert werden.

- Neuere Studien weisen darauf hin, dass die atypischen AP den konventionellen AP keineswegs in der Wirkung überlegen sind, sondern aufgrund der besseren Adherence langfristig bessere Wirkungen haben können
- Abzuwägen sind in jedem Fall die gewünschte Wirkung auf die Zielsymptomatik und die mögliche Beeinträchtigung durch unerwünschte Wirkungen (vor allem EPS bei konventionellen AP, vor allem Gewichtszunahme bei atypischen AP)
- Die klinisch wirksamsten antipsychotischen Medikamente (Olanzapin, Clozapin, Haloperidol) zeigen auch die stärksten Nebenwirkungen
- Andere, von den Patienten wegen geringerer Nebenwirkungen besser tolerierte Medikamente (Quetiapin, Aripiprazol) zeigen in Vergleichsstudien eine weniger sichere Wirkung
- In den wenigsten Fällen führt das zuerst eingesetzte Medikament zum erwünschten Erfolg; in mehr als der Hälfte der Fälle ist eine Umstellung der ursprünglichen Medikation notwendig

> **Praxistipp**
>
> Man muss bei der Wirkungserwartung beim Einsatz von Antipsychotika bei Schizophrenie immer bedenken, dass in den klinischen Studien nur ein geringer Teil der Patienten nach dem üblichen Studienzeitraum von 6–12 Wochen symptomfrei war;

> wichtig ist eine realistische zeitliche Erwartung bezüglich der Symptomreduktion. Dies ist auch dem Patienten und den Eltern wiederholt zu kommunizieren.

- **Besonderheiten**

**Bei starker Erregung/Selbst- oder Fremdgefährdung/mangelnder Compliance:**
- Evtl. hochpotentes (konventionelles) AP zusammen mit einem niederpotenten AP (z. B. Pipamperon oder Melperon) oder Benzodiazepinen, zu Beginn bei bestehender diagnostischer Unsicherheit ist auch kurzfristig eine alleinige Behandlung mit Benzodiazepinen und/oder niederpotenten AP möglich
- Evtl. Verwendung von Schmelztabletten (Aripiprazol, Olanzapin, Risperidon)

**Sonderfall Clozapin:**
- Obwohl gute Wirksamkeit, aufgrund möglicher Agranulozytose nur als AP **2. Wahl** nach nicht hinreichend wirksamer Behandlung durch ein AP 1. Wahl
- Regelmäßige **Blutbildkontrollen** (in den ersten 18 Wochen wöchentlich, danach alle 4 Wochen) wegen **Agranulozytoserisiko** (bei 1–2 %)
- Absetzen von Clozapin, wenn Leukozyten < 3000/mm$^3$ bzw. neutrophile Granulozyten < 1500/mm$^3$
- Anlegen und Führen eines Medikamentenausweises mit den aktuellen Blutwerten, der Patient soll diesen Pass bei sich tragen
- Erste Anzeichen für eine Agranulozytose können sein:
  - Halsschmerzen
  - Fieber
  - Zahnfleischentzündungen

- **Metabolische Nebenwirkungen**

Zu der bei Schizophrenen im Vergleich zu Gesunden deutlich erhöhten Prävalenz eines **metabolischen Syndroms** oder anderer **kardiovaskulärer Risikofaktoren** trägt neben einem ungesunden Lebensstil (Rauchen, Übergewicht, Fehlernährung, wenig Bewegung) und genetischer Prädisposition vor allem auch die Medikation mit AP bei.
- Entstehung der metabolischen Wirkungen von atypischen AP vor allem durch **erhöhten Appetit** und einen **veränderten Insulin- und Glukosemetabolismus**; Folgen: Übergewicht und konsekutiv erhöhtes Risiko, einen Diabetes mellitus, eine Dyslipidämie, einen Bluthochdruck etc. zu entwickeln
- **Definition des metabolischen Syndroms** durch die International Diabetes Federation (2005): Bauchumfang bei Männern > 94 cm bzw. bei Frauen > 80 cm und mindestens 2 weitere der folgenden Störungen/Bedingungen:
  - erhöhte Triglyzeridwerte (mindestens 150 mg/dl bzw. 1,7 mmol/l) bzw. eine bereits eingeleitete Behandlung zur Absenkung der Triglyzeride
  - zu niedriges HDL-Cholesterin (Männer: < 40 mg/dl bzw. 1,03 mmol/l; Frauen: < 50 mg/dl bzw. 1,29 mmol/l) bzw. eine bereits eingeleitete Therapie zur Anhebung des HDL-Cholesterins
  - Bluthochdruck (systolisch > 130 mmHg oder diastolisch > 85 mmHg) bzw. eine bereits behandelte Hypertonie
  - erhöhte Nüchtern-Blutglukosespiegel (> 100 mg/dl bzw. 5,6 mmol/l) oder ein bereits diagnostizierter Typ-2-Diabetes

Schizophrenie

- Höchstes Risiko einer Gewichtszunahme bei Medikation mit Clozapin und Olanzapin, niedrigstes bei Ziprasidon
- **Empfohlen wird zu Beginn der Therapie** die Erhebung
  - der bestehenden Risikofaktoren
  - des Gewichts, des Body-Mass-Index (BMI)
  - des Hüftumfangs (die zentrale Adipositas ist ein besserer Hinweis auf das Risiko, ein metabolisches Syndrom zu entwickeln, als der BMI)
  - des Blutdrucks
  - des Nüchtern-Blutzuckers
  - des Nüchtern-Lipidprofils
- Je nach bestehenden Risikofaktoren und jeweiligen Untersuchungsergebnissen mehr oder weniger engmaschiges Monitoring
- Bei fehlenden Risikofaktoren und Normalwerten zu Beginn der Behandlung: Kontrolle des Gewichts alle 4 Wochen, des Blutdrucks, der Glukose- und Lipidparameter nach 12 Wochen und dann jährlich
- Die Patienten und ihre Eltern sollten umfassend über die metabolischen Risiken aufgeklärt und bezüglich ihrer Ernährung und ihres generellen Lebensstils geschult werden
- Besteht eine signifikante Gewichtszunahme unter einem AP, wird empfohlen, die Medikation auf ein Präparat mit niedrigeren metabolischen Effekten umzustellen
- Zudem besteht die Möglichkeit, durch eine Komedikation das Risiko einer Gewichtszunahme zu mindern (Metformin)

> **Praxistipp**
>
> Treten in den ersten Behandlungswochen unter Medikation Heißhunger und erhöhte Nahrungsaufnahme/Gewichtszunahme auf? Wenn ja, ist dies prädiktiv für eine weitere Gewichtszunahme! Dann Interventionen.

- **Komplikation bei der Behandlung mit Antipsychotika: malignes neuroleptisches Syndrom**
- Extrapyramidalmotorische Störungen (Akinese, Rigor, Muskelsteife, evtl. Tremor, Ophistotonus, Trismus, Blickkrämpfe, Hyporeflexie)
- Vegetative Entgleisung (Fieber, Schwitzen, Tachykardie, Tachypnoe)
- Psychische Störungen (Stupor, Verwirrtheit, Mutismus, Bewusstseinsstörungen, Katatonie)
- Laborveränderungen (CK-Erhöhung, Transaminasenerhöhung, Myoglobinurie, Leukozytose, metabolische Azidose)
- Auftreten meist zu Beginn einer Antipsychotikatherapie, vor allem bei
  - hochpotenten AP
  - parenteraler Verabreichung
  - hoher Dosierung
  - bestehender Gehirnschädigung
  - bei Kindern und Jugendlichen
- Als Ursache wird ein Dopaminmangel durch postsynaptische $D_2$-Blockade angenommen
- Die Behandlung erfolgt symptomatisch unter Intensivbedingungen

- **Elektrokonvulsionstherapie (EKT)**
- Klare Indikation: **lebensbedrohliche perniziöse Katatonie** (bei Kindern nicht, bei Jugendlichen äußerst selten beschrieben)
- Die Methode ist sicher und hat kaum Nebenwirkungen. Es gibt deutliche Hinweise auf gute Wirksamkeit auch bei Minderjährigen. Aufgrund geringer Expertise wird die EKT bei Minderjährigen sehr selten angewandt

Bei der perniziösen Katatonie (besonders schwere Form der Katatonie mit Fieber, Elektrolytverschiebungen, Kreislaufkomplikationen, Erregungszustand oder Stupor) kann die stuporlösende Wirkung eines **Benzodiazepins** (z. B. Lorazepam i.v.) manchmal ausreichend sein.

### Verlauf und Prognose

Schizophrenie im Kindes- und Jugendalter zeigt gegenüber psychotischen Formen mit späterem Beginn einen deutlich **ungünstigeren Verlauf**. Es ist davon auszugehen, dass ca. 20–28 % der Patienten eine gute Prognose aufweisen, 20–30 % zeigen geringe Beeinträchtigungen, und **etwa die Hälfte der Patienten leidet bis ins Erwachsenenalter hinein** an ihrer schizophrenen Erkrankung. Schulkarriere und Ausbildung weisen in den meisten Fällen einen deutlichen Knick auf.

- **Günstige Prädiktoren**
- Höheres Lebensalter bei Erkrankungsbeginn
- Prämorbid gute Sozialanpassung
- Weibliches Geschlecht
- Akuter Beginn
- Stabile Partnerschaft (bei Erwachsenen)
- Affektive Symptome zu Beginn
- Low-expressed-emotions-Status der Angehörigen

- **Ungünstige Prädiktoren**
- Früher Erkrankungsbeginn
- Männliches Geschlecht
- Ohne stabile Partnerschaft
- Prämorbid schizoid
- Schlechte prämorbide Sozialanpassung
- Genetisches Risiko
- Schleichender Beginn
- Negative Symptome zu Beginn
- High-expressed-emotions-Status der Angehörigen
- Komorbider Substanzabusus

- **Weitere Maßnahmen und Hilfen**
- **Rehabilitation**

Hauptanliegen ist die Wiedereingliederung langfristig Erkrankter in die Gesellschaft. Bei schizophrenen Erkrankungen sind zwei Aspekte der „sozialen Beeinträchtigung" zu berücksichtigen:

# Schizophrenie

- Die der Schizophrenie zugrunde liegende spezifische **Vulnerabilität** und die somit **verminderte Stresstoleranz**: Belastungen können leichter als bei Gesunden psychotische Zustände auslösen
- Wegen der oft längerfristig bestehenden **Negativsymptomati**k sind viele Patienten nicht in der Lage, die ihrem Lebensalter angemessenen sozialen und leistungsmäßigen Anforderungen zu erfüllen

### Bausteine in der Rehabilitation
- Stärkung der Stresstoleranz
- Reduktion von Stressbelastung
- Vermittlung von Kompetenzen, Kompensation von Defiziten
- Anpassung von Anforderungen und Unterstützung an das jeweils aktuelle Fähigkeitsniveau

### Jugendhilfemaßnahmen
- Die Rehabilitation schizophren erkrankter Jugendlicher findet größtenteils in vollstationären Einrichtungen statt, die oft über die Jugendhilfe finanziert werden (§ 35a, Eingliederungshilfe für seelisch behinderte Kinder und Jugendliche)
- Nach Vollendung des 18. Lebensjahres können dann Leistungen nach § 41 SGB „Hilfe für junge Volljährige, Nachbetreuung" gewährt werden
- Allerdings kommt es bei chronifizierten Verläufen teilweise auch dazu, dass Leistungen über die Sozialhilfe gewährt werden und die oben genannten Maßnahmen nicht sinnvoll begründet werden können

### Auszug aus der ärztlichen Stellungnahme nach § 35a SGB VIII

Bei Andreas handelt es sich um einen 15-jährigen Jugendlichen, der zunächst unter Trennungsängsten und Zwangshandlungen litt. Im Verlauf veränderte sich die Symptomatik und es wurde eine schizophrene Psychose (ICD-10 F20.0) diagnostiziert mit massiven, dauerhaften Wahnvorstellungen mit Gedankeneingebungen und -lautwerden, imperativen Stimmen und Hinweisen auf einen Beziehungswahn.

Da Andreas bisher überwiegend hoffnungslos und verzweifelt wirkt, nur eingeschränkten Kontakt zu den Mitpatienten aufnimmt und unter Symptomen der Müdigkeit, Antriebslosigkeit, Apathie, Konzentrationsschwäche und psychomotorischen Einschränkungen leidet, stellt derzeit die Strukturierung des Alltags sowie die Krankheitsverarbeitung einen Hauptbehandlungsschwerpunkt dar. Andreas benötigt zur Bewältigung der Alltagsaufgaben (Einnahme der Medikation, Hygiene, Essen/Trinken) intensive Aufforderungen durch Dritte. Es fällt ihm schwer, persönliche Interessen wahrzunehmen, zu formulieren und eigene Anliegen zu verfolgen.

Zusammenfassend sehen wir einen schwer psychosekranken, bisher nur eingeschränkt krankheitseinsichtigen Jugendlichen im Stadium einer schizophrenen Akutphase, der massiv belastet und verzweifelt wirkt und dringend weitere fachliche Anleitung und Unterstützung in der Bewältigung seiner Erkrankung und der Integration derselben in sein weiteres Leben benötigt.

## Andreas, 15 Jahre, Kapitel Schizophrenie:

| Zu Hause | Schule | Freizeit |

**Ressourcen:** gutes Verhältnis zur Großmutter (Hauptbezugsperson, bei der er aufgewachsen ist)

**Barrieren:** schwere und durchgängige Beeinträchtigung durch die psychische Erkrankung; psychische Erkrankung der Mutter, kein Kontakt zum Vater

| Keine Teilhabe-beeinträchtigung | Leichte Teilhabe-beeinträchtigung | Mäßige Teilhabe-beeinträchtigung | Schwere Teilhabe-beeinträchtigung |

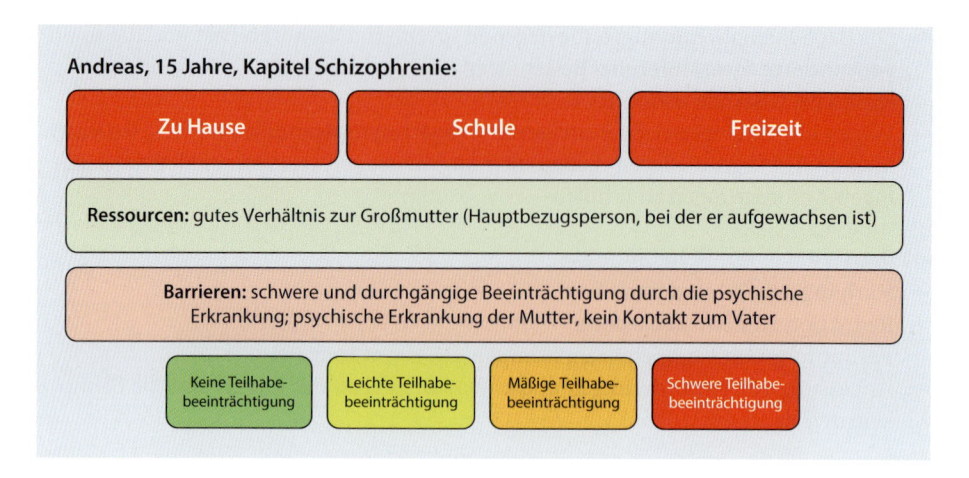

**Abb. 14.1** Schema zur Erfassung der Teilhabebeeinträchtigung im Fall von Andreas

■ **Empfehlung**

Aus kinder- und jugendpsychiatrischer Sicht empfehlen wir aufgrund der schweren Erkrankung des Jugendlichen eine stationäre Rehabilitationseinrichtung, die über viel Erfahrung mit dem Krankheitsbild verfügt. Andreas sollte dort einen geschützten, aber auch fordernden Rahmen sowie intensive Hilfe bezüglich seiner zukünftigen Eingliederung in den schulisch-beruflichen Rahmen finden. Darüber hinaus sollte er im Hinblick auf die weitere Vertiefung altersangemessener Entwicklungs- und Verselbstständigungsprozesse Begleitung erfahren.

Schema zur Erfassung der Teilhabebeeinträchtigung im Fall von Andreas ◘ Abb. 14.1.

## Weiterführende Literatur

Harvey RC, James AC, Shields GE (2016) A systematic review and network meta-analysis to assess the relative efficacy of antipsychotics for the treatment of positive and negative symptoms in early-onset schizophrenia. CNS Drugs 30(1):27–39

Keshavan MS (1999) Development, disease and degeneration in schizophrenia: a unitary pathophysiological model. J Psychiatr Res. 33(6):513-21

McGorry PD, Mei C (2018) Ultra-high-risk paradigm: lessons learnt and new directions. Evid Based Ment Health 21(4):131–133. https://doi.org/10.1136/ebmental-2018-300061. Epub 2018 Oct 24

Pagsberg AK, Tarp S, Glintborg D, Stenstrom AD, Fink-Jensen A, Correll CU, Christensen R (2017) Acute antipsychotic treatment of children and adolescents with schizophrenia-spectrum disorders: a systematic review and network meta-analysis. J Am Acad Child Adolesc Psychiatry 56(3):191–202

AWMF Leitlinien Schizophrenie (2019) https://www.awmf.org/leitlinien/detail/ll/038-009.html, zugegriffen am 07.11.2019

NICE. Psychosis and schizophrenia in children and young people: recognition and management (2013). https://www.ncbi.nlm.nih.gov/pubmedhealth/PMH0078141/pdf/PubMedHealth_PMH0078141.pdf. Zugegriffen am 02.01.2018

NICE clinical guideline 178 (2014) Psychosis and schizophrenia in adults: treatment and management – Issued: February 2014. guidance.nice.org.uk/cg178. Zugegriffen im März 2014

Puffer CC, Wall CA, Huxsahl JE, Frye MA. J Child Adolesc Psychopharmacol. 2016 A 20 Year Practice Review of Electroconvulsive Therapy for Adolescents.

Scheer S, John RM (2016) Anti-N-methyl-D-aspartate receptor encephalitis in children and adolescents. J Pediatr Health Care 30(4):347–358. https://doi.org/10.1016/j.pedhc.2015.09.004. Epub 2015 Oct 21

# Affektive Störungen: Major Depression, Manie und bipolare Störungen

*Michael Kölch und Jörg M. Fegert*

15.1 Depressive Erkrankungen bei Minderjährigen – 234

15.2 Manie und bipolare Störung – 251

Weiterführende Literatur – 261

© Springer-Verlag GmbH Deutschland, ein Teil von Springer Nature 2020
M. Kölch et al. (Hrsg.), *Klinikmanual Kinder- und Jugendpsychiatrie und -psychotherapie*,
https://doi.org/10.1007/978-3-662-58418-7_15

■ Tab. 15.1.

**Tab. 15.1** Affektive Störungen

| Erkrankung | Symptomatik | Therapiestrategie | Kodierungen in Klassifikationssystemen |
|---|---|---|---|
| **Störungsbilder mit manischen Symptomen** | | | |
| Manische Symptomatik | Gehobene, inadäquate Stimmung, Gereiztheit, expansives Verhalten, Rededrang und drängende Gedanken, gestörtes Schlafverhalten. Mit psychotischen Symptomen: zusätzlich wahnhaftes Geschehen (Liebes-, Größenwahn etc.) | Medikamentöse Therapie mit Antipsychotika, Lithium, Antikonvulsiva, zur Sedierung Benzodiazepine Psychoedukation und Angehörigenschulung | ICD-10: F30.x<br>ICD-11: na<br>DSM-5: na |
| Hypomanische Symptomatik | Leichtere Ausprägung der Manie | | ICD-10: F30.0<br>ICD-11: na<br>DSM-5: na |
| Bipolare Symptomatik | Abwechselnd manische und depressive Phasen; DSM-5 und ICD11: Subtypisierung Bipolar I und II (mit Hypomanie anstelle Manie), depressive Phase bei diesen Störungen nicht zwingend | Wie bei Manie Zusätzlich ggf. antidepressive Therapie, bzw. spezifische Antikonvulsiva | ICD-10: F31<br>ICD-11: 6A60/61<br>DSM-5:<br>BPD-I: 296.xx<br>BP-II 296.89 |
| **Zyklothyme Störung** | Wechsel leichterer depressiver Episoden mit Phasen leicht gehobener Stimmung | Wie bei Depression, in schweren Fällen kann eine stimmungsstabilisierende Medikation notwendig werden | ICD-10: F34.0<br>ICD-11: 6A62<br>DSM-5: 301.13 |

Affektive Störungen: Major Depression, Manie und bipolare …

**Tab. 15.1** (Fortsetzung)

| Erkrankung | Symptomatik | Therapiestrategie | Kodierungen in Klassifikationssystemen |
|---|---|---|---|
| **Störungsbilder mit depressiven Symptomen** | | | |
| Depressive Episoden | Stimmungsprobleme (depressive Stimmung, Traurigkeit, Reizbarkeit, Interessen- und Freudverlust), Probleme im Denken („ineffective with self-critical focus"/negativistischer Denkstil), Veränderungen im Aktivitätsniveau (verminderter Antrieb, Aktivitätsverlust, Konzentrationsstörungen) **Schweregradeinteilung** nach Anzahl der Symptome und Funktionseinschränkung Leicht: einzelne Symptome und Funktionsniveau eingeschränkt erhalten Mittel: größere Anzahl von Symptomen, Funktionseinschränkung, z. B. erhebliche Schwierigkeiten, in die Schule zu gehen Schwer: fast alle Symptome sind erfüllt, starke Verzweiflung, Gefühl der Wertlosigkeit, eingefrorener Affekt; z. B. kein Schulbesuch Bei schweren Episoden kann zusätzlich bezüglich Auftreten von psychotischen Symptomen unterschieden werden | Bei leichter Episode: psychosoziale Stützung, psychotherapeutische Kurzintervention, Aktivitätsaufbau und ggf. soziales Kompetenztraining Wenn keine Besserung und bei schweren Episoden: medikamentöse Therapie mit Fluoxetin, (Es-)Citalopram, Sertralin Bei Suizidalität und schweren bzw. länger dauernden Erkrankungen: stationäre Therapie Bei schweren Episoden mit psychotischen Symptomen (selten): ggf. antipsychotische Therapie | ICD-10: F32 ICD-11: 6A70 DSM-5: 296.x |
| Rezidivierende depressive Störungen | Mehrere einzelne Episoden | | ICD-10: F33 ICD-11: 6A71 DSM-5: 296.2x |
| **Dysthyme Störung**/anhaltende affektive Störung | Chronisch depressive Stimmung, die in der Schwere und Dauer aber nicht die Kriterien einer depressiven Episode erfüllt Dauer mindestens 2 Jahre Im DSM-5 Dysthymie und anhaltende depressive Störung gleichgesetzt, in der ICD-10 definiert als anhaltende affektive Störungen mit Fehlen von abgrenzbaren Phasen | Wie bei depressiven Episoden (s. oben) | ICD-10: F34.0/F34.1 ICD-11: 6A72 DSM-5: 300.4 |

## 15.1 Depressive Erkrankungen bei Minderjährigen

**Fallbeispiel**

Die 15-jährige Larissa wurde nach ambulanter Behandlung zur stationären Behandlung zugewiesen. Grund der Vorstellung waren suizidale Äußerungen im familiären Rahmen, depressive Stimmung und ein seit einigen Monaten bestehender massiver sozialer Rückzug. Der Beginn der Symptomatik stand im zeitlichen Zusammenhang mit zunehmenden Schwierigkeiten im Kontakt mit dem leiblichen Vater vor ca. 2,5 Jahren. Zusätzlich zu den akut aufgetretenen Symptomen schilderte Larissa massive Probleme in der Schule, die seit der 7. Klasse bestünden (Notenabfall, niedriger Selbstwert, könne sich schlecht konzentrieren, komme mit Mitschülern nicht klar, würde von Mitschülern gemobbt). Die Mutter schildert, dass sie sich von der Familie zurückgezogen habe, nicht mehr an Ausflügen der Familie teilnehme und oft gereizt sei. Bei Ratschlägen, wie sie mehr Kontakt zu anderen bekommen könnte, brülle sie und gehe auf das Zimmer. „Dann knallt die Tür", schildert die Mutter. Sie habe dies anfangs als typisch pubertäres Verhalten eingeschätzt.

Familienanamnese: Eltern getrennt, konflikthafte Beziehung zum Vater. Ambivalente Beziehung zur Mutter, die mit neuem Lebensgefährten zusammenlebt. Großmutter mütterlicherseits mehrfach wegen depressiver Erkrankung behandelt, Mutter erinnert bei sich selbst eine Phase dysthymen Erlebens einige Jahre nach Larissa Geburt.

Psychopathologisch fiel auf, dass Larissa im Gespräch kaum Blickkontakt halten konnte. Sie war bei klarem Bewusstsein und allseits orientiert. Im Kontakt wirkte sie unsicher, ängstlich und misstrauisch; sie sprach sehr leise. Anfangs schilderte sie, alles sei ok bei ihr und „ganz normal". Nach eingehender Unterhaltung schilderte sie eine depressive Grundstimmung mit Antriebslosigkeit, einem Gefühl der Niedergeschlagenheit, Interessenverlust und sozialem Rückzug. Darüber hinaus schilderte Larissa starke Müdigkeit über den Tag und keine Erholung durch Schlaf. Das Bestehen von Schlafstörungen wurde seit 9 Monaten im Sinne von Früherwachen, wiederholtem Aufwachen und Wachliegen nachts mit Grübeln angegeben. Weil sie nicht einschlafen könne, spiele sie mit dem Smartphone oder höre Musik damit. Sie schilderte, es falle ihr schwer, im Unterricht mitzukommen. Zusätzlich äußerte sie soziale Ängste, wie Angst vor Klassenkameraden, Angst, sich zu blamieren oder etwas Falsches zu sagen, Angst, vor der Klasse zu sprechen, Angst, zu dick zu sein. Klare Behandlungsmotivation bei fraglicher Krankheitseinsicht.

**Behandlung:** Abklärung der Suizidalität, Diagnostik der Schwere der Depression mittels CDRS-R und BDI-II, psychotherapeutische Behandlung mittels Tagesstrukturierung mit begleitenden Gesprächen sowie Aktivitätenaufbau.

Zur Verbesserung der Emotionswahrnehmung begann Larissa das Führen von „Stimmungsprotokollen" („Wann fühle ich mich gut?", „Wann geht es mir schlechter?"). Es wurde ein individuelles Erklärungsmodell zur Entstehung ihrer Schwierigkeiten erstellt. Der Zusammenhang von Gefühlen/Kognitionen/Verhalten wurde verdeutlicht, mithilfe von Verhaltensanalysen konnte sie dysfunktionale Gedanken („Ich bin ein Versager", „Niemand akzeptiert mich", „Es hat alles keinen Sinn", „Ich werde nicht gemocht") und Gefühle (Schuld, Trauer, Hilflosigkeit) identifizieren. Weitere Schwerpunkte der Therapie waren die Stärkung ihres Selbstwerts und die Ermutigung, ein altersentsprechendes Maß an Selbstständigkeit an den Tag zu legen. Hinzu kamen Strategien zur Reduktion von Grübeln

### Affektive Störungen: Major Depression, Manie und bipolare ...

(Stopp-Gedanken, 3-2-1-Übungen, sich an den Pflege- und Erziehungsdienst wenden, sich mit Patienten unterhalten).

Aufgrund der bereits lange bestehenden Symptomatik mit deutlicher Funktionseinschränkung (Schulbesuch nicht mehr regelmäßig, nicht erfolgte Besserung in der ambulanten Therapie) wurde eine medikamentöse Behandlung mit Fluoxetin (für eine Woche 10 mg/Tag, dann 20 mg/Tag) rasch begonnen.

Verlauf: Deutliche Besserung, aber in der Beziehung zur Mutter weiterhin Probleme. Beide entschieden sich jedoch im Verlauf gegen eine Weiterführung der stationären Behandlung und lehnten auch eine Beratung durch unseren Sozialdienst hinsichtlich ambulanter Hilfsmaßnahmen ab.

- **Epidemiologie**
- Nach internationalen Studien: Prävalenzraten von 5–6 %
  - im Kindesalter: 1–3 %
  - im Jugendalter: 5,7 %
- In der späten Adoleszenz Anstieg der Prävalenz, mit Raten von bis zu 20 % (Life-Time-Prävalenz) in diesem Zeitraum
- In Inanspruchnahmepopulationen höhere Raten; sie scheinen zu steigen: z. B. Anstieg der Inzidenzrate von 2010 im Bereich der „primary health care" bei Mädchen 13–17 Jahre von 7,3 auf 12,4 pro 1000 und im Bereich der „secondary health care" von 5,9 auf 11,5 pro 1000 in 2015

> **Praxistipp**
>
> Aus Sorge vor einer Psychopathologisierung von Kindern und Jugendlichen wird in Deutschland oft die vermeintlich „mildere" Diagnose „Anpassungsstörung" anstelle einer „Major Depressive Disorder" (MDD) vergeben. Alle Verlaufsuntersuchungen zu depressiven Symptomen zeigen aber, dass die MDD eine hohe Gefahr der Chronifizierung und weitere Beeinträchtigungen im Verlauf zur Folge hat. Insofern ist die korrekte Diagnosestellung und Therapieeinleitung von besonderer Bedeutung auch für den langfristigen Verlauf beim einzelnen Patienten.

- In Deutschland wurden 2015 fast 10-mal mehr Kinder und Jugendliche unter 15 Jahren (4600 vs. 410 im Jahr 2000) und 7-mal mehr Jugendliche und junge Erwachsene zwischen 15 und 30 Jahren (34.300 vs. 5200 im Jahr 2000) wegen einer depressiven Störung stationär behandelt
- Das Geschlechterverhältnis bei diagnostizierten Störungen ist im Kindesalter ausgeglichen, mit der Pubertät gibt es deutlich höhere Diagnoseraten bei Mädchen (1:2): 4,7 % der Jungen vs. 9,7 % der Mädchen

> **Praxistipp**
>
> Bei der Diagnostik und Klassifikation gilt es auch zu bedenken, dass eine Depression die „Endstrecke" vieler kinder- und jugendpsychiatrischen Störungen sein kann: z. B.
> - Angststörungen
> - Störung des Sozialverhaltens
> - Aufmerksamkeitsdefizit-/Hyperaktivitätsstörung (ADHS)
> - Psychosen
>
> Viele Studien zu externalisierenden Störungen belegen, dass im Verlauf auch eine depressive Störung komorbide auftritt. Externalisierende Störungen sind bei Jungen häufiger. Deshalb dürfte die Rate an depressiven Störungen bei Jungen unterschätzt werden. Zusätzlich zeigt sich, dass Jugendliche – insbesondere Mädchen – mit depressiven Störungen in der Folge gehäuft eine Störung des Sozialverhaltens zeigen.

- **Verlauf**
- Fast die Hälfte der Depressionen bei Minderjährigen remittiert innerhalb eines Jahres, aber es gibt eine hohe Rate an erneuten Phasen: 20–60 % nach 1 Jahr, 70 % nach 5 Jahren
- Mittlere Dauer depressiver Episoden bei Jugendlichen: 8 Monate, wenn Dauer länger als 6 Monate, besteht ein höheres Risiko der Chronifizierung
- Frühes Auftreten einer MDD ist prädiktiv für Verlauf und Outcome
- Erhöhtes Risiko für Suchterkrankungen, Persönlichkeitsstörungen und langfristige soziale Probleme (niedriger Schulabschluss, Armut) für Kinder und Jugendliche, die die Kombination von Störungen des Sozialverhaltens (SSV) und MDD oder ADHS und MDD aufweisen (z. B. Maudsley Longterm-Follow-up MDD Study, Pittsburgh ADHD Longitudinal Study).

- **Symptomatik und Klassifikation einer depressiven Störung**
- Depressive Störungen im Sinne der MDD sind von emotionalen Störungen bei Kindern und Jugendlichen, die eher unspezifische Symptome und Varianten „normalen" Erlebens in krankheitswertiger Ausprägung zeigen (▶ Kap. 5), zu unterscheiden
- MDD hat immer Auswirkungen auf das soziale oder persönliche Funktionsniveau
- Generell zeigt sich die MDD, wie viele psychische Störungen des Kindes- und Jugendalters, in ihrer Symptomatik oftmals weniger eindeutig als im Erwachsenenalter (weniger stark oder auch in geringerer Anzahl ausgeprägte Symptome)
- Manche Symptome sind entwicklungspsychologisch noch nicht zu erwarten, wie z. B. ein Schuldwahn
- Anstelle eines Schuldwahns zeigen sich bei Minderjährigen eine starke Selbstabwertung und negative Selbstzuschreibungen, wie „Ich bin daran schuld, dass meine

Eltern sich streiten", „Ich bin selber schuld, dass ich keine Freunde habe" etc. In der Therapie können verfestigte negative Gedanken und Einengungen auf Schuldgedanken durchaus herausgearbeitet werden
- Auch die Leitlinien in den USA, Großbritannien und Deutschland betonen, dass es in der Symptomatik einer depressiven Störung zwischen Erwachsenen und Minderjährigen Unterschiede geben kann
- Nach der NICE (National Institute for Health and Care Excellence) Guideline gibt es drei Kernsymptome:
    - Stimmungsprobleme (Traurigkeit, Reizbarkeit, Freudverlust)
    - Probleme im Denken („ineffective with self-critical focus")
    - Veränderungen im Aktivitätsniveau

> **Praxistipp**
>
> Die Übergänge von unspezifischen Symptomen zu einer manifesten Störungen sind oft fließend. Dies kann gerade im Kindesalter die Unterscheidung zwischen emotionalen Störungen aus dem Kapitel F9 (vgl. ▶ Kap. 5) schwierig machen.
>
> Zu Beginn der Symptomatik erkennen Patienten, Eltern, aber auch Ärzte die Störung oft nicht („normales Verhalten in der Pubertät" mit Interessenfluktuation), was zu längeren Verläufen der Störung beiträgt. Oft kommt es zur Inanspruchnahme von speziellen Hilfen und Diagnostik erst bei hinzutretender Suizidalität, die z. B. über Notfallvorstellungen zur fachärztlichen Behandlung führt, bei Auftreten von nichtsuizidalem selbstverletzendem Verhalten (NSSV) oder einer stärkeren Beeinträchtigung der Teilhabe (mangelnder Schulbesuch, deutlicher Notenabfall, Beginn Substanzabusus).

- Ein spezielles Symptom im Jugendalter ist die Gereiztheit, auch mit schnellem Stimmungswechsel innerhalb eines Tages. Gereiztheit wird als spezifisches Symptom im DSM-5 benannt
- Schlafstörungen können ein sowohl diagnostisch als auch therapeutisch wichtiges Symptom von depressiven Störungen sein. Schlafstörungen und depressive Störungen treten oft komorbide auf; bis zu 73 % der Jugendlichen mit depressiven Störungen berichten von Schlafstörungen
- Zusätzlich erhöht eine Depression das Risiko für einen Suizid.

- **Generelle Symptome einer Depression (Kriterien nach ICD-10)**
- Depressive Stimmung
- Interessenverlust/Freudverlust
- Kein Antrieb/Ermüdbarkeit
- Vermindertes Selbstwertgefühl/-vertrauen
- Selbstvorwürfe/Schuldgefühle
- Wiederkehrende Todesgedanken

- Konzentrations-/Aufmerksamkeitsprobleme
- Psychomotorische Agitiertheit/Hemmung
- Schlafstörungen
- Appetit-/Gewichtsverlust (bei Kindern auch: mangelnde Gewichtszunahme)

Unter Berücksichtigung des Alters finden sich zwei Cluster an typischen Symptomen.
- Alterstypische Symptome einer Depression bei jüngeren Kindern:
    - Traurigkeit
    - Zurückgezogenheit
    - körperliche Schmerzen (Bauch-, Kopfschmerzen, Muskelschmerzen)
    - Wut/unerklärbare Wutanfälle/Gereiztheit
    - Müdigkeit
    - Angst vor dem Tod
    - Langeweile

> **Praxistipp**
>
> Bei Kindern mit vielen und chronischen, vor allem auch wechselnden Schmerzen ist an eine komorbide Depression zu denken, so wie auch Schmerzen an sich als Auslöser einer Depression fungieren können.

- Alterstypische Symptome einer Depression bei älteren Kindern/Jugendlichen:
    - selbstverletzendes Verhalten
    - sozialer Rückzug (geht nicht mehr in Verein, trifft sich nicht mehr mit Freunden) und Beziehungsprobleme
    - Gereiztheit
    - Todesgedanken
    - Leistungsabfall in der Schule
    - Verschiebung des Tag-Nacht-Rhythmus
    - Substanz-/Alkoholabusus

> **Praxistipp**
>
> Als Besonderheit bei Kindern und Jugendlichen ist vor allem auch in der Exploration zu beachten, dass Traurigkeit oftmals verleugnet wird, aber die Kinder/Jugendlichen angeben, sich „down" oder niedergeschlagen zu fühlen.

- Exploration einer manifesten Anhedonie in immerhin 15–20 % der Fälle
- Für jüngere Kinder typisch:
    - Sie können wenig Positives über sich berichten
    - Sie nehmen für ihre Stimmung und Symptomatik sowie für etwaige Probleme in der Familie eher Schuldzuweisungen an sich selbst vor
- Ansonsten treten psychopathologische Phänomene auf, wie Hoffnungslosigkeit, Konzentrationsprobleme und Entscheidungsunfähigkeit („Weiß-nicht-Antworten")

- Die im Erwachsenenalter bekannten Phänomene wie Appetitsteigerung oder -verminderung und Schlafstörungen treten auch bei Kindern auf und Jugendlichen
- **Suizidalität:** Eine MDD geht mit einem erhöhtem Suizidrisiko einher, bis zu 30-fach gegenüber Nichtbetroffenen
- **Schlafprobleme:** Häufig ist bei depressiven Jugendlichen der Schlaf gestört:
  - Einschlafstörungen werden eher dissimuliert (es wird angegeben, dass noch Musik gehört oder am Computer gespielt oder gechattet wird)
  - Schlafprobleme tragen zur Chronifizierung und Verschlechterung der Symptomatik bei
  - Aufgrund des gestörten Schlafrhythmus ergeben sich Folgen im sozialen Funktionsniveau (z. B. mangelnder Schulbesuch etc.)
  - Schlafprobleme können auch dazu führen, dass mithilfe von Substanzen wie Cannabis eine Art Selbstmedikation mit allen Folgeproblemen betrieben wird

■ ■ **Formen und Unterschiede zwischen Klassifikationssystemen: ICD-10 vs. DSM-5 und ICD-11**

Im Vergleich zwischen DSM-5, ICD-11 und ICD-10 ergeben sich hinsichtlich der Kernsymptomatik keine relevanten Unterschiede.

**Besonderheiten in der Einteilung im DSM-5**
- Neu im DSM-5 ist die Kategorie „Disruptive Mood Dysregulation Disorder" (DMDD), die Kinder mit starken Stimmungsschwankungen und dadurch bedingten Wut- und Impulsdurchbrüchen klassifiziert (vgl. ▶ Kap. 4)
- Sonderform der „Premenstrual Dysphoric Disorder" (PDD; eher selten bei Minderjährigen)
- Einführung von Specifiern, z. B.:
  - ängstliche Gespanntheit
  - Melancholie
  - psychotische Symptome
  - saisonales Muster
  - Katatonie

**Besonderheiten in der Einteilung in der ICD-11**
- In der ICD-11 bleibt die Kategorisierung vermutlich sehr ähnlich zur bisherigen Einteilung. Neu kategorisiert werden depressive Episoden als Folge von z. B. Substanzabusus
- Die Kriterien beinhalten weiter eine fast täglich gedrückte Stimmung oder Interessenverlust über 2 Wochen
- Zusätzlich werden Konzentrationsstörungen, Wertlosigkeitsgefühle, Schuldgefühle, Hoffnungslosigkeit, Suizidgedanken, Appetitveränderungen, Schlafstörungen, psychomotorische Getriebenheit/Verlangsamung und ein reduzierter Antrieb oder Fatigue als Symptome genannt
- Die Schweregradunterscheidung erfolgt wie bisher nach der Anzahl und Ausprägung einzelner Symptome. Als Anker wird angegeben, dass bei einer moderaten MDD deutliche Probleme in der Alltagsbewältigung auftreten, generell aber noch eine Funktionsfähigkeit in Teilbereichen erhalten ist
- Die DMDD findet im Kapitel „Oppositional Defiant Disorder" (ODD) ihren Niederschlag und damit anders als im DSM-5 nicht im Kapitel affektive Störungen

**ICD-10**
- Depressive Episode:
  - leicht (F32.0)
  - mittelgradig (F32.1)
  - schwer ohne (F32.2)/mit psychotischen Symptomen (F32.3)
- Rezidivierende depressive Störung (F33.x) (mit jeweiligem Schweregrad F33.0–3) oder remittiert (F33.4)
- Dysthymie (F34.1)
- Der Schweregrad einer Episode wird nach dem Vorliegen einer gewissen Anzahl von Symptomen bestimmt: z. B. wird bei einer leichten Episode verlangt, dass mindestens zwei Symptome aus dem Komplex depressive Stimmung, Freud-/ Interessenverlust und erhöhte Ermüdbarkeit vorliegen und zusätzlich zwei der übrigen Symptome
- Eine rezidivierende Störung wird kodiert, wenn mehrere Erkrankungsphasen aufgetreten sind
- Bei der Dysthymie ist keines der Symptome so stark ausgeprägt wie bei einer depressiven Episode, dafür aber länger (chronisch) vorhanden; der episodenhafte Verlauf fehlt

### Auswirkungen Teilhabe
- Depressionen haben einen starken Einfluss auf das psychosoziale Funktionsniveau
- Symptombedingt können Einschränkungen beim Schulbesuch oder bei wichtigen Anforderungen im Rahmen der Ausbildung auftreten (z. B. aufgrund von Antriebslosigkeit oder Veränderung im Schlafrhythmus)
- Aufgrund der Symptome (wie z. B. Lustlosigkeit/Anhedonie) tritt eine Reduktion der sozialen Kontakte oder Aktivitäten (z. B. Verein) auf
- Bei Erwachsenen sind depressive Störungen der dritte führende Grund für Einschränkungen aufgrund einer Erkrankung, z. B. gemessen in „Disability Adjusted Life Years" (DALYs) weltweit
- Insbesondere Patienten, die sogenannte „Adverse Childhood Experiences" (ACE) (vgl. weiter unten) erlebt haben und eine MDD entwickeln, sind lebenslang in vielen Bereichen der Teilhabe beeinträchtigt

### Ätiologie
Eine monokausale oder letztendlich erklärende Ursache für das Auftreten von depressiven Störungen ist bisher nicht gefunden. Derzeitiger Wissensstand ist, dass die Kombination aus verschiedenen Risikofaktoren zum Auftreten depressiver Störungen beiträgt. Die Störung tritt familiär gehäuft auf.
- Neurobiologisch
  - Genetische Belastung moduliert vor allem Erkrankungsrisiko und Therapieansprechen (Abnormitäten Hypothalamus-Hypophyse-Nebennierenrinden[HPA]-Achse, Serotonintransportergen [SLC6A4, 5-HTTLPR], Brain-derived neurotrophic factor [BDNF] etc.).
  - Dysregulation im System des Stresshormongleichgewichts (Hyperaktivität der HPA-Achse und Störung der Funktion des Glukokortikoidrezeptors)

- Veränderungen in der Konnektivität: Im Vergleich zur gesunden Kontrollgruppe zeigte sich bei depressiven Erwachsenen und Jugendlichen eine erhöhte Aktivierung im subgenualen anterioren Cingulum (sgACC), außerdem eine erhöhte Amygdala-Aktivierung und eine veränderte, aber uneinheitliche Aktivierung im Hippocampus
- Psychosozial
  - „Life-Events", wie Trennung der Eltern, Umzug, Tod eines geliebten Verwandten
  - schulische Über-/Unterforderung
  - verzerrte intrafamiliäre Kommunikations- und Bewältigungsmuster
  - schwerere Ereignisse (ACE), z. B.:
    - Mobbing
    - Deprivation und Vernachlässigung
    - kindliche Misshandlungs- oder Missbrauchserfahrung
    - Tod eines Elternteils
    - psychische Erkrankung eines Elternteils

> **Praxistipp**
>
> Bei Vorliegen von ACE kann von einem früheren Auftreten, einem stärkeren Schweregrad und einer höheren Komorbidität einer depressiven Störung ausgegangen werden. Zudem sprechen die Patienten weniger gut auf die Routinetherapie an. Im späteren Leben kann es aufgrund von ACE bei depressiven Patienten zu einem „cognitive impairment" kommen.
>
> Dennoch spielen auch bei ACE Temperaments- und Resilienzfaktoren eine entscheidende Rolle dabei, ob es zum Auftreten von Psychopathologie kommt.

> **Praxistipp**
>
> In der Exploration sollte man bereits gezielt auf Resilienzfaktoren achten. Diese sind auch für die Therapie von Bedeutung. Bei der Behandlungsentscheidung ist zu prüfen, ob eine Behandlung eventuell bestehende Resilienzfaktoren mindert (z. B. einem Jugendlichem ist Sportverein extrem wichtig, stationäre Aufnahme macht den Besuch unmöglich). Hier dann eine Güterabwägung mit dem Kind/Jugendlichen gemeinsam treffen.

■ **Komorbiditäten**
- Gehäuft Angststörungen
- Emotionale Störungen
- Posttraumatische Belastungsstörungen (PTBS)
- Störung des Sozialverhaltens (Differenzialdiagnose: maskierte Depression aufgrund jugendtypischer Symptome wie Gereiztheit etc.)
- Mit zunehmendem Alter auch Substanzabusus, Essstörungen (Differenzialdiagnose: Gewichtsabnahme wegen Depression)

## Diagnostik

- Prinzipiell wird die Symptomatik durch Exploration des Patienten und von Angehörigen erhoben
- Dabei Erhebung von:
  - Lebensgeschichte
  - erstmaligem Auftreten der Symptomatik
  - kontextuellen (auslösenden) Faktoren, insbesondere auch ACE
  - Auswirkungen auf den Alltag
- Unverzichtbar: genaue Erhebung eines psychopathologischen Befundes, der altersadaptiert die Kernsymptome erfragt, wie
  - Hoffnungslosigkeit
  - Traurigkeit
  - Selbstvorwürfe (Kontrollüberzeugungen)
  - Suizidgedanken (▶ Kap. 28)
  - somatische Symptome wie z. B. Schlafstörungen
  - etwaigen Substanzabusus (inkl. Funktion des Substanzabusus)
  - Medienkonsum und Funktion des Medienkonsums

### ❓ Hilfreiche Fragen

An das Kind/Jugendlichen:
- Bist du eher ein trauriges oder ein fröhliches Kind?
- Wann bist du richtig fröhlich? Was macht dir richtig Spaß?
- Fühlst du dich oft niedergeschlagen oder „down"? War das früher anders?
- Denkst du, dass andere Kinder/deine Freunde fröhlicher und/oder glücklicher als du sind/sich fühlen?
- Weinst du oft? Weinst du vor dem Einschlafen? Schläfst du lange nicht ein? Was tust du, um einzuschlafen?
- Kreisen deine Gedanken oft um dasselbe? Grübelst du viel? Über was?
- Macht dir vieles keinen Spaß mehr, was du früher gerne gemacht hast? Tust du weniger, triffst du dich z. B. weniger mit Freunden?
- Wie oft nutzt du dein Smartphone zum Einschlafen? Wie lange nutzt du es? Hast du nur noch über das Internet Kontakt zu Freunden?

An die Eltern:
- Tut Ihr Kind Dinge nicht mehr, die ihm früher Spaß gemacht haben?
- Besucht Ihr Kind weniger seine Freunde?
- Haben Sie das Gefühl, dass Ihr Kind sehr gereizt ist?

> **Praxistipp**
>
> Eltern können über internalisierende Symptome besonders in der Pubertät und bei Jugendlichen oftmals weniger gut berichten.

## ❗ Cave
Dissimulationstendenzen bei Jugendlichen!

### ■■ Fragebogenverfahren
- Erfassung der Symptome in der Diagnostik mit Fragebogen oft nur unzureichend; Dissimilationstendenz!

> **Praxistipp**
>
> Ein unauffälliger Befund in einem Fragebogen oder Test schließt das Vorliegen einer Depression nicht aus!

- Fragenbögen sind gut geeignet, um in der Therapie den Verlauf der Erkrankung zu messen und ggf. auch einzelne Symptome oder den Verlauf mit dem Patienten zu besprechen
- Übliche Verfahren, z. B.
    - Depressions-Inventar für Kinder und Jugendliche (DIKJ)
    - Beck Depressions-Inventar (BDI-II)
    - Child-Depression Rating Scale (CDRS-R)
- projektive Verfahren: z. B. Wiener Satz-Ergänzungs-Test
- Schlafanamnese (Hinweise zu möglichen Fragebögen siehe AWMF-LL zu nichtorganischen Schlafstörungen im Kindes- und Jugendalter: ▶ https://www.awmf.org/uploads/tx_szleitlinien/028-012l_S1_Nichtorganische_Schlafstoerungen_2018-07.pdf)

### ■■ Leistungsdiagnostik
- Leistungsdiagnostik erfolgt mittels üblicher Verfahren wie Wechsler Intelligence Scale for Children (WISC-V), Prüfsystem für Schule und Bildungsberatung (PSB) etc. zum Ausschluss einer Über- bzw. Unterforderung, z. B. in der Schule
- Zu beachten ist, dass eine depressive Störung das Leistungsniveau beeinflussen kann
- Testbefunde sind daher im Kontext mit der Anamnese (Leistungsknick?) zu interpretieren

### ■■ Labor- und sonstige Diagnostik
- Labor zum Ausschluss somatischer Ursachen (Schilddrüse, Anämien etc.)
- EKG vor allem vor Beginn pharmakotherapeutischer Maßnahmen

### ■■ Differenzialdiagnostik
- Emotionale Störungen
- Posttraumatische Belastungsstörung (PTBS)
- Anpassungsstörungen
- Bipolare Störung (retrospektiv ist durch Studien belegt, dass eine depressive Episode den manischen Phasen bei Jugendlichen meist vorausgegangen ist)

- **Therapie**
  - Generell sollte bei Erstvorstellung eines Patienten bedacht werden: Patienten haben oft schon eine längere Phase mit bereits bestehender Symptomatik erlebt, bevor sie zur Erstvorstellung kommen
  - Insofern sollte rasch eine strukturierte und individuell adaptierte Interventionsstrategie geplant werden. Dies steht auch nicht im Gegensatz etwa zur NICE Guideline, die hier auch adaptiertes Vorgehen empfiehlt. Das „waitful watching" dürfte sich im deutschen Gesundheitssystem schon durch die Diagnostikphase ergeben
  - Ein zusätzliches Abwarten ohne therapeutische Maßnahmen (und seien es „nur" regelmäßige gesprächspsychotherapeutische Kontakte mit dem Patienten) ist nicht zu vertreten
  - Für alle Formen der Depression gilt, dass psychotherapeutische Maßnahmen Mittel der ersten Wahl sind
  - Bei schweren Formen und bei länger andauernden Depressionen ist eine medikamentöse Therapie effektiv und meist notwendig
  - Diese sollte nicht allein, sondern unter psychiatrisch-psychotherapeutischer Begleitung stattfinden

- **Stationäre Therapie**
  - Bei schweren Störungen unerlässlich, vor allem wenn Suizidalität als Symptom hinzutritt
  - Ansonsten bei der Indikationsstellung zur stationären Therapie: immer abwägen, inwieweit dadurch psychosoziale Funktionen des Patienten eingeschränkt werden (ist der Patient z. B. in einer Berufsausbildung, der er noch nachkommt und die gefährdet wäre durch eine stationäre Therapie?)
  - Im Alltag noch bestehende Funktionen des Patienten können eine starke antidepressive Komponente sein, die u. U. durch eine stationäre Therapie gefährdet werden; dies ist sorgfältig mit Patient und Angehörigen abzuwägen

- **Generelle Aspekte zur Therapie**
  - Die Studienlage zu psychotherapeutischen Interventionen ist recht breit. Generell liegen die meisten Ergebnisse zu verhaltenstherapeutischen Interventionen vor. Eine neuere Studie (IMPACT-Study) hat jedoch gezeigt, dass letztlich unabhängig davon, ob Verhaltenstherapie (VT), tiefenpsychologische Kurzzeittherapie oder Beratung stattfindet, ein Großteil der Patienten im Langzeitverlauf eine ähnliche Symptomreduktion aufweist
  - Mehrere große Studien (u. a. gefördert durch das US-amerikanische National Institute of Mental Health – NIMH) konnten zeigen, dass die medikamentöse Therapie effektiv ist und oft Psychotherapie keinen (größeren) zusätzlichen Nutzen bringt (u. a. ADAPT, TADS)
  - Studien belegen auch, dass ein Teil der Patienten bereits nach wenigen Sitzungen einer Beratung remittieren
  - In der naturalistischen Nachuntersuchung näherten sich alle Behandlungsgruppen hinsichtlich Symptomatik an; daraus konnte keine Schlussfolgerung für den Vorteil einer Therapieart gezogen werden

- Eine zusätzliche VT kann die Gefahr einer auftretenden Suizidalität mindern
- Wenn eine MDD sich nicht im Zuge des Standardvorgehens verbessert, ist das in Deutschland übliche Vorgehen einer intensiven Kombination von Psychotherapie (ggf. stationär) und Medikation (ggf. Wechsel der Substanz) am aussichtsreichsten (dies entspricht den Befunden der TORDIA-Studie)

### Psychotherapie

- Für die psychotherapeutischen Verfahren: beste Evidenz für **verhaltenstherapeutische Interventionen** (I)
- Verschiedene modulare Programme bestehen (z. B. Harrington, MICHI)
- Prinzipiell elementare Bausteine in der Therapie: die üblichen verhaltenstherapeutischen Techniken wie:
  - Stimmungstagebücher
  - Aufklärung über die Triade von Gefühlen
  - Stimmung
  - Gedanken
  - negative/automatische Gedanken
  - Gedankenstopp etc.
- Neben den prinzipiellen Elementen einer Verhaltenstherapie: individuelle Aspekte mittels Mikro- und Makroanalyse diagnostizieren und in die Therapie einbeziehen
- Vermutlich noch stärker als bei Erwachsenen spielt die Einbeziehung der Umwelt(faktoren) eine Rolle
- Es gibt Ansätze zur **Gruppentherapie** bei depressiven Jugendlichen
- Hilfreich können Gruppenangebote für soziale Kompetenzen sein
- Für **tiefenpsychologische** Verfahren ist der Evidenzgrad niedriger

#### Verhaltenstherapeutisches Vorgehen

- Als Basis gilt immer: mit dem Patienten den Zusammenhang zwischen Gedanken (z. B. „Ich bin nichts wert") – Gefühl (z. B. traurig) – Aktivität/Handlung (z. B. „Ich gehe nicht mehr zu Freunden") erarbeiten und für diesen verstehbar machen
- Das Erkennen von Gefühlen/Emotionen lässt sich z. B. mit dem Patienten zusammen üben, indem verschiedene Karten mit Bildern oder Text zu einzelnen Emotionen besprochen werden und das Kind/der Jugendliche die Emotionen erklärt und Beispiele gibt, wann er sich so gefühlt hat
- **Stimmungstagebuch:** Genau genug, um Unterschiede zu erkennen, aber so einfach, dass es tatsächlich geführt wird; damit bei der Planung angenehmer Aktivitäten auch Überprüfungen möglich sind, inwieweit diese Auswirkungen auf die Stimmung haben; wenn nicht, warum nicht etc.
- „Gedankendetektiv": Hilfe, um negative oder automatische Gedanken zu entdecken, vor allem im Alltag; das Kind wird angehalten, darauf zu achten, welche negativen Gedanken in welcher Situation kommen, welche positiven Gedanken es hat; es soll selbst sein eigener Detektiv werden und so mehr Kontrolle über die Gedanken erhalten und damit lernen, sich selbst und seine Stimmung zu beeinflussen

> **Praxistipp**
>
> Der Königsweg, suizidale Gedanken und Impulse zu eruieren und den Patienten diesbezüglich adäquat zu betreuen, ist das psychotherapeutische Gespräch. Deshalb ist die psychiatrisch-psychotherapeutische Begleitung des Patienten auch bei der medikamentösen Behandlung unerlässlich.

- Der therapeutischen Beziehung kommt – jenseits jeder therapeutischen Schulenzuordnung – die größte Bedeutung zu
- Gerade zu Beginn einer Therapie sollte gezielt nach suizidalen Gedanken gefragt werden; oft ist es sinnvoll, dies nicht am Ende, sondern bereits während der Therapiesitzung zu tun

> **Praxistipp**
>
> Über **Antisuizidverträge** besteht hinsichtlich ihrer tatsächlichen Wirksamkeit keine Evidenz. Bedeutend ist aber, dass sie die Beziehung zwischen Patient und Therapeut symbolisieren können. Solange ihre Unwirksamkeit nicht belegt ist, sollte nicht auf sie verzichtet werden. Wichtig: realistische Zeitspannen ausmachen (▶ Kap. 28).

- Nach derzeitigem Stand sprechen auch die Studienergebnisse dafür, dass eine **Kombination von Verhaltenstherapie und Medikation** die besten Ergebnisse hinsichtlich der Verbesserung des psychosozialen Funktionsniveaus und der Lebensqualität erzielt

### Elternarbeit
- Eltern sind aufzuklären über
    - die Erkrankung
    - die Folgen
    - aber auch störungsbedingte Verhaltensweisen des Kindes (Gereiztheit, Rückzug etc.)

> **Praxistipp**
>
> Wie bei erwachsenen Patienten ist es wichtig, den Angehörigen zu vermitteln, dass der Patient nicht willentlich manche Dinge nicht kann, sondern aufgrund der Erkrankung. Wichtig ist aber auch, zu vermitteln, den Patienten nicht übermäßig zu „schonen".

- Bei dysfunktionalen intrafamiliären Beziehungen, die störungsaufrechterhaltend wirken (entwertendes Verhalten der Eltern, zu wenig Zuwendung etc.) muss entsprechend versucht werden, bei den Eltern das Verhalten zu modifizieren (Lernen von alternativen Kommunikationsstrategien, Aufbau gemeinsamer Aktivitäten etc.).

Affektive Störungen: Major Depression, Manie und bipolare ...

## Pharmakotherapie (▶ Kap. 40)

In der medikamentösen Therapie depressiver Störungen im Kindes- und Jugendalter besteht seit 2005 bezüglich der selektiven Serotoninwiederaufnahmehemmer (**SSRI**) Verunsicherung hinsichtlich Wirkung und Nebenwirkungen. Vor allem die Gefahr einer möglicherweise erhöhten Suizidalität bei Antidepressiva stand im Mittelpunkt der Diskussionen. Pharmakotherapie erfolgt unter Beachtung der Sicherheitsmaßnahmen, eingebettet in eine umfassende kinder- und jugendpsychiatrische Behandlung.
- Nach der NICE Guideline erscheint der Einsatz von Antidepressiva nach folgendem Algorithmus sinnvoll: bei mittlerer und schwerer Depression, wenn diese nach etwa 6 Sitzungen nicht auf psychologisch/psychotherapeutische Behandlungsversuche anspricht

### SSRI-Studien

Die Datenlage zu Minderjährigen hat sich im letzten Jahrzehnt nicht wesentlich verändert, es sind kaum neue Studien mit Arzneimitteln bei Jugendlichen durchgeführt worden. Insofern beziehen sich auch neuere Metaanalysen zu möglichen Nebenwirkungen auf den bekannten Datenpool:
- Bisher gibt es außer für Fluoxetin, bei Jugendlichen auch für (Es-)Citalopram, keinen überzeugenden Wirknachweis für die SSRI
- Das Risiko von Suizidgedanken ist bei Jugendlichen tatsächlich (mit und ohne Medikation) erhöht, es scheint aber nach Metaanalysen weder durch SSRI deutlich erhöht noch verringert zu sein
- Es sind keine vollendeten Suizide aufgrund einer SSRI-Therapie nachzuweisen

### Fluoxetin
- Für Minderjährige ab 8 Jahre in Europa zugelassen
- Es besteht hinreichende Sicherheit für die Wirksamkeit von Fluoxetin
- Aktuell scheint dies die einzige evidenzbasierte pharmakotherapeutische Option bei depressiven Minderjährigen zu sein
- Dennoch gibt es auch Hinweise, dass Es-Citalopram effektiv ist, auch wenn das Evidenzniveau nicht erreicht wird (aufgrund fehlender Studien)

### Besonderheit „behavioral toxicity" bei Minderjährigen

In der Analyse aller publizierten Studien mit SSRI bei Minderjährigen finden sich deutliche altersspezifische Unterschiede im Nebenwirkungsspektrum:
- Müdigkeit: als Nebenwirkung bei Kindern weniger häufig als bei Jugendlichen oder Erwachsenen
- Erbrechen: bei Kindern deutlich häufiger als bei Jugendlichen oder Erwachsenen
- Aktivierung: als gefürchtete Nebenwirkung bei Kindern 2- bis 3-mal häufiger als bei Jugendlichen; bei Erwachsenen am seltensten

> **❗ Cave**
> Für das Kindes- und Jugendalter scheint es also eine spezifische Nebenwirkung im Sinne einer „behavioral toxicity" zu geben, die so bei Erwachsenen nicht

beobachtbar ist. Damit ist eine vermehrte Aktivierung des Patienten gemeint, die einen Zusammenhang mit suizidalen Gedanken und Verhalten haben kann. Neuere Studien relativieren dieses Risiko insofern, als bei Jugendlichen ohnehin gehäuft solche Gedanken auftreten und ein Effekt von SSRI auf diese Gedanken weder im positiven Sinn (Reduktion der Gedanken) noch im negativen Sinn (gehäuftes Auftreten) nachweisbar zu sein scheint.

- Für die SSRI über alle Studien:
  - relatives Risiko für Suizidalität bisher bei 1,95 (95-%-Konfidenzintervall 1,28–2,98)
  - Risiko für parasuizidale Handlungen und Suizidgedanken bei 1,90 bzw. 1,74 (1,00–3,63 bzw. 1,06–2,86)
- Die Erfassung des Phänomens suizidaler Gedanken und Suizidalität in den Studien ist kritisch zu hinterfragen
- Die Verwendung des Surrogatmarkers Suizidalität für vollendete Suizide durch die amerikanische Zulassungsbehörde FDA bei ihrer Reanalyse wurde kritisiert
- Neuere Metaanalysen replizieren zwar die Befunde, beziehen aber keine neuen Daten ein

### Epidemiologische Untersuchungen zum Verordnungsverhalten

Es wurden deutliche Unterschiede im Verordnungsverhalten bei Antidepressiva in den USA, Europa und Deutschland aufgezeigt.

- In Deutschland:
  - Im internationalen Vergleich werden insgesamt weniger Antidepressiva an Minderjährige verordnet als etwa in den USA oder den Niederlanden
  - Inzwischen zeigt sich in Deutschland ein evidenzbasiertes Verordnungsverhalten
- Eine Vielzahl der mit Antidepressiva behandelten Kinder und Jugendlichen in Deutschland scheint tatsächlich eine Kombinationstherapie mit Psychotherapie zu erhalten
- Hinweise aus anderen Ländern: Wenn Minderjährige nicht von Fachärzten für KJP behandelt werden, zeigt sich ein wenig evidenzbasiertes Verordnungsmuster

### Substanzgruppen

- **SSRI:** Fluoxetin; als 2. Wahl: Escitalopram, Sertralin, Citalopram
- **Trizyklische Antidepressiva (TZA):** kein Wirknachweis, Gefahr von Nebenwirkungen höher und Möglichkeit der letalen Dosis bei Einnahme mit suizidaler Absicht
- **Johanniskrautpräparate:** für leichte bis mittelschwere depressive Episoden, Wirknachweis bisher bei Kindern nicht ausreichend belegt

> **Praxistipp**
>
> Bei Verordnung von Johanniskrautpräparaten ist darauf zu achten, dass das Präparat eine standardisierte Zusammensetzung garantiert.

- **Benzodiazepine und Antipsychotika:** Für die im Rahmen einer Depression möglichen suizidalen Krisen können Benzodiazepine oder aber niederpotente Antipsychotika indiziert sein; Studien hierzu sind nicht vorhanden
- Bei sachgerechter Anwendung ist die Gefahr der Abhängigkeitsentwicklung bei Benzodiazepinen beherrschbar; in der Literatur wird eine mögliche paradoxe Wirkung bei Minderjährigen beschrieben, die klinisch aber eher selten zu beobachten ist
- Bei schweren depressiven Störungen können Antipsychotika zur Lösung von schweren Denkstörungen und wahnhaften Symptomen notwendig und ggf. auch zur Stimmungsstabilisierung hilfreich sein
- Auch die Depression im Rahmen schizophrener Erkrankungen und die wahnhafte Depression, die im Kindes- und Jugendalter eher selten ist, benötigen ein anderes pharmakotherapeutisches Vorgehen als die unipolare Depression: Der Einsatz von Antipsychotika ist in solchen Fällen (meist) notwendig; für ein eine schwere Depression begleitendes Wahngeschehen empfiehlt etwa die NICE Guideline den Einsatz von Antipsychotika

- **Weitere Maßnahmen und Hilfen**
- Schlafhygienische Maßnahmen können ein wichtiger Baustein der antidepressiven Therapie sein
- Lichttherapie hat bei Erwachsenen Effekte gezeigt, bei Minderjährigen laufen derzeit Studien. Vermutlich wirkt Lichttherapie auch über die Verbesserung des Schlafes. Bei Lichttherapie ist es wichtig den Chronotyp zu bestimmen, um die Lichtbrille/-quelle zeitgerecht zu applizieren
- Auch aktivierende Maßnahmen wie Sport, Bewegung im Licht etc. scheinen zumindest kleine Effekte bei MDD zu haben
- **Sozialtherapeutische Maßnahmen** wie Hilfen über das SGB VIII, je nach Ursache und Belastungsfaktoren, z. B.
    - aktivierende Maßnahmen, die Außenkontakte fördern oder den Alltag strukturieren oder die soziale Kompetenz weiter fördern
    - Familieninterventionen bei chronischen familiären Streit- oder Konfliktsituationen
- Scheidungsgruppen können Kindern helfen, die im Rahmen der Trennung ihrer Eltern eine depressive Symptomatik aufweisen, um Peergroup-Erfahrungen zu machen und zu einem besseren Coping gegenüber ihrer belastenden Situation zu gelangen
- Ähnliche Gruppen gibt es auch für Kinder suchtkranker oder psychisch kranker Eltern
    - Die Schule ist bei einer Über- oder Unterforderungssymptomatik ein wichtiger Ansatzpunkt, um chronische Belastungsfaktoren zu eliminieren

- **Auszug aus der ärztlichen Stellungnahme nach § 35a SGB VIII**

Die Patientin Larissa und die Sorgeberechtigten lehnten eine Hilfe durch das Jugendamt ab. Aus ärztlicher Sicht hätte die Stellungnahme wie folgt ausgesehen:

Aus ärztlicher Sicht ergeben sich Defizite in der Teilhabe in den Bereichen Freizeit sowie der Familie. In der Schule und Freizeit fehlen ihr angemessene soziale Kontakte und die Fähigkeiten, solche zu knüpfen. Aus ärztlicher Sicht bedarf Larissa einer engen Unterstützung in der Selbstständigkeits- und Persönlichkeitsentwicklung. Diese Unterstützung erfährt sie nicht in adäquater Weise in ihrem familiären Umfeld, da es hier zahlreiche Spannungen gibt, die Eltern wenig Verständnis für ihre Bedürfnisse haben bzw. auch wenig Ressourcen, diese zu berücksichtigen. Die Zukunftsplanung der Mutter ist vor allem auf den neuen Partner bezogen. Zudem wird Larissa nicht hinsichtlich ihrer Vermeidungsstrategien (Ängste) ausreichend strukturiert, sodass eine Gefahr für einen neuerlichen sozialen Rückzug besteht. Um eine weitere Zuspitzung der Problematik und eine Chronifizierung zu verhindern und ihre Ressourcen (IQ von 110) angemessen zu fördern, benötigt sie aus unserer Sicht einen eng strukturierenden Rahmen mit aktivierenden Elementen.

**▪▪ Empfehlung**
Aufgrund der Stärke der Störung und der Chronizität zusätzlich zu einer ambulanten Psychotherapie und Fortführung der antidepressiven Medikation intensive Maßnahmen, die eine Autonomieentwicklung und Strukturierung in ihrem Alltag ermöglichen.

Eine mögliche Maßnahme, die aufgrund der sozialpädagogischen Diagnostik federführend durch das Jugendamt entschieden würde, wäre z. B., bei Larissa an die Integration in eine sozialpädagogische Wohngruppe zu denken.

Schema zur Erfassung der Teilhabebeeinträchtigung im Fall von Larissa ◘ Abb. 15.1.

**▪▪ Kurzarztbrief**
Larissa wurde von XX bis YY stationär aufgrund suizidaler Äußerungen im familiären Rahmen, einer mittelgradig depressiven Episode (ICD-10 F32.2) sowie einem seit einigen Monaten bestehenden massiven sozialen Rückzug behandelt. Eine ambulante Vorbehandlung erbrachte keine Verbesserung. Die Symptomatik begann schleichend und besteht seit ca. 2,5 Jahren.

Psychopathologie: Orientiert zu allen Qualitäten, im Kontakt eingeschränkt zugewandt und verschlossen, Konzentration reduziert, motorisch verlangsamt, affektiv her-

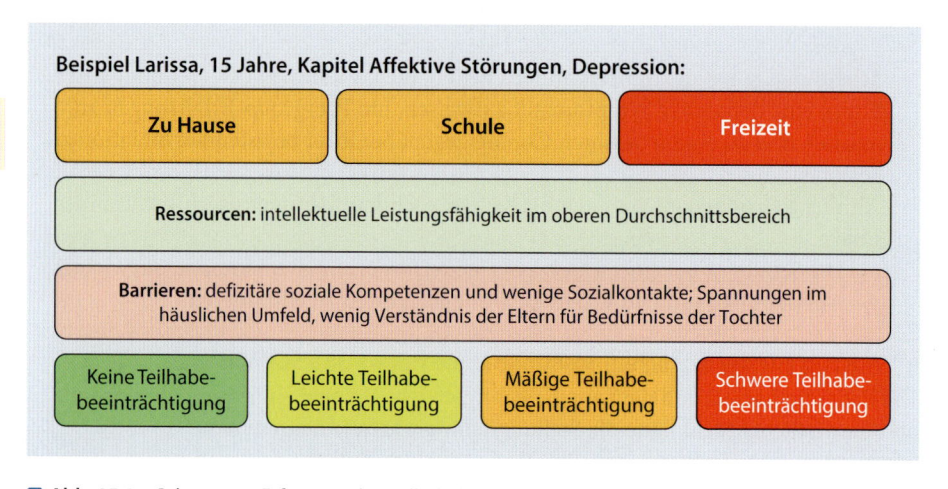

◘ **Abb. 15.1** Schema zur Erfassung der Teilhabebeeinträchtigung im Fall von Larissa

abgestimmt mit Traurigkeit, Weinen, Antriebslosigkeit, Interessenverlust, sozialem Rückzug, Grübeln und Gedankenkreisen (Wertlosigkeitsgefühle), wiederholte Suizidgedanken zu Beginn der Behandlung. Kein Anhalt für Zwänge. Sozial ängstlich bei reduzierten Sozialkompetenzen, sonst keine Ängste. Kein Anhalt für Halluzinationen oder wahnhaftes Geschehen. Kein Substanzabusus.

In der Diagnostik bestätigte sich die depressive Störung (CDRS-R-Score: 52; BDI-II-Score: 27). Intelligenz im Normbereich (Gesamt-IQ 108 bei homogenem Profil im WISC-V).

Es erfolgte eine psycho- und milieutherapeutische Behandlung mittels Tagesstrukturierung mit begleitenden Gesprächen sowie Aktivitätenaufbau, Verhaltensanalysen, Verbesserung der Emotionswahrnehmung und Aufbau eines individuellen Erklärungsmodells zur Entstehung ihrer Schwierigkeiten. Aufgrund der bereits lange bestehenden Symptomatik mit deutlicher Funktionseinschränkung (Schulbesuch nicht mehr regelmäßig, nicht erfolgte Besserung in der ambulanten Therapie) wurde eine medikamentöse Behandlung mit Fluoxetin (für eine Woche 10 mg/Tag, dann 20 mg/Tag) begonnen. Es zeigte sich darunter eine Verbesserung des Antriebs und Stimmungsaufhellung. Nebenwirkungen traten keine auf. Insgesamt verbesserte sich die Symptomatik deutlich, sodass eine ambulante Weiterbehandlung möglich ist.

Weiterhin bestehen Probleme in der Beziehung zur Mutter, die Stabilität im Alltag ist noch fragil und bedarf weiterer Unterstützung, damit kein Rückfall in pathologische Muster (Rückzug, Vernachlässigung von Aktivitäten) erfolgt. Dysfunktionale Gedanken bestehen weiterhin.

Die Patientin und ihre Sorgeberechtigten entschieden und lehnten nach Beratung durch unseren Sozialdienst ambulante Hilfsmaßnahmen im Rahmen des SGB VIII ab. Die Weiterbehandlung erfolgt in unserer Institutsambulanz (Kontrolle der Medikation: Fortführung bis ca. 6 Monate nach Remission der Symptomatik) und bis eine ambulante Psychotherapie gefunden ist.

Entlassmedikation: Fluoxetin Tbl. 20 mg: 0-0-1

## 15.2 Manie und bipolare Störung

### Fallbeispiel

Der 16-jährige Tom wird notfallmäßig von seinen Eltern vorgestellt, da er wirr rede, unheimlich getrieben wirke, voller Bewegungsdrang sei und nicht mehr schlafe. Auf Begrenzung reagiere er aggressiv, die Eltern kennten ihren Sohn so überhaupt nicht. Zur Vorgeschichte wird geschildert, er habe sich die letzten Wochen etwas verändert, es habe eine starke Aktivitätszunahme gegeben, insbesondere nachts, er habe immer mehr E-Gitarre gespielt, auch deutlich weniger bis gar nicht mehr geschlafen. Am Essen habe er nicht mehr teilgenommen. Jetzt erzähle er nur noch von der Musik in seinem Kopf, ein sinnvolles Gespräch sei mit ihm nicht möglich. Ihr Sohn kiffe wohl ab und zu, aber nur am Wochenende auf Partys und nicht jedes. Die Eltern sind sehr besorgt, ob es damit zusammenhängen könne.

Psychopathologisch imponiert eine starke Anspannung und Getriebenheit. Im Gespräch ist Tom gedankenflüchtig, inkohärent. Er gibt an, „in Musik denken zu können". Er denke Töne. Er sei außerdem Jimi Hendrix. Rechenoperationen oder Satzergänzungen gelingen ihm nicht. Er wirkt läppisch und macht sich über den Untersucher lustig. Bei Einschränkung der Bewegungsfreiheit oder dem Thema einer möglichen Behandlung reagiert er gereizt. Er müsse nicht mehr schlafen, meint er auf das Angebot einer Behandlung mit Medikation. Entsprechend dem Störungsbild zeigte Tom keine Einsicht in seine Symptomatik und lehnte den Vorschlag einer stationären Therapie bzw. einer medikamentösen Behandlung ab.

Familienanamnese: Bisher gut integrierter Gymnasiast mit guten Leistungen. Er sei immer bedächtig und bisweilen introvertiert gewesen. Die Eltern berichten über ein Ereignis, bei dem ihm Handy und Geld von anderen (nicht bekannten) Jugendlichen geklaut worden sei, was ihn sehr beschäftigt habe, da er sehr auf Gerechtigkeit bedacht sei. Musikalisch begabt. In der Familie ist mütterlicherseits eine Angststörung bekannt (braucht Begleitung, um aus dem Haus zu gehen). Ansonsten keine Auffälligkeiten.

Tom wurde notfallmäßig aufgenommen, da er nicht freiwillig bleiben wollte nach § 1631b BGB. Differenzialdiagnostisch war anfangs nicht klar, ob es sich um eine Erkrankung aus dem Kreis der schizophrenen Psychosen oder eine bipolare Erkrankung handelt.

Im Verlauf war psychomotorisch zuerst eine hohe Erregbarkeit mit Gedankenflucht und schneller Gereiztheit zu erkennen. Diese Symptomatik wechselte aber immer mehr in eine starke Hemmung, die katatonanmutete. Der Antrieb war dann deutlich reduziert. Behandelt wurde anfänglich zur Reduzierung des gesteigerten Antriebs und zur Schlafanstoßung mit einem Benzodiazepin. Gleichzeitig wurde ein atypisches Antipsychotikum aufdosiert. Darunter deutliche Normalisierung des Antriebs, der Gedankengang ordnete sich und bizarr anmutende Gedankeninhalte verschwanden. Dann jedoch nach 3 Wochen Wechsel in eine schwere depressive Episode mit psychotischen Symptomen wie Depersonalisationsphänomenen, Schuldwahn und ausgeprägten katatonen Symptomen. Hierbei war Tom im Antrieb reduziert, seine Gedanken kreisten darum, ob er aufgrund seines (wenige Male unternommenen) Kiffens schuld sei an der Erkrankung, dass er nichts mehr fühle und nie wieder etwas fühlen werde etc. Er musste engmaschig motiviert werden, einen Tagesrhythmus einzuhalten, und selbst Gitarrespielen machte ihm keinen Spaß. Er lag die meiste Zeit im Bett. Das Antwortverhalten war deutlich verlangsamt und Gespräche fielen ihm schwer. Deshalb wurde zusätzlich mit Lamotrigin behandelt, worunter sich die depressive Symptomatik besserte.

Anfangs wurde im Rahmen des mehr als 4 Monate dauernden Aufenthalts mit ihm überwiegend stabilisierend gearbeitet, im Weiteren erfolgten eine ausführliche Psychoedukation und die Behandlung der depressiven Symptome im Sinne einer kognitiv-verhaltenstherapeutischen Behandlung. Vor allem wurde auch mit den Eltern, die stark verunsichert waren, wie sie am besten mit ihrem Sohn umgehen sollten, gearbeitet. Zum Zeitpunkt der Entlassung war er deutlich stabilisiert, die Stimmung war ausgeglichen, er konnte die Schule wieder besuchen.

### ▪ Epidemiologie
- Vor dem 10. Lebensjahr äußerst selten: Prävalenz 0,3–0,5 %
- Im Jugendalter werden Prävalenzzahlen von ca. 1 % genannt

- Verlaufsuntersuchungen zeigen, dass im Jugendalter depressive Symptome (oft gemeinsam mit Substanzabusus) gehäuft vor dem Erstauftreten einer Manie in der Adoleszenz zu finden sind
- In den USA wird seit ca. einer Dekade vermehrt die Diagnose „Childhood Bipolar" auch bei Kindern gestellt; diese Diagnosen haben aber – inzwischen durch Studien gut belegt – weder in der Symptomatik noch im Verlauf etwas mit den klassischen bipolaren Störungen zu tun
- Für das Erwachsenenalter wird eine Prävalenzrate von 1–2,5 % angenommen

### Symptomatik und Klassifikation einer Manie und von bipolaren Störungen

**Manie**
- Symptomkomplex, der vereinfachend oft als das „Gegenteil" der Depression gesehen wird, was sich aber bei Betrachtung der Symptome als nicht vollkommen zutreffend erweist:
  - Gehobene Stimmung ist ein Kriterium, das aber nicht immer als Euphorie oder gar Glücklichsein beobachtet wird
  - Häufiger ist eine gereizte Grundstimmung
- Psychopathologisch wird die Hypomanie unterschieden, die weniger klar die Symptome einer Manie zeigt
- Diese fällt im Bereich des Kindes- und Jugendalters epidemiologisch nicht allzu stark ins Gewicht und ist eher als Stimmungslage bei anderen Erkrankungen, etwa Persönlichkeitsstörungen (▶ Kap. 23) oder Schizophrenien (▶ Kap. 14) zu beobachten

> **Praxistipp**
>
> Besonderheiten im Kindes- und Jugendalter: Irritierbarkeit, emotionale Labilität, gesteigerte Aktivität und gefährliche Verhaltensweisen sind häufiger als die – klassischerweise bei Erwachsenen anzutreffende – gehobene Stimmung.

**Kernsymptomatik** einer Manie:
- Gesteigerte Aktivität und motorische Ruhelosigkeit
- Gesteigerte Gesprächigkeit, Rededrang
- Ideenflucht/Gedankenrasen
- Verlust normaler sozialer Hemmungen, altersinadäquate Kritiklosigkeit
- Vermindertes Schlafbedürfnis
- Überhöhte Selbsteinschätzung
- Erhöhte Ablenkbarkeit/dauernder Wechsel von Tätigkeiten
- Leichtsinniges/tollkühnes Verhalten
- Gesteigerte Libido
- Ggf. Halluzinationen und Wahn (Größenwahn)

**Bipolare Störung**
- Charakterisiert durch das Auftreten sowohl depressiver als auch manischer oder hypomanischer Phasen
- Diskutiert wird, ob bei Minderjährigen sog. „Rapid Cycler", das heißt Patienten, bei denen die Stimmung rasch wechselt (bis hin zu Wechseln innerhalb eines Tages), häufiger sind; jedoch gibt es hierzu keine belastbaren epidemiologischen Daten

**Diagnostisches Kennzeichen** für das Vorliegen einer bipolaren Störung nach ICD-10:
- Eine manische Episode oder eine gemischten Episode, mit mindestens einer vorangegangenen affektiven Episode ist aufgetreten, oder
- eine depressive Episode mit mindestens einer vergangenen manischen oder gemischten Episode ist aufgetreten, oder
- der gegenwärtige Zustand erfüllt nicht die Kriterien für eine affektive Störung; in der Anamnese findet sich aber wenigstens eine eindeutig belegte hypomane, manische oder gemischte affektive Episode und zusätzlich mindestens eine andere affektive Episode

Störungsbild einer bipolaren Störung im Kindesalter:
- Die vermehrten Diagnosen „Childhood Bipolar" in den USA ab den 2000er-Jahren haben zu intensiver Forschung am NIMH geführt
- Es hat sich bestätigt, dass diese Kinder weder die Kriterien für eine bipolare Störung erfüllen noch im Langzeitverlauf ein erhöhtes Risiko für eine bipolare Störung haben
- Tatsächlich findet sich bei Kindern die Kombination von gereizter Stimmung, Impulsivität und Unglücklichsein. Dies wurde als neue Kategorie in das DSM-5 aufgenommen

> **Praxistipp**
>
> Inzwischen ist gut belegt, dass „Childhood Bipolar" keine Verbindung zur bipolaren Störung des Jugend- bzw. Erwachsenenalters hat. Vielmehr gibt es im DSM-5 eine neue Kategorie („Disruptive Mood Dysregulation Disorder", DMDD), die diese Kinder gut kennzeichnet. In der ICD-11 wird dieses Verhalten dann bei den oppositionellen Störungen klassifiziert werden können. Publikationen, die den Begriff „Childhood Bipolar" verwenden, sollten deshalb kritisch geprüft werden, auf welche Population sie sich beziehen.

- Das Auftreten erster Phasen bipolarer oder manischer Erkrankungen findet sich ab dem Jugendalter
- Differenzialdiagnostisch ist vor allem eine erstmals auftretende Manie oft schwer von schizophrenen Störungsbildern zu unterscheiden, zumal die Auswirkungen der Erkrankung auf das Sozialverhalten den unspezifischen Prodromalsymptomen der Schizophrenie ähneln können
- Grundsätzlich nähert sich die typischerweise zu beobachtende Symptomatik bei Jugendlichen der im Erwachsenenalter anzutreffenden Symptomatik an

## Formen und Unterschiede zwischen Klassifikationssystemen: ICD-10 vs. DSM-5 und ICD-11

Wie schon zwischen ICD-10 und DSM-IV gibt es auch zum DSM-5 einige essenzielle Unterschiede: Diese betreffen den Zeitpunkt, ab wann eine Diagnose gestellt werden kann, aber auch die Ausprägung. Die ICD-11 wird sich dem DSM-5 annähern.

### DSM-5
- Bipolar-I: Mindestens eine manische oder gemischte Episode liegt vor; es kann also eine Störung bereits bei der ersten Episode diagnostiziert werden
- Bipolar-II: Mindestens eine depressive und eine hypomane Episode sind aufgetreten; es darf keine manische Episode aufgetreten sein
- Auftreten (hypo)maner und depressiver Symptome können als Zusatzkodierung angegeben werden
- Specifier:
  - ängstliche Anspannung
  - psychotische Merkmale
  - leicht, mittel, schwer
  - in Teilremission, in Remission
  - „Rapid Cycling" (4 Episoden in den letzten 12 Monaten)

### ICD-11
- Ähnliche Einteilung wie DSM-5 mit Bipolar I und II; daneben die Sonderformen zyklothyme Störung und die beiden Restkategorien „andere" und „unspezifizierte Störung".
- Hinsichtlich der Symptome, Dauer etc. scheinen keine größeren Unterschiede zwischen ICD-11 und DSM-5 in der Zukunft zu bestehen

### ICD-10
#### Manische Störungen
- Hypomanie (F30.0): geringere Intensität der Symptome und Beeinträchtigung der Lebensführung
- Manie (F30.1): deutlich abnormes Ausmaß der Symptomatik und schwere Störung der Lebensführung
- Manie mit psychotischen Symptomen (F30.2): innerhalb der manischen Phase treten synthyme (F30.20) oder parathyme (F30.21) psychotische Symptome auf

#### Bipolare Störungen
- Einteilung aufgrund des gegenwärtigen Zustandsbilds danach, welche Symptomatik aktuell im Vordergrund steht bzw. ob die Störung remittiert ist
- Dabei werden bisher aufgetretene Episoden beachtet
- **Sonderfall Zyklothymie** (F34.0): Analog zur Dysthymie definiert als andauernde Instabilität der Stimmung mit zahlreichen Perioden von Depression und leicht gehobener Stimmung (Hypomanie), von denen aber keine ausreichend schwer und anhaltend genug ist, um die Kriterien für eine andere oben genannte bipolare oder manische Störung zu erfüllen

### Auswirkungen Teilhabe
- Bipolare Störungen gehören zu den schweren psychischen Erkrankungen mit der Gefahr einer lebenslangen und wiederkehrenden Beeinträchtigung
- Die schulische Entwicklung kann nachhaltig gestört sein
- Insbesondere durch die manischen Erkrankungssymptome bedingte Folgen (Abbruch der Schule/Ausbildung, Substanzabusus, Verschuldung etc.) können in der sensiblen Phase des Übergangs zum Erwachsenenalter mit vielen Entwicklungsherausforderungen nachhaltig die Teilhabe beeinträchtigen

### Ätiologie
- Offenbar hohes genetisches Risiko, da familiäre Häufung
- Genaue Mechanismen unbekannt
- Beteiligung von Transmittersystemen:
  - GABAerges
  - glutamaterges
  - serotonerges
  - dopaminerges System
- Forschung z. B. zum Polymorphismus des CLOCK-Gens, neueste Ergebnisse aufgrund genomweiter Assoziationsstudien z. B. zu rs1006737, das mit dem Auftreten von bipolaren Störungen stark assoziiert sein soll (CACNA1C-Gen: Kalziumkanäle)
- Konnektivität Amygdala und ventraler präfrontaler Kortex (vPFC) verändert
- Vor allem in den Monaten vor Ausbruch der Erkrankung findet sich eine hohe Rate an Stressoren

> **! Cave**
> Es muss an Intoxikationen mit Pharmaka oder/und Drogen gedacht werden!

### Komorbiditäten
- Generell beschreibt die Störung durch die Kombination von Depression und Manie schon die klassische Komorbidität
- Aufgrund der Manie können Substanzabusus oder Verhalten, das wie eine Störung des Sozialverhaltens erscheint, auftreten

> **! Cave**
> Gehäuftes Auftreten von Suizidalität bei bipolar Erkrankten!

- Die in den USA gebräuchliche Störung „Childhood Bipolar" (ähnlich zu ADHS mit Störung des Sozialverhaltens) zeigt nach derzeitigem Studienstand keine erhöhte Gefahr für eine bipolare Störung im Erwachsenenalter

### Diagnostik
- Ähnlich wie bei der Depression sind Exploration, Anamnese und hier vor allem auch die Fremdanamnese essenziell
- Bei der Fremdanamnese sind vor allem auch Verhaltensweisen wie exzessives Geldausgeben, Schlafverminderung, Umtriebigkeit etc. zu erfragen, da der Patient dies selbst in der akuten Krankheitsphase u. U. nicht als auffällig wahrnimmt
- Wahnvorstellungen sollten sehr gezielt exploriert werden

## ❓ Hilfreiche Fragen

An den Jugendlichen:
- Bist du in letzter Zeit viel besser drauf als sonst oder sehr aufgekratzt und überdreht?
- Hast du dich ganz besonders albern verhalten, sodass z. B. deine Freunde dich darauf angesprochen haben?
- Hast du ohne Unterlass geredet oder gequasselt?
- Warst du sehr gereizt?
- Hast du das Gefühl, alles fällt dir viel leichter als früher und du kannst viel mehr oder alles schaffen (in viel weniger Zeit)?
- Schläfst du viel weniger und fühlst dich trotzdem sehr fit? Wie lange?
- Hat sich dein Schlafrhythmus verschoben, gehst du viel später ins Bett, weil du aufgedreht bist oder fast immer wach und fit?
- Hast du das Gefühl, dass deine Gedanken manchmal so schnell sind, dass du oder andere gar nicht mehr mitkommen, dass die Gedanken rasen?
- Oder ist es so, dass du den Faden verlierst?
- Waren so viele Gedanken da, dass du es schon seltsam fandest?

An die Eltern:
- Seit wann hat sich das Verhalten Ihres Kindes verändert?
- Hat sich der Tag-Nacht-Rhythmus verändert?
- Hat Ihr Kind viel Geld ausgegeben?
- Gibt es eine bipolare Erkrankung in der Familie?
- Gab es besondere Ereignisse/Stress etc. in der vergangenen Zeit?

### ▪▪ Psychologische Diagnostik

- Strukturierte Interviews wie K-SADS können bei der Diagnostik helfen
- Fragebogen: z. B. „Young Mania Rating Scale" (YMRS). Diese ist weniger ein diagnostisches Instrument sondern kann der Verlaufsmessung der Erkrankung bei der Behandlung dienen

### ▪▪ Diagnostik zum Ausschluss der Diagnose bzw. vor Einleitung der Therapie

- Sorgfältige Medikamenten- (Antidepressiva, Kortison) und Drogen-/Substanzabusus-Anamnese
- Labor inkl. Schilddrüsen- und Entzündungsparameter
- Drogenscreening
- Atem-/Blutalkohol (im akuten Zustand)
- Schwangerschaftstest
- Untersuchung auf Geschlechtskrankheiten (bei Hinweis auf wechselnde Sexualpartner; **Cave:** Einwilligung!)
- EEG
- MRT (zum Ausschluss entzündlicher Erkrankungen und von Neoplasien)
- EKG
- Weiterführende Diagnostik wie Liquordiagnostik etc. nach klinischen Ergebnissen

#### Differenzialdiagnostik
- Schizophrene Störungen
- Ausgeprägte Formen einer ADHS
- Drogenintoxikation
- Somatische Erkrankungen/organische Störungen wie Schilddrüsenüberfunktionen
- Aber auch: entzündliche Gehirnerkrankungen, Neoplasien, Delir etc.

### Therapie
Die Therapie einer manischen Störung besteht aus pharmakologischen, psychotherapeutisch-psychoedukativen, soziotherapeutischen und milieutherapeutischen Elementen.
- Der Pharmakotherapie (s. unten) kommt dabei – im Gegensatz zur Depression – eine deutlich stärkere Bedeutung zu
- Oftmals sind psychoedukative oder psychotherapeutische Maßnahmen ohne eine Medikation gar nicht möglich
- Stationäre Therapie bei Erstmanifestation von manischen und bipolaren Störungen ist angezeigt:
  - zur genauen Differenzialdiagnose
  - aufgrund der Schwere der Symptomatik
  - zur Einleitung der medikamentösen Therapie zumindest zu Beginn oft unumgänglich

> **Praxistipp**
>
> **Besonderheit:** Es kann notwendig sein, den Patienten gegen seinen Willen zu behandeln, da oft das Krankheitsverständnis und die Einsicht in die Erkrankung fehlen. Manche Patienten fühlen sich mit der gehobenen Stimmung und dem gesteigerten Antrieb sehr wohl, die kritische Eigenreflexion fehlt aufgrund der Erkrankung. Es ist dann eine Abwägung vorzunehmen, inwieweit eine Eigengefährdung ohne eine (zwangsweise durchgeführte) Behandlung vorliegt (Schulden, Schulkarriere, Drogenkonsum, wechselnde Sexualkontakte).

#### Psychotherapie
- In der Erstmanifestation kommt es vor allem darauf an,
  - das Krankheitsverständnis aufzubauen
  - die Introspektion zu erhöhen
  - etwaige depressive oder auch suizidale Krisen im Verlauf der Besserung der Manie aufzufangen
- Therapieschritte:
  - Aufbau einer vertrauensvollen Beziehung
  - behutsame Konfrontation des Patienten mit der Realität
  - Durchführung von Entspannungs-, Ruhe- und Konzentrationsübungen
  - Wichtig: auch soziale Situationen, in denen das Verhalten des Patienten problematisch ist, besprechen

Affektive Störungen: Major Depression, Manie und bipolare …

- Psychoedukativ sollte gesprochen werden über mögliche Symptome, Auswirkungen, Risikofaktoren und Frühwarnzeichen, aber auch über Vor- und Nachteile der Medikation
- Gerade bei Jugendlichen sollte auch die Bedeutung der Erkrankung für das weitere Leben und Themen wie Sexualität und Partnerschaft, was wird anderen über die Erkrankung erzählt, Berufswahl etc. besprochen werden.

### Elternarbeit
- Die Einbeziehung der Familie ist essenziell bei:
  - dem Aufbau des Krankheitsverständnisses
  - der Erkennung von Frühzeichen
  - der gestuften Belastung und individuellen Festlegung der günstigen „Stressschwelle" im Alltag
- Eltern müssen über die Notwendigkeit der Medikation informiert werden
- Teilweise werden sie auch die Einnahme der Medikation mit überwachen müssen
- Die Aufklärung über die Prognose ist wichtig

### Pharmakotherapie (▶ Kap. 40)
- Zu unterscheiden sind:
  - Akuttherapie, in der die Sedierung im Vordergrund steht
  - unmittelbare Behandlung einer Erkrankungsphase
  - Rezidivprophylaxe
- Im **Akutfall** kann eine Sedierung des Patienten notwendig sein, bis die Behandlung mit Antipsychotika, Lithium oder Antikonvulsiva wirkt
- Hier ist eine Behandlung mit Benzodiazepinen und niederpotenten Antipsychotika möglich (z. B. Lorazepam 5–15 mg/Tag, Chlorprothixen: 20–60 mg/Tag)
- Generell ist die Datenlage zur medikamentösen Therapie bei Kindern und Jugendlichen äußerst unzureichend; für atypische Antipsychotika (SGA) bei Erwachsenen gute Datenlage
- Sowohl für Lithium als auch für Antikonvulsiva gibt es nur wenige aufgrund von klinischen Prüfungen gesicherte Daten für das Kindes- und Jugendalter
- Auch die Datenlage hinsichtlich der Medikation zur Vermeidung eines Rückfalls ist sehr limitiert und zudem in den Aussagen uneinheitlich
- Mögliche Wirkstoffe können Lithium, Antikonvulsiva, und (insbesondere atypische) Antipsychotika sein (▶ Kap. 40).

#### Sonderfall psychotische Symptome
- Um sowohl psychotische als auch manische Symptome zu behandeln, bietet sich die Behandlung mit Quetiapin oder Aripiprazol an
- Eine Kombination von Antikonvulsiva/Lithium und Antipsychotika ist möglich
- Zur Evidenz: ▶ Kap. 40
- Voruntersuchungen bei Antipsychotika: ▶ Kap. 40

> ⚠ **Cave**
> Das Risiko für ein malignes neuroleptisches Syndrom soll bei Kombinationstherapie mit Lithium erhöht sein.

- **Empfohlener Behandlungsalgorithmus**
- Beginn mit Benzodiazepinen, u. U. niederpotente Antipsychotika in erster Akutphase
- Als first line: atypisches Antipsychotikum mit möglichst geringem Potenzial für Gewichtszunahme
- Wenn keine Verbesserung: ggf. Wechsel auf anderes atypisches Antipsychotikum
- Wenn keine Verbesserung: Überlegung Antikonvulsivum, Kombination mit Lithium
- Bei starker depressiver Komponente nach der manischen Phase ggf. Lamotrigin

### Kurzarztbrief

Tom wurde von XX bis YY stationär aufgrund einer bipolar affektiven Störung (ICD-10 F31) behandelt. Der Patient wurde mit einer akuten manischen Symptomatik vorgestellt, im Verlauf zeigte sich während der Behandlung eine depressive Episode. Die Behandlung erfolgte anfangs gegen den Willen des Patienten nach § 1631b BGB, bereits nach 2 Wochen erfolgte die Behandlung freiwillig.

Psychopathologie: Nicht zu Zeit und Ort orientiert, im Kontakt sprunghaft und inadäquat distanzlos. Deutliche Reduktion der Konzentration. Motorisch getrieben und unruhig, im Antrieb gesteigert. Affektiv flach mit Größenerleben, Ideenflucht, Gedankenabrissen und anfänglich wahnhaft anmutenden Inhalten. Im Verlauf deutlich depressive Symptome mit Antriebslosigkeit, Traurigkeit, eingeschränkter affektiver Schwingungsfähigkeit, Grübeln. Kein Anhalt für Zwänge. Kein Substanzabusus, anamnestisch mehrmaliger, aber nicht regelmäßiger Konsum von Cannabis.

Differenzialdiagnostisch wurde eine schizophrene Erkrankung aufgrund der anfänglich wahnhaft anmutenden Gedankeninhalte erwogen. Der Verlauf und die unmittelbare Vorgeschichte deuteten aber auf eine bipolare Störung mit manischer Erstmanifestation hin.

Anfänglich erfolgte die medikamentöse Therapie mittels Benzodiazepinen (Diazepam 5 mg-0-5 mg). Zusätzlich wurde Aripiprazol bis auf 15 mg/Tag aufdosiert, darunter rasche Besserung der manischen Symptomatik. Die Dosis konnte bei gleichbleibender Wirksamkeit auf 7,5 mg reduziert werden. Im Verlauf auftretende depressive Symptome wurden mit Lamotrigin (wöchentliche Aufdosierung bis 75 mg behandelt). Es traten keine Nebenwirkungen im Rahmen der Medikation auf.

Psychotherapeutisch stand die Psychoedukation des Patienten und seiner Eltern, im Mittelpunkt, sowie Belastungserprobung und Krankheitsverarbeitung.

Der Patient konnte in gut gebessertem Zustand mit einer weiterhin leicht ausgeprägten depressiven Symptomatik nach Hause entlassen werden. Im Rahmen der Behandlung und nach Beratung durch unseren Sozialdienst waren zum Entlasszeitpunkt ambulante Hilfsmaßnahmen im Rahmen des SGB VIII nicht notwendig. Die Weiterbehandlung erfolgt in unserer Institutsambulanz (Kontrolle der Medikation).

Entlassmedikation:
- Aripiprazol: 7,5 mg: 0-0-1
- Lamotrigin: 75 mg: 1-0-1

## Weiterführende Literatur

Cipriani A, Zhou X, Del Giovane C, Hetrick SE, Qin B, Whittington C, Coghill D, Zhang Y, Hazell P, Leucht S, Cuijpers P, Pu J, Cohen D, Ravindran AV, Liu Y, Michael KD, Yang L, Liu L, Xie P (2016) Comparative efficacy and tolerability of antidepressants for major depressive disorder in children and adolescents: a network meta-analysis. Lancet 388(10047):881–890. https://doi.org/10.1016/S0140-6736(16)30385-3

Cox GR, Callahan P, Churchill R, Hunot V, Merry SN, Parker AG, Hetrick SE (2014) Psychological therapies versus antidepressant medication, alone and in combination for depression in children and adolescents. Cochrane Database Syst Rev (11):CD008324. https://doi.org/10.1002/14651858.CD008324.pub3

Goodyer IM, Reynolds S, Barrett B, Byford S, Dubicka B, Hill J, Holland F, Kelvin R, Midgley N, Roberts C, Senior R, Target M, Widmer B, Wilkinson P, Fonagy P (2017) Cognitive-behavioural therapy and short-term psychoanalytic psychotherapy versus brief psychosocial intervention in adolescents with unipolar major depression (IMPACT): a multicentre, pragmatic, observer-blind, randomised controlled trial. Health Technol Assess 21(12):1–94

Goodyer IM, Dubicka B, Wilkinson P, Kelvin R, Roberts C, Byford S, Breen S, Ford C, Barrett B, Leech A, Rothwell J, White L, Harrington R (2008) A randomised controlled trial of cognitive behaviour therapy in adolescents with major depression treated by selective serotonin reuptake inhibitors. The ADAPT trial. Health Technol Assess 12(14):iii–iiv, ix–60

Legenbauer T, Kölch M (2020). Depressive Störungen bei Kindern und Jugendlichen, in: Jörg Fegert, Franz Resch, Paul Plener, Michael Kaess, Manfred Döpfner, Kerstin Konrad, Tanja Legenbauer (Hrsg). Psychiatrie und Psychotherapie des Kindes- und Jugendalters, Springer

March JS, Silva S, Petrycki S, Curry J, Wells K, Fairbank J, Burns B, Domino M, McNulty S, Vitiello B, Severe J (2007) The Treatment for Adolescents With Depression Study (TADS): long-term effectiveness and safety outcomes. Arch Gen Psychiatry 64(10):1132–1143

### Leitlinien

Behandlung von depressiven Störungen bei Kindern und Jugendlichen. www.awmf.org/uploads/tx_szleitlinien/028-043l_S3_Depressive_St%C3%B6rungen_bei_Kindern_Jugendlichen_2013-07-abgelaufen.pdf (wird zum Erscheinungsdatum aktualisiert sein)

S3-Leitlinie zur Diagnostik und Therapie Bipolarer Störungen. https://www.awmf.org/uploads/tx_szleitlinien/038-019l_S3_Bipolare_Stoerungen_2012-09-abgelaufen.pdf (wird zum Erscheinungsdatum aktualisiert sein)

# Tiefgreifende Entwicklungsstörungen

*Sabine Müller, Marc Allroggen und Jörg M. Fegert*

Weiterführende Literatur – 281

◻ Tab. 16.1.

**Tab. 16.1** Tiefgreifende Entwicklungsstörungen

| Erkrankung | Symptomatik | Therapiestrategie | Kodierungen in Klassifikationssystemen |
|---|---|---|---|
| Frühkindlicher Autismus | Gestörte Funktionsfähigkeit in den Bereichen soziale Interaktion und Kommunikation sowie eingeschränktes repetitives Verhalten; Manifestation der abnormen Entwicklung vor dem 3. Lebensjahr | Symptomorientiert: Psychotherapeutische, sozialintegrative und pharmakologische Maßnahmen sowie Frühförderung | ICD-10: F84.0 ICD-11: 6A02.2; 6A02.3; 6A02.4; 6A02.5 DSM-5: 299.00 |
| Atypischer Autismus | Entsprechend dem frühkindlichen Autismus, aber nicht alle Kriterien sind erfüllt | | ICD-10: F84.1 ICD-11: 6A02.0; 6A02.1 DSM-5: 299.00 |
| Asperger-Syndrom | Gestörte Funktionsfähigkeit in dem Bereich soziale Interaktion sowie repetitives Verhalten; Fehlen einer Sprachentwicklungsverzögerung | | ICD-10: F84.5 ICD-11: 6A02.0 DSM-5: 299.00 |
| Rett-Syndrom | Normale Entwicklung bis zum 6. Lebensmonat, Abnahme Kopfwachstum, rezeptive und expressive Sprachstörung, Verlust bereits erworbener zielgerichteter Handbewegungen, Auftreten stereotyper Handbewegungen | | ICD-10: F84.2 ICD-11: LD90.4 DSM-5: 299.0 (nur wenn Kriterien einer „Autism Spectrum Disorder" [ASD] erfüllt, s. unten) |
| Sonstige desintegrative Störung des Kindesalters | Unauffällige Entwicklung bis zum Alter von 2 Jahren, Verlust bereits erworbener Fertigkeiten, qualitativ auffälliges soziales Verhalten | | ICD-10: F84.3 ICD-11: DSM-5: 2 na 99.0 |
| Überaktive Störung mit Intelligenzminderung und Bewegungsstereotypien | Motorische Überaktivität, stereotypes Verhalten, IQ < 50 | | ICD-10: F84.4 ICD-11: na DSM-5: na |

Tiefgreifende Entwicklungsstörungen

## Fallbeispiel

Der 5-jährige Alexander wird von seinen Eltern vorgestellt, weil er im Kindergarten kein Interesse an anderen Kindern zeige. Er spiele immer allein, in Gruppensituationen brauche er stets Anleitung von Erwachsenen. Bereits als Säugling sei er sehr ruhig gewesen und habe wenig Interesse an seiner Umgebung gezeigt. Die Sprachentwicklung sei verzögert gewesen, zum Vorstellungszeitpunkt spricht Alexander nur Zwei-Wort-Sätze. Er besuche den Lebenshilfekindergarten und erhalte seit 2 Jahren logopädische und ergotherapeutische Behandlung.

Im psychopathologischen Befund fällt auf, dass Alexander kaum Kontakt zum Untersucher aufnimmt. Die Sprache ist undeutlich, er spricht nur in Zwei-Wort-Sätzen, es findet sich eine Echolalie. An angebotenen Gegenständen (Stifte, Spielzeug) riecht Alexander zunächst, bevor er sie nimmt. Psychomotorisch ist er sehr unruhig. Von den Eltern werden ergänzend eine Unfähigkeit zu Rollenspielen, Probleme bei der Wahrnehmung von Gefühlen und die Notwendigkeit eines immer gleichen Tagesablaufs berichtet.

Die testpsychologische Untersuchung mittels ADI-R und ADOS bestätigt den klinischen Verdacht eines frühkindlichen Autismus (ICD10: F84.0). In der testpsychologischen Intelligenzdiagnostik zeigt sich zudem eine Intelligenz im Bereich einer leichten geistigen Behinderung. Die somatische Diagnostik ergibt keinen pathologischen Befund.

## ■ Epidemiologie

- Die Prävalenz des **frühkindlichen Autismus** liegt bei ca. 10 Fällen pro 10.000 Kindern und Jugendlichen. Das Geschlechterverhältnis zwischen männlichen und weiblichen Patienten beträgt 3–4:1
- Für den **atypischen Autismus** liegen keine zuverlässigen Daten zur Epidemiologie vor, obwohl davon ausgegangen werden kann, dass er etwas häufiger vorkommt als der frühkindliche Autismus
- Für das **Asperger-Syndrom** wird die Prävalenz mit 2–3 pro 10.000 Kinder im Schulalter angegeben. Hier liegt das Geschlechterverhältnis zwischen Jungen und Mädchen bei 8:1
- Für Autismus-Spektrum-Störungen wird bei Kindern die Prävalenz auf etwa 1–2 % geschätzt
- Die Zunahme der Prävalenz, die in den letzten Jahren beobachtet wird, hängt mit einem verbesserten Bewusstsein für die Störung bei Eltern und Betreuungspersonen, verbesserten diagnostischen Kenntnissen und der veränderten diagnostischen Einordnung (Autismus-Spektrum-Störung) zusammen, ggf. auch zu einem kleineren Anteil mit höherem Alter der Eltern bei Geburt des Kindes
- Das **Rett-Syndrom**, von dem ausschließlich Mädchen betroffen sind, und die **desintegrative Störung des Kindesalters**, die überwiegend Jungen betrifft, sind deutlich seltener (<1 pro 10.000 Kinder)

## Symptomatik und Klassifikation

### ■■ Formen und Unterschiede zwischen Klassifikationssystemen: ICD-10 vs. DSM-5 und ICD-11

#### ICD-10
**Tiefgreifende Entwicklungsstörungen** (F84) sind durch einen Beginn in der frühen Kindheit und durch eine Verzögerung der normalen Entwicklung des Kindes gekennzeichnet.

Unterschieden werden:
- der frühkindliche Autismus
- der atypische Autismus
- das Asperger-Syndrom
- das Rett-Syndrom
- die sonstige desintegrative Störung des Kindesalters (Dementia infantilis)
- die überaktive Störung mit Intelligenzminderung und Bewegungsstereotypien

#### DSM-5
Die **„Autism Spectrum Disorder"** (ASD, 299.00) ist den „Neurodevelopmental Disorders" zugeordnet.

Differenziert wird nach:
- Schweregrad der Beeinträchtigung hinsichtlich sozialer Kommunikation und restriktiven, repetitiven Verhaltensweisen (Neu: Hypo-/Hyperreagibilität)
- intellektuellen Fähigkeiten
- Sprachvermögen
- Assoziation mit bekannter körperlicher Erkrankung, genetischer oder Umweltbedingung (z. B. Fragiles-X-Syndrom, Epilepsie, fetales Alkoholsyndrom)
- Das Rett-Syndrom wird nur (zusätzlich zur Kodierung als genetische Erkrankung) als ASD diagnostiziert, wenn alle diagnostischen Kriterien der ASD erfüllt sind (häufig vorübergehende Episode)
- Assoziation mit einer anderen Störung der neuronalen oder mentalen Entwicklung bzw. Verhaltensstörung (z. B. Angststörung, nichtsuizidales selbstverletzendes Verhalten, ADHS, Tic-Störung u. a.)
- Vorhandensein oder Nichtvorhandensein einer Katatonie
- Im DSM-5 wird die Prävalenz der ASD mit mittlerweile 1 % der Bevölkerung angegeben. Diskutiert werden als Gründe für die steigenden Prävalenzzahlen die Erweiterung der Diagnosekriterien im Vergleich zu DSM-IV, vermehrte Wahrnehmung und Unterschiede in der Methodik von Studien sowie eine tatsächliche Zunahme der Prävalenz

#### ICD-11
Die **Autismus-Spektrum-Störung** (ASS, 6A02) ist wie im DSM-5 unter den Entwicklungsstörungen des Nervensystems eingeordnet.

Unterschieden werden:
- ASS ohne Störung der intellektuellen Entwicklung und mit milder oder fehlender Beeinträchtigung der sprachlichen Fähigkeiten (6A02.0)

- ASS mit Störung der intellektuellen Entwicklung und mit milder oder fehlender Beeinträchtigung der sprachlichen Fähigkeiten (6A02.1)
- ASS ohne Störung der intellektuellen Entwicklung und beeinträchtigten sprachlichen Fähigkeiten (6A02.2)
- ASS mit Störung der intellektuellen Entwicklung und beeinträchtigten sprachlichen Fähigkeiten (6A02.3)
- ASS ohne Störung der intellektuellen Entwicklung und fehlender funktionaler Sprache (6A02.4)
- ASS mit Störung der intellektuellen Entwicklung und fehlender funktionaler Sprache (6A02.5)
- Sonstige ASS, näher bezeichnet (6A02.Y)
- Sonstige ASS, nicht näher bezeichnet (6A02.Z)

**Auswirkungen Teilhabe**
- Insbesondere Betroffene mit intellektueller Beeinträchtigung und beeinträchtigten sprachlichen Fähigkeiten sind in der Teilhabe häufig massiv eingeschränkt und auf lebenslange Unterstützung angewiesen
- Durch frühe Diagnostik und individuelle Förderung lässt sich insbesondere bei IQ > 70 und guter Sprachentwicklung eine gute Teilhabe erreichen
- Die Betroffenen leiden häufig explizit unter der fehlenden sozialen Zugehörigkeit, obwohl sie die typischen Beeinträchtigungen in der sozialen Interaktion und Kommunikation zeigen
- Eine allzu frühe Festlegung auf einen Grad der Behinderung (GdB) kann problematisch sein, da im Laufe der Entwicklung noch deutliche Veränderungen möglich sind
- Mitarbeiter von Kostenträgern und Einrichtungen sowie Lehrer erlangen zunehmend Kenntnisse und Verständnis bezüglich der Störung
- Das Spektrum der möglichen Einschränkungen bei ASD ist vielfältig, weswegen es auf eine individuelle Anpassung von Hilfen ankommt. Die Diagnose allein sagt noch nichts über den Hilfebedarf aus

## ■ ■ Allgemeine Grundlagen
- Tiefgreifende Entwicklungsstörungen sind in der Regel genetisch bedingt und gekennzeichnet durch
    - qualitative Beeinträchtigungen der sozialen Interaktion und der Kommunikation sowie
    - ein eingeschränktes, stereotypes und sich wiederholendes Repertoire von Interessen und Aktivitäten
- Diese qualitativen Abweichungen sind ein grundlegendes und situationsübergreifendes Funktionsmerkmal bei den betroffenen Personen, können jedoch in ihrem Ausprägungsgrad variieren
- In den Klassifikationssystemen ICD-11 und DSM-5 wird primär nicht mehr zwischen kategorialen Autismusdiagnosen unterschieden, sondern anhand des Schweregrads, der Beeinträchtigung des Sprachvermögens sowie nach Vorliegen einer begleitenden intellektuellen Beeinträchtigung eingeteilt

- Bei autistischen Störungen wird von einem Integrationsdefizit zerebraler Funktionen ausgegangen; es handelt sich um eine Entwicklungsstörung neuronaler Netzwerke, die zu einer Störung der Verarbeitung komplexer Informationen führt
- Menschen mit einer autistischen Störung zeigen insbesondere Defizite in
    - den **Exekutivfunktionen**, das heißt bei der Handlungsplanung und Selbstregulation
    - der **zentralen Kohärenz** (Kontext und Zusammenhänge werden oft nicht gesehen bzw. verstanden, es wird mehr auf Details geachtet)
    - der **„Theory of Mind"** (▶ Theory of Mind)
- Auf neuropathologischer Ebene finden sich vor allem Auffälligkeiten im präfrontalen Kortex, limbischen System aber auch in Strukturen des Kleinhirns
- Diskutiert werden auch Störungen im Bereich der Neurotransmitter (insbesondere GABA, Oxytocin)

---

**Theory of Mind**
- Fähigkeit, die Welt aus dem Blickwinkel anderer zu betrachten
- Autistische Menschen haben Schwierigkeiten, sich vorzustellen, dass andere Menschen von ihnen abweichende seelische Befindlichkeiten aufweisen können
- Menschliches Verhalten kann von ihnen daher leicht missverstanden werden, und sie werden durch Verhaltensweisen anderer leicht aus der Fassung gebracht, da diese häufig für sie nicht vorhersehbar sind
- Autistische Personen können Intentionen anderer Personen nicht erkennen und nicht unterscheiden, ob ein Ereignis zufällig eingetreten ist oder bewusst herbeigeführt wurde

---

■ **Weitere Defizite**
- Unterscheidung physikalischer von psychischen Vorgängen
- Wörter, die psychische Zustände bezeichnen, können nicht eingeordnet und mit dem psychischen Zustand nicht in Verbindung gebracht werden
- Es werden keine metaphorischen Bedeutungen verstanden, dementsprechend auch keine Ironie oder Witze
- Autistische Kinder scheitern im Gegensatz zu geistig behinderten Kindern regelmäßig an sogenannten False-belief-Aufgaben (▶ Theory of Mind)

■ **False-belief-Aufgabe – Beispiel (nach Wimmer und Perner 1983, „Sally-Anne Task")**
Der Versuchsperson wird eine Geschichte erzählt, in der die Protagonistin Lisa einen Gegenstand (z. B. eine Tafel Schokolade) an einen Ort A legt. Während der Abwesenheit von Lisa kommt ihr Bruder und legt den Gegenstand (ohne dass Lisa dies sehen kann) an Ort B. Nun kommt Lisa zurück und möchte den Gegenstand wieder an sich nehmen. Die Testfrage lautet: „Wo wird Lisa den Gegenstand suchen?"

Ab dem Alter von etwa 4 Jahren geben die meisten Kinder auf diese Frage die richtige Antwort, das heißt, sie verstehen, dass Lisa den Gegenstand da suchen wird, wo sie fälschlicherweise glaubt, dass er sei (an Ort A, wo sie ihn hingetan hat). Autistische Kinder hingegen sagen, dass Lisa den Gegenstand da suchen wird, wo ihr Bruder ihn hingetan hat, weil sie sich nicht in die Denkweise und Erwartungshaltung von Lisa hineinversetzen können.

- **Theorie der schwachen zentralen Kohärenz**
- Ausgegangen wird von einer partialisierten Reizwahrnehmung, die den Gesamtzusammenhang zugunsten des Einzelreizes vernachlässigt
- So werden bei autistischen Menschen anders als bei Gesunden Reize nicht stets automatisch in einem Bezugssystem zu anderen Reizen und Informationen gesehen
- Menschen, Objekte und Situationen werden nicht primär kontextgebunden und im Sinne einer kohärenten Gestalt wahrgenommen, sondern die Aufmerksamkeit richtet sich auf einzelne Details
- So können die Betroffenen z. B. gute Ergebnisse beim Mosaiktest des Wechsler-Intelligenztests erzielen, da die optisch geschlossene Reizvorlage visuell segmentiert wird

- ■ **Frühkindlicher Autismus (F84.0)**

Diagnostische Kriterien gemäß ICD-10:
- Qualitative Auffälligkeiten der gegenseitigen sozialen Interaktion
- Qualitative Auffälligkeiten der Kommunikation
- Begrenzte, repetitive und stereotype Verhaltensmuster, Interessen und Aktivitäten
- Manifestation der Symptomatik zumindest teilweise vor dem 3. Lebensjahr

Für die Diagnose des frühkindlichen Autismus müssen alle 4 Kriterien erfüllt sein.

- **Qualitative Beeinträchtigung der gegenseitigen sozialen Interaktion**
- Frühzeitiges Auftreten in der Eltern-Kind-Interaktion, aber auch in der Beziehung zu Gleichaltrigen
- Unfähigkeit zur Verwendung von Blickkontakt, Mimik, Körperhaltung und Gestik zur Regulation sozialer Interaktionen
- Beziehungen zu Gleichaltrigen können nicht aufgenommen werden, es besteht ein ausgeprägter Mangel an Interesse gegenüber anderen Kindern
- Soziale und emotionale Signale werden unangemessen eingeschätzt bzw. nur wenig gebraucht
- Die Kinder zeigen keine Lächelreaktion
- Der Blickkontakt fehlt
- Die Kinder reagieren nicht, wenn die Eltern sie allein lassen oder nach Abwesenheit zurückkehren
- Gefühlsäußerungen fehlen und andere Personen werden häufig wie Gegenstände behandelt
- Oft wirken die Kinder scheinbar selbstzufrieden in ihrer eigenen Welt lebend

- **Qualitative Beeinträchtigung der Kommunikation**
  - Sie zeigt sich im Wesentlichen im Gebrauch der Sprache
  - Etwa ein Drittel bis die Hälfte der Kinder entwickelt keine oder verspätet eine nichtkommunikative Sprache
  - Gesten mit symbolischem Gehalt oder vorsprachliche Äußerungen (z. B. kommunikatives Geplapper) fehlen häufig, ebenso wie das spontane Imitieren der Handlungen anderer
  - Häufig eigentümliches Sprechverhalten mit Echolalie, Pronominalumkehr oder Neologismen
  - Viele Kinder sprechen von sich in der dritten Person
  - Unmelodische Sprache, abgehackt, mit grammatikalischen Fehlern, sie wird stereotyp verwendet
  - Im Schulalter kann die Sprache einen partiell kommunikativen Charakter gewinnen

- **Begrenzte, repetitive und stereotype Verhaltensmuster, Interessen und Aktivitäten**
  - Die Patienten beschäftigen sich häufig mit stereotypen und begrenzten Interessen, die in Inhalt und Schwerpunkt abnorm sind
  - Zudem bestehen
    - eine ausgeprägte Anhänglichkeit an spezifische, nichtfunktionale Handlungen oder Rituale und
    - ein ängstlich-zwanghaftes Bedürfnis nach Gleicherhaltung der Umwelt mit starker Veränderungsangst (fremde Räume, Umstellung der Möbel etc.)
  - Das Spiel- und Beschäftigungsmuster ist starr und einförmig
  - Im Umgang mit Spielmaterial oder Gegenständen konzentrieren sich die Patienten häufig auf spezifische Teilaspekte, z. B. das Material, den Geschmack oder den Geruch.

- **Motorische Stereotypien**
  - Sie finden sich im Sinne von einfachen oder komplexen Bewegungen wie z. B. Augenbohren, Pendelbewegungen des Kopfes oder des ganzen Körpers
  - Die Kernsymptomatik bleibt auch im Erwachsenenalter weitgehend stabil, erfährt aber graduelle Veränderungen, vor allem im Bereich der sozialen Interaktion und der Kommunikation
  - Bei etwa der Hälfte der Patienten liegt eine geistige Behinderung vor
  - Bei bis zu 25 % der Patienten kommt es zu epileptischen Anfällen
  - Ein vermehrtes Auftreten des frühkindlichen Autismus ist zudem assoziiert mit
    - dem Fragilen X-Syndrom und
    - der tuberösen Sklerose

Der **High-functioning-Autismus** (HFA) ist eine Variante des frühkindlichen Autismus, bei dem ein höheres kognitives Funktionsniveau besteht und der durch eine geringere soziale Beeinträchtigung gekennzeichnet ist.

Unter dem **Savant-Syndrom** versteht man das Auftreten eines herausragenden umschriebenen kognitiven Funktionsbereichs oder einer erstaunlichen Fertigkeit vorwiegend bei allgemeiner Intelligenzminderung. Das Konzept wird inzwischen teilweise auch auf normal Begabte mit schwerwiegender psychischer oder sensorischer Beeinträchtigung angewandt. Bei den besonderen Fähigkeiten handelt es sich z. B. um foto-

Tiefgreifende Entwicklungsstörungen

grafisches Gedächtnis, perfektes Gehör, außergewöhnliches Langzeitgedächtnis, mathematisches Talent. Häufig bei männlichen Individuen. Bei ca. der Hälfte der Inselbegabten liegt ein Autismus vor.

### ▪▪ Atypischer Autismus
Die Symptomatik entspricht im Wesentlichen der des frühkindlichen Autismus, wobei jedoch entweder nicht alle geforderten Kriterien erfüllt sind (**Autismus mit atypischer Symptomatologie F84.11**), die auffällige Entwicklung erst im oder nach dem 3. Lebensjahr deutlich wird (**Autismus mit atypischem Erkrankungsalter F84.10**) oder Erkrankungsalter und Symptomatologie atypisch sind (**Autismus mit atypischem Erkrankungsalter und atypischer Symptomatologie F84.12**).

### ▪▪ Asperger-Syndrom (F84.5)
**Diagnostische Kriterien gemäß ICD-10:**
– Qualitative Beeinträchtigung der gegenseitigen sozialen Interaktion (entsprechend den Kriterien für Autismus)
– Ungewöhnlich intensives umschriebenes Interesse oder begrenzte, repetitive und stereotype Verhaltensmuster
– Fehlen einer klinisch eindeutigen allgemeinen Sprachentwicklungsverzögerung oder einer Verzögerung der kognitiven Entwicklung; einzelne Worte werden bereits im 2. Lebensjahr gesprochen

Aufgrund der fehlenden Sprachentwicklungsverzögerung und der nicht vorhandenen oder nur geringen kognitiven Beeinträchtigung wird das Störungsbild meist später diagnostiziert als der frühkindliche Autismus.

▪ **Qualitative Beeinträchtigung der gegenseitigen sozialen Interaktion**
– Diese zeigt sich wie beim frühkindlichen Autismus in der beeinträchtigten Fähigkeit, zwanglose Beziehungen zu Gleichaltrigen oder Älteren herzustellen
– Bei Kindern und Jugendlichen mit Asperger-Syndrom finden sich
  – Auffälligkeiten im nonverbalen Verhalten (reduzierte Gestik, Mimik, Blickkontakt)
  – eingeschränkte Empathie
  – eine nur unzureichende emotionale Reaktion
– Ein sozialer Rückzug besteht in der Regel nicht primär
– Menschen mit Asperger-Syndrom nehmen vielfältig, wenn auch oft unangemessen, Kontakt zu ihrer Umwelt auf

▪ **Intensive umschriebene Interessen und Verhaltensmuster**
– Häufig ist die exklusive Beschäftigung mit umschriebenen Wissensgebieten, die meist nicht von allgemeinem Interesse sind
– Das Ausmaß der Beschäftigung umfasst viele Stunden des Tages und verdrängt alle anderen Themengebiete
– Im Gegensatz zum frühkindlichen Autismus eher ungewöhnlich sind:
  – motorische Manierismen
  – die besondere Beschäftigung mit Teilobjekten oder mit nichtfunktionalen Elementen von Spielmaterial

- **Sprachentwicklung und Kommunikation**
  - Eine verzögerte **Sprachentwicklung** findet sich beim Asperger-Syndrom im Gegensatz zum frühkindlichen Autismus nicht
  - Die Intelligenz liegt meist im Normbereich
  - Obwohl die Sprachentwicklung meist vor dem Laufen einsetzt und sich bei den Kindern oft ein großer Wortschatz findet, der teilweise auch originelle Wortschöpfungen beinhaltet, so zeigt sich doch auch eine **Störung der Kommunikation** insofern, als oft ohne Rücksicht bzw. Anpassung an den Zuhörer gesprochen wird oder Selbstgespräche geführt werden
  - Inhaltlich stehen meist die Spezialinteressen der Betroffenen im Mittelpunkt des Gesagten
  - Die Sprachmelodie ist oft monoton und wenig moduliert
  - Trotz ihrer guten Intelligenz fallen die Kinder und Jugendlichen daher im sozialen Kontext schnell auf

- **Weitere Symptome**
  - Zudem findet sich bei vielen Patienten eine ausgeprägte Aufmerksamkeitsstörung, da sie sich viel mit sich selbst beschäftigen
  - Die soziale Integration ist durch ihr bizarres, oft unempathisches Verhalten meist erschwert
  - Teilweise finden sich auch Zwänge bzw. ausgeprägte Rituale und große Veränderungsängste
  - Ein häufiges, für die Diagnose aber nicht notwendiges Symptom ist die **motorische Ungeschicklichkeit**, sodass die Betroffenen schwerfällig und ungeschickt erscheinen

Die Prognose hängt im Wesentlichen davon ab, ob die soziale Integration gelingt, dabei kann eine Berufswahl, die den Sonderinteressen des Patienten entspricht, hilfreich sein. Insgesamt ist die Prognose jedoch deutlich besser als beim frühkindlichen Autismus.

#### ▪▪ Rett-Syndrom (F84.2)
Diagnostische Kriterien gemäß ICD-10:
- Eindeutig normale pränatale und perinatale Periode und eindeutig normale psychomotorische Entwicklung während der ersten 5 Monate und normaler Kopfumfang bei der Geburt
- Abnahme des Kopfwachstums zwischen dem 5. Lebensmonat und dem 4. Lebensjahr und Verlust der erworbenen zielgerichteten Handbewegungen zwischen dem 5. und dem 30. Lebensmonat, verbunden mit einer gleichzeitigen Kommunikationsstörung und beeinträchtigten sozialen Interaktion sowie Auftreten von kaum koordiniertem, unsicherem Gang oder Rumpfbewegungen
- Entwicklung einer schwer gestörten expressiven und rezeptiven Sprache mit einer schweren psychomotorischen Verlangsamung
- Stereotype Handbewegungen (Händewringen oder Waschbewegungen)

Beim Rett-Syndrom ist ausschließlich das weibliche Geschlecht betroffen. Die Störung wird meist durch eine Mutation des MECP2-Gens verursacht. Häufig treten in den ersten Lebensjahren zusätzlich epileptische Anfälle auf.

## Sonstige desintegrative Störung des Kindesalters (Dementia infantilis, Heller-Syndrom) (F84.3)

Diagnostische Kriterien gemäß ICD-10:
- Eindeutig normale Entwicklung bis zu einem Alter von mindestens 2 Jahren
- Endgültiger Verlust vorher erworbener Fertigkeiten mit Beginn der Störung
- Auffälliges soziales Verhalten

Für die Diagnose werden das Vorliegen normaler altersgemäßer Fertigkeiten im Bereich der Kommunikation, der sozialen Beziehungen, des Spiels und des Anpassungsverhaltens im Alter von 2 Jahren oder später verlangt.

- Es sind überwiegend Jungen betroffen
- Mit Beginn der Störung: zunehmender Verlust
  - von Fertigkeiten der expressiven oder rezeptiven Sprache
  - des Spielens
  - der sozialen Fertigkeiten oder des adaptiven Verhaltens
  - der Darm- oder Blasenkontrolle
  - der motorischen Fertigkeiten
- Das auffällige soziale Verhalten zeigt sich in den folgenden Bereichen:
  - gegenseitige soziale Interaktion
  - qualitative Auffälligkeiten der Kommunikation
  - begrenzte, repetitive und stereotype Verhaltensmuster, Interessen und Aktivitäten einschließlich motorischer Stereotypien und Manierismen
  - allgemeiner Interessensverlust an Objekten und der Umwelt insgesamt

Trotz dieser Einschränkungen bleibt der Gesichtsausdruck bei den Kindern häufig unverändert, sodass teilweise von einem „Prinzengesicht" bei den Kindern gesprochen wird.

## Überaktive Störung mit Intelligenzminderung und Bewegungsstereotypien (F84.4)

Diagnostische Kriterien gemäß ICD-10:
- Schwere motorische Überaktivität mit Ruhelosigkeit und exzessiven Aktivitäten mit schnellem Aktivitätswechsel
- Repetitives und stereotypes Verhalten
- IQ < 50
- Keine Beeinträchtigung der sozialen Interaktionsfähigkeit, der sozialen Kommunikationsfähigkeit und der Kontaktaufnahme zu anderen Personen

### Ätiologie

Tiefgreifende Entwicklungsstörungen sind überwiegend genetisch bedingte Erkrankungen mit einer Heritabilität von über 90 %.
- Verschiedene Gendefekte führen möglicherweise zu Störungen der Synapsenbildung und damit zu reduzierter Konnektivität einzelner Hirnareale
- Diese Entwicklungsstörung neuronaler Netzwerke führt zu den oben genannten neuropsychologischen Defiziten

– Das 22q13.3-Syndrom (Phelan-McDermid-Syndrom) ist ein Beispiel für einen sogenannten „syndromalen Autismus" und ist verursacht durch eine Mikrodeletion auf Chromosom 21

### ▪ Komorbiditäten

Häufige komorbide Störungen bei Autismus sind:
– Konzentrations- und Aufmerksamkeitsdefizite im Sinne einer hyperkinetischen Störung
– Erhöhte Ängstlichkeit und selbstverletzendes oder fremdaggressives Verhalten
– Zudem finden sich häufig spezifische Phobien und Zwangserkrankungen

Beim Asperger-Syndrom sind insbesondere bei Jugendlichen und jungen Erwachsenen aufgrund ihrer Schwierigkeiten in sozialen Beziehungen zusätzlich häufig depressive Entwicklungen zu beobachten.

### ▪ Diagnostik

Autismus ist ein exklusiv über Verhaltenskriterien definiertes Syndrom. Ab dem 18.–24. Lebensmonat kann beim frühkindlichen Autismus die Diagnose hinreichend sicher gestellt werden, für andere autistische Störungen ist die Diagnose jedoch deutlich unsicherer. Die Diagnostik erfordert die gezielte entwicklungs- und symptomorientierte Befragung der Eltern und eine strukturierte Beobachtung des Verhaltens des Patienten.

Vorbefunde, Kindergartenberichte, Berichte von Frühförderung, Schulzeugnisse sollten unbedingt für die Diagnostik berücksichtigt werden.

### ▪ Beispiele für frühes auffälliges Verhalten

In der Anamneseerhebung und der Beobachtung sollte auf die folgenden Aspekte geachtet werden:
- **Kommunikation und Sprache**
    - kein Vokalisieren (6. Monat)
    - kein Nachsprechen von Silben bzw. keine Lautfolgen (9. Monat)
    - keine Reaktion auf bestimmte akustische Reize
    - keine Hinwendung zur Schallquelle
- **Soziale Interaktion**
    - kein Armausstrecken nach Bezugspersonen (7. Monat)
    - kein Imitationsverhalten (11. Monat)
    - kein Zeigen auf Gegenstände (12. Monat)
    - ungewöhnlich ruhiges Allgemeinverhalten
- **Stereotypien**
    - ständige Beschäftigung mit derselben Tätigkeit
    - lang andauerndes Bewegen und Drehen der Hände oder von Gegenständen im Gesichtsfeld
    - wenig Explorationsverhalten der Umgebung
    - lang andauernde Fixierung bestimmter visueller Muster

Hilfreich bei der Diagnostik können auch private Videoaufnahmen der Familie sein.

## Tiefgreifende Entwicklungsstörungen

- **■ ■ Standardisierte Interview- und Beobachtungsinstrumente**
- Ihr Einsatz ist erforderlich zur Sicherung der Diagnose
- Als „Goldstandard" gilt aktuell die Kombination von FSK, ADI-R sowie ADOS-2
- Fragebogen zur Sozialen Kommunikation (FSK): Elternfragebogen, der zum Screening von Autismus-Spektrum-Störungen eingesetzt wird (ab 4 Jahre)
- M-CHAT/Q-CHAT: Modified/Quantified Checklist for Autism in Toddlers (18 Monate bis 3 Jahre)
- Diagnostisches Interview für Autismus – Revidiert (ADI-R): standardisiertes Interview, das in der Regel mit den Eltern oder den Bezugspersonen durchgeführt wird
- Diagnostische Beobachtungsskala für Autistische Störung (ADOS-2): standardisiertes Beobachtungsverfahren zur Diagnostik von Autismus-Spektrum-Störungen

> **Praxistipp**
>
> Neben der Kernsymptomatik des Autismus sollten auch Komorbiditäten, der allgemeine Entwicklungsstand, das adaptive Verhalten und die kognitiven Funktionen beurteilt werden. Eine körperliche Untersuchung ist unerlässlich.

- **■ ■ Bei autistischen Störungen indizierte apparative und testpsychologische Untersuchungen**
- Standardisierte Intelligenz- und Entwicklungsdiagnostik
- Seh- und Hörprüfung
- Neurologische Untersuchung
- EEG
- Kraniale Bildgebung (MRT)
- Ggf. chromosomale und molekulargenetische Untersuchung

- **■ ■ Differenzialdiagnostik**
- Die bislang oft schwierige Differenzialdiagnose zwischen Asperger-Syndrom, HFA und/oder atypischem Autismus ist durch das Konzept der Autismus-Spektrum-Störung überflüssig geworden
- Wichtige Differenzialdiagnosen sind Intelligenzminderungen und umschriebene Sprachentwicklungsstörungen
- Bei Kindern mit geistiger Behinderung sind die emotionalen Beziehungen zur Umwelt in der Regel nicht beeinträchtigt, zudem fehlen die sprachlichen Besonderheiten
- Auch bei deprivierten Kindern können autistische Verhaltensweisen imponieren
- Weitere Differenzialdiagnosen sind Schizophrenien, schizoide Persönlichkeitsstörung sowie Zwangsstörungen
- Wichtig ist der Ausschluss von Störungen der Sinneswahrnehmung und des Sprechens

> **Praxistipp**
>
> Die oben erwähnten diagnostischen Instrumente sind je nach Vorkenntnissen bzw. Beobachtungsgabe der Eltern sowie Mitwirkung des Kindes durchaus anfällig, gewünschte bzw. verzerrte Ergebnisse zu erzielen. Sowohl eine Überdiagnostik als auch eine Unterdiagnostik sind problematisch:
> Bei Überdiagnostik: keine spezifische Therapie, Annahme einer nicht heilbaren Störung, ggf. Schonhaltung/Aufgabe von Zielen.
> Bei Unterdiagnostik: keine frühe und spezifische Behandlung, Frustration/Belastung für Familien, keine Hilfen, z. B. Schulbegleitung.

- **Therapie**

Die Therapie der tiefgreifenden Entwicklungsstörungen ist prinzipiell symptomorientiert und umfasst sozialintegrative, psychotherapeutische und pharmakologische Maßnahmen sowie Frühförderung.

- **Ziele**
— Förderung von
    — sozialer Kognition, Interaktionsfähigkeit und sozialen Kompetenzen
    — Kommunikationsfähigkeit
    — Selbstständigkeit
    — Flexibilität
    — sprachlichen Fähigkeiten
— Abbau von
    — Ritualen
    — Zwängen
    — Auto- und Fremdaggression
    — Hyperaktivität
    — motorischen Defiziten
    — Isolation
— Eine kausale Behandlung der Kernsymptomatik ist nicht möglich, allerdings kann es zu einer deutlichen Verbesserung in den oben genannten Bereichen kommen

> **Praxistipp**
>
> Da autistische Personen in strukturierten Umgebungen in der Regel deutlich besser zurechtkommen als in unerwarteten und unstrukturierten Situationen, stellt die größte Herausforderung für die Therapie der **Transfer** von der strukturierten therapeutischen Situation **in den Alltag** dar, wo eine größere Flexibilität erforderlich ist. Unerlässlich ist daher bei der Behandlung die Einbindung der Eltern und Bezugspersonen als Co-Therapeuten, um diesen Transfer zu ermöglichen. Dies beinhaltet eine umfassende Aufklärung der Eltern über das Krankheitsbild.

Tiefgreifende Entwicklungsstörungen

### Elternberatung
- Aufklärung über Diagnose, Ursachen und Verlauf der Erkrankung
- Aufklärung über begrenzte Ziele der Behandlung, das heißt: keine Heilung möglich, aber Besserung der Symptomatik
- Entlastung von Schuldgefühlen
- Unterstützung bei Trauerarbeit
- Anerkennung der Belastung für die Familie
- Beratung über Anspruch auf Hilfen nach dem Bundessozialhilfegesetz aufgrund der in der Regel bestehenden Mehrfachbehinderung
- Kontaktaufnahme zu Selbsthilfeorganisationen bzw. Elterngruppen (▶ www.autismus.de)

### Psychotherapie
- Ganzheitliches Vorgehen erforderlich, häufig langfristige Behandlungen notwendig
- Die individuelle Psychotherapie dient im Wesentlichen der Unterstützung autistischer Menschen und ihrer Angehörigen, mit der Erkrankung und den damit verbundenen Schwierigkeiten umzugehen
- Therapeutische Maßnahmen sollten möglichst früh beginnen
- Als hilfreich haben sich umfassende Programme erwiesen, die pädagogische und verhaltenstherapeutische Elemente integrieren

### Frühförderung
- Wichtigster Baustein der nichtmedikamentösen Behandlung autistischer Kinder
- Ausgehend von dem individuellen Entwicklungsprofil des autistischen Kindes
- Durch gezielte Übungsmaßnahmen wird versucht, die individuellen Defizite des Kindes zu verbessern
- Die Therapie muss über einen ausreichend langen Zeitraum durchgeführt werden
- Kinder profitieren insbesondere dann, wenn die Therapie
  - möglichst früh beginnt (2.–4. Lebensjahr)
  - intensiv genug ist (mehrere Stunden pro Woche)
  - lang genug durchgeführt wird (mindestens 1–2 Jahre)
  - auf bestehende Verhaltensprobleme unter Berücksichtigung der Defizite in Kommunikation und sozialer Interaktion fokussiert
- Dabei sollten stets nur 1–2 Ziele gleichzeitig verfolgt werden
- In den ersten Lebensjahren sollte der Aufbau der Sprache im Vordergrund stehen

### Verhaltenstherapie
- Verhaltenstherapeutische Techniken haben sich als günstig erwiesen, problematische Verhaltensweisen zu verringern
- Insbesondere sind sinnvoll:
  - operantes Konditionieren
  - Prompting (Geben von Hilfestellungen)
  - Shaping (Verhaltensformung)
- Fading (schrittweises Zurücknehmen der Hilfestellung)

- Beim High-functioning-Autismus und beim Asperger-Syndrom sind auch Verhaltenstrainings mit Rollenspielen und Feedback möglich sowie ein Training sozialer Fähigkeiten
- Es liegen auch spezielle Programme zur Behandlung des Autismus vor, deren Wirksamkeit gut belegt ist (▶ Spezielle Programme zur Behandlung des Autismus)

> **Spezielle Programme zur Behandlung des Autismus**
> **Therapieprogramm nach Lovaas**
> Es wird hier u. a. davon ausgegangen, dass es sich bei autistischen Störungen primär um Störungen der Wahrnehmung und nicht um Beziehungsstörungen handelt. Die Therapie ist sehr zeitintensiv, beansprucht wöchentlich 15–40 Stunden und ist auf mehrere Jahre angelegt. Sie basiert auf der systematischen Anwendung und Evaluation lerntheoretisch begründeter Techniken der Verhaltensmodifikation. Die Therapie beginnt mit dem Erlernen grundlegender sozialer Verhaltensweisen, in der Folge wird der Schwerpunkt auf sprachliche Fähigkeiten verlagert. Parallel wird versucht, die Kinder in Kontakt zu gesunden Kindern zu bringen. Am Ende der Therapie steht die Beschäftigung mit Emotionen, vorschulischen Fähigkeiten sowie der Fähigkeit zur Selbstregulation in fremder Umgebung. Allerdings ist diese intensive Therapieform hierzulande praktisch kaum verfügbar, zudem ist sie teilweise umstritten.
>
> **TEACCH-Programm (Treatment and Education of Autistic and Related Communication-Handicapped Children)**
> Während die übergreifende Umsetzung des TEACCH Autism Program in North Carolina nahezu einzigartig ist, hat der dort entwickelte pädagogisch-therapeutische Ansatz weltweit Anerkennung und Verbreitung gefunden. Prinzipien sind: Verständnis der typischen Schwierigkeiten von Menschen mit Autismus, individuelle Diagnostik und Förderung, enge Kooperation mit Eltern/Familien, Optimierung der Fähigkeit, in seiner Lebenswelt zurechtzukommen, Ganzheitlichkeit (Förderung sämtlicher Aspekte der Persönlichkeit), Kompetenzorientierung und Respekt vor Andersartigkeit, Strukturierung, kognitive Ansätze und Verhaltenstheorie. Am bekanntesten sind die (häufig visuellen) Strukturierungshilfen bezüglich Zeit, Raum und Abläufen.

**Empirisch gut abgesicherte Methoden:**
- Frühe, intensive, globale Verhaltenstherapie (Applied Behaviour Analysis [ABA], Lovaas)
- Verhaltensmodifikation einzelner Symptome mit Verhaltenstherapie (VT)
- Treatment and Education of Autistic and Related Communication-Handicapped Children (TEACCH)
- Medikamentöse Therapie der Begleitsymptome

**Empirisch moderat abgesicherte Methoden**
- Training sozialer Fertigkeiten
- Theory-of-Mind-Training
- Picture Exchange Communication System (PECS)

Tiefgreifende Entwicklungsstörungen

**Nicht empirisch abgesichert,** aber im Rahmen eines Gesamtkonzepts häufig als wirksam empfunden sind **Logopädie** zur Förderung der Sprech- und Sprachfähigkeit, **Ergotherapie** zur Verbesserung der Feinmotorik und Alltagsfertigkeiten und **Physiotherapie** zur Förderung der Koordination. Ebenfalls kaum Evidenz gibt es für die **tiergestützte Therapie**, die eine hohe Akzeptanz hat und häufig von Betroffenen und Bezugspersonen als aktivierend, sicherheitsvermittelnd, stressreduzierend und kommunikationsfördernd wahrgenommen wird.

Auch wenn sie teilweise sehr populär sind, müssen die folgenden therapeutischen Ansätze als **kritisch** in Bezug auf ihre erwiesene Wirksamkeit **bewertet** werden:
- Festhaltetherapie
- Delphintherapie
- Psychodynamische Therapie
- Gestützte Kommunikation
- Klangtherapie
- Diäten oder Vitamintherapien

## Pharmakotherapie (▶ Kap. 40)

Die Wahl des Medikaments richtet sich nach der Zielsymptomatik, die beeinflusst werden soll (◘ Tab. 16.2, ▶ Kap. 40).
- Aktuell kein Medikament spezifisch und offiziell für Autismus zugelassen → individuelle Heilversuche
- Nützlich zur Verbesserung einzelner gravierender Symptome, z. B. hyperaktive, zwanghaft-ritualisierende, eigen- und fremdaggressive und depressive Symptomatik
- Vorsichtige, längere Einschleichphase, vor allem bei Stimulanzien.

◘ **Tab. 16.2** Gängige Medikamente, die bei bestimmten Zielsymptomen zum Einsatz kommen

| Stoffgruppe | Medikament/Dosierung | Zielsymptome |
|---|---|---|
| SSRI | Fluoxetin 20–40 mg/Tag<br>Fluvoxamin 50–200 mg/Tag<br>Citalopram 20–40 mg/Tag | Stereotypien, Angst- und Zwangsstörung, Depression |
| Atypische Antipsychotika | Risperidon 0,5–2 mg/Tag<br>Olanzapin 2,5 mg/Tag<br>Quetiapin 25 mg/Tag | Irritabilität, Impulsivität, selbstverletzendes Verhalten Aggression, repetitives Verhalten, motorische Unruhe, affektive Symptome (Ängste) |
| Stimulanzien, Atomoxetin | Methylphenidat 0,3–1 mg/kg KG<br>Atomoxetin 0,5–1,2 mg/kg KG | Hyperaktivität, Aufmerksamkeitsprobleme |

*SSRI* selektive Serotoninwiederaufnahmehemmer

- **Weitere Maßnahmen und Hilfen: Jugendhilfemaßnahmen**
- Unter Umständen kann auch eine stationäre oder teilstationäre Unterbringung in einer spezialisierten Einrichtung der Jugendhilfe indiziert sein, insbesondere bei
  - ausgesprochenem Förder- und Betreuungsbedarf
  - fehlenden Fördermöglichkeiten vor Ort
  - erschöpften familiären Ressourcen
- Sinnvoll kann der Einsatz eines Schulbegleiters sein
- Wichtig bei ambulanten Hilfen ist, dass diese die Autonomie- und Selbstständigkeitsentwicklung nicht bremsen

- **Auszug aus der ärztlichen Stellungnahme**

Bei Stellungnahmen ist es wichtig, auf das Intelligenzniveau zu achten: Bei Kindern mit einer Intelligenz im Bereich der geistigen Behinderung ist das SGB XII zuständig (▶ Kap. 32).

Alexander leidet an einem frühkindlichen Autismus (F84.0). Die Eltern wurden über die Diagnose aufgeklärt und über Hilfs- und Unterstützungsmöglichkeiten beraten. Eine Fortsetzung der bestehenden Frühfördermaßnahmen wird empfohlen. Diese Störung zeichnet sich aus durch gestörte soziale Interaktion und Kommunikationsprobleme. Vor allem die soziale Interaktion ist bei diesen Kindern gestört, ebenso die Empathiefähigkeit. Wichtig ist bei Alexander ein stringentes verhaltenssteuerndes pädagogisches Setting. Besonders schwierig ist es für Kinder mit Autismus, wenn sich Veränderungen in der Umwelt einstellen. Alexander kann dann nicht genügend flexibel auf solche Veränderungen reagieren und zeigt immer wieder temporär starke Verhaltensauffälligkeiten, die einer starken pädagogisch-therapeutischen Unterstützung bedürfen.

Insofern sollte seine Beschulung auf die Bedürfnisse des Jungen ausgerichtet sein (kleine Klasse, bei Veränderungen im Klassenverbund Möglichkeiten intensiverer Betreuung etc.).

Schema zur Erfassung der Teilhabebeeinträchtigung im Fall von Alexander ◘ Abb. 16.1.

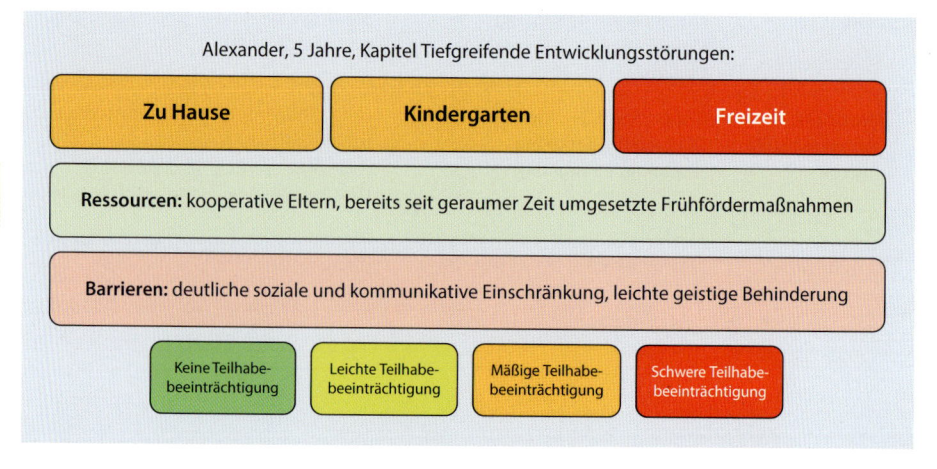

◘ Abb. 16.1 Schema zur Erfassung der Teilhabebeeinträchtigung im Fall von Alexander

## Weiterführende Literatur

Bölte S, Uhlig N, Poustka F (2002) Das Savant-Syndrom: Eine Übersicht. Zeitschrift für Klinische Psychologie und Psychotherapie 31(4):291-297

Dawson G, Burner K (2011) Behavioral interventions in children and adolescents with autism spectrum disorder: a review of recent findings. Curr Opin Pediatr 23(6):616–620. https://doi.org/10.1097/MOP.0b013e32834cf082

Farmer C, Thurm A, Grant P (2013) Pharmacotherapy for the core symptoms in autistic disorder: current status of the research. Drugs 73(4):303–314. https://doi.org/10.1007/s40265-013-0021-7

Hayes J, Ford T, Rafeeque H, Russell G (2018) Clinical practice guidelines for diagnosis of autism spectrum disorder in adults and children in the UK: a narrative review. BMC Psychiatry 18:222. https://doi.org/10.1186/s12888-018-1800-1

Hirsch LE, Pringsheim T (2016) Aripiprazole for autism spectrum disorders (ASD). Cochrane Databese Syst Rev 26(6):CD009043. https://doi.org/10.1002/14651858.CD009043.pub3

Johnson MH (2017) Autism as an adaptive common variant pathway for human brain development. Dev Cogn Neurosci 25:5–11. https://doi.org/10.1016/j.dcn.2017.02.004. Epub 2017 Feb 9

Lai MC, Lombardo MV, Baron-Cohen S (2014) Autism Lancet 383(9920):896–910. https://doi.org/10.1016/S0140-6736(13)61539-1. Epub 2013 Sep 26

Lovaas OI (1987) Behavioral treatment and normal educational and intellectual functioning in young autistic children. J Consult Clin Psychol. Feb;55(1):3-9

Su Maw S, Haga C (2018) Effectiveness of cognitive, developmental, and behavioural interventions for Autism Spectrum Disorder in preschool-aged children: a systematic review and metaanalysis. Heliyon 4:e00763. https://doi.org/10.1016/j.heliyon.2018.e00763

Wimmer H, Perner J (1983) Beliefs about beliefs: Representation and constraining function of wrong beliefs in young children`s understanding of deception. Cognition 13 (1):103-128

Leitlinien

https://www.awmf.org/leitlinien/detail/ll/028-018.html
https://www.nice.org.uk/guidance/qs51

# Traumata, Lerngeschichte und Persönlichkeitsentwicklung

## Inhaltsverzeichnis

**Kapitel 17** Reaktionen auf schwere Belastungen – 285
*Veronica Kirsch und Miriam Rassenhofer*

**Kapitel 18** Komplex traumatisierte Kinder, Jugendliche und Heranwachsende – 311
*Marc Schmid, Jörg M. Fegert und Michael Kölch*

**Kapitel 19** Kinder und Jugendliche mit Fluchterfahrung – 329
*Thorsten Sukale, Jörg M. Fegert, Michael Kölch und Elisa Pfeiffer*

**Kapitel 20** Psychische und Verhaltensstörungen durch psychotrope Substanzen – 345
*Tobias Hellenschmidt und Michael Kölch*

**Kapitel 21** Videospielabhängigkeit (Gaming Disorder) und andere nicht stoffgebundene Süchte – 371
*Jakob Florack und Marc Allroggen*

**Kapitel 22** Bindungsstörungen – 385
*Ute Ziegenhain und Jörg M. Fegert*

**Kapitel 23** Persönlichkeitsentwicklungsstörungen,
Persönlichkeitsstörungen – 399
*Michael Kölch, Marc Allroggen
und Paul L. Plener*

**Kapitel 24** **Störungen der Sexualität – 415**
*Tobias Hellenschmidt und Naina Levitan*

# Reaktionen auf schwere Belastungen

*Veronica Kirsch und Miriam Rassenhofer*

**Weiterführende Literatur – 308**

© Springer-Verlag GmbH Deutschland, ein Teil von Springer Nature 2020
M. Kölch et al. (Hrsg.), *Klinikmanual Kinder- und Jugendpsychiatrie und -psychotherapie*,
https://doi.org/10.1007/978-3-662-58418-7_17

◘ Tab. 17.1

| Erkrankung | Symptomatik | Therapiestrategie | Kodierung in Klassifikationssysteme |
|---|---|---|---|
| Akute Belastungsreaktion | Unmittelbare, vorübergehende psychische Reaktion auf ein traumatisches Erlebnis; Mischbild verschiedener Symptombereiche | Stabilisierung/Sicherung der Lebenssituation/des Kindeswohls; Psychoedukation; Symptomüberwachung im Verlauf | ICD-10: F43.0 ICD-11: na (wird zu Z-Code: QE84) DSM-5: 308.3 |
| Anpassungsstörung | Vorübergehende dysfunktionale Anpassungsreaktion auf belastende Lebensereignisse und einschneidende Lebensveränderungen; intensive Beschäftigung mit dem Stressor, Mischbild von/oder Depressionen, Ängsten, Störungen des Sozialverhaltens | Stabilisierung/Sicherung der Lebenssituation/des Kindeswohls; bei Gefahr der Chronifizierung und/oder ausgeprägter Belastung ggf. leitlinienkonforme Behandlung der dominanten Symptomatik | ICD-10: F43.2x ICD-11: 6B43 DSM-5: 309.9x |
| Posttraumatische Belastungsstörung (PTBS) | Chronische Symptombildung nach traumatischem Erlebnis mit Wiedererleben, Vermeidung, autonomer Übererregung; (DSM-5 zusätzlich: Veränderung in Kognitionen und Affekten) | Stabilisierung/Sicherung der Lebenssituation/des Kindeswohls; traumafokussierte kognitive Verhaltenstherapie | ICD-10: F43.1 ICD-11: 6B40 DSM-5: 309.81 |
| | Spezifikation/Subtyp im DSM-5: - Mit/ohne Dissoziation - Altersangepasste Kriterien für das Vorschulalter | Wie bei PTBS | |
| Komplexe posttraumatische Belastungsstörung | Zusätzlich zu Symptomen der PTBS: Probleme in der Emotionsregulation, negatives Selbstbild mit Scham, Schuld oder Versagen, Schwierigkeiten in sozialen Beziehungen | Analog zur PTBS (Siehe ▶ Kap. 18) | ICD-10: na ICD-11: 6B41 DSM-5: 309.81 |
| Anhaltende Trauerstörung | Nach Tod einer nahestehenden Person diesbezüglich anhaltende intensive Sehnsucht oder Beschäftigung, starke emotionale Beeinträchtigung | Kognitive Verhaltenstherapie mit trauerbezogenen Komponenten | ICD-10: na ICD-11: 6B42 DSM-5: 309.89 |

## Tab. 17.1 (Fortsetzung)

| Erkrankung | Symptomatik | Therapiestrategie | Kodierung in Klassifikationssystemen |
|---|---|---|---|
| Reaktive Bindungsstörung | Als Reaktion auf traumatische Bindungserfahrungen vor dem 5. Lj.: gehemmtes Bindungsverhalten und sozial-emotionnaler Rückzug selbst bei Stress | siehe ▶ Kap. 22 | ICD-10: F94.1<br>ICD-11: 6B44<br>DSM-5: 313.89 |
| Beziehungsstörung mit Enthemmung | Als Reaktion auf traumatische Bindungserfahrungen vor dem 5. Lj.: diffuses, nichtselektives Bindungsverhalten, sozial ungehemmtes Verhalten | siehe ▶ Kap. 22 | ICD-10: F94.2<br>ICD-11: 6B45<br>DSM-5: 313.89 |

### Fallbeispiel

Die heute 12-jährige Lena wuchs nach der frühen Trennung ihrer Eltern bei der allein sorgeberechtigten Mutter auf. Der Vater verzog unbekannt, bezahlte keinen Unterhalt und nahm keinen Kontakt zu seiner Tochter auf. Die Mutter trinkt seit Lenas Kindheit phasenweise verstärkt Alkohol, wird dann müde, zieht sich zurück, übergibt ihrer Tochter zu viel Verantwortung, z.B. für den Haushalt, und kümmert sich kaum um sie. Seit sie im 8. Lebensjahr der Patientin eine Beziehung mit ihrem damaligen Lebensgefährten einging, gab es kaum mehr trockenen Phasen. Der Lebensgefährte war für Lena zunächst sehr positiv besetzt, da er die Mutter unterstützte, Lena dadurch entlastete und ihr stets zugewandt war. Als Lena 9 Jahre alt war, begann der Lebensgefährte, sie wiederholt bis zu ihrem 11. Lebensjahr sexuell zu missbrauchen. Dabei setzte er sie massiv unter Druck, drohte ihr mit Heimunterbringung und mit der völligen Ablehnung und dem Unglauben ihrer Mutter, wenn sie etwas von der sexuellen Gewalt erzähle. Weiterhin schenkte er ihr viel Aufmerksamkeit und sprach von ihrer „kleinen kostbaren Liebe". Lena erzählte einmal ihrer Tante mütterlicherseits von ihrer schwierigen häuslichen Situation und der sexuellen Gewalt durch den Lebensgefährten der Mutter. Diese glaubte ihr jedoch nicht und war Lena gegenüber wütend, „sie solle froh sein, dass ihre Mutter so einen tollen Kerl abbekommen habe, und ihr das gönnen". Erst als der Lebensgefährte der Mutter anfing, wieder Kontakt zu seiner 6-jährigen leiblichen Tochter aufzubauen, berichtete Lena ihrer Klassenlehrerin von der sexuellen Gewalt. Sie befürchtete, er werde seine Tochter ebenfalls sexuell missbrauchen. Die Lehrerin informierte in Absprache mit dem Rektor das Jugendamt, so dass am selben Tag die Inobhutnahme erfolgen konnte. Gegen den Lebensgefährten der Mutter wurde Anzeige erstattet. Lena lebt in der vollstationären Jugendhilfe, der Kontaktaufbau mit der Mutter über die Wohngruppe ist geplant.

Lena leidet an wiederkehrenden, erschreckenden Erinnerungen und Albträumen, die mit physiologischen Stressreaktionen und deutlicher emotionaler Belastung, wie Scham, Angst, Ekel verbunden sind. Immer wieder muss Lena erbrechen, wenn sie durch äußere (z.B. Sexualaufklärung in der Schule, Chatnachrichten von Mitschülern) oder innere Reize (Scham und

Angst wegen eines anderen Themas) an die sexuelle Gewalt erinnert wird. Sie vermeidet weitest möglich jegliche Gedanken, Gefühle und Gespräche über ihre Mutter, ihr Zuhause, den Lebensgefährten. Sie schwänzt wiederholt die Schule oder verlässt den Unterricht vorzeitig, da ein Lehrer dem Lebensgefährten ähnlich sieht. Sie empfindet deutlich weniger Freude, zieht sich sozial zurück, ihr Gefühlsleben ist massiv eingeschränkt. Des Weiteren schildert sie Schlafstörungen, Konzentrationsschwierigkeiten und wird als leicht reizbar beschrieben. Wiederholt gerät sie in Auseinandersetzungen mit den Betreuern, Mitbewohnern und Lehrern. Sie fühlt sich mitschuldig und glaubt, dass sie die sexuelle Gewalt provoziert habe, sich nicht genug gewehrt habe. Zudem sorgt sie sich um das Wohlergehen ihrer Mutter und übernimmt in zu hohem Maße Verantwortung für sie. Sie berichtet von Zukunftsängsten, ist leicht schreckhaft und wachsam.

### ▪ Epidemiologie

Schwere Belastungen bzw. Traumata und der Tod nahestehender Personen führen bei nahezu allen Menschen kurzfristig zu Belastungsreaktionen, die sich in ihrem Erscheinungsbild oft deutlich unterscheiden. Dabei ist die Abgrenzung zwischen einer angemessenen Belastungsreaktion und einer klinisch relevanten **Anpassungsstörung** bzw. **anhaltenden Trauerstörung** teilweise schwierig. Bei den Anpassungsstörungen ist innerhalb relativ kurzer Zeit eine hohe Rate von Spontanremissionen beobachtbar, sodass nur ein geringer Teil klinisch relevant wird. Bei der in das ICD-11 neu aufgenommenen anhaltenden Trauerstörung ist die Abgrenzung zu einer kulturell üblichen Trauerreaktion wichtig. Die **akute Belastungsreaktion** wird im ICD-11 aufgrund der hohen Spontanremission bei geringem prädiktivem Wert nicht mehr als psychiatrische Diagnose, sondern als Faktor, der die Gesundheit beeinflusst, kodiert. Die mit der Fortentwicklung der Diagnosesysteme in das Kapitel der Traumafolgestörungen eingeordneten **Bindungs-/Beziehungsstörungen** werden ausführlich in ▶ Kap. 22 behandelt.

- Es ist davon auszugehen, dass die Prävalenz der akuten Belastungsreaktionen bzw. der Anpassungsstörungen deutlich höher liegt als die der **PTBS**
- Die PTBS äußert sich in einer spezifischeren und damit abgrenzbareren Symptomatik von hoher klinischer Relevanz, selbst bei nicht vollständig erfüllten Diagnosekriterien
- ICD-10 und DSM-5 unterscheiden sich in ihren Diagnosekriterien deutlich von der ICD-11, die nur Kernsymptome berücksichtigt und assoziierte Symptome unter der **komplexen PTBS** zusammenfasst
- Wahrscheinlich führen die Kriterien der ICD-11 zu einer Unterschätzung der **PTBS** und bergen das Risiko falsch-negativer Diagnosestellungen, vor allem im Kindes- und Jugendalter
- Die Symptomatik der PTBS zeigt entwicklungsspezifische Ausformungen, sodass die Verwendung altersangepasster Kriterien, z. B. die Kriterien für das Vorschulalter im DSM-5, zu empfehlen ist
- Lebenszeitprävalenz der PTBS in der Allgemeinbevölkerung: 1–10 %
- Bis zu 70 % erleben bis zum 18. Lebensjahr mindestens ein traumatisches Erlebnis; Achtung Dunkelziffer!
- Prävalenz der PTBS bei traumaexponierten Kindern und Jugendlichen: 17–33 %
- Mädchen und Frauen sind deutlich häufiger betroffen (Geschlechterverhältnis 2:1)
- Die Vulnerabilität bei Kindern und Jugendlichen ist besonders hoch

- Bei Traumata mit interpersoneller, vor allem sexueller Gewalt, Krieg und Folter sowie bei multiplen Traumatisierungen erhöht sich das Risiko für eine PTBS
- Die Funktionsfähigkeit der Betroffenen ist oftmals eingeschränkt, sie sind auch durch die fast regelhaft vorliegenden Komorbiditäten sehr belastet
- Die Symptomatik zeichnet sich durch eine hohe Stabilität und eine schlechte Prognose bei Nichtbehandlung aus
- Zur Prävalenz und zum Verlauf der **anhaltenden Trauerstörung** im Kindes- und Jugendalter liegen noch kaum verlässliche Daten vor
- Ca. 5 % der Trauernden entwickeln eine anhaltende Trauerstörung
- Bei Todesfällen in der Familie bzw. dem nahen Umfeld sollte eine klinisch relevante Trauerreaktion auch bei Minderjährigen mitbedacht werden

### Symptomatik und Klassifikation

**Akute Belastungsreaktion („Psychischer Schock") (ICD-10: F43.0; ICD-11: na; DSM-5: 308.3)**
- Eine akute Belastungsreaktion zeigt ein gemischtes Bild mit wechselnder Symptomatik von
  - Angst (vor allem vegetative Zeichen)
  - Depression
  - Derealisation
  - Desorientiertheit
  - Ärger
  - Verzweiflung
  - Hyperaktivität
  - Dissoziation und Rückzug
- Bei Kindern treten auch regressive Phänomene auf (z. B. wieder im Bett der Eltern schlafen, einnässen)

### Trauma und Beginn der Symptomatik

**ICD-10:**
- Beginn **innerhalb 1 h** nach außergewöhnlicher psychischer oder physischer Belastung

**DSM-5:**
- s. Kriterium A bei PTBS

### Symptomatik und Schweregradeinteilung

**ICD-10:**
- F43.00 leicht: Symptome aus Gruppe 1
- F43.01 mittelgradig: Symptome aus Gruppe 1 und 2 Symptome aus Gruppe 2
- F43.02 schwer: Symptome aus Gruppe 1 und 4 Symptome aus Gruppe 2 oder dissoziativer Stupor (F44.2, ▶ Kap. 9)

  1. Kriterien B, C und D der generalisierten Angststörung (F41.1, ▶ Kap. 4)
  2. Weitere Kriterien:
- sozialer Rückzug
- Einengung der Aufmerksamkeit
- objektivierbare Desorientiertheit

- Ärger oder verbale Aggression
- Verzweiflung oder Hoffnungslosigkeit
- unangemessene, sinnlose Überaktivität
- unkontrollierbare, kulturell außergewöhnliche Trauer

**DSM-5:**
- **Mindestens 9 Symptome aus 5 Kategorien** (Erstmanifestation oder Verschlechterung):
- **Wiedererleben**
    - Wiederkehrende, ungewollte, intrusive, belastende traumabezogene Erinnerungen; *bei Kindern auch* traumabezogene Aspekte im Spiel
    - Wiederkehrende, belastende Träume mit traumabezogenen Inhalten und/oder Affekten; *bei Kindern ab 6. Lebensjahr auch:* Albträume ohne Traumabezug
    - Dissoziative Momente, z. B. Flashbacks, Handeln und Fühlen als ob; *bei Kindern auch* traumaspezifische Nachinszenierung
    - Intensive psychische Belastung oder deutliche physiologische Reaktion bei internaler oder externaler Konfrontation mit traumabezogenen Reizen
- **Negative Stimmung**
    - Überdauernde Unfähigkeit, positive Emotionen zu erleben
- **Dissoziation**
    - verringertes Gewahrsein der Umwelt oder der eigenen Person (wie „benebelt", „verlangsamt"), Derealisation oder Depersonalisation
    - dissoziative Amnesie bezüglich eines Teilaspektes des Traumas
- **Vermeidung**
    - Versuche, traumabezogene Erinnerungen, Gedanken, Gefühlen zu vermeiden
    - Versuche, externe traumabezogene Erinnerungen (Gespräche, Aktivitäten, Orte, Menschen) zu vermeiden
- **Übererregung**
    - Schlafstörungen
    - Reizbarkeit oder Wutausbrüche
    - übermäßige Wachsamkeit
    - Konzentrationsschwierigkeiten
    - übertriebene Schreckreaktion

- **Dauer und Belastung**

**ICD-10:**
- Bei Beendigung oder Abmilderung der Belastung beginnt die Symptomatik nach frühestens 8 h, bei Fortdauern der Belastung nach maximal 48 h nachzulassen

**DSM-5:**
- Die Symptomatik beginnt meist unmittelbar nach dem Trauma, dauert mindestens 3 Tage und hält nicht länger als 4 Wochen an
- Es kommt zu bedeutsamer Belastung und Funktionseinschränkung

## Ausschlusskriterium
**ICD-10:**
- Seit mindestens 3 Monaten liegt keine andere psychische Störung (außer generalisierter Angststörung und Persönlichkeitsstörungen) vor

**DSM-5:**
- Die Symptomatik ist nicht die Folge von Substanzmissbrauch oder Medikation
- Sie lässt sich nicht besser unter akute vorübergehende psychotische Störung klassifizieren

### Anpassungsstörungen (ICD-10: F43.2x; ICD-11: 6B43; DSM-5: 309.9x)
- Störungsbilder können auch nach belastenden (nicht zwingend traumatischen) Lebensereignissen wie Trennung der Eltern, schwerer Krankheit etc. auftreten
- Symptomatik dieser Störungsgruppe dauert länger an als die der akuten Belastungsreaktion und lässt sich eindeutiger einem der folgenden Symptombereiche zuordnen:
    - Depression
    - Angst
    - regressive Phänomene bei Kindern
    - Störungen des Sozialverhaltens bzw.
    - gemischte Ausprägungen hiervon

## Auslöser und Beginn der Symptomatik
**ICD-10:**
- Beginn **innerhalb eines Monats** nach der Belastung

**ICD-11:**
- Beginn **innerhalb eines Monats** nach der Belastung

**DSM-5:**
- Beginn **innerhalb von 3 Monaten** nach der Belastung

## Symptomatik und vorherrschendes Erscheinungsbild
**ICD-10:**
   Symptome aus den Bereichen affektive (F3), neurotische, Belastungs- und somatoforme Störungen (F40–48) sowie Störungen des Sozialverhaltens (F91), die die Kriterien der einzelnen Störungen nicht vollständig erfüllen.
   Das vorherrschende Erscheinungsbild wird wie folgt kodiert:
- Kurze depressive Reaktion (F43.20): maximal 1 Monat
- Längere depressive Reaktion (F43.21): maximal 2 Jahre
- Angst und depressive Reaktion gemischt (F43.22)
- Mit vorwiegender Beeinträchtigung von anderen Gefühlen (F43.23):
    - Angst
    - Depression
    - Sorge

- Anspannung
  - Ärger
  - regressives Verhalten
- Mit vorwiegender Störung des Sozialverhaltens (F43.24)
- Gemischte Störung von Gefühl und Sozialverhalten (F43.25)
- Mit sonstigen spezifischen deutlichen Symptomen (F43.28)

**ICD-11:**
- Intensive Beschäftigung, Sorgen, ruminierende Gedanken über das Ereignis oder dessen Konsequenzen
- Ungenügende Anpassung führt zu signifikanter Funktionseinschränkung

**DSM-5:**
- Klinisch relevante Symptomatik von
  - unverhältnismäßiger Intensität in Relation zu dem Ereignis
  - und/oder mit signifikanter Funktionseinschränkung
- Akut oder chronisch

Das vorherrschende Erscheinungsbild wird wie folgt kodiert:
- Mit depressiver Stimmung (309.0)
- Mit Angst (309.24)
- Mit Angst und depressiver Stimmung, gemischt (309.28)
- Mit Störung des Sozialverhaltens (309.3)
- Mit emotionalen Störungen und Störungen des Sozialverhaltens (309.4)
- Nicht näher spezifiziert (309.9)

■ **Dauer**
**ICD-10/ICD-11/DSM-5:**
- Nach Beendigung der Belastung oder ihrer Folgen dauert die Symptomatik maximal 6 Monate an (Ausnahme ICD-10: F43.21)

■ **Ausschlusskriterien**
**ICD-10:**
- Emotionale Störung mit Trennungsangst des Kindesalters

**ICD-11**
- Die Symptomatik ist nicht ausreichend spezifisch und/oder ausgeprägt, um die Diagnose einer anderen Achse-I-Störung zu rechtfertigen
- Ausschlussdiagnosen: Trennungsangst, (rezidivierende) depressive Episode, anhaltende Trauer

**DSM-5:**
- Die Symptomatik entspricht nicht den Kriterien einer anderen Achse-I-Störung
- Oder ist eine Exazerbation einer vorbestehenden Achse-I- oder Achse-II-Störung
- Oder ist allein durch eine Trauerreaktion erklärbar

## Praxistipp

Da Anpassungsstörungen durch die hohen Spontanremissionen als relativ „milde" Diagnosen gelten und sehr vielfältige Syndrome darunter gefasst werden können, besteht die Gefahr einer zu häufigen und inadäquaten Verwendung dieser Kategorie. Es ist darauf zu achten, dass Anpassungsstörungen nur vergeben werden dürfen, wenn ein enger zeitlicher Zusammenhang zwischen dem Auftreten einer schweren psychosozialen Belastung/einer einschneidenden Lebensveränderung und der Entwicklung einer – das übliche Ausmaß deutlich übersteigenden, klinisch relevanten – Symptomatik besteht.

### Posttraumatische Belastungsstörung (PTBS) (ICD-10: F43.1; ICD-11: 6B40; DSM-5: 309.81)

- Bei einer PTBS liegen in unterschiedlicher und entwicklungsstandabhängiger Ausprägung Symptome in folgenden Bereichen vor:
  - Wiedererleben
  - Vermeidung
  - Kognitionen und Affekte (nicht im ICD-11)
  - autonome Übererregung

### Posttraumatische Belastungsstörung – Diagnosekriterien

- Bis zu ihrer Überarbeitung zum DSM-5 und ICD-11 gab es eine hohe Übereinstimmung in der Operationalisierung der PTBS in den Klassifikationssystemen DSM und ICD (Symptome aus den drei Clustern Wiedererleben, Vermeidung und Übererregung)
- In der Neudefinition des Traumas entfallen in beiden Klassifikationssystemen die unmittelbaren peritraumatischen emotionalen Reaktionen als Diagnosekriterium
- In den Neufassungen gibt es jedoch auch deutliche Unterschiede: Das DSM-5 ergänzt die Diagnosekriterien um häufig assoziierte Symptome und gliedert die Symptome in vier Cluster (Wiedererleben, Vermeidung und Übererregung, kognitive/affektive Veränderungen); das ICD-11 reduziert die Diagnosekriterien auf die sogenannten „Kernsymptome" der drei ursprünglichen Cluster und fasst häufig assoziierte Symptome in der zusätzlich zu vergebenden Diagnose „komplexe PTBS" zusammen (s. ▶ Kap. 18)
- Aufgrund der strengeren Kriterien kann eine PTBS nach ICD-11 seltener diagnostiziert werden als nach DSM-5
- Nach Studienlage bezüglich des DSM-IV/ICD-10 ist eine subklinische Symptomatik, das heißt keine Symptome in einem Cluster oder nicht ausreichend Symptome in mehreren Clustern, ebenso klinisch relevant und behandlungsbedürftig wie eine voll ausgeprägte Symptomatik
- Die Diagnosekriterien des DSM-5 sind besser operationalisiert als in der ICD-10/-11 und berücksichtigen teilweise entwicklungsspezifische Symptomausprägungen des Kindes- und Jugendalters

> - Die Angemessenheit der dem Erwachsenenbereich entnommenen Diagnosekriterien für das Kindes- und Jugendalter wird oft diskutiert, vor allem die Symptome des Clusters „Vermeidung"
> - Im DSM-5 wurden alternative Diagnosekriterien für das Vorschulalter mitaufgenommen, die Anwendung finden sollten

### Kriterium A: Trauma
**ICD-10:**
- Person war einem kurz oder lang anhaltenden Ereignis oder Geschehen von außergewöhnlicher Bedrohung oder mit katastrophalem Ausmaß ausgesetzt, das nahezu bei jedem tiefgreifende Verzweiflung auslösen würde

**ICD-11:**
- Person war einem äußerst bedrohlichen oder erschreckenden Ereignis bzw. mehreren solcher Ereignisse ausgesetzt

**DSM-5:**
- Person war mit Ereignis(sen) konfrontiert, die tatsächlichen bzw. drohenden Tod, ernsthafte Verletzung oder sexuelle Gewalt beinhaltete(n), indem sie
- das Ereignis direkt erlebte und/oder es bezeugte und/oder erfuhr, dass es nahestehenden Personen zugestoßen war

### Kriterium/Cluster B: Wiedererleben – Intrusionen
**ICD-10 – mindestens 1 Symptom:**
- Anhaltende aufdringliche Nachhallerinnerungen (Flashbacks), lebendige Erinnerungen, Träume, innere Bedrängnis bei Konfrontation

**ICD-11 – mindestens 1 Symptom:**
- Wiedererleben durch sich aufdrängende Erinnerungen, Flashbacks, Albträume, begleitet von starken Gefühlen wie Angst und deutlichen physiologischen Reaktionen
- Gefühl, von traumabezogenen Gefühlen überwältigt zu werden

**DSM-5 – mindestens 1 Symptom:**
- Wiederkehrende, ungewollte, intrusive, belastende traumabezogene Erinnerungen; *bei Kindern auch* traumabezogene Aspekte im Spiel
- Wiederkehrende, belastende Träume mit traumabezogenen Inhalten und/oder Affekten; *bei Kindern ab 6. Lebensjahr auch:* Albträume ohne Traumabezug
- Dissoziative Momente, z. B. Flashbacks, Handeln und Fühlen als ob; *bei Kindern auch* traumaspezifische Nachinszenierung
- Intensive psychische Belastung bei internaler oder externaler Konfrontation mit traumabezogenen Reizen
- Deutliche physiologische Reaktion bei internaler oder externaler Konfrontation mit traumabezogenen Reizen

Reaktionen auf schwere Belastungen

- **Kriterium/Cluster C: Vermeidung**

ICD-10 – mindestens 1 Symptom:
- Dem Trauma ähnliche oder damit in Zusammenhang stehende Umstände werden tatsächlich oder möglichst vermieden; Vermeidungsverhalten bestand nicht vor dem Trauma

ICD-11/DSM-5 – jeweils mindestens 1 Symptom:
- Vermeidung traumabezogener Erinnerungen, Gedanken, Gefühle bzw. Gespräche
- Vermeidung externaler traumabezogener Reize wie Aktivitäten, Orte bzw. Menschen

- **Nur DSM-5: Kriterium/Cluster D: Kognitive und affektive Veränderungen**

DSM-5 – mindestens 2 Symptome:
- Dissoziative Amnesie bezüglich eines Teilaspektes des Traumas
- Unfähigkeit, sich an einen wichtigen Traumaaspekt zu erinnern
- Überdauernde und übertriebene negative Überzeugung oder Erwartung bezüglich der eigenen Person, anderer, der Welt (z. B. ich bin schlecht, die Welt ist gefährlich)
- Überdauernd gestörte Überzeugung bezüglich Ursache oder Konsequenz des/der traumatischen Ereignisse mit Selbst-/Fremdanklage
- Persistierender negativer Affekt, z. B. Angst, Horror, Wut, Schuld, Scham
- Vermindertes Interesse/Teilnahme an Aktivitäten
- Gefühl von Losgelöstheit/Entfremdung
- Überdauernde Unfähigkeit, positive Emotionen zu erleben

- **Kriterium/Cluster D bzw. E: Autonome Übererregung**

ICD-10 – entweder 1. oder 2 Symptome aus „autonome Übererregung":
1. Unfähigkeit, sich an wichtigen Traumaaspekt zu erinnern
2. Autonome Übererregung
    - Ein- bzw. Durchschlafstörungen
    - Reizbarkeit bzw. Wutausbrüche
    - Konzentrationsschwierigkeiten
    - übermäßige Wachsamkeit
    - erhöhte Schreckhaftigkeit

ICD-11 – mindestens 1 Symptom:
- Andauerndes Gefühl einer gegenwärtigen Gefahr, die sich äußert in
    - übermäßiger Wachsamkeit
    - übertriebener Schreckreaktion

DSM-5 – mindestens 2 Symptome:
- Reizbarkeit oder Wutausbrüche bei geringfügigem/ohne Anlass; verbale und physische Aggression
- Risikoreiches oder selbstschädigendes Verhalten
- Übermäßige Wachsamkeit
- Übertriebene Schreckreaktion
- Konzentrationsschwierigkeiten
- Ein- und Durchschlafstörungen

- **Kriterium E/bzw. F (Zeit) und F/bzw. G (Belastung)**

**ICD-10:**
- Beginn der Symptomatik (Cluster B, C und D) **spätestens 6 Monate** nach dem Trauma
- Ausnahmen sind möglich

**ICD-11:**
- Die Symptomatik besteht **einige Wochen** und führt zu klinisch bedeutsamem Leiden und Beeinträchtigung

**DSM-5:**
- Die Symptomatik (Cluster B, C, D und E) besteht seit **mindestens 1 Monat** und führt zu klinisch bedeutsamem Leiden und Beeinträchtigung

- **Ausschlusskriterien**

ICD-10: na
- ICD-11: Komplexe PTBS, akute Belastungsreaktion
- DSM-5: Nicht besser durch Medikation, Substanzmissbrauch oder Krankheit erklärbar

- **DSM-5-Kriterien für das Vorschulalter bis 6 Jahre**

Grundsätzlich altersentsprechende Umformulierungen und Operationalisierungen
- Kriterium A (Trauma): unverändert
- Kriterium B (Intrusionen): Belastung bei Erinnerungen entfällt, ansonsten unverändert
- Kriterium C (Vermeidung): unverändert; mindestens 1 Symptom *oder*
- Kriterium D mindestens 1 Symptom (kognitive/emotionale Symptome), Amnesie, Anklage entfällt
- Kriterium E (Reaktivität, Übererregung): risikoreiches Verhalten entfällt

> **Praxistipp**
>
> Immer noch werden viele Patienten mit Traumafolgestörungen nicht adäquat diagnostiziert und behandelt. Möglicherweise spielen hier eigene Hemmschwellen der Therapeuten, Schonverhalten gegenüber den Patienten und eigene Unsicherheiten eine Rolle.
> Um Patienten adäquat unterstützen zu können, ist es essenziell, regelhaft bei neuen Patienten zu erheben, ob traumatische Erlebnisse in der Biographie vorliegen, und die Symptomatik einer PTBS im psychopathologischen Befund zu erfragen. Sollte eine (subklinische) PTBS-Symptomatik vorliegen und der Patient und sein Umfeld einigermaßen stabil sein, ist es notwendig, eine zeitnahe traumafokussierte Behandlung zu initiieren. Bei vorliegenden Komorbiditäten gilt die Regel „Trauma first".

- **Anhaltende Trauerstörung (ICD-10: na; ICD-11: 6B42; DSM-5: 309.89)**

Das Wissen zu anhaltenden Trauerstörungen (auch „komplizierte Trauer") ist insgesamt, besonders aber im Kindes- und Jugendalter noch umgrenzt. Es fand erstmals Eingang in das ICD-11, im ICD-10 konnten Trauerreaktionen unter Anpassungsstörungen

Reaktionen auf schwere Belastungen

eingeordnet werden. Für das DSM-5 wurden für die „andauernde komplizierte Trauerstörung" die im Folgenden dargestellten Forschungskriterien definiert. Im DSM-5 werden altersspezifische Symptomausprägungen berücksichtigt; zudem kann kodiert werden, ob der Todesfall im Rahmen eines traumatischen Ereignisses stattfand.

- **Auslöser und Beginn der Symptomatik**

**ICD-11:**
- Person erlebte den Tod eine nahestehenden Person

**DSM-5:**
- Beginn mehr als 12 Monate nach dem Tod einer nahestehenden Person; bei Kindern bereits 6 Monate danach

- **Symptomatik und vorherrschendes Erscheinungsbild**

**ICD-11:**
- Anhaltende intensive Sehnsucht nach dem/der Verstorbenen und/oder eine anhaltende intensive Beschäftigung mit dem/der Verstorbenen
- Verbunden mit starkem emotionalem Schmerz, z. B. Traurigkeit, Schuld, Ärger, Schwierigkeiten, den Tod zu akzeptieren, Unfähigkeit, positive Gefühle zu erleben, sozialem Rückzug

**DSM-5:**
- Seit dem Todesfall tritt an mehr als der Hälfte der Tage folgende Symptomatik auf
- **Präokkupation und Sehnsucht** – mindestens 1 Symptom:
  - Andauernde Sehnsucht/Verlangen nach der/dem Verstorbenen; *bei Kindern auch* im Spiel/und Verhalten sichtbar
  - Intensiver Kummer und emotionaler Schmerz als Reaktion auf den Todesfall
  - Gedankliches Verhaftetsein mit dem/der Verstorbenen
  - Übermäßige Beschäftigung mit den Umständen des Todesfalles; *bei Kindern auch* im Spiel und im Verhalten sichtbar, evtl. neue Ängste, dass weitere Bezugspersonen sterben könnten
  - Reaktive Belastung und Störung sozialer Identität – mindestens 6 Symptome:
    - Deutliche Schwierigkeiten, den Tod zu akzeptieren; *bei Kindern* stark abhängig vom kognitiven Entwicklungsstand (Anerkennen des Todes als dauerhaft)
    - Emotionaler Schock, Fassungslosigkeit oder Taubheit angesichts des Verlustes
    - Schwierigkeiten, positive Erinnerungen an die/den Verstorbenen zuzulassen
    - Verbitterung oder Wut angesichts des Verlustes
    - Dysfunktionale Überzeugungen über die eigene Rolle in Bezug zu dem Todesfall, z. B. Selbstanklagen
    - Vermeidung von Erinnerungen an den/die Verstorbenen, wie Orte, Menschen, Situationen; *bei Kindern auch* Vermeidung von Gedanken und Gefühlen den/die Verstorbene selbst betreffend
    - Wunsch zu sterben, um bei dem/der Verstorbenen zu sein
    - Schwierigkeiten, anderen zu vertrauen
    - Einsamkeitsgefühle
    - Gefühle von Leere, Bedeutungslosigkeit und Sinnlosigkeit

- Verunsicherung, Irritation über die eigene Rolle und Identität im Leben
- Sozialer Rückzug bzw. verringerte Aktivitäten

### ■ Dauer
**ICD-11:**
- Die Symptomatik besteht mindestens 6 Monate nach dem Todesfall, übersteigt deutlich kulturell und religiös angemessene Trauerreaktionen, führt zu deutlicher Belastung und Funktionseinschränkungen

**DSM-5:**
- Die Symptomatik führt zu deutlicher Belastung und Funktionseinschränkungen und übersteigt deutlich kulturelle Normen

### ■ Ätiologie
Eine Besonderheit ist die **kausale Verursachung** durch ein traumatisches Erlebnis (akute Belastungsstörung und [komplexe] PTBS), den Tod einer nahestehenden Person (anhaltende Trauer) oder ein belastendes psychosoziales Ereignis von nicht ungewöhnlichem Ausmaß (Anpassungsstörungen). Grundsätzlich gelten biopsychosoziale Ätiologiemodelle mit entsprechenden Schutz- und Risikofaktoren.

### ■ Akute Belastungsstörungen und Anpassungsstörungen
- Die Ätiologie ist weitestgehend unklar
- Vermehrt diskutiert werden:
  - biologische Faktoren bei der akuten Belastungsstörung
  - Modelllernen, operante Konditionierung und dysfunktionale Kognitionen bei der Anpassungsstörung

### ■ Anhaltende Trauer
Als eventuell bedeutsam werden folgende Faktoren diskutiert:
- Emotionale Nähe und enge (auch ambivalente) Beziehung zur verstorbenen Person
- Vorangehende Verluste wichtiger Personen, vor allem in der Kindheit
- Unvorhersehbarkeit des Todesfalles durch Trauma oder Suizid

### ■ PTBS
Bedeutsam sind:
- Klassische und operante Konditionierung
- Modelllernen
- Subjektive Bewertung des Traumas
- Dysfunktionale Kognitionen
- Besonderheiten der Gedächtnisverarbeitung
- Vermeidungsverhalten als dysfunktionale Copingstrategie
- Chronische psychophysiologische/neuroendokrine Stressreaktionen
- Fehlende soziale Unterstützung

Biologische Faktoren werden ebenfalls als Risikofaktoren diskutiert:
- Epigenetische Faktoren scheinen eine Rolle zu spielen

Reaktionen auf schwere Belastungen

- **Komorbiditäten**
- Bei **akuten Belastungsreaktionen** liegen definitionsgemäß kaum komorbide Störungen vor
- Über die Komorbiditätsrate bei **Anpassungsstörungen** ist wenig bekannt
- Bei der **PTBS** kommt es regelhaft zu sekundären komorbiden Störungen bzw. Problemen, vor allem:
  - Depressionen
  - Substanzmissbrauch
  - Angststörungen
  - somatoforme Störungen
  - Störungen des Sozialverhaltens
  - Persönlichkeitsstörungen (vor allem emotional instabile Persönlichkeitsstörungen)
  - Suizidgedanken und -versuche
  - Selbstverletzendes Verhalten
  - Essstörungen
- Kinder in institutioneller Erziehung oder mit entsprechender Vorgeschichte sind oft multiplen Belastungen ausgesetzt (gewesen); sie erfüllen häufig nicht das Vollbild einer PTBS, sondern zeigen Besonderheiten im Bindungsverhalten, der Interaktion sowie der Emotionsregulation
- Einige Übererregungssymptome der PTBS können bei Kindern und Jugendlichen fälschlicherweise als ADHS oder als aggressiv-dissoziales Verhalten im Rahmen einer Störung des Sozialverhaltens fehlinterpretiert werden; Substanzkonsum sollte immer auch als potenzielle dysfunktionale Regulationsstrategie im Rahmen einer PTBS exploriert werden
- In einigen Fällen kann erst nach erfolgreichem Abschluss einer Traumatherapie bestimmt werden, ob Symptome wie motorische Unruhe und Konzentrationsschwierigkeiten der PTBS oder einer komorbid vorliegenden ADHS zuzuordnen sind
- Bei **anhaltenden Trauerstörungen** liegen häufig komorbid Depressionen, Angststörungen und PTBS sowie erhöhte Suizidalität vor

- **Diagnostik**

Bei vielen Patienten wird versäumt, nach dem Vorliegen traumatischer Ereignisse in der Biographie zu fragen und entsprechend traumabezogene Symptome zu erheben. Um die Psychopathologie eines Patienten einordnen und eine geeignete Behandlung initiieren zu können, ist dies jedoch unerlässlich. Daher sollte jede Neuvorstellung eines Patienten eine Traumaexploration und ein PTBS-Symptom-Screening, bei einem Todesfall auch ein Screening der anhaltenden Trauerstörung beinhalten. Die Diagnostik der Belastungsstörungen erfolgt grundsätzlich durch die Exploration des Patienten und seiner Bezugspersonen. Dabei sind die Traumaanamnese, die Lebensgeschichte, Umgebungsfaktoren und Auswirkungen auf den Alltag zu erheben. Der psychopathologischen Befunderhebung kommt ein besonderer Stellenwert zu.

Grundsätzlich sollten in der Diagnostik folgende Punkte beachtet werden:
- Patienten sprechen selten von sich aus das Vorliegen traumatischer Erlebnisse an; der Untersucher muss daher explizit danach fragen

- Nie von der Symptomatik ableiten, dass eine Traumatisierung stattgefunden hat bzw. welche Art der Traumatisierung vorliegt
- Den hohen Internalisierungsgrad beachten (die Symptomatik ist teilweise kaum beobachtbar, die Exploration des Patienten ist unerlässlich)
- Die Bezugspersonen explorieren, da sie oft gut über Symptome der Übererregung und offenes Vermeidungsverhalten berichten können
- Die Exploration benötigt oft Zeit, ggf. sind mehrere Termine notwendig, da erst ein Beziehungsaufbau erfolgen muss und Scham und Vermeidungsverhalten den Bericht erschweren
- Die Fragen sind individuell an das jeweilige Erlebnis anzupassen, spezifische Beispiele sind hilfreich (z. B. „Versuchst du zu vermeiden, X zu sehen oder zu X zu gehen?")
- Das Trauma konkret benennen (z. B. „Nachdem du sexuell missbraucht wurdest…" anstatt „Nachdem du das Schreckliche erlebt hast…")
- Klärung, ob die Traumatisierung fortdauert (Primat der Sicherheit) bzw. eine fortdauernde Exposition mit traumarelevanten Reizen stattfindet
- Vermeidungstendenzen, Dissimulation und Selbstmedikationsversuche durch Drogen und Alkohol beachten und erfragen

**Exploration** von:
- Art und Dauer der erlebten traumatischen Erfahrung(en)
- Vorliegen und Schweregrad der Symptome
- funktioneller Beeinträchtigung in der gegenwärtigen psychosozialen Situation
- Bewältigungsverhalten des Betroffenen und Reaktionen der Umwelt
- Veränderungen des Lebensalltags, Verluste
- Belastung der Bezugspersonen (oftmals entwickeln nahestehende Personen eine PTBS als Reaktion auf das Trauma des Kindes)
- sozialer und familiärer Unterstützung, Ressourcen
- kognitiven Verzerrungen, Schuld, Scham, Ambivalenzen, Loyalitätskonflikten
- Verlust erworbener Fähigkeiten
- Spielverhalten und Reinszenierungen (z. B. Diebesgut)
- juristischen Kontexten (Strafverfolgung, Opferentschädigungs-, Gewaltschutzgesetz, Kontakt zum Täter, Umgangsregelungen, familienrechtliche Verfahren)

### ❓ Hilfreiche Fragen
- Kannst du mir von etwas Angenehmem erzählen, das du in der letzten Zeit unternommen hast, oder von etwas, das du gerne machst? (Erleichtert den Bericht über das belastende Erlebnis)
- Weißt du, warum A (Bezugsperson) dich zu mir gebracht hat?
- Ich weiß von A (Bezugsperson), dass du etwas Schlimmes erlebt hast. Kannst du mir davon erzählen?
- Ggf.: Am/vor … (Zeitpunkt) ist X (Ereignis benennen) passiert. Kannst du mir davon erzählen? Wie war das? Was ist dann passiert?
- Ich weiß, dass es sehr schwer ist, von etwas Schlimmem oder Unangenehmem zu erzählen. Ich möchte aber gerne herausfinden, wie es dir geht und wie wir dich unterstützen können. Dafür ist es wichtig, dass du mir erzählst, was passiert ist und wie es dir geht.

- Ich weiß von anderen Kindern, dass es schwer ist, zu erzählen. Später haben sie mir gesagt, dass es gut war, darüber zu sprechen, und dass es ihnen geholfen hat.
- Ich war ja nicht dabei, kannst du mir das genauer erzählen?
- Was hast du da gedacht? Wie hast du dich gefühlt?
- Musst du dauernd an X denken, obwohl du das gar nicht möchtest? Was träumst du?
- Wie geht es dir, wenn ich dich nach X frage oder du Y (Trigger) begegnest? Was passiert in deinem Körper?
- Möchtest du am liebsten nicht an X denken, nichts davon hören, durch nichts erinnert werden?
- Gibt es etwas, das du seit X nicht mehr machst, einen Ort, den du nicht mehr besuchst?
- Wie schläfst du? Wie fühlst du dich? Kann man dich leicht erschrecken?
- Kannst du mir von einem schönen Moment, einer schönen Erinnerung an A (verstorbene Person) erzählen?
- Warst du schon einmal am Grab von A? Wann zuletzt?
- Wenn jemand stirbt, löst das bei denen, die weiterleben, ganz viele Gefühle aus. Welche Gefühle sind das denn bei dir?
- Gibt es Dinge, die du nicht mehr tust oder nicht mehr tun kannst, seit A gestorben ist?

### ■■ Fragebogenverfahren

Folgende Fragebogen eignen sich zum Screening und zur Verlaufskontrolle.

#### ■ Posttraumatische Belastungsstörung
- Child and Adolescent Trauma Screening (CATS)
  - Selbsturteil (7–17 Jahre) und Fremdurteil durch Bezugsperson (7–17 und 3–6 Jahre)
  - 20 Items; operationalisierte DSM-5-Kriterien; dimensionale und kategoriale Einordnung möglich
  - Frei zugänglich, in 8 Sprachen erhältlich
- CRIES (Children Revised Impact of Event Scale)
  - Selbsturteil ab 8 Jahren
  - Screening von Wiedererlebens- und Vermeidungssymptomen mit 8 Items
  - Frei zugänglich, in 24 Sprachen erhältlich

#### ■ Anhaltende Trauerstörung
- PG13+3 (Prolonged Grief Disorder Items für Kinder und Jugendliche)
  - Selbsturteil als Fragebogen oder Interview (empfohlen) mit 12 Items
  - Frei zugänglich

### ■■ Störungsspezifische klinische Interviews

Störungsspezifische Klinische Interviews mit dem Betroffenen selbst und ergänzend mit Bezugspersonen sind vor allem für eine PTBS der Goldstandard in der Diagnostik.

#### ■ Akute Belastungsstörungen
- Interview zu Belastungsstörungen – akute Belastungsstörung Kinder und Jugendliche IBS-A-KJ (deutsche Version des CAPS-CA)
  - s. unter PTBS

- **Posttraumatische Belastungsstörung**
  - Interview zu Belastungsstörungen – posttraumatische Belastungsstörung Kinder und Jugendliche IBS-P-KJ (deutsche Version des CAPS-CA)
    - Goldstandard; Version für akute und posttraumatische Belastungsstörung
    - Selbsturteil ab 7 Jahre mit Visualisierungshilfen
    - operationalisierte DSM-IV-Kriterien aller Cluster; dimensionale und kategoriale Einordnung (nach DSM-IV und ICD-10) möglich
    - Intensität und Häufigkeit der Symptome getrennt einschätzbar
    - Deutsch normiert
  - K-SADS-PL PTSD: gute Ergänzung des IBS-KJ durch Elternurteil
  - Kinder-DIPS (Modul zur PTBS)
    - Befragung von Kindern und Jugendlichen zwischen 6 und 18 Jahren sowie der Bezugspersonen
    - DSM-5- und ICD-10-Kriterien

- **Anhaltende Trauerstörung**
  - PG13+3 (Prolonged Grief Disorder Items für Kinder und Jugendliche)
    - Selbsturteil in Interviewform mit 12 Items
    - Frei zugänglich

## Leistungsdiagnostik
- Die Kenntnis des intellektuellen Leistungsniveaus des Patienten ist in erster Linie für die individuelle Therapieplanung von Bedeutung
- Zu beachten ist, dass eine PTBS oder andere Belastungsreaktionen das Leistungsniveau negativ beeinflussen können
- Oftmals kommt es aufgrund von Schulversäumnissen, emotionaler Belastung, Schlafstörungen, Konzentrations- und Gedächtnisschwierigkeiten zu einem Leistungsknick in der Schule

## Labor- und sonstige Diagnostik
- Somatische Abklärung, insbesondere bei Traumata mit körperlichen Auswirkungen
- Bei sexuellem Missbrauch sind körperliche Untersuchungen höchst sensibel durchzuführen
- Wiederholte organische Diagnostik ist grundsätzlich zu vermeiden

## Differenzialdiagnostik
- Die Differenzialdiagnostik wird wichtig, wenn eine Traumatisierung unsicher bzw. die zeitliche Zuordnung zur Symptomatik fraglich ist oder die Symptomatik schon vor dem Trauma bestand
- Wenn eine Traumatisierung nicht gänzlich ausgeschlossen werden kann, sollten im Verlauf weitere Schritte zur Klärung unternommen werden
  - Einige Patienten bejahen erst im Behandlungsverlauf, nach ausreichend Vertrauensaufbau, das Vorliegen traumatischer Ereignisse und/oder entsprechender Symptomatik; die Traumanamnese sollte also zu einem späteren Zeitpunkt erneut thematisiert werden

- Bei sehr jungen Patienten dürfen bzw. sollten zur Klärung der Biographie auch externe Dokumente (z. B. Berichte vom Jugendamt über die Inobhutnahme) und Angaben von Bezugspersonen berücksichtigt werden
- Weiterhin sind wegen der möglicherweise ähnlich anmutenden Erscheinungsbilder folgende Bereiche zu beachten:
  - Psychosen (Symptome des Wiedererlebens wie Intrusionen und Flashbacks werden teils fälschlicherweise als akustische/optische Halluzinationen diagnostiziert)
  - Hyperkinetische Störungen und Störungen des Sozialverhaltens (bestehen teils komorbid, teils werden sie fehldiagnostiziert, weil übersehen wird, dass Konzentrationsstörungen im Rahmen der Hypervigilanz nach einer Traumatisierung einzuordnen sind bzw. aggressives Verhalten nur als Reaktion auf Triggerreize entsteht)

### Therapie
- Bei allen Belastungsstörungen gilt es, zunächst Sicherheit und Stabilität zu garantieren, das heißt ein Fortdauern der Exposition (z. B. Gewalt, Missbrauch) auszuschließen bzw. zu beenden
- Bei Gefahr einer andauernden Kindeswohlgefährdung durch ein gefährdendes Verhalten bzw. Unterlassen der Erziehungsberechtigten muss, wenn keine anderen Mittel mehr vorliegen, um das Kind zu schützen, eine Inobhutnahme erfolgen (► Kap. 45)
- Wie bei anderen Therapien auch ist akute Suizidalität auszuschließen
- Von Debriefing ist aufgrund nicht nachgewiesener Effektivität und möglicherweise negativer Konsequenzen (z. B. Destabilisierung, Retraumatisierung) im Kindes- und Jugendalter abzusehen
- Traumafokussierte Verfahren, vor allem die Traumafokussierte kognitive Verhaltenstherapie (TF-KVT) haben die höchste Evidenz

### Setting
- Grundsätzlich haben ambulante, psychotherapeutische Interventionen Vorrang vor stationären und medikamentösen Behandlungen
- Mangelnde soziale Unterstützung bzw. massiver sozialer Rückzug, deutlich ausgeprägte Komorbiditäten, z. B. in Form von Substanzmissbrauch, schwerer Depression, Suizidalität oder selbstverletzendem Verhalten, können eine stationäre Therapie notwendig machen

> **Praxistipp**
>
> Um die Therapieerfolge stabil in den Alltag zu generalisieren, ist eine ambulante Therapie einer stationären Behandlung immer vorzuziehen. Grundsätzlich werden in der Praxis zu lange Stabilisierungstechniken angewandt und zu spät mit der Konfrontationsphase begonnen. Eine traumafokussierte Behandlung kann bereits im stationären Rahmen begonnen werden, wenn sichergestellt ist, dass die Traumatherapie im ambulanten Rahmen fortgesetzt werden kann.

- **Psychotherapie**

**Anhaltende Trauerstörung**
- Trauerfokussierte Komponenten der Trauma-fokussierten kognitiven Verhaltenstherapie (TF-KVT): Psychoedukation zu Trauer und Tod, Betrauern des Verlusts und Auflösung ambivalenter Gefühle (was ich vermisse und was ich nicht vermisse), Bewahren positiver Erinnerungen an den Verstorbenen, Neudefinition der Beziehung zum Verstorbenen und Hinwendung zu gegenwärtigen Beziehungen, Bezugspersonenarbeit
- Bei gleichzeitigem Vorliegen einer PTBS sowie einer Trauerstörung muss zuerst die PTBS behandelt werden, um ein Auflösen der anhaltenden Trauerstörung erst möglich zu machen

**Akute Belastungsstörung**
- Herstellen von Sicherheit und Wiederherstellen von Alltagsroutine
- Stabilisierung und Unterstützung aller beteiligten Personen
- Stärkung der Haltefunktion der Eltern ohne hohe Expressed Emotions
- Klärung der Notwendigkeit, in geschütztem Rahmen und bei eigenem Wunsch, über das Trauma sprechen zu können
- Psychoedukation über normale Stressreaktion und Abgrenzung von pathologischen Reaktionen
- Symptomüberwachung im Verlauf

**Posttraumatische Belastungsstörung**

Die Therapie von jeweils vorliegenden Komorbiditäten sollte leitlinienkonform durchgeführt werden, der Fokus liegt zunächst auf der Behandlung der Hauptsymptomatik, das heißt der PTBS („Trauma first"). Die Auswirkung der traumafokussierten Behandlung auf die komorbide Symptomatik und eine ggf. weiterhin bestehende Behandlungsindikation derselben sind zu prüfen. Die Behandlungsentscheidung ist abhängig von der Schwere und der Beeinträchtigung des Patienten und sollte dementsprechend auch bei subklinischer Symptomatik erfolgen.

**Elemente einer störungsspezifischen Psychotherapie**
- Psychoedukation über Prävalenz und Besonderheiten des jeweiligen traumatischen Erlebnisses, über Symptomatik (einschließlich physiologischer Stressreaktionen), Prognose und Behandlungsmöglichkeiten sowie über das Opferentschädigungsgesetz und die Möglichkeit einer Strafanzeige
    - Opferentschädigungsgesetz (OEG): Die Antragstellung beim zuständigen Versorgungsamt ist für Opfer einer intentionalen Gewalttat auf deutschem Boden möglich, minderjährige Patienten können den Antrag selbst stellen; über das OEG können z. B. auch therapeutische Maßnahmen finanziert werden
    - Strafanzeige: Sie kann ggf. bei der zuständigen Polizeibehörde gestellt werden; bei sexuellem Missbrauch und anderen Offizialdelikten kann die Strafanzeige nicht zurückgenommen werden, Polizei und Staatsanwaltschaft sind gesetzlich verpflichtet, weiter zu ermitteln
    - Die lange Bearbeitungszeit, ausführliche Begutachtungen, wiederholte Befragungen/Aussagen und enttäuschende Resultate (z. B. Strafanzeige wird fallengelassen/Freispruch/Gelder werden nicht bewilligt) können zu erheblichen Frustrationen und einer Chronifizierung der Symptomatik beitragen

> ⚠️ **Cave**
> Opferentschädigungsgesetz und Strafanzeige: Beides kann sinnvoll sein, in einzelnen Fällen jedoch auch kontraproduktiv.

- Stressbewältigungsstrategien
- Traumafokussiertes Vorgehen, inkl. (Trigger-)Exposition mit Angstreduktion
- Kognitive Umstrukturierung dysfunktionaler Gedanken, auch der wahrgenommenen Wahrscheinlichkeit von Bedrohung
- Zusätzlich Therapie „am Symptom vorbei": Verbesserung der Funktionsfähigkeit, Senkung des Risikos weiterer Viktimisierung und Hilfe bei Entwicklungsaufgaben
- Einbezug wichtiger Bezugspersonen, auch zur Verbesserung von deren Symptomatik bzw. Belastung
- In jedem Fall sollte eine Therapie traumafokussiert stattfinden, die genaue Benennung des Traumas und ein möglichst belastungsfreies Reden über das Trauma ermöglichen, Expositionen mit Triggern und die Umstrukturierung dysfunktionaler Gedanken beinhalten
- Traumafokussierte Therapiemethoden erweisen sich im Vergleich zu nondirektiven bzw. unspezifischen Verfahren alters- und schulenübergreifend als effektiver
- Der Einbezug von Bezugspersonen wird vor allem bei Kindern und Jugendlichen dringend empfohlen

**Kognitiv-behaviorale Therapieverfahren**
- TF-KVT (Trauma-fokussierte kognitive Verhaltenstherapie) nach Cohen et al. 2009
- Treating PTSD in preschoolers (Scheeringa 2016)
- EMDR (Eye Movement Desensitization and Reprocessing)
- KID-NET (Narrative Expositionstherapie für Kinder; Schauer et al. 2017)

**Bewertung der Verfahren:**
- TF-KVT und das daran angelehnte Verfahren von Michael Scheeringa für Vorschüler wurden gezielt für Kinder und Jugendliche entwickelt und evaluiert; EMDR und KID-NET wurden zunächst für Erwachsene konzipiert und dann auf das jüngere Alter angepasst
- Die höchste Evidenz zeigt sich nach Studienlage für das **TF-KVT-Modell** (Cohen et al. 2009), das sowohl eine Ergänzung um anhaltende Trauer als auch eine Adaption an Gruppen (**CBITS**) bietet; die Therapiemethode beinhaltet:
    - Psychoedukation
    - Elterntraining
    - Entspannungsverfahren
    - Affektmodulation
    - kognitive Umstrukturierung
    - Auseinandersetzung mit dem Trauma im Narrativ (Exposition in sensu)
    - Expositionen mit ungefährlichen Triggern
    - gemeinsame Eltern-Kind-Sitzungen zur Förderung der Kommunikation
    - Förderung zukünftiger Sicherheit
- Das von Scheeringa (2016) entwickelte Therapiemanual für das Vorschulalter ist eine altersspezifische Adaptation der TF-KVT an 3- bis 6-jährige Kinder und

beinhaltet u. a. bildnerisches Therapiematerial, Hilfen für spezifische Problembereiche wie z. B. den Umgang mit Trotzverhalten und eine altersangepasste Vorstrukturierung der graduellen Exposition in vivo (des Traumanarrativs) sowie der kognitiven Inhalte
- **EMDR** hat sich bei Erwachsenen als wirksam erwiesen, für Kinder und Jugendliche liegt noch keine ausreichende Evidenz vor, da es an entsprechenden Studien mangelt; möglicherweise ist eine altersspezifische Anpassung der Technik erforderlich; die bisherige Studienlage zeigt im direkten Vergleich einen leichten Vorteil für TF-KVT
- Die an das Kindes- und Jugendalter angepasste Narrative Expositionstherapie (KidNET, Schauer et al. 2017) weist ebenfalls noch keine ausreichende Studienlage vor, der Nachweis der Übertragbarkeit in das deutsche Gesundheitssystem steht noch aus

■ **Kontraindikationen für traumafokussierte Psychotherapie**

**Absolut:**
- Bestehender, ungesicherter Täterkontakt
- Akute Suizidalität
- Akute Psychose
- Akute manische Symptome
- Schwere Störungen der Verhaltenskontrolle in den letzten 4 Monaten (Suizidversuch, Hochrisikoverhalten, schwere Selbstverletzung, hohe Fremdaggressivität)

**Relativ:**
- Instabile psychosoziale Situation
- Anhängiges Gerichtsverfahren
- Substanzmittelabusus
- Schwere Dissoziationsneigung
- Mangelnde Affekttoleranz
- Unkontrolliert autoaggressives Verhalten

■ ■ **Elternarbeit**

**Fokus der Elternarbeit bei allen Belastungsstörungen**
- Unterstützung in ihrer Elternfunktion, in günstigem Modellverhalten und wenig Expressed Emotions
- Unterstützung in der Stabilisierung der Situation, ggf. durch Jugendhilfemaßnahmen
- Psychoedukation, Entlastung

■ **In der Therapie der posttraumatischen Belastungsstörung**

Enger Elterneinbezug, vor allem bis zum Jugendalter, ist unabdingbar für die Generalisierung und Stabilisierung des Therapieerfolgs. Themen sind:
- Stärkung der Elternfertigkeiten im Umgang mit Verhaltensauffälligkeiten und emotionalen Schwierigkeiten
- Stärkung der familiären Kommunikation auch über schwierige Themen sowie das traumatische Erlebnis
- Einbezug als Co-Therapeuten

- zur Umsetzung von Selbsthilfestrategien im Alltag (z. B. Entspannungsverfahren, hilfreiche Gedanken etc.)
- zum Teilen des Traumanarrativs mit dem Kind (Förderung der Kommunikation)
- zur emotionalen Stärkung und Stabilisierung des Kindes
- zur Sicherung zukünftigen Wohles (z. B. gemeinsames Erarbeiten eines Sicherheitsplans)

## Pharmakotherapie (▶ Kap. 40)
- Bei Anpassungsstörungen, anhaltender Trauer, akuten Belastungsstörungen und PTBS ist eine Pharmakotherapie entbehrlich
- Eine medikamentöse Monotherapie bei Kindern und Jugendlichen ist kontraindiziert
- An eine die Psychotherapie begleitende Medikation sollte gedacht werden, wenn eine komorbide Störung es erforderlich macht
  - Empfohlene Substanzen: siehe Kapitel der jeweiligen komorbiden Störung

**! Cave**
Medikamentöse Monotherapien, vor allem mit Benzodiazepinen sind kontraindiziert.

## Entbehrliche Therapiemaßnahmen und häufige Fehler
- **Verschweigen** der zugrunde liegenden traumatischen bzw. belastenden Erfahrung oder des Todesfalles
- Längerfristige Gabe von **Benzodiazepinen**
- Vernachlässigung der Sicherstellung eines **geschützten Rahmens**
- Affektiv betonte, **forcierte Frühexposition** im Rahmen von Frühinterventionen
- Überwiegend **somatische bzw. psychopharmakologische** Behandlung
- Traumaexposition ohne hinreichend **stabile therapeutische Beziehung**
- Traumaexposition ohne Beachtung bestehender **Kontraindikationen**
- **Ausbleibende Traumaexposition**

### Weitere Maßnahmen und Hilfen
Inobhutnahmen oder andauernde vollstationäre Jugendhilfemaßnahmen werden z. B. bei fortlaufender Gefährdung notwendig. Zur Unterstützung des elterlichen Erziehungsverhaltens können auch ambulante Jugendhilfemaßnahmen wie eine sozialpädagogische Familienhilfe erforderlich sein.

## Kurzarztbrief (Anhang)
Lena wurde von ihrer Bezugserzieherin in unserer Institutsambulanz vorgestellt, da sie unter ausgeprägten Schlafstörungen, aggressiven Durchbrüchen und häufigen Bauchschmerzen leide und die Schule kaum besuche. Vor ihrer Inobhutnahme durch das Jugendamt vor einem Jahr habe Lena wiederholt sexuelle Gewalt durch den Lebensgefährten der Mutter erfahren. Die Mutter habe sie nicht schützen können, da sie stark alkoholabhängig sei. Der Lebensgefährte sei inhaftiert, mit der Mutter finde seit 3 Monaten begleiteter Umgang statt, den Lena auch einfordere. Die Patientin nahm mehrere Termine zur ausführlichen Diagnostik wahr.

Psychopathologischer Befund: Die Patientin ist im Kontakt freundlich und offen, bei Thematisierung der sexuellen Gewalt und der Alkoholabhängigkeit der Mutter wirkt sie deutlich belastet, angespannt, zeigt einen Tränenspiegel, antwortet teils gereizt und abwehrend. Vollständig orientiert, Konzentration und Aufmerksamkeit im Kontakt unauffällig, in der Schule seit 2 Jahren deutlicher Leistungsknick. Schwingungsfähigkeit erhalten, Stimmung abseits der traumatischen Erlebnisse ausgewogen. Es bestehen deutliche Ein- und Durchschlafschwierigkeiten. Wiederkehrende belastende Erinnerungen und Träume bezüglich der traumatischen Erlebnisse mit starker emotionaler Beteiligung und vegetativen Angstreaktionen bis hin zum Erbrechen. Ausgeprägtes Vermeidungsverhalten bezüglich traumabezogener Gespräche und Reize, z. B. auch ähnlich aussehender Lehrer; in dem Zusammenhang auch Schulvermeidung; erhöhte Schreckhaftigkeit und Gereiztheit. Keine weiteren psychopathologischen Auffälligkeiten, kein Substanzkonsum, anamnestisch gelegentlicher Konsum von Cannabis.

Differenzialdiagnostisch wurden eine spezifische Phobie (Schule) und eine Störung des Sozialverhaltens ausgeschlossen, da die Ängste und das aggressiv-oppositionelle Verhalten vornehmlich bei Konfrontation mit bzw. zur Vermeidung von Triggerreizen auftreten.

Verlauf und Therapie: Die Patientin und ihre Bezugsperson wurden über das Störungsbild einer posttraumatischen Belastungsstörung und deren evidenzbasierte Behandlung ausführlich aufgeklärt. Eine traumafokussierte ambulante Verhaltenstherapie scheint indiziert, die Patientin ist stabil in ihrer Wohngruppe angekommen und erfährt dort soziale Unterstützung durch Bezugspersonen und Gleichaltrige. Ein weiterer Kontakt zum ehemaligen Lebensgefährten der Mutter ist derzeit ausgeschlossen, der Kontakt zur Mutter findet begleitet statt, was zunächst auch fortgeführt werden sollte. Die Patientin erscheint noch ambivalent, kann sich eine ambulante Psychotherapie jedoch vorstellen, sodass ein erster Kontakt zu einer niedergelassenen Kollegin hergestellt werden konnte.

Entlassmedikation: Keine.

## Weiterführende Literatur

AWMF-Leitlinie zur Posttraumatischen Belastungsstörung. https://www.awmf.org/leitlinien/detail/ll/155-001.html

Cohen J, Mannarino AP, Deblinger E (2009) Traumafokussierte kognitive Verhaltenstherapie bei Kindern und Jugendlichen. Springer, Berlin/Heidelberg/New York/Tokio

Diehle J, Opmeer B, Boer F, Mannarino AP, Lindauer RL (2015) Trauma-focused cognitive behavioral therapy or eye movement desensitization and reprocessing: what works in children with posttraumatic stress symptoms? A randomized controlled trial. Eur Child Adolesc Psychiatry 24:227–236

Dorsey S, McLaughlin KA, Kerns SEU, Harrison JP, Lambert HK, Briggs EC, Revillion Cox J, Amaya-Jackson L (2017) Evidence based update for psychosocial treatments for children and adolescents exposed to traumatic events. J Clin Child Adolesc Psychol 46:303–330

Goldbeck L, Jensen TK (2017) The diagnostic spectrum of trauma-related disorders in children and adolescents. In: Landolt MA, Cloitre M, Schnyder U (Hrsg) Evidence-based treatments for trauma-related disorders in children and adolescents. Springer, New York, S 3–28

Greenwald R (1999) Eye movement desensitization and reprocessing (EMDR) in child and adolescent psychotherapy. Aronson, Northvale

Lewey JH, Smith CL, Burcham B, Saunders NL, Elfallal N, O'Toole S (2018) Comparing the effectiveness of EMDR and TF-CBT for children and adolescents: a meta-analysis. J Child Adolesc Trauma. https://doi.org/10.1007/s40653-018-0212-1

Rosner R, Steil R (2008) Leitfaden Kinder- und Jugendpsychiatrie Posttraumatische Belastungsstörung. Hogrefe-Verlag, Göttingen

Sachser C, Berliner L, Holt T, Jensen TK, Jungbluth N, Risch E, ... Goldbeck L (2016) International development and psychometric properties of the Child and Adolescent Trauma Screen (CATS). J Affect Disord. https://doi.org/10.1016/j.jad.2016.12.040

Schauer M, Neuner F, Elbert T (2017) Narrative exposure therapy for children and adolescents. In: Landolt MA, Cloitre M, Schnyder U (Hrsg) Evidence-based treatments for trauma related disorders in children and adolescents. Springer, Cham

Scheeringa MS (2016) Preschool PTSD Treatment (PPT): a clinical handbook. Guilford, New York

Steil R, Füchsel G (2006) Interviews zu Belastungsstörungen bei Kindern und Jugendlichen (IBS-KJ). Hogrefe, Göttingen

Tagay S, Düllmann S, Hermans E, Repic N, Hiller R, Senf W (2011) Das Essener Trauma-Inventar für Kinder und Jugendliche (ETI-KJ). Z Kinder Jugendpsychiatr Psychother 39:323–340

# Komplex traumatisierte Kinder, Jugendliche und Heranwachsende

*Marc Schmid, Jörg M. Fegert und Michael Kölch*

**Weiterführende Literatur – 326**

© Springer-Verlag GmbH Deutschland, ein Teil von Springer Nature 2020
M. Kölch et al. (Hrsg.), *Klinikmanual Kinder- und Jugendpsychiatrie und -psychotherapie*,
https://doi.org/10.1007/978-3-662-58418-7_18

## Kindheitstraumata

Vereinfacht macht es noch immer Sinn, zwischen verschiedenen Formen von Traumatisierungen zu unterscheiden (Terr 1991):

> **Traumatypen**
>
> **Typ-I-Traumatisierung** - Einzelne traumatische Erlebnisse ohne viele andere Belastungsfaktoren in der Biographie.
>
> **Typ-II-Traumatisierung** - Sich über einen längeren Zeitraum wiederholende interpersonelle Traumatisierungen durch körperliche, emotionale Misshandlungen, sexuellen Missbrauch oder Vernachlässigung. Häufige Folge ist eine psychopathologische Bereitbandsymptomatik mit Schwierigkeiten in der Emotions-, Selbstwert- und Beziehungsregulation.

Eine Gruppe von Kindern und Jugendlichen, die oft in der Kinder- und Jugendpsychiatrie gesehen werden, häufig aber auch in der Jugendhilfe betreut werden, hat eine Vorgeschichte, in denen sie über längere Zeitintervalle sequenziellen interpersonellen Traumatisierungen ausgesetzt waren.

Unter Traumatisierung versteht man in diesem Zusammenhang Folgendes:

> **Wiederholte interpersonelle Traumatisierung** - Situation, in der die/der Heranwachsende eine unmittelbare Bedrohung für die eigene körperliche Unversehrtheit/das eigene Leben oder das einer anderen Person erlebt, welche mit hoher emotionaler Erregung einhergeht und in der die normalen Bewältigungsmöglichkeiten Flucht und Kampf nicht erfolgreich genutzt werden können, sodass der traumatisierte Mensch dieser Situation hilflos ausgesetzt bleibt und das Geschehen über sich ergehen lassen muss. Das Erleben von absoluter Ohnmacht und die Aktivierung von innerpsychischen Mechanismen, die es erlauben, diese Situation mit ihrem Schrecken, mit Schmerzen und belastenden Gefühlen auszuhalten, sind der Kern von Traumafolgestörungen.

> **Praxistipp**
>
> Die psychischen Folgen dieser wiederholten interpersonellen Traumatisierungen durch körperliche und emotionale Kindesmisshandlung und/oder sexuellen Missbrauch oder frühkindliche Vernachlässigung sind sehr vielfältig und nur bedingt mit den Folgen von einzelnen traumatischen Erlebnissen, wie einem Unfall oder einer Naturkatastrophe, zu vergleichen.

- Besondere Probleme von sich wiederholenden interpersonellen Traumata in der Kindheit sind neben der Häufigkeit und Intensität der Ereignisse, dass...
  - diese häufig durch unmittelbare Bezugspersonen stattfinden
  - diese im Geheimen erfolgen und die Betroffenen bei der Verarbeitung auf sich allein gestellt sind
  - diese in der Regel mit „Schweigegeboten" belegt sind

- Folgen:
    - Die Betroffenen konnten nach der Traumatisierung weder die notwendige soziale Unterstützung noch eine emotionale Validierung erleben
    - Im Gegenteil, oft wird ihnen in ihrem unmittelbaren sozialen Umfeld nicht geglaubt oder ihnen gar die Schuld für die Traumatisierung gegeben, sodass die Heranwachsenden weder Trost noch emotionale Validierung erfahren sondern Schuldzuweisungen eine gesunde Entwicklung erschweren.

- **Systematik und Klassifikation**

Die psychischen Folgen von Typ-I- und Typ-II-Traumatisierungen unterscheiden sich unter Berücksichtigung der kinder- und jugendpsychiatrischen Diagnosesysteme und psychopathologischen Beschreibungssysteme in mehrerlei Hinsicht:
- Ausgeprägte Komorbidität: Heranwachsende mit wiederholten Typ-II-Traumatisierungen leiden zumeist gleichzeitig unter einer Vielzahl kinder- und jugendpsychiatrischer Störungen und erfüllen häufig einzelne Kriterien oder auch durchaus das Vollbild einer posttraumatischen Belastungsstörung (PTBS) in Kombination mit anderen komorbiden Erkrankungen und einer Vielzahl von verschiedenen psychopathologischen Symptomen (Stoover und Keshin 2018). Auch im Erwachsenenalter erfüllen Patienten mit Kindheitstraumata die Diagnosekriterien für mehrere Störungen und zeigen eine psychopathologische Breitbandsymptomatik
- Opfer von Typ-I-Traumatisierungen entwickeln nicht selten überhaupt keine spezifische psychische Erkrankung oder erfüllen, wenn kinder- und jugendpsychiatrische Hilfen in Anspruch genommen werden, oft klassisch das Vollbild der PTBS (ca. 25 % der Traumatisierten entwickeln eine PTBS) (▶ Kap. 17)

Die Folgen von Traumatisierungen und wiederholten Beziehungsabbrüchen werden in den momentanen Diagnosesystemen DSM-5 und ICD-10 nicht adäquat abgebildet, weshalb schon lange eine intensive Diskussion darüber entbrannte ob es nicht sinnvoll wäre, neben der PTBS eine weitere Diagnose aufzunehmen, welche auch komplexere Traumafolgestörungen wie Folgen von chronischer Vernachlässigung, sexuellem Missbrauch, körperlicher und emotionaler Misshandlung adäquat abbilden kann. Diese Diskussion wurde zwischen eher am Kinderschutz interessierten Forschungsgruppen und solchen, die sich eher mit der traumatherapeutischen Behandlung komplex traumatisierter Erwachsener beschäftigen, geführt. Letztere favorisierten eine Diagnose „komplexe PTBS", welche zusätzlich zu einer PTBS-Symptomatik Störungen im Bereich der Emotions-, Selbstwert- und Beziehungsregulation umfasst, wohingegen Erstere die Diagnose einer Traumaentwicklungsstörung bevorzugen, welche zeigt, wie gravierend sich traumatische Kindheitserfahrungen auf den weiteren Entwicklungsweg auswirken, um neben Therapieformen auch effektivere Kinderschutzmaßnahmen zu begründen. Der Vorteil dieser komplexen PTBS-Diagnose besteht darin, dass die Diagnose homogener und im Jugend- und Erwachsenenalter einfacher standardisiert zu erfassen ist und es zudem leichter ist, dafür eindeutige Behandlungsempfehlungen zu entwickeln. Der Nachteil besteht aber darin, dass Selbstwert-, Beziehungs- und Emotionsregulation bei Kindern ganz anders operationalisiert werden müssen als bei Erwachsenen. Erste Forschungsarbeiten legen jedoch nahe, dass dies möglich ist, weshalb die Komplexe PTBS Aufnahme in die ICD-11 finden wird, wobei sicher noch weitere Forschung zu den einzelnen Symptomen in verschiedenen Entwicklungsaltern notwendig sind.

- Die Beachtung der Traumafolgestörung ist für das Fallverständnis und die Behandlungsplanung von entscheidender Bedeutung
- Gerade das Abbilden von entwicklungspsychopathologischen Überlegungen stellt aber für die Ausarbeitung von validen und reliablen Diagnosekriterien für alle Altersbereiche eine nicht unerhebliche Herausforderung dar
- Unabhängig von der Einführung einer Diagnose ist es unstritten und empirisch gut belegt, dass wiederholte Traumatisierungen zu gravierendsten Problemen bei der Verhaltens- und Emotionsregulation und der sozialen Wahrnehmung führen

> **Praxistipp**
>
> Kinder und Jugendliche mit komplexer Traumatisierung zeigen oft eine Mischung von (auto)aggressiven, impulsiven und affektiven Symptomen. Gerade im Jugendalter besteht oft der Verdacht auf eine Persönlichkeitsentwicklung vom emotional-instabilen Typ.

Für die Diagnose einer Traumaentwicklungsstörung werden folgende Diagnosekriterien diskutiert:

**Vorgeschlagene Diagnosekriterien für eine komplexe Posttraumatische Belastungsstörung im ICD-11 nach Hecker und Maercker (2015)**

**Einzelsymptome der komplexen posttraumatischen Belastungsstörung (PTSB).**

| Kriterien/Symptome | Erläuterungen |
| --- | --- |
| A. Traumakriterium | Typischerweise Vorliegen eines „Man-made"-Typ-II-Traumas, z. B. sexuelle Gewalt oder Folter |
| B. PTBS-Kernsymptome | Wiedererleben in der Gegenwart (z. B. Flashbacks oder Albträume), Vermeidungsverhalten und Übererregung sind vorhanden, müssen klinisch aber nicht dominieren (z. B. durch Dissoziationsneigung kupiert) |
| C. Weitere Beeinträchtigungen | |
| Emotionsregulationsprobleme | Keine Feinabstufung der Gefühlsausdrücke möglich. Leichtere Erregbarkeit in zwischenmenschlichen Situationen und Kommunikationen. Ärger und Zorn dominieren. Selbstschädigende Verhaltensweisen |
| Selbstkonzeptveränderungen | Beeinträchtigtes Identitätsgefühl: ausgeprägte Überzeugung, ein beschädigtes Leben zu führen, das nicht mehr zu reparieren ist, bzw. ausgeprägte Überzeugungen, im Leben etwas falsch gemacht zu haben und minderwertig zu sein. Permanentes Schuld- und Schamgefühl |

# Komplex traumatisierte Kinder, Jugendliche und Heranwachsende

| Einzelsymptome der komplexen posttraumatischen Belastungsstörung (PTSB). ||
|---|---|
| **Kriterien/Symptome** | **Erläuterungen** |
| Probleme der Beziehungsfähigkeit | Unfähigkeit zur gleichberechtigten partnerschaftlichen Interaktion. Anfälligkeit für Ansichten. Unfähigkeit zu vertrauen |
| Dissoziationsneigung (fakultativ) | Dissoziative Symptomatik: anhaltende Aufmerksamkeitsstörungen und wiederholte psychogene Bewusstseinstrübungen. Ausgeprägte und häufige Amnesien und zeitweise Depersonalisationserleben |

## Diagnostik

Das ausgeprägte interpersonelle Misstrauen von traumatisierten Kindern, Schamgefühle, Schweigegebote und die häufig zu beobachtende Unsicherheit der behandelnden Psychotherapeuten und Ärzte, ob und wie sie die schwierigen Themen ansprechen sollen, ohne die Kinder durch die Exploration zu belasten oder gar traumatische Erinnerungen auszulösen, führen oft dazu, dass traumatische Erlebnisse im Rahmen der Routinediagnostik zu wenig beachtet werden.

> **Praxistipp**
>
> Im Rahmen der psychischen Befunderhebung auch dezidiert nach Symptomen von posttraumatischem Erleben und dissoziativem Erleben in spezifischen belasteten Situationen fragen!

Häufig durchlaufen die Kinder mehrere ambulante und stationäre Behandlungen, ohne über ihre traumatischen Erlebnisse zu berichten und eine symptomspezifische Behandlung zu erfahren.

- Selbst wenn sich die Heranwachsenden noch nicht öffnen können oder wollen, signalisiert das Nachfragen nach Symptomen oder Erleben, dass der Therapeut Erfahrung mit diesen Themen hat und auf diese vorbereitet ist
- Empfehlung: Aus diesem Grund Einsatz von psychometrischen Testverfahren zur Erfassung von Traumafolgestörungen im Rahmen der Routinediagnostik
- Empfehlung: Um die Belastung bei der Erstexploration möglichst gering zu halten, Arbeit mit der „Zeitungsüberschriftenmethode" bei Patienten, denen es schwerfällt, über ihre Erlebnisse reden
- Dadurch können das zentrale Erlebnis bzw. die zentralen Erlebnisse benannt und die Ängste des Patienten, dann sehr lange beim belasteten Ereignis verbleiben zu müssen und lange Zeit mit unangenehmen Gefühlen konfrontiert zu werden, minimiert werden

> **Praxistipp**
>
> Wichtig ist es bei diesen Kindern mit vielen Beziehungsabbrüchen und Stationen, sehr sorgsam bei der Anamneseerhebung vorzugehen, einzelne Stationen übersichtlich zu visualisieren (Genogramme, Lebenslinie etc.) und diese bei Visiten, Hilfeplangesprächen etc. vor sich zu haben. Es ist für Kinder, die oft selbst wegen der traumatischen Erlebnisse Erinnerungslücken aufweisen, sehr schwierig, wenn im Helfersystem die verschiedenen Aufenthaltsorte und Bezugspersonen immer wieder verwechselt werden.

- Falls ein längerer therapeutischer Prozess eingeleitet wird, können diese Informationen auch für eine therapeutische Biographiearbeit (s. unten) genutzt werden

### Testverfahren
- Es gibt im deutschsprachigen Raum noch keine Testverfahren für Kinder unter 14, die für sich in Anspruch nehmen, komplexe Traumatisierung bei Kindern zu erfassen
- Für die Erfassung der Traumaanamnese und das Screening einer (komplexen) PTBS liegen inzwischen für Jugendliche ab 14 Jahren verschiedene psychometrische und standardisierte Interviews und Testverfahren auch in deutschsprachigen Fassungen vor.
- Für die psychometrische Erfassung der PTBS bei Kindern und Jugendlichen hat sich im deutschsprachigen Raum der CATS Child and Adolescent Screening Questionnaire (Sachser et al. 2017b) und der ETI-KJ (Tagay et al. 2007) durchgesetzt, die beide im Selbst- und Fremdurteil vorgegeben werden können, für das Kindesalter (<6) liegt mit dem YCPTSD ein Screening im Fremdurteil vor (Scheeringa 2011).
- Der International Trauma Questionnaire **ITQ** (Karatzias et al. 2017, Kazlauskas et al. 2020) und der Screening Komplexe Posttraumatische Belastungsstörung **sk-PTBS** (Dorr & Begel 2018) sind kurze Screeningfragebogen im Selbsturteil, die die Symptome erfragen und Aufschluss über das Risiko einer solchen Diagnose gibt. Als Screeningfragebogen wurden sie nicht explizit für Veränderungsmessungen entwickelt, aber trotzdem häufig auch zur Beschreibung der Veränderung der Symptomatik herangezogen.
- Bei der Erfassung der Traumanamnese ist es bei hochbelasteten PatientenInnen oft schwierig zu erfragen, in welchen Zeiträumen die Betroffenen welchen Formen von Misshandlung ausgesetzt waren. Klinisch kann dies mit Lebenslinien erfasst werden, für Forschung und Klinik wurde zudem der Maltreatment and Abuse Chronology of Exposure Questionnaire **MACE** (Teicher & Parriger 2015) entwickelt, welcher hierfür verschiedene Masse für 10 differenzierte Formen von belastenden Kindheitserfahrungen unterscheidet. Es handelt sich um einen Fragebogen, der aber eher als Unterstützung der Anamnese in einer helfenden Beziehung eingesetzt werden sollte.

### Therapie: Kinder- und jugendpsychiatrische/-psychotherapeutische Behandlung
- Vorstellung in Kinder- und Jugendpsychiatrie oft im Nachtdienst, bei Kriseninterventionen, Abklärungen oder Begutachtungen
- Kontakte werden oft als besonders schwierig erlebt, da die betroffenen Patienten sich in der Untersuchungssituation ablehnend, misstrauisch und unkooperativ verhalten

- Es besteht daher die Gefahr, dass die Patienten entweder ab- oder weitergewiesen oder unter Zwang behandelt werden
- Vor dem Hintergrund ihrer Beziehungserfahrungen ist das Verhalten der Betroffenen aber nachvollziehbar und entwicklungslogisch

> **Umgang mit komplex traumatisierten Kindern und Jugendlichen**
> - Empathie, Respekt, Sensibilität gegenüber Traumasymptomen und Beziehungsbedürfnissen
> - Information über Behandlungsmöglichkeiten und andere psychosoziale Hilfen
> - Motivationsaufbau für adäquate und spezifische kinder- und jugendpsychiatrische Behandlung und nachhaltige Hilfeplanung
> - Mehrstufiges/-dimensionales Vorgehen

**Psychoedukation**
Für komplex traumatisierte Kinder ist es wichtig, viele ihrer Reaktions- und Verhaltensweisen zu erklären und ihr „Selbstverstehen" zu fördern.
- Erklärung über posttraumatisches Erleben mit Intrusionen oder plötzlichen Angstzuständen oder aggressiven Überreaktionen
- Durch gezielte Psychoedukation ist es möglich, die Symptomatik zu externalisieren, das heißt im Außen zu benennen und eine gemeinsame Sprache für Symptome und innere Spannungszustände zu finden. Dabei soll vermittelt werden, dass es sich um normale psychische und physische Reaktionen auf überhaupt nicht normale Erlebnisse handelt
- Selbst bei kleinen und kognitiv schwachen Kindern ist es möglich, die Vorgänge während einer (traumatischen) Stressreduktion zu erklären
- Generell ist es sinnvoll, die traumatischen Reaktionen Stress und Dissoziation möglichst bildhaft mit konkreten Situationen zu erklären

> **Inhalte bei der Erklärung traumatischer Reaktionen**
> - Sehr viele Menschen haben sehr Schlimmes erlebt
> - Stressreaktion und Dissoziation sind natürlich und auch hilfreich, um das Überleben zu sichern und vor Schmerzen und negativen Emotionen zu schützen
> - Um sich effektiv zu schützen, reagiert der Mensch besonders sensibel auf potenziell gefährliche Reize
> - Je mehr belastende Lebensereignisse ein Mensch erlebt hat, desto sensibler wird er auf Reize und desto höher wird sein Grunderregungsniveau

- Gut geeignet: Modell von Levine und Kline (2008) vom „dreigliedrigen Gehirn", wonach im Rahmen einer traumatischen Erfahrung das Frontalhirn ausgeschaltet wird
- Gerade bei Kindern und Jugendlichen ist es sinnvoll, über eine Geschichte oder Beispiele aus dem Tierreich einzusteigen, diese dann auf ihr Erleben zu übertragen und ggf. gemeinsam graphisch oder in Form von Bildern festzuhalten

> **Praxistipp**
>
> Wichtig ist es zu vermitteln, dass die Symptome eine normale Reaktion auf unnormale Erlebnisse sind und aus dem parallelen Erleben des dissoziativen „Freeze-Zustands" resultieren, durch welchen es immer wieder zur „Fehlbewertung" von neutralen Reizen und erheblichen emotionalen Anspannungszuständen und Wiedererinnerungen kommt.

- Durch oben genannte Erklärungen können die Heranwachsenden ihre Symptome wie Flashbacks, permanentes Hyperarousal, Schlafstörungen, Selbstbildprobleme etc. besser einordnen
- Aus den ätiologischen Modellen kann ein Behandlungsrational abgeleitet werden

> **Praxistipp**
>
> Psychoedukation ist ein derart bedeutsamer Interventionsschritt, dass es sinnvoll ist, sich hierfür ausreichend Zeit zu nehmen und das Rational immer wieder aufzugreifen, um den Kindern Nachfragen zu ermöglichen.

### Psychotherapie Grundprinzipien
- Behandlung von komplexen Traumafolgestörungen
    - anhand von aktualisierten Alltagssymptomen und
    - unter Einbeziehung traumatischer Erinnerung (Sack 2010; Schmid 2012)
- Stabilisierende Arbeit anhand von Alltagsproblemen:
    - klarer Bezug zu den Traumafolgestörungen
    - wird dadurch aufgewertet
    - erscheint nicht als reine Vorbereitung auf eine richtige Intervention – die Expositionsbehandlung
- Therapeutische Arbeit mit der traumatisierten Erinnerung:
    - wird nicht zwangsläufig als destabilisierend dargestellt
    - erscheint nicht als zwingend auf eine Stabilisierungsphase folgend

> **Praxistipp**
>
> Kinder und Jugendliche mit einer komplexen PTBS profitieren sehr von einer Kombinationsbehandlung aus einem Fertigkeitentraining und einem Zusammenfügen vieler fragmentierter Erinnerungen an besonders belastende Situationen in Form eines Traumanarrativs und einer Neubewertung dieses Erlebnisses im Rahmen einer Expositionsbehandlung.

Mögliche Effekte der Traumaexposition:
- Positive Auswirkungen auf die PTBS-Symptomatik
- Erhebliche Effekte auf die Emotionsregulation und soziale Schwierigkeiten

Mögliche Effekte des Fertigkeitentrainings:
- Ermöglicht es, im Rahmen einer Expositionsbehandlung Gefühle zu benennen und die Dissoziationsneigung ausreichend zu beherrschen
- Das Ausmaß des dissoziativen Erlebens während der Therapie geht mit einer geringeren Wirksamkeit der Therapie und höheren Abbruchraten einher

> **Unterschiede zur „klassischen" PTBS-Therapie**
> - Beachten der interpersonellen Lerngeschichte des Patienten bei der therapeutischen Beziehungsgestaltung
> - Besondere Wahrung der Beziehungsbedürfnisse des Patienten nach Sicherheit und Kontrolle
> - In der Therapie Aufgreifen aller unangenehmen Emotionen (Schuld, Scham, Ekel, Wut, Rache etc.), die bei einer Traumatisierung beteiligt sein können
> - Negatives Selbstbild des Patienten Bestandteil der Psychotherapie
> - Beachten der chronischen Dissoziationsneigung im Rahmen der Therapie
> - Häufige Frage: Mit welchem der traumatischen Ereignisse soll eine Expositionsbehandlung begonnen werden?
> - Ergänzendes Fertigkeitentraining
> - Häufig Notwendigkeit zur Rekonstruktion der gesamten Biographie, um traumatische Erfahrung bearbeiten und biographisch einordnen zu können – daher große Bedeutung der Biographiearbeit, auch zur Entwicklung eines Lebensnarrativs bei vorsprachlichen Traumatisierungen und Vernachlässigung

### ▪▪ Expositionsbehandlung Indikationen
- Bei überdauernder, beeinträchtigender PTBS-Symptomatik (Flashbacks, Intrusionen)
- Wenn Heranwachsende im Alltag permanent „angetriggert" werden, das heißt Alltagsreize häufig traumatische Erinnerungen auslösen
- Wenn diese traumatischen Erinnerungen regelmäßig zu Anspannung und Problemverhalten führen
- Wenn äußere Sicherheit und dauerhafter Lebensmittelpunkt hergestellt sind (kein Täterkontakt, sichere Lebenssituation)
- Wenn die/der Heranwachsende und seine Bezugspersonen diese nach einer ausführlichen transparenten Erklärung wollen
- Bei Verfügbarkeit eines verlässlichen, vertrauten Therapeuten mit den erforderlichen zeitlichen, persönlichen und fachlichen Ressourcen
- Wenn der Patient die mit dem Trauma assoziierten Emotionen kennt und benennen kann
- Wenn Möglichkeiten, mit Dissoziation umzugehen, erlernt werden konnten
- Wenn keine Suizidalität oder Psychose vorliegt

**Nutzen**
- Habituation an die Angst
- Bewältigungserfahrung

- Überwindung des Vermeidungsverhaltens und der damit einhergehenden katastrophisierenden Gedanken
- Aufwertung funktionalerer, bewältigungsfördernder Kognitionen
- Erhöhung der Selbstwirksamkeit
- Förderung der Diskrimination von posttraumatischem Erleben und anderen belastenden Ereignissen und Triggern

**Umsetzung**

Zentral bei der Erarbeitung des Traumanarrativs ist es, den Aspekt des Überlebens und der Leistung, mit diesem traumatischen Erlebnis umzugehen, zu würdigen.

> **Kapitel eines geeigneten Traumanarrativs**
> - Beschreibung des Lebens inkl. möglichst vieler Ressourcen des Kindes/Jugendlichen und der Lebenssituation vor dem traumatischen Ereignis
> - Chronologische Beschreibung des traumatischen Erlebnisses vom Beginn bis zum Wiedererlangen von Sicherheit (Wahrnehmung, Kognition, Emotion)
> - Beschreibung der aktuellen Lebenssituation nach dem Trauma
> - Beschreibung der Erfahrungen und der Entlastung durch die Bearbeitung der traumatischen Erfahrung mit dem Therapeuten

- Bereits die Erarbeitung, das Aufschreiben oder Aufmalen und das mehrmalige laute Vorlesen eines Traumanarrativs stellt eine wirkungsvolle, gut zu kontrollierende Exposition dar, die in der Regel schon ausreicht, um die posttraumatische Symptomatik und das Vermeidungsverhalten völlig abzubauen (Sachser et al. 2017a; Boos 2005; Sack 2010)
- Der Expositionseffekt kann noch stärker betont werden, z. B. durch das Aufnehmen des Traumanarrativs auf einen Tonträger und mehrmaliges tägliches Anhören der Aufnahmen zwischen den Sitzungen

> **Praxistipp**
>
> Im Rahmen der Expositionsbehandlung von Kindern und Jugendlichen sind das Vorlesen und die damit verbundene Eröffnung des Narrativs an die **nichttraumatisierenden Bezugspersonen** wichtig. Gerade für (Pflege-)Eltern, aber auch für Teams in der Heimerziehung kann die Auflösung der unspezifischen Vermutungen über das traumatische Geschehen durch die Erarbeitung eines Traumanarrativs sehr helfen, die Unsicherheit über das Erleben des Kindes und die damit einhergehenden Fantasien oder gar eigene belastende Bilder, die im Rahmen einer sekundären Traumatisierung auftreten können, zu reduzieren.

- Eine erfolgreiche Traumaexposition kann somit wesentlich zur Beruhigung der Gesamtsituation beitragen und auch bei komplexen posttraumatischen Belastungsstörungen zu einer signifikanten Symptomreduktion führen

## Komplex traumatisierte Kinder, Jugendliche und Heranwachsende

### Elternarbeit und Arbeit mit pädagogischen Bezugspersonen
- Schutz vor Retraumatisierung durch Überforderung der Bezugspersonen
- Klarer, transparenter und doch empathischer, respektvoller Beziehungsaufbau (eigene und gesetzliche Grenzen ggf. benennen)
- Bedeutung der Eltern-Kind-Beziehung wertschätzen
- Psychoedukation über das Störungsbild
- Einnahme einer Mehrgenerationenperspektive und sensible Haltung gegenüber einer möglichen Traumatisierung der Eltern
- Vermittlung von konkretem Erziehungsverhalten (Videointerventionen, Elterntraining)
- Sensibilisierung für die Sicherheit des Kindes – dimensionaler Ansatz mit Skalierungsfragen für die Beschreibung des Ausmaßes, in der das Kind Sicherheit und Geborgenheit bzw. Gefahr empfindet
  - Somit werden Unterschiede des Sicherheitsgefühl des Kindes herausgearbeitet anstatt nur „Schwarz und Weiß"
  - Zwischen ausreichend guter Elternschaft und bereits stattfindender Kindeswohlgefährdung differenzieren
  - Es kann ressourcenorientiert herausgearbeitet werden, wie das Sicherheitsgefühl des Kindes sich auf dieser Skala verbessern könnte

**❗ Cave**
Der Schutz des Kindes ist leitend für die Entscheidung, ob ein traumatisierender Elternteil weiterhin Kontakt zum Kind haben soll.

> **Praxistipp**
>
> Einen Sicherheitsplan mit den Eltern entwickeln, in dem potenziell schwierige Situationen antizipiert, aber auch Ressourcen des elterlichen Systems festgehalten werden!

> **Praxistipp**
>
> Trotz allem Verständnis für die Beteiligten: Eine erfolgreiche Zusammenarbeit gelingt nur, wenn die Eltern die volle Verantwortung für etwaige aktive Misshandlung oder das Zulassen von Misshandlung übernehmen und im Sinne eines therapeutischen Neuanfangs eine Inventur darüber machen und in einem Brief an ihre Kinder darlegen, warum es ihrer Meinung nach zu der Gewalt in der Familie kommen konnte und welche Maßnahmen ergriffen wurden und zukünftig ergriffen werden, um die Sicherheit der Kinder zu gewährleisten.

### Biographiearbeit
Biographiearbeit ist bei die sowohl auf der pädagogischen als auch auf der therapeutischen Ebene effektiv genutzt werden kann.
- Für Kinder mit völlig unbekannten oder von ihrem Umfeld und ihnen selbst abgelehnten Elternteilen kann es bei der Auseinandersetzung mit ihrer Lebensge-

schichte wichtig sein, ein realistisches Bild mit einigen positiven Aspekten, die sie von diesem Elternteil vererbt oder gelernt haben, zu internalisieren
- Im Idealfall ist es dadurch nicht selten möglich, ein von Beziehungsabbrüchen geprägtes Leben auch als eine Geschichte mit vielen Helfern, die sich für das Kind engagiert haben, zu erzählen
- Außerdem können aus einer Biographiearbeit heraus adäquatere Erwartungen an Elternschaft und die Versorgungsbedürfnisse eines Kindes erarbeitet werden
- Dies kann helfen, eine überdauernde Motivation für eine Fremdplatzierung und realistische Erwartungen an eine Rückführungsoption aufzubauen

> **Praxistipp**
>
> Gerade die psychotherapeutische Reflexion von Beziehungsabbrüchen und Fremdplatzierungen kann sehr wichtig sein, weil sich Kinder irrationalerweise oft selbst die Verantwortung für die Überforderung der Bezugspersonen und Misshandlungen geben.

- Praxisbeispiele für die Ausgestaltung einer Biographiearbeit mit Übungen und Vorschlägen für graphische Darstellungen bei Ryan und Walker (2007) und Lattschar und Wiemann (2010)

### ■■ Fertigkeitentraining
- Im Rahmen eines psychotherapeutischen Fertigkeitentrainings bei PTBS können zentrale Fertigkeiten vermittelt werden
- Diese fokussieren auf Fertigkeiten, die die Patienten in ihren Ursprungsfamilien nicht erlernen konnten
- Sie dienen dem Umgang mit unterschiedlichen Intensitätsgraden von Spannungszuständen

> **Ansatzpunkte eines Fertigkeitentrainings**
> - Reduktion der Dissoziationsneigung – Aufbau von Achtsamkeit
> - Umgang mit posttraumatischen Symptomen
> - Emotionsregulation
> - Soziale Fertigkeiten
> - Stresstoleranz (Erarbeitung eines Notfallkoffers mit einer Rangreihe von alternativen Verhaltensweisen für unterschiedliche Spannungsintensitäten)

- Am besten evaluiert: Fertigkeitentrainings im Rahmen der dialektisch-behavioralen Therapie (DBT) (▶ Kap. 23)
- Klassische DBT ergänzt um
    - antidissoziative Übungen
    - mehr Übungen zum Umgang mit Intrusionen

- In der Einzeltherapie werden neben einer Expositionsbehandlung auch Übungen zum Umgang mit Ekel-, Schuld- und Schamgefühlen sowie Albträumen durchgeführt (Steil et al. 2010; Schmid und Goldbeck 2010)

#### Pharmakotherapie
Um ein höheres soziales Funktionsniveau für den Patienten zu erreichen, sind die Möglichkeiten einer medikamentösen Behandlung bezogen auf die komplexe Symptomatik auf Einzelsymptome gerichtet wie u. a.
- erhöhte Impulsivität
- hyperkinetische Symptome
- depressive Symptome

### Kinder- und jugendpsychiatrische Empfehlung zur Hilfeplanung
Sehr viele komplex traumatisierte Kinder benötigen eine Fremdplatzierung, weil
- ihr (Kindes-)Wohl und ihre Entwicklung in ihrem Ursprungssystem gefährdet sind und dort kein sicherer Ort und kein förderliches Milieu sie hergestellt werden kann
- sie aufgrund ihrer psychischen Belastung einen derart hohen pädagogischen Bedarf aufweisen, dass ihre Teilhabe nur im Rahmen einer intensiven sozial- und/oder sonderpädagogischen Maßnahme gesichert werden kann

> **Leitlinien bei der Hilfeplanung**
> - Schaffung eines sicheren Ortes für das Kind – Schutz des Kindes vor Retraumatisierungen hat oberste Priorität
> - Bestmögliche Vermeidung von Beziehungsabbrüchen im Jugendhilfesystem
> - Vermitteln realistischer Erwartungen an stationäre kinder- und jugendpsychiatrische Behandlungen – klare Unterscheidung zwischen Krisenintervention und gezielten stationären psychotherapeutischen Behandlungen
> - Sicherung der gesellschaftlichen Teilhabe (Nutzung der Möglichkeiten von § 35a SGB VIII)
> - Echte, dem Entwicklungsstand entsprechende Partizipation des Kindes bei der Hilfeplanung – Dissoziation kann die Partizipation und Mitarbeit im Hilfeplangespräch verhindern
> - Gemeinsame Falldefinition zwischen betreuendem pädagogischen Team und behandelnden Kinder- und Jugendpsychiatern/-psychotherapeuten
> - Ggf. Initiieren ambulanter kinder- und jugendpsychiatrischer Begleitung des Jugendlichen vor Ort/in seiner Einrichtung
> - Bei der kinder- und jugendpsychiatrischen Begleitung der Einrichtung sollte die Unterstützung und Steigerung der Selbstwirksamkeit der pädagogischen Mitarbeiter im Umgang mit dem Kind und seinen Symptomen im Vordergrund stehen
> - Treffen fester, verlässlicher Absprachen für ein gemeinsames Krisenmanagement
> - Realistische Einschätzung des pädagogischen Bedarfs des Kindes unter Berücksichtigung der anstehenden Entwicklungsaufgaben und Empfehlung einer ausreichend intensiven Hilfeform

- Anregen spezifischer/traumapädagogischer Förderung unterentwickelter Fertigkeiten und Resilienzfaktoren – Sensibilisierung für bestehende Resilienzfaktoren
- Falls Wechsel nicht zu vermeiden sind:
  - möglichst sanfte Übergänge schaffen
  - Zeit zum Verabschieden einplanen
  - Verabschiedungsrituale durchführen
  - gute Dokumentation des Aufenthaltes sicherstellen (Fotoalbum, Adressen etc.)

■■ **Traumapädagogische Konzepte in der Milieutherapie**

Innovative Elemente von traumapädagogischen Konzepten:
- Basierung des pädagogischen Konzepts und der Förderansätze auf den aktuellen wissenschaftlichen Erkenntnissen der Psychotraumatologie
- Beachtung der Auswirkungen der traumatischen Erfahrungen der Betroffenen auf die Beziehungsgestaltung zu den pädagogischen und therapeutischen Fachkräften sowie der damit ggf. verbundenen emotionalen Belastungen von Fachkräften (Konzept der sekundären Traumatisierung, das heißt, Fachkräfte durchleben die traumatischen Erfahrungen der Patienten in Form von eigenen inneren Bildern etc. selbst)
- Absolut konsequente Einbeziehung der Arbeit mit den pädagogischen Fachkräften in die Konzeptentwicklung:
  - spezifische Qualifikation der sozialpädagogischen, heilpädagogischen und psychotherapeutischen Mitarbeiter
  - Betonung der Bedeutung einer administrativen, fachlichen und emotionalen Unterstützung der Fachkräfte im direkten Kontakt
  - vergleichbare Haltung gegenüber Kindern und sozialpädagogischen Mitarbeitern, das heißt, die Werte und Haltungen, die man gegenüber den Kindern leben möchte, werden auch unter und gegenüber den Mitarbeitern praktiziert
- Betonung der dem Entwicklungsstand des Kindes/Jugendlichen angemessenen Psychoedukation
- Forschungsorientierung: wissenschaftliche Erkenntnisse vor pädagogischem und therapeutischem „Schulendenken"; gewisse Selbstverpflichtung zur Evaluation und Qualitätssicherung
- Konsequenz in der praktischen Umsetzung durch Veränderung der einrichtungsinternen Strukturen unter Einbezug der Leitung
- Gezielte Förderung der innerpsychischen Fertigkeiten, die viele sequenziell traumatisierte Menschen in ihren Ursprungssystemen nicht ausreichend entwickeln konnten

**Ansatzpunkte einer fördernden Traumapädagogik**
- Stabilisierung und Vermeidung von Retraumatisierungen, Erkennen von „Triggern", das heißt von Auslösern von Symptomen einer PTBS
- Verbesserung der Sinnes- und Körperwahrnehmung

- Aufbau von Selbstwirksamkeit, Selbstliebe, Selbstfürsorge und sozialen Fertigkeiten
- Verbesserung der Emotionsregulation
- Förderung der Bindungsfähigkeit
- Sensibilisieren, Wertschätzen und (Weiter-)Entwickeln von Resilienzfaktoren der Kinder

— Die Bundesarbeitsgemeinschaft Traumapädagogik hat Standards für traumapädagogisches Arbeiten in der stationären Jugendhilfe entwickelt, welche bei der Auswahl einer geeigneten Einrichtung helfen können (Fachverband Traumapädagogik 2011/2018)

### ❗ Cave
Bei jüngeren, schwer traumatisierten Kindern ohne echte mittelfristige Rückführungsoption fällt die Wahl der richtigen Hilfeform oft besonders schwer.

— Für eine Pflegefamilie sprechen
  — das familienähnliche Setting und
  — die Förderung der Bindung zu wenigen Bezugspersonen
— Aber: immer auch Gefahr, dass sowohl das Kind als auch die Pflegefamilie durch die Intensität der Beziehung überfordert sind
— Alternativen: Formen der Heimerziehung mit höherer personeller Kontinuität und klareren Bindungsangeboten wie Erziehungsstellen oder Kinderdorffamilien

### Praxistipp
Wenn nur geringe Zweifel daran bestehen, dass der pädagogische Bedarf eines Kindes Pflegefamilien und Erziehungsstellen auch mit intensiver psychiatrisch/psychotherapeutischer Unterstützung überfordert, ist eine beziehungsorientierte Form der Heimerziehung mit entsprechendem Intensitätsgrad zu wählen bzw. in kinder- und jugendpsychiatrischen Stellungnahmen zu empfehlen.

Bei jüngeren Kindern ohne echte Rückführungsoption kann es, um der Intention des § 34 SGB VIII vorsieht gerecht zu werden, welcher als Ziel für eine Heimerziehung immer entweder die Rückführung, Verselbstständigung oder den Übergang in eine Pflegefamilie vorsieht, sinnvoll sein, frühzeitig für einige Zeit parallel zur Heimerziehung eine Pflegeplatzierung oder die Platzierung in einer Erziehungsstelle/sozialpädagogischen Pflegefamilie/Pflegefamilie einzuleiten, um die Kinder langfristig schonend ohne erneutes Risiko eines Beziehungsabbruchs weiter platzieren zu können. Dieses Vorgehen ermöglicht einen unbelasteten Beziehungsaufbau zu einer Pflegefamilie und Beurlaubungen aus dem Heimalltag, vergleichbar zu anderen Heimkindern mit interessierten und stärker involvierten Eltern. Der gut vorbereitete Weg von der Intensivgruppe in eine Pflegefamilie in Abhängigkeit vom Unterstützungsbedarf, der sozialen und insbesondere schulischen Teilhabe ist für den Aufbau von zwischenmenschlichem

Vertrauen und Bindungsfähigkeit viel erfolgversprechender als mehrere gescheiterte Versuche mit niederschwelligen Hilfen oder ein unvorbereiteter Wechsel zu neuen unvertrauten Bezugspersonen.

## Weiterführende Literatur

Boos A (2005) Kognitive Verhaltenstherapie bei chronischen Traumatisierungen. Hogrefe, Göttingen
Cloitre M, Stovall-McClough KC, Nooner K et al (2010) Treatment for PTSD related to childhood abuse: a randomized controlled trial. Am J Psychiatry 167(8):915–924
Cook A, Spinazzola J, Ford J, Lanktree C, Blaustein M, Cloitre M, ... van der Kolk B (2005) Complex trauma in children and adolescents. Psychiatr Ann 35(5):390–398
Dorr F, Sack M, Bengel J (2018) Validierung des Screenings zur komplexen Posttraumatischen Belastungsstörung (SkPTBS) – revision [Validation of the screening for complex PTSD (SkPTBS) – Revision]. Psychother Psychosom Med Psychol 68(12):525–533. https://doi.org/10.1055/s-0043-122942
Fachverband Traumapädagogik (2018) Standards zur traumapädagogischen Arbeit in Einrichtungen der stationären Kinder- und Jugendhilfe. http://fachverband-traumapaedagogik.org/standards.html Dezember 2018
Freyberger HJ, Terock J (2016) Konzept der komplexen posttraumatischen Belastungsstörung. Psychotherapeut 61(3):183–190
Hecker T, Maercker A (2015) Complex posttraumatic stress disorder according to ICD-11: description of the proposed diagnosis and differentiation from classical posttraumatic stress disorder. Psychotherapeut 60(6):547–562. https://doi.org/10.1007/s00278-015-0066-z
Karatzias T, Shevlin M, Fyvie C, Hyland P, Efthymiadou E, Wilson D, Cloitre M et al (2017). Evidence of distinct profiles of posttraumatic stress disorder (PTSD) and complex posttraumatic stress disorder (CPTSD) based on the new ICD-11 trauma questionnaire (ICD-TQ). J Affect Disord 207:181–187. https://doi.org/10.1016/j.jad.2016.09.032
Kazlauskas E, Zelviene P, Daniunaite I, Hyland P, Kvedaraite M, Shevlin M, Cloitre M (2020) The structure of ICD-11 PTSD and complex PTSD in adolescents exposed to potentially traumatic experiences. J Affect Disord 265:169–174. https://doi.org/10.1016/j.jad.2020.01.061
van der Kolk BA (2009) Entwicklungstrauma-Störung: Auf dem Weg zu einer sinnvollen Diagnostik für chronisch traumatisierte Kinder. Prax Kinderpsychol Kinderpsychiatr 58:572–586
Lattschar B, Wiemann I (2010) Mädchen und Jungen entdecken ihre Geschichte. Grundlagen und Praxis der Biographiearbeit. Beltz, Weinheim
Levine PA, Kline M (2008) Verwundete Kinderseelen heilen. Kösel, München
van Minnen A, Arntz A, Keijsers GP (2002) Prolonged exposure in patients with chronic PTSD: predictors of treatment outcome and dropout. Behav Res Ther 40(4):439–457
Piebe K, Steil R, Kleindienst N et al (2012) Psychosoziale Behandlung von Posttraumatischer Belastungsstörung nach sexuellem Missbrauch in der Kindheit: eine Übersicht. Psychother Psychosom Med Psychol 62(1):5–17
Ryan T, Walker R (2007) Wo gehöre ich hin? Biographiearbeit mit Kindern und Jugendlichen. Beltz, Weinheim
Sachser C, Keller F, Goldbeck L (2017a) Complex PTSD as proposed for ICD-11: validation of a new disorder in children and adolescents and their response to Trauma-Focused Cognitive Behavioral Therapy. J Child Psychol Psychiatry 58(2):160–168. https://doi.org/10.1111/jcpp.12640
Sachser C, Berliner L, Holt T, Jensen TK, Jungbluth N, Risch E, Goldbeck L et al (2017b) International development and psychometric properties of the child and adolescent trauma screen (CATS). J Affect Disord 210:189–195. https://doi.org/10.1016/j.jad.2016.12.040
Sack M (2010) Schonende Traumatherapie. Schattauer, Stuttgart
Scheeringa MS, Weems CF, Cohen JA, Amaya-Jackson L, Guthrie D (2011) Trauma-focused cognitive-behavioral therapy for posttraumatic stress disorder in three-through six year-old children: a randomized clinical trial. J Child Psychol Psychiatr 52(8):853–860. https://doi.org/10.1111/j.1469-7610.2010.02354.x

Schmid M (2008) Entwicklungspsychopathologische Grundlagen einer Traumapädagogik. Trauma Gewalt 2(4):288–309

Schmid M (2012) Psychotherapie von Traumafolgestörungen im Kontext der stationären Jugendhilfe. In: Landolt MA, Hensel T (Hrsg) Traumatherapie bei Kindern und Jugendlichen. Hogrefe, Göttingen, S 432–464

Schmid M (2013) Umgang mit traumatisierten Kindern und Jugendlichen in der stationären Jugendhilfe: „Traumasensibilität" und „Traumapädagogik". In: Fegert JM, Ziegenhain U, Goldbeck L (Hrsg) Traumatisierte Kinder und Jugendliche in Deutschland. Analysen und Empfehlungen zu Versorgung und Betreuung, 2. Aufl. Juventa, Weinheim, S 36–60

Schmid M, Goldbeck L (2010) Kognitiv verhaltenstherapeutische Ansätze bei komplex traumatisierten Jugendlichen. Prax Kinderpsychol Kinderpsychiatr 59(6):453–476

Schmid M, Lang B (2012) Was ist das Innovative und Neue an einer Traumapädagogik. In: Schmid M, Rensch M, Tetzer M, Schlüter-Müller S (Hrsg) Handbuch der psychiatriebezogenen Sozial-Pädagogik. Vandenhoeck & Rupprecht, Göttingen

Schmid M, Fegert JM, Petermann F (2010) Traumaentwicklungsstörung: Pro und Kontra. Kindheit Entwicklung 19(1):47–63

Smith Stover, C. S., & Keeshin, B. (2018). Research domain criteria and the study of trauma in children: Implications for assessment and treatment research. Clinical Psychology Review, 64, 77–86. https://doi.org/10.1016/j.cpr.2016.11.002

Steil R, Krüger A, Dyer A et al (2010) DBT-PTSD Dialektisch Behaviorale Therapie zur Behandlung der Posttraumatischen Belastungsstörung mit schwerer Störung der Emotionsregulation nach sexualisierter Gewalt in der Kindheit und Jugend. Trauma Gewalt 4(2):106–111

Tagay S, Düllmann S, Hermanns E, Senf W (2007) Essener Trauma-Inventar für Kinder und Jugendliche (ETI-KJ). Universität Duisburg-Essen: Klinik für Psychosomatische Medizin und Psychotherapie, Duisburg

Teicher MH, Samson JA (2013) Childhood maltreatment and psychopathology: a case for ecophenotypic variants as clinically and neurobiologically distinct subtypes. Am J Psychiatry 170(10):1114–1133. https://doi.org/10.1176/appi.ajp.2013.12070957

Teicher MH, Parigger A (2015) The ‚maltreatment and abuse chronology of exposure' (MACE) scale for the retrospective assessment of abuse and neglect during development. PLoS One 10(2):1–37. https://doi.org/10.1371/journal.pone.0117423

Terr LC (1991) Childhood traumas: an outline and overview. Am J Psychiatry 148(1):10–20

Turnell A, Edwards S (1999) Signs of safety a solution and safety oriented approach to child protection case work. Norton, New York

# Kinder und Jugendliche mit Fluchterfahrung

*Thorsten Sukale, Jörg M. Fegert, Michael Kölch und Elisa Pfeiffer*

19.1 Flucht und deren Folgen – 331

19.2 Symptomatik und Klassifikation – 334

19.3 Kulturelle Aspekte – 336

19.4 Diagnostik – 337

19.5 Therapie – 340

Weiterführende Literatur – 344

**Fallbeispiel**

Der 17-jährige Achmad stellt sich gemeinsam mit seiner Betreuerin aus seiner Wohngruppe der stationären Jugendhilfe in der KJPP vor. Er berichtet von häufigen schlechten Träumen, Ein- und Durchschlafschwierigkeiten sowie fast täglichen Wutanfällen. Er wolle lediglich Schlaftabletten, er brauche keine therapeutische Behandlung, da er nicht verrückt sei. Die Betreuerin gibt an, dass Achmad morgens sehr müde sei und es deshalb häufig nicht in die Schule schaffe. In der Wohngruppe sei es zu mehreren körperlichen Konflikten mit Gleichaltrigen gekommen. Anamnestisch berichtet Achmad, dass er in Afghanistan geboren sei, als jüngster von 4 Söhnen. Zur frühkindlichen Entwicklung könne er keine Angaben machen. In Afghanistan habe er bis zu seinem 12. Lebensjahr mit seiner Familie (3 älteren Brüdern und beiden Elternteilen) in einem Einfamilienhaus gelebt und habe insgesamt 5 Jahre die Schule besucht. Anschließend sei die Familie aufgrund von Morddrohungen einer Terrororganisation gegenüber dem Kindsvater in den Iran gezogen. Im Iran habe er auf einer Baustelle gearbeitet und habe mit seiner Familie in einer kleinen Wohnung von Bekannten gelebt. Die Terrororganisation habe die Familie jedoch gefunden und diese bedroht. Achmad berichtet, dass er gemeinsam mit einem seiner Brüder auf einem Markt angegriffen und stark verletzt worden sei. Sein Bruder sei seinen Verletzungen erlegen, er habe heute noch bedrückende Bilder des Erlebnisses vor Augen. Aufgrund des Verlustes jedweden Schutzes habe sich die Familie auf die Flucht nach Europa begeben. An einer Landesgrenze habe die Polizei auf die Familie geschossen, weshalb er von seiner Familie getrennt worden sei. Seitdem habe er keinerlei Kontakt zu seiner Familie und wisse nicht, ob diese am Leben sei, was ihn sehr beschäftige. Er sei danach allein weiter geflüchtet, sei durch verschiedene Schlepper bis in die Türkei gekommen. Vor Griechenland sei sein Boot gekentert, er habe viele tote Menschen im Wasser gesehen und nur überlebt, weil ein älterer Mann ihn auf ein treibendes Holzstück vom Boot gehievt hätte. Durch die Unterstützung weiterer Schlepper sei er allein über Kroatien, die Slowakei und Österreich nach Deutschland gekommen. Nach Ankunft in Deutschland sei er nach kurzer Zeit in eine stationäre Jugendhilfeeinrichtung gekommen, wo er nun seit etwa 7 Monaten lebe. Er besuche an etwa 4 von 5 Tagen die Schule, unternehme in seiner Freizeit nur wenige Aktivitäten und sei nur schwer von den Betreuern zu motivieren. Angekommen in Deutschland könne Achmad sich nicht sicher fühlen. Der Aufenthaltsstatus einer „Duldung" und die Geschichten von anderen afghanischen Flüchtlingen sorgen für sehr instabile Momente im Alltag, da er große Angst vor einer Abschiebung habe. Mit Achmad wurde nach einem Erst- und Anamnesegespräch das onlinebasierte Screeningtool PORTA mit den störungsspezifischen Fragebögen zu Depression (PHQ) und Angst (RHS-15), Trauma und PTBS (CATS) und anderen Verhaltensauffälligkeiten auf internalisierender und externalisierender Ebene (SDQ) durchgeführt. Auch Punkte wie Suizidalität und nichtsuizidales selbstverletzendes Verhalten wurden erfragt (SITBI), um in der Folge die Belastungen gut einschätzen zu können und eine angemessen therapeutische Behandlung zu ermöglichen.

**Behandlung:** Diagnostisch wurde bei Achmad eine posttraumatische Belastungsstörung (F43.1) und eine komorbide leichte depressive Episode (F32.0) festgestellt. Differenzialdiagnostisch konnte eine Störung des Sozialverhaltens ausgeschlossen werden. Das entsprechende Störungs- und Behandlungskonzept wurde Achmad ausführlich erklärt, was seine Therapiemotivation deutlich stärkte. Der Patient wurde dolmetschergestützt im ambulanten Setting mit der Trauma-fokussierten kognitiven Verhaltenstherapie im Rahmen einer Kurzzeittherapie behandelt.

Verlauf: Deutliche Verbesserung der Symptomatik nach einer ambulanten traumafokussierten Therapie. Die Jugendhilfemaßnahme wurde aufgrund der anstehenden Volljährigkeit in eine ambulante Maßnahme umgewandelt.

## 19.1 Flucht und deren Folgen

### 19.1.1 Sequenzielle Traumatisierung

- Sowohl die Kinder und Jugendliche mit Fluchterfahrung als auch deren Familienangehörige befinden sich in einer speziellen Lebenssituation. Diese ist geprägt durch Phasen des Umbruchs und existenzielle Unsicherheit
- Bedrohliche Erlebnisse im Heimatland, belastende Situationen auf der Flucht und die Situation im Aufnahmeland können zu einer starken Beeinträchtigung führen. Das Modell der sequenziellen Traumatisierung, ◘ Abb. 19.1 fasst in diesem Zusammenhang die unten beschrieben Phasen und Belastungsmomente zusammen
- Die sequenzielle Traumatisierung erschwert den Entwicklungs- und Integrationsprozess der Minderjährigen mit Fluchterfahrung und sollte vom Kliniker im Rahmen der Anamnese beachtet werden
- Betroffene, die bereits im Heimatland psychische Störungen aufgewiesen haben und auf der Flucht schweren Belastungen ausgesetzt waren, zeigen stärkere Anpassungsschwierigkeiten im Ankunftsland

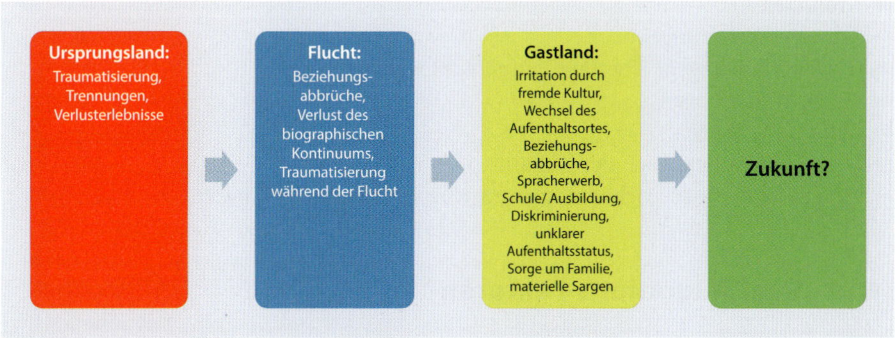

◘ **Abb. 19.1** Sequenzielle Traumatisierung

**1.1 Häufige Fluchtursachen**
- Gewaltsame Konflikte und Kriegserlebnisse
- (Terror-)Anschläge
- Opfer/Zeuge von Gewalttaten
- Erleben von Folter
- Tote oder schwer verletzte Menschen gesehen
- Verfolgung des Jugendlichen oder von Familiengehörigen aus politischen oder religiösen Gründen
- Unfälle
- Naturkatastrophen
- Schlechte persönliche Lebensbedingungen
- Angst vor Zwangsrekrutierung
- Wirtschaftliche Situation im Ursprungsland
- Häusliche Gewalt, Misshandlungserfahrungen in der Herkunftsfamilie
- Familiäre „Aufträge": Familie hat den Minderjährigen geschickt mit der Hoffnung auf ein „besseres" Leben oder um Geld zu verdienen

## 19.1.2 Herausforderungen auf der Flucht

Auf der meist langen Flucht kann es zu sehr belastenden Situationen kommen:
- Lebensbedrohliche Momente
- Verlust der Familie und Kontaktabbrüche zu wichtigen Bezugspersonen
- Verlust von Besitz und einem Zuhause
- Physische Erschöpfung
- Leben unter chronischem Stress
- Festnahmen an Grenzen, Gefängnisaufenthalte
- Schlechte/nicht ausreichende Ernährung
- Keine medizinische Versorgung
- Verlust von Schule/Arbeit/Ausbildung und damit der Tagesstruktur
- Krankheit
- Schwere Verletzungen
- Gewalterfahrungen, Überfälle, ausgeraubt werden
- Lange Wartephasen
- Finanzielle Sorgen
- Ungewissheit bezüglich der Zukunft
- Zeugenschaft oder Erleben von physischer oder sexueller Gewalt

## 19.1.3 Post-Migrations-Faktoren

- Neben dem hohen Grad an Traumatisierungen und psychopathologischen Auffälligkeiten sind Kinder und Jugendliche mit Fluchterfahrung im neuen Heimatland verschiedenen Belastungsfaktoren ausgesetzt, die sowohl die Integration als auch die Symptomatik maßgeblich beeinflussen. Diese Faktoren sollten in der Diagnostik und Behandlung stets berücksichtigt werden

- Besonders bei unbegleiteten minderjährigen Flüchtlingen kann der Verlust der Familie und/oder die Unkenntnis über den Verbleib dieser ein maßgeblicher täglicher Stressor sein. Es gibt die Möglichkeit, Vermisste über Dienste des Deutschen Roten Kreuzes zu suchen (▶ www.drk-suchdienst.org)
- Ein weiterer wesentlicher Einflussfaktor im Alltag von Minderjährigen mit Fluchterfahrung ist die Ambivalenz von extremer Autonomie und dem Streben danach auf der einen Seite und extremer Hilfebedürftigkeit auf der anderen Seite. Diese Selbstständigkeit haben die Jugendlichen gebraucht, um den Weg bis zum aktuellen Moment überhaupt geschafft zu haben, auf der anderen Seite sind sie teilweise nur schwer in der Lage, den Alltag gut zu gestalten. Dies kann zu schwierigen Situationen z. B. bei Einforderung von Unterstützung, medizinischen Kontrollen oder der Akzeptanz von Regeln und Strukturen führen. Gerade auch im Hinblick auf vollstationäre Aufenthalte sollte dies berücksichtigt werden. Diese sollten transparent und mit klaren Zielen geplant werden, da die Kinder und Jugendlichen sich sonst nur schwer auf ein Behandlungssetting einlassen können und es sehr schnell auch zu Behandlungsabbrüchen kommen kann
- Eltern von Kindern und Jugendlichen aus Kriegsgebieten sind meist selbst schwer traumatisiert und leiden nicht selten unter Traumafolgestörungen. Sie können somit nicht wie gesunde Eltern ein sicheres und förderliches Umfeld für ihre Kinder bieten und sind, auch aufgrund der eigenen Symptomatik, mit der Erziehung häufig überfordert. Problematisches Elternverhalten in Form von (physischem und emotionalem) Missbrauch und/oder Vernachlässigung kann eine Folge sein. In diesen Familien gibt es signifikant mehr problematisches Elternverhalten, Vernachlässigung, Gewalt gegen Frauen und Kinder. Die Familienstrukturen und Rollenverteilungen können aufgrund von psychischen Belastungen verschoben sein. Kinder übernehmen nicht kindgerechte, überfordernde und ihre weitere Entwicklung blockierende „Eltern-Funktionen" gegenüber einem oder beiden Elternteilen (beispielsweise Dolmetschertätigkeiten bei Terminen mit den Eltern bei Behörden, Ärzten oder Therapeuten)
- Familien mit Fluchthintergrund können andere Werte und ein anderes Verständnis von Erziehung haben, welches nicht mit dem Konzept von Erziehung im neuen Heimatland einhergeht. Die Lebensbedingungen dieser Familien sind außerdem häufig durch die Unterbringung in engen und überfüllten Unterkünften erschwert. Hier sei auf das Gutachten des Wissenschaftlichen Beirats für Familienfragen hingewiesen („Aus Kriegsgebieten geflüchtete Familien und ihre Kinder: Entwicklungsrisiken, Behandlungsangebote, Versorgungsdefizite"). Hier wird vor allem auch der Zugang zur Gesundheitsversorgung für geflüchtete Familien thematisiert

Weitere bedeutende Post-Migrations-Faktoren sind:
- Asylverfahren, Verhandlungen mit Immigrationsbehörden
- Finanzielle Herausforderungen
- Arbeitslosigkeit
- Inadäquate Gemeinschaftsunterkünfte
- Häufiges Umziehen
- Sprachprobleme
- Soziale Isolation
- Diskriminierung

- Schwierigkeiten, sich an die neue Kultur und die Versorgungsstrukturen anzupassen
- Unkenntnis über Rechtsstaat und Gesundheitssystem
- Trennungs- und Verlusterfahrungen (Entwurzelung)
- Heimweh
- Fragmentierung von Familienverbänden
- Neudefinition von sozialen Rollen, der eigenen Identität

> **Praxistipp**
>
> Erfragen Sie neben der psychopathologischen Symptomatik immer auch die aktuell belastenden Post-Migrations-Faktoren, wie z. B. den Asylstatus. Unterstützend kann hier auch das onlinebasierte, vom Bundesministerium für Gesundheit geförderte Screeningtool PORTA eingesetzt werden (▶ www.porta-refugees.de), welches neben der Symptomatik auch aktuelle Belastungen und Ressourcen im Alltag erfasst.

### 19.1.4 Traumatische Erlebnisse bei Kindern und Jugendlichen mit Fluchterfahrung

- Minderjährige mit Fluchterfahrung erleben eine Vielzahl von traumatischen Erlebnissen vor, während und nach ihrer Flucht
- Aktuellen Zahlen zufolge erleben begleitete Minderjährige durchschnittlich mindestens drei, unbegleitete Kinder und Jugendliche mit Fluchterfahrung acht verschiedene traumatische Erlebnisse
- Besonders häufige traumatische Erlebnisse: Zeugenschaft und/oder Erleben von physischer Gewalt, Kriegserlebnisse, der Verlust einer nahestehenden Person, sexuelle Übergriffe, beraubt oder bedroht werden und Naturkatastrophen
- Sexuelle Gewalt wird nicht nur von weiblichen, sondern auch von männlichen minderjährigen Flüchtlingen berichtet

## 19.2 Symptomatik und Klassifikation

- Minderjährige mit Fluchterfahrung berichten bei der Erstvorstellung häufig von Schlafstörungen, Konzentrationsstörungen und psychosomatischen Beschwerden
- Symptome werden mit eigenen Bildern beschrieben (z. B. „Mein Kopf wird verrückt", „mir sprengt es die Beine weg") und durch selbstverletzende Verhaltensweisen, indem sie ihren Kopf auf den Tisch oder an die Wand schlagen, unterstrichen
- Die Betroffenen selbst erkennen häufig keinen Zusammenhang zum ursprünglichen Trauma
- Kinder und Jugendliche mit Fluchterfahrung haben ein deutlich erhöhtes Risiko für psychische Erkrankungen. Die Prävalenzraten für psychische Morbidität sind höher als in der Allgemeinbevölkerung
- Internalisierende Verhaltensauffälligkeiten werden häufiger als externalisierende berichtet

- Hohe Prävalenzrate an **posttraumatischen Stresssymptomen** (40–60 %), Angststörungen (20–30 %) und **Depression** (20–40 %) bei unbegleiteten Minderjährigen mit Fluchterfahrung. Jeder Fünfte erfüllt die Kriterien für eine posttraumatische Belastungsstörung (PTBS). Jedes 4. Kind unter 6 Jahren zeigt PTBS-Symptome.
- Häufige komorbide Störungen sind je nach Alter und Entwicklungsstand Angststörungen, Depression, somatoforme Störungen, Dissoziation und Suchterkrankungen
- Unbegleitete Jugendliche berichten einen höheren Schweregrad der Belastung als begleitete. Zusätzlich weisen sie mehr selbstverletzendes und suizidales Verhalten auf als begleitete Minderjährige
- Es gibt einen „Dosis-Wirkungs-Effekt" von traumatischen Erlebnissen auf die posttraumatische Stresssymptomatik. Je mehr traumatische Erlebnisse berichtet werden, desto höher die Vulnerabilität für eine psychische Störung
- Etwa 98 % der Kinder und Jugendlichen leiden unter körperlichen Beschwerden (Ein-/Durchschlafstörungen, Kopfschmerzen, Bauchschmerzen)
- Wird eine klinisch auffällige posttraumatische Stresssymptomatik nicht behandelt, chronifiziert sich die Symptomatik in 1/3 der Fälle (Tab. 19.1)

**Tab. 19.1** Zusammenfassung der Risiko- und Schutzfaktoren bei Kindern und Jugendlichen mit Fluchterfahrung

|  | Risikofaktoren | Schutzfaktoren |
|---|---|---|
| **Traumabezogen** | - Mehrere traumatische Ereignisse<br>- Schwere des Traumas (z. B. gewalttätiger Tod eines Familienmitglieds)<br>- Wahrnehmung des Schweregrades der persönlichen Bedrohung<br>- Grad der persönlichen Involvierung<br>- Unbekanntes Schicksal eines vermissten Familienmitglieds | - Sinnhafte Integration des Erlebnisses in die eigene Biographie<br>- Trost und Verständnis nach dem Erlebnis<br>- Soziale Unterstützung nach dem Erlebnis |
| **Charakteristik des Einzelnen** | - Allgemeine Vulnerabilität<br>- Vorangehende Verhaltensprobleme<br>- Vorangehende chronische somatische Erkrankungen<br>- Eine Vielzahl an Post-Migrations-Faktoren (s. ▶ Abschn. 19.1.3)<br>- Psychische Vulnerabilität | - Positives Temperament<br>- Positives Selbstwertgefühl<br>- Fähigkeit, sich an neue Situationen anzupassen<br>- Religiosität |
| **Soziale Unterstützung** | - Schlechte mentale Gesundheit der Eltern (V. a. mütterliches Leiden)<br>- Politische Verfolgung und Inhaftierung des Vaters<br>- Keine Begleitung durch ein Familienmitglied<br>- Verlust der Gemeinschaft (erweiterte Verwandtschaft)<br>- Niedrigschwellige soziale Unterstützung | - Rolle der Familie: Zusammenhalt, Anpassbarkeit<br>- Soziale Unterstützung von Peers |

## 19.3 Kulturelle Aspekte

- Die kulturelle Herkunft sowie der Bildungshintergrund haben Einfluss auf die Wahrnehmung der Symptome, deren Beschreibung, die individuellen Erklärungen zur Entstehung und das angewandte Hilfesuchverhalten. Daher sind Kenntnisse über kulturell geprägte Krankheitsvorstellungen von großer Bedeutung
- Bei minderjährigen Flüchtlingen kann nicht automatisch vom gleichen Normen- und Wertesystem ausgegangen werden. Bei traumatisierten Kindern und Jugendlichen mit Fluchterfahrung handelt es sich meist um Personen mit anderen Kulturen, Traditionen, Religionen und Sprachen. Somit ist auch das Krankheits- und Behandlungskonzept häufig nicht dem der westlichen Gesellschaften gleichzusetzen
- Eine Vielzahl der Kinder und Jugendlichen kommt aus sogenannten kollektivistischen Kulturen, welche im Gegensatz zu individualistischen (westlichen) Kulturen das Individuum als Teil einer Gemeinschaft sehen, die Familie und das soziale Umfeld stehen im Vordergrund. Der Fokus liegt hierbei auf der Gemeinschaft und Schwierigkeiten und Probleme sollen auch innerhalb dieser gelöst werden. Dies ist ein Grund, warum die Patienten sich zu Beginn eines therapeutischen Prozesses oft sehr zurückhaltend und skeptisch zeigen
- Die Kommunikation mit geflüchteten Kindern und Jugendlichen unterscheidet sich von Gesprächen mit deutschen Kindern und Jugendlichen nicht nur aufgrund der Sprachbarriere, sondern auch kulturell bedingt. Menschen aus kollektivistischen Kulturen besitzen häufig einen „High-context"-Kommunikationsstil, bei welchem die Bekanntheit von Details vorausgesetzt wird und mehr indirekte Ausdrücke verwendet werden. Es handelt sich im Gegensatz zum in westlichen Kulturen („low context") vorherrschenden „linear-problemfokussierten" Stil um einen „einkreisend-annähernden" Kommunikationsstil, bei welchem Probleme nicht direkt benannt und thematisiert werden.
- In vielen Kulturen wird Schmerz ganzheitlich erlebt, weshalb seelisches Leiden immer auch körperlich erlebt und geschildert wird. Symptome können unterschiedlich ausgedrückt werden, weshalb es notwendig sein kann, bildliche Ausdrucksweisen näher nachzufragen, um eine gemeinsame Sprache für die gemeinsame Arbeit zu finden
- Erkrankungen werden teilweise übernatürlichen Ursachen zugeschrieben (z. B. Besessenheit), die von außen kommen und meist Körper und Geist erfassen
- Das Behandlungskonzept kann sich je nach Werteorientierung und Herkunft deutlich unterscheiden. Deshalb ist es wichtig, etablierte Konzepte wie „Psychotherapie", „Schweigepflicht" oder „Psychiater/-in" ausführlich zu erklären
- Das Konzept der PTBS ist universell und in allen auch nichtwestlichen Kulturen wiederzufinden
- Die kontinuierliche Reflexion eigener Wertvorstellungen, Stereotype und Vorurteile in ist grundlegend in der Arbeit mit geflüchteten Kindern und Jugendlichen
- Eine offene und wertfreie Haltung mit einer Neugier für Besonderheiten in der Sprache, Mimik und Gestik ist hilfreich

# Kinder und Jugendliche mit Fluchterfahrung

- Entscheidungen und Vorgehen transparent unter Einbezug aller Beteiligten kommunizieren
- In islamischen bzw. arabischen Kulturen ist die Haltung gegenüber selbstverletzendem Verhalten und Suizidalität sehr kritisch. Die Macht, Leben zu geben und zu nehmen, sollte nach der Glaubenslehre des Islam bei Gott allein liegen. Eine Person, die sich suizidiert, begeht demnach Verrat an muslimischer Religion und Tradition. Die kulturelle bzw. religiöse Prägung kann in gewisser Form auch als Schutzfaktor gesehen werden. Dennoch stellen Menschen mit Fluchthintergrund aufgrund der traumatischen Erlebnisse und der an sie gestellten Anforderungen eine Risikogruppe für Suizidalität und selbstverletzendes Verhalten dar

> **Praxistipp**
>
> Nehmen Sie sich in den ersten Terminen viel Zeit für die Erklärung des angewendeten Krankheits- und Behandlungskonzeptes. Hierbei kann es hilfreich sein, die Patienten/-innen vorab zu fragen, was sie denken oder wie eine Behandlung in ihrem Heimatland aussehen würde. Diese Informationen können in Ihre Erklärung eingebettet werden, sogenanntes Kulturelles Pendeln (Abdallah-Steinkopff und Akhtar 2015).

**❓ Leitfragen zur Exploration des Krankheitsverständnisses**
(Von Lersner und Kizilhan 2017)
- Wie würden Sie ihr Problem bezeichnen?
- Welche Folgen hat die Krankheit bzw. das Symptom?
- Was sind die Ursachen des Problems?
- Wie lange dauert das Problem schon an?
- Welche Erklärungen hat Ihre Familie/Ihr soziales Umfeld für das Problem?
- Welche Sorgen haben Sie das Problem betreffend?
- Wie kann es Ihrer Meinung nach behandelt werden?
- Wer könnte Ihnen helfen?

## 19.4 Diagnostik

- Neben dem allgemein üblichen Vorgehen müssen spezifische kultur- und migrationsspezifische Faktoren (z. B. Krankheitskonzepte) miteinbezogen werden. Sonst kann es zu diagnostischen Fehleinschätzungen kommen. Generell sollten bei der Diagnostik mit minderjährigen Flüchtlingen auch Aspekte wie Suizidgedanken, -absichten und -pläne, selbstverletzendes Verhalten aktuell und in der Vergangenheit sowie aktueller Substanz- und Medikamentenkonsum miterhoben werden
- Die Durchführung einer Leistungsdiagnostik wird sehr kontrovers diskutiert. Viele Konzepte der Intelligenztestungen wurden in westlichen Kulturkreisen entwickelt

und evaluiert, sind deshalb nur in geringem Maße kultursensibel. Es wird empfohlen, nur bei Indikation einen nonverbalen Intelligenztest anzuwenden (z. B. CFT, SON-R). In der Praxis ergeben sich häufig unterdurchschnittliche Werte, die absolut nicht mit dem klinischen Eindruck zu vereinbaren sind
- Insbesondere bei unbegleiteten Minderjährigen mit Fluchterfahrung ist durch das Fehlen von Informationen durch Familienangehörige die Anamnese häufig lückenhaft

## 19.4.1 Ziele des diagnostischen Prozesses

- Erfassung der (medizinischen, Familien-, sozialen und Entwicklungs-) Anamnese für Therapieanträge, Verlaufskontrollen, Stellungnahmen oder Gutachten
- (Standardisierte) Erfassung der aktuellen Symptomatik
- Erster Beziehungsaufbau
- Exploration der Wahrnehmung und Bewertung der Probleme
- Eindruck des subjektiven Störungsmodells des Patienten
- Einschätzung der Veränderungs- und Therapiemotivation

> **Praxistipp**
>
> Der Einsatz von visuellen oder schriftlichen Hilfsmitteln kann in der Untersuchungssituation hilfreich sein. Bilder von psychischen Symptomen dienen beispielsweise als Gesprächsgrundlage. Besonders bei Kindern und Jugendlichen mit Analphabetismus sollte auf visuelle Materialien zurückgegriffen werden.

## 19.4.2 Besonderheiten bei der Durchführung der Diagnostik

- Generell wird, wie in anderen Kontexten auch, empfohlen, zunächst standardisierte Fragebögen als Screening und in den auffälligen Bereichen klinische Interviews (ggf. mit Dolmetscher) einzusetzen
- Neben dem Selbsturteil des Patienten wird das Einholen einer Fremdeinschätzung, z. B. durch Familienangehörige, empfohlen. Bei jüngeren Kindern können neben nahstehenden Bezugspersonen (Eltern, Geschwister, Verwandte) auch Vormünder, Betreuer von Jugendwohngruppen, Lehrer oder andere Unterstützer im Alltag miteinbezogen werden
- Die Diagnostik bei Minderjährigen mit Fluchterfahrung ist primär abhängig vom Alphabetisierungsgrad des Patienten und dessen Bezugspersonen. Instrumente in verschiedenen Sprachen ermöglichen eine standardisierte Befundaufnahme (s. ▶ Abschn. „Screening")
- Die Diagnostik sollte in einer geschützten Umgebung stattfinden (Praxis, Klinik), da außerhalb des klinischen Settings (z. B. Erstaufnahmeeinrichtungen) die

Möglichkeit eines Rückzugs und Unterstützung bei der Beantwortung der Fragen nicht sichergestellt ist
— Der Patient sollte über Inhalt und Zweck der Befragung informiert sein, da geflüchtete Personen im Asylprozess immer wieder Informationsblätter und Formulare zur Unterschrift bekommen oder sich in unterschiedlichen Interviewsituationen wiederfinden. Daher könnten weitere Konfrontationen dieser Art eher negativ assoziiert sein. Die Aufklärung über die ärztliche Schweigepflicht spielt in diesem Rahmen eine wichtige Rolle
— Es sollte vorab geklärt werden, ob ein Dolmetscher für die Diagnostik benötigt wird
— Die Kinder und Jugendlichen mündlich oder anhand von Fragebögen/Interviews nach traumatischen Erlebnissen zu fragen, ist wichtig und birgt keine negativen Konsequenzen. Studien haben gezeigt, dass Kinder und Jugendliche beim Thematisieren der Erlebnisse höchstens ein wenig angespannt sind, sich aber schnell erholen und keine „Retraumatisierung" stattfindet

### 19.4.2.1 Screening

▫ Abb. 19.2 zeigt eine Übersicht von Belastungsfaktoren und Ressourcen, denen Minderjährige mit Fluchterfahrung ausgesetzt sind. Dieses Schaubild wurde in Anlehnung an die Übersicht „Core Stressors Overview" des NCTSN (National Child Traumatic Stress Network) erstellt, entsprechend modifiziert und auf die Situation in Deutschland angepasst und ergänzt. Diese sollten im diagnostischen Prozess berücksichtigt werden.

Zusätzlich zu dem Breitbandscreening auf Grundlage des oben vorgestellten Modells sollten störungsspezifische Fragebögen zum Einsatz kommen. Im Folgenden finden Sie Fragebögen, die sich bereits bewährt haben und im Screeningtool PORTA in neun

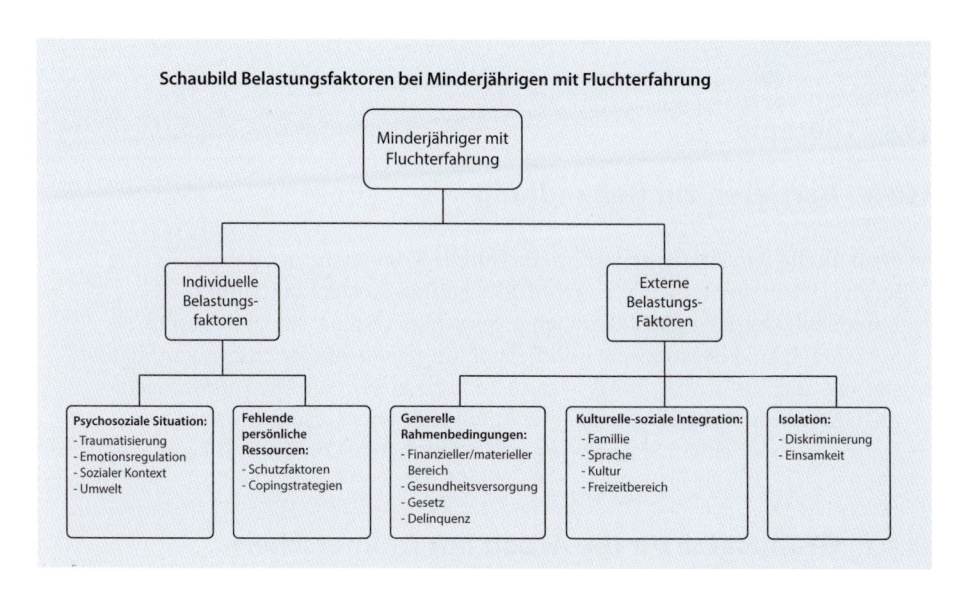

▫ Abb. 19.2 Übersicht der Belastungsfaktoren (in Anlehnung an die „Core Stressors Overview")

verschiedenen Sprachen (Deutsch, Englisch, Französisch, Arabisch, Dari/Farsi, Pashto, Tigrinya, Somali, Russisch) zur Verfügung stehen:

- Children and Adolescents Trauma Screening (**CATS**): Screening posttraumatischer Stressbelastung bei Kindern und Jugendlichen. Der Fragebogen wurde schon in einigen Studien mit jungen Flüchtlingen eingesetzt und steht in vielen Sprachen frei zur Verfügung (▶ https://ulmer-onlineklinik.de/course/view.php?id=1701)
- Strengths and Difficulties Questionnaire (**SDQ**): Screening von Verhaltensauffälligkeiten und -stärken bei Jugendlichen (▶ http://www.sdqinfo.com)
- Refugee Health Screener (**RHS-15**): Screening seelischer Belastungen und psychischen Erkrankungen bei Flüchtlingen ab dem 14. Lebensjahr (▶ http://refugeehealthta.org/wp-content/uploads/2012/09/RHS15_Packet_pathwaysToWellness-1.pdf)
- Patient Health Questionnaire (**PHQ-9**): Erfassung der depressiven Symptomatik (▶ https://www.phqscreeners.com/sites/g/files/g10049256/f/201412/PHQ-9_English.pdf)
- Self-Injurious Thoughts and Behaviors (**SITBI**): Screening nichtsuizidales selbstverletzendes Verhalten und Suizidalität

### 19.4.2.2 Klinische Interviews

Um einen weiteren Einblick über die Symptomatik der Patienten zu erhalten, wird der Einsatz von strukturierten und (semi-)standardisierten Interviews empfohlen. Hilfreich sind hier das Kinder-DIPS für einen Überblick über einzelne Symptombereiche und das CAPS-CA (deutsche Version: IBS-P-KJ) speziell zur vertieften Traumadiagnostik. Beim IBS-KJ handelt es sich um ein strukturiertes klinisches Interview, welches neben den traumatischen Erlebnissen die Häufigkeit und Schwere von posttraumatischen Belastungssymptomen erfasst.

## 19.5 Therapie

### 19.5.1 Barrieren zur Behandlung

- Strukturelle Barrieren: geringe interkulturelle Kompetenz der Behandelnden, wenige Traumatherapieplätze, keine oder geringe Kostenübernahme
- Individuelle Barrieren: unzureichende Sprachkenntnisse, subjektive kulturell bedingte Krankheitskonzepte und Behandlungserwartungen, Angst vor Stigmatisierung und Diskriminierung, Mangel an Vertrauen in die Dienstleistungen, niedriger Bildungsstatus, mangelnde Kenntnisse über Gesundheitssystem
- Soziale Komponenten: Stigmatisierung im familiären Kontext und Peer-Gruppen

### 19.5.2 Grundsätze für die Arbeit mit Dolmetschern

Um die sprachlichen Schwierigkeiten zu überwinden und um im Therapieprozess kulturelle Besonderheiten zu verstehen, kann es hilfreich sein, einen Dolmetscher in die Therapie mit einzubeziehen. Dabei sollte Folgendes beachtet werden:

- Im Idealfall fungieren Dolmetscher als Sprach- und Kulturvermittler. Sie sind somit eine wichtige Quelle zum besseren Verständnis kulturspezifischer Aspekte
- (Kurze) Vor- und Nachgespräche zwischen Behandler und Dolmetscher sind wichtig, um den Dolmetscher auf das Gespräch mit dem Patienten vorzubereiten und im Nachgespräch noch offene Fragen zur Behandlung zu klären
- Besonders eine traumafokussierte Behandlung mitsamt Exposition der Erlebnisse des Patienten kann für einen Dolmetscher belastend sein. Hierbei sollte von der behandelnden Person aktiv im Kontext der Dyade die Belastung des Dolmetschers abgefragt werden, besonders wenn der Dolmetscher möglicherweise ähnliche Erfahrungen wie der Patient hat
- Die Notwendigkeit von konkreten Begriffen (z. B. Vergewaltigung) und ihrer Benutzung in der Behandlung sollte dem Dolmetscher erklärt werden
- Der Blickkontakt wird primär zwischen Therapeut und Klient gehalten, es kann von Vorteil sein, wenn der Dolmetscher neben oder hinter dem Therapeuten sitzt. Gerade bei den Therapien mit Kindern kann dies aber sehr irritierend für die Patienten sein
- Die Übersetzung findet in einem konsekutiven Stil statt und wenn möglich wortwörtlich in voller Länge, das heißt, Inhalte sollen nicht zusammengefasst oder interpretiert werden
- Neben dem Behandler steht auch der Dolmetscher unter Schweigepflicht
- Die Verantwortung für den therapeutischen Prozess liegt voll und ganz bei dem Behandler (Therapeuten). Der Dolmetscher kann jedoch vor und nach den Terminen eigene Kommentare, Anmerkungen oder Gedanken gegenüber dem Therapeuten äußern

### 19.5.3 Gestufte Versorgungsmodelle („stepped and collaborative care approach")

Um dem Versorgungsdefizit im Bereich der Therapie mit Minderjährigen mit Fluchterfahrung gerecht zu werden, können gestufte Versorgungsmodelle eingesetzt werden. Diese finden gerade in der Not- und Entwicklungshilfe schon seit Jahrzehnten Anwendung, werden aber aufgrund der hohen Anzahl an traumatisierten Kindern und Jugendlichen von Experten auch für das deutsche Gesundheitssystem vorgeschlagen. Die Idee, die diesem Versorgungsmodell zugrunde liegt, ist, dass in einem Umfeld limitierter Ressourcen Versorgungsangebote partizipativ, kultursensibel und bedarfsgerecht angeboten werden. Patienten werden zunächst mit niedrigschwelligeren Interventionen versorgt (z. B. präventive Angebote, internetbasierte Interventionen, angeleitete Peer-to-Peer-Angebote). Bei fehlender Wirksamkeit oder zu geringer Unterstützung wird das Angebot intensiver (z. B. Gruppenangebote zur Emotionsregulation), bis hin zu spezialisierten Einzelangeboten in Form von traumafokussierten Therapieangeboten.

## 19.5.4 Niedrigschwellige Gruppeninterventionen

Durch Gruppeninterventionen erleben die Kinder und Jugendlichen, dass sie nicht die einzigen mit traumatischen Erlebnissen und Symptomen sind. Sie stärken sich gegenseitig bei der Traumabewältigung.

Traumatisierte Minderjährige mit Fluchterfahrung mit mild-moderater Symptomatik, die nicht vollständig die Kriterien einer psychischen Störung erfüllen, profitieren häufig von einem niedrigschwelligen Angebot in ihrer Schule oder Jugendhilfeeinrichtung. Aktuell gibt es wissenschaftliche Evidenz für die kognitiv-behavioralen Interventionen „Mein Weg" (Pfeiffer et al. 2018), Teaching Recovery Techniques (TRT; Kalantari et al. 2012) und Cognitive Behavioral Intervention for Trauma in Schools (CBITS; Ehntholt et al. 2005). Schulungen zu „Mein Weg" werden über das TRAIN Institut angeboten (▶ https://www.trauma-fortbildung.de/).

## 19.5.5 Psychotherapie

Falls nach Abschluss der Diagnostik eine Indikation zur ambulanten Psychotherapie besteht sollte diese eingeleitet und beantragt werden. In ◘ Abb. 19.3 werden die Grundsätze der traumafokussierten therapeutischen Arbeit dargestellt und anschließend beschrieben.

### 19.5.5.1 Sicherheit, Stabilisierung

- Die Grundvoraussetzung für eine effektive Behandlung sind Sicherheit und Stabilität im Alltag
- Die Psychoedukation dient der Normalisierung der Symptomatik und der Stärkung der Therapiemotivation. Bei der Psychoedukation zur PTBS werden traumatische Erlebnisse erklärt (Was ist das? Wer erlebt sowas?), dann die natürliche emotionale und physiologische Stressreaktion, die daraus resultiert, die Symptome der PTBS und zuletzt das Rational der Behandlung

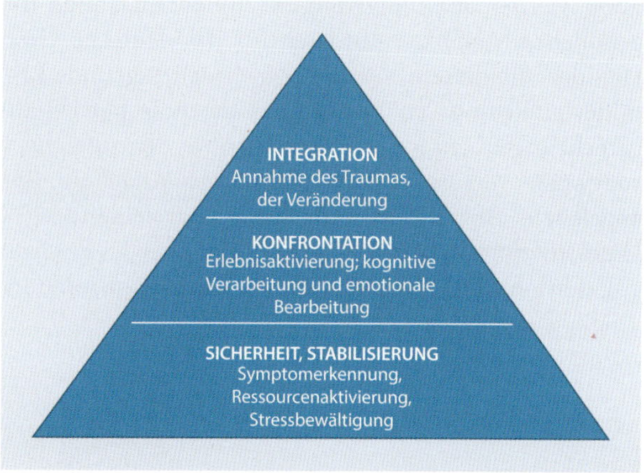

◘ **Abb. 19.3** Grundsätze einer traumafokussierten Behandlung

**INTEGRATION**
Annahme des Traumas, der Veränderung

**KONFRONTATION**
Erlebnisaktivierung; kognitive Verarbeitung und emotionale Bearbeitung

**SICHERHEIT, STABILISIERUNG**
Symptomerkennung, Ressourcenaktivierung, Stressbewältigung

- Strategien zur Stressbewältigung (z. B. Entspannungstechniken), Tagesstrukturierung und Ressourcenaktivierung unterscheiden sich bei Kindern und Jugendlichen mit Fluchterfahrung nicht von den sonst angewendeten Techniken in der Psychotherapie

Hilfreich zur Stabilisierung und Unterstützung bei der Emotionsregulation ist das von Möhler und Dixius (2019) entwickelte, manualisierte Gruppenkonzept START (▶ www.startyourway.de).

> **Praxistipp**
>
> Der Gebrauch von bildlicher Sprache und Metaphern (z. B. Wunden-Metapher, Kleiderschrank-Metapher) ist bei der Psychoedukation hilfreich. Texte in der Muttersprache des Kindes/Jugendlichen könnenals Hilfsmaterial (z. B. kostenloser Download: ▶ http://www.refugeehealth.ca/handouts) dienen. Das Manual zur Intervention „Mein Weg" enthält nicht-sprachliche und kultursensible Materialien zur Psychoedukation.

### 19.5.5.2 Konfrontation

Kernelement der traumafokussierten Therapieangebote ist die Konfrontation mit den erlebten Traumata. Dies findet vor allem in den traumafokussierten Therapieangeboten statt. Auf der Basis bisher vorliegender empirischer Befunde zeigen sich insbesondere für die traumafokussierte kognitive Verhaltenstherapie (TF-KVT), die narrative Expositionstherapie für Kinder (KIDNET) und das Eye Movement Desensitization und Reprocessing (EMDR) Hinweise auf die Wirksamkeit der Behandlung bei Minderjährigen mit Fluchterfahrung. Diese Therapien werden von geschulten Therapeuten durchgeführt.

### 19.5.5.3 Integration

- Am Ende eines therapeutischen Prozesses gilt es, das Erlebte in das alltägliche Leben zu integrieren. Dies geschieht zum einen durch einen Blick zurück („Was hat sich seit dem Trauma und der Therapie positiv verändert?"), zum anderen aber auch durch einen Blick in die Zukunft (Rückfallprophylaxe und Ziele/Pläne für die Zukunft sammeln). Insbesondere bei laufenden Asylverfahren, welche die Gefahr einer Abschiebung in sich bergen, ist dieser Teil von hoher Wichtigkeit
- Der Fokus sollte hierbei auf den Ressourcen des Individuums liegen und darauf, was im bisherigen Leben schon erreicht wurde
- Die äußeren Umstände lassen den Betreuer oder Therapeuten oft hilflos erscheinen, da sie nicht zu beeinflussen sind. Aus diesem Grund sind Ehrlichkeit und Transparenz wichtig. Dann können sich Kinder oder Jugendliche auch in Extremsituationen ernst genommen fühlen und an Möglichkeiten arbeiten

## 19.5.6 Psychopharmaka

Eine medikamentöse Behandlung der PTBS ist nicht indiziert, da es keine wissenschaftliche Evidenz hierfür gibt. Jedoch kann symptomspezifisch medikamentös unterstützend behandelt werden. Gerade beim sehr häufigen Thema Schlafstörungen und Anspannungszustände in der Abendsituation kann eine vorübergehende medikamentöse Behandlung unter Abwägung allgemeiner und spezifischer Risiken und des zu erwartenden Nutzens sinnvoll sein. Als zugelassene Fertigarzneimittel stehen zur Behandlung von Schlafstörungen in Deutschland u. a. Melperon (ab 12 Jahren) und Pipamperon zur Verfügung. Alternativ kann auch der Einsatz von Melatonin erfolgen (Cave: Off-Label-Use). Bei abendlichen Anspannungszuständen kann auch der Einsatz von niedrigdosiertem Quetiapin oder Mirtazapin erwogen werden (auch hier Off-Label-Use). Gleichzeitig muss das Intoxikationsrisiko berücksichtigt werden.

## Weiterführende Literatur

Abdallah-Steinkopff B, Akhtar F (2015) Kultursensible Elternberatung bei Flüchtlingsfamilien. Z Syst Ther Beratung 33(3):109–117

Dixius A, Möhler E (2019) Stress und Traumafolgen bei Kindern und Jugendlichen - Stabilisierende Interventionen nach Gewalt, Missbrauch und Flucht. Verlag W. Kohlhammer

Ehntholt KA, Smith PA, Yule W (2005) School-based cognitive-behavioural therapy group intervention for refugee children who have experienced war-related trauma. Clin Child Psychol Psychiatry 10(2):235–250. https://doi.org/10.1177/1359104505051214

Fegert JM, Plener PL, Kölch M (2015) Traumatisierung von Flüchtlingskindern. Recht Jugend Bildungswesens (RdJB) 4:380–389

Fegert JM, Diehl C, Leyendecker K, Hahlweg K, der wissenschaftliche Beirat (2017) Aus Kriegsgebieten geflüchtete Familien und ihre Kinder: Entwicklungsrisiken, Behandlungsangebote, Versorgungsdefizite. Kurzgutachten des wissenschaftlichen Beirats für Familienfragen beim Bundesministerium für Familie, Senioren, Frauen und Jugend

Grau K, Plener PL (2017) Psychopharmakotherapie bei Ein- und Durchschlafstörungen im Kindes- und Jugendalter: Eine Übersicht. Z Kinder Jugendpsychiatr Psychother 46(5):1–10

Kalantari M, Yule W, Dyregrov A, Neshatdoost H, Ahmadi S (2012) Efficacy of writing for recovery on traumatic grief symptoms of afghani refugee bereaved adolescents: a randomized control trial. OMEGA-J Death and Dying 65(2):139–150. https://doi.org/10.2190/OM.65.2.d

Liedl A, Böttche M, Abdallah-Steinkopff B, Knaevelsrud C (2016) Psychotherapie mit Flüchtlingen. Neue Herausforderungen, spezifische Bedürfnisse. Das Praxisbuch für Psychotherapeuten und Ärzte. Schattauer-Verlag, Stuttgart

Pfeiffer E, Sachser C, Rohlmann F, Goldbeck L (2018) Effectiveness of a trauma-focused group intervention for young refugees: a randomized controlled trial. J Child Psychol Psychiatry. https://doi.org/10.1111/jcpp.12908

Sukale T, Rassenhofer M, Plener PL, Fegert JM (2016) Belastungen und Ressourcen unbegleiteter und unbegleiteter Minderjähriger mit Fluchterfahrung. Das Jugendamt 4:174–183

Von Lersner U, Kizilhan JI (2017) Kultursensitive Psychotherapie. Hogrefe Verlag, Göttingen

Witt A, Rassenhofer M, Fegert JM, Plener PL (2015) Hilfebedarf und Hilfsangebote in der Versorgung von unbegleiteten minderjährigen Flüchtlingen – eine systematische Übersicht. Kindheit Entwicklung 24:209–224

# Psychische und Verhaltensstörungen durch psychotrope Substanzen

*Tobias Hellenschmidt und Michael Kölch*

**Weiterführende Literatur – 368**

◘ Tab. 20.1.

◘ **Tab. 20.1** Störungen durch psychotrope Substanzen

| Erkrankung | Symptomatik | Therapiestrategie | Kodierungen in Klassifikationssystemen |
|---|---|---|---|
| | | - Generell gilt bei Substanzabusus im Jugendalter: Es müssen insbesondere zugrunde liegende oder komorbide psychische Störungen ausgeschlossen werden; eine alleinige Suchtstörung ist in diesem Alter extrem selten! [a] | |
| Akute Intoxikation | Vorübergehendes Zustandsbild nach Aufnahme von Alkohol oder anderen psychotropen Substanzen mit Störungen von Bewusstsein, kognitiven Funktionen, Wahrnehmung, Affekt und Verhalten | - Bei akuter somatischer Gefährdung somatisches Behandlungssetting<br>- Ausschluss chronischen Substanzkonsums | ICD-11: 6C4x.3, DSM-5: F1x.129, F1x.229, F1x.929 |
| Schädlicher Gebrauch | Konsumverhalten, das zu einer Gesundheitsschädigung führt, diese kann eine körperliche Störung, etwa in Form einer Hepatitis durch Selbstinjektion von Substanzen, sein oder eine psychische Störung, z. B. eine depressive Episode durch massiven Alkoholkonsum | - Bei somatischer Gefährdung somatisches Behandlungssetting<br>- Bei Substanzkonsum erheblichen Ausmaßes Entgiftung und anschließend Rehabilitation in spezialisiertem Behandlungssetting | ICD-11: 6C4x.0 und x.1, DSM-5: keine Entsprechung |

## Psychische und Verhaltensstörungen durch psychotrope Substanzen

**Tab. 20.1** (Fortsetzung)

| Erkrankung | Symptomatik | Therapiestrategie | Kodierungen in Klassifikationssystemen |
|---|---|---|---|
| Abhängigkeitssyndrom | Entscheidendes Charakteristikum der Abhängigkeit ist der oft starke, gelegentlich übermäßige Wunsch, Substanzen oder Medikamente (ärztlich verordnet oder nicht), Alkohol oder Tabak zu konsumieren. 3 oder mehr der folgenden Kriterien sollten mindestens einen Monat lang bestanden haben oder während der letzten 12 Monate wiederholt vorhanden gewesen sein: 1. Starker Wunsch oder Zwang, psychotrope Substanzen zu konsumieren 2. Verminderte Kontrollfähigkeit bezüglich des Beginns, der Beendigung und der Menge des Konsums 3. Körperliches Entzugssyndrom bei Beendigung oder Reduktion des Konsums 4. Nachweis einer Toleranz 5. Vernachlässigung anderer Vergnügen oder Interessen 6. Anhaltender Substanzkonsum trotz Nachweis eindeutiger schädlicher Folge | - Motivationsaufbau für Behandlung<br>- Qualifizierte Entgiftung<br>- Rehabilitation in spezialisiertem Behandlungssetting | F1x.10, F1x.20 |
| Entzugssyndrom | Nachweis des Absetzens oder der Reduktion einer Substanz nach längerem Konsum Syndrome oder Anzeichen, die bekannten Merkmalen eines Entzugssyndroms der betreffenden Substanz entsprechen Beginn und Verlauf zeitlich begrenzt – und abhängig von Art und Dosis der konsumierten Substanz | Medikamentöse Therapie, siehe Text unten | ICD-11: 6C4x.4, DSM-5: F1x.23 |

Weitere kodierbare Störungen in der ICD-10 sind:
- Intoxikation/akuter Rausch (F1x.0x)
- Entzugssyndrom mit Delir (F1x.4x)
- psychotische Störung (F1x.5x)
- amnestische Störung (F1x.6x)

Zudem werden die Substanzen kodiert:
- Störungen durch Alkohol: ICD-10: F10; ICD-11: 6C40
- Störungen durch Opioid: ICD-10: F11; ICD-11: 6C43
- Störungen durch Cannabinoide: ICD-10: F12; ICD-11: 6C41
- Störungen durch Sedativa oder Hypnotika: ICD-10: F13; ICD-11: 6C44
- Störungen durch Kokain: ICD-10: F14
- Störungen durch andere Stimulanzien einschließlich Koffein: ICD-10: F15; ICD-11: 6C46
- Störungen durch Halluzinogene: ICD-10: F16; ICD-11: 6C49
- Störungen durch Tabak: ICD-10: F17; ICD-11: 6C4A
- Störungen durch flüchtige Lösungsmittel: ICD-10: F18; ICD-11: 6C4B
- Störungen durch multiplen Substanzgebrauch und Konsum sonstiger psychotroper Substanzen: ICD-10: F19

### Fallbeispiel

Der 17-jährige David erscheint nach mehrfacher Vorstellung in der Suchtambulanz freiwillig zur Entzugs- und Entwöhnungsbehandlung auf der Jugendsuchtstation. Er berichtet, seit ca. 5 Jahren Cannabis zu rauchen, auch rauche er inzwischen täglich eine Packung Zigaretten. Zuletzt habe er täglich mindestens 1 g/Cannabis (Bong) allein konsumiert. Seit einem halben Jahr konsumiere er an den Wochenenden Speed und exzessiv Alkohol, was er zuvor nur unregelmäßig getan habe. Auch habe er in den letzten Monaten immer häufiger MDMA, Kokain und psychotrope Pilze konsumiert. Er gibt an, seit einigen Wochen auf der Straße zu leben und wegen Sprayens und Diebstahls bald eine Gerichtsverhandlung zu haben. Die Schule habe er in der 9. Klasse abgebrochen, ohne einen Schulabschluss zu erreichen. Vielfach habe er versucht, seinen Konsum einzuschränken. Dies sei ihm nicht gelungen. Seine Eltern hätten ihn aufgegeben, weil er immer wieder versprochen habe, nicht mehr zu konsumieren und es dann nicht geschafft habe. Seit er sich erinnern könne, habe er in der Schule Leistungsprobleme gehabt. Die Konzentration sei immer schlecht gewesen und er sei sehr zappelig gewesen. Nach den Vorgesprächen in der Suchtambulanz habe er sich vorgenommen, nun eine Suchttherapie zu beginnen. Für Cannabinoide und teilweise für andere Substanzen erfüllte er bis zu 5 Abhängigkeitskriterien im vergangenen Jahr. Im stationären Entzug zeigt er ausgeprägte Unruhe, Schlaflosigkeit, Ängstlichkeit, Dysphorie und vegetative Symptome, die sich mit niedrigpotenten Neuroleptika mildern lassen.

# Psychische und Verhaltensstörungen durch psychotrope Substanzen

- **Epidemiologie**
- Die Drogenaffinitätsstudie der Bundeszentrale für gesundheitliche Aufklärung (BZgA) sammelt regelmäßig Daten über das Konsumverhalten psychotroper Substanzen
- Generell können diese epidemiologischen Daten keine Prävalenz zu tatsächlicher Abhängigkeit angeben
- Sie geben aber einen guten Überblick über Trends bezüglich des Konsums psychotroper Substanzen durch Jugendliche

## Nikotin
- Insgesamt ist ein deutlicher Rückgang des Anteils rauchender Jugendlicher zu verzeichnen, so sank die Raucherquote von 27,5 % im Jahr 2001 auf 11,7 % im Jahr 2011
- 2015 gaben über 77 % der 12- bis 17-Jährigen an, noch nie geraucht zu haben; täglich zu rauchen gaben nur mehr 3,5 % an
- Ein kleiner Teil zeigt bereits in diesem Alter schon einen massiven Nikotinkonsum (täglich mindestens 10 Zigaretten: 1,8 %; täglich mindestens 20 Zigaretten: 0,4 %)
- Das Erstkonsumalter hat sich mit leichten Schwankungen seit 1986 bei 13,4 Jahren erhöht auf aktuell 14,3 Jahre

## Alkohol

| Alkoholkonsum (12- bis 17-Jährige) | 2004 | 2011 | 2015 | |
|---|---|---|---|---|
| 30-Tage-Prävalenz | 58,4 % | 42 % | 37,4 % | signifikanter Rückgang |
| Regelmäßiger Konsum | 21,2 % | 14,2 % | 10,9 % | signifikanter Rückgang |
| 30-Tage-Prävalenz Rauschtrinken (bei einer Gelegenheit mindestens 5 Gläser) | 22,6 % | 15,2 % | 12,5 % | signifikanter Rückgang |
| 30-Tage-Prävalenz Häufiges Rausch-trinken (mindestens 4-mal binnen eines Monats) | 6,6 % | 3,7 % | 2,7 % | signifikanter Rückgang zu 2004 |

- **Trend**
- Der regelmäßige Alkoholkonsum unter Jugendlichen ist deutlich geringer als in den 1980er- und 1990er-Jahren
- In der Entwicklung der letzten Jahre ist die 30-Tage-Prävalenz des Alkoholkonsums bei Jugendlichen rückläufig. Sie sank von 58,4 % (2004) über 42 % (2011) auf 37,4 % (2015)
- Auch das Rauschtrinken nahm ab (von 22,6 % im Jahr 2004 auf 12,5 % im Jahr 2015) sowie das häufige und besonders gefährliche Rauschtrinken mit mindestens 4-maligem Rauschtrinken in einem Monat von 6,6 % im Jahr 2004 auf 2,7 % im Jahr 2015

- Das Erstkonsumalter für Alkohol verlagerte sich um fast ein Jahr auf 14,9 Jahre (2015), 14,1 Jahre (2004), 14,5 Jahre (2011)
- Das Alter des ersten Alkoholrausches lag 2004 bei 15,5 Jahren, 2011 bei 14,9 Jahren
- Rauschtrinken tritt bei Realschülern mit 3,6 % deutlich häufiger auf als bei Gymnasialschülern mit 1,2 %
- Dennoch liegt bei den 16- und 17-jährigen männlichen Jugendlichen 2011 die 30-Tage-Prävalenz für Rauschtrinken bei 45 %!

## Cannabis und „Spice"

| Cannabiskonsum (12- bis 17-Jährige) | 2004 | 2011 |
|---|---|---|
| Lebenszeitprävalenz | 31,1 % | 26,6 % |
| 12-Monats-Prävalenz | 13,0 % | 10,0 % |
| 30-Tage-Prävalenz | 4,5 % | 4,0 % |
| Regelmäßiger Konsum | 3,1 % | 2,3 % |

- Von 1979–2003/2004 stieg der Konsum bei den Jugendlichen und jungen Erwachsenen im Alter von 12–25 Jahren kontinuierlich an. Seither ist ein rückläufiger Trend festzustellen
- Das durchschnittliche Erstkonsumalter für Cannabis der 12- bis 25-Jährigen lag 1993 bei 17,3 Jahren, verlagerte sich dann bis 2004 um fast ein Jahr nach vorn (16,4 Jahre), um sich dann wieder leicht rückläufig zu entwickeln auf 16,7 Jahre im Jahr 2011
- Von August 2008 bis Anfang 2009 spielte die Modedroge „Spice" eine nicht unerhebliche Rolle (Kräutermischung, die zunächst frei verkäuflich als Räucherwerk zur Verbesserung des Raumdufts im Handel war). Im Jahr 2008 wurde ein synthetisches Cannabinoid in den Kräutermischungen entdeckt, welches eine vielfach stärkere Wirkung als das (THC, genauer-$\Delta^9$-trans-Tetrahydrocannabinol) der Cannabispflanze aufwies. Es kam daher auf Veranlassung des Bundesgesundheitsministeriums zu einer Eilverordnung, die am 22.01.2009 in Kraft trat und diese Substanzen unter das Betäubungsmittelgesetz stellte. Da nun ständig neue Präparate (sogenannte „legal highs") mit leicht veränderter chemischer Struktur auf den „Markt" kamen, trat am 26.11.2016 das Neue-psychoaktive-Substanzen-Gesetz (NpSG) in Kraft. In diesem Gesetz konnten erstmalig ganze Stoffgruppen in Bezug auf Herstellung, Handel und Besitz verboten werden. Dies betrifft bislang vor allem synthetische Cannabinoide und Phenethylamine. Weitere Substanzgruppen werden voraussichtlich folgen

## Illegale Drogen: Heroin, Kokain, Amphetamine und Ecstasy

Diese Substanzen werden auch im Drogen- und Suchtbericht der Bundeszentrale für gesundheitliche Aufklärung (BZgA) zusammengefasst.

| Konsum illegaler Drogen (12- bis 17-Jährige) | 2011 |
|---|---|
| Angeboten bekommen | 17,6 % |
| Probiert (Lebenszeitprävalenz) | 7,2 % |
| 12-Monats-Prävalenz | 4,9 % |
| 30-Tage-Prävalenz | 2,0 % |
| Regelmäßiger Konsum | 0,9 % |

- Die 12-Monats-Prävalenz für irgendeine illegale Droge lag für die 12- bis 17-Jährigen bei 4,9 % (für die 18- bis 25-Jährigen bei 14,3 %), Cannabis bei 4,6 % (13,5 %), Ecstasy 0,2 % (1,0 %), LSD 0,1 % (0,3 %), Amphetamine 0,4 %(1,6 %), Kokain 0,2 % (0,9 %), Crack 0,0 % (0,0 %), Heroin 0,0 % (0,0 %), Schnüffelstoffe 0,1 % (0,2 %), psychoaktive Pflanzen 0,4 % (0,7 %)
- Insgesamt ist der Konsum illegaler Drogen bei männlichen Jugendlichen und jungen Erwachsenen stärker ausgeprägt, beim regelmäßigen Konsum besteht allerdings kein signifikanter Unterschied zwischen Mädchen/Frauen und Jungen/Männern
- Der risikoarme Gebrauch von psychotropen Substanzen gehört in den meisten Kulturen zu den Entwicklungsaufgaben Heranwachsender
- Eigentlich überall auf der Welt gibt es Reglementierungen und Vorgaben zum Konsum von Rauschmitteln, die dem Bewusstsein des Risikos der Nutzung Rechnung tragen
- Auch gehört es in vielen Kulturen zu den Pubertäts- und Initiationsritualen, erstmalig Rauschmittel einzunehmen
- In den meisten Staaten gibt es **legal** konsumierbare Rauschmittel (z. B. Alkohol, Tabak) und **illegale** Rauschmittel (z. B. Opiate, Halluzinogene)
- Dabei sagt die Legalität meist nichts über das Gesundheitsrisiko aus, das von den Substanzen ausgeht
- So kann Alkohol risikoarm konsumiert werden, Tabak dagegen kaum
- Gleichwohl wird der weitaus größte Teil der Störungen durch psychotrope Substanzen durch legale Rauschmittel wie Tabak und Alkohol verursacht. Dies betrifft sowohl die körperlichen als auch die psychischen Folgen
- Man kann Rauschmittel unterscheiden, die ein deutliches Abhängigkeitspotenzial haben (z. B. Tabak, Alkohol) und andere Rauschmittel, die psychische Störungen verursachen können (z. B. Flashback-Psychosen), aber kein oder nur ein sehr geringes Abhängigkeitspotenzial aufweisen (z. B. klassische Halluzinogene)

■ **Symptomatik und Klassifikation**

Formen und Unterschiede zwischen Klassifikationssystemen: ICD-10 vs. DSM-5 und ICD-11

- In der ICD-10 werden im Kapitel F1 psychotrope Substanzen klassifiziert. An der Stelle zwei vor dem Punkt wird die Substanzgruppe kodiert, z. B. Alkohol F10.xx, Cannabis F12.xx

- An den beiden Stellen nach dem Punkt können die durch die Substanz verursachten Störungen sowie weitere Komplikationen kodiert werden. Zum Beispiel Alkoholabhängigkeit F10.2x, die Ziffer 2 steht dabei für das Abhängigkeitssyndrom; an Stelle vier wird z. B. ein Entzugssyndrom mit Krampfanfällen kodiert (F10.31)
- Dieses Klassifikationsprinzip bleibt im Wesentlichen in der ICD-11 bestehen
- In der ICD-11 gibt es spezifische Folgestörungen aufgrund Substanzabusus, wie z. B. eine depressive Störung, die direkte Folge eines Substanzkonsums ist (6E62 „secondary mood syndrome")
- Die ICD-11 kennt auch substanzbedingte psychotische Störungen und kodiert diese gesondert, z. B. 6C41.6 für eine cannabisinduzierte psychotische Störung
- Das DSM-5 klassifiziert eine Substanzkonsumstörung mit unterschiedlichem Ausprägungsgrad. Die Diagnosekriterien gleichen denen der ICD-10

> **Praxistipp**
>
> In der ICD-10 werden psychotische Symptome, die während oder unmittelbar nach Substanzgebrauch auftreten, als substanzinduzierte psychotische Störungen klassifiziert (F1x.5/F1x.7).
> Bei psychotischen Symptomen sollte allerdings immer eine psychopathologische Verlaufsbeurteilung über mehrere Monate oder Jahre bzw. bis zum Sistieren stattfinden. Häufig konsumieren Patienten zu Beginn einer psychotischen Episode vermehrt psychotrope Substanzen. Es besteht daher die Gefahr, dass Symptome einer Schizophrenie verspätet erkannt und behandelt werden.

Intoxikation:
- In Abhängigkeit von der konsumierten Substanz und deren Gefährlichkeit sowie der klinisch-symptomatischen Ausprägung handelt es sich bei Intoxikationen häufig um intensivmedizinisch überwachungspflichtige Störungen
- Es ist zu beachten, dass häufig nicht alle Substanzen, die konsumiert wurden, angegeben werden oder von den Konsumenten nicht gekannt werden
- Daher ist eine Überwachung der klinischen Symptomatik bei Rauschzuständen immer indiziert
- Bei manchen Substanzen (z. B. Cannabis) ist der Rausch bzw. der Intoxikationszustand sehr selten mit intensivmedizinisch behandlungspflichtigen Symptomen verbunden. In diesem Fall sollte direkt auf die KJP-Station aufgenommen werden
- Wenn Patienten mit bereits bestehender Abhängigkeit zur Entzugsbehandlung aufgenommen werden und ggf. einen Entzug mit Substituten oder anderen entzugsmindernden Substanzen vornehmen möchten (Alkohol, Opiate), kann die Aufnahme ebenfalls direkt in der KJPP erfolgen
- In jedem Fall ist nach Ablauf einer somatischen Überwachung von Minderjährigen mit einer Intoxikation rasch eine kinder- und jugendpsychiatrische Abklärung einzuleiten. Dabei geht es darum zu ermitteln, ob eine „Suchtstörung" vorliegt, der Konsum im Zusammenhang mit einer anderen psychischen Störung aufgetreten ist oder als Einzelereignis gewertet werden kann (Probierverhalten)

*Psychische und Verhaltensstörungen durch psychotrope Substanzen*

Schädlicher Gebrauch
- Der schädliche Gebrauch weist Überschneidungen z. B. mit dem Abhängigkeitssyndrom auf
- Daher wird über die Eigenständigkeit dieser Diagnosekategorie und ihrer Abgrenzbarkeit von anderen Diagnosen diskutiert
- Für Kinder und Jugendliche, die über eine längere Zeit einzelne Diagnosekriterien einer Abhängigkeit aufweisen, aber noch nicht die Diagnosekriterien einer Abhängigkeit erfüllen (sogenannte diagnostische Waisen), ist die Zuordnung zu dieser Diagnose eine Möglichkeit, frühzeitig eine Behandlung einleiten zu können

Abhängigkeitssyndrom
- Bei Jugendlichen ist ein Abhängigkeitssyndrom nicht immer sofort diagnostizierbar, und es bedarf manchmal eines längeren Behandlungszeitraums, bevor alle Diagnosekriterien gesichert werden können
- Zur Behandlung einer Abhängigkeitserkrankung durchlaufen Patienten, nachdem sie sich für eine Suchttherapie entschieden haben, zunächst die Entzugsphase (Akutphase). Danach schließt sich sinnvollerweise eine Suchttherapiephase (Postakutphase) an, in der die Patienten lernen, Konsumverlangen zu erkennen und damit umzugehen, ohne erneut zu konsumieren. Auch die Anschlussmaßnahmen, z. B. Jugendhilfemaßnahmen, sollten vor Entlassung geplant werden

### Wirkung und Mechanismus der psychotropen Substanzen
Wirkung und Mechanismus von Alkohol
- Ethanol/Äthylalkohol wird durch Vergärung von Zucker gewonnen
- Alkoholgehalt von Getränken in Volumenprozent (1 Vol. % entspricht 8 g/l)
- Blutalkoholgehalt (BAK, Widmark-Formel): Promille-Wert = Alkohol (g) – Resorptionsdefizit (10–20 %)/Körpergewicht × Faktor (Mann: 07 – Frau: 0,6) pro Stunde werden 0,1–0,15 Promille abgebaut
- „Binge drinking" = 5 oder mehr alkoholische Getränke nacheinander

Wirkmechanismus:
- Verstärkt die Effekte von GABA am GABA-A-Rezeptor
- Blockiert die Übertragung am glutamatergen NMDA-Rezeptor
- Verstärkt sekundär die Ausschüttung von Serotonin und Dopamin

Angestrebte Wirkung:
- Euphorie
- Enthemmung
- Rausch

### Wirkung und Mechanismus von Opioiden
- Opiate sind aus Rohopium gewonnene Substanzen (Morphin, Codein)
- Opioide sind synthetische oder halbsynthetische Derivate von Opiaten (Tillidin, Fentanyl, Buprenorphin, Methadon)
- Konsum: nasal, oral, venöse Injektion

Wirkmechanismus:
- Bindung an μ-Rezeptoren, dadurch Hemmung des GABAergen Systems und Enthemmung des dopaminergen Belohnungssystems

Angestrebte Wirkung:
- „Kick", „rush" mit überwältigender Wirkung
- Beruhigend, harmonisierend, intensives Wohlbefinden
- Stimulierend und euphorisierend, „tagträumerisches Versinken"
- Starkes Lustempfinden

- **Wirkung und Mechanismus von Cannabinoiden**

Zubereitungen:
- Haschisch (Harz)
- Marihuana (Blüten/Blätter)
- Cannabisöl

Konsum:
- Inhalativ: als Joint und Bong
- Oral: z. B. in Keksen

Wirkmechanismus:
- THC konkurriert mit Endocannabinoiden an Cannabinoidrezeptoren
- THC unterbindet die Funktion des Endocannabinoidsystems

Angestrebte Wirkung:
- Euphorie
- Angstverminderung
- Sedierung/Entspannung

- **Wirkung und Mechanismus von Sedativa und Hypnotika**

**Benzodiazepine:**
- Verschiedene Substanzen mit unterschiedlichen Halbwertszeiten (HWZ) und Wirkstärken
- Häufig gibt es aktive Metaboliten: z. B. Diazepam (Nordiazepam, Oxazepam) oder Diclazepam (Lormetazepam, Delorazepam, Lorazepam)
- Unterschiedliche HWZ und entsprechende kumulative Effekte
- Häufig versteckter Konsum – wird oft übersehen!
- Oft als Beikonsum mit synergistischen Effekten
- Einnahme: meist oral, aber auch intravenös, intramuskulär, rektal

Wirkmechanismus:
- GABA-A-agonistische Wirkung

Angestrebte Wirkung:
- Anxiolyse, Sedation, leicht euphorisierend
- Milderung der Wirkung von Stimulanzien und Halluzinogenen (daher oft als Beikonsum)

*Psychische und Verhaltensstörungen durch psychotrope Substanzen*

- **Wirkung und Mechanismus von Kokain**
- Kokain (Kokainhydrochlorid) ist ein Salz aus den Blättern des Kokastrauches (Erythroxylon coca)
- Kokain wird meist nasal eingenommen, seltener venös injiziert
- Als rauchbare Substanz wird Kokainsalz in seine freie Base („Crack", „Freebase") umgewandelt

Wirkmechanismus:
- Starker Wiederaufnahmehemmer von Dopamin (dopaminagonistische Wirkung), aber auch von Serotonin und Noradrenalin

Angestrebte Wirkung:
- Starke Euphorie, Angstlosigkeit, übersteigertes Selbstbewusstsein
- Reduzierte Müdigkeit
- Erhöhte Wachheit
- Reduzierter Appetit

- **Wirkung und Mechanismus von Stimulanzien**

**Amphetamin:**
- Phenethylamin
- Bezeichnung: Pep, Speed
- Konsum nasal oder oral, oft als Paste

**Methamphetamin:**
- Phenethylamin
- Bezeichnung: Crystal Meth
- Konsum nasal, oral, inhalativ (Rauchen oder Verdampfen)
- Meist als Kristalle, selten Tabletten (HWZ 10–30 h)
- Hohe Lipophilie – starke zentrale Verfügbarkeit
- Hohes Abhängigkeitspotenzial
- Starke somatische Risiken: Schleimhaut- und Zahnfleischnekrosen (starke Vasokonstriktion)

**3,4-Methylendioxymethamphetamin:**
- Phenethylamin
- Bezeichnung: MDMA, XTC
- Konsum nasal oder oral (HWZ 3–8 h)

Wirkmechanismus:
- Amphetamin und Methamphetamin: Verstärkung der Dopamin- und Noradrenalinausschüttung, Blockade von Serotonin- und Dopaminrücktransport
- 3,4-Methylendioxyamphetamin (MDMA): vor allem Serotonin- und Noradrenalin-Wiederaufnahmehemmung. Geringe Dopamineffekte, daher ggf. geringes Abhängigkeitsrisiko

Angestrebte Wirkung:
- Euphorie, Gefühl von Verbundenheit und Zugehörigkeit vor allem bei MDMA (Entaktogen)
- Subjektives Gefühl erhöhter Wachheit und höherer geistiger und körperlicher Leistungsfähigkeit
- Erhöhte Vigilanz, geringeres Hungergefühl, Unterdrückung von Müdigkeit und Schlafbedürfnis

### Wirkung und Mechanismus von Halluzinogenen

Es existieren verschiedene Einteilungen:
- Atypische Halluzinogene, z. B. Atropin, Amanita muscaria (Fliegenpilz)
- Klassische Halluzinogene, z. B. LSD (Lysergsäurediethylamid), Meskalin
- Psychedelika: Psilocybin, Mescalin (Peyote), Dimethytryptamin (Ayahuasca)
- Delirantia: Scopolamin (Nachtschattengewächse), Muscimol (Fliegenpilze), Diphenhydramin
- Dissoziativa: Salvinorin-A, Ketamin, Phenylcylidin

Wirkmechanismus:
- Psychedelika: z. B. LSD (Lysergsäurediethylamid) aktiviert u. a. den Serotoninrezeptor vom Typ $5HT_{2a}$ und HT1-Rezeptoren
- Delirantia: acetylcholinerge und muskarinerge Wirkungen
- Dissoziativa: nicht kompetitive Hemmung von Glutamatrezeptor (NMDA), Salvinorin-A-Hemmung des Opiatrezeptors

Angestrebte Wirkung:
- Psychedelische „bewusstseinserweiternde" Effekte (Halluzinationen jeder sensorischen Qualität: meist optisch, selten akustisch)
- Euphorisierung

### Wirkung und Mechanismus von Tabak

- Hauptwirkstoff der Blätter der Tabakpflanze ist Nikotin ([S]-3-[1-Methylpyrrolidon-2-yl]pyridin)
- Eliminationshalbwertzeit: Nichtraucher 120 min, Raucher 30–60 min
- Einnahme: inhalativ, oral (Mundschleimhaut), nasal

Wirkmechanismus:
- Nikotin bindet an nikotinerge Acetylcholinrezeptoren
- Bewirkt sekundär die Ausschüttung von Dopamin, Adrenalin, Noradrenalin und Endorphinen

Angestrebte Wirkung:
- Zentrale Stimulation, Stimmungsaufhellung, Angstminderung, Konzentrationssteigerung
- Verminderung von Entzugserscheinungen

### Wirkung und Mechanismus von flüchtigen Lösungsmitteln
Mischung verschiedener lipophiler Substanzen wie aliphatischer und aromatischer Kohlenwasserstoffe (z. B. in Klebstoffen und Benzin) oder halogenierter Kohlenwasserstoffe (z. B. in Reinigungsmitteln und Treibgasen). Leicht, legal und billig zu erwerben. Einsatz als „Ersatzdroge" vor allem von Jugendlichen aus unteren sozialen Schichten.

Wirkmechanismus:
- Je nach Substanz unterschiedlich; Beeinflussung der neuronalen Membranfunktion

Angestrebte Wirkung:
- Euphorie
- Sorglosigkeit
- Enthemmung
- Halluzinationen
- Steigerung der optischen und akustischen Wahrnehmungsfähigkeit

Weitere Substanzen:
- Mephedron – nasal, oral, intravenös, rektal; euphorisierend, aphrodisierend gefäßverengend, halluzinogen; dopaminerge, serotonerge, noradrenerge Effekte
- Cathion – Kathstrauch (Catha edulis), z. B. dopaminerge Effekte
- Ketamin – ursprünglich Anästhetikum, vielfältige Wirkungen: glutamaterg, opioiderg, GABAerg, dopaminerg, noradrenerg. Vorläufersubstanz Phencyclidin; oft als „angel dust" bezeichnet; Wirkung und Pharmakologie ähnlich wie Ketamin. Konsum: nasal, oral.

### Störungen durch multiplen Substanzgebrauch und Konsum sonstiger psychotroper Substanzen (F19)
Wenn chaotisch oder wahllos konsumiert wird, sich keine vorrangige Stoffgruppe explorieren lässt oder wenn mehrere Substanzen vermischt konsumiert werden, sollte von multiplem Konsum gesprochen werden.

#### Auswirkungen Teilhabe
Früh beginnender Substanzabusus bzw. -abhängigkeit gehören zu den stärksten Risikofaktoren für starke Teilhabedefizite, die meist fast alle Lebensbereiche eines Jugendlichen betreffen und zudem besonders schwer ausgeprägt sind.

Besonders häufig betroffen sind die Schul- und Berufsausbildung, die aufgrund des Substanzabusus abgebrochen oder zumindest beeinträchtigt ist, sowie die familiäre Situation, da die Jugendlichen aufgrund der Abhängigkeit oft sowohl von zu Hause als auch aus Jugendhilfemaßnahmen ausgeschlossen werden. Naturgemäß ist auch der Peer-Bereich oft problematisch, da er aus ebenfalls konsumierenden Jugendlichen besteht.

Neben der Abhängigkeit von psychotropen Substanzen als Folge des Konsums sind eine Vielzahl von physischen und psychischen Veränderungen bekannt. So z. B. die Beeinträchtigung und ggf. irreversible Verschlechterung von Lern- und Gedächtnisfunktionen bei Minderjährigen durch Cannabiskonsum usw.

### Ätiologie

Die Entwicklung einer Substanzabhängigkeit ist multifaktoriell bedingt. Die Substanzen selbst und lerngeschichtliche Einflüsse spielen eine starke Rolle, weiterhin soziale und genetisch-konstitutionelle Faktoren

Biologische Faktoren
Sensitivierung

- Durch Förderung der dopaminergen Transmission durch die Substanz kommt es zur Überaktivität im Nucleus accumbens im ventralen Striatum (Belohnungs-Lust-System). Dies geschieht direkt oder indirekt durch Enthemmung (Alkohol, Kokain, Nikotin, Amphetamine, Opiate, Cannabinoide, Benzodiazepine)
- Daher haben nur Substanzen mit Effekt auf das dopaminerge System Abhängigkeitspotenzial
- Das dopaminerge System „labelt" sozusagen Erfahrungen als wiederholenswert, sodass bestimmte Reize, wie z. B. Gerüche oder andere Reize, die mit dem Konsum in Verbindung stehen, vom vormals neutralen Reiz zum diskriminativen Reiz („Cue"/Trigger) werden
- Aufgrund der Substanzeffekte im ventralen Striatum (Nucleus accumbens) erscheint der Effekt durch den Konsum jedes Mal besser als erwartet – anders als bei „normalen" Lernerfahrungen
- Dabei geht es weniger um den Genuss („liking"), sondern mehr um die positive Erwartung, das Verlangen, das durch den Trigger-Reiz ausgelöst wird („wanting"). Dopamin ist für Verlangen, weniger für das Genießen zuständig
- Diese Erfahrung bringt die Patienten in eine starke Ambivalenz, da sie trotz maximaler Anstrengung immer wieder konsumieren („ich verstehe es selbst nicht … wahrscheinlich bin ich willensschwach …")
- Da man sich trotz starker Motivation nicht ohne Weiteres gegen dieses starke Verlangen – die Übermotivation, zu konsumieren – durchsetzen kann, beginnen die Patienten, zum Dissonanzabbau kognitive Verzerrungen zu entwickeln. Diese erklären ihnen dann ihr Verhalten und mindern kurzfristig die Ambivalenz (z. B. „ich habe nur konsumiert, um zu sehen, ob ich noch abhängig bin…")
- Hinzu kommt, dass gerade das dopaminerge Belohnungssystem in der Adoleszenz dramatisch transformiert wird und es zu diesem Entwicklungszeitpunkt im Vergleich zu Kindheit und zum Erwachsenenalter zu einer Entkopplung der präfrontalen Steuerungszentren vom Nucleus accumbens kommt. Daher besteht während dieser Phase eine besondere Vulnerabilität, was sich u. a. im erhöhten Risikoverhalten Jugendlicher zeigt

Toleranzentwicklung

Die Substanzwirkung wird durch Gegenregulation (Neuroadaptation) ausgeglichen und stabilisiert sich auf neuem Niveau, was einen höheren Konsum für die gleiche Wirkung erforderlich macht.

- Die anfänglich angenehme Wirkung der Substanz (positive Verstärkung) hat im Verlauf häufig abnehmende Effekte, der Konsum erfolgt zur Vermeidung von Entzugssymptomen (negative Verstärkung)

- Dadurch Ungleichgewicht zwischen exzitatorischen und inhibitorischen Neurotransmittersystemen (z. B. Alkohol, GABA/Glutamat/NDMA-Rezeptor) und bei Reduktion oder Abstinenz Ausbildung der Entzugssymptomatik
- Konstitutionelle Faktoren
- Bestimmte konstitutionell-genetische Faktoren begünstigen die Abhängigkeitsentwicklung. Zum Beispiel führen bestimmte Varianten der Alkoholdehydrogenase sowie des CYP2E1 zu einem beschleunigten Alkoholabbau und fördern durch eine verminderte Empfindlichkeit für toxische Alkoholeffekte die Abhängigkeitsentwicklung, da die Patienten mehr und häufiger Alkohol konsumieren können, ohne sich aversiven Reizen aussetzen zu müssen
- Aktuell wird von einem deutlichen genetischen Einfluss auf die Ausbildung von Substanzabhängigkeiten ausgegangen

Psychische Faktoren
- Sogenannte Trait-Variablen und Temperamentsfaktoren, wie z. B. extravertierte Persönlichkeit, impulsives Verhalten („sensation seeking"), sind mit erhöhtem Risiko für Substanzmissbrauch assoziiert
- Häufig finden sich spezifische Entwicklungsstörungen (z. B. Teilleistungsstörungen, Schulleistungsversagen)
- Frühe Traumatisierung
- Frühes Auftreten von Verhaltensauffälligkeiten
- Ängstlich-unsichere Persönlichkeit

Strukturelle Faktoren
- Suchtstörungen bei Eltern, betreuenden Personen und der Gleichaltrigengruppe
- Jugendliche sind im Vergleich zu Kindern und Erwachsenen besonders gefährdet, Suchtstörungen zu entwickeln
- Geringes elterliches Monitoring
- Peer-Einfluss (Einstellung der Alters- und Geschlechtsgleichen)
- Verfügbarkeit der Substanzen

■ **Komorbiditäten bei Abhängigkeitserkrankungen**
- Bei 60 % der Jugendlichen mit Suchtproblemen zeigen sich auch andere psychische Störungen
- Häufig gehen kinder- und jugendpsychiatrische Störungsbilder Abhängigkeitserkrankungen im Jugendalter und jungen Erwachsenenalter voraus
- Die häufigsten Störungen, die möglicherweise auch primär dem Substanzkonsum zugrunde liegen, sodass nicht nur von Komorbiditäten gesprochen werden sollte, da hier auch im Rahmen eines Symptomreduktionsversuches konsumiert wird, sind:
- Aufmerksamkeitsdefizit-Hyperaktivitätsstörung (ADHS)
- Angststörungen
- affektive Störungen
- Störung des Sozialverhaltens

- umschriebene Entwicklungsstörungen
- Essstörungen
- Psychosen
- Persönlichkeitsstörungen

### ■ Diagnostik
**Rauschmittelanamnese**
- Zu jeder Untersuchung im späten Kindesalter und im Jugendalter gehören orientierende Fragen über den Konsum von Nikotin, Alkohol oder anderen Substanzen!
- Bei Verdacht auf verstärkten Substanzkonsum im Screening sollte der Untersucher gezielter evaluieren, um abschätzen zu können:
    - Quantität und Frequenz sowie Beginn des Konsums
    - Funktion des Konsums
    - ob bereits Kriterien für schädlichen Gebrauch oder gar Abhängigkeit erfüllt werden
- Eltern oder andere Bezugspersonen sollten gesondert befragt werden

> **Praxistipp**
>
> Generell erfolgt die Exploration des Jugendlichen allein, ohne die Eltern! Diese sind jedoch separat danach zu fragen, ob sie über den Konsum ihres Kindes Bescheid wussten bzw. was ihnen dazu bekannt ist.

### ❓ Hilfreiche Fragen
An den Jugendlichen:
- Welche Substanzen konsumierst du? Welche Wirkung wünschst du dir dabei?
- Wie und mit wem hast du zu konsumieren begonnen (allein, Peergroup, Situation)?
- Was und in welcher Menge hast du gestern und in der letzten Woche konsumiert? Welche Entzugssymptome erwartest/kennst du?
- Wie hat sich dein Konsum in den letzten 6 Monaten entwickelt (Konsummuster)?
- Welche Substanzen hast du jemals ausprobiert, und wie haben sie gewirkt?
- Welche Auswirkungen auf deinen Körper und dein Leistungsvermögen hatte dein Substanzkonsum?
- Welche Auswirkungen hatte dein Substanzkonsum auf deine Beziehungen und deine seelische Verfassung?
- Was könnte dich davon abhalten, die Abstinenz zu erreichen? (Bewusstsein von Craving und Trigger-Reizen)
- Was möchtest du an deinem Substanzkonsum verändern – und warum?

An die Eltern:
- Haben Sie etwas vom Konsum Ihres Kindes mitbekommen?
- Wie bewerten Sie den Substanzkonsum Ihres Kindes?
- Welche Veränderungen haben Sie bei Ihrem Kind beobachtet?
- Welche Haltung und welche Vorgaben gibt es in Ihrer Familie in Bezug auf Rauschmittelkonsum? Was ist erlaubt? Was nicht?

Psychische und Verhaltensstörungen durch psychotrope Substanzen

## ▪▪ Labor- und weitere Diagnostik
### Screening
Screening-Untersuchungen können ggf. auf Station hilfreich sein, wenn Patienten eigenmotiviert sind und diese als Unterstützung erleben. Die meisten Screenings erfassen aber bei Weitem nicht alle der regelmäßig konsumierten Substanzen. Zudem können kontrollierende Vorgehensweisen beim Patienten zu Widerstand führen und damit den Therapieprozess stören. Daher sollten Screenings sehr zurückhaltend in einem zuvor von den Patienten eingewilligten Setting eingesetzt werden, um den Patienten ggf. etwas mehr Sicherheit während der Behandlung zu geben. Im ambulanten suchttherapeutischen Setting können sie im Rahmen von Selbstüberprüfung oder in gemeinsamer Absprache aller Beteiligten angewendet werden.
- THC, Amphetamine, Opiate, Benzodiazepine, Barbiturate (Urin-Schnelltest)
- Cave:
- Nachweisbarkeit substanz- und mengenabhängig
- viele Substanzen nicht im Screening (Tillidin, Spice, ...)
- häufig Manipulation
- sagt nichts über das Bestehen einer Abhängigkeit aus
- kann zu Demotivation führen

### ▪ Labor
- Bei chronischem Alkoholkonsum häufig erhöhte γ-Glutamyltransferase (γ-GT)
- Spezifischer und sensitiver: Messung des CDT-Werts (Carbohydrate-deficient-Transferrin = Kohlenhydratmangel-Transferrin, CDT)
- Erhöhung des mittleren Erythrozytenvolumens (mittleres korpuskuläres Volumen, MCV, HK/Ery): Hinweis auf eine Störung der Erythropoese
- Einschränkung: Diese Werte sind bei Jugendlichen im Vergleich zu Erwachsenen trotz entwicklungsgefährdenden Konsums sehr viel seltener pathologisch
- Infektiologische Parameter (z. B. bei Verdacht auf intravenösen Konsum)

### ▪ Körperliche Untersuchung
- Pupillen: Miosis (bei Intoxikation mit Opiaten), Mydriasis (Kokain, Amphetamine, Alkaloide, Opiatentzug)
- Haut: Hautkolorit, Einstichstellen, Spritzenabszesse, Thrombophlebitis
- Nase: Ulzerationen, Rhinorrhö
- Koordination: Gangstörung
- Herz: Rhythmusstörungen (Amphetamine, Ecstasy, Kokain)
- Auf substanzspezifische Entzugssymptomatik achten!

## ▪▪ Differenzialdiagnostik
- Auszuschließen sind hirnorganische Veränderungen (z. B. Delir), die Rauschzuständen ähnlich sein können
- Bei psychotischen Zustandsbildern ist zu eruieren, ob diese substanzinduziert sind, also ggf. nur während eines Rauschzustandes (z. B. LSD, Mescalin usw.) auftreten
- Jugendliche, die mit akuter Psychose in die Klinik kommen, haben sehr häufig THC oder Alkohol über einen mehrmonatigen Zeitraum oder aber auch einmalig

in sehr hoher Dosierung konsumiert; bei genetisch bedingter Vulnerabilität können diese Substanzen zur früheren Exazerbation einer psychotischen Symptomatik führen

### Therapie

Hierarchie von Therapiezielen:
- Sicherung des Überlebens
- Sicherung möglichst gesunden Überlebens
- Reduzierung des Suchtmittelkonsums
- Aufbau suchtmittelfreier Phasen
- Dauerhafte Abstinenz
- Lebensgestaltung in Zufriedenheit

> **Praxistipp**
>
> - Wichtig ist eine qualifizierte Suchtbehandlung! Darunter versteht man eine Behandlung im Kontext von kinder- und jugendpsychiatrischer Diagnostik und Therapie.
> - Dies rechtfertigt sich durch die hohe psychiatrische Komorbidität bei Jugendlichen und durch die Tatsache, dass eine Abhängigkeitserkrankung nur durch eine spezifische suchttherapeutische Behandlung und durch den Aufbau der Motivation der Patienten zur Abstinenz bewältigt werden kann
> - Sowohl Akutphase (oft als Entzugsphase bezeichnet) als auch Postakutphase (oft als Entwöhnungsbehandlung bezeichnet) sollen dabei möglichst in einer kinder- und jugendpsychiatrischen Abteilung stattfinden.
> - Diese soll wohnortnah sein und auch ein spezifisches ambulantes Vor- und Nachsorgekonzept vorhalten.
> - Hier soll im Anschluss an die stationäre Behandlung eine ambulante Nachbehandlung erfolgen.
> - Regelmäßige Wiederaufnahmen in die stationäre Behandlung, z. B. nach Rückfallphasen, können so schnell und unkompliziert erfolgen (Kontingenzmanagement).

Länger andauernde Behandlungen erzielen bessere und länger anhaltende Erfolge als kürzere!
Prädiktiv für eine erfolgreiche Behandlung sind z. B.:
- Therapiehaltung: motivierende Gesprächsführung (MI), radikal hedonistischer Ansatz („was nützt es *mir*, wenn ich nicht mehr konsumiere …")
- Suchtspezifische Verfahren: Fokussierung von Suchtdruck und Management von Suchtdruck
- Behandlung komorbider Störungen
- Hohe Kontingenz der Maßnahmen wie Anschlussmaßnahmen, Wiederaufnahmen nach Absprachen usw.
- Prozessorientierung statt Fokussierung von Einzelinterventionen

- Therapeutische Nutzung von Rückfällen (kein Behandlungsabbruch durch die Klinik!)
- Hilfestellungen bei Alltagsproblemen (Schule, Lebensmittelpunkt etc.)
- Eingliederung in nichtkonsumierende Gruppe von Gleichaltrigen
- Entwicklung von Freizeitaktivitäten
- Verbesserung sozialer Kompetenzen
- Verbesserung von Selbstregulationsstrategien (Entspannung, Skill-Training, Achtsamkeit usw.)

■ **Behandlungssetting:**
- Wenn möglich „Case Manager" mit besonderer Kenntnis der einzelnen Patienten
- Sehr häufig führt nicht die erste Aufnahme in einer KJP oder Suchtstation für Jugendliche zur Bewältigung der Abhängigkeitserkrankung und zum Erreichen längerfristiger Abstinenz
- Charakteristisch ist ein längerer suchttherapeutischer Prozess, mit ambulanten und stationären Phasen
- Bei der Erstuntersuchung mit sehr gründlicher Erhebung der Suchtanamnese sollten daher bereits Vorkehrungen für den Fall des Behandlungsabbruchs getroffen werden (Ansprechen dieser Möglichkeit und Vereinbarung der Weiterbehandlung im ambulanten Setting nach Abbruch zum Wiederaufbau einer erneuten Abstinenzmotivation)
- Rückfälle sollen nicht katastrophisiert, sondern therapeutisch genutzt werden. Ein Rückfall macht NICHT alles bisher Erreichte zunichte!
- Der Rückfall kann den Patienten helfen zu lernen, das Konsumdruck (Craving) und den Konsumdruck besser und früher zu erkennen. Der Craving steht dabei im Widerspruch zu ihren Abstinenzzielen und verursacht dadurch eine starke (oft unerträgliche) Ambivalenz. Diese Ambivalenz können Patienten meist nur durch kognitive Verzerrungen mildern (z. B. „Einmal ist keinmal" usw.)
- Es kann durch den Rückfall gelernt werden, dass es darum geht, kognitive Verzerrungen immer rascher zu erkennen und rechtzeitig auf andere Verhaltensweisen (ggf. Skills) umzustellen, wenn der „Suchtdruck" ansteigt oder wenn Suchtdruck verursachende Trigger (Cues) zu erwarten sind
- Patienten können lernen, Trigger-Situationen zu erkennen und (später) zu managen (hilfreich ist ein Trigger-Tagebuch= geleitetes Entdecken)
- Daher sollten einzelne Rückfälle während der Behandlung, die mit den Patienten im Therapieverlauf immer besser reflektierbar werden, nicht zu einer disziplinarischen Entlassung führen
- Rückfälle sind Teil der Suchtherapie!

■ **Stationäres Setting**

Ist eine stationäre Behandlung bei Abhängigkeitserkrankungen notwendig, gliedert sich diese in drei Phasen:
- Akutphase (Entzugsphase): Jede mögliche Minderung der Entzugssymptomatik! Wertschätzende motivierende Haltung. Keine restriktive Pädagogik – aber verlässliche Struktur des Settings!

- Postakutphase (Diagnostikphase und Suchtherapiephase): Erkennen von Trigger-Reizen und kognitiven Verzerrungen. Behandlung komorbider Störungen. Minderung psychosozialer Belastungen und Weiterbehandlungsplanung
- Nachbehandlungsphase: Langfristiges, spezifisches ambulantes Therapieangebot (z. B. ambulante Suchtherapiegruppe). Weiterführung und Vertiefung der erlernten Kompetenzen

■ **Pharmakotherapie (▶ Kap. 40)**

Zunächst werden pharmakologische Strategien in der Akut-/Entzugsphase eingesetzt, um Entzugssymptome zu mindern. Dabei geht es darum, Entzugskomplikationen zu verhindern und dem Patienten zu helfen, die unangenehmen Symptome so gering zu halten, dass die Behandlungsmotivation möglichst erhalten bleibt (◘ Tab. 20.2).

◘ Tab. 20.2 Substanzspezifische Symptomatik und Behandlung des Entzugs

| Substanz | Klinik/Entzugssymptomatik | Komplikationen und Besonderheiten | Behandlung der Entzugssymptomatik |
|---|---|---|---|
| Cannabinoide | - Appetitminderung<br>- Schlafstörungen<br>- Craving<br>- Affektlabilität<br>- Dysphorie und Aggression | - Beginn der Entzugssymptomatik häufig mit Latenz von Tagen | - Häufig pflegerische und psychotherapeutische Maßnahmen ausreichend<br>- Bei starker Symptomatik niedrigpotente Neuroleptika, z. B. Chlorprotixen 4 × 15–50 mg/Tag, ggf. Antikonvulsiva |
| Opiate | - Craving<br>- Vegetative Symptome wie Tachykardie oder Hypertonie<br>- Emesis<br>- Muskelkrämpfe<br>- Schlafstörungen<br>- Diarrhö | - Entzugsbedingte Krampfanfälle<br>- Entzug wird subjektiv als sehr belastend empfunden | - Gestuftes Herabdosieren mit einem Opioid, z. B. Buprenorphin, s. ▶ Abschn. "Behandlung mit Buprenorphin"<br>- Trizyklische Antidepressiva, z. B. Doxepin (cave! geringe therapeutische Breite)<br>- Ggf. niedrigpotente Neuroleptika |
| Kokain | - Dysphorie<br>- Müdigkeit<br>- Schlafstörungen<br>- Apathie<br>- Craving<br>- Suizidalität | - Entzugsbedingte Anfälle<br>- Subarachnoidale Blutungen<br>- Delirante Zustandsbilder<br>- Störung der kognitiven Fähigkeiten wie Aufmerksamkeit und Lernfähigkeit | - Vorübergehend Benzodiazepine<br>- Antriebssteigernde trizyklische Antidepressiva |

## Tab. 20.2 (Fortsetzung)

| Substanz | Klinik/Entzugssymptomatik | Komplikationen und Besonderheiten | Behandlung der Entzugssymptomatik |
|---|---|---|---|
| Amphetamine | - Craving<br>- Rebound-Phänomene<br>- Suizidalität | - Stereotypien bei chronischem schädlichem Gebrauch<br>- Psychotische Symptome, Affektlabilität | - Vorübergehend Benzodiazepine und Neuroleptika<br>- Trizyklische Antidepressiva |
| Halluzinogene | - Ggf. Anhalten von Wahrnehmungsstörungen<br>- Bei atypischen Halluzinogenen (z. B. Fliegenpilzen, Engelstrompete) vegetative, anticholinerge Symptome | - Flashback-Zustände | - Vorübergehend Benzodiazepine<br>- Zurückhaltend Neuroleptika<br>- Im akuten Rausch ggf. Symptomatik verstärkend |
| Alkohol | - Übelkeit<br>- Schwitzen<br>- Unruhe<br>- Schlafstörungen<br>- Tachykardie<br>- Tremor | - Krampfanfälle<br>- Delir (Delirium tremens alcoholicum) | - Benzodiazepingestützte Behandlung mit Ausschleichschema bei ausgeprägter Abhängigkeit über ca. 14 Tage rechtzeitig bei Beginn der Entzugssymptomatik/in ausreichender Dosierung<br>- Ggf. Clonidin, Carbamazepin<br>- Für Clomethiazol liegen keine Untersuchungen für das Jugendalter vor<br>- Benzodiazepine besser steuerbar und sicherer |
| Benzodiazepine | - Unruhe<br>- Craving | - Krampfanfälle<br>- Delir | - Langsames Ausschleichen der Substanz – ggf. über Monate<br>- Bei akutem Absetzen ggf. Abschirmung durch Carbamazepin |

Behandlung mit Buprenorphin (Subutex R)
- Nach ausführlicher Aufklärung des Patienten kann ein substituierter Opiatentzug günstig sein. Dadurch bekommen die Patienten Zeit zur Stabilisierung und erlernen bereits Strategien zum Umgang mit Craving, bevor sie den subjektiv stark aversiven Entzug durchlaufen
- Dabei ist wichtig, dass ein ausreichender zeitlicher Abstand zum letzten Opiatkonsum eingehalten wird

(Fortsetzung)

- Die Entzugssymptomatik muss bereits sehr deutlich ausgeprägt sein, da sonst eine unerträgliche, viel stärkere Entzugssymptomatik durch kompetitive Verdrängung vom Opiatrezeptor durch Buprenonrphin ausgelöst wird
- Es erfolgt dann nach ca. 6–8 h nach dem letzten Opiatkonsum eine erste Gabe von Buprenorphin (bei Methadon ca. 24–36 h nach dem letzten Konsum) von beispielsweise 4 mg, bei zusätzlichem Alkohol- oder Benzodiazepinkonsum erst einmal ggf. 2 mg. Nach ca. 60 min Wartezeit bei Rückgang (!) der Entzugssymptomatik Wiederholung der Gabe und ggf. weitere Wiederholung bis max. 24 mg
- Kumulativdosis ab dem 2. Tag als Einmalgabe meist ca. 8–16 mg
- Ziel ist die vollständige Unterdrückung der Entzugssymptomatik einschließlich „Suchtdruck"
- Ausschleichen über minimal 4 Wochen

Anticraving-Substanzen
- Substanzen, die das Craving mindern und damit rückfallvermeidende Wirkungen haben, kommen in der Postakutphase (Entwöhnungsphase) der Suchttherapie zum Einsatz. Sie sind bei Minderjährigen nicht zugelassen und können nur in Einzelfällen bei sorgfältiger Abwägung als individueller Heilversuch eingesetzt werden (z. B. N-Acetylhomotaurin/Acamprosat bei ausgeprägter Alkoholabhängigkeit)
- Besonders Patienten, die starken Suchtdruck über lange Zeit berichten (sogenannte „high craver") können ggf. von „Anticraving-Medikamenten" profitieren

■ **Psychotherapie**

Maßnahmen zum Aufbau alternativer Stressbewältigungsfähigkeiten
— Soziales Kompetenztraining
— Problemlösetraining
— Entspannungstraining
— Achtsamkeitsbasierte Maßnahmen

Maßnahmen zur Einschränkung des Konsumverhaltens
— Selbstbeobachtung (z. B. Trigger-Tagebuch)
— Kognitive Therapie (sokratischer Dialog), Auflösung kognitiver Verzerrungen
— Reizkonfrontation mit Reaktionsverhinderung (Habituation)

Motivationsaufbau
— Intervention nach Motivationsphasen
— Motivierende Gesprächsführung
— Radikal hedonistische Therapiehaltung: Welchen Nutzen erhoffe ich mir, wenn ich den Konsum beende bzw. einschränke?

Weitere Maßnahmen und Hilfen: Jugendhilfemaßnahmen
— Viele Patienten mit Suchtstörungen brauchen aufgrund bestehender psychosozialer Belastungsfaktoren und bereits eingetretener sozialer Desintegration stationäre Jugendhilfemaßnahmen (vgl. Auswirkungen auf Teilhabe)
— Jugendhilfeeinrichtungen für diese Jugendlichen sollten Erfahrung mit Suchtstörungen haben
— Auch Clearingmaßnahmen mit zeitlicher Begrenzung sowie suchtspezifischen Angeboten können sinnvoll sein

*Psychische und Verhaltensstörungen durch psychotrope Substanzen*

- Letztlich muss für jeden „Suchtpatienten" ein individuell angepasstes Jugendhilfesetting geplant werden
- Für alle Maßnahmen gilt jedoch, dass „Suchtpatienten" Einrichtungen mit hoher Flexibilität benötigen, da Patienten erwartbarerweise auch während der Jugendhilfemaßnahme weitere stationäre Klinikaufenthalte benötigen. Diese sollten dann nicht zum Abbruch der Jugendhilfemaßnahme oder zur grundsätzlichen Infragestellung derselben führen!
- Die Jugendhilfemaßnahme sollte dabei in räumlicher Nähe zu einer kinder- und jugendpsychiatrischen Klinik, ggf. mit Suchtambulanz, liegen, um die Weiter- und Nachbehandlung sowie ggf. Wiederaufnahmen zeitnah zu ermöglichen
- Kontinuität in der Behandlung ist auch bei Suchtpatienten essenziell!
- Einzelne Rückfälle sollten auch innerhalb der Jugendhilfemaßnahme zu bewältigen sein
- Ebenfalls ist die Reintegration in die Schule oder eine Vermittlung in Berufsausbildung sowie Freizeitgestaltung für diese Patienten sehr wichtig
- Die Perspektivklärung von Jugendlichen ist gerade bei Suchtstörungen essenziell und bedarf bei älteren Jugendlichen auch der Klärung der Berufsperspektive
- Häufig werden Patienten mit Konsumverhalten in Kliniken vorgestellt, die keine manifeste Suchtstörung oder Abhängigkeitserkrankung haben, sich aber nicht an die Konsumrestriktionen in den Einrichtungen halten. Hierbei handelt es sich um eine pädagogische Problematik, nicht aber um eine suchttherapeutische Behandlungsindikation. Allerdings ist die Abklärung von komorbiden psychischen Störungen in diesem Kontext sinnvoll
- In vielen Einrichtungen, sowohl in Kliniken als auch in der Jugendhilfe, haben Mitarbeiter selbst Abhängigkeitserkrankungen (z. B. Tabakabhängigkeit). Die abhängigen Mitarbeiter haben dabei dieselben kognitiven Verzerrungen wie die Patienten und behindern oft unabsichtlich den therapeutischen Prozess der Patienten
- Ein reflektiver Umgang mit eigenem Konsumverhalten ist gerade in suchttherapeutischen Settings aber auch Mitarbeitern ohne Abhängigkeitserkrankung anzuraten
- Beide Aspekte sollten bei der Konzeptentwicklung entsprechender Einrichtungen bedacht werden

### ■ Auszug aus der ärztlichen Stellungnahme nach §35a SGB VIII

Neben der Abhängigkeit von Cannabinoiden (F12) und Tabak (F17) sowie einem multiplen Substanzmissbrauch kann die Diagnose einer hyperkinetischen Störung des Sozialverhaltens gesichert werden, nachdem diese Symptomatik auch nach dem Entzug im stationären Setting deutlich zutage trat und die Vorbefunde diese hinreichend sicherten. In der Intelligenzdiagnostik erreicht David ein Ergebnis im überdurchschnittlichen Bereich intellektueller Befähigung. Das Arbeitsgedächtnis liegt im Vergleich zur Altersgruppe im Durchschnitt, die Arbeitsgeschwindigkeit im knapp durchschnittlichen Bereich. Allerdings erfüllt David zusätzlich die Kriterien einer Lese-Rechtschreib-Störung.

Mit David wurde nach dem Entzug über eine medikamentöse Behandlung der ADHS-Symptomatik gesprochen, es erfolgte eine Einstellung auf ein retardiertes

## David, 17 Jahre, Kapitel Psychische und Verhaltensstörungen durch psychotrope Substanzen:

| Zu Hause | Schule | Freizeit |

**Ressourcen:** überdurchschnittliche Intelligenz

**Barrieren:** Impulsivität, Abbruch der Schullaufbahn ohne Abschluss, delinquentes Verhalten und anhängiges Verfahren, Bruch mit den Eltern

| Keine Teilhabe-beeinträchtigung | Leichte Teilhabe-beeinträchtigung | Mäßige Teilhabe-beeinträchtigung | Schwere Teilhabe-beeinträchtigung |

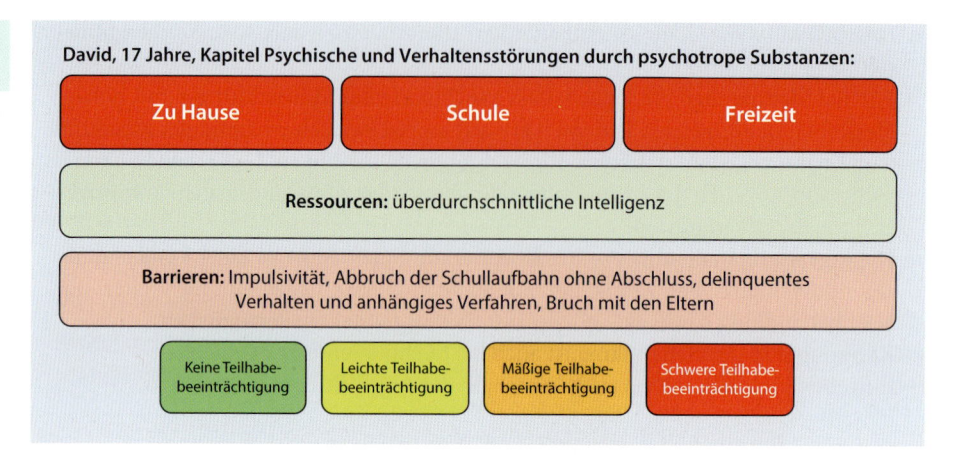

**Abb. 20.1** Schema zur Erfassung der Teilhabebeeinträchtigung im Fall von David

Methylphenidat-Präparat, unter dieser Medikation kam es zu einer deutlichen Verbesserung der Konzentrationsfähigkeit, der Impulsivität und der Hypermotorik. Zur Abstinenz vom Tabakkonsum ließ sich David nach einem ersten Versuch nach Rückfall bislang nicht erneut motivieren. In den suchtspezifischen Therapiegruppen beteiligte sich David zunehmend mit mehr Offenheit und Engagement. Er berichtete, immer wieder unter Craving zu leiden. Mehrfach kam es zu Rückfällen, die in Rückfallgesprächen mit ihm analysiert werden können. Er lernte typische Auslösersituationen kennen und erarbeitete individuelle Fertigkeiten, mit denen er Stresssituationen besser bewältigen kann. Auch lernte er, kognitive Verzerrungen als Konsumdruck zu entlarven und gezielt seine erlernten Fertigkeiten einzusetzen.

**Empfehlung**
— Wir empfahlen die Überleitung in eine spezialisierte Jugendhilfeeinrichtung mit erlebnispädagogischem Profil, die sowohl eine binnendifferenzierte Beschulung ermöglicht als auch ein suchttherapeutisches Angebot vorhält. Die Einrichtung ist auf Verselbstständigung ausgerichtet, da eine Rückführung in die Familie nicht zielführend ist
— Fortsetzung der kinder- und jugendpsychiatrischen und psychopharmakologischen Behandlung
— Regelmäßige Termine in der Suchtambulanz
— Wiederaufnahme des Schulbesuches in der entsprechenden Einrichtung, in der er einen mittleren Schulabschluss erreichen kann (Abb. 20.1).

## Weiterführende Literatur

AACAP (2005) Official action, practice parameter for the assessment and treatment of children and adolescents with substance use disorders. J Am Acad Child Adolesc Psychiatry 44:609–621
Beck, Wright, Newman, Liese (1997) Kognitive Therapie der Sucht. Beltz
Berrige KC, Kringelbach ML (2015) Pleasure -system in the brain. Neuron 86:646–664
Drogenaffinitätsstudie BZgA (2015)

E. Hoch, P. Zimmermann, J. Henker, H. Rohrbacher, R. Noack, G. Bühringer, H.-U. Wittchen: Modulare Therapie von Cannabisstörungen 2011 Hogrefe Verlag, Göttingen.

Hyman SE, Maluka RC, Nestler EJ (2006) Reward related learning and memory. Annu Rev Neurosci 29:565–598

Miller W, Rollnick S (2004) Motivierende Gesprächsführung. Lambertus-Verlag, Freiburg im Breisgau

Nestler EJ (2013) Cellular basis of memory for addiction. Dialogues Clin Neurosci 15(4):331–443

Schepker R, Barnow S, Fegert JM (2009) Suchtstörungen bei Jugendlichen und jungen Erwachsenen. In: Fegert JM, Streeck-Fischer A, Freyberger H (Hrsg) Adoleszenzpsychiatrie. Schattauer, Stuttgart, S 231–240

Schmidt LG, Gastpar M, Falkai P, Gaebel W (Hrsg) (2006) Evidenzbasierte Suchtmedizin. Deutscher Ärzteverlag, Köln

Sinha R (2013) The clinical neurobiology of drug – craving. Curr Opin Neurobiol 23(4):649–654

Tiffany ST, Conklin CA (2000) A cognitive processing model of alcohol craving and compulsive alcohol use. Addiction 95:145–153

Wise RA (2004) Dopamin learning and motivation. Nature 5:1–12

Wissenschaftliches Kuratorium der Deutschen Hauptstelle für Suchtfragen eV (DHS) (Hrsg.):Drogenabhängigkeit (= Suchtmedizinische Reihe, 4). DHS, Hamm 2006

# Videospielabhängigkeit (Gaming Disorder) und andere nicht stoffgebundene Süchte

*Jakob Florack und Marc Allroggen*

21.1 Nicht stoffgebundene Süchte – 372

21.2 Videospielabhängigkeit (Gaming Disorder) – 374

Weiterführende Literatur – 383

◘ Tab. 21.1.

| Erkrankung | Symptomatik | Therapiestrategie | Kodierungen in Klassifikationssystemen |
|---|---|---|---|
| Gaming Disorder | Kontrollverlust bezüglich der Videospielnutzung; Priorisierung der Videospiele gegenüber anderen Lebensbereichen; Fortsetzung trotz gravierender Nachteile | Psychotherapeutische Verfahren, vor allem Gruppenpsychotherapie, Elternberatung, psychopharmakologische Behandlung ggf. bestehender Komorbiditäten | ICD-10: F63.8 ICD-11: 6C51 DSM-5: Forschungsdiagnose |
| Pathologisches Spielen (Glücksspiel) | Gedankliche Vereinnahmung durchs Glücksspiel; „Chasing" (Rückkehr zum Glücksspiel), um Verluste auszugleichen | Angehörigenberatung, kognitive Verhaltenstherapie, psychopharmakologische Behandlung ggf. bestehender Komorbiditäten | ICD-10: F63.0 ICD-11: 6C50 DSM-5: 312.31 |
| Weitere nicht stoffgebundene Süchte (z. B. Kaufsucht, Sportsucht, Sexsucht, Internetabhängigkeit) | Es liegen für diese Erkrankungen keine allgemein anerkannten Symptommuster vor | Keine spezifischen Empfehlungen | ICD-10: na ICD-11: na DSM-5: na |

## 21.1 Nicht stoffgebundene Süchte

- Überwiegend wenig scharf definierte Entitäten mit fraglichem eigenständigem Krankheitswert, insbesondere bei Jugendlichen
- Treten in relevanter Form häufig gemeinsam mit anderen psychischen Störungen (z. B. Persönlichkeitsstörungen, depressiven Störungen) auf
- Mit Ausnahme der Gaming Disorder kaum aussagekräftige Studien zu Prävalenz, Entstehungsbedingungen und Therapie vorhanden
- Werden bisweilen als ursächlich für delinquentes oder dissoziales Verhalten (Strafrecht) angeführt, aber de facto nie als Grund für Beeinträchtigung der Schuldfähigkeit angesehen
- Uneinheitliche Konzepte und Nomenklatur bezüglich der Internetabhängigkeit; pathologische Mediennutzung, Medienabhängigkeit und Internetabhängigkeit werden weitgehend synonym verwendet, es liegt jedoch keine klare Definition vor
- Es werden eine generalisierte Internetabhängigkeit und mehrere Subformen als Konzept zur Unterteilung vorgeschlagen (◘ Abb. 21.1)

Videospielabhängigkeit (Gaming Disorder) und andere nicht…

- Die Prävalenz der Internetabhängigkeit ist in den vorliegenden Studien höchst heterogen angegeben und reicht von 0,5 % bis zu 45 %. Einer der Gründe für diese Diskrepanzen sind die oben genannten uneinheitlichen Konzepte, Diagnosekriterien und Erhebungsinstrumente für die Störung. Die größte deutsche Studie gibt die Prävalenz in der Gruppe der 14- bis 16-Jährigen mit 4 % an, wobei weibliche Jugendliche leicht häufiger (4,9 %) betroffen sind als männliche (3,1 %) (vgl. Bischof et al. 2013). Dieser Effekt ist mit der exzessiven Nutzung sozialer Netzwerke bei vielen weiblichen Jugendlichen zu erklären

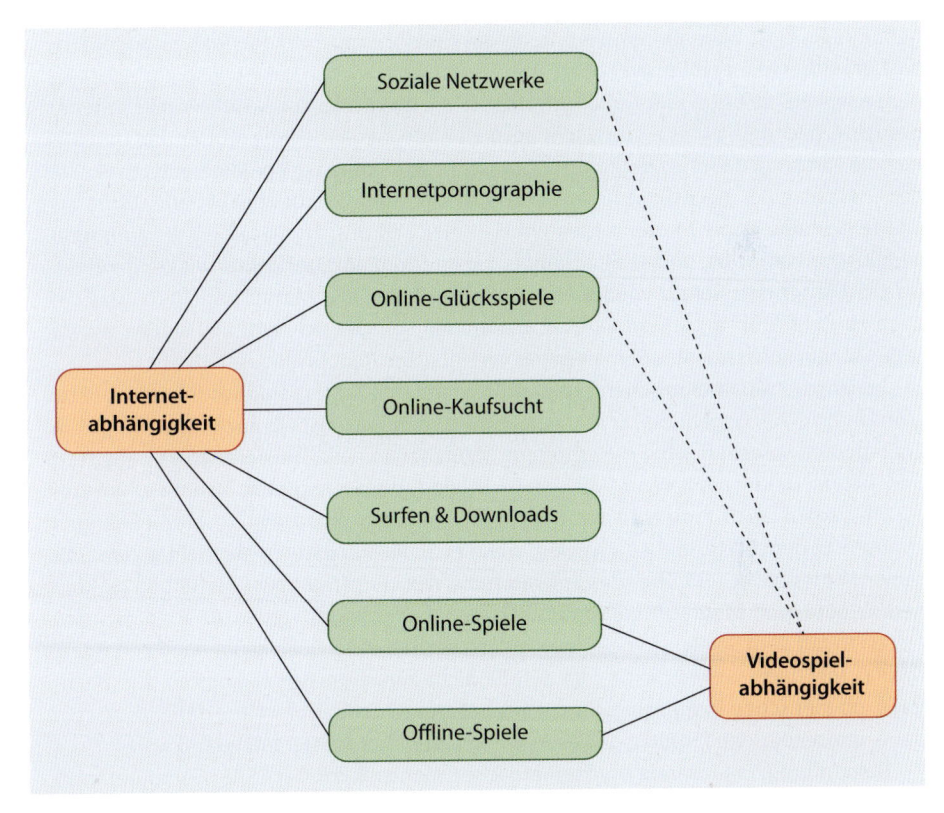

**Abb. 21.1** Internetabhängigkeit. (Aus Florack und Illy 2018, mod. nach Rehbein et al. 2015)

### Praxistipp

Oft sind Verläufe beobachtbar, bei denen anfangs eine spezifische Mediennutzung stattfindet, z. B. das Spielen von Videospielen, und der Gratifikationseffekt im Vordergrund steht. Im Verlauf kann es dann zu einer weniger gerichteten Mediennutzung kommen, bei der die passive Nutzung überwiegt. Dann steht die Kompensation schlechter Gefühle und Gedanken für die Jugendlichen im Vordergrund. Der Belohnungseffekt tritt zunehmend in den Hintergrund.

## 21.2 Videospielabhängigkeit (Gaming Disorder)

**Fallbeispiel**

Der 15-jährige Nicolas wurde von seiner Mutter und ihrem Lebenspartner vorgestellt, nachdem diese sich im Internet informiert und nach Hilfsangeboten geschaut hatten. Sie schilderten große Sorgen aufgrund der stetig wachsenden Videospielzeiten und den daraus resultierenden Problemen. Nicolas habe schon seit der Kindheit gerne Zeit mit digitalen Spielen verbracht, im Grundschulalter habe er eine tragbare Spielkonsole besessen. Seit dem Wechsel auf die Oberschule hätten die schulischen Leistungen sukzessive abgenommen. Dort habe ihn ein Freund an das Spiel „League of Legends" herangeführt, dass er seither immer intensiver nutze. Die Mutter habe Nicolas die Videospiele nicht verbieten wollen, da diese sein Lieblingshobby seien. Da Nicolas die Schule immer seltener besuchte, nachdem er bis in die Nacht gespielt hatte, begannen die Mutter und ihr Partner, die Nutzungsdauer zu begrenzen. Daraufhin seien massive Konflikte entstanden, in denen Nicolas, der eigentlich immer ein sehr friedfertiges Gemüt gehabt habe, aggressiv wurde. So habe er die Mutter mit einem Hammer bedroht, als diese den W-Lan-Router weggeschlossen habe, und seinen Halbbruder im Säuglingsalter immer wieder geweckt, bis die Mutter den Router wieder angeschlossen habe. Die Mutter berichtete, dass es auch zu Konflikten mit ihrem Partner gekommen sei, der sich sehr viel stärker als sie selbst für ein konsequentes Einhalten der vereinbarten Regeln eingesetzt habe.

In der psychopathologischen Exploration zeigte sich Nicolas anfangs sehr ablehnend dem Untersucher gegenüber. Er sei nicht krank und müsse deshalb auch nicht mit einem Therapeuten sprechen. Über die erhobene Medienanamnese, bei der Nicolas begeistert und sich in Details verlierend von seinen Spielerfahrungen sprach, konnte er im Gesprächsverlauf auch Probleme benennen, die mit dem Videospiel zusammenhängen könnten. Er berichtete, mehr zu spielen, wenn er Schwierigkeiten in der Schule oder mit seiner Mutter habe, und über das Spielen seine Wut und Traurigkeit vertreiben zu können. Er habe sich schon oft vorgenommen, erst seine Hausaufgaben zu erledigen und erst dann mit dem Spielen zu beginnen, zuletzt sei ihm das jedoch kaum noch gelungen. Nicolas schilderte weiter, sich in der Schule nicht konzentrieren zu können. Die Nachfrage, ob dies schon immer so gewesen sei, bejahte er und sagte weiter, dass das aber in der Grundschule kein Problem gewesen sei, weil der Stoff so leicht gewesen wäre.

**Behandlung:** Ergänzende psychometrische Diagnostik mit der CSAS (Computerspielabhängigkeitsskala), vertiefende Exploration und Anamneseerhebung zu etwaigen Komorbiditäten, insbesondere einer Aufmerksamkeitsstörung, Leistungsdiagnostik, gruppenpsychotherapeutische Behandlung mit anderen videospielabhängigen Jugendlichen, dazu begleitend einzeltherapeutische und Elterngespräche.

Zu Beginn fand eine Psychoedukation statt und es wurde ein gemeinsames Störungsmodell mit dem Jugendlichen, der Mutter und dem sozialen Vater entwickelt. In der Gruppenpsychotherapie legte Nicolas gemeinsam mit den Therapeuten individuelle Ziele fest, nämlich einen Videospielkonsum, der keine Beeinträchtigung der übrigen Lebensbereiche bedeutet. Mittels Wochenprotokollen und Verhaltensanalysen erkannte er, wie Spieldauer und -erleben durch vorherige aversiv erlebte Gedanken und Gefühle beeinflusst waren. Weiterhin wurden die durch das Spielen befriedigten Grundbedürfnisse herausgearbeitet (Anerkennung, Lustgewinn, Kontrolle) und alternative Tätigkeiten zu diesem Zweck gesucht. Nicolas hatte anfangs Schwierigkeiten, die neu erlernten Strategien umzusetzen. Als dann die mit dem Therapeuten erarbeiteten Verstärkerpläne griffen, wollte er kurzzeitig die Behandlung beenden, da er die medienpädagogische Beratung seiner Eltern durch den Therapeuten als Verrat empfunden hatte. In der weiteren Behandlung bildete Nicolas Cluster aus Spielen mit bestimmten Eigenschaften und mied diejenigen, die ihn durch ihre Spielmechanismen zu stark vereinnahmten. Parallel zur psychotherapeutischen Behandlung wurde die komorbid vorliegende Aufmerksamkeitsstörung medikamentös mit Methylphenidat behandelt.

Verlauf: Der Schulbesuch wurde regelmäßiger und die Leistungen steigerten sich in der Schule, auch wenn weiterhin vereinzelt Tage versäumt werden. Die Konflikte mit dem Lebenspartner der Mutter nahmen jedoch kaum ab, sodass über das Jugendamt zusätzlich eine aufsuchende Familientherapie eingeleitet wurde. Unter der Belastung durch die familiären Konflikte hatte Nicolas noch einmal einen Rückfall und schaute für einige Wochen exzessiv Serien über einen Streaming-Dienst.

- **Epidemiologie**
- Die Studienlage ist aufgrund des bisher nicht einheitlichen Konzeptes und der den Studien zu Grunde liegenden Diagnosekriterien noch sehr inhomogen
- Es finden sich Prävalenzen von 0,5–9 % in den epidemiologischen Studien, die Mehrzahl der Studien verwendet die Diagnosekriterien des DSM-5
- Über alle Studien hinweg zeigt sich ein deutliches Überwiegen männlicher Betroffener, von 3:1 bis zu 10:1
- Noch eindeutiger zeigt sich diese Tendenz in der Sichtung störungsspezifischer Inanspruchnahmepopulationen, in denen weibliche Jugendliche nahezu nicht auftauchen. Es findet sich aber auch in repräsentativen Umfragen nichtklinischer Stichproben in der Bevölkerung ein deutlich intensiveres Nutzungsverhalten von Videospielen bei männlichen Jugendlichen (vgl. JIM-Studie), sodass störungsunabhängig von einer stärkeren Affinität bei Jungen ausgegangen werden kann
- Abseits der methodischen Heterogenität finden sich auch tatsächlich starke regionale Prävalenzunterschiede, z. B. gibt es in Südkorea und China deutliche mehr Betroffene als in den westlichen Staaten
- Adoleszente bilden die Hauptrisikogruppe bezogen auf das Alter. Als weitere Risikofaktoren wurden eine hohe Impulsivität, geringe Sozialkompetenzen, geringe Empathie und Emotionsregulationsdefizite identifiziert

> **Praxistipp**
>
> Betrachtet man die Prävalenzdaten und vergleicht sie mit den Angaben über die Videospielnutzung bei Jugendlichen, die mit bis zu 90 % angegeben wird, so zeigt sich, dass nur ein sehr geringer Anteil der Spielenden von einer Nutzungsart betroffen ist, die Störungscharakter hat. Es sollte daher vermieden werden, die Nutzung von Videospielen per se als negativ zu besprechen, sowohl gegenüber den Eltern als auch den Betroffenen, um einer Stigmatisierung des Hobbys entgegenzuwirken.

> **Praxistipp**
>
> Je jünger die Betroffenen, desto weniger scheint die Diagnose einer Videospielabhängigkeit gerechtfertigt. Bei Kindern sind die Verhaltenskontrolle und die Abwägung zwischen kurzfristigem Lustgewinn und langfristig vorteilhaftem Verhalten noch unterentwickelt, sodass die Diagnosestellung sehr viel höherschwelliger bei Kindern unter 13 Jahren erfolgen sollte. Hier sind ob der höchstwahrscheinlich vorliegenden medienpädagogischen Defizite eher erziehungsberaterische Maßnahmen angezeigt.

- **Symptomatik und Klassifikation**

Symptome einer Videospielabhängigkeit:

> **Die neun Abhängigkeitskriterien im DSM-5**
> - Gedankliche Vereinnahmung → übermäßige gedankliche Beschäftigung mit Videospielen
> - Entzugserscheinungen → oft Reizbarkeit, Ängstlichkeit oder Traurigkeit bei fehlender Möglichkeit zu spielen
> - Toleranzentwicklung → Bedürfnis, mehr und mehr Zeit mit dem Spielen zu verbringen
> - Kontrollverlust → erfolglose Versuche, Dauer oder Frequenz des Spielens zu kontrollieren
> - Interessenverlust → anderen Hobbys und Freizeitbeschäftigungen wird nicht mehr oder kaum noch nachgegangen
> - Fortsetzung trotz negativer Konsequenzen → fortgesetztes Spielen trotz Einsicht in die negativen Folgen
> - Lügen/Verheimlichen → Angehörigen gegenüber wird die Unwahrheit über die Spieldauer gesagt und es wird heimlich gespielt
> - Dysfunktionale Emotionsregulation → Videospiele werden verwendet, um aversiv erlebte Gefühle und Gedanken zu verdrängen
> - Brüche im Lebensweg → (Beinahe-)Verlust einer Arbeitsstelle, Schulverweis, Verlust einer partnerschaftlichen Beziehung durch das exzessive Spielen

- Häufig werden bei einer Videospielabhängigkeit auch Schlafprobleme und eine ausgeprägte Tagesmüdigkeit berichtet. Diese sind jedoch im Kontext der Mediennutzung zu bewerten. Im Falle einer Mediennutzung bis in die Nacht- oder frühen Morgenstunden und bis vor dem Schlafengehen, ist nicht von Ein- oder Durchschlafproblemen im psychopathologischen Sinne auszugehen. Erst bei einer ausreichenden Karenzzeit von digitalen Medien vor dem Schlafen (mindestens eine Stunde) und dem Fortbestehen der Probleme kann eine Schlafstörung angenommen werden

## ■■ Formen und Unterschiede zwischen Klassifikationssystemen: ICD-10 vs. DSM-5 und ICD-11

### Besonderheiten in der Einteilung im DSM-5:
- Im DSM-5 erscheint die „Internet Gaming Disorder" lediglich im Ergänzungskapitel „Klinische Erscheinungsbilder mit weiterem Forschungsbedarf"
- Trotz des dahingehend widersprüchlichen Namens sind unter der Diagnose „Internet Gaming Disorder" auch Abhängigkeiten von Spielen gemeint, die ohne Internetanschluss allein gespielt werden
- Für die Diagnose werden neun Abhängigkeitskriterien vorgeschlagen, von denen sechs eine Entsprechung bei den stoffgebundenen Abhängigkeiten haben

### Besonderheiten in der Einteilung in der ICD-11
- Die „Gaming Disorder" ist die erste nicht stoffgebundene Abhängigkeit abseits des pathologischen Glücksspiels, die in den Versorgungskatalog aufgenommen wurde
- Es finden sich nur drei Kriterien, die über 12 Monate alle erfüllt sein müssen:
  - Kontrollverlust → erfolglose Versuche, Dauer oder Frequenz des Spielens zu kontrollieren
  - Priorisierung → andere Lebensbereiche werden zugunsten der Videospiele vernachlässigt
  - Fortsetzung trotz negativer Konsequenzen → fortgesetztes Spielen trotz Einsicht in die negativen Folgen
- Weiterhin wird eine durch das exzessive Spielen ausreichend schwere Beeinträchtigung der sozialen Teilhabe in Familie, Beruf und Freizeit gefordert
- Bei gravierender Ausprägung der Beschwerden ist ein kürzerer Zeitraum als 12 Monate ausreichend

### Besonderheiten in der Einteilung in der ICD-10
- In der ICD-10 gibt es keine der ICD-11 oder dem DSM-5 entsprechende Diagnose der Videospielabhängigkeit
- Cave: Die Diagnose F63.0: „Pathologisches Spielen" ist durch ihren vereinfachten Namen etwas irreführend, aber eindeutig dem Glücksspiel vorbehalten und nicht geeignet, eine Videospielabhängigkeit zu klassifizieren
- Zur Darstellung der Videospielabhängigkeit in der ICD-10 wird bisher häufig die F63.8 verwendet („F63.8: Sonstige Impulskontrollstörung im Sinne einer Gaming Disorder")

## ■■ Auswirkungen Teilhabe
- Insbesondere die schulische Leistungsfähigkeit ist stark beeinträchtigt, da störungsbedingt häufig Schulabsentismus auftritt und Hausaufgaben und das Vor- und Nachbereiten des Unterrichts zugunsten des Videospielkonsums vernachlässigt werden
- Weiterhin werden häufig Freizeitaktivitäten wie die Teilnahme im Sportverein, das Treffen von Freunden am Wochenende und den Nachmittagen und andere soziale Aktivitäten aufgegeben oder reduziert

> **Praxistipp**
>
> Inwieweit die Verlagerung der sozialen Kontakte in den virtuellen Raum als pathologisch und störungsrelevant einzuschätzen ist, bleibt umstritten. So argumentieren viele Jugendliche, dass sie durchaus sehr intensive zwischenmenschliche Kontakte pflegen, die über Chats und Sprachprogramme im Internet stattfinden. Hier sollte zur Beurteilung herangezogen werden, inwieweit diese Kontaktgestaltung exklusiv über den Computer oder das Smartphone stattfindet.

- **Ätiologie**
- Wie bei den meisten psychischen Störungen wird auch bei der Videospielabhängigkeit von einer multifaktoriellen Ätiologie ausgegangen. Ein Modell für die Interaktion der intrapersonellen Faktoren, der Eigenschaften der Medien und der Umweltfaktoren findet sich im Trias-Modell (vgl. Abb. 21.2)

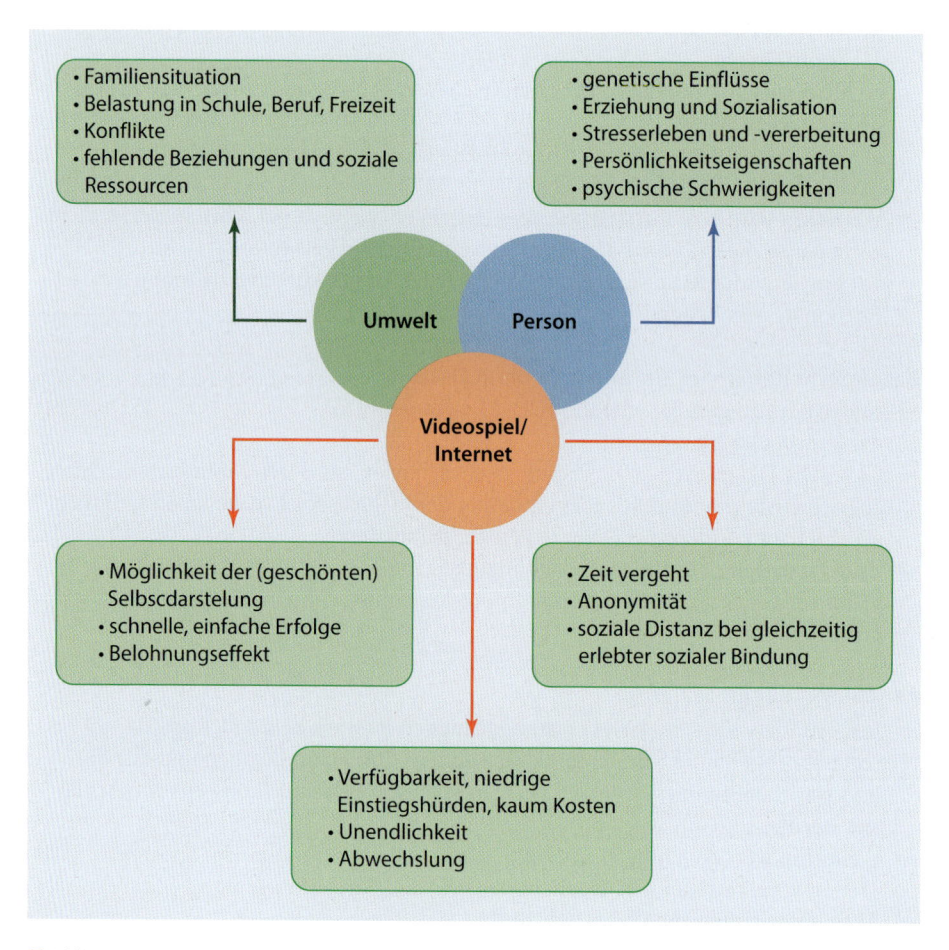

**Umwelt**
- Familiensituation
- Belastung in Schule, Beruf, Freizeit
- Konflikte
- fehlende Beziehungen und soziale Ressourcen

**Person**
- genetische Einflüsse
- Erziehung und Sozialisation
- Stresserleben und -verarbeitung
- Persönlichkeitseigenschaften
- psychische Schwierigkeiten

**Videospiel/Internet**
- Möglichkeit der (geschönten) Selbstdarstellung
- schnelle, einfache Erfolge
- Belohnungseffekt

- Zeit vergeht
- Anonymität
- soziale Distanz bei gleichzeitig erlebter sozialer Bindung

- Verfügbarkeit, niedrige Einstiegshürden, kaum Kosten
- Unendlichkeit
- Abwechslung

**Abb. 21.2** „Trias-Modell" Videospielabhängigkeit. (Aus Florack und Illy 2018, mod. nach Wölfling et al. 2012)

- Für die Identifikation einzelner eindeutiger prädisponierender Faktoren fehlen Longitudinalstudien, deren Abwesenheit u. a. dadurch zu begründen ist, dass es lange Zeit kein einheitliches Konzept zu der Störung gab
- Es gibt Hinweise auf einen Zusammenhang mit den Faktoren Impulsivität sowie Defiziten in Empathie, Emotionsregulation und sozialen Kompetenzen
- In Studien mit bildgebenden Verfahren konnten viele Parallelen zu den stoffgebundenen Abhängigkeiten aufgezeigt werden, insbesondere bezüglich der sogenannten „Cue Reactivity", also der Reaktion auf spielassoziierte Schlüsselreize

- **Komorbiditäten**
- Die Videospielabhängigkeit weist eine ausgesprochen hohe Komorbiditätsrate auf
- Insbesondere folgende Störungen sind zu nennen:
    - Depression
    - soziale Phobie und andere Angststörungen
    - ADHS
    - Autismus-Spektrum-Störung
- Eine komorbid bestehende stoffgebundene Abhängigkeit wird im Vergleich zum Erwachsenenalter nur selten berichtet
- Die wenigen Longitudinalstudien, die bisher zu der Fragestellung existieren, ob eine Videospielabhängigkeit zuerst auftritt oder die jeweilige andere Störung, geben Hinweise, dass beide Wege vorkommen

> **Videospielabhängigkeit als eigenständige Diagnose**
> Die Aufnahme der „Gaming Disorder" in die ICD-11 wurde medial viel beachtet und von viel Kritik – auch aus der Fachwelt – begleitet. Die Aufnahme sei verfrüht und wissenschaftlich nicht ausreichend unterfüttert. Die hohe Komorbiditätsrate wird als Argument dafür angeführt, dass es sich nicht um ein eigenständiges Störungsbild handelt, sondern jeweils nur Folge einer anderen psychischen Störung sei. Ferner wurden von der Spieleindustrie die Gefahr des Missbrauchs der Diagnose in oppressiven Regimen und die Gefahr einer Stigmatisierung der Spielenden als Argumente gegen die Diagnose genannt. Die Befürworter der ICD-11-Aufnahme hingegen verweisen auf die zahlreichen Studien, die es – vor allem seit der Veröffentlichung des DSM-5 – zur Videospielabhängigkeit gibt. Ferner wird der These, dass die Videospielabhängigkeit nur Folge anderer Störungen sei, damit begegnet, dass Komorbiditäten auch bei anderen Störungen eher die Regel als die Ausnahme darstellen. Bei der Stigmatisierung wird auf die stoffgebundenen Abhängigkeiten verwiesen und dass die Anerkennung als Störung dort dazu beigetragen hat, der Stigmatisierung entgegenzuwirken. Schließlich warnen die Befürworter davor, eine Störung – auch wenn diese im engen Zusammenhang zu unserer kulturellen Entwicklung steht – erst verspätet durch spezifische Behandlungsangebot adressieren zu können und verweisen auf die volkswirtschaftlichen wie individuellen Nachteile, die daraus erwachsen könnten.

## Diagnostik
- Der wichtigste Bestandteil der Diagnostik ist eine umfassende Exploration der Nutzung digitaler Medien
- Aufgrund der hohen Komorbiditätsrate sind das Erheben eines umfassenden psychopathologischen Befundes und das Nachverfolgen von Auffälligkeiten in ebenjenem obligatorisch

> **Praxistipp**
>
> Die Dauer der Videospielnutzung ist kein alleiniges Diagnosekriterium für das Vorliegen einer Videospielabhängigkeit. Sollten trotz langer Spielzeiten weder eine Beeinträchtigung der sozialen Teilhabe noch ein Leidensdruck bestehen, ist von der Diagnose einer Videospielabhängigkeit abzusehen. Ein exzessives Spielen kann jedoch als Risikofaktor für das spätere Auftreten einer Abhängigkeit gelten, was den Eltern und dem Jugendlichen im Rahmen eines psychoedukativen Beratungsgespräches vermittelt werden sollte.

> **Praxistipp**
>
> Die Kenntnis von Videospielen, die bei den Jugendlichen beliebt sind, ist – wie Kenntnisse zur Jugendkultur – sehr hilfreich und kann einen Einstieg in die Exploration eines Jugendlichen bedeuten. In vielen Fällen kann es sinnvoll sein, sich ein kurzes Video von den Jugendlichen im Internet zeigen und die Faszination an dem jeweiligen Spiel schildern zu lassen.

**❓ Hilfreiche Fragen**

An den Jugendlichen:
- Was ist dein Lieblingsspiel? Kannst du mir beschreiben, wie es funktioniert und was dich daran begeistert?
- Welche Eigenschaften zeichnen deinen Spielecharakter aus?
- Glaubst du, dass andere Dinge in deinem Leben, z. B. die Schule oder die Stimmung zu Hause, unter deinem Spielen leiden?
- Spielst du häufiger, wenn du viel Stress hattest und sich deine Gedanken um deine Probleme drehen? Hilft dir das Spielen, diese Probleme zu vergessen?
- Hast du bereits versucht, weniger zu spielen? Ist dir das gelungen?
- Beschäftigst du dich auch abseits des aktiven Spielens mit den Videospielen? Besuchst du Streaming-Plattformen wie „twich.tv" oder schaust „Let's Plays" auf Youtube?
- Wie geht es dir, wenn du einmal über einige Tage nicht spielen kannst? Verändert sich deine Stimmung oder der Schlaf?
- Triffst du deine Freunde ausschließlich online oder gibt es auch andere Jugendliche, mit denen du gemeinsam rausgehst?

**An die Eltern:**
- Gibt es Regeln zur Nutzung digitaler Medien bei Ihnen zu Hause? Welche Maßnahmen zur Begrenzung des Videospielkonsums Ihres Kindes haben Sie bereits versucht?
- Hat Ihr Kind Sie schon einmal angelogen, als es um das Spielen ging, oder versucht, das Spielen zu verheimlichen?
- Gibt es Konflikte, wenn die Spieldauer durch Sie begrenzt wird? Bitte beschreiben Sie eine solche Situation.

> **Praxistipp**
>
> Aufgrund der Relevanz digitaler Medien für beinahe alle Jugendlichen ist eine Medienanamnese für alle Patienten zu empfehlen. Hier sollten insbesondere auch die Online-Communities erfragt werden, in denen die Jugendlichen innerhalb der sozialen Netzwerke aktiv sind. Die Beschäftigung mit Inhalten wie Selbstverletzungen in diesen Gemeinschaften kann störungsaufrechterhaltend sein.

### Fragebogenverfahren

Häufig eignen sich die verfügbaren Fragebogenverfahren nicht zur Diagnostik oder zum Ausschluss einer Videospielabhängigkeit, da die Symptome von den Jugendlichen häufig dissimuliert und von den Eltern zuweilen aggraviert werden. Dies ist vor allem dann der Fall, wenn die Videospielnutzung Anlass zur Vorstellung des Jugendlichen gewesen ist.

- Trotz der oben genannten Einschränkung kann eine psychometrische Erfassung zu Beginn, während und zum Abschluss der Therapie hilfreich sein, um Prozesse wie das Erlangen einer Störungseinsicht und ggf. abschließend die (Teil-)Remission zu erfassen
- Es stehen u. a. folgende Fragebögen zur Verfügung:
  - CSAS (Computerspielabhängigkeitsskala, entsprechend den DSM-5-Kriterien)
  - CSVk-S (Skala zum Computerspielverhalten bei Kindern und Jugendlichen)

### ■■ Leistungsdiagnostik

- Eine schulische Über- oder Unterforderung sollte mittels kognitiver Leistungstests (z. B. WISC-V, PSB) obligatorisch ausgeschlossen werden, da Schulabsentismus bei Jugendlichen, die an einer Videospielabhängigkeit leiden, regelhaft auftritt
- Die Ergebnisse sind unbedingt auch im Kontext ggf. bestehender Komorbiditäten wie ADHS oder einer depressiven Episode zu bewerten, da diese die Ergebnisse alterieren können

### ■■ Labor- und sonstige Diagnostik

- Die körperliche Untersuchung sollte die Erhebung der Größe und des Gewichts unbedingt miteinschließen, da sowohl ein pathologisches Untergewicht als auch Übergewicht aufgrund des häufig gestörten Essverhaltens auftreten kann. Die damit einhergehende Unzufriedenheit mit dem äußeren Erscheinungsbild kann ein verstärkender Faktor für das mitunter rückzügliche Verhalten videospielabhängiger Jugendlicher sein

### Differenzialdiagnostik
- Affektive Störungen (insbesondere depressive Episoden, aber auch ein [hypo-]manischer Zustand können zu exzessivem Spielen führen)
- Angststörungen, vor allem eine soziale Phobie
- ADHS
- Autismusspektrumstörungen

> **Praxistipp**
>
> Bei Jugendlichen mit Autismus-Spektrum-Störungen, insbesondere beim Asperger-Autismus, besteht häufig ein besonderes Interesse an Videospielen mit Ordnungs- und Sammelaspekten, wie z. B. dem Spiel „Pokémon". Zuweilen liegt dann ein enzyklopädisches Wissen zu diesen Spielen vor und die Beschäftigung mit diesem Spiel kann als Spezialinteresse im Rahmen der autistischen Störung verstanden werden.

### Therapie
- Es gibt bisher keine etablierten Standardtherapieverfahren, da kaum Evaluationsstudien vorliegen
- Zu Beginn der Behandlung ist in der Regel mit dem Jugendlichen zu erarbeiten, welchen Nutzen er aus einer Änderung des Medienkonsums ziehen könnte. Hierzu können Techniken aus dem Motivational Interviewing genutzt werden (Motivierende Gesprächsführung; Miller und Rollnick 2015)
- In der anschließenden Therapiezielfindung sollte verdeutlicht werden, dass die Reduktion der Videospielzeit kein Selbstzweck, sondern ein Mittel für ein übergeordnetes Ziel (wie z. B. Schulerfolg, soziale Integration und besseres Familienklima) darstellt
- Eine Totalabstinenz von Videospielen wird häufig von den Jugendlichen abgelehnt und ist – im Kontrast zu den stoffgebundenen Süchten – meist auch nicht das Therapieziel. Stattdessen ist es sinnvoll, die Videospiele mit ähnlichen Spieleigenschaften zu gruppieren und diese dann zu vermeiden
- Bei der Unterstützung der Jugendlichen, alternative Tätigkeiten zu finden, die den Videospielkonsum ersetzen sollen, ist darauf zu achten, dass diese zumindest zum Teil lustbetont sein sollten
- Eine medikamentöse Behandlungsstrategie gibt es für die Videospielabhängigkeit nicht. Es kann jedoch entscheidend zum Therapieerfolg beitragen, eine ggf. vorliegende psychische Begleiterkrankung (wie z. B. ADHS mittels Stimulans oder eine depressive Episode mit einem SSRI) leitliniengerecht pharmakologisch zu behandeln
  Elternberatung
- Zu Beginn der Therapie sollte eine Rollenklärung stattfinden, im Rahmen derer den Eltern und dem Jugendlichen die unterschiedlichen Rollen des Therapeuten gegenüber Kind und Eltern erklärt wird

- Es können technische Hilfsmittel für Spielekonsolen, Smartphone und PC erläutert und empfohlen werden, da diese die Konflikte zur Beendigung des Medienkonsums verringern
- Regeln für die Mediennutzung sollten transparent und für den Jugendlichen verständlich sein. Spontanes Einziehen von Spielekonsolen nach Konflikten kann nicht empfohlen werden

> **Praxistipp**
>
> Viele Eltern gehen davon aus, dass eine Kennzeichnung durch die Unterhaltungssoftware Selbstkontrolle (USK) für ein bestimmtes Alter gleichbedeutend ist mit der pädagogischen Eignung für ebenjenes. Hier sollte darauf hingewiesen werden, dass sich die Kennzeichnung nur auf das Auftreten gewalttätiger, sexueller und anderweitig jugendgefährdender Inhalte bezieht. So kann eine komplexe Wirtschaftssimulation ab 0 Jahren freigegeben sein und spielende Kinder überfordern. Auch werden spielerbindende Spielmechaniken, die eine abhängige Nutzung befördern können, explizit aus der Bewertung ausgeklammert. Weiterhin besteht eine Pflicht zur USK-Kennzeichnung ausschließlich bei Videospielen, die auf Datenträgern vertrieben werden, also nicht bei Produkten, die über das Internet zu beziehen sind, was mittlerweile häufig der Fall ist. Für die Einordnung bezüglich der pädagogischen Eignung für bestimmte Altersgruppen können unabhängige Bewertungsplattformen herangezogen werden, wie z. B. der „Spieleratgeber NRW" (► www.spieleratgeber-nrw.de).

## Weiterführende Literatur

Bischof G, Bischof A, Meyer C, John U, Rumpf H-J (2013) Prävalenz der Internetabhängigkeit – Diagnostik und Risikoprofile (PINTA-DIARI). Kompaktbericht. https://www.bundesgesundheitsministerium.de/ministerium/ressortforschung/krankheitsvermeidung-und-bekaempfung/drogen-und-sucht/epidemiologie-des-suchtmittelkonsums/pinta-diari.html. Zugegriffen am 20.11.2018

Florack J, Illy D (2018) Ratgeber Videospiel- und Internetabhängigkeit. Elsevier, München

Miller WR, Rollnick S (2015) Motivierende Gesprächsführung. Lambertus, Freiburg

Müller KW, Wölfling K (2017) Pathologischer Mediengebrauch und Internetsucht. Kohlhammer, Stuttgart. https://de.wikipedia.org/wiki/Kohlhammer_Verlag

Paulus FW, Ohmann S, von Gontard A, Popow C (2018) Internet gaming disorder in children and adolescents: a systematic review. Dev Med Child Neurol 60(7):645–659. https://doi.org/10.1111/dmcn.13754

Rehbein F, Baier D, Kleimann M, Mößle T (2015a) CSAS: Computerspielabhängigkeitsskala. Hogrefe, Göttingen

Rehbein F, Kliem S, Baier D, Mößle T, Petry NM (2015b) Prevalence of internet gaming disorder in German adolescents: diagnostic contribution of the nine DSM-5 criteria in a state-wide representative sample. Addiction 110(5):842–851. https://doi.org/10.1111/add.12849

Wölfling K, Jo C, Bengesser I, Beutel ME, Müller KW (2012) Computerspiel- und Internetsucht: Ein kognitiv-behaviorales Behandlungsmanual. Kohlhammer, Stuttgart

# Bindungsstörungen

*Ute Ziegenhain und Jörg M. Fegert*

**Weiterführende Literatur – 396**

◘ Tab. 22.1.

**◘ Tab. 22.1** Bindungsstörungen

| Erkrankung | Symptomatik | Therapiestrategie | Kodierungen in Klassifikationssystemen |
|---|---|---|---|
| Reaktive Bindungsstörung | Ängstlich, übermäßig wachsames Verhalten, keine Reaktion auf Trost, widersprüchliche oder ambivalente soziale Reaktionen in verschiedenen Situationen, fehlende emotionale Ansprechbarkeit, kaum soziale Interaktion mit Gleichaltrigen, aggressiv gegenüber sich selbst und anderen, apathisch, unglücklich | Eltern-Kind-Therapie zur Förderung elterlichen feinfühligen Verhaltens (standardisierte Therapieprogramme, videogestützt); begleitende Elternarbeit; häufig enge Kooperation mit dem Jugendamt nötig | ICD-10: F94.1<br>ICD-11: 6B44<br>DSM-5: 313.89 |
| Bindungsstörung mit Enthemmung | Diffuse bzw. mangelnde exklusive Bindungen, wenig modulierte, distanzlose Interaktionen; Aufmerksamkeitssuche, eingeschränkte Interaktion mit Gleichaltrigen | | ICD-10: F94.2<br>ICD-11: 6B45<br>DSM-5: 313.89 |

## Fallbeispiel

Der 19 Monate alte Kevin wird in der kinder- und jugendpsychiatrischen Ambulanz vorgestellt Der Termin wird von der Sozialarbeiterin vereinbart, die Kevin und seine alleinerziehende jugendliche Mutter betreut. Diese nimmt den Termin, wie sie eingangs sagt, nur auf Wunsch der Sozialarbeiterin wahr und sieht selbst keine Veranlassung dazu. Die Mutter lebt mit Kevin in einem Appartement in einer Mutter-Kind-Einrichtung. Kevin ist seit seinem 2. Lebensmonat in einer Krippe.

Kevins Mutter hat nach der Geburt des Kindes ihren Hauptschulabschluss nachgeholt und besucht seit ca. einem halben Jahr eine Berufsfachschule. Die Beziehung zu Kevins Vater war lose und ging schon in der Schwangerschaft auseinander. Seitdem hatte sie zwei weitere kurze Beziehungen, die ebenfalls auseinandergingen.

Die Mutter schildert Kevin als „pflegeleicht"; er esse und schlafe gut und meckere auch nicht, wenn sie ihn einmal allein lasse. Sie könne ihn überall mit hinnehmen, und er bleibe dann problemlos bei Freundinnen oder Bekannten, auch über Nacht, wenn es einmal nicht anders ginge. In der Interaktion mit Kevin ist die Mutter kurz angebunden, sie gibt ihm während des Gesprächs überwiegend nur knappe Befehle, um ihm etwa zu verbieten, Gegenstände im Regal anzufassen. Einmal greift sie ihn unvermittelt von hinten am Arm und zerrt ihn vom Regal weg. Kevin reagiert weder auf die sprachlichen noch die handgreiflichen Interventionen seiner Mutter. Er ist ausdruckslos, wirkt unbeteiligt und bewegt sich unermüdlich im Raum, ohne aber länger interessiert zu verweilen oder mit einem der Spielzeuge zu spielen. Gegenüber der Untersucherin ist er freundlich. Er geht sofort und ohne sich nach der Mutter umzuwenden mit ihr in einen anderen Raum und bleibt dort mehr als eine halbe Stunde lang mit ihr. Im Entwicklungstest ist er verzögert, insbesondere im kognitiven und sprachlichen Bereich. Die Mutter ist damit einverstanden, Kevins Erzieherin von ihrer Schweigepflicht zu entbinden. Diese schildert ihn in der Krippe als aggressiv gegenüber anderen Kindern und klagt, dass er auf Grenzen, die ihm gesetzt würden, bockig und verweigernd reagiere, indem er sich z. B. die Ohren zuhalte. Zudem habe er keinerlei Ausdauer beim Spielen, sondern wirke unruhig und wechsele von einem Ort, von einem Spielzeug zum anderen.

**Behandlung:** In den folgenden Therapiestunden wurden die Beziehungskompetenzen der Mutter und ihre Fähigkeit zur feinfühligen Übernahme der Perspektive des Kindes mithilfe eines bindungs- und videobasierten Ansatzes fokussiert. Ergänzend wurde eine Entwicklungs- und Frühförderung von Kevin veranlasst. In begleitenden Gesprächen und Verhaltensanleitungen wurde die Mutter darüber hinaus unterstützt, das Verhalten des Kindes zu regulieren bzw. im Alltag eine stringente und verlässliche Beziehungsumwelt für das Kind zu gestalten. In Gesprächen mit der Sozialarbeiterin, der Krippenerzieherin sowie der zuständigen Betreuerin in der Mutter-Kind-Einrichtung wurde die gemeinsame Unterstützung von Kevin und seiner Mutter vereinbart und abgesprochen.

Verlauf: In der Folge verhielt sich die Mutter zunehmend feinfühliger im Umgang mit Kevin. Sie achtete darauf, Kevin nicht mehr bei für ihn unvertrauten Menschen zu lassen, sondern verabredete Betreuungsarrangements mit vertrauten Menschen und vorhersehbaren Zeiten. Kevin wendete sich insbesondere bei Verunsicherung oder Belastung zunehmend an die Mutter. Seine aggressiven Verhaltensauffälligkeiten in der Krippe wurden seltener, und die Erzieherin berichtete, dass er zwar weiterhin unruhig wirke, sich aber zunehmend auch für kurze Zeit konzentriert mit einem Spielzeug beschäftige.

### ■ Epidemiologie

- Unzureichende Datenbasis: Extrapolationen auf der Basis von Auftretenshäufigkeiten bei Misshandlung und Vernachlässigung: <1 % (O'Connor 2002)
- Inanspruchnahmepopulationen:
  - Pädiatrische Ambulanzen: kein Kind mit Bindungsstörung (N = 300; Egger et al. 2006) bzw. 2 % mit Bindungsstörung mit Enthemmung (Gleason et al. 2011).
  - Von Kindern in Deutschland, die bei ihrer leiblichen Mutter aufwuchsen, litten <1 % an einer Bindungsstörung nach ICD-10
  - >25 % aller Kinder aus Pflegefamilien und >10 % der im Durchschnitt älteren Heimkinder bekamen eine der beiden Diagnosen einer Bindungsstörung nach ICD-10

> **Praxistipp**
>
> Bindungsstörungen beschreiben eine extreme Entgleisung des tief in der Evolution verankerten psychobiologischen „Automatismus" bei Säuglingen und Kleinkindern, in Situationen von Verunsicherung und Belastung durch Nähe und Kontakt zu einer vertrauten Bindungsperson (emotionale) Sicherheit zu erlangen und ihre innere Erregung und Stressbelastung zu regulieren.

- **Verlauf**
  - Insgesamt eher ungünstige Prognose, auch bei intensiver Förderung im institutionellen Kontext oder im häuslichen Milieu
  - Bei vielen Kindern mit einer Bindungsstörung mit Enthemmung entwickelte sich im späten Jugendalter oder jungen Erwachsenenalter eine Persönlichkeitsstörung
  - Bei Kindern mit einer reaktiven Bindungsstörung verschwanden Symptome von emotional gehemmtem und zurückgezogenem Verhalten unter fürsorglicher Betreuung z. B. in einer Pflegefamilie
  - Insgesamt verschlechtert sich die Prognose mit der Dauer deprivierender (Beziehungs-)Erfahrungen
  - Für beide Formen der Bindungsstörungen ist die Prognose umso optimistischer, je früher die Kinder eine exklusive und positive Bindung etablieren können. Allerdings sind die Befunde für Kinder mit Bindungsstörung mit Enthemmung uneinheitlich. Danach lassen sich gleichermaßen Kinder beobachten, deren Symptomatik sich unter fürsorglicher Betreuung deutlich reduzierte, als auch Kinder, deren Symptomatik über Jahre hinweg persistierte (vgl. Zeanah et al. 2016).

- **Symptomatik und Klassifikation**
  - Bindungsstörungen beschreiben Verhaltensweisen von Kindern in sozialen Kontexten, die es ihnen erschweren oder verunmöglichen, exklusive Bindungen zu nahestehenden Bezugspersonen aufzunehmen bzw. in einer hinreichend guten Bindungsbeziehung aufzuwachsen
  - Gemäß ICD-10 werden zwei Formen von Bindungsstörungen klassifiziert: die „reaktive Bindungsstörung im Kindesalter" und die „Bindungsstörung mit Enthemmung"
  - Die beiden Formen von Bindungsstörungen werden als zwei distinkte und getrennte Störungsbilder definiert
  - Als klassifikationsrelevant wird vorausgesetzt, dass die Störung vor dem 5. Lebensjahr des Kindes einsetzt. Sie sollte nicht vor dem 9. Lebensmonat gestellt werden
  - Bindungsstörungen gehen häufig mit umschriebenen Entwicklungsstörungen einher. Primär organische Ursachen und/oder tiefgreifende Entwicklungsstörungen (F84) sind ausgeschlossen

> **Praxistipp**
>
> Die klinischen Diagnosen von Bindungsstörungen müssen von den nach der Bindungstheorie von Bowlby und Ainsworth entwickelten Bindungstypen unterschieden werden, die per se keine Pathologie bedeuten (B: sichere Bindung, A: unsicher-vermeidend, C: unsicher-ambivalent). Am ehesten entspricht die desorganisierte Bindungstyp (D-Typ) den klinischen Diagnosen.

- **Kriterien reaktiver Bindungsstörung**
  - Emotional auffälliges Verhalten wie übermäßig ängstliches, wachsames Verhalten sowie widersprüchliche oder ambivalente Reaktionen in unterschiedlichen sozialen Situationen:

# Bindungsstörungen

- verminderte Ansprechbarkeit, Rückzugsverhalten
- aggressives Verhalten gegenüber anderen Bindungspersonen, wenn das Kind selbst unglücklich ist
- insbesondere unter Belastung wechselndes Verhalten zwischen Nähesuche und Vermeiden von Körperkontakt oder Abwehr von Versuchen, getröstet zu werden
- Wechsel zwischen aggressivem und emotional zurückgenommenem Verhalten
- eingeschränkte Interaktion mit Gleichaltrigen, wie z. B. eingeschränktes soziales Spielen
- Dennoch lassen sich in Interaktion mit Bezugspersonen, die sich sozial adäquat und feinfühlig verhalten, soziale Ansprechbarkeit und Gegenseitigkeit beobachten
- Die Diagnose reaktiver Bindungsstörung sollte in Frage gestellt werden, wenn schwerwiegende soziale Vernachlässigung **nicht** vorliegt
- Insbesondere bei Kindern mit reaktiver Bindungsstörung ist zudem abzuklären, inwieweit eine nichtorganische Gedeihstörung sowie psychosozialer Minderwuchs vorliegt
- **Kriterien von Bindungsstörung mit Enthemmung:**
- Diffuse, das heißt wenig emotional bezogene bzw. fehlende exklusive Bindungen:
  - situationsübergreifend wenig modulierte und distanzlose Interaktionen mit unvertrauten Menschen
  - unterschiedslos Suche nach Trost oder Nähe bei vertrauten und bei fremden Menschen
  - anklammerndes Verhalten und/oder starke Suche nach Aufmerksamkeit
  - aggressives Verhalten (gegen sich selbst und gegenüber anderen)
  - eingeschränkte Interaktion mit Gleichaltrigen, wie z. B. eingeschränktes soziales Spielen

> **Praxistipp**
>
> Insbesondere bei Kindern mit reaktiver Bindungsstörung ist abzuklären, inwieweit eine nichtorganische Gedeihstörung sowie psychosozialer Minderwuchs vorliegt.
> Bindungsstörungen haben selbst bei intensiver Förderung nach frühen Vernachlässigungs- und Misshandlungserfahrungen eine eher ungünstige Prognose. Bei sehr vielen ursprünglich als Bindungsstörung mit Enthemmung diagnostizierten Kindern wird im späten Jugendalter oder jungen Erwachsenenalter die Diagnose einer Persönlichkeitsstörung gestellt.
> In der kinder- und jugendpsychiatrischen Praxis werden die beiden Bindungsstörungsdiagnosen fast ausschließlich auf schwer vernachlässigte, früh misshandelte Kinder angewandt.

■■ **Formen und Unterschiede zwischen Klassifikationssystemen: ICD-10 vs. DSM-5 und ICD-11**

In der ICD-10 werden Bindungsstörungen als Folge schwerer elterlicher Vernachlässigung und Misshandlung begründet, im DSM-5 als Folge extrem unzureichender Fürsorge („insufficient care") und weitergehend als Vernachlässigung, häufige Wechsel von

Bezugspersonen oder Deprivation im Kontext von unzureichender Betreuung in stationären Settings spezifiziert (Zeanah et al. 2016).

Im DSM-5 werden die beiden Typen von Bindungsstörungen als zwei getrennte Störungsbilder definiert (in Abänderung zum DSM-IV) und *neu* unter sogenannte traumainduzierte Störungsbilder gruppiert („Trauma and Stressor Related Disorders")

Im Vergleich zwischen DSM-5, ICD-11 und ICD-10 ergeben sich hinsichtlich der Kernsymptomatik der reaktiven Bindungsstörung keine relevanten Unterschiede.

**Besonderheiten in der Einteilung im DSM-5**
— Neu im DSM-5 ist, dass die „enthemmte" Form als „Störung enthemmter sozialer Beziehungsaufnahme" (Disinhibited Social Engagement Disorder, DSED) nicht mehr als Bindungsstörung mit nichtselektivem bzw. nichtgerichtetem Bindungsverhalten definiert ist. Vielmehr wird das Störungsbild als unterschiedsloses soziales Verhalten gegenüber unbekannten Erwachsenen definiert.

**Besonderheiten in der Einteilung in der ICD-11**
— In der ICD-11 werden die im DSM-5 aufgeführten Veränderungen übernommen.

- **Ätiologie**
— Bindungsstörungen gehörten über viele Jahre hinweg zu den denjenigen kinder- und jugendpsychiatrischen Störungsbildern mit der geringsten empirischen Absicherung
— Die wachsenden Forschungsbefunde insbesondere aus der Begleitforschung über rumänische Heimkinder begründen eine zunehmend solide empirische Basis für die Ätiologie von Bindungsstörungen: „English and Romanian Adoptees (ERA) Study", „Bukarest Early Intervention Project" (BEIP; Smyke et al. 2012), aber auch neuere Studien über Kinder in stationären Einrichtungen in Portugal (Oliveira et al. 2012) oder den USA (Lyons-Ruth et al. 2009) bzw. über Kinder in Pflegefamilien (Oosterman und Schuengel 2007; vgl. Zeanah und Gleason 2015)
— Bindungsstörungen entwickeln sich in der Folge schwerwiegender unzureichender Fürsorge, und zwar im Kontext von gravierender sozialer Vernachlässigung bzw. Deprivation, im häufigen Wechsel von engen Bezugspersonen oder bei unzureichender Fürsorge, wenn Kinder institutionell betreut werden:
    — Bei der Entwicklung einer **reaktiven Bindungsstörung** war gemäß Befunden über rumänische Heimkinder insbesondere das Ausmaß unzureichender Betreuungsqualität ausschlaggebend (auch unter Berücksichtigung des kognitiven Entwicklungsstandes oder von Verhaltensproblemen Zeanah et al. 2005)
    — Empirisch hinreichend abgesichert ist, dass die Form der reaktiven Bindungsstörung nicht ohne Vernachlässigungserfahrungen auftritt (Zeanah et al. 2016)
    — Ein positiver und emotional verlässlicher Beziehungskontext scheint bei Kindern mit reaktiver Bindungsstörung zur Symptomreduktion beizutragen; dies ließ sich aus Befunden über Betreuung in Pflegefamilien nach Vernachlässigung ableiten (z. B. Chisholm 1998; Rutter et al. 2007; Smyke et al. 2012)
    — Die Entwicklung einer **Bindungsstörung mit Enthemmung** stand insbesondere im Zusammenhang mit Befunden über gravierend unzureichende Fürsorge bzw. Misshandlung bei Kindern, die in institutionellen Kontexten aufwuchsen (Zeanah et al. 2016)

# Bindungsstörungen

- Die empirische Befundlage für Kinder mit Bindungsstörung mit Enthemmung lässt sich nicht eindeutig interpretieren: Es lassen sich gleichermaßen Kinder beobachten, deren Symptomatik sich deutlich reduziert, als auch Kinder, deren Symptomatik über Jahre hinweg persistierte (vgl. Zeanah et al. 2016)
- Insgesamt ist die Prognose, auch bei intensiver Förderung und emotional verlässlichen Bindungsangeboten, eher ungünstig. Bei sehr vielen ursprünglich als Bindungsstörung mit Enthemmung diagnostizierten Kindern wird dann im späten Jugendalter oder jungen Erwachsenenalter die Diagnose einer Persönlichkeitsstörung gestellt.
- Zeit spielt eine Rolle: Die Dauer, die Kinder in gravierend unzureichender institutioneller Betreuung lebten, wirkte sich auf die Schwere ihrer Symptome und deren Persistenz aus (Zeanah und Gleason 2015)

> **Praxistipp**
>
> Die Prognose für bindungsgestörte Kinder ist umso optimistischer, je früher sie eine entwicklungsanregende und dabei insbesondere je früher sie eine exklusive und positive Bindung etablieren können.

> **Praxistipp**
>
> Gemäß neuerer Befunde aus der Begleitforschung über rumänische Heimkinder lässt sich Bindungsstörung mit Enthemmung nicht ausschließlich auf Störungen in der Bindungsbeziehung zurückführen. Danach zeigte sich persistierende Symptomatik und dabei distanzgemindertes Verhalten gegenüber Fremden bei Kindern, die nach Adoption eine stabile Bindungsbeziehung zu ihren neuen Eltern etabliert hatten. Ungehemmtes und distanzloses Verhalten gegenüber Fremden lässt sich bindungstheoretisch nicht als Verhalten im „Dienste von Bindung" interpretieren. Vielmehr handelt es sich bei diesem Verhalten um eine Verletzung der entwicklungstypischen und biologisch bedingten Furcht bzw. Vorsicht gegenüber Fremden, eines Verhaltenssystems, das als unabhängig vom Bindungssystem diskutiert wird (O'Connor et al. 2003).

■ **Komorbiditäten**
- Es existieren wenige empirische Studien zur Komorbidität von Bindungsstörungen
- Gemäß klinischer Erfahrung und vorliegenden Fallstudien lässt sich von einer altersbedingten **Verlaufskomorbidität** ausgehen, mit
    - Störungen des Sozialverhaltens
    - emotionalen Störungen
    - hyperkinetischen Störungen
    - Angststörungen
    - Intelligenzminderung
- In der Folge von Vernachlässigung und Misshandlung, die im Kontext von Bindungsstörungen fast ausschließlich auftreten

- Häufig somatische Erkrankungen und Begleiterscheinungen
- Frühkindliche nichtorganische Gedeihstörungen

### ■ Diagnostik

- Bislang keine standardisierten bzw. manualisierten Vorgehensweisen, die empirisch ausreichend abgesichert bzw. in der klinischen Praxis hinreichend erprobt sind
- Die Deutsche Gesellschaft für Kinder- und Jugendpsychiatrie und Psychotherapie (2007) empfiehlt, Folgendes zu erheben bzw. abzuklären:
    - den allgemeinen Entwicklungsverlauf des Kindes
    - detailliert sein Bindungsverhalten gegenüber seinen Bezugs- und anderen Kontaktpersonen/Betreuungsgeschichte (Quellen außerhalb des familiären Umfelds bzw. auch Dritte, wie z. B. Erzieher, Lehrer, Sozialarbeiter oder Haus- bzw. Kinderärzten)
    - ggf. Entwicklungsverzögerungen, Entwicklungs- bzw. Intelligenzniveau
    - umschriebene Entwicklungsstörungen oder körperliche Erkrankungen
    - Erfahrungen von Kindeswohlgefährdung und Misshandlung sowie Kontextbedingungen, wie z. B. Wechsel von Bezugspersonen, aktuelle Sorgerechtssituation
    - Komorbidität psychischer Störungen (s. oben)
    - ggf. weitergehend differenzialdiagnostisch tiefgreifende Entwicklungsstörung, organische/neurologische Primärstörung, posttraumatische Belastungsstörung
    - körperliche Diagnosen, die bei Kleinwuchs auch eine endokrinologische Untersuchung einschließt
- Darüber hinaus tragen neuere Empfehlungen der „Praxis Parameter" der American Academy of Child and Adolescent Psychiatry (AACAP, Zeanah et al. 2016) zur Optimierung der diagnostischen Praxis bei:
    - sorgfältige Diagnostik aller Funktionsbereiche bei Kindern mit distanzgeminderter Symptomatik, und zwar auch dann, wenn das Kind in einer stabilen und fürsorglichen Umgebung lebt
    - routinemäßige Anamnese bei allen kleinen Kindern nach Pflegeverhältnissen oder stationärer Betreuung bzw. nach Adoption empfohlen
    - bei vorhergehender Fremdbetreuung: Erheben von Bindungsverhalten im bisherigen Entwicklungsverlauf
- Beobachten aktuellen Bindungsverhaltens (vgl. globale Einschätzung gemäß Practice Parameter Zeanah et al. 2016) :
    - Affektverhalten (eingeschränkter Affektaustausch in unterschiedlichen sozialen Situationen oder distanzloser positiver Affekt gegenüber einer relativ unvertrauten Erwachsenen)
    - fehlende Trostsuche (wenn verletzt, ängstlich oder krank bzw. ambivalent, wenn belastet, ohne Trost zu suchen)
    - Suche nach Hilfe (klammert exzessiv oder unfähig, Hilfe der Bezugsperson zu suchen und zu nutzen)
    - mangelnde Kooperation gegenüber der Bezugsperson (durchgängig ungehorsam und/oder ängstlich übergepasst – „compulsive compliant")
    - kontrollierend (übermäßig besorgt und/oder altersunangemessen fürsorglich oder übermäßig dominant oder bestrafend)

# Bindungsstörungen

- kein rückversicherndes Verhalten bei der Bezugsperson (bei Belastung, in unvertrauten Situationen) und/oder Weigerung, sich von der Bezugsperson zu lösen, um zu erkunden
- nach kurzen Trennungen keine positive Interaktion mit der Bezugsperson bzw. ignorierendes/vermeidendes Verhalten, deutlicher Ärger, wenig positiver Affekt oder anhaltende Verstörung
- distanzloses Verhalten gegenüber fremden Menschen (kontaktiert, nähert sich fremden Menschen ohne Vorsicht, sucht Körperkontakt, geht mit ihnen ohne Rückversicherung bei der Bindungsperson und ohne Protest) (adaptiert nach Zeanah et al. 1993, dt. Übersetzung Ziegenhain in Ziegenhain 2009).
- Beobachten aktuellen Bindungsverhaltens (vgl. globale Einschätzung gemäß Practice Parameter Zeanah et al. 2016)
- Symptomatik muss während der ersten 5 Lebensjahre auftreten
- **Ältere Kinder:** Bei Verdacht auf eine Bindungsstörung bei Kindern, die älter als 5 Jahre sind, sollte eine Vorgeschichte von schwerer Deprivation vorliegen. Empfohlen wird, distanzgemindertes Verhalten auch im Umgang mit Peers systematisch zu erfassen (z. B. lose Bekannte, die als „enge Freunde" bezeichnet werden)

### ❓ Hilfreiche Fragen an die Eltern
Wenn Sie an Alltagssituationen mit Ihrem Kind denken:
- Wie verhält sich Ihr Kind, wenn es z. B. hingefallen ist oder sich wehgetan hat?
- Sucht es Trost?
- Wenn es Trost sucht, bei wem?
- Wie verhält es sich in einer unvertrauten/neuen Situation gegenüber fremden Menschen?
- Interessiert es sich für die fremde Person?
- Bleibt es in Ihrer Nähe?
- Wirkt es ängstlich?
- Nähert es sich der fremden Person und nimmt auch Körperkontakt mit ihr auf (will z. B. auf deren Schoß)?
- Geht es mit der fremden Person mit aus dem Raum?

### Labor- und sonstige Diagnostik
- EEG
- Differenzialdiagnostik:
  - Ausschluss tiefgreifender Entwicklungsstörung

### Therapie
- Für die Therapie und Behandlung von Kindern mit Bindungsstörungen hat sich bisher kein therapeutisches Vorgehen als hinreichend erfolgreich erwiesen
- Unbestritten ist, dass eine emotional verlässliche und stabile Bindungsperson unabdingbarer Bestandteil jedes therapeutischen Vorgehens ist:
  - Insofern ist es notwendig, abzuklären, inwieweit eine Bindungsbeziehung etabliert ist bzw. den Aufbau einer Bindung therapeutisch zu unterstützen

- Erst nach emotionaler Stabilisierung bzw. nach Etablierung einer stabilen Beziehung und begleitender Elternarbeit sollten weitergehende psychotherapeutische Maßnahmen eingeleitet werden (z. B. zur Förderung sprachlicher, kognitiver Entwicklungsverzögerungen, Behandlung aggressiver Verhaltensweisen oder Traumafolgestörungen)
- Im Falle schwebender Entscheidungen bzw. in Fällen (drohender) Kindeswohlgefährdung ist eine Therapie gewöhnlich nur in enger Kooperation mit dem Jugendamt durchzuführen und in der Regel von weiteren intensiven Jugendhilfemaßnahmen und möglichst engmaschigen, vom Jugendamt organisierten, Hilfeplankonferenzen begleitet
- Empfohlen wird insbesondere bei jüngeren Kindern eine Eltern-Kind-Therapie zur Förderung elterlichen feinfühligen Verhaltens (AACAP, Zeanah et al. 2016):
    - Bewährt haben sich standardisierte Therapieprogramme vor bindungstheoretischem Hintergrund (häufig basierend auf videogestützten Interventionen und/oder durch Adressieren der sogenannten mentalen Bindungsrepräsentationen der Eltern)
    - In den S2k-Leitlinien „Psychische Störungen im Säuglings-, Kleinkind- und Vorschulalter" (AWMF-online) als Interventionsindikation empfohlen werden STEEP (Steps Toward Effective and Enjoyable Parenting; Egeland et al. 2000; Suess et al. 2016) und die Entwicklungspsychologische Beratung, die die Förderung feinfühligen elterlichen Verhaltens spezifisch mit der Perspektive des Kindes und seiner Ausdrucks-, Belastungs- und Bewältigungsverhaltensweisen verknüpft (EPB; Ziegenhain et al. 2006; Pillhofer et al. 2015; vgl. ▶ Kap. 37)
- **Ältere Kinder:** In jüngerer Zeit wurden bindungsorientierte Ansätze auch für die Therapie bei Kindern jenseits der frühen Kindheit entwickelt und erprobt mit dem Ziel, Eltern für die Bedürfnisse und die Erlebensperspektive ihres Kindes zu sensibilisieren und die Beziehung mit ihm zu verbessern. Die Entwicklungspsychologische Beziehungstherapie (EPT4-10; Gloger-Tippelt et al. 2014) beruht auf zwei Komponenten, der Bindungsrepräsentation des Kindes (mittels des Geschichtenergänzungsverfahrens, GEV) und einer Verhaltensbeobachtung von Eltern und Kind in verschiedenen Settings, die als Elemente sowohl zur Diagnostik als auch zur Intervention (Videofeedback) genutzt werden
- Im Falle schwebender Entscheidungen bzw. in Fällen (drohender) Kindeswohlgefährdung ist eine Therapie gewöhnlich nur in enger Kooperation mit dem Jugendamt durchzuführen und in der Regel von weiteren intensiven Jugendhilfemaßnahmen und möglichst engmaschigen, vom Jugendamt organisierten Hilfeplankonferenzen begleitet

#### Elternarbeit

- Begleitende, engmaschige Elternarbeit ist wegen der hohen Anforderungen an die Erziehungs- und Beziehungskompetenzen der (Pflege-)Eltern notwendig. Psychoedukative Ansätze eignen sich, um Eltern durch Gespräche und Verhaltensanleitungen zu unterstützen, das häufig befremdliche und schwer interpretierbare Verhalten des Kindes zu verstehen, adäquat darauf zu reagieren und auch ihre eigenen Gefühle von Angst, Enttäuschung oder Ärger zu bearbeiten (Zeanah et al. 2016)
- Daneben haben sich verhaltenstherapeutische Routinen, insbesondere im Umgang mit aggressivem, impulsivem oder regelverletzendem Verhalten von Kindern mit Bindungsstörungen in der klinischen Praxis bewährt (Ziegenhain und Fegert 2019)

- Notwendig ist es, alle therapeutischen Planungen langfristig anzulegen und abzusichern
- Über eine engmaschige Beratung hinaus sollten ambulante Hilfen zur Erziehung in Erwägung gezogen werden (Weitere Maßnahmen und Hilfen)
- Umschriebene Entwicklungsstörungen auf der zweiten Achse der ICD-10 bedürfen gemäß den Leitlinien der Deutschen Gesellschaft für Kinder- und Jugendpsychiatrie entsprechender funktioneller Therapien
- In gravierenden Fällen kann eine therapeutische Intervention die Herausnahme des Kindes aus der Herkunftsfamilie und die Betreuung in einer Pflegefamilie einschließen (AACAP Official Action 2005; Deutsche Gesellschaft für Kinder- und Jugendpsychiatrie und Psychotherapie et al. 2007)

> **Praxistipp**
>
> Kinder mit Bindungsstörungen fordern häufig körperliche oder psychische Nähe ein, und überschreiten auch sozial adäquate Grenzen. Bindungstheoretisch lässt sich solches Verhalten als Ausdruck von Angst, verlassen zu werden, interpretieren. Adäquate Verhaltenskonsequenzen sind dann klares Setzen von Grenzen, aber gleichzeitig auch verlässlich-versicherndes Verhalten. Darüber hinaus hat sich in der klinischen Praxis bewährt, beharrlich, auch bei Abwehr, immer wieder auf das Kind zuzugehen und Beziehungsangebote zu machen, diese aber in ihrer emotionalen Intensität vorsichtig zu dosieren. Wiederholte, aber vorsichtige und nichtinvasive Beziehungsangebote im Umgang mit Nähe und (Körper-)Kontakt scheinen hier am erfolgversprechendsten.

### ■ Praxistipp

**Zeit spielt eine Rolle**: Gemäß Befunden über die Entwicklung einer Bindungsbeziehung von jungen Pflegekindern an die Pflegemutter binden sich Kleinkinder innerhalb von wenigen Wochen an die neue Bezugsperson (Stovall und Dozier 2000).

Wichtig ist es, nichtintrusive Wege zu entwickeln, um positive und akzeptierte Nähe und Kontakt zum Kind herzustellen:

- Bewährt hat sich, Eltern auch auf feine Zeichen positiver Reaktionen des Kindes hinzuweisen und dies möglichst videogestützt gemeinsam zu erarbeiten
- Ebenso hilft es Eltern, negative Verhaltensweisen des Kindes wie aggressives Verhalten oder Wutanfälle nachzuvollziehen und zu verstehen, dass solches Verhalten beim Kind der Angst entspringt, verlassen zu werden

### ■■ Vorgehen bei (potenzieller) Kindeswohlgefährdung

Im Bundeskinderschutzgesetz (BKiSchG) ist ein Rechtsanspruch auf Beratung bei Kinderschutzfällen für Angehörige des Gesundheitssystems (§ 4 Abs. 2 KKG, § 8b Abs. 1 SGB VIII) verankert (vgl. ▶ Kap. 42). Kostenfreie Beratung und Unterstützung von Ärztinnen und Ärzten bzw. Psychotherapeutinnen und -therapeuten im klinischen Alltag bietet die „Kinderschutz-Hotline" (24 Stunden, 7 Tage/Woche; ▶ www.kinderschutzhotline.de, Tel. 0800 19 210 00).

■ ■ **Pharmakotherapie** (▶ Kap. 40)
— Eine psychopharmakologische Behandlung ist bei Bindungsstörungen nicht indiziert
— Bei ggf. komorbid auftretenden Erkrankungen erfolgt die psychopharmakologische Behandlung entsprechend den jeweiligen Indikationen

## Weiterführende Literatur

Chisholm K (1998) A three year follow-up of attachment and indiscriminate friendliness in children adopted from Romanian orphanages. Child Dev 69:1092–1106

Deutsche Gesellschaft für Kinder- und Jugendpsychiatrie und Psychotherapie u.a. (2007). *Leitlinien zur Diagnostik und Therapie von psychischen Störungen im Säuglings-, Kindes- und Jugendalter* (311–317; 3. überarb. Aufl.). Deutscher Ärzte Verlag.

Egeland B, Weinfield NS, Bosquet M, Cheng VK (2000) Remembering, repeating, and working through: lessons from attachment-based interventions. In: Osofsky JD, Fitzgerald HE (Hrsg) Infant mental health in groups of high-risk. WAIMH handbook of infant mental health, Bd 4. Wiley, New York

Egger HL, Erkanli A, Keeler G, Potts E, Walter BK, Angold A (2006) Test-retest reliability of the Preschool Age Psychiatric Assessment (PAPA). J Am Acad Child Adolesc Psychiatry 45:538–549

Gleason, M.M., Zamfirescu, A., Egger, H.L., Nelson, C.A., Fox, N.A., & Zeanah, C.H. (2011). Epidemiology of psychiatric disorders in very young children in a Romanian pediatric setting. *European Child & Adolescent Psychiatry, 20(10)*, 527–535.

Gloger-Tippelt G, Ziegenhain U, Künster AK, Izat Y (2014) Entwicklungspsychologische Beziehungstherapie (EBT) 4–10 – Ein bindungsorientiertes psychotherapeutisches Modul zur Förderung der Beziehung zwischen Eltern und ihren Kindern im Vor- und Grundschulalter. Psychother Forum 19:50–59

Lyons-Ruth K, Bureau JF, Riley CD, Atlas-Corbett AF (2009) Socially indiscriminate attachment behavior in the strange situation: convergent and discriminant validity in relation to caregiving risk, later behavior problems, and attachment insecurity. Dev Psychopathol 21:355–372

O'Connor TG (2002) Attachment disorders in infancy and childhood. In: Rutter M, Taylor E (Hrsg) Child and adolescent psychiatry: modern approaches, 4. Aufl. Blackwell, Madden, S 776–792

O'Connor TG, Marvin RS, Rutter M, Olrick J, Britner PA, the ERA Study Team (2003) Child-parent attachment following early institutional deprivation. Dev Psychopathol 15:19–38

Oliveira, P., Soares, I., Martins, C., Silva, J.R., Marques, S., Baptista, J. & Lyons-Ruth, K. (2012). Indiscriminate behavior observed in the strange situation among institutionalized toddlers: relations to caregiver report and to early family risk. Infant Mental Health Journal, 33, 187–196.

Oosterman M, Schuengel C (2007) Autonomic reactivity of children to separation and reunion with foster parents. J Am Acad Child Adolesc Psychiatry 46:1196–1203

Pillhofer M, Spangler G, Bovenschen I, Künster AK, Gabler S, Fallon B, Fegert JM, Ziegenhain U (2015) Pilot study of a program delivered within the regular service system in Germany: effect of a short-term attachment-based intervention on maternal sensitivity in mothers at risk for child abuse and neglect. Child Abuse Negl 42:163–173

Rutter M, Colvert E, Kreppner J, Beckett C, Castle J, Grothues C et al (2007) Early adolescent outcomes for institutionally-deprived and non-deprived adoptees: I. Disinhibited attachment. J Child Psychol Psychiatry 48:17–30

Smyke AT, Zeanah CH, Gleason MM et al (2012) A randomized controlled trial comparing foster care and institutional care for children with signs of reactive attachment disorder. Am J Psychiatr 169:508–514

Stovall KC, Dozier M (2000) The development of attachment in new relationships: single subject analyses for ten foster infants. Dev Psychopathol 12:133–156

Suess GJ, Bohlen U, Carlson E, Spangler G, Maier MF (2016) Effectiveness of attachment based STEEP Intervention in a German high-risk sample. Attach Hum Dev. https://doi.org/10.1080/14616734.2016.1165265

Zeanah, C., Mammen, O., & Lieberman, A. (1993). Disorders of attachment. In C. Zeanah (Ed.), *Handbook of infant mental health* (pp. 332-349). New York: Guilford.

Zeanah, C. H., Chesher, T., Boris, N. W., Walter, H. J., Bukstein, O. G., Bellonci, C., ... & Hayek, M. (2016). Practice parameter for the assessment and treatment of children and adolescents with reactive attachment disorder and disinhibited social engagement disorder. *Journal of the American Academy of Child & Adolescent Psychiatry, 55(11)*, 990–1003.

Zeanah CH, Gleason MM (2015) Attachment disorders in early childhood, clinical presentation, causes, correlates, and treatment. J Child Psychol Psychiatry 56:207–222

Zeanah CH, Smyke AT, Koga SF, Carlson E, The Bucharest Early Intervention Project Core Group (2005) Attachment in institutionalized and community children in Romania. Child Dev 76:1015–1028

Zeanah CH, Chesher T, Boris N, the American Academy of Child and Adolescent Psychiatry (AACAP) Committee on Quality Issues (CQI) (2016) Practice parameter for the assessment and treatment of children and adolescents with reactive attachment disorder and disinhibited social engagement disorder. J Am Acad Child Adolesc Psychiatry 55:990–1003

Ziegenhain, U. (2009). Bindungsstörungen. In S. Schneider & J. Margraf (Eds.). *Lehrbuch der Verhaltenstherapie (Bd. 3). Störungen im Kindes- und Jugendalter* (313–330). Heidelberg: Springer.

Ziegenhain U, Fegert JM (2019) Frühkindliche Bindungsstörungen. In: Fegert JM, Resch F, Plener P, Kaess M, Döpfner M, Konrad K, Legenbauer T (Hrsg) Psychiatrie und Psychotherapie des Kindes- und Jugendalters. Springer, Heidelberg

Ziegenhain U, Fries M, Bütow B, Derksen B (2006) Entwicklungspsychologische Beratung für junge Eltern. Grundlagen und Handlungskonzepte für die Jugendhilfe, 2. Aufl. Juventa, Weinheim

# Persönlichkeitsentwicklungsstörungen, Persönlichkeitsstörungen

*Michael Kölch, Marc Allroggen und Paul L. Plener*

Weiterführende Literatur – 412

© Springer-Verlag GmbH Deutschland, ein Teil von Springer Nature 2020
M. Kölch et al. (Hrsg.), *Klinikmanual Kinder- und Jugendpsychiatrie und -psychotherapie*,
https://doi.org/10.1007/978-3-662-58418-7_23

◘ Tab. 23.1

**◘ Tab. 23.1** Persönlichkeitsentwicklungsstörungen, Persönlichkeitsstörungen

| Erkrankung | Definition | Therapiestrategie | Kodierung in den Klassifikationssystemen |
|---|---|---|---|
| Persönlichkeitsstörungen | Generell überdauernde Abweichungen in Fühlen, Denken und Verhaltensweisen weit über das gewöhnlich Maß hinaus. Soziale Auffälligkeiten, insbesondere Probleme in den interpersonalen Beziehungen mit deutlichen Auswirkungen auf bzw. Einschränkungen im psychosozialen Funktionsniveau. In der ICD-11 drei Schweregrade („mild, moderate, severe") und Traits/Patterns, die die Störung beschreiben und nebeneinander auftreten können: „negative affectivity detachment, dissociality, disinhibition, anankastia, borderline pattern" | Langfristige Psychotherapie mit Fokus auf der Bewältigung des Alltags. Beziehungsarbeit (wichtig: tragfähige Beziehung zu Therapeuten), klare Absprachen und Regeln für die Therapie. Spezielle Therapieformen für emotional-instabile Persönlichkeitsstörung, u. a. DBT-A, TFP-A, MBT-A. Stationäre Behandlung meist zur Krisenintervention. Pharmakotherapie bei starker Impulsivität und Stimmungslabilität ggf. mit SGA oder Mood Stabilizern | ICD-10: F60<br>ICD-11: 6D10<br>- mit Kodierung der Traits: von 6D11.0-5<br>DSM-5: 301 |
| Paranoide Persönlichkeitsstörung | Misstrauen und Verdächtigungen anderen gegenüber, isolierte Wahnphänomene | | ICD-10: F60.0<br>ICD-11: na<br>DSM-5: 301.0 |
| Schizoide Persönlichkeitsstörung | Soziale Zurückgezogenheit, kein emotional enger Kontakt | | ICD-10: F60.1<br>DSM-5: 301.20 |
| Schizotype Persönlichkeitsstörung | Bezugserleben, Beeinflussungserleben, bizarre Sprache und Denken, paranoide Gedanken, inadäquater Affekt, mangelnde Sozialkontakte, soziale Ängstlichkeit | | ICD-10: na (bei F2)<br>DSM-5: 301.22 |
| Dissoziale Persönlichkeitsstörung | Empathielosigkeit und dissoziales und/oder aggressives Verhalten | | ICD-10: F60.2<br>ICD-11: 6D11.2<br>DSM-5: 301.7 |

Persönlichkeitsentwicklungsstörungen,…

| Erkrankung | Definition | Therapiestrategie | Kodierung in den Klassifikationssystemen |
|---|---|---|---|
| Emotional-instabile Persönlichkeitsstörung | | | ICD-10: F60.3 |
| – Impulsiver Typus | Emotionale Instabilität, aggressiv-impulsive Durchbrüche | | ICD-10: F60.30<br>DSM-5: na |
| – Borderline-Typus | Innere Leere, Beziehungsambivalenz, suizidale Impulse, emotionale Krisen | | ICD-10: F60.31<br>ICD-11: 6D11.5<br>DSM-5: 301.83 |
| Histrionische Persönlichkeitsstörung | Dramatisierendes Auftreten, Suggestibilität, labile Affektivität „Im Mittelpunkt stehen wollen" | | ICD-10: F60.4<br>DSM-5: 301.50 |
| Anankastische Persönlichkeitsstörung | Dauerndes Zweifeln, übervorsichtig-perfektionistisch, rigide | | ICD-10: F60.5<br>DSM-5: 301.4 |
| Ängstlich vermeidende Persönlichkeitsstörung | Dauernde Besorgtheit, Minderwertigkeitsgefühle und soziale Ängstlichkeit mit Vermeidung von Kontakten | | ICD-10: F60.6<br>DSM-5: 301.82 |
| Abhängige Persönlichkeitsstörung | Unselbstständigkeit, Unterordnung und mangelnde Durchsetzungs- bzw. Artikulationsfähigkeit eigener Wünsche und Ziele, Angst vor Verlassenwerden | | ICD-10: F60.7<br>DSM-5: 301.6 |

*DBT-A* Dialektisch-behaviorale Therapie für Adoleszente, *TFP* „Transference-focussed Psychotherapy" für Adoleszente, *MBT-A* Mentalisierungsbasierte Therapie für Adoleszente (übertragungsfokussierte Psychotherapie), *SGA* „second generation antipsychotics" (atypische Antipsychotika), *SSRI* selektive Serotoninwiederaufnahmehemmer.

## Fallbeispiel

Die 16-jährige Jessica ist seit mehreren Jahren in ambulanter kinder- und jugendpsychiatrischer Behandlung. Frühere Diagnosen waren eine depressive Störung sowie eine Anorexia nervosa. Seit mehreren Jahren tritt selbstverletzendes Verhalten in Form von Ritzen auf. Mehrfach kam sie zu kriseninterventorisch-stationären Aufenthalten, nachdem sie starke Selbstmordgedanken hatte und bereits zweimal eine Packung Kopfschmerztabletten eingenommen hatte. Sie meldete sich jeweils eine Stunde nach Einnahme der Tabletten. Im letzten Jahr hatte sie nach eigenen Angaben drei Freunde, zu denen sie jeweils die Beziehung abbrach, nachdem es zu Sexualkontakten gekommen war. Mit ihren Freundinnen verstehe sie sich eigentlich gut, sie habe sich jedoch von ihrem früheren Freundeskreis immer stärker entfernt. Am Wochenende kommt es häufiger zu Alkoholexzessen, mehrmals hatte sie einen „Filmriss", nach dem sie sich auch nicht erinnern konnte, ob es mit Unbekannten zu Sexualverkehr gekommen war. Sie kam jetzt zur stationären Aufnahme, nachdem sie wiederum einen Suizidversuch (wahllose Einnahme von Tabletten in insgesamt unbedenklicher Menge) unternommen hatte. Während des stationären Aufenthalts traten immer wieder starke Selbstverletzungen auf, einmal aß die Patientin auch Glasscherben. Im therapeutischen Kontakt ist sie momentan, nachdem sie anfänglich äußerst bedürftig erschien, gegenüber der Therapeutin sehr ablehnend und entwertend. Innerhalb der Patientengruppe wird die Patientin stark abgelehnt.

In der Vorgeschichte ist bekannt, dass es durch einen Freund des Stiefvaters zu einem sexuellen Übergriff auf Jessica kam, als diese 11 Jahre alt war. Die Mutter hatte sich im Jahr nach der Geburt vom leiblichen Vater getrennt, und Jessica wuchs eine Zeitlang bei der Großmutter mütterlicherseits auf. Im Alter von 2,5 Jahren kam sie wieder zurück zur Mutter. Die Mutter selbst hat eine Depression, und bei übermäßigem Alkoholkonsum ist eine Alkoholabhängigkeit zu vermuten.

Diagnostisch wurde bei Jessica eine Störung der Persönlichkeitsentwicklung am ehesten im Sinne einer beginnenden „Borderline-Persönlichkeitsstörung" (emotional-instabiler Typus F60.31) festgestellt. Die Patientin wurde mittels Elementen der DBT-A behandelt. Medikamentös wurde eine Stimmungsstabilisierung mit Aripiprazol versucht. Die Patientin nahm diese Medikation aber nur sehr unzuverlässig ein, weshalb sie wieder abgesetzt wurde.

### ▪ Epidemiologie
- Belastbare Zahlen gibt es eher für das Erwachsenenalter, dort Prävalenz 5–10 %; in klinischen Populationen höher
- Bei Jugendlichen geht man von Prävalenzen von 10–17 % in der Allgemeinbevölkerung aus, in klinischen Stichproben bis zu 30 %
- In der ICD-10 soll die Störung nicht vor dem 16. Lebensjahr diagnostiziert werden, jedoch ist in den neueren Fassungen der Klassifikationssysteme dieses Kriterium nicht mehr vorhanden
- Einige Symptome, wie Impulskontrollstörungen, affektive Labilität, sind durchaus pubertätstypische Phänomene, von daher ist die Symptomatik auch im Verlauf zu beurteilen und die Prävalenz schwierig zu beurteilen
- Symptome von Persönlichkeitsstörungen können passager im Kindes- und Jugendalter vorkommen, ohne dass sich daraus später tatsächlich eine manifeste Persönlichkeitsstörung ergibt
- Neuere Studien zeigen, dass insbesondere impulsive Symptome vom Übergang vom Jugend- ins Erwachsenenalter abnehmen
- Innerhalb der Persönlichkeitsstörungen dominiert im Jugendalter die emotional-instabile Persönlichkeitsstörung, ebenfalls kommen häufiger Symptome einer dissozialen Persönlichkeitsstörung vor, wobei hier in der Regel die Diagnose einer Störung des Sozialverhaltens vornehmlich vergeben wird

Persönlichkeitsentwicklungsstörungen,...

- **Symptomatik und Klassifikation**
  - Persönlichkeitsstörungen stellen tief verwurzelte, überdauernde Verhaltensmuster dar, die den Patienten in flexiblen Reaktionen auf seine Umwelt behindern und sein persönliches und soziales Leben deutlich einschränken
  - Sie betreffen alle Qualitäten des Fühlens, Denkens und Handelns und insbesondere die Beziehungsgestaltung (interaktionelle Komponente)
  - Dies zeigt sich auch in der Beteiligung vielfältiger psychischer Qualitäten, wie Affekt, Impulskontrolle, Belohnungserwartung, Lernen
  - Gerade im Jugendalter zeigen sich vielfach Komorbiditäten zwischen den einzelnen kategorialen Persönlichkeitsstörungen
  - Neue dimensionale Klassifikationsansätze (ICD-11, DSM-5-Forschungskriterien) sind daher von Persönlichkeitsmodellen (insbesondere dem Fünf-Faktoren-Modell) abgeleitet, um diese komplexen Störungsbilder eindeutiger beschreiben zu können

> **Praxistipp**
>
> Ein wichtiges Kriterium der Persönlichkeitsstörung ist, dass das Verhalten nicht nur passager, sondern überdauernd ist, weshalb die Diagnose von Persönlichkeitsstörungen im Jugendalter häufig noch schwierig zu stellen ist.

Die Folgen der Persönlichkeitsstörung führen bei den Patienten (aber auch bei den unmittelbaren Angehörigen und der Umwelt) oft zu Leiden und Inanspruchnahme psychiatrischer Hilfe; diese Patientengruppe gehört zu den teuersten im Gesundheitssystem, da störungsbedingt immer wieder krisenhaft die Aufnahme in psychiatrische Kliniken nötig ist, andererseits aber (ambulante und stationäre) Therapien oftmals abgebrochen werden.

- **Einteilung nach Cluster A-B-C**

Durch deskriptive Ähnlichkeiten in ihrer Symptomatik bzw. Auswirkung auf die Beziehungsgestaltung und aufgrund theoretischer Entstehungskonzepte lassen sich die Persönlichkeitsstörungen in 3 Gruppen einteilen, die sog. Cluster A–C.

- **Cluster A**
  - Zugeordnet werden dem Cluster A:
    - paranoide Störung
    - schizoide Störung
  - Hier soll die mangelnde Verinnerlichung von Objektbeziehungen das Kernsymptom sein
  - Es besteht ein Grundgefühl des essenziellen Andersseins
  - Die Beziehungen sind flüchtig und kaum affektiv belegt
  - Teilweise kommen wahnhafte Ideen vor (paranoide Persönlichkeitsstörung) oder vor allem Idealisierungen bei gleichzeitig hoher Distanziertheit (schizoide Persönlichkeitsstörung)
  - Schizoide Persönlichkeiten haben kein Interesse an anderen (oder geben dies vor), kaum Beziehungen, sie sind eigenbrötlerisch und zurückgezogen

- Im DSM-IV wurde auch die schizotype Persönlichkeitsstörung (exzentrisches Verhalten, Umständlichkeit im Denken und in der Sprache, Wahrnehmungsstörungen) dem Cluster A zugerechnet, während in der ICD-10 die Einordnung unter den Schizophrenien und wahnhaften Störungen erfolgt (F21)

- **Cluster B**
- Es handelt sich vor allem um strukturelle Störungen, bei denen es um Ich-Defizite und Defizite im Bereich der Objektbeziehungen und daraus folgende Entwicklungsdefizite geht
- Zu den Cluster-B-Störungen gehören:
    - dissoziale
    - emotional-instabile
    - narzisstische
    - histrionische Persönlichkeitsstörung
- Kennzeichen der **dissozialen** Persönlichkeitsstörung:
    - Unfähigkeit zur Empathie
    - Ständige Grenz- und Regelüberschreitungen mit Kriminalität und hoher Gewaltbereitschaft
- Formen der **emotional-instabilen** Persönlichkeitsstörung:
    - Impulsive Form mit leichter Reizbarkeit und hoher Impulsivität (sie soll bei Männern häufiger vorkommen)
    - Borderline-Typus
- Kennzeichen der **Borderline-Persönlichkeitsstörung**:
    - Hohe emotionale Instabilität mit
        - wechselhaften Beziehungen
        - unausgereifter Nähe-Distanz-Regulation (große Nähe, die aber nicht ertragen und dann umso massiver abgelehnt wird)
    - Neigung zu selbstverletzendem, selbstdestruktivem Verhalten
    - Instabilität des Selbstbildes und innerer (auch sexueller) Präferenzen
    - Immer wieder einschießende Suizidgedanken
- Kennzeichen der **narzisstischen** Persönlichkeitsstörung:
    - Unrealistische Größenphantasien bei gleichzeitiger Abhängigkeit von der Bewunderung durch andere
    - Ausgeprägte Selbstwertkrisen bei realen oder erlebten Kränkungen mit zum Teil erheblichen fremdaggressiven oder selbstaggressiven Impulsen
    - Schwierige, oft entwertende oder ausbeuterische Beziehungsgestaltung
- Kennzeichen der **histrionischen** Persönlichkeitsstörung:
    - Suche nach ständiger Aufmerksamkeit durch Theatralik
    - Im eigentlichen Affekt flach, wechselhaft und für das Gegenüber kaum zu spüren („man steht im Nebel")
    - Übermäßige Versuche, für andere verführerisch zu wirken, attraktiv zu sein; dabei auch stark suggestibel

- **Cluster C**
- Zu den Cluster-C-Störungen gehören:

- anankastische
- ängstliche
- dependente Persönlichkeitsstörung
- Sie zeichnen sich durch ängstliches oder furchtsames Verhalten aus
- Kennzeichen der **anankastischen** Persönlichkeitsstörung:
  - hohe Rigidität
  - Kontrollbedürfnis
  - ständiger Perfektionismus
  - teils auch Zwangsgedanken
- Kennzeichen der **ängstlich-vermeidenden** Persönlichkeitsstörung:
  - Die Patienten sind übervorsichtig in allen Lebensbereichen
  - Sie meiden Sozialkontakte, weil sie sich als unattraktiv empfinden sowie unsicher und scheu sind
  - Ständige Besorgnis über alles und jedes
- Kennzeichen der **dependenten** Persönlichkeitsstörung:
  - Abhängigkeit (meist) gegenüber einer Person
  - Eigene Entscheidungen werden nicht mehr getroffen
  - Es herrscht ständige Angst vor dem Verlassenwerden durch die Bezugspersonen
  - Eigene Wünsche werden nicht oder kaum artikuliert, geschweige denn durchgesetzt

■■ **Formen und Unterschiede zwischen Klassifikationssystemen: ICD-10 vs. DSM-5 und ICD-11**
- In allen drei Klassifikationssystemen werden Persönlichkeitsstörungen unter eigenen Kategorien als psychische Störungen kodiert (ICD-10: F6, DSM-5: 645, ICD-11: 6D10)
- Im DSM-IV wurden Persönlichkeitsstörungen noch auf einer eigenen Achse kodiert (nicht mit Achse II des multiaxialen Klassifikationsschemas [MAS] verwechseln!)
- Das DSM-5 orientiert sich in der Einteilung an den Clustern A, B und C
  - Cluster A
    - Paranoid Personality Disorder
    - Schizoid Personality Disorder
    - Schizotypal Personality Disorder
  - Cluster B
    - Antisocial Personality Disorder
    - Borderline Personality Disorder
    - Histrionic Personality Disorder
    - Narcissistic Personality Disorder
  - Cluster C
    - Avoidant Personality Disorder
    - Dependent Personality Disorder
    - Obsessive-compulsive Personality Disorder
- Die schizotype Persönlichkeitsstörung wird im DSM-5 ebenfalls als Persönlichkeitsstörung (Cluster A) gewertet (in der ICD-10 unter F2 klassifiziert)

- Die ICD-11 kennt dagegen zwei Hauptkategorien, die Persönlichkeitsstörung und „Prominent personality traits or patterns", die zur Beschreibung von Persönlichkeitsstörungen dienen. Die Störungen werden eingeteilt nach der Beeinträchtigung, die durch sie im Leben folgt in leichte, mittlere und schwere Formen („mild, moderate, severe")
- Die ICD-11 orientiert sich mehr an den in den Research Domain Criteria (RDoC) niedergelegten systematischen Überlegungen. So gibt es folgende beschreibende Traits/Patterns für die Persönlichkeitsstörungen:
  - Negative affectivity in personality disorder or personality difficulty 6D11.0
  - Detachment in personality disorder or personality difficulty 6D11.1
  - Dissociality in personality disorder or personality difficulty 6D11.2
  - Disinhibition in personality disorder or personality difficulty 6D11.3
  - Anankastia in personality disorder or personality difficulty 6D11.4
  - Borderline pattern 6D11.5

Das DSM-5 und die ICD-11 sind bezüglich des Alterskriteriums deutlich offener als die ICD-10: Zwar wird im DSM-5 betont, dass vor dem 18. Lebensjahr bezüglich der Diagnosestellung eine gewisse Vorsicht bestehen sollte, aber man kann die Diagnose grundsätzlich auch vor dem 18. Lebensjahr stellen, wenn die Kriterien hinreichend (z. B. über ein Jahr andauernd) erfüllt sind.

- **Ätiologie**
- Als wichtigster pathogener Faktor wird bei entsprechender genetischer Prädisposition postuliert: eine Störung in der frühkindlichen Beziehung und in der weiteren Objekt- und Selbstinternalisierung bzw. -repräsentation, der Affektentwicklung als Folge der gestörten Resonanz durch die Bezugspersonen bzw. fehlende adäquate Beziehungsgestaltung
- Zur Entwicklung von Persönlichkeitsstörungen prädisponieren:
  - frühkindliche Bindungsstörungen
  - Regulationsstörungen
  - elterliche psychische Erkrankung in der frühen Kindheit
  - Impulsivität
- Zur Genese einer Persönlichkeitsstörung insbesondere vom emotional-instabilen Typus können auch abnorme psychosoziale Umstände oder sogenannte Adverse Childhood Experiences (ACE) beitragen wie
  - Vernachlässigung
  - die Körpergrenzen überschreitende Traumata wie Missbrauch und Misshandlung
- Problematisch im entwicklungspsychopathologischen Sinn ist, dass ACE im Entwicklungsverlauf nicht entsprechend abgepuffert werden und im Verlauf weitere invalidierende oder negative Erlebnisse kumulieren können, wie häufige Beziehungswechsel in der Jugendhilfe etc., was die Störung eher chronifiziert
- Zusätzlich werden biologische prädisponierende Faktoren postuliert; neurobiologische Korrelate sollen vorhanden sein:
  - funktionelle Veränderungen im präfrontalen Kortex
  - eine erhöhte Aktivierung im Bereich des limbischen Systems (fMRT-Untersuchungen)

Persönlichkeitsentwicklungsstörungen,...

- Diskonnektivitäten zwischen präfrontalen, orbitofrontalen und limbischen Strukturen
- Erblichkeitsstudien zeigen eine hohe Vererbbarkeit von Persönlichkeitsstörungen
- Verschiedene psychodynamische Theorien (u. a. von Otto F. Kernberg und Peter Fonagy)

### Komorbiditäten

Prinzipiell zeigen die Patienten eine Vielzahl (bis alle) psychiatrischer Symptome, so wie die Definition der Persönlichkeitsstörungen auch verstärkte oder überdauernde Symptome anderer psychiatrischer Störungen einschließt (z. B. ängstlich-vermeidende Persönlichkeitsstörung mit Symptomen einer Angststörung, paranoide Persönlichkeitsstörung mit Wahnsymptomen).

- Insbesondere bei Persönlichkeitsstörungen vom emotional-instabilen Typus: gehäuft selbstverletzendes Verhalten (▶ Kap. 35), auch Essstörungen und depressive Störungen oder Symptome
- Anamnestisch bei vielen Patienten: Phänomene von Störungen in der frühkindlichen Bindung; dies hat allerdings unmittelbar für die Therapie oder Klassifikation keine Relevanz ▶ Kap. 22
- Viele Patienten haben auch traumatische Ereignisse in der Vorgeschichte

❗ **Cave**

❗ **Es sei gewarnt von dem Rückschluss, die Diagnose einer emotional-instabile Persönlichkeitsstörung bedeute automatisch ein Trauma (z. B. Missbrauch) in der Vorgeschichte!**

### Diagnostik und Differenzialdiagnostik

- Die Diagnostik erfolgt hauptsächlich klinisch durch
  - Beobachtung
  - Anamnese
  - Fremdanamnese
- Wichtig ist die Unterscheidung, ob das Verhaltensmuster tatsächlich überdauernd ist oder ob es sich um eine Episode einer anderen psychischen Erkrankung handelt (z. B. Depression)
- Bei der emotional-instabilen Persönlichkeitsstörung treten insbesondere folgende Störungen komorbid auf bzw. sind differenzialdiagnostisch auszuschließen:
  - depressive Störungen
  - Essstörungen
  - ADHS

❓ **Hilfreiche Fragen**
Bei Borderline-Persönlichkeitsstörung:
- Hast du häufig das Gefühl, keiner versteht dich?
- Ist es dir unangenehm, wenn jemand dir nah ist?
- Fühlst du häufig Leere und Verzweiflung?
- Verletzt du dich absichtlich selbst?

- Hast du häufiger die Idee, nicht mehr leben zu wollen?
- Wechselt bei dir häufig das Gefühl, jemanden sehr zu mögen und ihn andererseits zu hassen?
- Wechseln deine Freunde häufig?
- Fühlst du dich schnell ausgegrenzt?

Bei dissozialer Persönlichkeitsstörung:
- Kannst du Mitleid fühlen?
- (Warum) Tut es dir leid, wenn du etwas gestohlen/jemanden verprügelt hast?
- Warum, denkst du, ist es schlecht, sich nicht an das Gesetz zu halten?
- Wirst du oft zu Unrecht bestraft?

Bei narzisstischen Persönlichkeitsstörungen?
- Fühlst du dich oft ungerecht behandelt?
- Respektieren/anerkennen dich andere oft nicht?
- Sollten andere mehr für dich tun, damit du deine Ziele erreichst?

An die Eltern:
- Wechseln die Freunde Ihres Kindes oft?
- Haben Sie das Gefühl, es Ihrem Kind nie recht zu machen?
- Hat Ihr Kind Schwierigkeiten, in Kontakt mit Gleichaltrigen zu kommen?
- Eckt Ihr Kind häufig in sozialen Situationen an?

### Fragebogenverfahren
- Klinische Interviews wie SKID-II oder IPDE können hilfreich sein
- Generell können diagnostische Interviews oder Fragebogenverfahren zu den klinisch präsentierten Leitsymptomen (z. B. CDRS-R, ETI, CATS) dazu beitragen, die Schwere der einzelnen Symptome einzuschätzen

## Therapie
Evaluierte Psychotherapieverfahren liegen für Jugendliche aktuell nur für Borderline-Persönlichkeitsstörungen vor (DBT, TFP, MBT).

### Psychotherapie
- Grundbedingung der Psychotherapie bei Persönlichkeitsstörung ist die **Beziehungsarbeit**
- Diese ist insbesondere gekennzeichnet durch die Fähigkeit des Therapeuten,
  - einerseits eine emotional tragfähige Beziehung herzustellen
    - andererseits keine allzu starke, weil für den Patienten nicht aushaltbare, Nähe zum Patienten zu inszenieren
- Die Therapie ist meist langfristig angelegt, sollte aber dennoch einen klaren, ggf. auch phasenweise gestuften Inhalt und Fokus haben
- Regressionsfördernde Ansätze sind eher kontraproduktiv, es geht um Aktivierung und Lebensbewältigung
- Derzeit hauptsächlich angewandte und in Studien untersuchte Therapien bzw. Elemente aus diesen Therapien sind:
  - die **dialektisch-behaviorale Therapie für Adoleszente** (DBT-A, nach Rathus und Miller 2002)

- die **übertragungsfokussierte Psychotherapie** (TFP) nach Otto F. Kernberg (für Jugendliche adaptiert als Adolescent Identity Treatment)
  - die **Mentalisierungsbasierte Therapie (MBT)** nach Peter Fonagy
- Bei der MBT stehen eine Verbesserung der Mentalisierung (Reflexion, Perspektivenübernahme) im Vordergrund
- Bei der TFP stehen Klärungsprozesse der Interaktion und der Übertragung im Hier und Jetzt im Vordergrund (Clarkin et al. 2008)
- Ein Hauptbestandteil der DBT-A ist das **Fertigkeitentraining**
- Vermittelt werden dabei:
  - Lernen von Achtsamkeit
  - Stresstoleranz
  - Identifikation und Umgang mit Emotionen
  - zwischenmenschliche Fertigkeiten
  - das Suchen nach einem Mittelweg zwischen Extremen
- Grundsätzlich ist es wichtig, Therapieverträge mit den Patienten zu schließen, in denen auf den Umgang in der Therapie mit suizidalen Impulsen sowie Impulsen, die Therapie abzubrechen, eingegangen wird

> **Praxistipp**
>
> Mit dem Patienten muss eindeutig vereinbart werden, dass bei suizidalen Drohungen z. B. die ambulante Therapie ausgesetzt wird und eine kriseninterventorische Behandlung erfolgt. Damit soll vermieden werden, dass der Patient durch (unbewusstes) Agieren in der Therapie pathologische Interaktionen und Beziehungen reinszeniert und letztlich nicht von der Therapie profitiert. Klarheit, Validierung und wertschätzende Neutralität dem Patienten gegenüber sind Grundprinzipien für den Therapeuten.

- Meist ist eine Supervision der Therapie für den Therapeuten zur emotionalen Entlastung unerlässlich
- ❗ **Typischer therapeutischer Fehler insbesondere bei emotional-instabilen Patienten: Der Therapeut lässt sich vom Patienten durch Idealisierung und übergroße Nähe verstricken, was der Patient nicht dauerhaft aushält, weshalb er dann durch massive Entwertung des Therapeuten die Therapie zum Scheitern bringt!**
- Weiteres Element in der Therapie ist **Psychoedukation**:
  - Was sind Gefühle, wie bestimmen sie mein Handeln?
  - Wie sehen „Teufelskreise" von Emotionen, Gedanken und Handlungen aus?
  - Übungen, Gefühle zu identifizieren
  - Ausprobieren von alternativen Handlungsstrategien (Verhaltensexperimente)
- Der achtsame Umgang mit sich selbst stellt dazu eine Basis dar und wird zu Beginn vermittelt:
  - z. B. wahrnehmen, ohne zu bewerten
  - Konzentration auf situativ Wichtiges

> **Praxistipp**
>
> Notfallstrategien für andrängende Impulse, sich selbst zu verletzen oder Suizid zu begehen, sollten mit dem Patienten erarbeitet werden. Es sollte immer wieder geübt werden, die dort hinterlegten Strategien auch anzuwenden.

- Bei dissozialen Persönlichkeitsstörungen ist zu identifizieren, inwieweit **Empathiefähigkeit** gegeben ist („hot" vs. „cold aggression", ▶ Kap. 3)
- Bei starker Empathielosigkeit ist die (pädagogische) strikte Sanktionierung von – insbesondere verdeckt- oder instrumentell-aggressivem – Verhalten essenziell
- Stationär lässt sich meist keine Besserung erzielen, eher in langfristig angelegten und sehr stringent organisierten Jugendhilfemaßnahmen in Begleitung mit dem Kinder- und Jugendpsychiater (bei impulsiven Durchbrüchen, depressiven Einbrüchen etc.)
- Stationäre Behandlung kann für die Bewältigung von aktuellen Krisen und umschriebenen Problembereichen indiziert sein
- Hilfreich sind unter Umständen an DBT angelehnte Behandlungskonzepte
- Bei narzisstischen Persönlichkeitsstörungen besteht häufig erst dann Therapiebereitschaft, wenn das grandiose Selbst bedroht ist
- Zentral ist die Balance zwischen wertschätzendem Beziehungsaufbau (Cave: Verstärkung des grandiosen Selbst) und Konfrontation mit problematischen Verhaltensweisen (Cave: Kränkbarkeit und nachfolgende narzisstische Krisen)
- Erstes Ziel ist das Erreichen einer Veränderungsmotivation durch Reflektion der Vor- und Nachteile narzisstisch begründeter Verhaltensweisen (Kosten-Nutzen-Abwägung)
- Hilfreich sind Techniken zur Verbesserung der Emotionsregulation (Umgang mit narzisstischen Krisen) sowie Unterstützung bei realistischen Erfolgen und nichtausbeuterischen Beziehungserfahrungen
- Bei Dekompensation Suizidalität und aggressive Impulse beachten

### Elternarbeit
- Eltern müssen über die Schwere der Störung und die typischen Auswirkungen auf die interpersonelle Beziehung aufgeklärt werden
- Typische pathologische Kommunikations- und Interaktionsmuster zwischen Patient und Familie sollten identifiziert und besprochen werden
- Bei gehäuft auftretendem selbstverletzendem Verhalten sind die Eltern darin zu schulen, dieses nicht durch Aufmerksamkeit zu verstärken
- Das Thema „Wer ist an der Erkrankung schuld?" kann eine wichtige Rolle spielen

> **Praxistipp**
>
> Frühere Erziehungsbedingungen tragen bisweilen oder sogar häufig zu der Störung bei, jedoch darf Eltern nicht im Sinne einer Schuldzuweisung begegnet werden. Vielmehr ist es wichtig, im Hier und Jetzt zu bleiben und mit den Eltern zu versuchen, validierende Umgebungsbedingungen für den Patienten zu schaffen (klare Rückmeldungen, keine Doppelbotschaften, Gefühle benennen, aber nicht überbewerten).

Persönlichkeitsentwicklungsstörungen,...

## ▪▪ Pharmakotherapie (▶ Kap. 40)
— Generell gilt: es gibt keine wirklich wirksame medikamentöse Therapie bei Persönlichkeitsstörungen
— Medikamentöse Therapien können nur auf einzelne Symptome wirken, wie Impulskontrolle, Stimmungsstabilisierung und Regulierung der Affekte
— Hier kann eine antipsychotische Medikation mit SGA (atypische Antipsychotika, „second generation antipsychotics") oder Stimmungsstabilisatoren bisweilen Erfolge zeigen
— Bei manifesten komorbiden Störungen, wie depressiven Episoden, kann die entsprechende Medikation eingesetzt werden
— Trotz des leicht erhöhten Risikos für suizidale Impulse haben SSRI, etwa gegenüber trizyklischen Antidepressiva, den Vorteil, dass sie bei nicht seltenen Suizidimpulsen und daraus folgender Ingestion nicht tödlich wirken
— Ein großes Problem stellt die mangelnde dauerhafte Therapieadhärenz dar, die den Einsatz von Psychopharmaka häufig limitiert, ebenso wie der begleitende Konsum von Alkohol und anderen Rauschmitteln
— SGA mit einem hohen Risiko für Gewichtszunahme werden von den meist weiblichen Patienten abgelehnt
— Eine Indikation für eine Polypharmakotherapie besteht in der Regel nicht

🛇 **Substanzen mit dem Potenzial, Abhängigkeit zu erzeugen (z. B. Benzodiazepine), sind zu vermeiden, da die Patienten ein erhöhtes Suchtrisiko haben!**

## ▪ Weitere Maßnahmen und Hilfen
— Die Patienten stellen oftmals für die Familien eine große Belastung dar, gleichzeitig kann sich innerhalb der familiären Interaktionsmuster auch ein weiterer, die Störung unterhaltender Faktor zeigen
— Insofern wechseln einige Patienten in eine Fremdunterbringung
— Da hier die Tendenz besteht, bekannte Muster zu reinszenieren, sind solche Patienten mit die größte Herausforderung für Jugendhilfeeinrichtungen und weisen nicht selten bereits mehrere Einrichtungswechsel in ihrer Biographie auf
— Eine engmaschige Beratung, klare Absprachen im Fall von Krisen etc. können erneute Beziehungsabbrüche verhindern
— Wiederaufnahme in die Psychiatrie sollte als klare Krisenintervention mit Garantie der Rückkehr vereinbart werden

## ▪ Auszug aus der ärztlichen Stellungnahme nach § 35a SGB VIII
Jessica leidet an einer beginnenden Persönlichkeitsstörung vom emotional-instabilen Typus. Zusätzlich zeigte sie anamnestisch eine Anorexia nervosa und wiederholte rezidivierende depressive Episoden. Es liegt selbstverletzendes Verhalten an Armen und am Bauch vor (Schnittwunden). Aktuell war sie zum 5. Mal in unserer stationären Behandlung, nachdem sie in suizidaler Absicht insgesamt 15 Tabletten Paracetamol eingenommen hatte.

**Beispiel Jessica, 16 Jahre, Kapitel Persönlichkeitsstörungen:**

| Zu Hause | Schule | Freizeit |

**Ressourcen:** gute kognitive Leistungsfähigkeit

**Barrieren:** defizitäre Emotions- sowie Nähe- und Distanzregulation, risikoreiches Verhalten; psychische Erkrankung der Mutter, konflikthafte Interaktion zwischen Mutter und Tochter

| Keine Teilhabe-beeinträchtigung | Leichte Teilhabe-beeinträchtigung | Mäßige Teilhabe-beeinträchtigung | Schwere Teilhabe-beeinträchtigung |

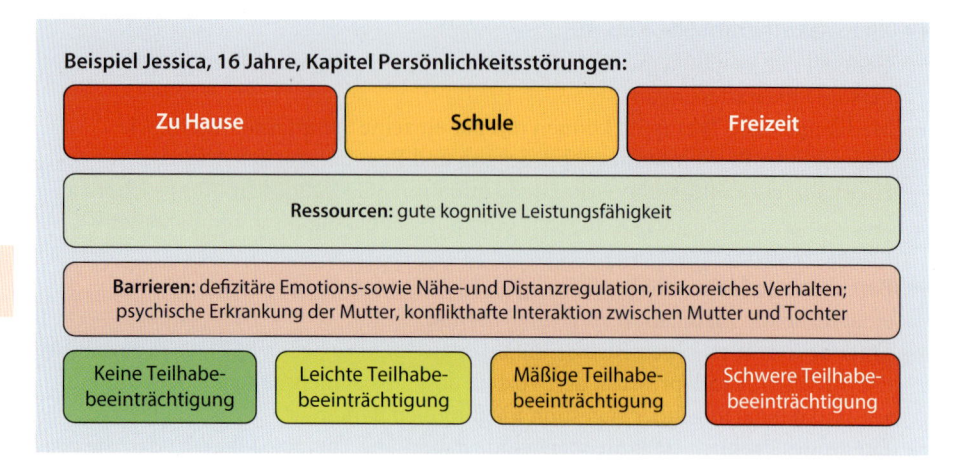

**Abb. 23.1** Schema zur Erfassung der Teilhabebeeinträchtigung im Fall von Jessica

### Empfehlung

Nachdem sich im Umgang mit der Mutter trotz mehrerer Therapieversuche keine Änderung in der Interaktion (Mutter weiterhin vorwurfsvoll und entwertend, Jessica weiterhin ambivalent und aggressiv) ergeben hat und die Wochenendbeurlaubungen immer wieder zu Exzessen selbstverletzenden Verhaltens (mehrfache chirurgische Versorgung der Schnitte notwendig) geführt hatten, empfehlen wir eine stationäre Jugendhilfemaßnahme mit engmaschiger kinder- und jugendpsychiatrischer Betreuung und klaren Absprachen für kriseninterventorische Aufnahmen bei Suizidalität. Die Jugendhilfeeinrichtung sollte Erfahrung im Umgang mit diesem Störungsbild haben, an der Nähe-Distanz-Regulation und der Emotionsregulation der Patientin weiterarbeiten.

Eine Schuleinrichtung sollte angegliedert sein (und eine individuelle Beschulung ermöglichen), da eine Beschulung in einer Regelschule (trotz guter Intelligenz) aufgrund ihres Verhaltens und daraus folgender Fehlzeiten nicht möglich sein wird.

Die parallele Psychotherapie sollte die stationäre DBT-A-Therapie fortsetzen und das Fertigkeitentraining fortführen. Eine stimmungsstabilisierende Medikation wäre wünschenswert, ist aber aktuell aufgrund der ablehnenden Haltung der Patientin nicht zu realisieren.

Schema zur Erfassung der Teilhabebeeinträchtigung im Fall von Jessica ◘ Abb. 23.1.

## Weiterführende Literatur

Böhme R, Fleischhacker C, Mayer-Bruns F, Schulz E (2001) Dialektisch-Behaviorale Therapie für Jugendliche (DBT-A) – Arbeitsbuch. Abteilung für Psychiatrie und Psychotherapie im Kindes- und Jugendalter des Klinikums der Universität Freiburg

Clarkin JF, Yeomans F, Kernberg O (2008) Psychotherapie der Borderline-Persönlichkeit – Manual zur psychodynamischen Therapie. Schattauer, Stuttgart

Kernberg P, Weiner A, Bardenstein K (2001) Persönlichkeitsstörungen bei Kindern und Jugendlichen. Klett-Cotta, Stuttgart, S 200–216

Rathus JH, Miller AL (2002). Dialectical behavior therapy adapted for suicidal adolescents, Suicide and life-threathening Behavior 32(2), 146–157

Linehan MM (1998) Dialektische Verhaltenstherapie bei Borderline-Persönlichkeitsstörungen. Prax Klin Verhaltensmed Rehabil 2:220–227

Schmeck K, Streeck-Fischer A, Herpertz SC (2009) Störungen der Persönlichkeitsentwicklung und Persönlichkeitsstörungen. In: Fegert JM, Streeck-Fischer A, Freyberger HJ (Hrsg) Adoleszenzpsychiatrie. Schattauer, Stuttgart

# Störungen der Sexualität

*Tobias Hellenschmidt und Naina Levitan*

24.1 Entwicklung der Sexualität – 416

24.2 Psychische und Verhaltensstörungen in Verbindung mit der sexuellen Entwicklung und Orientierung – 418

24.3 Geschlechtsinkongruenz - Störungen der Geschlechtsidentität – 420

24.4 Sexuelle Funktionsstörungen – 424

24.5 Störungen der Sexualpräferenz – 426

24.6 Internet und Pornographie – 430

Weiterführende Literatur – 431

© Springer-Verlag GmbH Deutschland, ein Teil von Springer Nature 2020
M. Kölch et al. (Hrsg.), *Klinikmanual Kinder- und Jugendpsychiatrie und -psychotherapie*,
https://doi.org/10.1007/978-3-662-58418-7_24

Sexualität ist eine wichtige Entwicklungsaufgabe Jugendlicher und Heranwachsender. Gelingt die Bewältigung dieser, so wirkt sie hoch salutogen und stellt eine erhebliche Ressource menschlicher Gesundheit und Zufriedenheit dar.

Störungen des sexuellen Erlebens, Verhaltens und der sexuellen Funktion sind häufig mit anderen psychischen Störungen vergesellschaftet, daher gehören sie zu den Problemfeldern, die einem Kinder- und Jugendpsychiater und -psychotherapeuten vertraut sein sollten. Für manche der hier genannten Störungsbilder sind jedoch spezielle sexualmedizinische Kenntnisse für die Diagnostik und Therapie wünschenswert, sodass Kinder- und Jugendpsychiater und Kinder- und Jugendpsychotherapeuten in bestimmten Fällen, vor allem als Zuweisende, wichtig sein können.

> **Praxistipp**
>
> Fragen zu sexuellen Erfahrungen, zur sexuellen Aktivität, zur sexuellen Funktion und zur Bedeutung der Sexualität für den Betreffenden, dürfen in keiner jugendpsychiatrischen Anamnese fehlen.

## 24.1 Entwicklung der Sexualität

### 24.1.1 Sexualwissen und -verhalten im Kindesalter

Autoexploratorisches Verhalten
- Entdeckung des Genitales im 1. Lebensjahr
- Erste willentliche Manipulation am Genitale am Ende des 2. Lebensjahres
- 20–50 % zeigen autoerotisches Verhalten bereits vor der Pubertät
- Rückgang der Verhaltensweisen vor 5.–6. Lebensjahr

Soziosexuelles Verhalten
- Beginn ca. im 3. Lebensjahr
- Rückgang häufig ab dem 5. Lebensjahr

Häufige Verhaltensweisen
- Zeigen und Anschauen des Genitales
- Einführung von Gegenständen in Vagina und Anus
- Oral-genitale Stimulation
- Selten versuchter Geschlechtsverkehr

**Fallbeispiel**
Die 4-jährige Sofie wird von ihrer Mutter in der kinder- und jugendpsychiatrischen Ambulanz vorgestellt. Sie berichtet, dass ihre Tochter sehr häufig auch in der Kindertagesstätte in der Anwesenheit anderer Kinder und Erwachsener an ihrer Vulva manipuliere. Sie sei deswegen bereits von den Kindergärtnern und anderen Eltern angesprochen worden. Sie

### Störungen der Sexualität

sei sehr verunsichert und wisse nicht, wie sie reagieren solle. Zum einen wolle sie ihre Tochter nicht beeinträchtigen, zum anderen habe das Verhalten aber deutlich zugenommen und sei sehr auffällig und peinlich. Auch gebe es parallel zu diesem Verhalten eine neue Belastung für ihre Tochter, denn sie sei nun aufgrund der beruflichen Verpflichtung der Mutter länger in der „Kita" als bislang. In der kinderpsychiatrischen Exploration zeigt sich ein senso- und statomotorisch im untersten Bereich der Altersnorm entwickeltes, ansonsten unauffälliges Mädchen. In einer pädiatrischen Untersuchung wird eine Candida-albicans-Infektion im Genitalbereich festgestellt, die auch durch die ständige Manipulation begünstigt wird. Nach einer ausführlichen Beratung der Kindsmutter (KM) über kindliches Masturbationsverhalten und dessen Ungefährlichkeit bespricht die Kindsmutter (KM) mit dem Mädchen, dass die Manipulation nicht in der Öffentlichkeit erfolgen solle, sondern nur für sich allein. Die Einhaltung der Vereinbarung wird mittels eines Verstärkerplanes mit positiven Verstärkern unterstützt. Darüber hinaus wird eine Behandlung der Candida-albicans-Infektion und ein regelmäßiges Toilettentraining (regelmäßiges Schicken/Körperpflege nach dem Toilettengang, kinderfreundliche Gestaltung der Toilette usw.) eingeführt. Es wurde beobachtet, dass das Kind immer wieder etwas Urin im Slip hat (es liegt jedoch keine Dranginkontinenz oder eine andere organische Ursache vor). Zur Unterstützung der motorischen Funktionen erfolgt eine zeitlich begrenzte ergotherapeutische Behandlung. Unter diesen Maßnahmen kommt es rasch zum Rückgang der Verhaltensweisen in der Öffentlichkeit.

Kindliche Fragen und Wissen zur Sexualität
- Mit 2–3 Jahren: Fragen zu genitalen Unterschieden
  - Geschlechtszuordnungen werden getroffen
- Mit 3–4 Jahren: Fragen zum Ursprung von Babys
- Mit 4 Jahren: Basiswissen über die Schwangerschaft
- Mit 5–6 Jahren: Fragen zur Geburt
- Mit 8 Jahren: Fragen zu Empfängnis und Geschlechtsverkehr
- Mit 9–11 Jahre: Wissen über Empfängnis und Geschlechtsverkehr
  - Die Lustdimension der Sexualität wird von Kindern noch nicht verstanden
  - Kinder haben meist keine begriffliche Kenntnis von sexuellen Übergriffen!

Wissen über Geschlechtsidentität
- 2- bis 3-jährige Kinder können sich und andere zuverlässig dem entsprechenden Geschlecht zuordnen
- Geschlechtszuordnung erfolgt trotz des Wissens über die genitalen Unterschiede vorwiegend über äußerliche Merkmale (Kleidung und Haare)
- Volle Urteilsbegründung über Geschlechtskonstanz, deren „genitale" Grundlage und deren Invarianz ist erst im Grundschulalter möglich

Sexualentwicklung Jugendlicher
Die Sexualentwicklung lässt sich im Wesentlichen in drei sich überschneidenden Phasen beschreiben: Präadoleszenz, frühe Adoleszenz und späte Adoleszenz.
Präadoleszenz
- Die Präadoleszenz (Tanner 1) liegt bei Mädchen zwischen 10 und 12 Jahren, bei Jungen zwischen 11 und 13 Jahren. Bei beiden Geschlechtern finden in dieser

Phase ein Längenwachstumsschub sowie das Auftreten von Schambehaarung (Pubarche) statt. Es kommt zur Vergrößerung der Geschlechtsorgane und zum Anstieg von LH (luteinisierendem Hormon) und Östradiol bzw. Testosteron
- Das Bedürfnis nach Wahrung der Intimität und oft auch Scham sind stark ausgeprägt. Die Hauptbezugsgruppe ist die gleichgeschlechtliche Peergroup

Frühe Adoleszenz
- Von früher Adoleszenz (Tanner 2–3) kann bei Mädchen zwischen 12 und 14 Jahren und bei Jungen zwischen 13 und 15 Jahren gesprochen werden
- Es kommt zum Auftreten von Axillarbehaarung (Adrenarche) sowie zur ersten, meist noch anovulatorischen Menstruation (Menarche) bei den Mädchen und zur ersten Ejakulation (Ejakularche) bei den Jungen
- Kurz vor Übergang in die späte Adoleszenz beginnt bei den Jungen der Stimmbruch und bei den Mädchen das Brustwachstum
- Vor allem bei den Jungen (ca. 97 %) der Beginn von regelmäßiger Masturbation (Masturbarche)
- Neben der Peergroup werden jetzt gegengeschlechtliche Kontakte häufiger gesucht, es kommt zu ersten Verabredungen und zu ersten körperlichen Annäherungen wie z. B. Küssen (Mädchen mit 14 Jahren 70 %, Jungen 62 %)

Späte Adoleszenz
- Die späte Adoleszenz (Tanner 4–5) findet bei Mädchen von 14–17 Jahren und bei Jungen von 15–18 Jahren statt. Bei den jungen Männern werden jetzt reife Spermatozoen (Spermarche) gebildet, bei den jungen Frauen kommt es jetzt zu regelmäßigen ovulatorischen Zyklen, was bei beiden Geschlechtern das Erreichen der Fertilität der **Geschlechtsreife** bedeutet
- Bei den Männern kommt es zusätzlich zur Zunahme der Körperbehaarung, insbesondere anogenital und zur Ausbildung der Gesichtsakne
- Es entwickeln sich nun intime Beziehungen zwischen den Geschlechtern, in die sexuelle Aktivitäten einschließlich des ersten Geschlechtsverkehrs (Kohabitarche) einbezogen sind. Mit 15 Jahren haben ca. 21 % der Mädchen und 17 % der Jungen bereits kohabitiert. Mit 17 Jahren sind es bei den Mädchen 66 % und bei den Jungen 65 %

Die erheblichen körperlichen und psychischen Veränderungen sowie die durch Partnerschaften entstehenden sozialen Anforderungen stellen eine große Entwicklungsaufgabe an die Jugendlichen. Scheitern Jugendliche an dieser Aufgabe, beispielsweise auch aufgrund von Störungen des sexuellen Erlebens, Verhaltens oder der sexuellen Funktion, kann es zu schweren psychischen Krisen bis hin zur Suizidalität kommen.

## 24.2 Psychische und Verhaltensstörungen in Verbindung mit der sexuellen Entwicklung und Orientierung

Tab. 24.1.

Störungen der Sexualität

**Tab. 24.1** Psychische und Verhaltensstörungen in Verbindung mit der sexuellen Entwicklung und Orientierung nach ICD-10

| Störung | Definition | Kodierung |
| --- | --- | --- |
| Sexuelle Reifungskrise | Die betroffene Person leidet unter einer Unsicherheit hinsichtlich ihrer Geschlechtsidentität oder ihrer sexuellen Orientierung, was zu Ängsten oder Depressionen führt. Dies kommt meist bei Heranwachsenden vor, die sich hinsichtlich ihrer homo-, hetero- oder bisexuellen Orientierung nicht sicher sind, aber auch bei Menschen, die nach einer Zeit scheinbar stabiler sexueller Orientierung – oftmals sogar nach einer lange dauernden Beziehung – sich einer anderen sexuellen Orientierung bewusstwerden | ICD-10: F66.0 Keine Entsprechung in ICD-11 und DSM-5 |
| Ich-dystone Sexualorientierung | Die Geschlechtsidentität oder sexuelle Ausrichtung ist eindeutig, aber die betroffene Person hat den Wunsch, diese wäre wegen der damit verbundenen psychischen oder Verhaltensstörungen anders, und wünscht sich möglicherweise eine Behandlung, um diese möglichst zu ändern | ICD-10: F66.1 Keine Entsprechung in ICD-11 und DSM-5 |
| Sexuelle Beziehungsstörung | Die Geschlechtsidentität oder die Störung der Sexualpräferenz bereitet bei der Aufnahme und Aufrechterhaltung einer Beziehung mit einem Sexualpartner Probleme | ICD-10: F66.2 Keine Entsprechung in ICD-11 und DSM-5 |

Sexuelle Reifungskrisen
- Unter sexuellen Reifungskrisen können verschiedene psychosexuelle Entwicklungsschwierigkeiten klassifiziert werden
- Wichtig für alle diese Störungen ist es, einen gesprächsoffenen und entscheidungsfreien Raum anzubieten und die betroffenen Patienten in ihrer Auseinandersetzung mit ihrer sexuellen Besonderheit therapeutisch zu begleiten
- Bei Konfliktverhalten soll problematisiert, nicht pönalisiert und abgewehrt werden

Ich-dystone Sexualorientierung
- Patienten mit Ich-dystoner Sexualorientierung sind sich ihrer i. d. R. gleichgeschlechtlichen Orientierung bewusst, empfinden diese jedoch als „ichfremd". Dies ist vor dem Hintergrund der sozialen und ggf. religiösen und kulturellen Wertorientierung des Umfeldes, in dem sie aufgewachsen sind, oder vor dem Hintergrund einer nicht eindeutigen sexuellen Orientierung zu verstehen. Es ist zu bedenken, dass sich die Patienten rein statistisch einer Minderheit zugehörig wissen, was Ängste vor Ablehnung, Vorurteilen und Benachteiligung beinhaltet
- Bei starker Ausprägung dieser Ängste gehen diese Patienten keine Partnerschaften ein und beschäftigen sich fortwährend mit ihrem Problem bis hin zur sozialen Isolation und Vereinsamung

- Es ist sinnvoll, die Ursachen und Begründungen der Verunsicherung gemeinsam mit dem Patienten herauszuarbeiten, diese zu entkräften oder nach alternativen Lösungen zu suchen
- Es empfiehlt sich, die Eltern in die Beratung einzubeziehen, was häufig der Vorbereitung bedarf. Versagensängste oder Verunsicherungen der Eltern können dann gemeinsam bearbeitet werden

> **Praxistipp**
>
> Häufig führt das Bewusstwerden der Andersartigkeit zu suizidalen Krisen, weshalb eine Abklärung der Sexualentwicklung und der sexuellen Orientierung auch in diesem Kontext sehr ratsam ist.

Sexuelle Beziehungsstörungen
- Sexuelle Beziehungsstörungen sind misslingende sexuell-partnerschaftliche Beziehungserfahrungen aufgrund unterschiedlicher Ursachen
- Letztlich kommt es zur Frustration der Grundbedürfnisse wie Annahme, Bestätigung und dem Gefühl, vom Partner akzeptiert zu sein
- Eine sexualmedizinische Beratung und Therapie, unter Einbeziehung der Bindungs- und Beziehungsdimension in der sexuellen Paarbeziehung kann hier indiziert sein

## 24.3 Geschlechtsinkongruenz – Störungen der Geschlechtsidentität

Die ICD-10 unterscheidet zwei Formen der Geschlechtsidentitätsstörung (GIS). Zum einen die Störung der Geschlechtsidentität des Kindesalters (F64.2), zum anderen den Transsexualismus (F64.0), bei dem die somatosexuelle Entwicklung bereits erfolgt ist. In der ICD-11 werden die Diagnosen der Geschlechtsidentitätsstörung durch den Begriff Geschlechtsinkongruenz (GI) ersetzt. Der Begriff Geschlechtsinkongruenz soll einer Stigmatisierung von Menschen mit der beschriebenen Phänomenologie entgegenwirken, ggf. sogar die Annahme eines Störungscharakters der Geschlechtsinkongruenz vollständig unterbinden. Gleichwohl wird aber auch diskutiert, ob die Verursachung von Leidensdruck und die verschlechterte Lebensqualität, wie sie durch die Phänomenologie der GI definitionsgemäß immer hervorgebracht wird, nicht ohnehin integraler Bestandteil des Konzeptes psychischer Störungen ist und somit auch diesen zugeordnet werden kann. Dieser Diskurs kann weitreichende Folgen haben. Es besteht die Gefahr, dass dem Aufgeben eines „Störungsbegriffes" ggf. der Wegfall von Leistungsansprüchen im SGB V folgt. Ohne die Objektivierbarkeit einer Diagnose mit entsprechenden Kriterien ist eine ärztliche Verantwortungsübernahme für körpereingreifende Maßnahmen schwer denkbar.

Im DSM-5 lautet die entsprechende Bezeichnung Geschlechtsdysphorie.

Die Diagnosekriterien sind in allen drei Systemen sehr ähnlich (◘ Tab. 24.2).

# Störungen der Sexualität

**Tab. 24.2** Geschlechtsinkongruenz

| Störung | Definition (ICD-11) | Kodierungen |
|---|---|---|
| Geschlechtsinkongruenz bei Jugendlichen und Erwachsenen | Persistierende Inkongruenz zwischen dem individuell gefühlten Geschlecht und dem bei Geburt zugewiesenen Geschlecht erfüllt mindestens zwei der folgenden Kriterien:<br>1. Starke Ablehnung oder Unbehagen bezüglich der primären oder sekundären Geschlechtsmerkmale (bzw. in Adoleszenz zu erwartenden sekundären Geschlechtsmerkmalen) durch deren Inkongruenz mit dem gefühlten Geschlecht<br>2. Starkes Bedürfnis, sich einiger oder aller primärer und/oder sekundärer Geschlechtsmerkmale zu entledigen<br>3. Starkes Bedürfnis, die primären und/oder sekundären Geschlechtsmerkmale des gefühlten Geschlechts zu haben<br>4. Betroffene haben ein großes Bedürfnis, entsprechend ihres gefühlten Geschlechts zu leben, behandelt und in diesem akzeptiert zu werden<br>5. Die Geschlechtsinkongruenz muss mehrere Monate durchgehend bestehen<br>6. Die Diagnose kann nicht vor Pubertätsbeginn gestellt werden<br>7. Geschlechtsabweichendes Verhalten und Präferenzen allein sind nicht Basis der Diagnosestellung | ICD-11: HA60<br>ICD-10: F64.1<br>DSM-5: 302.85 |
| Geschlechtsinkongruenz bei Kindern | Erlebte Inkongruenz zwischen dem individuell gefühlten Geschlecht und dem bei Geburt zugewiesenen Geschlecht bei präpubertären Kindern. Beinhaltet:<br>1. Ein starkes Bedürfnis, ein anderes als das zugewiesene Geschlecht zu haben<br>2. Starke Ablehnung der eigenen primären Geschlechtsmerkmale oder der zu erwartenden sekundären Geschlechtsmerkmale<br>3. und/oder ein starkes Bedürfnis nach den primären und/oder zu erwartenden sekundären Geschlechtsmerkmalen, die dem gefühlten Geschlecht entsprechen<br>4. Spiele, Fantasiespiel, Spielzeug oder Aktivitäten und Spielkameraden, die eher typisch sind für das gefühlte Geschlecht als für das zugewiesene Geschlecht<br>5. Die Inkongruenz muss mindestens zwei Jahre persistieren<br>6. Geschlechtsabweichendes Verhalten und Präferenzen allein sind nicht Basis der Diagnosestellung | ICD-11: HA61<br>ICD-10: F64.2<br>DSM-5: 302.6 |

- **Epidemiologie**
- Die Prävalenz geschlechtsinkongruenter Minderjähriger ist nicht bekannt
- Ältere Schätzungen kommen auf etwa 1 %

- Seit der Jahrtausendwende ist jedoch weltweit eine deutliche Zunahme an Vorstellungen von Kindern und Jugendlichen in spezialisierten Einrichtungen zu beobachten
- Die Zunahme an Vorstellungen von geburtsgeschlechtlichen Mädchen, besonders in europäischen Einrichtungen, führt zu einem Ausgleich der bisherigen Überzahl an geburtsgeschlechtlichen Jungen mit Geschlechtsinkongruenz

- **Diagnostik**
- Die Diagnostik der Geschlechtsidentitätsstörung/Geschlechtsinkongruenz ist ein katamnestischer Prozess, bei dem es um die sorgfältige klinische Erhebung der oben genannten Diagnosekriterien geht
- Eine längerfristige Begleitung ist daher sinnvoll.

- **Differenzialdiagnosen:**

Sowohl die GI des Kindesalters als auch die GI bei Jugendlichen und Erwachsenen sind abzugrenzen von:
- Gender-Fluidität, nichtbinärer Identität o. Ä. ohne Notwendigkeit einer therapeutischen Begleitung bzw. medizinischen Intervention
- verleugneter oder ich-dystoner homosexueller Orientierung und von sexuellen Reifungskrisen

> **Praxistipp**
>
> Normative Geschlechtsrollenerwartungen und das Abweichen davon („gender variance") wie das auch bei prähomosexuellen Kindern sehr häufig beobachtet wird, können dazu führen, dass ein Kind sich aufgrund seiner, als tief verunsichernd empfundenen, Andersartigkeit (bezogen auf geschlechtstypische Verhaltensweisen) dem Gegengeschlecht zugehörig attribuiert, ohne dass sich dies langfristig in der Geschlechtsidentität verankert. Eine frühe Fokussierung auf „Transidentität" kann dann sogar zur weiteren Desintegration einer homosexuellen oder bisexuellen Orientierung führen und der Verankerung von normativen Geschlechtsrollenerwartungen und Geschlechtszuordnungen Vorschub leisten! (siehe Desister).

- fetischistischem Transvestitismus und Autogynäphilie bei somatosexuell ausgereiften männlichen Jugendlichen
- schweren Persönlichkeitsstörungen
- psychotischen Erkrankungen (in seltenen Fällen)

- **Komorbiditäten**
- Die Prävalenz der Autismus-Spektrum-Störung ist bei Kindern und Jugendlichen mit GI bis zu 10-mal höher als in der Allgemeinbevölkerung
- Bei Jugendlichen mit GI ist eine höhere Prävalenz von affektiven Störungen sowie Angststörungen zu beobachten

**Therapie**
- Bei Kindern mit GI sind die Entwicklungsverläufe sehr heterogen
- Ein großer Anteil der Kinder mit GI, die sogenannten **Desister**, distanzieren sich im Laufe ihrer Entwicklung von der GI und identifizieren sich weitgehend mit ihrem Geburtsgeschlecht
- Unter den Desistern wird besonders bei den Jungen (geburtsgeschlechtliche Jungen) im Verlauf ein hoher Prozentsatz an gleichgeschlechtlicher sexueller Orientierung beschrieben
- Lediglich ca. 15,8 % (2–27 %) der Kinder stellen sich als sogenannte **Persister** heraus und sind somit in ihrer Geschlechtsidentität über die Pubertätsentwicklung hinaus bis in die Adoleszenz und das Erwachsenenalter geschlechtsinkongruent
- Diese Betroffenen (Persister) identifizieren sich im Verlauf als transsexuell bzw. transgender
- Jugendliche mit GI ähneln dagegen in ihren Verläufen mehr den Erwachsenen und persistieren meist in ihrer GI, obgleich auch bei Jugendlichen unterschiedliche Entwicklungsverläufe zu beobachten sind
- Insgesamt ist es von großer Wichtigkeit, den Betroffenen einen entscheidungsoffenen und wertungsfreien Raum zu bieten. Die betroffenen Kinder und Jugendlichen benötigen das Gefühl, akzeptiert und wahrgenommen zu werden, ohne auf eine Rolle oder Identität festgelegt zu werden
- Im Kindesalter ist der Leidensdruck der GI oft durch den sozialen Kontext (Akzeptanz der Eltern, Teilhabe an Spielen, soziale Interaktion mit anderen Kindern, Umgang der Erziehenden/Lehrenden) begründet
- Kinder, die sich in ihrem Wunschgeschlecht angenommen fühlen, zeigen oft keine erhöhte Psychopathologie
- Die Begleitung der Eltern/Familien mit ihren Sorgen ist daher von besonderer Bedeutung. In der Betreuung dieser Familien ist darauf zu achten, dass der Verlauf der Geschlechtsidentitätsentwicklung des Kindes ergebnisoffen gehalten wird. Eine Überidentifizierung der Eltern mit dem Wunschgeschlecht des Kindes kann dem Kind und später dem Jugendlichen gegebenenfalls eine Identifizierung mit dem Geburtsgeschlecht erschweren
- Besonders Mädchen (geburtsgeschlechtliche Mädchen) berichten nach einem initialen „Outing" von sozialem Druck, der es erschwert, sich wieder mit dem Geburtsgeschlecht zu identifizieren
- Präpubertäre Kinder berichten oft große Anspannung und Angst vor der Entwicklung sekundärer Geschlechtsmerkmale
- Der Eintritt in die Pubertät wird von Persistern (Betroffene, bei denen die Symptomatik über die psycho- und somatosexuelle Entwicklung hinaus bestehen bleibt) meist als außerordentlich belastend beschrieben. Das Missempfinden bezüglich des eigenen Körpers, namentlich der primären und sekundären Geschlechtsmerkmale, deren Antizipation und Entwicklung kann zu Automutilation und Suizidalität führen
- In der Pubertät äußern Patienten und Patientinnen vermehrt den Wunsch nach körperverändernden Maßnahmen wie beispielsweise hormoneller Pubertätsblockade und Gabe von gegengeschlechtlichen Hormonen und/oder operativen Eingriffen

- Nach dem holländischen Ansatz (Dutch Approach) ist die Therapieempfehlung bei Kindern mit einer einfachen GI-Diagnose das sogenannte „watchful waiting", das heißt die vorsichtige Beobachtung, wie die GI sich in den ersten Phasen der Pubertät entwickelt
- Jugendliche mit GI können für eine Pubertätsblockade zugelassen werden und somit im Verlauf auch eine gegengeschlechtliche Hormonbehandlung ab dem 16. Lebensjahr in Anspruch nehmen
- Die Verweigerung von medizinischer Intervention kann, nach den Autoren des Dutch Approach, in bestimmten Fällen schädlichere Auswirkungen auf die Gesundheit von Jugendlichen und Erwachsenen haben als eine medizinische Intervention

> **Praxistipp**
>
> Die Gabe von Pubertätshemmern (Luteinisierendes-Hormon-Releasing-Hormon-[LHRH]-Analoga) und auch die gegengeschlechtliche Hormongabe soll jedoch eine Einzelfallentscheidung darstellen, da sowohl die Pubertätsblockade als auch die Gabe von gegengeschlechtlichen Hormonen irreversible Folgen bis hin zu Unfruchtbarkeit haben können. Daher sollten solche Einzelfallentscheidungen einem interdisziplinären Konsil aus erfahrenen Kinder- und Jugendpsychiatern, Endokrinologen und Sexualmedizinern vorbehalten sein.

> **Praxistipp**
>
> Sexuelle Erfahrungen in der Masturbation und auch mit Partnern oder Partnerinnen können einen entscheidenden Einfluss auf den Verlauf der Identitätsentwicklung haben und sind daher dringend zu erfragen. Besonders in Anbetracht der Tendenz vieler Jugendlicher mit GI, aufgrund der Ablehnung des eigenen Körpers diesen nicht zu explorieren bzw. sexuelle Kontakte hinauszuzögern und erst nach der Transition eingehen zu wollen. Die Entdeckung der Sexualität kann auch Reifungs- und Entscheidungsprozesse in Bezug auf die eigene Identität anregen. Daher sollte diese Möglichkeit mit den Betroffenen besprochen werden.

## 24.4 Sexuelle Funktionsstörungen

◘ Tab. 24.3.

**? Hilfreiche Fragen**
- War die sexuelle Funktionsstörung schon immer da (**primär**) oder ist sie erst später aufgetreten (**sekundär**)?
- Tritt die sexuelle Funktionsstörung immer auf (**global**) oder abhängig vom Partner oder äußeren Einflüssen, wie Art der Stimulation (**situativ**)?

Störungen der Sexualität

**Tab. 24.3** Sexuelle Funktionsstörungen

| Phasen der sexuellen Reaktion | Störungen beim Mann (Kodierung ICD-10 F52.0; DSM-5 302.71) ICD-11 (HA40) | Störungen beim Mann (Kodierung ICD-10 F52.0; DSM-5 302.71) ICD-11 (HA40) |
|---|---|---|
| 1. Appetenz | - Minderung des sexuellen Verlangens (ICD-10 F52.0), (DSM-5 302.71)<br>- Sexuelle Aversion, Ekel, Ängste (ICD-10 F52.1), (DSM-5 302.72) | |
| 2. Erregung | - Erektion nicht ausreichend für befriedigenden Geschlechtsverkehr (ICD-10 F52.2), (DSM-5 302.72) | - Lubrikation nicht ausreichend für befriedigenden Geschlechtsverkehr (ICD-10 F52.2), |
| 3. Koitus | - Vaginismus/Scheidenkrampf (ICD-10 F52.5), (DSM-5 302.76)<br>- Schmerzhafter Geschlechtsverkehr (Dyspareunie) (DSM-5 302.769)<br>- Schmerzen im Genitalbereich während oder nach Geschlechtsverkehr (ICD-10 F52.6), (DSM-5 302.76) | |
| 4. Orgasmus | - Vorzeitige Ejakulation (ICD-10 F52.4), (DSM-5 302.75)<br>- Ausbleibende/verzögerte Ejakulation (ICD-10 F52.3), (DSM-5 302.74)<br>- Ejakulation ohne Lustgefühl (ICD-10 F52.3) | - Orgasmus tritt nie oder nur selten ein (ICD-10 F52.3), (DSM-5 302.73) |
| 5. Entspannung | - Nachorgastische Verstimmung: Gereiztheit, innere Unruhe, Affektlabilität, Missempfindungen im Genitalbereich (ggf. ICD-10 F52.9) | |

- Welche Bedeutung hat die sexuelle Funktionsstörung für das Selbstwirksamkeitserleben und die Zufriedenheit?
- Wie wirkt sich die sexuelle Funktionsstörung in der Partnerschaft aus?
- Gibt es einen zeitlichen oder inhaltlichen Zusammenhang zu einer psychischen Störung oder zu einer Medikation?
- Ist eine Behandlung denkbar?

- Bei Äußerung sexueller Funktionsstörungen sollten diese „proaktiv" erfragt werden. Dem Patienten soll signalisiert werden, dass sein Anliegen berechtigt ist und dass Behandlungsmöglichkeiten bestehen
- Es soll nicht bagatellisiert oder abgewehrt werden
- Eine Weiterleitung zu einem Sexualmediziner oder sexualmedizinisch geschulten Urologen bzw. Gynäkologen sollte eingeleitet und der Patient ermutigt und bestärkt werden darin, dass es gut und sinnvoll ist, sich um die eigene sexuelle Gesundheit zu kümmern
- Bei Auftreten einer sexuellen Funktionsstörung in eindeutigem Zusammenhang mit einer psychischen Störung sollte dies mit dem Patienten besprochen werden. Wenn die Störung nach Rückgang der Symptome der psychischen Störung persistiert, ist eine sexualmedizinische Vorstellung sinnvoll
- Die Symptomatik muss daher im Verlauf erneut erfragt werden
- In der KJP treten sexuelle Funktionsstörungen sehr häufig im Zusammenhang mit psychopharmakologischen Behandlungen auf

- Vor allem selektive Serotininwiederaufnahmehemmer (SSRI) führen nicht selten zu Appetenzminderung, Erektions- und Orgasmusstörungen
- Bei Antipsychotikagabe kommt es bei Prolaktinanstieg möglicherweise zu Libidoverlust und Erektionsstörungen sowie durch neuromuskuläre Effekte zu Orgasmusstörungen wie beispielsweise der retrograden Ejakulation in die Harnblase, bei der Frau zu Dyspareunie und Appetenzverlust.

Häufig bestehen bei Ärzten Skrupel, mögliche sexuelle Funktionsbeeinträchtigungen durch die psychopharmakologische Behandlung direkt anzusprechen. Sie befürchten, durch das Ansprechen unerwünschte Arzneimittelwirkungen (UAW) zu induzieren. Sowohl in der klinischen Erfahrung als auch in Studien hat sich jedoch erwiesen, dass die Compliance durch direkte, offene Ansprache von UAW auf die Sexualität eher verbessert wird. Der Patient erhält dadurch die Möglichkeit, mit dem Arzt eine gemeinsame Lösung wie Dosisreduktion, Wechsel des Pharmakons oder auch zeitweilige Akzeptanz der Beeinträchtigung seiner Sexualität und vor allem die eigene Bewertung seines Erlebens zu besprechen („shared desicion").

> **Praxistipp**
>
> Hilfreich ist es, schon im Vorfeld mit dem Patienten über seine sexuellen Funktionen einschließlich der Frequenz sexueller Handlungen gesprochen zu haben. Dadurch lassen sich hinzukommende sexuelle Funktionsstörungen oder Appetenzstörungen während der medikamentösen Behandlung objektivieren. Zudem fällt es den Patienten oft leichter, während der Behandlung auf die Thematik zurückzukommen.

## 24.5 Störungen der Sexualpräferenz

Tab. 24.4.

Die sexuelle Präferenz ist jedem Menschen mehr oder weniger deutlich bewusst. Sie entwickelt und entfaltet sich im Verlauf der somato- und psychosexuellen Reifung in den ersten beiden Lebensdekaden, um dann im Wesentlichen für das gesamte Leben bestehen zu bleiben. Wie sich die sexuelle Präferenz entwickelt und ausprägt, ist nicht ausreichend bekannt. Die Sexualpräferenz lässt sich in drei Achsen beschreiben:
- Erste Achse **(sexuelle Orientierung)**: Geschlecht des gewünschten Sexualpartners (androphil, gynäphil oder beide)
- Zweite Achse **(Ausrichtung)**: Alter oder vielmehr Körperschema! des gewünschten Sexualpartners (Kind, Jugendlicher, Erwachsener, Greis)
- Dritte Achse **(Neigung)**: Art (Typus) des gewünschten Sexualpartners bzw. Objektes und Weise (Modus) der sexuellen Betätigung (z. B. Sexualpraktik)
- Zu erfragen ist neben der **Sexualpräferenz**, die am deutlichsten in sexuellen Fantasien (Masturbationsfantasien) zum Ausdruck kommt **(Fantasieebene)**, auch

Störungen der Sexualität

**Tab. 24.4** Störungen der Sexualpräferenz

| Erkrankung | Sexuelle Erregungssteigerung durch: | Kodierung |
| --- | --- | --- |
| Fetischismus | **Sexuelle Erregungssteigerung durch:**<br>- nichtlebende Objekte, lebende Ersatzobjekte, Situationen, Körpereigenschaften, -teile, -produkte; Materialien, Sinneswahrnehmungen<br>- Verwendung meist bei der Masturbation<br>- Tragen des Fetischs ggf. durch den Partner<br>Bei starker Fixierung auf den Fetisch führt dessen Fehlen zu sexuellen Funktionsbeeinträchtigungen, die Beziehungsfähigkeit ist gefährdet | ICD-10: F65.0<br>DSM-5: 302.81 |
| Fetischistischer Transvestitismus | **Sexuelle Erregungssteigerung durch:**<br>- (heimliches) Tragen stereotyp weiblicher Kleidungsstücke „Crossdressing" | ICD-10: F65.1<br>DSM-5: 302.3 |
| Exhibitionismus | **Sexuelle Erregungssteigerung durch:**<br>- (fantasiertes) Exponieren der Genitalien gegenüber Fremden<br>- fantasierte sexuelle Erregung des Opfers<br>- Wunsch nach Überraschung, Erschrecken des Opfers | ICD-10: F65.2<br>ICD-11: 6D30<br>DSM-5: 302.4 |
| Voyeurismus | **Sexuelle Erregungssteigerung durch:**<br>- (fantasiertes) heimliches Beobachten Fremder (nackt, sich entkleidend, sexuell aktiv) | ICD-10: F65.3<br>ICD-11: 6D31<br>DSM-5: 302.82 |
| Pädophilie | **Sexuelle Erregungssteigerung durch:**<br>- fantasierte und/oder reale sexuell motivierte Kontakte mit prä- (Pädophilie) und/oder peripubertären (Hebephilie) Kindern und Jugendlichen<br>Der Altersabstand beträgt mindestens 5 Jahre.<br>Nicht das reale Alter, sondern das Körperschema ist entscheidend | ICD-10: F65.4<br>ICD-11: 6D32<br>DSM-5: 302.2 |
| Sadomasochismus | **Sexuelle Erregungssteigerung durch:**<br>- fantasierte, simulierte und/oder reale Demütigungen (geschlagen, gefesselt, gebunden, beschimpft, beschmutzt werden…)<br>- sich selbst oder durch Partner Schmerzen zufügen lassen<br>- dem Partner Schmerzen zufügen<br>**Diese Präferenzstörung kommt auch bei Frauen vor** | ICD-10: F65.5<br>ICD-11: 6D33<br>DSM-5: 302.83 |
| Multiple Störungen der Sexualpräferenz | | ICD-10: F65.6<br>ICD-11: 6D3Z<br>DSM-5: 302.9 |
| Sonstige Störungen der Sexualpräferenz | | ICD-10: F65.8<br>DSM-5: 302.8 |

das konkret ausgeübte sexuelle Verhalten (**Verhaltensebene**) und die sexuelle Selbstdefinition (**Ebene des Selbstkonzeptes**)
- Alle drei Ebenen können erheblich voneinander divergieren. Daher kann nicht von Verhalten auf sexuelles Erleben (sexuell erregende Fantasien) oder von Erleben auf die sexuelle Selbstdefinition geschlossen werden. Je desintegrierter bestimmte Präferenzmuster sind, desto stärker sind häufig auch die Abweichungen zwischen den genannten Ebenen
- Normabweichende Präferenzausprägungen werden als paraphil (DSM) bezeichnet (◘ Tab. 24.4).
- Sie kommen fast ausschließlich bei Männern vor
- Sie sind jedoch nicht generell von Störungswert, das heißt wenn keine Selbst- und Fremdgefährdung und/oder Leidensdruck besteht. Leidensdruck kann jedoch auch sekundär aufgrund von Scham und Schulderleben, Angst vor Ablehnung und Entdeckung der „Andersartigkeit", psychischer und physischer Komorbidität, schmerzlich erlebter Partner- und Kinderlosigkeit entstehen und dadurch die Indikation für eine psychotherapeutisch-sexualmedizinische Behandlung erfüllen
- Für das Gespräch mit Patienten, die sich in Bezug auf eine Paraphilie Hilfe suchen, ist es wichtig, dass sich niemand seine Sexualpräferenz ausgesucht hat, dass die Präferenzstruktur nicht mit Verhalten gleichzusetzen ist, dass sie sowohl als ausschließliches als auch nicht ausschließliches Erregungsmuster auftreten kann
- In Bezug auf bestimmte Paraphilien (z. B. Pädophilie) sind diese bei Verhaltensäußerung fremdgefährdend. Daher muss Verhaltensäußerung verhindert werden
- Eine sexuelle Ansprechbarkeit auf das vorpubertäre Körperschema stellt grundsätzlich ein potenzielles Übergriffsrisiko dar. Daher sollen Patienten mit einer solchen sexuellen Präferenzstruktur therapeutisch begleitet werden
- In diesem Fall geht es um psychotherapeutische, strukturelle und ggf. medikamentöse Behandlungsoptionen
- Wichtig ist die Integration der Präferenzstruktur in das Selbstkonzept, die Aufdeckung kognitiver, die Ambivalenz mindernder Verzerrungen (z. B. Missdeutung kindlicher Verhaltensäußerungen als Einwilligung usw.)
- Auch die Verbesserung von nichtsexuellen Selbstregulationsstrategien, die Vermeidung von Risikosituationen und das Erlernen von Selbstmanagement sind wichtige therapeutische Bausteine
- Die Vorstellung der Patienten bei in diesem Thema erfahrenen Kollegen oder die supervisorische Unterstützung durch diese ist für unerfahrene Kollegen sinnvoll
- Als **Dissexualität** können alle sexuellen Verhaltensweisen bezeichnet werden, bei denen das Wohl und die sexuelle Selbstbestimmung anderer Menschen beeinträchtigt werden. Unterschiedliche Ursachen können sexuell übergriffigem Verhalten zugrunde liegen. Dazu gehören konstellative und situative Faktoren, komorbide psychische Störungen, die die Selbststeuerung verschlechtern (z. B. Substanzabhängigkeit, Rauschzustände, Persönlichkeitsstörungen, ADHS) und auch Störungen der Sexualpräferenz
- Alle diese Risikofaktoren müssen bei sexuell übergriffigem Verhalten sorgfältig abgeklärt werden

Störungen der Sexualität

- In diesem Kontext soll neben der Behandlung der Tätergruppe auch auf Präventionsmaßnahmen zur Verhinderung sexueller Übergriffe in Institutionen und auf Präventionsprojekte für besonders gefährdete Personengruppen (z. B. „EMMA unantastbar" der Universität Rostock für intelligenzgeminderte Personen) hingewiesen werden
- Das Vorliegen einer sexuellen Präferenzbesonderheit und oder einer dissexuellen Verhaltensstörung ist nicht unbedingt ein Ausschlussgrund für die Überleitung in eine therapeutische Jugendhilfeeinrichtung ohne spezifische sexualtherapeutische Angebote. Begleitende sexualtherapeutische Interventionen können auch ambulant bei in dieser Thematik erfahrenen Therapeuten erfolgen

> **Praxistipp**
>
> Häufig weisen sexuell übergriffige Jugendliche große Defizite in Bezug auf das Wissen über die Sexualität auf. Auch Menschen mit Intelligenzminderung und mit Autismus-Spektrum-Störungen sind oft nicht ausreichend aufgeklärt und haben nur wenige Begriffe, um eigenes sexuelles Erleben zu beschreiben. Daher sollte eine ausführliche, dem Vermögen der Patienten angepasste Sexualaufklärung in die Behandlung einbezogen werden.

### ■ Medikamentöse Behandlung bei sexueller Impulsivität und Übergriffigkeit

Zur medikamentösen Behandlung von sexueller Impulsivität und Übergriffigkeit liegen für Jugendliche kaum Studien vor. Es werden dadurch „Off-Label-Anwendungen" notwendig. Hierbei muss dann auf die Wirksamkeit der entsprechenden Pharmaka bei Erwachsenen verwiesen werden.

- Daher stehen psychotherapeutische und strukturelle Interventionen bei Minderjährigen im Vordergrund
- Liegen komorbide Störungen vor, die eine Verschlechterung der Impulskontrolle oder der Interaktion zur Folge haben, steht zunächst die Behandlung dieser Störungen im Vordergrund und führt ggf. bereits zu einem ausreichenden Rückgang der Symptomatik
- In Einzelfällen kann jedoch eine sexuelle Impulsdämpfung sehr hilfreich für die Patienten sein und ihre zukünftige Teilhabefähigkeit und Lebensqualität verbessern
- Indikationen für eine begleitende pharmakologische Behandlung können sein:
- wiederholte Übergriffe
- „Hands-on-Übergriffe" versus Nutzung von Missbrauchsabbildungen („Kinderpornographie")
- sadistische und Gewalthandlungen
- konstellative Risikofaktoren
- hohe Einsicht und Wunsch des Patienten auf sexuelle Impulsdämpfung im Therapieverlauf

- Als medikamentöse Behandlungsoptionen kommen bei Minderjährigen vor allem SSRI und Opiatantagonisten in Betracht
- Die Wirksamkeit von SSRI zur Minderung von sexueller Impulsivität ist für Erwachsene gut belegt. SSRI werden bei Erwachsenen regelmäßig in dieser Indikation angewendet. Vor allem für Fluoxetin liegen hier gute klinische Erfahrungen vor
- In einer experimentell-klinischen Studie wurde die Wirksamkeit des Opiatantagonisten Naltrexon bei männlichen, jugendlichen Sexualstraftätern (durchschnittlich 15,2 Jahre) nachgewiesen
- Bei einer Dosis von 150 mg/Tag berichteten 71,4 % eine Abnahme der Masturbationsfrequenz, der Masturbationsfantasien und der Befasstheit mit sexueller Erregung. In einem Dosisbereich zwischen 100–200 mg/Tag konnten therapeutische Effekte gesichert werden. Unter einer Dosierung von 200 mg und mehr wurde keine zusätzliche Wirksamkeit mehr nachgewiesen

## 24.6 Internet und Pornographie

Die mediale Verfügbarkeit von Pornographie, beispielsweise über Websites wie „youporn" oder „freeporn", bei erheblich höherer Medialisierung und Bedeutung von elektronischen Medien zum Informationsgewinn und zur Kontaktanbahnung, hat zu einer paradigmatischen Änderung in Bezug auf den Erstkontakt mit Sexualität, aber auch auf den Pornographiekonsum bei Jugendlichen geführt. Welche Auswirkungen dies auf die psychosexuelle Entwicklung hat, ist aktuell wissenschaftlich nicht ausreichend dargestellt. Problematisiert werden muss jedoch die Tatsache, dass erwachsene Bezugspersonen wie Eltern, Therapeuten und Ärzte häufig nicht annähernd wissen, mit welcher ungehinderten Verfügbarkeit von pornographischen Materialien aller Art ihre Kinder und Patienten im Netz konfrontiert sind, und den Jugendlichen damit als Ansprechpartner und zur Orientierung kaum zur Verfügung stehen.

- In einer US-amerikanischen Studie mit 10- bis 17-jährigen Internetnutzern gaben 42 % an, im letzten Jahr Onlinepornographie gesehen zu haben Sabina (2008). In einer Befragung von 1228 Jugendlichen (Repräsentativbefragung 2009 im Rahmen der Dr. Sommer-Studie des Jugendmagazins „Bravo") gaben 42 % der 11- bis 13-Jährigen und 79 % der 14- bis 17-Jährigen an, pornographische Bilder im Netz gesehen zu haben
- Von Interesse ist, dass neben „durchschnittlichen" pornographischen Darstellungen auch problemlos paraphile und verbotene Bildinhalte mit Gewalt oder extrem fetischistischen Handlungen gesehen werden können. Manche Jugendliche geben an, dadurch erschreckt und traumatisiert worden zu sein
- Auch wird von manchen ein Einfluss auf eigene sexuelle Handlungen im Sinne einer geringeren sexuellen Ansprechbarkeit sowie Verunsicherung in Bezug auf sexuelle „Leistungserwartungen" berichtet
- Imitationseffekte in Bezug auf Pornographie bei Jugendlichen werden diskutiert
- Übermäßige Beschäftigung mit Pornographie (die Suche nach dem perfekt stimulierenden Film) wird von manchen Jugendlichen als negative Auswirkung von Pornographie berichtet

Störungen der Sexualität

- Als problematische Entwicklung ist „Cyberbullying" (spezielle Form des Mobbings durch Verbreitung entwürdigender, oft sexualisierter Informations- und Bildinhalte über Personen im Netz) zu betrachten
- Als „Online-Grooming" wird eine zunächst freundlich gestaltete Kontaktaufnahme, meist durch erwachsene Männer (häufig unter falscher Altersangabe), mit dem Ziel, eine Bindung zu potenziellen Opfern sexueller Übergriffe aufzubauen, verstanden. Oft handelt es sich hierbei um Männer mit pädophiler oder hebephiler Sexualpräferenz

> **Praxistipp**
>
> Der Medienkonsum, einschließlich des Pornographiekonsums von Jugendlichen, sollte erfragt und ggf. in die therapeutische Arbeit mit einbezogen werden. Eltern sollten darauf hingewiesen werden. Eine eigene fundierte Kenntnis der Angebote und eine Auseinandersetzung damit ist sehr wichtig. Sie kann Jugendlichen, die bei konflikthaftem Erleben das Gespräch suchen, helfen, sich zu orientieren.

## Weiterführende Literatur

Aguirre B (1999) Fluoxetine and compulsive sexual behavior. J Am Acad Child Adolesc Psychiatry 38(943):1999

Ahlers CJ, Schaefer GA, Beier KM (2004) Erhebungsinstrumente in der klinischen Sexualforschung. Sexuologie 11(3/4):74–97

Aude A, Matthiesen S (2012) Mädchen und Selbstbefriedigung. Geschlechtsunterschiede in Verbreitung, Frequenz und Einstellung zur Masturbation. BZGA Forum Sexualaufklärung Familienplanung 3:19–22

Beier KM, Bosinski HAG, Loewit KK (2005) Sexualmedizin. Urban und Fischer Verlag, München

Bosinski HAG (1996) Sexualmedizinische Untersuchungen zu Ursache und Verlauf transsexueller Geschlechtidentitätsstörungen. Med Habil Univ Kiel

Grimm P, Rhein S (2007) Porno im Web 2.0. Die Bedeutung sexualisierter Web-Inhalte in der Lebenswelt von Jugendlichen. Vistas Verlag, Berlin

Grossmann T (2000) Prähomosexuelle Kindheiten. Dissertation

BZgA 2010. Jugendsexualität 2010. Repräsentative Wiederholungsbefragung von 14- bis 17- Jährigen und ihren Eltern. Aktueller Schwerpunkt Migration. Köln.

Korte A, Goecker D, Krude H, Lehmkuhl U, Grüters-Kieslich A, Beier KM (2008) Geschlechtsidentitätsstörungen im Kindes- und Jugendalter. Zur aktuellen Kontroverse um unterschiedliche Konzepte und Behandlungsstrategien. Dtsch Ärztebl 48:834

McCann E (2000) The expression of sexuality in people with psychosis: breaking the taboos. J Adv Nurs 32:132–138

Oezdemir UC (2016) Tobias Hellenschmidt: „suicidality and mental health problems of LGBT -youth". Sexuologie 23(3–4):141–146

Ryback RS (2004) Natrexone in the treatment of adolescent sexual offenders. J Clin Psychiatry 65:982–986

Sabina C, Wolak J, Finkelhorn D (2008) The nature and dynamics of internet pornographie exposure for youth. CyberPsychol Behav 11(6):691–693

Savin-Williams RC (2001) Mom, Dad. I'm gay. How families negotiate coming out. American Psychological Association, Washington, DC

Steensma TD, Biemond R, de Boer F, Cohen-Kettenis PT (2011) Desisting and persisting gender dysphoria after childhood: a qualitative follow-up study. Clin Child Psychol Psychiatry 2011 Oct 16(4):499–516

# Entwicklungsstörungen

## Inhaltsverzeichnis

**Kapitel 25** Umschriebene Entwicklungsstörungen schulischer Fertigkeiten – 435
*Liane Kaufmann und Michael von Aster*

**Kapitel 26** Entwicklungsstörungen des Sprechens und der Sprache – 455
*Regula Kuhn und Clemens Povel*

**Kapitel 27** Umschriebene Entwicklungsstörung der motorischen Funktionen (UEMF) – 469
*Johannes Buchmann*

# Umschriebene Entwicklungsstörungen schulischer Fertigkeiten

*Liane Kaufmann und Michael von Aster*

25.1 Definition und Klassifikation – 438

25.2 Epidemiologie – 439

25.3 Symptomatik – 441

25.4 Verlauf – 443

25.5 Ätiologie – 444

25.6 Diagnostik und Differenzialdiagnostik – 446

25.7 Therapie und Förderung – 449

Weiterführende Literatur – 454

© Springer-Verlag GmbH Deutschland, ein Teil von Springer Nature 2020
M. Kölch et al. (Hrsg.), *Klinikmanual Kinder- und Jugendpsychiatrie und -psychotherapie*,
https://doi.org/10.1007/978-3-662-58418-7_25

◘ Tab. 25.1.

◘ **Tab. 25.1** Umschriebene Entwicklungsstörungen schulischer Fertigkeiten

| Erkrankung | Symptomatik | Therapiestrategien | Klassifikation |
|---|---|---|---|
| Umschriebene Entwicklungsstörungen schulischer Fertigkeiten | Domänenspezifische und domänenübergreifende Funktionsstörungen, mögliche komorbide Störungen im Erleben und Verhalten (primär und sekundär) sowie domänenspezifische Ängste | Ausschließlich nichtmedikamentös (ggf. medikamentöse Indikationen bei komorbiden Störungen), Förderung der funktionellen kognitiven Defizite, lernpsychologische und -therapeutische Maßnahmen (individualisiert symptom- und befundorientiert) | ICD-10: F81.- ICD-11: 6A03 Developmental learning disorder DSM-5: F81.- (nicht aufgrund von Intelligenzminderung, psychosozialer Benachteiligung, Sprachproblemen, unangemessener Beschulung) |
| Lese- und Rechtschreibstörung | - Langsames und/oder fehlerhaftes Lesen von Wörtern und Pseudowörtern<br>- Viele Rechtschreibfehler<br>- Mangelnde Buchstabenkenntnisse | - Erlernen von Buchstaben (Graphemen)<br>- Übungen zur phonologischen (lautsprachlichen) Bewusstheit<br>- Üben von Graphem-Phonem- sowie Phonem-Graphem-Zuordnungen<br>- Erlernen von Sichtwörtern/Morphemen | ICD-10: F81.0 ICD-11: na DSM-5: na |
| Isolierte Lesestörung | *Früherkennung im Kindergarten, Vorschule:*<br>- Schwierigkeiten beim Differenzieren von Phonemen (das heißt, ähnlich klingende Laute können nicht bzw. schwer differenziert werden), reduzierte Benenngeschwindigkeit<br>*Schule:*<br>- Langsames und/oder fehlerhaftes Lesen von Wörtern und Pseudowörtern<br>- Schwierigkeiten beim lauten Vorlesen (inkl. Betonung und Phrasierung) | *Kindergarten, Vorschule:*<br>- Übungen zur phonologischen Bewusstheit (Reime, Silben, Aufgaben auf Phonemebene)<br>- Übungen zur Benennungsgeschwindigkeit<br>*Schule:*<br>- Üben von Graphem-Phonem- (Buchstaben-Laut-) Zuordnungen<br>- Systematisches Einführen von Buchstaben<br>- Übungen zur Buchstaben- und Worterkennung | ICD-10: ICD-11: 6A03.0 Developmental learning disorder with impairment in reading DSM-5: F81.0 |

◘ **Tab. 25.1** (Fortsetzung)

| Erkrankung | Symptomatik | Therapiestrategien | Klassifikation |
|---|---|---|---|
| Isolierte Rechtschreibstörung | - Viele Rechtschreibfehler (inkl. bei der lautgetreuen Schreibung von Wörtern)<br>- Mangelnde Buchstabenkenntnisse<br>- Schwierigkeiten bezüglich grammatikalischer Regeln (z. B. Groß-/Kleinschreibung),<br>- Variable Fehlermuster | - Erlernen von Buchstaben,<br>- Üben von Sichtwörtern und Morphemstruktur<br>- Üben von Phonem-Graphem-Zuordnungen | ICD-10: F81.1<br>ICD-11: 6A03.1<br>Developmental learning disorder with impairment in written expression<br>DSM-5: F81.81 |
| Rechenstörung | Schwierigkeiten bezüglich<br>- Mengenerfassung,<br>- Zahlenschreiben (z. B. Zahlendreher)<br>- Zuordnung von Mengen zu Zahlen<br>- zahlräumlichem Vorstellungsvermögen<br>- einstelliger Additionen und Multiplikationen (arithmetisches Faktenwissen)<br>- mehrstelliger schriftlicher Rechnungen (prozedurales arithmetisches Wissen)<br>- konzeptuellen arithmetischen Wissens (z. B. Zusammenhang Addition/Subtraktion, Multiplikation/Division) | - Mengen bzw. Anzahlen schnell erfassen und vergleichen (approximativ)<br>- Flüssiges Zählen: vorwärts/rückwärts, in 2er-/5er-/10er-Schritten etc., zählendes Rechnen<br>- Üben der Zuordnung von Mengen bzw. Anzahlen und der zugehörigen geschriebenen Ziffern bzw. der gesprochenen Zahlwörter<br>- Verständnisaufbau für die „mentale Zahlenlinie" (Zählen am Zahlenstrahl, mit/ohne Zehnerüberschreitung etc.)<br>- Verständnisaufbau für das dekadische Positionssystem (Einer-, Zehner-, Hunderterstellen von Ziffern etc.)<br>- Automatisieren des arithmetischen Faktenwissens<br>- Verständnisaufbau für den Zusammenhang der Grundrechenarten (Addition/Subtraktion, Multiplikation/Division)<br>- etc. | ICD-10: F81.2<br>ICD-11: 6A03.2<br>Developmental learning disorder with impairment in mathematics<br>DSM-5: F81.2 |

(Fortsetzung)

◘ **Tab. 25.1** (Fortsetzung)

| Erkrankung | Symptomatik | Therapiestrategien | Klassifikation |
|---|---|---|---|
| Kombinierte Störung schulischer Fertigkeiten | - Langsames und/oder fehlerhaftes Lesen<br>- Viele Rechtschreibfehler, (das Vorhandensein von Lese- *oder* Rechtschreibschwierigkeiten ist in Zusammenhang mit dem Vorhandensein einer Rechenstörung ausreichend)<br>- Schwierigkeiten bei der Mengenerfassung und/oder beim Rechnenlernen | Siehe oben | ICD-10: F81.3<br>ICD-11: na<br>DSM-5: na |
| Sonstige Entwicklungsstörungen schulischer Fertigkeiten | - Signifikante und anhaltende Schwierigkeiten beim Erlernen anderer schulischer Fertigkeiten (das heißt nicht beim Lesen, Schreiben, Rechnen) trotz ansonsten durchschnittlicher intellektueller Funktionen, guter Seh- und Hörleistungen, angemessener Beschulung und förderlichem psychosozialen Umfeld, Muttersprache Deutsch | Förderung der funktionellen kognitiven Defizite im Gebiet der spezifischen Lernschwierigkeit, lernpsychologische und -therapeutische Maßnahmen (individualisiert symptom- und befundorientiert) | ICD-10: F81.8<br>ICD-11: 6A03.3 Developmental learning disorder with other specified impairment of learning<br>DSM-5: na |

## 25.1 Definition und Klassifikation

— Die ICD-11 (WHO 2018) erfasst die verschiedenen schulischen Entwicklungsstörungen wie die ICD-10 (WHO 2014) weiterhin als separate Störungskategorien und führt bei den Schriftspracherwerbsstörungen im Unterschied zur ICD-10 als weitere Kategorie neben der Lese- und Rechtschreibstörung und der isolierten Rechtschreibstörung neu die isolierte Lesestörung ein
— Das DSM-5 führt im Unterschied zur ICD-10 und -11 die schulischen Entwicklungsstörungen dimensional als „neurodevelopmental disorder" mit variablen Ausprägungen in den Bereichen Lesen, Schreiben und Rechnen
— Gemäß ICD-10 und -11 soll die Diagnose einer „Entwicklungsstörung schulischer Fertigkeiten" im Schriftsprachbereich und/oder im Rechnen auf einem sogenann-

ten Diskrepanzkriterium basieren. Das heißt, die Leistungen in einem standardisierten Lese-, Rechtschreib- und/oder Rechentest sollen um zwei Standardabweichungen unterhalb eines Wertes liegen, der aus einer standardisierten Messung der allgemeinen Intelligenz oder aufgrund der Alters- und/oder Klassennorm zu erwarten wäre. Die allgemeine intellektuelle Leistungsfähigkeit soll zudem nicht unter einem IQ von 70 liegen
— Das DSM-5 (2015) verzichtet auf ein striktes Intelligenz-Diskrepanz-Kriterium. Davon abgesehen sind die weiteren definierenden Kriterien weitgehend übereinstimmend mit denen der ICD-10/-11: Die Diagnose einer spezifischen Lernstörung kann gestellt werden, wenn
   i. anhaltende Schwierigkeiten beim Erlernen und in der Anwendung schulischer Fertigkeiten bestehen
   ii. das Leistungsniveau deutlich unter der Altersnorm mit messbaren Beeinträchtigungen der Aktivitäten in Schule und Alltag liegt
   iii. die Störung im Schulalter beginnt
   iv. die Lernschwierigkeiten nicht erklärbar sind durch intellektuelle Beeinträchtigung, Seh-/Hörminderung, eine erworbene Hirnschädigung, widrige psychosoziale Umstände, unzureichende Beschulung (s. ▶ Abschn. „Diagnostik und Differenzialdiagnostik") oder mangelnde Beherrschung der Unterrichtssprache

Die in den Klassifikationssystemen formulierte Forderung, wonach die schulischen Entwicklungsstörungen nicht durch „unangemessene" Beschulung erklärbar sein sollen, ist insbesondere vor dem Hintergrund ätiologischer Betrachtungen (vgl. ▶ Abschn. „Ätiologie") missverständlich und widersprüchlich. Der Begriff der „Angemessenheit" ist nicht hinreichend definiert, und daher kann die Beschulung auch nicht in Hinblick auf dieses Merkmal überprüft werden, was ja für einen Ausschluss nötig wäre. Dies gilt sowohl für die Einschätzung im individuellen Einzelfall als auch in Hinblick auf übergreifende Merkmale von Unterrichtsquantität und -qualität in pädagogischer und didaktischer Hinsicht. Die Evidenzforschung befindet sich in diesem Bereich noch in den Kinderschuhen. Immerhin gibt es zahlreiche Hinweise darauf, dass pädagogische Konzepte und Methoden sowohl im Schriftsprachbereich wie im Rechnen weitreichende, auch negative, Auswirkungen auf die Qualität des Fertigkeiten- und Wissenserwerbs (und die parallel dazu verlaufenden neurokognitiven Reifungsprozesse) haben können (vgl. didaktische Kontroversen z. B. um Mengenlehre, „Schreiben durch Hören", zählendes Rechnen, Hundertertafel).

## 25.2 Epidemiologie

— Etwa 13–14 % Prozent aller Primarschüler erfüllen die Kriterien einer umschriebenen schulischen Entwicklungsstörung
— Die Prävalenzraten variieren allgemein stark in Abhängigkeit von den eingesetzten Diagnosekriterien und Messmethoden
— Bei den Schriftspracherwerbsstörungen sind Jungen etwa im Verhältnis 2:1 überrepräsentiert, bei den Rechenstörungen sind die Geschlechter in etwa gleich häufig betroffen

- Die Diagnosestellung einer Lese-Rechtschreib-Störung oder Rechenstörung mit standardisierten und normierten Testverfahren ist erst am Ende der ersten bzw. am Beginn der zweiten Klassenstufe möglich. Hinweise auf ein Risiko für die Entwicklung einer schulischen Entwicklungsstörung sind jedoch bereits im Kindergartenalter erfassbar
- Der Verlauf hängt vom Schweregrad, von der Frühzeitigkeit und Intensität von Förderung und Therapie sowie vom Ausmaß des Vorhandenseins komorbider Störungen ab. Hier sind in erster Linie Störungen aus dem ADHS-Spektrum, schul- und domänenspezifische Ängste sowie depressive Störungen zu nennen. Mit nachhaltigen Beeinträchtigungen der Bildungs- und Persönlichkeitsentwicklung muss allgemein gerechnet werden

In diesem wie in den folgenden Abschnitten zu Ätiologie, Symptomatik, Diagnostik und Therapie wird jeweils zusammengefasst von Schriftspracherwerbsstörungen gesprochen und nur dort auf ihre Subkategorien eingegangen, wo dies für das Störungsverständnis, die Diagnostik und die Förderung und Therapie erforderlich ist. Sowohl für die Schriftspracherwerbsstörungen wie für die Rechenstörungen existieren S3-Leitlinien (▶ https://www.awmf.org/), deren Ziel es ist, evidenzbasierte Empfehlungen für die Diagnostik und Therapie konsentiert zu erstellen und regelmäßig zu aktualisieren. An verschiedenen Stellen dieses Kapitels wird auf diese Leitlinien verwiesen.

### Lese-Rechtschreib-Störungen (LRS)
- Die Vorkommenshäufigkeit von LRS liegt zwischen 6 und 8 % (wobei die isolierten Lesestörungen mit berichteten Prävalenzzahlen von 2 % deutlich seltener vorzukommen scheinen als die isolierten Rechtschreibstörungen, die etwa 4 % der Primarschüler betreffen); länderspezifische Unterschiede bezüglich der berichteten Prävalenzraten sind eher gering und ergeben sich aufgrund der Transparenz der Schriftsprache bzw. der Graphem-Phonem-Konversionen (Deutsch ist beispielsweise transparenter als Englisch, z. B. kann im Englischen das Graphem „e" auf sehr unterschiedliche Weise ausgesprochen werden und sogar ein stiller Laut sein, z. B. her, hear, here, heaven, bear, please)
- LRS kommt in klinischen Settings bei Jungen häufiger vor als bei Mädchen (Verhältnis 3:2 bis 3:1), bei unselektierten Stichproben ist die Geschlechterdiskrepanz ebenfalls erkennbar, aber nicht so ausgeprägt (2:1)

### Rechenstörungen (RS)
- Die Vorkommenshäufigkeit von RS liegt zwischen 3 und 8 %
- Anders als bei den LRS scheinen Mädchen gleich häufig oder sogar häufiger betroffen zu sein als Jungen

### Kombinierte umschriebene Entwicklungsstörungen
- sind charakterisiert durch das gemeinsame Auftreten von Schwierigkeiten beim Schriftspracherwerb (Lesen, Rechtschreiben oder beides) und beim Rechnenlernen
- betreffen ca. 4 % bei Primarschülern
- Jungen scheinen häufiger betroffen zu sein als Mädchen

> **Praxistipp**
>
> — Prävalenzraten können auch in Abhängigkeit von den verwendeten Diagnoserichtlinien leicht voneinander variieren: Je nachdem ob sie auf dem sogenannten Diskrepanzkriterium basieren oder nicht (Diskrepanz zwischen dem Leistungsstand bei einem spezifischen LRS- und/oder RS-Test und dem allgemeinen Entwicklungsstand bzw. der Leistung bei einem Intelligenztest).
> — Auch bei Verzicht auf das Diskrepanzkriterium können Prävalenzraten unterschiedlich hoch ausfallen, da es bis dato weder eine Übereinkunft bezüglich der verwendeten standardisierten Testverfahren noch bezüglich eines einheitlichen Cut-off-Wertes gibt, ab dem die Diagnose einer LRS oder RS gerechtfertigt ist. In der Praxis werden Cut-off-Werte zwischen 15 % und 25 % verwendet (das heißt jene Kinder, deren Leistung bei einem standardisierten LRS- oder RS-Test im Vergleich zu Schülern derselben Klassenstufe einen Prozentrang kleiner als 15 oder 25 ist).
> *Achtung:* Bei den strengeren Cut-off-Werten von 15 % spricht man von Lern*störungen*, während bei den großzügigeren Cut-offs von 25 % eher von Lern*schwierigkeiten* oder Lernschwächen gesprochen wird.

## 25.3 Symptomatik

- Das Erlernen der Kulturtechniken Schriftsprache und Rechnen baut auf den Kernprozessen der Sprachentwicklung, der Entwicklung exekutiver Funktionen (Aufmerksamkeitsregulation und Arbeitsgedächtnis) und visuell-räumlicher Syntheseleistungen auf (für eine detaillierte Darstellung potenzieller Einflussfaktoren auf die schulischen Leistungen siehe ◘ Abb. 25.1 und 25.2)
- Sprachentwicklungsstörungen, Störungen der visuell-räumlichen Funktionen und Störungen der Aufmerksamkeits- und Arbeitsgedächtnisfunktionen (phonologische Schleife, visuell-räumlicher Notizblock, zentrale Exekutive) stellen daher Risikofaktoren für umschriebene Lernstörungen dar
- Das schulische Scheitern erhöht das Risiko für das Entstehen sekundärer Komorbiditäten im sozial-emotionalen Bereich und für schulfachspezifische Angststörungen, die ihrerseits Vermeidungsverhalten verstärken und den Lernfortschritt behindern

### LRS
- Manifestiert sich in den ersten Klassenstufen primär als mangelhafte Lesesicherheit, während in den höheren Klassenstufen die reduzierte Lesegeschwindigkeit sowie langsame und fehlerhafte Rechtschreibung die Hauptsymptome einer LRS sind
- Mangelhafte Lesesicherheit betreffen beispielsweise die Worterkennung und das Dekodieren (orthografische und/oder phonologische Lesestrategie, siehe ◘ Abb. 25.3) sowie daraus folgend das Leseverständnis (da langsames und möglicherweise fehlerhaftes Lesen auch das Sinnverständnis beeinträchtigt)
- In den höheren Klassenstufen treten Lese- und/oder Rechtschreibschwierigkeiten häufig in Kombination mit Schwierigkeiten im schriftlichen Ausdruck auf

## Abb. 25.1

**Interne domänen-spezifische Einflussfaktoren:**
- Phonologische (lautsprachliche) Bewusstheit,
- Buchstaben schreiben lernen (Graphemwissen bzw. Phonem-Graphem Zuordnungen),
- Graphem-Phonem Zuordnungen (synthetisches Lesen),
- Sichtwörter rasch erfassen (ganzheitliches Lesen)

**Externe Einflussfaktoren:**
- Persönlichkeitsmerkmale (Motivation, Einstellung zum Lesen/Schreiben, Umgang mit Misserfolgserlebnissen),
- Lehrumwelten (Lehrstil, Kompetenz des Lehrenden etc.),
- Vorschulische Erfahrungen (Bücher anschauen/vorlesen, Buchstaben lernen, Zeichnen etc.)

**Interne domänen-unspezifische Einflussfaktoren:**
- visuell-räumliche Fähigkeiten (Buchstabenelemente richtig erfassen: p vs. q, b vs. d),
- Auditive Fähigkeiten (Betonungen von Phonemfolgen),
- Merkfähigkeit (Abruf phonologischer Repräsentationen aus dem Langzeitgedächtnis, Sichtwörter, Morphemstruktur),
- Aufmerksamkeit und exekutive Funktionen (Lesesinnverständnis)

**SCHRIFTSPRACHLICHE LEISTUNGEN**

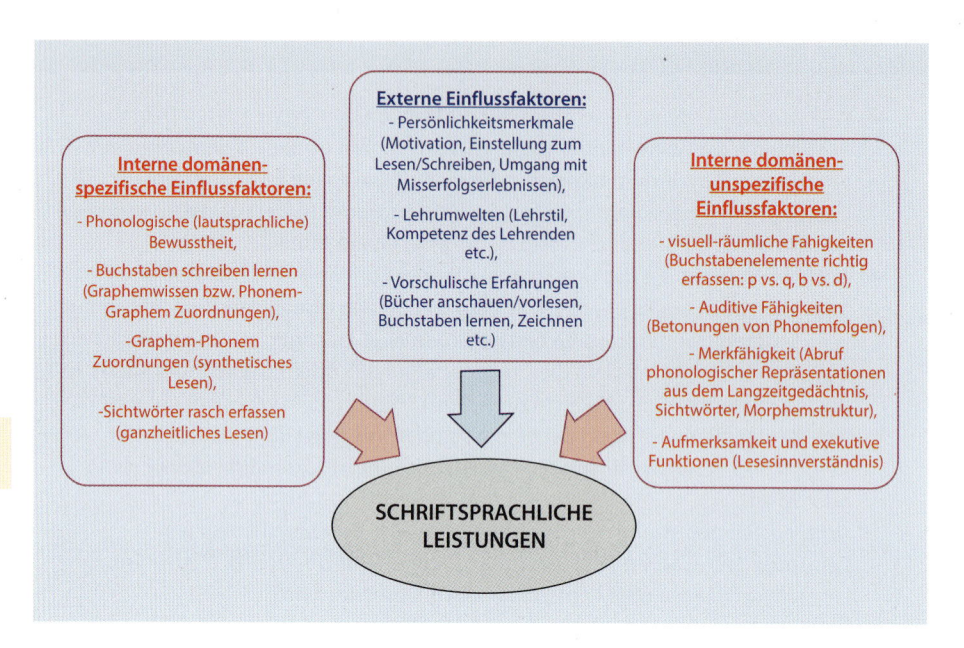

■ Abb. 25.1 Relevante interne und externe Einflussfaktoren auf die schriftsprachlichen Leistungen

## Abb. 25.2

**Interne domänen-spezifische Einflussfaktoren:**
- Basisnumerisches Wissen,
- Zahlenraumvorstellung,
- Arithmetische Fakten,
- Arithmetische Prozeduren,
- Konzeptuelles Wissen bzw. arithmetisches Verständnis

**Externe Einflussfaktoren:**
- Persönlichkeitsmerkmale (Motivation, Einstellung zum Rechnen, Umgang mit Misserfolgserlebnissen),
- Lehrumwelten (Lehrstil, Kompetenz des Lehrenden etc.),
- Vorschulische Erfahrungen (mit Anzahlen, Mengen, Raumerfassung, fingerbasiertes Zählen, sprachbasiertes Zählen etc.)

**Interne domänen-unspezifische Einflussfaktoren:**
- visuell-räumliche Fähigkeiten (Orientierung im Zahlenraum),
- Sprache (Zählen, Fakten, Textaufgaben),
- Merkfähigkeit (Fakten, Prozeduren),
- logisch-analytisches Denken (Textaufgaben),
- Aufmerksamkeit und exekutive Funktionen

**RECHENLEISTUNG**

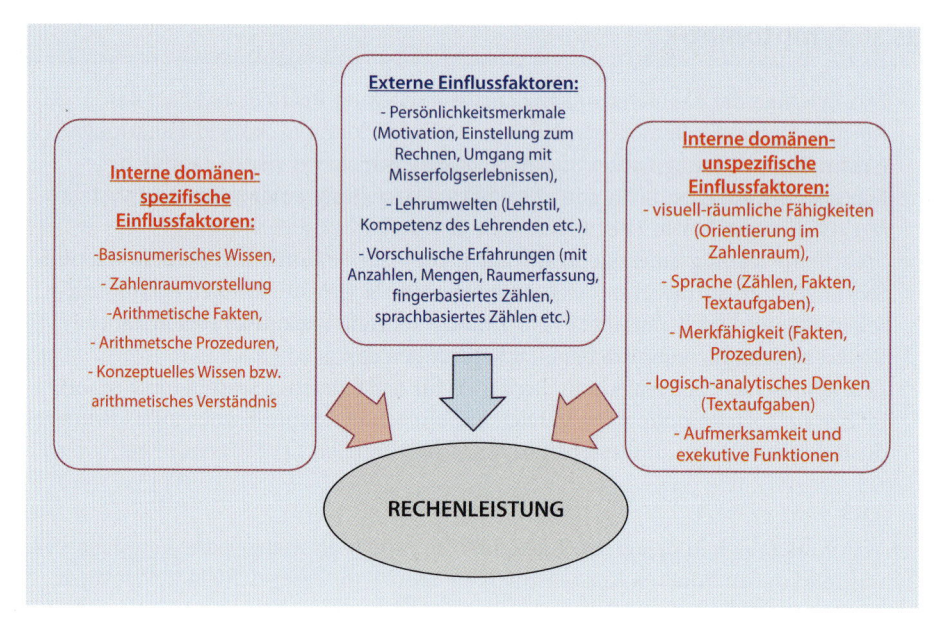

■ Abb. 25.2 Relevante interne und externe Einflussfaktoren auf die Rechenleistungen

■ **RS**

— Können sich auf sehr unterschiedliche Weise manifestieren: Viele Primarschüler haben Schwierigkeiten mit dem Anzahlverständnis (z. B. kleine Anzahlen simultan erfassen; Anzahlen in mehr/weniger differenzieren (vor allem wenn die Oberflä-

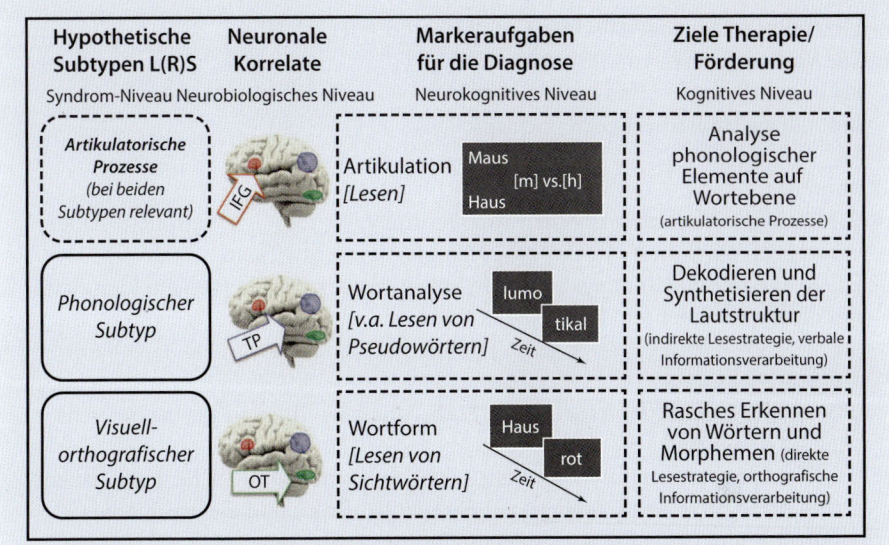

## Umschriebene Entwicklungsstörungen schulischer Fertigkeiten

| Hypothetische Subtypen L(R)S<br>Syndrom-Niveau | Neuronale Korrelate<br>Neurobiologisches Niveau | Markeraufgaben für die Diagnose<br>Neurokognitives Niveau | Ziele Therapie/Förderung<br>Kognitives Niveau |
|---|---|---|---|
| *Artikulatorische Prozesse (bei beiden Subtypen relevant)* | IFG | Artikulation *[Lesen]* — Maus [m] vs.[h] Haus | Analyse phonologischer Elemente auf Wortebene (artikulatorische Prozesse) |
| Phonologischer Subtyp | TP | Wortanalyse *[v.a. Lesen von Pseudowörtern]* — lumo, tikal, Zeit | Dekodieren und Synthetisieren der Lautstruktur (indirekte Lesestrategie, verbale Informationsverarbeitung) |
| Visuell-orthografischer Subtyp | OT | Wortform *[Lesen von Sichtwörtern]* — Haus, rot, Zeit | Rasches Erkennen von Wörtern und Morphemen (direkte Lesestrategie, orthografische Informationsverarbeitung) |

*Abkürzungen:* IFG = inferior-frontaler Gyrus (Broca's Areal)/**anteriores Lesesystem**, TP = temporo-parietale Regionen/**dorsales Lesesystem**, OT = occipito-temporale Regionen/**ventrales Lesesystem**

▪ **Abb. 25.3** Schematische Darstellung der hypothetischen Subtypen der LRS, der zugehörigen neuronalen Korrelate sowie deren Zusammenhang mit relevanten diagnostischen und therapeutischen Ansätzen

chengrößen nicht konstant sind), dem zählenden Rechnen, dem Speichern und raschen Abrufen des arithmetischen Faktenwissens (das sind die einstelligen Additionen und Multiplikationen)
— Vor allem in den höheren Klassenstufen, in denen die numerisch/rechnerischen Anforderungen komplexer werden, haben viele betroffene Kinder Schwierigkeiten beim Erwerb der prozeduralen und konzeptuellen arithmetischen Fertigkeiten
— Die sogenannten arithmetischen Prozeduren umfassen das Wissen um die sequenziell richtige Abfolge von Lösungsschritten bei mehrstufigen Rechenoperationen, während der Begriff der konzeptuellen Fertigkeiten das arithmetische Verständnis bezeichnet

## 25.4 Verlauf

### LRS
— Selten als isolierte Entwicklungsstörung schulischer Fertigkeiten beobachtbar, vielmehr tritt LRS häufig in Kombination mit RS und/oder Aufmerksamkeitsstörung/ADHS auf
— Mit zunehmendem Alter verbessern sich eher die Leseleistungen (das heißt Rückgang der Lesefehler bei weiterhin langsamem Lesetempo), während die Rechtschreibung weiterhin beeinträchtigt bleibt

**RS**
- Ebenfalls häufig vergesellschaftet mit LRS und/oder ADHS
- Die Verlaufsformen von RS sind variabel, da die numerisch/rechnerischen Fertigkeiten sehr komplex sind und RS sehr heterogen sein können (die empirische Befundlage ist diesbezüglich noch spärlich)

**LRS und RS**
- Sind häufig mit schulspezifischen Angststörungen verbunden; betroffene Kinder haben auch ein höheres Risiko, eine Depression zu entwickeln
- Die Risiken für die Bildungs- und Persönlichkeitsentwicklung steigen kumulativ mit dem Vorhandensein komorbider Störungen an

■ **Prognose**
- **LRS und RS** bleiben ohne spezifische Förderung bzw. Therapie bis ins Erwachsenenalter bestehen
- Gravierende Schwierigkeiten bezüglich Schriftsprache und/oder Rechnen haben nicht nur negative Auswirkungen auf die Schullaufbahn und die psychische Gesundheit, sondern auch auf die späteren Berufsmöglichkeiten und das Einkommen

## 25.5 Ätiologie

- Essenziell für die menschliche Anpassungsfähigkeit ist die erfahrungsabhängige plastische Formung neurokognitiver Strukturen und Fähigkeiten, die sich entsprechend den Erfordernissen und Stimulationen aus der Entwicklungsumwelt adaptiv herausbilden
- Das Erlernen der Kulturtechniken Schriftsprache und Rechnen im Kindesalter geht auf biologischer Ebene mit dem Aufbau entsprechender neuronaler Denk- und Verarbeitungswerkzeuge einher, die in verschiedenen Regionen des Gehirns modular konstruiert und aufgabenspezifisch aktiviert werden. Dies gilt für den schulischen Erwerb der schriftsprachlichen und mathematischen Wissens- und Fähigkeitsdomänen im engeren Sinne ebenso wie für die Entwicklung von verschiedenen domänenübergreifenden kognitiven Funktionen, auf die das spezifischere vorschulische und schulische Lernen angewiesen ist und auf denen es aufbaut (Sprache und räumliche Vorstellung, Arbeitsgedächtnis, Aufmerksamkeits-, Affekt- und Verhaltensregulation)
- Diese hochkomplexe Entwicklung ist sowohl in vorschulischen als auch in schulischen Perioden leicht störbar und kann zu einer Verzögerung, Schwächung oder gar einem Ausbleiben entsprechender neurokognitiver Reifungsprozesse führen, was dann in schulischem Leistungsversagen und oft auch sekundären emotionalen Störungen mündet
- Die weit verbreitete Ansicht, schulische Entwicklungsstörungen seien maßgeblich auf genetische Vererbung zurückzuführen, ist insofern irreführend, als sie diesen Ursachenmechanismus enorm überschätzt und die Einflüsse der vorschulischen und schulischen Lernbiographie und der sogenannten „nichtgenetischen Vererbung" unterschätzt. Es ist davon auszugehen, dass die Qualität von Pädagogik und Fachdi-

**Umschriebene Entwicklungsstörungen schulischer Fertigkeiten**

daktik und deren Fähigkeit, heterogene Lernvoraussetzungen frühzeitig zu erkennen, individuell zu berücksichtigen und der Entwicklung leistungshemmender spezifischer Ängste vorzubeugen, einen erheblichen Einfluss auf die Häufigkeit, den Schweregrad und den Verlauf umschriebener schulischer Entwicklungsstörungen hat
— Primäre und sekundäre komorbide Störungen im Erleben und Verhalten belasten die Entwicklungsprognose zusätzlich

■ **LRS**
— LRS treten familiär gehäuft auf (evtl. Hinweis für hereditäre genetische und epigenetische Prädispositionen, sind aber nicht monochromosomal vererbbar)
— Identifiziert wurden 50–80 % Kandidatengene, die am Schriftspracherwerb beteiligt sein sollen
— Berichtet wird auch eine Symptomtriade: LRS, Linkshändigkeit und männliches Geschlecht
— Häufig beobachtbar sind Interaktionen mit Umweltfaktoren (wie z. B. geringe sprachliche Anregung der Bezugspersonen, mangelnde Didaktik und/oder Beschulung) und spezifischen biologischen, neurophysiologischen und neuropsychologischen Faktoren
— Mit bildgebenden Verfahren identifiziert wurden dysfunktionale neuronale Netzwerke in vor allem linkshemisphärischen temporookzipitalen, parietotemporalen und frontalen Hirnregionen (sowohl Hypo- als auch Hyperaktivierungen wurden berichtet; Hypoaktivierungen i. S. von Minderleistungen, Hyperaktivierungen i. S. von kompensatorischen Strategien)
— Ein prominenter Erklärungsansatz in Bezug auf die der LRS zugrunde liegenden defizitären kognitiven Konstrukte ist das sogenannte 2-Wege-Modell, das zwei Arten von Lesestrategien differenziert:
  — eine indirekte Strategie des synthetischen dekodierenden Lesens sowie
  — eine direkte Strategie der direkten Worterkennung (siehe ◘ Abb. 25.3).
— Als Kernsymptom von LRS wird eine defizitäre Lautverarbeitung postuliert, die wiederum in die folgenden drei Komponenten gegliedert werden kann:
  — beeinträchtigte phonologische Bewusstheit (Schwierigkeiten beim Dekodieren und/oder Synthetisieren der Lautstruktur)
  — phonetisches Rekodieren im Arbeitsgedächtnis (notwendig für die verbale Informationsverarbeitung)
— Abruf phonologischer Repräsentationen aus dem Langzeitgedächtnis (Aussprache und Betonung von Buchstaben und Wörtern)

■ **RS**
— RS treten familiär gehäuft auf (evtl. Hinweis für hereditäre genetische und epigenetische Prädispositionen), sind aber nicht monochromosomal vererbbar)
— RS sind häufig komorbid mit folgenden neuropädiatrischen Erkrankungen: Frühgeburtlichkeit, Epilepsie, genetischen Erkrankungen wie beispielsweise dem Fragilen-X-Syndrom, Williams-Beuren-Syndrom, velokardiofazialen Syndrom
— Vermutet werden Interaktionen von Umweltfaktoren der Lernbiographie (z. B. schulische und didaktische Faktoren) mit spezifischen biologischen, neurophysiologischen und neuropsychologischen Faktoren

- Bildgebende Verfahren zeigen dysfunktionale neuronale Netzwerke in links- und rechtshemisphären frontoparietalen und parietookzipitalen Hirnregionen (Hypo- und Hyperaktivierungen wurden berichtet, vgl. LRS)
- Aktuelle Erklärungsansätze in Bezug auf die der RS zugrunde liegenden kognitiven Defizite sind folgende:
    - beeinträchtige kognitive Repräsentationen von Anzahlen (resultiert in defizitären numerischen Basisfertigkeiten wie z. B. der Mengendiskrimination)
    - defizitäres Netzwerk zwischen Arbeits- und Langzeitgedächtnis (Schwierigkeiten bei der Speicherung und dem Abruf des arithmetischen Faktenwissens)
    - defizitäre visuell-räumliche Verarbeitung (Schwierigkeiten beim Zuordnen von Zahlen zu analogen Positionen auf dem Zahlenstrahl; Schwierigkeiten beim mehrstelligen schriftlichen Rechnen bzw. bei den prozeduralen rechnerischen Fertigkeiten; s. Abb. 25.4)

## 25.6 Diagnostik und Differenzialdiagnostik

- Sowohl für die Diagnosestellung als auch für die Differenzialdiagnostik ist eine gründliche, auch transgenerationale Aspekte einschließende Anamnese der Lernbiographie und Lernumgebung ebenso erforderlich wie eine entwicklungspsychiatrische, neuropädiatrische und entwicklungsneurologische Untersuchung zum Ausschluss relevanter Differenzialdiagnosen, die sich auf das schulische Lernen

| Hypothetische Subtypen RE | Neuronale Korrelate | Markeraufgaben für die Diagnose | Ziele Therapie/ Förderung |
|---|---|---|---|
| Syndrom-Niveau | Neurobiologisches Niveau | Neurokognitives Niveau | Kognitives Niveau |
| Numerischer Subtyp | IPS | Subitizing [Wie viele?] | Anzahlen u. Mengen schätzen |
| Subtyp Räumliche Aufmerksamkeit | PSPL | Zahlenstrahl [Wo am Zahlenstrahl ist die Zahl 7/82?] | Räumlich-numerische Zahlenrepräsentation |
| Verbaler Subtyp | AG | Arithmetische Fakten [richtig oder falsch?] | Arithmetisches Faktenwissen speichern und abrufen |

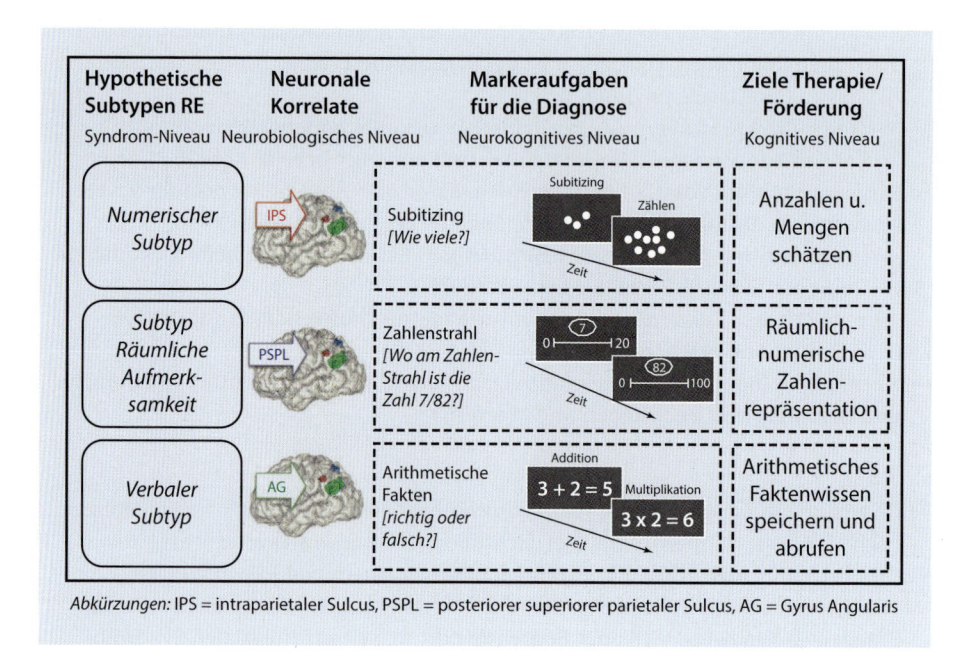

Abkürzungen: IPS = intraparietaler Sulcus, PSPL = posteriorer superiorer parietaler Sulcus, AG = Gyrus Angularis

**Abb. 25.4** Schematische Darstellung der hypothetischen Subtypen der Rechenstörung, der zugehörigen neuronalen Korrelate sowie deren Zusammenhang mit relevanten diagnostischen und therapeutischen Ansätzen

auswirken (z. B. Sinnesbeeinträchtigungen, Anfallsleiden, primäre psychische oder psychosomatische Erkrankungen, Hirnschädigungen oder -erkrankungen)
— Darüber hinaus sind eingehende klinische und testmetrische Untersuchungen der an der Entwicklung der Kulturtechniken beteiligten domänenübergreifenden und domänenspezifischen kognitiven Funktionen sowie der allgemeinen intellektuellen Funktionsfähigkeit und des sozialen und emotionalen Befindens erforderlich. Dies schließt eine sorgfältige Klärung der schulischen und familiären Lern- und Entwicklungsbedingungen ebenso ein wie eine Einschätzung von Ausmaß und Ursachen für mögliches akutes oder chronisches Stresserleben. Für die Auswahl von standardisierten Untersuchungsverfahren bieten die S3-Leitlinien qualitativ gewichtet und aktualisiert Empfehlungen
— Wie bereits im ▶ Abschn. „Definition und Klassifikation" kurz angeführt, soll die Diagnose einer „Entwicklungsstörung schulischer Fertigkeiten" (also eine LRS- oder RS-Diagnose) gemäß ICD-10 (WHO 2014) und ICD-11 (WHO 2018) auf dem sogenannten Diskrepanzkriterium basieren. Das heißt, die Leistungen in einem standardisierten LRS- bzw. RS-Test werden entweder
  — in Relation zur Leistung bei einem standardisierten Intelligenztest interpretiert (gemäß ICD-10 und ICD-11 sind das zwei Standardabweichungen [SA]1; das heißt, die Leistung beim LRS- bzw. beim RS-Test muss um mindestens zwei SA unter dem von der gemessenen Intelligenz vorhergesagten Wert liegen) oder
  — in Relation zur Alters- und/oder Klassennorm
— Die schulische Leistungsminderung muss gemäß ICD zudem deutlich unter dem gemäß Alter oder Klassenstufe zu erwartenden Niveau liegen

> **Praxistipp**
>
> Die für die Beantragung von Hilfen erforderliche kriteriengerechte Diagnosestellung sollte sich an den aktuell etwas weicheren Kriterien der S3-Leitlinien orientieren, da sie einen aktualisierten und evidenzbasierten interdisziplinären und anwendungsbezogenen Konsens wiedergeben.
>
> Darüber hinaus ist immer zu bedenken, dass nicht die testmetrischen Befunde allein, sondern nur deren klinisch-psychologische Interpretation vor dem Hintergrund einer vollständigen anamnestischen und differenzialdiagnostischen Befundwürdigung eine Diagnosestellung rechtfertigen. Testmetrische Befunde entsprechen nicht der Exaktheit etwa von Laborbefunden über eine Blutbildabweichung. Sie unterliegen komplexen Einflussfaktoren, deren Wertung differenzialpsychologische Expertise erfordern.
>
> Gerade das nach ICD-10/11 noch gültige IQ-Diskrepanzkriterium gilt nach neueren empirischen Forschungsergebnissen als wissenschaftlich unbegründet. Es führt in der Praxis leider häufig dazu, dass gerade schwerergradig betroffene Kinder dieses Kriterium nicht erfüllen und daher die Begründung notwendiger Hilfen nach ICD-Kriterien erschwert wird. Hier empfiehlt sich allenfalls ein alternativer Bezug auf das DSM-5.

---

1 Gemäß den S3-Leitlinien sind es 1,5 SA (▶ https://www.awmf.org/).

**LRS**
- Gleichzeitiges Bestehen schwacher Lese- und Rechtschreibleistungen mit variierenden Ausprägungen verschiedener neuropsychologischer Symptomkonstellationen (vgl. Lesestörung und Rechtschreibstörung, s. auch ◘ Abb. 25.1)

- **Isolierte Lesestörung**
- Fehler beim Wortlesen und deutlich herabgesetzte Lesegeschwindigkeit
- Schwierigkeiten in der Phonemunterscheidung und beim Erlernen der Zuordnung und des Einprägens der Graphem-Phonem-Beziehungen und der Phonemanalyse
- Verlangsamung der Phonemsynthese kann Lesegeschwindigkeit und Leseverständnis beeinträchtigen
- Verlangsamtes und fehlerhaftes automatisiertes Lesen aufgrund mangelnder Gedächtnisrepräsentationen und verzögertem Abruf von Wörtern und Wortteilen aus dem Gedächtnis

- **Isolierte Rechtschreibstörung**
- Schwierigkeiten beim Erlernen und Einprägen der Phonem-Graphem-Beziehungen und der Phonemanalyse führen zur Verschriftlichung von fehlerhaften Graphemfolgen (Verdrehung, Vertauschung, Auslassen oder Einfügen von [falschen] Buchstaben im Wort)
- Unzureichendes Regelwissen (Regelfehler) und Wahrnehmungsfehler (Verwechseln ähnlich klingender Buchstaben)
- Unzureichendes Wortbildgedächtnis (Morphemstruktur)

- **RS**
- Minderleistungen im Bereich Arithmetik (Basiskompetenzen, Grundrechenarten und Textaufgaben)
- In der Regel begleitet durch Minderleistungen insbesondere im Bereich des visuell-räumlichen Arbeitsgedächtnisses und der exekutiven Funktionen (s. auch ◘ Abb. 25.2)

- **Kombinierte umschriebene Entwicklungsstörung**
- Gleichzeitiges Bestehen schwacher Lese-, Rechtschreib- und Rechenleistungen mit variierenden Ausprägungen verschiedener neuropsychologischer Symptomkonstellationen
- Kumulatives Risiko für die Entwicklung sekundärer psychiatrischer Komorbidität

- **Testverfahren**

Die folgenden Tabellen liefern einen exemplarischen (das heißt nicht unbedingt vollständigen) Überblick über häufig verwendete diagnostische Verfahren zur Erfassung der schriftsprachlichen und numerisch/rechnerischen Leistungen (◘ Tab. 25.2 und 25.3).

◻ **Tab. 25.2** Diagnostische Verfahren zur Erfassung der schriftsprachlichen Leistungen

| Funktionsbereiche | Empfehlenswerte Testverfahren | Klassenstufen |
|---|---|---|
| Basis- und Vorläuferkompetenzen | BISC (Bielefelder Screening zur Früherkennung von Lese-Rechtschreibschwierigkeiten) | Vorschule |
| | BAKO 1–4 (Basiskompetenzen für Lese-Rechtschreibleistungen); erfasst phonologische Bewusstheit | 1–4 |
| Schulische Fertigkeiten | SLRT II (Salzburger Lese-Rechtschreibtest) | 1–6 und Erwachsene (Leseflüssigkeit) 1–5 (Rechtschreibung) |
| | WLLP-R (Würzburger Leise Leseprobe, Revision) | 1–4 |
| | ELFE 1–6 (Leseverständnistest) wahlweise als PC-Programm oder Papier-Bleistift-Test für die Gruppentestung | 1–6 |
| | ZLT-II (Zürcher Lesetest II) | 1–8 |
| | DRT 1–5 (Diagnostische Rechtschreibtests) | 1–5 |
| | WRT (Weingartener Grundwortschatz Rechtschreib-Test) | 1–4 |

*Anmerkung:* Aktuell erfüllt kein Testverfahren zur Erfassung von Vorläuferfertigkeiten der schriftsprachlichen Leistungen die in den S3-Leitlinien geforderten Kriterien für diagnostische Verfahren

## 25.7 Therapie und Förderung

- Die S3-Leitlinien (▶ https://www.awmf.org) fordern, dass Interventionen zur Prävention, Förderung und Therapie wissenschaftlich evaluiert und damit einen Wirksamkeitsnachweis erbracht haben sollen. Die Leitlinien geben hierzu Empfehlungen ab, auch wenn der Stand der Evaluation aktuell noch eher spärlich ist
- Die Behandlung sollte von Fachkräften mit pädagogisch-therapeutischer Ausbildung im Bereich der schulischen Entwicklungsstörungen in Einzel- oder Kleingruppensitzungen durchgeführt werden
- Pädagogisch-therapeutische Interventionen sollten grundsätzlich so früh wie möglich und bei im Vorschulalter diagnostiziertem Risiko schon im Kindergarten beginnen
- Die Förderung sollte angemessen frequent, ökologisch valide, das heißt mit nützlichem Bezug zum Alltagsleben des Kindes und unter Belohnungsbedingungen stattfinden
- Die Interventionen müssen auf das individuelle Profil von Stärken und Schwächen in den domänenspezifischen (Lesen, Schreiben, Rechnen) und den domänenübergreifenden (z. B. Arbeitsgedächtnis, Aufmerksamkeit) Funktionsbereichen adaptiert und individuell angepasst sein

**Tab. 25.3** Diagnostische Verfahren zur Erfassung numerisch/rechnerischer Leistungen

| Funktionsbereiche | Empfehlenswerte Testverfahren | Klassenstufe |
|---|---|---|
| Schulische Fertigkeiten | DEMAT 1+ bis DEMAT 4 (Deutsche Mathematiktests) | 1–4 |
| | ERT 1+ bis ERT 4+ (Eggenberger Rechentests) | 1–4 |
| | HRT 1–4 (Heidelberger Rechentest) | 1–4 |
| Neuropsychologisch orientierte Verfahren | BADYS 1–4+ sowie BADYS 5–8+ (Bamberger Dyskalkuliediagnostik), Langform für Einzeltestung, Kurzform auch für Kleingruppentestung | 1–5 / 5–9 |
| | TEDI-MATH (Test zur Erfassung numerisch-rechnerischer Fertigkeiten vom Kindergarten bis zur 3. Klasse) | Kindergarten – 3 |
| | RZD 2–6 (Rechenfertigkeiten- und Zahlenverarbeitungsdiagnostik für die 2. bis 6. Klasse) | 2–6 |
| | ZAREKI-K und ZAREKI-R (Neuropsychologische Testbatterie für Zahlenverarbeitung und Rechnen bei Kindern) | Kindergarten (ZAREKI-K), 1–4 (ZAREKI-R) |

— Kinder mit schulischen Entwicklungsstörungen haben ein mehrfaches Risiko: Durch das chronische Misserfolgserleben entwickeln sich Ängste und depressive Symptome, die langfristig oft zu einem größeren Problem werden als das eigentliche schulische Lernhandicap. Schüler mit sonderpädagogischem Förderbedarf erhalten ein vielfach höheres Ausmaß an negativem Feedback durch ihre Lehrpersonen, was sie auch in den Augen ihrer Altersgenossen unattraktiver und leichter auch zu sozialen Außenseitern werden lässt. Insbesondere bei solchen sekundären sozial-emotionalen Störungen sind Lerntherapien, die spezifische Förderung mit psychotherapeutischen Elementen verbindet („Integrative Lerntherapie") angezeigt

— Sowohl in der schulinternen als auch in der außerschulischen Förderung und Therapie empfiehlt sich auch der Einsatz entwicklungs- und neuropsychologisch fundierter und wissenschaftlich evaluierter Lernsoftware. Sie ermöglicht es, individuell und fein abgestimmt bestimmte Lernschritte zu initiieren und zu üben. Dabei ermöglicht der Computer entlang dem eigenen Lernfortschritt ein unmittelbares und positives Feedback, und die Übungssituation wird von negativem sozialem Quervergleich abgeschirmt. Programme, die mit modernen Methoden der Künstlichen Intelligenz in der Lage sind, sich nicht nur in Bezug auf den Schwierigkeitsgrad der Übungsaufgaben, sondern auch in Bezug auf die verschiedenen Fähigkeitskomponenten auf das individuelle Niveau und Profil des Kindes adaptiv einzustellen, sind besonders zu empfehlen

— Schließlich gilt für jede Behandlung, dass die betroffenen Kinder und Jugendlichen sowie ihre Eltern am Beginn sorgfältig über die erhobenen Untersuchungsbefunde und das daraus abgeleitete weitere Vorgehen aufgeklärt werden müssen. Regelmäßige prozessbegleitende Beratungen der Eltern, aber auch der Lehrpersonen sind ebenfalls erforderlich

Die im Folgenden angeführten Empfehlungen zur Förderung und Behandlung der LRS und der RS erfolgen analog der S3-Leitlinien (▶ https://www.awmf.org). Diese basieren auf systematischen Literaturrecherchen und entsprechenden Metaanalysen.

- **LRS**

Wie oben bereits skizziert, sollte die Behandlung der LRS symptom- und befundorientiert sein, in Einzelsettings oder in Kleingruppen (max. 5 Kinder) stattfinden und möglichst früh beginnen. Die Behandler sollten über eine ausgewiesene Expertise im Bereich der Schriftsprachentwicklung verfügen.

**Förderprogramme zur Verbesserung der Leseleistung:**
Von den S3-Leitlinien empfohlen werden alle Förderprogramme, die
- die Lautverarbeitung (Phonemidentifikation; Segmentieren von Wörtern in Phoneme, Silben, Morpheme oder Anlaute; Silbenreimen; Verbinden von Phonemen zu einem Wort) sowie die Graphem-Phonem- (Buchstabe-Laut-) und umgekehrt die Phonem-Graphem- (Laut-Buchstabe)-Zuordnungen verbessern und festigen und
- zusätzlich systematische Übungen zu Sätzen und Texten enthalten
- Ebenfalls empfohlen werden Veränderungen des Lesematerials wie beispielsweise vergrößerte Schriften, breitere Buchstaben-, Wort- und Zeilenabstände sowie graphische und schriftsystematische Segmentierungen

Nicht empfohlen werden solche Lesetrainings, die
- ausschließlich eine Lesepraxis nach der Ganzwortmethode propagieren oder
- die ausschließlich auf Phonologietraining oder
- die ausschließlich auf Textverständnisstrategien basieren

Ein Großteil der im Handel erhältlichen Frühförderprogramme trainiert diese von den Leitlinien empfohlenen phonologischen Fertigkeiten (also die Lautverarbeitung). Die Effektivität dieser Frühförderprogramme konnte länderübergreifend (z. B. Großbritannien, Schweden, Deutschland) durch empirische Studien nachgewiesen werden. Hervorzuheben ist, dass Trainingsprogramme zur Förderung der phonologischen Bewusstheit häufig auch positive Effekte auf die Rechtschreibleistungen haben.

**Förderprogramme zur Verbesserung der Rechtschreibleistung:**
Von den S3-Leitlinien empfohlen werden jene Förderprogramme, die
- den Aufbau des orthografischen Regelwissens unterstützen
- Im Zentrum dieser Förderprogramme steht der Erwerb der (klassenstufentypischen) Rechtschreibsicherheit. Diese kann durch das Einüben spezifischer Rechtschreibmerkmale sowie den Aufbau eines Grundwortschatzes spezifisch unterstützt werden
- Methodisch empfehlenswert sind nach Klicpera et al. (2017) solche Übungsformen, die
- selbstständige Korrekturen ermöglichen
- das Abschreiben von Wörtern unter gleichzeitigem Mitsprechen und wiederholtem Vorlesen nach dem Abschreiben
- Sichtwörter mit motorisch-kinästhetischen Hinweisen kombinieren (vgl. auch Lautgebärden beim Lesenlernen)
- Rechtschreibübungen mit dem Üben spezifischer Routinen zur Wortgliederung kombinieren

— den Schwierigkeitsgrad der lautgetreu geschriebenen Lautfolgen und Wörter sukzessive erhöhen (◘ Tab. 25.4)

- **RS**

Analog zur LRS sollte die Behandlung der RS symptom- bzw. befundorientiert sein, möglichst frühzeitig beginnen und auf wissenschaftlich evaluierten und evidenzbasierten Förderprogrammen basieren. Interventionen zur Behandlung der RS sollten möglichst in Einzelsettings und mit einer Dauer von nicht länger als 45 Minuten durchgeführt werden. Analog zu den Empfehlungen bei LRS sollten die Behandler über eine ausgewiesene Expertise im Bereich der Rechenentwicklung verfügen.

◘ **Tab. 25.4** Ausgewählte Fördermaterialen zur Verbesserung der schriftsprachlichen Leistungen

| Empfehlenswerte Förderprogramme | Förderinhalte bzw. Funktionsbereiche, die trainiert werden |
|---|---|
| Förderprogramm von Reuter-Liehr | Phonologische Analyse (Betonung des silbenweisen Sprechens und Lesens), lauttreues Schreiben auf Wortebene (Analyse der Schreibweise von Wörtern), Erlernen der Graphem-Phonem-Zuordnungen durch das Kombinieren von Handzeichen mit Buchstaben bzw. Phonemen (Lautgebärden) |
| Kieler Leseaufbau | Training basaler Lesefertigkeiten für Kinder in höheren Klassenstufen, Erlernen der Graphem-Phonem-Zuordnungen durch Lautgebärden, Abstufung des Lesematerials nach Schwierigkeitsgraden |
| Lesen lernen durch lautgetreue Leseübungen | Training des lauttreuen Lesens und Schreibens durch Phonemidentifikation und -differenzierung, stufenweiser Förderung des synthetischen (dekodierenden) Lesens (Lautieren, Zusammenschleifen der Laute zum Lesen von Silben und Wörtern) |
| Marburger Rechtschreibtraining | Training basiert auf regelgeleitetem Rechtschreibübungen, Grundgerüst von 8 Regeln wird in 12 Kapiteln behandelt (das sind Lösungsalgorithmen für die häufigsten Rechtschreibschwierigkeiten), sequenzielles Training inklusive Wiederholungsübungen zur Festigung der gelernten Lösungsalgorithmen |
| Kieler Rechtschreibaufbau | Training basaler Rechtschreibleistungen für Kinder in höheren Klassenstufen, Erlernen der Phonem-Graphem-Zuordnungen durch Lautgebärden und silbenweises Mitsprechen, Abstufung des Übungsmaterials nach Schwierigkeitsgraden |
| Förderprogramm von Kossow | Umfasst ein weites Spektrum an symptomspezifischen Übungen, (ausgehend von einer initialen Analyse der Rechtschreibfehler), Kennzeichnung besonderer Lautmerkmale (z. B. Kürze/Länge von Vokalen), Verwendung von Handzeichen als Hinweise zur Lautbildung, Aufbau nach Schwierigkeitsgraden |
| Dybuster Orthograph (PC-Programm) | Rechtschreib-Lernprogramm mit Lernverlaufs- und Fehleranalysen als Rückmeldung für die betroffenen Kinder und/oder Therapeuten bzw. Lehrpersonen. Förderung ist adaptiv bezüglich Inhalt und Schwierigkeit |

Besonders empfohlen von den S3-Leitlinien werden solche Förderprogramme, die
- störungsspezifisch und wenn möglich standardisiert sind und deren Wirksamkeit wissenschaftlich evaluiert ist (Anmerkung: Wirksamkeitsevidenz gibt es bisher nur für wenige standardisierte Präventions- und Förderprogramme)
- ab dem Vorschulalter für solche Kinder einsetzbar sind, bei denen ein Risiko für die Entwicklung einer RS festgestellt wurde
- eine interdisziplinäre Zusammenarbeit zulassen bzw. ergänzend berücksichtigen, sofern und solange eine solche notwendig erscheint (siehe Indikationen und Komorbiditäten) (◘ Tab. 25.5)

◘ **Tab. 25.5** Ausgewählte Fördermaterialien zur Verbesserung der Rechenleistungen

| Empfehlenswerte Förderprogramme | Klassenstufen | Förderinhalte bzw. Funktionsbereiche, die trainiert werden |
|---|---|---|
| Mengen, zählen, Zahlen | Kindergarten – 1 | Numerisches Frühförderprogramm, Übungseinheiten auf drei Kompetenzebenen aufgeteilt (numerisches Basiswissen, Anzahlkonzept, Anzahlrelationen), Kombination der Lerninhalte mit verbalen Leitfragen, Setting in Kleingruppen (4–6 Kinder) |
| Rechenspiele mit ELFE und MATHIS I (PC-Programm) | Kindergarten – 3 | Übungsspiele thematisch befasst mit Mengen, Zahlen, Sachaufgaben, Bilder und Rechnen, Förderung ist adaptiv bezüglich Schwierigkeit |
| Rechenspiele mit ELFE und MATHIS II (PC-Programm) | 3–5 | Übungsspiele thematisch befasst mit Geometrie, Rechnen und Sachaufgaben, Förderung ist adaptiv bezüglich Schwierigkeit |
| MARKO-T | Kindergarten – 4 | Betonung metakognitiver Reflexions- und Kontrollfertigkeiten, Übungseinheiten zuordenbar zu fünf entwicklungsbezogenen Bausteinen (Zählzahl, ordinaler Zahlenstrahl, Kardinalität und Zerlegbarkeit, Enthaltensein und Klasseninklusion sowie Relationalität), Einzelsetting, Förderung ist adaptiv |
| Dortmunder Zahlbegriffstraining | 1–4 | Übungseinheiten à 30 Minuten, zuordenbar zu 8 Entwicklungsstufen; Übungen zu: Zählen, Zahlenraumvorstellung, Mengen- und Zahlzerlegung bzw. -ergänzung, Addition, Einzelsetting oder Kleingruppen |
| Dybuster Calcularis (PC-Programm) | 1–5 | Übungsspiele zur Förderung der Zahlenraumvorstellung, Simultanerfassung und Schätzen von Mengen, Transkodieren (Lesen und Schreiben arabischer Zahlen), Zahlenstrahlaufgaben, Rechenaufgaben (Zahlenraum 0 bis 1000), Förderung ist adaptiv bezüglich Inhalt und Schwierigkeit |
| Meister Cody – Talasia (Computer-App) | 1–4 | Übungsspiele zur Förderung basisnumerischer und rechnerischer Fertigkeiten (inkl. Aufbau abstrakter und symbolischer Repräsentationsformen), Übungen sind eingebaut in eine animierte Hintergrundgeschichte, Förderung ist adaptiv bezüglich Schwierigkeit |

## Weiterführende Literatur

Fritz A, Haase VG, Räsänen P (Hrsg) (2019) International handbook of mathematical learning disabilities. From the laboratory to the classroom. Springer International Publishing AG

Kaufmann L, von Aster M (2012) Diagnostik und Intervention bei Rechenstörung. Dtsch Ärztebl 109(45):767–778

Klicpera C, Schabmann A, Gasteiger-Klicpera B, Schmidt B (2017) Legasthenie – LRS. Modelle, Diagnose, Therapie und Förderung, 5. Aufl. Ernst Reinhardt Verlag, München/Basel

Landerl K, Vogel S, Kaufmann L (2017) Dyskalkulie, 3. Aufl. Ernst Reinhardt Verlag, München/Basel

Pixner S, Kaufmann L (2013) Prüfungsangst, Schulleistung und Lebensqualität bei Schülern. Lernen Lernstörungen 2(2):111–124

S3-Leitlinie: Diagnostik und Behandlung von Kindern und Jugendlichen mit Lese- und/oder Rechtschreibschwierigkeiten. https://www.awmf.org/uploads/tx_szleitlinien/028-044l_S3_Lese-Rechtschreibst%c3%b6rungen_Kinder_Jugendliche_2015-06.pdf Zugegriffen am 27.01.2019

S3-Leitlinie: Diagnostik und Behandlung der Rechenstörung. https://www.awmf.org/uploads/tx_szleitlinien/028-046m_S3_Rechenst%C3%B6rung-2018-03_01.pdf Zugegriffen am 27.01.2019

Thomas K, Schulte-Körne G, Hasselhorn M (2015) Stichwort – Entwicklungsstörungen schulischer Fertigkeiten. Z Erzieh 18:431–451

World Health Organization (2014) Internationale statistische Klassifikation der Krankheiten und verwandter Gesundheitsprobleme, 10. Revision, German Modification, Version 2014. https://www.dimdi.de/static/de/klassifikationen/icd/icd-10-gm/kode-suche/htmlgm2014/

World Health Organization (2018) International Classification of Diseases 11th Revision

# Entwicklungsstörungen des Sprechens und der Sprache

*Regula Kuhn und Clemens Povel*

**Weiterführende Literatur – 466**

© Springer-Verlag GmbH Deutschland, ein Teil von Springer Nature 2020
M. Kölch et al. (Hrsg.), *Klinikmanual Kinder- und Jugendpsychiatrie und -psychotherapie*,
https://doi.org/10.1007/978-3-662-58418-7_26

◘ Tab. 26.1.

◘ **Tab. 26.1** Entwicklungsstörungen des Sprechens und der Sprache

| Erkrankung | Symptomatik | Therapiestrategie | Klassifikation |
|---|---|---|---|
| Artikulationsstörungen | Störungen des Sprechens betreffend die Lautbildung (phonetische Störungen) und/oder betreffend die Lautstruktur im Wort bei richtiger Lautbildung (phonologische/dyspraktische Störungen der Artikulation) manchmal auch mit erschwerter Verständlichkeit Expressive und rezeptive Fähigkeiten im Normbereich | Symptomorientierte Funktionstherapie (Logopädie) betreffend z. B. Phoneminventar, phonologische Prozesse, Sprechprogrammierung | ICD-10: F80.0 ICD-11: 6A01.0 DSM-5: 315.39 |
| Zischlautstörung | Lispeln | Logopädie (z. B. myofunktionelle Therapie) | ICD-10: F80.8 |
| Expressive Sprachentwicklungsstörungen | Betreffen die Sprachproduktion (aktiver Wortschatz, Satzbau, Wortabruf, Textstruktur) bei meist auch erschwerter Artikulation, rezeptive Fähigkeiten im Normbereich | Wortschatzaufbau, Satzbau und Übungen zum Wortabruf zusätzlich, Elternberatung (z. B. Corrective Feedback) Sprachförderung in der Kita und in der Schule | ICD-10: F80.1 ICD-11: 6A01.2 DSM-5: 315.31 |
| Rezeptive Sprachentwicklungsstörungen | Störungen des Sprachverständnisses. In den meisten Fällen sind expressive Sprache und Artikulation mit betroffen Auditive Verarbeitungs- und Wahrnehmungsstörungen können hinzukommen | Logopädie, zusätzlich z. B. für Lexikon, semantische Organisation, Verständnis sprachgebundene auditive Übungen Elternberatung, Sprachförderung in der Kita und in der Schule | ICD-10: F80.2, F80.20 ICD-11: 6A01.2 DSM-5: 315.31 |
| Soziale/Pragmatische Kommunikationsstörung | Defizite in der verbalen und nonverbalen Kommunikation mit oft niedrigem Selbstbewusstsein und Verhaltensstörungen (DD Autismus-Spektrum: fehlende Stereotypien und Sonderinteressen) | Logopädie mit Schwerpunkten: Symbolfunktion von Sprache, Blickkontakt, Turn Taking, Gesprächsregeln, Redekategorien | ICD-10: – ICD-11: – DSM-5: 315.39 |

Entwicklungsstörungen des Sprechens und der Sprache

**Tab. 26.1** (Fortsetzung)

| Erkrankung | Symptomatik | Therapiestrategie | Klassifikation |
|---|---|---|---|
| Stottern | Sprechunflüssigkeit mit<br>- Repetitionen (Wiederholungen von Lauten, Silben oder Wörtern)<br>- Prolongationen (Dehnungen von Lauten)<br>- Blocks (stumme Unterbrechungen des Redeflusses)<br>Typisch sind Mitbewegungen z. B. der Extremitäten oder des Kopfes oder Grimassieren sowie Sprechangst | Verhaltenstherapie z. B. mit Fluency Shaping oder Elternanleitung mit Lidcombe-Verfahren bei jüngeren Kindern Logopädie | ICD-10: F98.5<br>ICD-11: 6A01.1<br>DSM-5: 315.35 |
| Poltern | Beschleunigtes unrhythmisches, dadurch undeutliches Sprechen mit „Verschlucken" von Silben und erniedrigter Verständlichkeit | Logopädie zur bewussten Steuerung des Sprechens | ICD-10: F98.6<br>ICD-11: 6A01Z<br>DSM-5: 315.35 |

- **Formen und Unterschiede zwischen Klassifikationssystemen: ICD-10 vs. DSM-5 und ICD-11**
- Bedeutsame Veränderungen in der Klassifikation im DSM-5 und in der ICD-11 stellen besonders die Aufnahme von Störungen im Bereich Pragmatik als Sprachentwicklungsstörung mit vorwiegender Beeinträchtigung der kommunikativen Fähigkeiten sowie der Redeflussstörung im Kapitel der Entwicklungsstörungen des Sprechens und der Sprache dar
- Zudem wird in der ICD-11 keine Trennung mehr zwischen rezeptiver und expressiver Sprachstörung vorgenommen. Es wird lediglich zwischen Sprachentwicklungsstörung mit Beeinträchtigung der rezeptiven und expressiven Sprache und Sprachentwicklungsstörung mit vorwiegender Beeinträchtigung der expressiven Sprache unterschieden

- **Störungen des Sprechens und der Sprache**
- Epidemiologie und Verlauf: Mit einer Prävalenz von 6–8 % sind Störungen des Sprechens und der Sprache häufig
- Sie persistieren und führen oft zu erheblichen emotionalen und sozialen Beeinträchtigungen in der frühen Eltern-Kind-Beziehung, im Kindergarten, während der Schullaufbahn und bis ins Erwachsenenalter
- Restsymptome im Jugendlichen- und Erwachsenenalter sind häufig Störungen im Arbeitsgedächtnis, Verlangsamung/Erschwerung im Verständnis und im morphosyntaktischen Aufbau der Sprache sowie im Lesesinnverständnis und beim Formulieren eigener Texte

### ▪ Ätiologie

Die Entstehung von Störungen des Sprechens und der Sprache wird durch ein multifaktorielles Modell erklärt; die genetische Disposition wird als Hauptursache vorausgesetzt, und psychosoziale Faktoren werden als Moderatoren postuliert. Die sprachliche Förderung durch das soziale Umfeld kann die Symptomatik einer Sprachentwicklungsstörung begünstigen oder abschwächen. Allerdings wird der Einfluss psychosozialer Faktoren auf die Sprech- und Sprachentwicklungsstörungen im Vergleich zur genetischen Disposition als insgesamt gering eingeschätzt.

> **Praxistipp**
>
> Anregungen zur Unterstützung der kindlichen Sprachentwicklung:
> - Langsam und deutlich sprechen, bei Verständnisproblemen Blickkontakt herstellen und Verständnis fragend überprüfen („Was sollst du machen? Was werden wir gleich machen?")
> - Ammensprache
> - Kinderlieder, Reime und Fingerspiele
> - Vorlesen, Bilderbücher gemeinsam ansehen und gemeinsam erzählen mit Corrective Feedback:
>
> Vater: „Schau mal, da ist ein…"
> Kind: „Hade"
> Vater: „Ja, ein Hase …, guck, der …"
> Kind: „…lauen"
> Vater: „Ja, der läuft"

### ▪ Symptomatik
- Verzögerter Sprechbeginn, Zeigen statt Sprechen, Reaktionen auf Geräusche und Sprache auffällig, mangelnde Speichelkontrolle, auffällige Intonation schon beim Lautieren, mit 24 Monaten keine 50 Wörter oder Zweiwortsätze, Verständnisschwierigkeiten
- Von der normalen Entwicklung abweichende Sprech- und Sprachmuster wie Lautfehlbildungen, undeutliches, verwaschenes Sprechen, Auslassen oder Ersetzen von Lauten und inkonsistente Lautfolgen, auffällige Morphologie und Syntax, Verzögerungen im Wortabruf, Fehlbenennungen, Umschreiben, kleiner Wortschatz, Schlüsselwortinterpretation, Tendenz zu Ja-Antworten, unflüssiger Sprechablauf, auffällige Intonation, Phrasen, stereotype Fragen, Passe-partout-Wörter
- Begleitende Probleme z. B. im Verhalten, in der Spielentwicklung, in der sozialemotionalen Entwicklung, beim Erlernen von Fremdsprachen und in der Entwicklung der Schriftsprache, im Kurzzeitgedächtnis

### ▪ Diagnostik
- Die kindliche Sprachentwicklung verläuft interindividuell mit hoher Variabilität. Bei der Entwicklungsdiagnostik besteht die Herausforderung darin, zwischen der individuellen Variabilität im Zuge des normalen Spracherwerbs und ersten Anzeichen einer Entwicklungsstörung zu differenzieren

- Die Kenntnis der Meilensteine der Sprachentwicklung ist grundlegend zum Abschätzen der Abweichung im klinischen Einzelfall (Tab. 26.2)
- Eine umfassende Diagnostik von Sprach- und Sprechstörungen erfordert die Feststellung des Sprachentwicklungsstandes und die Beschreibung der Abweichungen von der normalen Entwicklung auf den Ebenen
  - Phonetik/Phonologie (Artikulation)
  - Syntax/Morphologie (Grammatik)
  - Lexikon/Semantik (Ausdruck/Verständnis)
  - Pragmatik (Kommunikation)
- Eine Sprachentwicklungsverzögerung ist durch einen Sprachentwicklungsrückstand von mindestens 6 Monaten in den ersten 3 Lebensjahren gekennzeichnet

**Tab. 26.2** Meilensteine der Sprachentwicklung (nach Melzer et al 2018 und Zollinger 1995)

| Alter in Monaten | Meilenstein der Sprachentwicklung |
| --- | --- |
| 6–7 | Rhythmische Silbenketten |
| 10–12 | Unterschiedliche Silben, längere Silbenketten, Silbenverdoppelungen, erste Wörter (z. B. Mama, Papa, nein) Reagiert auf seinen Namen, versteht kurze Anweisungen in der Situation |
| 12–15 | Einzelne Wörter sprechen, direkte sprachliche Repetitionen, Aufforderungen in der Situation befolgen |
| 15–18 | Einzelne Bilder benennen, handlungsbegleitende Äußerungen, Lautmalereinen (z. B. wauwau, tatütata), alltägliche Gegenstände benennen |
| 18–24 | Spricht ca. 50–200 Wörter, alltägliche Gegenstände und Handlungen benennen, Einwortsätze, Absichten und Gefühle sprachlich ausdrücken, Gestik für „nein" bzw. „nein" sagen, passiver Wortschatz ca. 200 Wörter, nichtsituationale Äußerungen verstehen |
| 24 | Mindestens 20 richtige Wörter außer Papa und Mama, Zweiwortäußerungen, zeigt oder blickt auf 3 genannte Körperteile |
| 24–30 | Mehrwortsätze, Ereignisse und Situationen beschreiben, Fragen stellen, absurde Aufforderungen verstehen |
| 34–36 | Spricht mindestens Dreiwortsätze, sagt „ich", alle Laute korrekt außer Zischlaute, Konsonantenverbindungen (bl), einfache Präpositionen (unter), Informationen geben, differenzierter Wortgebrauch, verschiedene Tierbilder benennen, versteht Zweifachaufträge |
| 36–42 | Komplexe Sätze mit Nebensatzkonstruktionen, Gespräche führen |
| 46–48 | Komplexe Präpositionen, Sechswortsätze, Verb-Zweitstellung sicher, Flexion sicher, erzählt Geschichten zeitlich und logisch richtig, verwendet verschiedene Zeitformen |
| 60–64 | Fehlerfreie Lautbildung bis auf „s", Ober- und Unterbegriffe, komplexe Satzstrukturen, zählt bis 10, versteht und beantwortet W-Fragen sicher |

- Spezifische Sprachentwicklungsstörungen sind ab einem Alter von ca. 3 Jahren, in schweren Fällen bereits früher, identifizierbar

### Elemente der Diagnostik
Exploration der Bezugspersonen (Anamnese)
- Spracherwerbsbedingungen (mono- oder multilingualer Spracherwerb, simultane oder sukzessive Mehrsprachigkeit)
- Erreichen typischer Meilen- und Grenzsteine
- Fähigkeiten in den einzelnen Sprachbereichen (Lautbildung, Wortschatz, Grammatik und Kommunikation)
- Kommunikative Interessen des Kindes
- Hörfähigkeit bzw. Hörprobleme in der Biographie (Mittelohrentzündungen, Paukenröhrchen)
- Reaktionen des Umfelds auf die Defizite des Kindes oder Empfinden des Kindes selbst
- Vorkommen von Sprachentwicklungsstörungen oder Lese-Rechtschreib-Störungen (LRS) in der Familie
- Verhaltensauffälligkeiten
- Bisherige Sprachförderung/Therapie
- Im Gespräch mit den Eltern auf Ausdrucks- und Verständnisprobleme achten

> **Praxistipp**
>
> Bei Mehrsprachigkeit neigen Eltern und Kinder dazu, die Frage nach den Sprachgewohnheiten sozial erwünscht zu beantworten (Familiensprache deutsch, Kind spreche deutsch). Hier ist es wichtig, genauer nachzufragen: Wer spricht mit wem wann welche Sprache, seit wann spricht das Kind deutsch? Gemischtes Sprechen ist die Regel!

Spontansprachanalyse mit Beurteilung des Sprachverständnisses
- Anregung des Kindes zu möglichst vielen Äußerungen:
    - bei kleinen Kindern im Spiel oder über Bilderbücher mit Szenen aus dem kindlichen Alltag
    - bei Größeren im Gespräch über Hobbys und Interessen
- Beobachtung des Sprachverständnisses auf Wort-, Satz- und Textebene
- Rating der sprachlichen Fähigkeiten auf den einzelnen linguistischen Ebenen
- Einschätzung des Ausprägungsgrades von Sprachauffälligkeiten

Checkliste zur Beurteilung der Spontansprache
- Beurteilbarkeit, Sprechantrieb, Aussprache, Lautbildung, Stimmklang, aktiver Wortschatz, Wortfindung, Satzlänge, Grammatik (Morphologie/Syntax), Redefluss, Verständlichkeit, Erzählen, passiver Wortschatz, Sprachverständnis, Gestik und Mimik, Kommunikation, Reaktionen auf Nicht-Verstehen

## Standardisierte Diagnostik mit allgemeinen und spezifischen Sprachtests
- Für eine leitliniengerechte Diagnostik wird der Einsatz von psychometrischen Testverfahren zur Erhebung von Sprachverständnis und -produktion auf verschiedenen Sprachebenen empfohlen
- Elternfragebögen ◘ Tab. 26.3
- Allgemeine Sprachtests ◘ Tab. 26.4
- Spezielle Sprachtests ◘ Tab. 26.5

### Differenzialdiagnostik
- Ausschluss einer Hirnschädigung mit erworbenen Störungen wie Aphasie (R47.0), Apraxie (R48.2), Dysarthrie oder Anarthrie (R47.1)
- Organische Erkrankung oder Behinderung (Hörstörung; H90–H91)
- Intelligenzminderung mit IQ < 70 (F70)
- Tiefgreifende Entwicklungsstörungen/Autismus-Spektrum-Störungen (F84.0–84.9)
- Elektiver Mutismus (F94.0)
- Sprachentwicklungsverzögerung infolge einer emotionalen Störung, Bindungsstörung oder Deprivation (F93–F94)
- Sprachentwicklungsverzögerung bei Mehrsprachigkeit und Migrationshintergrund (Z60.3)

### Therapie
- Beratung der Bezugspersonen (Eltern, Erzieher, Lehrer, Pflegepersonal)
- In der Regel ist die Therapie symptomorientierte Logopädie. Diese sollte möglichst früh einsetzen. Eine Psychotherapie kann dann indiziert sein, wenn eine gravierende Psychopathologie im Vordergrund steht. Sie kann vor, während oder nach der spezifischen Behandlung angesetzt werden
- Logopädie auch mit Berücksichtigung assoziierter Therapiebereiche: Wahrnehmung (z. B. auditive Diskrimination), Motorik (Zungen, Mundbereich), Kognition

◘ Tab. 26.3 Beispiele für Elternfragebögen

| Name des Verfahrens | Abkürzung | Überprüfte Bereiche | Altersbereich in Monaten |
|---|---|---|---|
| Elternfragebogen für die Früherkennung von Risikokindern 1 | ELFRA 1 | Sprachproduktion Sprachverständnis Verwendung von Gesten Feinmotorik | 12 |
| Elternfragebogen für die Früherkennung von Risikokindern 2 | ELFRA 2 | Wortschatz Grammatik | 24 |
| Fragebogen zur frühkindlichen Sprachentwicklung | FRAKIS- K | Aktiver Wortschatz Grammatik (expressiv) | 18–30 |
| Eltern Antworten – Revision | ELAN-R | Aktiver Wortschatz | 18–26 |

## Tab. 26.4 Beispiele für allgemeine Sprachtests

| Name des Verfahrens | Abkürzung | Überprüfte Bereiche | Altersbereich in Jahren;Monaten |
|---|---|---|---|
| Patholinguistische Diagnostik bei Sprachentwicklungsstörungen | PDSS | Phonetik Phonologie Lexikon, Semantik Syntax und Morphologie | 2;0–6;11 |
| Sprachstandserhebungstest für Kinder im Alter zwischen 3 und 5 Jahren | SETK 3–5 | Wortschatz Phonetik/Phonologie Semantische Relationen Verarbeitungsgeschwindigkeit Grammatik/Morphologie Auditive Merkfähigkeit Pragmatik | 3;0–5;11 |
| Sprachstandserhebungstest für Kinder im Alter zwischen 5 und 10 Jahren | SETK 5–10 | Wortschatz Semantische Relationen Verarbeitungsgeschwindigkeit Sprachverständnis Sprachproduktion Grammatik/Morphologie Auditive Merkfähigkeit | 5;0–10;11 |

## Tab. 26.5 Beispiele für spezielle Sprachtests

| Name des Verfahrens | Abkürzung | Überprüfte Bereiche | Altersbereich in Jahren;Monaten |
|---|---|---|---|
| Aktiver Wortschatztest für 3- bis 5-jährige Kinder – Revision | AWST-R | Aktiver Wortschatz | 3;0–5;11 |
| Psycholinguistische Analyse kindlicher Aussprachestörungen II | PLAKSSII | Aussprache | 2;6–8 |
| Test zur Überprüfung des Grammatikverständnisses | TROG-D | Grammatik (rezeptiv) | 3;0–10;11 |

Entwicklungsstörungen des Sprechens und der Sprache

(Aufmerksamkeit, Merkfähigkeit), Spiel-/Sozialverhalten (Triangulierung, Regelakzeptanz, Spielkompetenz), phonologische Bewusstheit als Vorläuferfertigkeiten für die Schriftsprache
- Beratung der Bezugspersonen (Vermittlung des Corrective-Feedback-Prinzips, Ammensprache)
- Behandlung von Störungen des Hörens (ohrenärztliche Hilfen, Pädaudiologie)
- Altersspezifische Förderung in der Kita und in der Schule

### Praxistipp

Für die Verordnung einer logopädischen Therapie in einer logopädischen Praxis sind in der „Heilmittel-Richtlinie" durch den gemeinsamen Bundesausschuss (G-BA) definierte Indikationen gegliedert nach Diagnosegruppen und Leitsymptomatik maßgeblich. Hier sind Therapieziel und Verordnungsmengen für Regelfälle definiert.

Maßnahmen der Stimm-, Sprech- und Sprachtherapie nach dem Heilmittelkatalog können in Zusammenarbeit verordnet werden bei:
1. Störungen der Stimme
2. Störungen der Sprache
3. Störungen des Redeflusses
4. Störungen der Stimm- und Sprechfunktion
5. Störungen des Schluckaktes

- **Auditive Verarbeitungs- und Wahrnehmungsstörungen (AVWS)**

Immer wieder wird die AVWS, im englischen Sprachraum als „Auditory processing disorder" (APD)/„Central auditory processing disorder" (CAPD) bezeichnet, kontrovers diskutiert. In Deutschland besteht eine S1-Leitlinie (9/2015) der Deutschen Gesellschaft für Phoniatrie und Pädaudiologie (DGPP). Laut Leitlinie umfassen AVWS verschiedene Funktionsstörungen auf der Ebene der Hörbahn und auf dem auditiven Kortex bei intaktem peripherem Hören. Sie werden unterteilt in
- Störungen der Verarbeitung als Bottom-up Prozesse (Lokalisation, Diskrimination, Selektion, dichotische Diskrimination), die wiederum beeinflusst wird durch
- Top- Down- Prozesse (auditive Aufmerksamkeit, Speicherung, Sequenz) sowie
- Klassifikationsprozesse (Analyse, Synthese und Ergänzung)

Folgende Symptome sollen auf eine AVWS hinweisen:
- Kinder reagieren nicht auf Ansprache, hören nicht
- Richtung und Distanz von auditiven Stimuli werden unsicher wahrgenommen, Kinder suchen nach der Schallquelle (Cave: Differenzialdiagnose einseitige periphere Hörstörung)
- Relevante Information kann nicht von unrelevanter unterschieden werden (Party-Effekt)
- Kinder klagen über zu laute Reize, halten sich die Ohren zu
- Häufiges Nachfragen, Nichtverstehen, undeutliches Sprechen (Poltern)

- Schwierigkeiten im Lese-Rechtschreib-Erwerb (Lautanalyse, Synthese, Durchgliederung)
- Die verwendeten Testverfahren zur Diagnostik von AVWS sind in Hinblick auf ihre Testgüte kritisch zu prüfen
- In der Leitlinie zu AVWS (DGPP) wird postuliert, dass AVWS zu kognitiven, emotionalen und Verhaltensstörungen führt. Aus kinder- und jugendpsychiatrischer Sicht ist die differenzialdiagnostische Abgrenzung zu Sprach- und Sprechstörungen, schulischen Teilleistungsstörungen (vor allem LRS), Aufmerksamkeitsstörungen mit und ohne Hyperaktivität und gegenüber nonverbalen Lernstörungen theoretisch und im praktischen Einzelfall schwierig
- In der klinischen Praxis müssen bei einer fraglichen AVWS primär die kinder- und jugendpsychiatrischen Störungen (vor allem Sprach- und Sprechstörungen, schulische Teilleistungsstörungen, ADHS, Ängste usw.) leitliniengerecht diagnostiziert und behandelt werden
- Bezüglich einer klinischen AVWS-Symptomatik sind folgende Strategien oder folgendes Vorgehen sinnvoll:
- Beratung der Bezugspersonen
- Anpassung der Hörumgebung (Optimieren der Raumakustik, Wahl des Platzes in der Schule, Reduzieren der Umweltreize, Frequenzmodulationsanlagen bei Kindern mit Störungen der Lautdiskrimination und des Sprachverständnisses im Störgeräusch
- Anpassung von Hörgeräten zeitlich begrenzt und unter strenger audiologischer Kontrolle, pädagogisch-didaktische Maßnahmen
- Sprachgebundenes Training
- Alternative Hörtrainingsprogramme und technische Ansätze mit sprachfreien Stimuli sind in der Regel ohne Wirkung

■ **Redeflussstörungen: Stottern**

Symptomatik
- Kernsymptome der Sprechunflüssigkeit sind:
    - Repetitionen (Wiederholungen von Lauten, Silben oder Wörtern z. B. „D-D-D-Dorf" oder „Do-Do-Dorf")
    - Prolongationen (Dehnungen von Lauten z. B. „Dorrrf")
    - Blocks (stumme Unterbrechungen des Redeflusses, bei denen es zu einem Innehalten mit verkrampften Artikulationsorganen kommt z. B. D-___-rf)
- Die Einteilung in tonisches und klonisches Stottern gilt als veraltet. Unterschieden wird heute originäres Stottern vs. erworbenes Stottern. Originäres Stottern kann neurogen nichtsyndromal oder syndromal sein, das erworbene Stottern wird in neurogenes erworbenes Stottern vs. psychogenes erworbenes Stottern eingeteilt
- Sekundäre Symptome sind das Verwenden von Füllwörtern (z. B. „ähh"), Pausen. Typisch sind Mitbewegungen z. B. der Extremitäten oder des Kopfes oder Grimassieren
- Typische Kognitionen sind das Antizipieren von „schwierigen" Wörtern, Planung von Wortaustausch und Füllwörtern sowie weniger Arbeitsgedächtnis für Sprechinhalte
- Häufige Emotionen und resultierende Verhaltensweisen sind: soziale Angst mit sozialem Rückzug und sozialphobischem Verhalten, Scham, Schuld und ein vermindertes Selbstwertgefühl

- Stottern ist differenzialdiagnostisch abzugrenzen von
    - normaler kindlicher Sprechunflüssigkeit (Wiederholen von Wörtern/Phrasen, abgebrochene Wörter, Revision von Wörtern/Wortverbindungen) und
    - vom Poltern (überhöhte Sprechgeschwindigkeit mit Zusammenziehen oder Auslassen von Silben, unregelmäßige lautliche Auffälligkeiten, unrhythmisches Sprechen und auffällige Prosodie, stotteruntypische Unflüssigkeiten)

### Epidemiologie und Verlauf
- Ca. 1 % der Kinder stottern
- Stottern beginnt meist im Alter von 2–6 Jahren
- Das Geschlechterverhältnis beträgt zu Beginn etwa 3:2 männlich:weiblich, im Verlauf erhöht sich die Geschlechterdifferenz auf bis zu 5:1
- Stottern remittiert spontan bei 70–80 % der Betroffenen. Remissionen treten zumeist bis zur Pubertät auf. Die Spontanremissionsrate ist in den ersten 2 Jahren nach Auftreten der Störung am höchsten, danach sinkt sie rapide ab
- Als Risikofaktoren für eine Stotterpersistenz gelten männliches Geschlecht, Stottern in der Familie sowie der Beginn der Unflüssigkeiten vor mehr als 6–12 Monaten, Alter bei Stotterbeginn >3–4 Jahre, keine Abnahme der Stotterschwere innerhalb der ersten 7–12 Monate

### Ätiologie
- Zwillingsstudien belegen eine hohe Heritabilität des Stotterns von 69–85 %
- Eltern berichten häufig über auslösende Ereignisse, dennoch zeigt der Forschungsstand, dass die frühkindliche Familienumwelt und damit der elterliche Umgang mit dem Kind nicht oder kaum zur Entstehung des Stotterns beitragen
- Stottern wird als multifaktorielle polygenische Störung angesehen
- Bei Kindern ist Stottern seltener neurogen syndromal z. B. bei Trisomie 21 bzw. erworben neurogen z. B. nach Unfällen
- Ebenfalls selten ist Stottern nach psychischen Traumata oder bei psychiatrischen Erkrankungen

### Diagnostik
- Es liegen Screening Fragebögen vor:
    (a) Bochum-Aachener Stotterscreening (BASS)
    (b) „List for Stuttering" (SLS) in ihrer deutschen Version
- Zur objektiven Messung sollten unterschiedliche, repräsentative Sprechproben von mindestens 300 Silben (z. B. Zählen oder Wochentage/Monate aufzählen, Nachsprechen von Sätzen und sinnfreien Silben, Bildergeschichte, Nacherzählen von Gelesenem, freies Sprechen, Erzählen, Dialog) als (Video-)Audioaufnahmen aufgezeichnet werden. Sie sollten nach Stotterhäufigkeit (% gestotterter Silben), Dauer der längsten Stotterereignisse und Begleitverhalten analysiert werden und eine Schweregradeinstufung ermöglichen
- Das emotionale Selbstbild und stotterassoziiertes Vermeidungsverhalten sollten von dem Patienten und seinen Bezugspersonen erfragt werden

- **Therapie**
- Stotternde Kinder im Alter von 3–6 Jahren sollen für einen Zeitraum von 6–12 Monaten nach Stotterbeginn beobachtet werden. Eine Therapie soll begonnen werden, wenn das Stottern danach persistiert, oder wenn
  - mehrere Risikofaktoren für ein persistierendes Stottern vorliegen (z. B. männliches Geschlecht, Stottern in der Familie sowie der Beginn der Unflüssigkeiten vor mehr als 6–12 Monaten, Alter bei Stotterbeginn > 3–4 Jahre), keine Abnahme der Stotterschwere innerhalb der ersten 7–12 Monate
  - die Kernsymptomatik lang andauernde Symptome mit Kontrollverlust und/oder Anstrengungsverhalten aufweist und
  - die Symptomatik von Eltern und/oder Kind als belastend empfunden wird oder zu Vermeidungsverhalten führt
- Eine hohe Evidenz haben verhaltenstherapeutische Verfahren der Sprechrestrukturierung (z. B. „Fluency Shaping", „Camperdown"), bei denen eine neuartige Sprechweise erlernt wird, die stottertypische Unflüssigkeiten nicht aufkommen lässt. In der Therapie muss der Transfer in Alltagssituationen und die langfristige Anwendung der Techniken geübt werden
- Für Kinder im Vorschulalter besteht eine starke Evidenz für das Lidcombe-Verfahren, das auf dem Prinzip des operanten Lernens beruht, in dem die Eltern angeleitet werden, flüssiges Sprechen systematisch zu verstärken und auftretende Stotterereignisse sanft zurückzumelden. Während einer Therapiestunde in der Woche wird mit den Eltern geübt, mit welchen verbalen Interventionen sie häufiger flüssiges Sprechen und seltener gestotterte Äußerungen kommentieren sollen. Die Eltern sollen dann täglich, zunächst in hochstrukturierten viertelstündigen Spielsituationen, später auch im Alltag das Feedback anwenden. Sowohl in der Therapie als auch in den Übungssequenzen zu Hause finden kontinuierliche Messungen der Sprechflüssigkeit statt, um den Therapieerfolg zu beobachten

## Weiterführende Literatur

Döpfner M, Gaebel W, Maier W, Rief W, Saß H, Zaudig M (2015) Diagnostisches und Statistisches Manual Psychischer Störungen DSM-5®. Hogrefe Verlag GmbH & Co. KG, Göttingen, S 52–64
Interdisziplinäre S2k-Leitlinie Sprachentwicklungsstörungen (SES), Diagnostik von, unter Berücksichtigung umschriebener Sprachentwicklungsstörungen (USES). https://www.awmf.org/leitlinien/detail/ll/049-006.html
Lattermann C (2013) Das Lidcombe-Programm zur Behandlung frühkindlichen Stotterns. Ein Überblick zu Aufbau und Evidenzbasis. Logopädieschweiz, logopädische Fachzeitschrift. SAL-Bülletin Nr. 149, Sept 2013
Lauer N (2014) Auditive Verarbeitungsstörungen im Kindesalter. Georg Thieme Verlag KG, Stuttgart
Melzer J, Rißling, JK., Lehmkuhl, G (2018) Sprachentwicklungsdiagnostik. Monatsschrift Kinderheilkunde (166): 159–168
Neumann K, Euler HA, Bosshardt H-G, Cook S, Sandrieser P, Sommer M (2017) Pathogenese, Diagnostik und Behandlung von Redeflussstörungen. Dtsch Arztebl Int 114:22–23
Ronniger P, Melzer J, Petermann F, Rißling JK (2016) Klassifikation von Sprachentwicklungsstörungen. Kindheit und Entwicklung (25): 135-144
s-1 Leitlinie „Auditive Verarbeitungs- und Wahrnehmungsstörungen" (DGPP; Stand 9/2015)

S3-Leitlinie „Pathogenese, Diagnostik und Behandlung von Redeflussstörungen". https://www.awmf.org/uploads/tx_szleitlinien/049-013l_S3_Redeflusstoerungen_2016-09.pdf. Zugegriffen am 11.10.2018

von Suchodoletz W (2009) Zur Bedeutung auditiver Wahrnehmungsstörungen für kinder- und jugendpsychiatrische Störungsbilder. Z Kinder Jugendpsychiatr Psychother 37(3):163–172

von Suchodoletz W (2013) Sprech- und Sprachstörungen. Hogrefe Verlag GmbH & Co. KG, Göttingen

von Tiling J (2012) Stottern, Symptome, Ätiologie, Diagnose und Therapie. Psychotherapeut 57:537–551

Zollinger B (1995) Die Entdeckung der Sprache. Haupt, Bern

# Umschriebene Entwicklungsstörung der motorischen Funktionen (UEMF)

*Johannes Buchmann*

Weiterführende Literatur – 473

© Springer-Verlag GmbH Deutschland, ein Teil von Springer Nature 2020
M. Kölch et al. (Hrsg.), *Klinikmanual Kinder- und Jugendpsychiatrie und -psychotherapie*,
https://doi.org/10.1007/978-3-662-58418-7_27

○ Tab. 27.1.

**Tab. 27.1** Umschriebene Entwicklungsstörungen der motorischen Funktionen (englisch: DCD – developmental coordination disorder)

| Erkrankung | Symptomatik | Therapiestrategie | Klassifikation |
|---|---|---|---|
| Motorische Entwicklungsstörungen | Umschriebene Entwicklungsstörung der Grobmotorik | Physiotherapie auf neurophysiologischer Grundlage (KG-ZNS-Ki) | ICD-10: F82.0<br>ICD-11: 6A04<br>DSM-5: 315.4 |
| | Umschriebene Entwicklungsstörung der Fein- und Graphomotorik | Ergotherapie, hier Cognitive Orientation to daily Occupational Performance (CO-OP) und Neuromotor Task Training (NTT) | ICD-10: F82.1<br>ICD-11: 6A04<br>DSM-5: 315.4 |
| | Umschriebene Entwicklungsstörung der Mundmotorik | Logopädie | ICD-10: F82.2<br>ICD-11: 6A04<br>DSM-5: 315.4 |
| | Umschriebene Entwicklungsstörung der motorischen Funktionen, nicht näher bezeichnet – unscharfe Kategorie | | ICD-10: F82.9<br>ICD-11: 6A04<br>DSM-5: 315.4 |

- **Definition und Symptomatik**
- Die umschriebene Entwicklungsstörung der motorischen Funktionen (UEMF; englisch: developmental coordination disorder –DCD) ist eine Störung, deren Hauptmerkmal eine schwerwiegende Entwicklungsbeeinträchtigung der motorischen Koordination ist, die nicht allein durch eine Intelligenzminderung/mentale Retardierung oder eine spezifische angeborene oder erworbene neurologische Störung erklärbar ist; genauso wenig kann sie durch irgendeine schwerwiegende psychosoziale Auffälligkeit erklärt werden
- In den meisten Fällen zeigt eine sorgfältige klinische Untersuchung dennoch deutliche entwicklungsneurologische Unreifezeichen wie choreiforme Bewegungen freigehaltener Glieder oder Spiegelbewegungen und andere begleitende motorische Merkmale, ebenso wie Zeichen einer mangelhaften fein- oder grobmotorischen Koordination
- Die Fertigkeiten in täglichen Aktivitäten, die motorische Koordination erfordern, liegen erheblich unter dem, was aufgrund des Alters und der gemessenen Intelligenz des Kindes zu erwarten wäre
- Die Störung kann sich in Verzögerungen beim Erreichen von Meilensteinen in der Motorikentwicklung (z. B. Gehen, Krabbeln, Sitzen), durch das Fallenlassen von Gegenständen, durch „Tollpatschigkeit" („clumsiness") und durch schlechte Leistungen im Sport oder auffällige Handschrift manifestieren
- Die Störung beeinträchtigt schulische Leistungen oder Aktivitäten des täglichen Lebens erheblich

- Eine UEMF wird für gewöhnlich im Laufe des Kleinkindalters offenkundig, soll jedoch typischerweise nicht vor dem Alter von 5 Jahren diagnostiziert werden
- Wenn ein Kind zwischen 3 und 5 Jahren motorische Auffälligkeiten zeigt sowie wenn angemessene Lernmöglichkeiten bestanden haben und andere Ursachen ausgeschlossen wurden (z. B. Deprivation, genetische Syndrome, neurodegenerative Erkrankungen), soll die Diagnose UEMF auf Grundlage der Ergebnisse von zumindest zwei Untersuchungen in ausreichend langen Intervallen (mindestens 3 Monate) erfolgen
- Die Erstdiagnose wird typischerweise nur bis etwa zum 16. Lebensjahr gestellt, jedoch scheinen viele Kinder die motorische Ungeschicklichkeit mit in das Erwachsenenalter hinüber zu nehmen

### Ätiologie
- Die UEMF ist eine separate, in sich einheitlich zu betrachtende neurobiologische Entwicklungsstörung, die mit einer oder mehreren weiteren neurobiologisch oder neuropsychologisch definierten Störungen vergesellschaftet sein kann

### Komorbiditäten
- Die UEMF ist häufig komorbid auftretend mit Aufmerksamkeitsdefizit-/Hyperaktivitätsstörungen (ADHS), spezifischen Sprachentwicklungsstörungen („specific language impairment", SLI), Lernbehinderungen („learning disabilities", LD), Autismus-Spektrum-Störungen („autism spectrum disorder", ASD) und Lese-Rechtschreib-Störungen
- Etwa 50 % der Kinder mit einer UEMF weisen eine ADHS auf, umgekehrt erfüllen 50 % der Kinder mit einer ADHS die Kriterien für eine UEMF
- Eine gleichzeitige Diagnose von UEMF und weiteren Entwicklungs- oder Verhaltensstörungen (z. B. Autismus-Spektrum-Störung, Lernstörungen) soll gestellt werden, wenn sie angemessen ist

### Differenzialdiagnose
- Infantile Zerebralparese, besonders die dyskinetischen und ataktischen Formen
- Dystonien, besonders DYT1, DYT5a/b (Segawa-Syndrom), Myoklonus-Dystonie-Syndrom (DYT11)
- Epileptische Syndrome, z. B. Myoklonus-Epilepsien (Janz-Syndrom)
- Chorea minor et major
- Angeborene Neuropathien (z. B. hereditäre motorisch-sensible Neuropathien [HMSN] I/II) oder Myopathien (z. B. Duchenne-Erkrankung)
- Hirnanlagestörungen, z. B. Dandy-Walker oder Arnold-Chiari-Malformationen
- Faziale Anlagestörungen (Gesichtsschädel) bei Störungen der Mundmotorik
- Hydrocephalus internus
- Genetische Störungen, z. B. Klinefelter-Syndrom oder Smith-Magenis-Syndrom
- Fetales Alkoholsyndrom (FAS)

### Diagnostik
- Entwicklungsneurologische Untersuchung
- Labor (CK, ALAT, Gamma-GT, Eisenstoffwechsel)

- EEG
- Ggf. weitere neurophysiologische Diagnostik (evozierte Potenziale, Neurografie, Myografie)
- Ggf. neuroradiologische Bildgebung
- Ggf. Genetik
- **Testverfahren der ersten Wahl**: Movement Assessment Battery of Children = M-ABC-2 (Empfehlung der S3-Leitlinie, ▶ https://www.awmf.org/leitlinien/detail/ll/022-017.html)
- Frostigs Entwicklungstest der visuellen Wahrnehmung 2 – FEW2 (Developmental Test of Visual Perception 2 – DTVP2) kann für die Erkennung visuell-motorischer/visuell-perzeptiver Probleme nützlich sein
- Weiter einsetzbar Entwicklungstest ET 6–6, Motoriktest MOT 4–6, Wiener Entwicklungstest – WET (bei jüngeren Kindern), Körperkoordinationstest für Kinder – KTK (keine aktuellen Normen)

### Therapie
- Umschriebene Entwicklungsstörung der Grobmotorik (F82.0): Physiotherapie auf neurophysiologischer Grundlage (KG-ZNS-Ki)
- Umschriebene Entwicklungsstörung der Fein- und Graphomotorik (F82.1): Ergotherapie, hier Cognitive Orientation to daily Occupational Performance(CO-OP) und Neuromotor Task Training (NTT). Beide Verfahren validiert, Empfehlungen der S3-Leitlinie
- Umschriebene Entwicklungsstörung der Mundmotorik (F82.2): Logopädie
- Bei Kindern mit motorischen Schreibstörungen können für die Verbesserung der Qualität der Handschrift eine aufgabenorientierte Selbstinstruktionsmethode sowie elementare Schreibübungen empfohlen werden
- Perzeptiv-motorische Therapie (PMT) kann eventuell eine effiziente Interventionsmethode für Kinder mit UEMF sein
- Es ist offen, ob die manualmedizinische Intervention für die Kardinalsymptome der UEMF wirksam ist; sie kann jedoch als zusätzliche Behandlung bei Kindern mit motorischen Problemen und muskuloskeletalen Auffälligkeiten angesehen werden
- Der Nachweis für die Wirksamkeit der Sensorischen Integrationsbehandlung (SIT) bei Kindern mit UEMF ist unklar
- Die Wirksamkeit der kinästhetischen Therapie (KT) bei Kindern mit UEMF ist unklar, für die spezifische Effizienz der KT liegt kein Nachweis vor
- Eine professionelle Anleitung und Training der Eltern wird empfohlen; dabei soll eine positiv unterstützende Haltung der Eltern und Erzieher/Lehrer gefördert werden, die spezifischen Probleme des Kindes mit UEMF sollen akzeptiert werden, um schließlich dem Kind mit UEMF zu helfen, die Möglichkeit zu bekommen, seine motorischen Fähigkeiten und Teilhabe an alltäglichen Aktivitäten (zu Hause, in der Schule, bei Freizeit- und Sportveranstaltungen) zu verbessern
- Kinder mit UEMF benötigen zahlreiche Möglichkeiten, motorische Fertigkeiten und ihre Teilhabe an täglichen Aktivitäten (zu Hause, in der Schule, bei Freizeit- und Sportveranstaltungen) zu erlernen und zu praktizieren; deshalb ist, zusätzlich zur professionellen Behandlung, die Unterstützung durch Eltern, Lehrer und

nahestehende Menschen wichtig für die regelmäßige tägliche Durchführung von Übungen zu Hause
– Es ist sorgfältig zu prüfen, ob eine Gruppentherapie für das jeweilige Kind geeignet ist

## Weiterführende Literatur

Brown T, Lalor A (2009) The Movement Assessment Battery for Children – Second Edition (MABC2): a review and critique. Phys Occup Ther Pediatr 29(1):86–103

Chen H, Cohn ES (2003) Social participation for children with developmental coordination disorder: conceptual, evaluation and intervention considerations. Phys Occup Ther Pediatr 23(4):61–78

Gaines R, Missiuna C, Egan M, McLean J (2008) Interprofessional care in the management of a chronic childhood condition: developmental coordination disorder. J Interprof Care 22(5):552–555

Hay JA, Hawes R, Faught BE (2004) Evaluation of a screening instrument for developmental coordination disorder. J Adolesc Health 34(4):308–313

Hillier S (2007) Intervention for children with developmental coordination disorder: a systematic review. Internet J Allied Health Sci Pract 5(3):1–11

Lingam R, Hunt L, Golding J, Jongmans M, Emond A (2009) Prevalence of developmental coordination disorder using the DSM-IV at 7 years of age: a UK population-based study. Pediatrics 123(4):e693–e700

Lingam R, Golding J, Jongmans MJ, Hunt LP, Ellis M, Emond A (2010) The association between developmental coordination disorder and other developmental traits. Pediatrics 126(5):e1109–e1118

Nacke A, Diezi-Duplain P, Luder R (2006) An occupational therapy programme to improve motor skills at preschool level. Ergoscience 1:14–25

Polatajko HJ, Mandich A (2008) Ergotherapie bei Kindern mit Koordinationsstörungen – der COOP-Ansatz. Thieme, Heidelberg

Smits-Engelsman BC, Niemeijer AS, van Waelvelde H (2011) Is the Movement Assessment Battery for Children-2nd edition a reliable instrument to measure motor performance in 3 year old children? Res Dev Disabil 32:1370–1377

Sugden DA, Chambers ME (2003) Intervention in children with developmental coordination disorder: the role of parents and teachers. Br J Educ Psychol 73(4):545–561

Tseng MH, Howe TH, Chuang IC, Hsieh CL (2007) Cooccurrence of problems in activity level, attention, psychosocial adjustment, reading and writing in children with developmental coordination disorder. Int J Rehabil Res 30(4):327–332

Visser J (2003) Developmental coordination disorder: a review of research on subtypes and comorbidities. Hum Mov Sci 22(4–5):479–493

# Spezielle Situationen

Inhaltsverzeichnis

**Kapitel 28**  Der suizidale Patient – 477
*Paul L. Plener und Rebecca Brown*

**Kapitel 29**  Der agitiert-aggressive Patient – 489
*Michael Kölch und Paul L. Plener*

**Kapitel 30**  Der unklare, z. B. desorientierte Notfallpatient – 499
*Michael Kölch, Paul L. Plener und Tobias Hellenschmidt*

**Kapitel 31**  Der somatisch kranke Patient – 505
*Renate Schepker, Michael Kölch und Jörg M. Fegert*

**Kapitel 32**  Besondere Aspekte der Kinder- und Jugendpsychiatrie – Intelligenzminderung – 511
*Frank Häßler und Jörg M. Fegert*

**Kapitel 33**  Kindesmisshandlung und Vernachlässigung – 521
*Jörg M. Fegert, Ute Ziegenhain und Miriam Rassenhofer*

**Kapitel 34**     **Sexueller Missbrauch – 531**
*Jörg M. Fegert, Annika Münzer
und Miriam Rassenhofer*

**Kapitel 35**     **Der selbstverletzende Patient – 543**
*Paul L. Plener, Michael Kölch
und Rebecca C. Brown*

**Kapitel 36**     **Adverse Childhood Experiences (ACE) – 553**
*Andreas Jud*

# Der suizidale Patient

*Paul L. Plener und Rebecca C. Brown*

**Weiterführende Literatur – 487**

◘ Tab. 28.1.

| Erkrankung | Symptomatik | Therapiestrategie | Kodierungen in Klassifikationssysteme |
|---|---|---|---|
| Suizidalität | Suizidale Gedanken, Äußerungen oder Handlungen | Abklärung der Akuität der Suizidalität sowie der Absprachefähigkeit, ggf. Krisenmanagement, Behandlung der psychiatrischen Grunderkrankung | ICD-10: X84 ICD-11: MB23.R bzw. MB23.S DSM-5: Suicidal Behavior Disorder, Section 3, condition for further study |

◘ Tab. 28.1 Suizidalität

### Fallbeispiel

Christian ist ein 17-jähriger Jugendlicher, der aufgrund einer Schnittverletzung an der linken Hand im alkoholisierten Zustand in der Chirurgischen Ambulanz eines Kreiskrankenhauses vorstellig wird. Die körperliche Untersuchung des Patienten zeigt neben dem Bestehen tiefer Schnittverletzungen am linken Unterarm eine Strangulationsnarbe im Halsbereich. Christian, der sich im Vorfeld auf einer größeren Party aufhielt, kann – hierzu befragt – zunächst weder Zeitpunkt noch Ursache für seine Verletzung benennen. Nach Insistieren der Ärzte räumt er ein, dass er versucht habe, sich vor zwei Tagen das Leben zu nehmen und sich stranguliert habe, dann sei jedoch die Schnur gerissen. Er habe seit mehreren Wochen immer wieder Suizidgedanken. Im Anschluss an die notwendige chirurgische Versorgung und nach Ausschluss einer Intensivüberwachungsbedürftigkeit des Patienten aufgrund der vorliegenden Alkoholisierung sowie nach Abklärung etwaiger Folgeschäden durch die Strangulation erfolgt dessen notfallmäßige Verlegung in die zuständige kinder- und jugendpsychiatrische Klinik zur weiteren Abklärung der Suizidalität und ggf. weiteren Behandlung. Die Übernahme durch die Kinder- und Jugendpsychiater gestaltet sich aufgrund einer nicht unerheblichen verbalen Aggressivität Christians zunächst problematisch.

- **Epidemiologie**

In der Altersgruppe der Kinder und Jugendlichen stellt Suizid nach Verkehrsunfällen die zweithäufigste Todesursache dar.
- Im Jahr 2015 suizidierten sich Angaben des Statistischen Bundesamts zufolge in Deutschland 6 Jungen und 13 Mädchen zwischen 10 und 15 Jahren sowie 133 männliche und 63 weibliche Jugendliche im Alter von 15–20 Jahren
- Suizidversuche werden in Schulstichproben von 6–8 % der 15- bis 16-Jährigen berichtet
- Etwa ein Drittel der in Deutschland lebenden Jugendlichen berichtet von zumindest einmaligen Suizidgedanken
- Suizide vor dem 10. Lebensjahr sind selten; mögliche Ursache: die meisten Kinder verfügen entwicklungspsychologisch betrachtet erst ab dem Alter von 9 Jahren über ein vollständiges Todeskonzept

Der suizidale Patient

- Geschlechterverteilung bei Suiziden:
    - deutliches Überwiegen des männlichen Geschlechts (etwa 4:1)
    - bei Suizidversuchen: mehr weibliche als männliche Jugendliche
- wie im Erwachsenenalter: Suizide am häufigsten im Frühjahr/Frühsommer

- **Symptomatik und Klassifikation Zusammenhänge**
- Suizidalität kann im Kontext vieler psychischer Erkrankungen auftreten

> **Praxistipp**
>
> Vor allem weibliche Jugendliche mit Migrationshintergrund leben, in Deutschland aufgewachsen, häufig in einem für sie als äußerst belastend erlebten Spannungsfeld zwischen traditionsbedingten, teilweise religiös begründeten Erwartungen und den durch das gelebte Umfeld entstehenden Autonomiebedürfnissen. Es zeigen sich hier höhere Raten an Suizidversuchen als bei Mädchen deutscher Herkunft.

- Sie kann im Rahmen psychischer Erkrankungen, einer psychopharmakologischen Behandlung oder als Antwort auf eine akute Belastungssituation auftreten
- Sie kann sich z. B. im Sinne einer inneren Bilanzziehung auch im Verborgenen – also im Inneren des Patienten – abspielen, ohne dass er sich anderen gegenüber mitteilt
- Sie muss grundsätzlich ernst genommen werden
- Sie muss immer auch im Kontext von familiären und Peer-Beziehungen (Mobbing?) betrachtet werden

Trotz aller Sorgfalt in Diagnostik und Therapie lassen Suizide sich nicht immer vermeiden; somit bringen sie Verantwortliche und Behandelnde nicht selten an eigene Grenzen

- **Suizide – Vorkommen und Risikofaktoren**
- Suizide können auch während einer (teil-)stationären oder ambulanten kinder- und jugendpsychiatrischen Behandlung auftreten
- Innerhalb einer Peergroup insbesondere unter Jugendlichen und in sozialen Medien werden bisweilen Todessehnsüchte und Suizidabsichten geteilt und kommuniziert
- Dies kann auch für den stationären Kontext gelten
- Suizidziffern steigen mit zunehmendem Alter an
- Das Risiko eines Suizids erhöht sich mit der Anzahl vorausgegangener Suizidversuche
- Weitere mögliche Risikofaktoren aus dem familiären Bereich:
    - mangelhafte Kommunikation mit den Eltern
    - insgesamt schwierige Eltern-Kind-Interaktion
    - familiäre Belastung mit Depressionen, Substanzmissbrauch und Suiziden
    - emotionale und/oder körperliche Misshandlung oder sexueller Missbrauch
- Auslöser für suizidale Krisen bei Jugendlichen:
    - Familienkonflikte
    - Liebeskonflikte/Trennung

- Schul- oder Leistungsprobleme
- Mobbing
— Beachtet werden sollte auch:
    - der „schwellensenkende" Aspekt des Konsums von Alkohol oder weiteren psychotropen Substanzen (Drogen, Tabletten)
    - das Fehlen eines suffizienten sozialen oder familiären Netzes
— Häufige Suizidmethoden sind:
    - Erhängen
    - Sturz aus großer Höhe
    - Vergiftungen durch Gase (Kohlenmonoxid)
    - Überrollen durch Schienen- oder andere Fahrzeuge

---

**Terminologie – eine Orientierungshilfe**

**Suizidgedanken** - Verbale und nonverbale Anzeichen, die darauf hinweisen, dass sich der Betreffende mit Selbstmordideen auseinandersetzt.

**Suizidale Geste/Suiziddrohung** - Sammelbegriff für alle Handlungen oder Äußerungen, die nicht lebensgefährdend und von vornherein auf Entdeckung angelegt sind, aber wie ein Suizidversuch wirken sollen oder bei denen suizidales Verhalten angekündigt wird, ohne dass eine suizidale Intention besteht. Sie drücken häufig einen Wunsch nach Ruhe oder Hilfe aus, besitzen also einen durchaus ernstzunehmenden Charakter. Suizidale Gesten erhöhen (auch wenn nicht suizidal intendiert) dennoch das Risiko eines späteren Suizids.

**Suizidpläne** - Formulierung einer spezifischen Methode, mittels derer die/der Betroffene ihr/sein Leben beenden will.

**Suizidversuch** - Jede Handlung, die mit dem Ziel begonnen wird, durch die Aktion das eigene Leben zu beenden.

**Suizid** - Hierunter ist die selbst zugefügte absichtliche Beendigung des Lebens zu verstehen.

---

— In den letzten Jahren wird die Abgrenzung von Suizidalität und nichtsuizidalem selbstverletzendem Verhalten (NSSV) stark betont, wobei die Intention zu sterben das wesentliche Merkmal darstellt. Nichtsdestotrotz stellt NSSV einen deutlichen Risikofaktor für suizidales Verhalten dar. Es finden sich bei Menschen mit NSSV erhöhte Raten von Suizidgedanken, Suizidversuchen und Suiziden

**Praxistipp**

Als mögliche Risikofaktoren für Suizide im Kindes- und Jugendalter wurden beschrieben (adaptiert nach DGKJP et al. 2016):
- plötzliche Verhaltensänderung
- Apathie
- Rückzug

Der suizidale Patient

- Änderungen im Essverhalten
- unübliche Beschäftigung mit Sterben oder Tod
- Verschenken persönlicher Gegenstände
- Symptome einer Depression, traurige Grundstimmung
- Stimmungsschwankungen, erhöhte emotionale Labilität
- (deutliche) Hoffnungslosigkeit
- deutliche Schuldgefühle und Selbstvorwürfe
- Gefühl der Wertlosigkeit
- Äußerung „altruistischer" Suizid- („ohne mich sind die anderen besser dran") bzw. Opferideen
- Agitiertheit bzw. Antriebssteigerung
- ausgeprägte Schlafstörungen
- kürzliches Verlusterlebnis
- eingeschränkte Problemlöseressourcen
- dichotomes („Schwarz-Weiß-") Denken
- Vorliegen einer psychosozialen Krise
- psychische Erkrankung
- Substanzkonsum
- Mobbing und Cybermobbing
- Misshandlung und/oder Missbrauch in der Kindheit
- Einfluss von Medien (Werther-Effekt, Suizidseiten)

■ **Mit erhöhtem Suizidrisiko einhergehende kinder- und jugendpsychiatrische Erkrankungen**
− Mehr als 90 % der Kinder und Jugendlichen, die einen Suizid ausgeführt haben, waren psychisch erkrankt
− Insgesamt zeigen Jugendliche mit multiplen komorbiden Störungen ein besonders erhöhtes Risiko suizidalen Verhaltens

■ **Schizophrene Psychosen (▶ Kap. 14)**
− Hervorzuheben ist hier ein möglicher „depressiver Nachschwang" im Rahmen einer Besserung der floriden Symptomatik
− Darüber hinaus sind suizidale Impulse während der akuten Erkrankung insbesondere im Zusammenhang mit Halluzinationen und Wahngedanken zu berücksichtigen

■ **Depressive Störungen (▶ Kap. 15)**
− Bei dieser bereits im Jugendalter häufigen Erkrankung stellt der Suizid das Hauptverlaufsrisiko dar

■ **Emotional-instabile Persönlichkeitsstörung vom Borderline-Typus (▶ Kap. 23)**
− Nichtsuizidales selbstverletzendes Verhalten und auch Suizidversuche sind Symptome der Borderline-Persönlichkeitsstörung. Personen mit Borderline-Persönlichkeitsstörung haben ein erhöhtes Suizid-Risiko

- **Posttraumatische Belastungsstörung**
  - Frühe kindliche Missbrauchs- oder Misshandlungserfahrungen stellen ebenso wie rezentere Traumatisierungen ein deutliches Risiko dar
  - Es besteht ein Kumulationseffekt traumatischer Erlebnisse hinsichtlich der Erhöhung des Suizidversuchs- wie auch des Suizidrisikos

- **Angsterkrankungen (▶ Kap. 6)**
  - Es ist ein enger Zusammenhang mit Suiziden im Kindes- bzw. Jugendalter insbesondere im Zusammenspiel mit depressiven Störungen beschrieben
  - Teilweise besteht jedoch auch ein erhöhtes Suizidrisiko, wenn der Einfluss anderer psychischer Störungen oder belastender Lebensereignisse ausgeschlossen wird
  - Größtes Risiko für einen Suizid im Falle des gemeinsamen Auftretens mehrerer Angststörungen

- **Anorexia nervosa (▶ Kap. 13)**
  - Metaanalysen über mehrere Jahrzehnte verdeutlichen nicht nur ein mit dieser Form der Essstörung assoziiertes deutlich erhöhtes Mortalitätsrisiko, vielmehr stellt der Suizid – vor allem im Erwachsenenalter – neben direkten körperlichen Folgen der Erkrankung die häufigste Todesursache dar

- **Alkoholabhängigkeit (▶ Kap. 20)**
  - Sowohl eine Substanzabhängigkeit allein als auch ihr komorbides Auftreten mit einer weiteren schweren psychiatrischen Störung gehen mit erhöhter Suizidalität einher

- **Theorien zum Suizid**

**Präsuizidales Syndrom** – Dieses wurde durch Ringel (1953) beschrieben und ist definiert durch eine zunehmende Einengung (situativ, in zwischenmenschlichen Beziehungen), die Entwicklung eines Aggressionsstaus (fehlende Aggressionsabfuhr) und eine Wendung der Aggression gegen sich selbst (Aggressionsumkehr). Suizidphantasien werden anfangs eher aktiv intendiert und drängen sich später eher passiv auf.

**Interpersonell psychologische Theorie** – Die interpersonell psychologische Therapie nach Thomas Joiner (2005) beschreibt die Hauptrisikofaktoren für Suizidalität. Dazu zählen: ein vermindertes Gefühl, dazuzugehören („thwarted belongingness"), das Gefühl, eine Last für andere darzustellen („perceived burdensomeness"), sowie die erworbene Fähigkeit, sich das Leben zu nehmen („acquired capability for suicide").

- **Exploration**
  - Im Umgang mit akuter Suizidalität ist es – ungeachtet des jeweiligen äußeren Kontexts (stationär/ambulant kinder- und jugendpsychiatrisch oder konsiliarisch, z. B. in der Kinderklinik nach erfolgtem Suizidversuch zur Beurteilung der Entlassfähigkeit oder Notwendigkeit einer stationären Übernahme) – wichtig zu wissen, dass ein **direktes Ansprechen** möglicherweise bestehender suizidaler Gedanken oder Planungen überwiegend als **entlastend** erlebt wird

> **Praxistipp**
>
> Ein direktes, angstfreies Besprechen von Suizidgedanken und vergangenen Suizidversuchen kann als Distanzierungshilfe für den Patienten dienen.

- Zusätzlich zu einer Exploration des betroffenen Kindes oder Jugendlichen sollten, nicht nur im Hinblick auf die Vervollständigung der Anamnese, die verantwortlichen Bezugspersonen mit einbezogen werden, um möglicherweise nicht erwähnte Aspekte, die für das Umfeld deutlich wahrnehmbar waren und Risikofaktoren darstellen können (Verschenken persönlicher Gegenstände, Abschiedsbriefe, Rückzug, Stimmungsveränderungen), zu erfassen
- Im Interesse der weiteren Entwicklung ist es sinnvoll, anstehende Entscheidungen soweit wie möglich im gegenseitigen Einvernehmen bzw. gemeinsam zu treffen und zu tragen

> **Praxistipp**
>
> Die differenzialdiagnostische Einschätzung einer akuten Suizidalität ist mit hoher Verantwortung für den explorierenden Therapeuten verbunden. Sollte Unsicherheit bestehen, empfiehlt sich das Hinzuziehen weiterer Kolleginnen oder Kollegen („4-Augen-Prinzip"). Die deutschen Leitlinien (DGKJP 2016, S. 23) sehen für die Exploration von akuter Suizidalität folgende Qualifikation vor:
>
> » „Die Einschätzung der Suizidalität soll (analog zu den Kriterien des § 35a SGB VIII) durch einen Arzt für Kinder- und Jugendpsychiatrie, einen Kinder- und Jugendlichenpsychotherapeuten oder einen Arzt oder psychologischen Psychotherapeuten, der über besondere Erfahrungen auf dem Gebiet psychischer Störungen bei Kindern und Jugendlichen verfügt, erfolgen. Im Zweifelsfall soll zur Absicherung der eigenen Einschätzung mit einem erfahrenen Kollegen beraten werden. Aufgrund der Lebensbedrohung ist es sinnvoll, im Falle von Zweifeln bzw. bei eigener diagnostischer Unsicherheit den Jugendlichen mit Verdacht auf Suizidalität in der für die Region zuständigen Klinik für Kinder- und Jugendpsychiatrie vorzustellen."

Im Zusammenhang mit der zu explorierenden akuten Suizidalität sollte neben dem Auffinden von subjektiven und objektiven Belastungsfaktoren das Stellen folgender Fragen bedacht werden:

**❓ Hilfreiche Fragen**
- Hast du schon einmal gedacht, dass du nicht mehr leben möchtest?
- Falls ja: Wann war das zuletzt?
- Hast du dir schon einmal überlegt, wie du dir das Leben nehmen würdest?
- Hast du schon einmal versucht, dir das Leben zu nehmen?
- Wie hast du es versucht?
- Wann war das zuletzt?
- Was hast du gemacht?

- Was war danach?
- Bist du in Behandlung gewesen und wenn ja, wo?
- Gibt es in deiner Familie oder in deinem Freundeskreis Menschen, die sich das Leben genommen haben oder versucht haben, sich das Leben zu nehmen?
- Kannst du für dich selbst momentan garantieren?

> **Praxistipp**
>
> Jede Exploration von Suizidalität muss schriftlich in der Krankenakte dokumentiert werden. Diese Dokumentation sollte auch das sich daraus ergebende Procedere beinhalten.

### Therapeutische Interventionen

Bisher wurden psychotherapeutische Interventionen, die sich direkt auf Suizidalität bei Jugendlichen beziehen, laut AWMF-Leitlinien unzureichend evaluiert. Erste positive Effekte hinsichtlich geringerer Hospitalisierungsraten zeigte eine familienbasierte Intervention in der Notaufnahme. Dialektisch-behaviorale und kognitiv-verhaltenstherapeutische Maßnahmen sowie familienfokussierte Verfahren zeigten erste positive Effekte hinsichtlich der Reduktion der Suizidalität (Brown 2017).

Die Behandlung von Suizidalität durchläuft mehrere Stufen:
- Krisenintervention bzw. Management der Suizidalität
- Auseinandersetzung mit den Hintergrundfaktoren und die Behandlung der psychiatrischen Grunderkrankung (s. oben: „Mit erhöhtem Suizidrisiko einhergehende kinder- und jugendpsychiatrische Erkrankungen")
- Die erste Intervention ist daher die gezielte psychiatrische Exploration und differenzialdiagnostische Einordnung der Suizidalität

#### Einschätzung der Akuität der Suizidalität
- Es muss geklärt werden, ob und inwieweit sich der Patient in überzeugendem Maße von akuter Suizidalität distanzieren kann oder ob ihm dies nicht möglich ist

#### Begleitung im ambulanten Setting
Laut AWMF-Leitlinien ist eine ambulante Behandlung möglich, wenn:
- eine Absprachefähigkeit vorhanden ist
- ein ausreichend stabiles Umfeld vorhanden ist
- ausreichende Compliance bei Patient und Eltern bzw. Bezugspersonen vorhanden ist
- der Schweregrad der Suizidalität gering ist
- eine Zukunftsperspektive des Jugendlichen erkennbar ist
- ein ausreichendes Funktionsniveau vorliegt

#### Sicherheitsplan
- Bei Patientinnen und Patienten, die glaubhaft von akuter Suizidalität distanziert sind und im ambulanten Setting geführt werden können, von denen jedoch suizidale Gedanken oder ein Suizidversuch in der Vorgeschichte geschildert werden, kann ein Sicherheitsplan erstellt werden

- Dieser soll Risikosituationen und Warnzeichen für suizidale Krisen individuell benennen sowie Möglichkeiten der Ablenkung von suizidalen Gedanken (Orte, Aktivitäten und Personen)
- In einem weiteren Schritt sollen Personen (mit Kontaktnummern) und Orte identifiziert werden, an die der Jugendliche sich wenden kann, um Probleme zu besprechen. Dies beinhaltet sowohl Freunde wie auch Familienmitglieder und professionelle Helfer
- Ein solcher schriftlich festgelegter Sicherheitsplan soll den Patientinnen und Patienten auch mitgegeben werden

### Begleitung im stationären Setting
- In Absprache mit dem Patienten und den Mitarbeitern des Pflege- und Erziehungsdienstes sollte die Intensität der Begleitung auf Station (z. B. Sitzwache) täglich neu bzw. auf die aktuelle Situation abgestimmt festgelegt werden
- Ggf. ist vorübergehend der Einsatz freiheitsentziehender Maßnahmen notwendig (s. unten, ▶ Rechtliche Grundlagen)

### Einsatz von Medikamenten (▶ Kap. 40)
- Mittel der 1. Wahl sind, falls Medikamente eingesetzt werden – zumindest über einen kurzen Zeitraum hinweg und im stationären Kontext – Benzodiazepine (z. B. Lorazepam) und niederpotente Antipsychotika (z. B. Pipamperon, Levomepromazin, Melperon) im Rahmen eines individuellen Heilversuchs
- Die Einnahme dieser Medikamente kann eine emotionale Distanzierung erleichtern und führt häufig zu einer deutlichen Abnahme der inneren Spannung

> **❗ Cave**
> Benzodiazepine können nur als Notfallmedikamente eingesetzt werden, es besteht die Gefahr einer psychischen Abhängigkeitsentwicklung bei Langzeitanwendung! Bei Alkohol-, Drogen- oder Medikamentenintoxikation ist die Gabe von Benzodiazepinen kontraindiziert (u. a. Gefahr der Atemdepression).

> **Praxistipp**
> Insgesamt stellen Medikamente in diesem Zusammenhang nur ein Adjuvans dar.

### Entlassung
- Diese kann erst bei ausreichender emotionaler Stabilität und sicherer Distanzierung des Patienten verantwortet werden
- Dennoch bleibt hervorzuheben, dass immer nur die aktuelle Situation durch den Verantwortlichen einschätzbar ist; somit kann mit dem Entlassungsbrief keine „Unbedenklichkeitsbescheinigung" für einen längeren Zeitraum ausgestellt werden
- Kriterien für eine evtl. erneute Aufnahmebedürftigkeit des Patienten bzw. die Erreichbarkeit der jeweiligen Ansprechpartner in der Klinik im Falle einer erneuten krisenhaften Zuspitzung sollten mit den verantwortlichen Bezugspersonen und den Betroffenen abgesprochen werden

> **Praxistipp**
>
> Wichtig ist zu jedem Zeitpunkt der Behandlung die Dokumentation des erhobenen Befundes und der Einschätzung der akuten Suizidalität durch den jeweiligen Therapeuten sowie des nach außen sichtbaren Verhaltens durch den Pflege- und Erziehungsdienst. Somit kann auch im Falle unvorhergesehener Ereignisse (z. B. erfolgter Suizid nach vorausgegangener andersartiger Einschätzung der aktuell gegebenen Gefährdung durch den zuständigen Therapeuten und seinen Vorgesetzten) – auch im Rahmen etwaiger gerichtlicher Verfahren – eine erfolgte Beschäftigung mit der Thematik nachvollzogen werden.

- **Weitere Maßnahmen und Hilfen Nachbehandlung**
- Eine ambulante Wiedervorstellung in der klinikeigenen Ambulanz oder aber beim vorbehandelnden niedergelassenen Therapeuten sollte fest vereinbart sein
- Dies gilt sowohl im Kontext der ambulanten oder konsiliarischen Abklärung als auch für die Zeit nach der Entlassung von Station
- Wesentlich sind hier eine Weiterbehandlung der ggf. zugrunde liegenden Grunderkrankung sowie der Versuch einer Lösung von Konflikten, die zur Akzentuierung der Symptomatik geführt haben

- **Freiheitsentziehende Maßnahmen**
- Im Falle der Selbstgefährdung des suizidalen Patienten und seiner stationären Behandlungsbedürftigkeit ist bei gleichzeitig nicht gegebener Zustimmung eine mit Freiheitsentziehung verbundene Unterbringung gemäß **§ 1631b BGB** (bei Zustimmung der Eltern vorzuziehen) oder nach PsychKG möglich
- Als mögliche Alternative bei Kindern und Jugendlichen ist auch – im Einverständnis mit dem Patienten selbst oder auch ohne ihn – eine **Inobhutnahme nach § 42 SGB VIII** möglich

- **Rechtliche Grundlagen**

> - Unterbringung gemäß § 1631b BGB:
>   - Erforderlich sind die richterliche Genehmigung nach Antragstellung der Eltern bzw. Sorgeberechtigten beim zuständigen Familiengericht sowie eine ärztliche Stellungnahme mit Begründung
>   - Der elterliche Antrag und eine kurze schriftliche Stellungnahme seitens der Behandler sollten parallel hierzu (auch per Fax möglich!) versandt werden
>   - Rechtlich gesehen ist damit bis zum Eintreffen des zuständigen Familienrichters zur Anhörung des Patienten ein vorläufiges Schließen der Stationstür möglich, da die Unterbringung des Patienten ohne erfolgte ausdrückliche Genehmigung vorübergehend auch dann zulässig ist, wenn mit ihrem Aufschub Gefahr verbunden ist
> - Unterbringungsgesetz/Psychisch-Kranke-Hilfen-Gesetz (länderspezifisch):

- In diesem Fall wird das Gericht von einem Facharzt über die drohende Gefährdung und die Notwendigkeit einer Unterbringung informiert
  - Dabei ist es möglich, eine Behandlung von Kindern und Jugendlichen bei entsprechender Gefährdungslage auch gegen den Willen der Erziehungsberechtigten zu initiieren
- **Inobhutnahme nach § 42 SGB VIII:**
  - Eine Inobhutnahme durch das Jugendamt mit Unterbringung in einer geeigneten Einrichtung ist möglich, wenn
    - entweder das Kind oder der Jugendliche um Obhut bittet
    - oder eine dringende Gefahr für das Wohl des Kindes oder des Jugendlichen vorliegt
  - Dies gilt für einen Zeitraum von maximal 24 Stunden und erfordert im Falle eines nicht vorliegenden Einverständnisses durch die Sorgeberechtigten und/oder das Kind bzw. den Jugendlichen das Fällen einer familiengerichtlichen Entscheidung

## Weiterführende Literatur

Becker K, Adam H, In-Albon T, Kaess M, Kapusta N, Plener P (2017) Diagnostik und Therapie von Suizidalität im Jugendalter: Das Wichtigste in Kürze aus den aktuellen Leitlinien. Z Kinder Jugendpsychiatr Psychother 45:485–497

Brown RC (2017) Psychotherapeutische Interventionen für suizidale Jugendliche – eine systematische Übersicht aktueller Publikationen. Z Kinder Jugendpsychiatr Psychother. https://doi.org/10.1024/1422-4917/a000538

Deutsche Gesellschaft für Kinder und Jugendpsychiatrie, Psychosomatik und Psychotherapie (DGKJP) et al. (2016) Leitlinie Suizidalität im Kindes- und Jugendalter, 4., überarb. Version http://www.awmf.org/leitlinien/detail/ll/028-031.html

Joiner TE (2005) Why people die by suicide. Harvard University Press, Cambridge, MA

Plener PL (2015) Suizidales Verhalten und nichtsuizidale Selbstverletzungen. Springer, Berlin

Ringel E (1953) Der Selbstmord. Abschluß einer krankhaften Entwicklung. Maudrich, Wien

Wasserman D, Hoven CW, Wasserman C, Wall M, Eisenberg R, Hadlaczky G et al (2015) School-based suicide prevention programmes: the SEYLE cluster-randomised, controlled trial. Lancet 385(9977):1536–1544

# Der agitiert-aggressive Patient

*Michael Kölch und Paul L. Plener*

**Weiterführende Literatur – 497**

- **Aggressives Verhalten von Kindern und Jugendlichen**
  - Im stationären Setting häufiger als im ambulanten Setting
  - Bei den Störungen des Sozialverhaltens (ICD-10: F91), aber auch bei tiefgreifenden Entwicklungsstörungen, Intelligenzminderung und bei emotional-instabilen Störungen kann es störungsassoziiert der aktuelle Anlass für die Behandlung eines Patienten sein
  - Auftreten aber auch bei primär nicht aggressiven Patienten im Rahmen von Krisensituationen der Erkrankung, wie bei psychotischen Patienten (ICD-10: F2) oder im Rahmen von Intoxikationen, Entzugssymptomen oder Craving bei substanzabhängigen Patienten
  - Aggressives Verhalten kann sich gegen Dinge, andere Personen oder gegen die eigene Person richten
  - Aggressives Verhalten kann durch bestimmtes Umweltverhalten getriggert werden, auch im stationären Setting, etwa auch durch beengte räumliche Verhältnisse
  - Professionelle Haltung der Mitarbeiter, ausreichende Schulung in Störungsbildern und Deeskalationstechniken sind eine Grundbedingung, damit stationär aggressives Verhalten von Patienten nicht provoziert wird

- **Management von aggressiven Situationen**
  - Einschränkende Interventionen sind in der klinischen Praxis in Situationen eigen- oder fremdgefährdenden Verhaltens oftmals notwendig (s. Übersicht ▶ Mögliche Maßnahmen der Ruhigstellung)
  - Bei stark aggressiven Patienten kann eine Fixierung nötig werden
  - Diese kann mechanisch (z. B. Fixierbett), aber auch pharmakologisch mittels sedierender Medikation erfolgen
  - Zwangsmaßnahmen bedürfen zumindest im Falle wiederholter und längerdauernder Maßnahmen der richterlichen Genehmigung nach § 1631b (2) BGB (▶ Kap. 41)
  - Akut kann unter der Maßgabe des rechtfertigenden Notstands (§ 34 StGB) gehandelt werden, wenn die Eingangsvoraussetzungen vorliegen

> **Praxistipp**
>
> Entscheidend ist die Erarbeitung eines Konzepts für den Umgang mit aggressiven Situationen durch Ärzte, Psychologen und den Pflege- und Erziehungsdienst, das von einer Routine der beteiligten Mitarbeiter getragen wird. Damit wird die Wahrscheinlichkeit vermindert, im Akutfall in Aktionismus mit der Gefahr falscher Entscheidungen zu verfallen. Auch können so im Vorfeld mögliche Situationen mit Potenzial für Aggressionen vermieden werden. Ein falsch verstandener Verstärkerplan z. B. kann schaden und Aggression auslösen. Kliniken haben ein Deeskalationstraining für alle Mitarbeiterinnen und Mitarbeiter im Patientenkontakt vorzuhalten.

- Lang andauernde Aggression geht mit einer erhöhten Gefahr der Eigen- oder Fremdschädigung einher, weshalb eine rasche Entspannung der Situation erreicht werden sollte; dies muss auch bei geringer personeller Besetzung möglich sein
- Auch aus therapeutischen Gründen ist z. B. bei Sozialverhaltensstörungen die unmittelbare Reaktion wichtig, um dysfunktionale Lernmechanismen zu unterbrechen
- Es ist genau zu analysieren, welche falsche Verstärkung evtl. störungsbedingt durch die Reaktion auf Aggression eines Patienten ausgelöst werden kann (z. B. bei Störung des Sozialverhaltens: Entlassung führt zur Lernerfahrung, mit Aggression Erfolg zu haben; bei emotional-instabilen Patienten: Aggression führt zu Zuwendung)
- Das Management der Situation und die Medikation müssen bekannt sein und einem Verfahrensablauf folgen, der allen Beteiligten vertraut und auf Mitarbeiterebene eingeübt ist
- Dies hilft im Akutfall, nicht unnötig zu agieren und übermäßig zu reagieren
- Gerade im Fall von wechselnden Ärzten, etwa im Rahmen des Nachtdiensts, muss eine bereits vor der Krisensituation festgelegte Medikation anwendbar sein, um die Gefahr von Fehldosierungen oder Fehlmedikation zu reduzieren
- Vereinbarungen sind auch für den Pflege- und Erziehungsdienst wichtig, um in kritischen Situationen sicher handeln zu können

> **Mögliche Maßnahmen der Ruhigstellung**
> - **Körperliche Fixierung:** Einschränkung der Bewegungsfreiheit von Patienten durch körperlichen Einsatz des betreuenden Personals (etwa durch Festhalten, Weg versperren)
> - **Mechanische Fixierung:** Einschränkung der Bewegungsfreiheit von Patienten durch Geräte (etwa Fixierbetten). Bei Kindern soll keine mechanische Fixierung erfolgen
> - **Isolierung:** Einschränkung der Bewegungsfreiheit von Patienten durch räumliche Isolation von Mitpatienten und betreuendem Personal
> - **Pharmakologische Ruhigstellung:** Gabe von schnell sedierender und spannungslösender Medikation

- Entscheidend ist es, bereits bei der Aufnahme dem Patienten und den Eltern das entsprechende Procedere bei einer aggressiven Exazerbation transparent zu machen
- Bei stattgehabten Interventionen wegen aggressiver Durchbrüche, die mit Fixierung oder Notfallmedikation (insbesondere bei i.m.- oder i.v.-Medikation) einhergingen, sind die Sorgeberechtigten zu informieren und die rechtlichen Anforderungen zu beachten. Insbesondere muss auf eine lückenlose Dokumentation Wert gelegt werden, die u. a. den Namen des anordnenden Arztes, die Zeitdauer der Maßnahme und eine Begründung für die Notwendigkeit der Maßnahme beinhalten sollte

> **Praxistipp**
>
> Oft hat sich der Begriff Time-out für Isoliermaßnahmen eingebürgert (z. B. Time-out-Raum). Dies ist fachlich nicht korrekt, denn Time-out ist eine verhaltenstherapeutische Maßnahme, die auf Freiwilligkeit beruht und im Rahmen der Therapie stattfindet. Die meisten als „Time-out" titulierten Maßnahmen in der stationären Behandlung sind aber Isolierungen, bei denen der Patient zur Beruhigung von den anderen abgesondert wird. Insofern sollte hier auch der korrekte Sprachgebrauch verwendet werden, zumal damit auch rechtliche Anforderungen verbunden sind.

> **Praxistipp**
>
> Das Konzept des Umgangs mit aggressiven Patienten sollte von der Haltung der Verhältnismäßigkeit getragen werden. Die Patientenautonomie ist so weit als möglich zu wahren. Gewaltexzesse, die im Sinne von Gegengewalt bei Reaktionen auf aggressive Patienten auftreten können, sind strikt abzulehnen.

- Sinnvoll kann ein Vorgehen nach Stufenschema sein, das in Abhängigkeit vom Verhalten des Patienten verschiedene Reaktionsstufen der Intervention vorhält und individuell erarbeitet werden sollte

> **Praxistipp**
>
> Es ist immer zu prüfen, ob noch die Notwendigkeit zur Intervention gegeben ist. Wenn dies nicht der Fall ist, sind Maßnahmen mit Zwangscharakter (z. B. Fixierung, Isolierung) schnellstmöglich zu beenden.

**❗ Besondere Vorsicht ist im Zusammenhang mit traumatisierten Kindern geboten, z. B. kann eine Isoliersituation bei diesen Patienten eine erneute Traumatisierung bewirken bzw. auch das Trauma aktualisieren.**

> **Praxistipp**
>
> Interventionen bei akuter Aggression soll die Vorgehensweise mit den Patienten und deren Sorgeberechtigten vor dem möglichen Anwendungsfall genau geklärt werden. Über Therapiepläne aufklären und die Einwilligung der Angehörigen möglichst schriftlich einholen! Zwar kann in der Akutsituation dennoch aufgrund rechtfertigenden Notstands gehandelt werden (vgl. oben), dennoch ist bei fehlender Zustimmung der Sorgeberechtigten zum Therapiekonzept grundsätzlich die Behandlungsmöglichkeit zu diskutieren und zu klären.

- **Internationale Ansätze zum Umgang mit aggressiven Patienten**
- Ansätze zum strukturierten Umgang mit aggressiven Patienten werden z. B. vorgegeben im
  - AACAP (American Academy of Child and Adolescent Psychiatry) Practice Parameter zum Umgang mit aggressivem Verhalten im klinischen Setting
  - Maryland Youth Practice Improvement Comitee for Mental Health (MYPICMH) Parameter für den Umgang mit akutem aggressivem Verhalten in psychiatrischen Kliniken AWMF S3 Leitlinie zur Störung des Sozialverhaltens
- Beide Programme schlagen verschiedene hierarchisch angeordnete Ebenen im Umgang mit aggressivem Verhalten im stationären Bereich vor
- In der individuellen und störungsspezifischen Therapieplanung und der Gestaltung des Settings liegt die Basis zur Vermeidung von aggressiven Durchbrüchen bei den Patienten
- Diese Programme werden vom Betreuungspersonal umgesetzt
- Inhalte sind
  - verbale Deeskalationstechniken
  - Löschung aggressiven Verhaltens durch Nichtbeachtung
  - Einsatz von Körpersprache

- **Akuter Fall einer Eskalation aggressiven Verhaltens**
- 2-stufiges Vorgehen nach AACAP-Parametern:
  - Stufe 1: Nichtrestriktive Maßnahmen herrschen vor, wie z. B. Ermahnungen, Instruktion des Kindes zur Selbstregulation, selbstgewählter Time-out
  - Stufe 2: Beinhaltet bereits restriktive Maßnahmen, Deeskalationsprogramme
- 3-stufiges Vorgehen nach MYPICMH-Programm:
  - Stufe 1: Auf Seiten des Patienten gekennzeichnet durch oppositionelles Verhalten, Ärger und Wut → Vorgehen mittels verhaltenstherapeutischer Maßnahmen und Steuerung sowie mittels direkten Besprechens mit dem Patienten
  - Stufe 2: Der Patient zeigt weiter Agitation, Ärger, er beschädigt Dinge und zeigt bedrohliches Verhalten → Absonderung des Patienten, erhöhte Betreuungsdichte und symptomspezifische Medikation
  - Stufe 3: Der Patient verhält sich weiter aggressiv oder selbst-/fremdgefährdend → sedierende Medikation, Fixierung und Absonderung

- **Möglicher Behandlungsalgorithmus**
- Dreistufiges Vorgehen im stationären Management aggressiver und disruptiver Verhaltensweisen (Abb. 41.2)
- Essenziell in der Aufklärung über das Vorgehen im Rahmen des Stufenplans ist das Verständnis des Patienten dafür, dass jede Stufe sofort beendet und damit die nächste Stufe nicht erreicht wird, wenn eine Deeskalation eintritt
- Sobald sich der Patient beruhigt und das selbst-/fremdgefährdende Verhalten sistiert, wird das Verhaltensmanagement mittels Stufenplan beendet

- Die Stufen müssen in der Verlaufsdokumentation des Patienten vermerkt und mit diesem im Rahmen der Therapie und der Visiten besprochen werden
- Die Anwendung dieses Algorithmus beschränkt sich strikt auf jene Fälle, in denen eine begründet ernstzunehmende Gefahr durch aggressives Verhalten von Patienten für die Gesundheit oder das Wohlergehen der Betroffenen, ihrer Mitpatienten oder des betreuenden Personals besteht
- Stufe 1:
  - Im Plan steht die Erhaltung des therapeutischen Milieus und der Autonomie des Patienten im Vordergrund
  - Mögliche Interventionen:
    - In der Kommunikation die Wahlmöglichkeiten aufzeigen
    - Das Verhalten rückmelden, auch mittels Körpersprache
    - Die Stimuli reduzieren
    - Ggf. den Rückzug ins Zimmer einfordern, evtl. mit Begleitung
- Stufe 2:
  - Tritt keine Deeskalation ein, folgt Stufe 2
  - Hauptziel: Reduktion der Zielsymptome
  - Mögliche Intervention: Rückzug an einen ruhigen Ort mit erhöhter Überwachung durch das Personal
  - Der Patient wird gebeten, auf sein Zimmer zu gehen, wobei er begleitet wird
  - Die Dauer der Auszeit ist individuell, sowohl von Alter, Störungsbild und der konkreten Situation abhängig
  - Längere Auszeiten sind nicht effektiver als kurze
- Stufe 3:
  - Gelingt es dem Patienten nicht, sich durch den Rückzug selbst zu regulieren, und bei Fortbestehen eigen- oder fremdaggressiven Verhaltens folgt Stufe 3
  - Dem Patienten wird rückgemeldet, dass er sich auf der 3. Stufe befindet
  - Hauptziel: Gewährleistung von Sicherheit des Patienten, der Mitpatienten sowie des Personals
  - Mögliche Interventionen: Abschirmung von Mitpatienten, das Angebot einer oralen sedierenden Medikation bzw. – wenn diese abgelehnt wird und weiter aggressives Verhalten im Vordergrund steht – i.m.-Medikation (▶ Akutes Krisenmanagement)

> **Praxistipp**
>
> Wie jeder Therapieplan müssen auch Pläne zum Umgang mit Aggression individuell überprüft werden. Deshalb ist auch die Dokumentation von z. B. eingesetzten Stufen wichtig, um beurteilen zu können, ob und ggf. wann und in welchen Situationen sich aggressives Verhalten beim Patienten häuft. Der Plan ist dann ggf. zu modifizieren, da er u. U. eine dysfunktionale Verstärkerrolle bedeutet.

### Akutes Krisenmanagement
1. Sicherstellen von ausreichendem Personal für das akute Krisenmanagement
2. Abklären der Situation auf mögliche Gefahrenmomente (gefährliche Gegenstände wie Bleistifte, Wurfgegenstände wie Stühle, Gefahr durch Beißen oder Spucken)
3. Bereitstellen der oralen Medikation bzw. i.m.-Injektion (aufgezogene Spritze mit i.m.-Nadel, Desinfektionsmittel)
4. Ablauf vorher besprechen und Aufgaben klar verteilen
5. Führung und Verantwortung durch den diensthabenden Arzt (oder in Ausnahmefällen auch durch den erfahrensten Mitarbeiter) eindeutig festlegen

#### Auswahl der Medikation (▶ Kap. 40)
- Die Medikation soll
    - den Patienten rasch die Selbstkontrolle wiedererlangen lassen
    - Spannung und Ängste reduzieren
    - Sedierung herbeiführen
- Ein schneller Wirkungseintritt ist wichtig
- Angezeigt sein können
    - Benzodiazepine
    - niederpotente Antipsychotika (z. B. Chlorprothixen, Levomepromazin und Promethazin)
    - neuere atypische Antipsychotika (z. B. Risperidon, Olanzapin), vor allem als leicht zu applizierende Schmelztabletten (◘ Tab. 29.1)
- Die Verfügbarkeit als ggfs. i.m.-Präparat sollte gewährleistet sein
- Konventionelle hochpotente Antipsychotika können sich gut zur akuten Behandlung von Unruhe und Erregungszuständen im Rahmen ausgeprägter psychotischer Symptome oder begleitendem Substanzmissbrauch inklusive Alkohol- und Drogenintoxikation eignen
- Für Haloperidol ist die Datenlage am besten, aber es ist fraglich, ob für den Einsatz bei Kindern geeignet. Keine i.v. Gabe (wenn, dann kontinuierliches EKG-Monitoring und Warnhinweis mit Beatmungsmöglichkeit/Ambubeutel)
- Eine Kombination mit Benzodiazepinen kann sich bewähren, vor allem zur begleitenden Behandlung von Angstzuständen

> ❗ **Bei Benzodiazepinen kann es bei schneller Injektion zu Atemdepression kommen (ggf. Flumazenil bereithalten)! Insbesondere bei alkoholintoxierten Patienten können Antipsychotika die Krampfschwelle senken!**

- Wichtig ist immer eine ausreichende Dosierung, da Auftitrierung eher ungünstig ist und erneute Eskalation hervorrufen kann
- Die i.m.-Medikation sollte in dem M. deltoideus verabreicht werden
- Medikation mit möglichst wenig „Überhang" am nächsten Tag (Müdigkeit, Abgeschlagenheit etc.) sollte bevorzugt werden

**Tab. 29.1** Medikamente zum Management akuter Aggression – Antipsychotika und Benzodiazepine

| Substanzklasse | Wirkstoff | Handelsname | Zulassung im Kindesalter[a] | Dosierungsempfehlungen[b] |
|---|---|---|---|---|
| **Antipsychotika** | | | | |
| Niederpotent | Chlorprothixen | z. B. Truxal | D, A, CH | 25–100 mg/Tag |
| | Levomepromazin | z. B. Neurocil | D < 16 J. | 25–100 mg/Tag |
| | Prometazin | z. B. Atosil | D ab 2. Lj. | 25–100 mg/Tag |
| Konventionell | Haloperidol | z. B. Haldol | D, A, CH Hersteller: keine i.v. Applikation | Kinder: 1–4 mg Absolute Ausnahme!!! |
| | | | | Jugendliche: 2–9 mg |
| Atypisch | Risperidon | Risperdal | D, A, CH ab 5. Lj. mit unterdurchschnittlichem IQ | Kinder: 1–2 mg |
| | | | | Jugendliche: bis 4 mg |
| | Ziprasidon | Zeldox | Keine | Kinder: 40–100 mg |
| | | | | Jugendliche: 80–140 mg |
| | Olanzapin | Zyprexa | Keine | Kinder: 5–10 mg |
| | | | | Jugendliche: 10–15 mg |
| | Quetiapin | Seroquel | Keine | Jugendliche: aufdosierend von 50 mg an bis ca. 450 mg |
| **Benzodiazepine** | | | | |
| Lang wirksam | Diazepam | z. B. Valium | D, A, CH | Oral: 0,1–0,5 mg/kg/Tag bis max. 20 mg/Tag |
| Kurz wirksam | Lorazepam | z. B. Tavor | D | Oral: 0,02–0,09 mg/kg/Tag bis max. 7,5 mg/Tag |

[a] Nicht unbedingt für die psychiatrische Indikation!
[b] Modifiziert nach Bandelow et al. 2005
*D* Deutschland, *A* Österreich, *CH* Schweiz

> **Praxistipp**
>
> - Orale Medikation aufgrund der Aspirationsgefahr nur im Stehen oder beim aufrecht sitzenden Patienten verabreichen.
> - Monitoring der Vitalfunktionen nach Medikationsgabe durch entsprechend geschultes Personal.
> - Patienten nicht alleine lassen, sogenannte intensive Überwachung mit jederzeit möglicher Intervention durch PED.

- Nach der Medikation ist darauf zu achten, dass die Patienten aufgrund der Sedierung und möglicher anticholinerger Nebenwirkungen nicht stürzen

> **Praxistipp**
>
> Wichtig beim Umgang mit aggressiven Patienten: Keine Retraumatisierung, Transparenz, schnelle, sichere und personenunabhängige Reduktion des Verhaltens.

## Weiterführende Literatur

Bandelow B, Heise CA, Banaschewski T, Rothenberger A (2005) Handbuch Psychopharmaka für das Kindes- und Jugendalter. Hogrefe, Göttingen

dosReis S, Barnett S, Love RC, Riddle MA (2003) Maryland Youth Practice Improvement Committee. A guide for managing acute aggressive behavior of youths in residential and inpatient treatment facilities. Psychiatr Serv 54(10):1357–1363

Grau K, Fegert JM, Plener PL (2015) Psychopharmakologie in der Kinder- und Jugendpsychiatrie in Deutschland. Psychopharmakotherapie 22:240–249

Libal G, Plener P, Fegert JM, Kölch M (2006) Chemical restraint: „Pharmakologische Ruhigstellung" zum Management aggressiven Verhaltens im stationären Bereich in Theorie und Praxis. Prax Kinderpsychol Kinderpsychiatr 10:783–801

Masters KJ, Bellonci C, Brenet W, Arnold V, Beitchman J et al (2002) American Academy of Child an Adolescent Psychiatry. Practice parameter for the prevention and management of aggressive behavior in child and adolescent psychiatric institutions, with special reference to seclusion and restraint. J Am Acad Child Adolesc Psychiatry 41(2 Suppl):4S–25S

# Der unklare, z. B. desorientierte Notfallpatient

*Michael Kölch, Paul L. Plener und Tobias Hellenschmidt*

Weiterführende Literatur – 503

© Springer-Verlag GmbH Deutschland, ein Teil von Springer Nature 2020
M. Kölch et al. (Hrsg.), *Klinikmanual Kinder- und Jugendpsychiatrie und -psychotherapie*,
https://doi.org/10.1007/978-3-662-58418-7_30

### ▪ Desorientierungszustände

Desorientierte, delirante, verwirrte Patienten stellen in der Notfallsituation eine große Herausforderung dar, da bei ihnen eine akute Gefährdung, eine somatisch akute Erkrankung und die Ursache für den deliranten Zustand abgeklärt werden muss, die Kommunikationsfähigkeit des Patienten eingeschränkt oder aufgehoben ist und gleichzeitig nicht selten die Patienten auch aggressiv sein können.

### ▪ Häufige psychiatrische Ursachen
- Alkoholintoxikationen
- Drogenintoxikationen
- Exazerbation einer akuten schizophrenen Psychose
- Exazerbation einer manischen Störung
- Akute Schockreaktionen
- Posttraumatische Zustände
- Eine dissoziative Störung kann im Extremfall eine Desorientiertheit oder einen deliranten Zustand imitieren
- Die dissoziative Fugue ist eine Extremform der dissoziativen Störung; sie ist selten
- Psychogene Anfälle

### ▪ Nichtpsychiatrische Ursachen
- Fieber
- Unfälle/Schädel-Hirn-Traumen
- Vergiftungen
- Hypoglykämien
- Schwere Infektionen (Meningitis) etc.
- Insulte
- Enzephalitiden
- Auch epileptische Erkrankungen können zu Dämmerzuständen, Verwirrung und Desorientierung führen
- Dies ist im Notfall rasch abzuklären, und es muss z. B. auch eine epileptische oder intrakraniale Erkrankung in der Vorgeschichte von Eltern, Begleitpersonen erfragt werden

### ▪ Bewusstseinsstörungen
- Das Bewusstsein kann quantitativ oder qualitativ verändert sein (▶ s. Übersicht Bewusstseinsstörungen)
- Quantitative Veränderungen betreffen den Grad der Wachheit und des Bewusstseins

---

**Bewusstseinsstörungen**
- Quantitativ
  - Somnolenz (Patient ist schläfrig, durch äußeren Reiz erweckbar)
  - Sopor: tiefschlafähnlich (Patient zeigt auf massiven äußeren Reiz Reaktion, aber keine Kommunikation möglich)
  - Stupor: Erstarrung, keine Kommunikation möglich

# Der unklare, z. B. desorientierte Notfallpatient

- Koma: vollkommener Bewusstseinsverlust
- Qualitativ
  - Delir: qualitative Veränderung inkl. Desorientierung, Halluzinationen, Unruhe, Apathie etc.

- **Diagnostische und therapeutische Maßnahmen**
▶ Siehe Übersicht Behandlungshierarchie

### Behandlungshierarchie
1. Klärung vitale Gefährdung/Sicherung Vitalfunktionen: Verlegung ggf. auf Intensivstation, innere Medizin, Pädiatrie, Neurologie mit weitergehender Diagnostik (MRT etc.).
2. Wenn keine somatische Diagnostik/Behandlung notwendig oder somatisch abgeklärt: Vitalüberwachung, Zugang i.v., Abschirmung und Kontakt zum Patienten
3. Medikation nach Zustandsbild

## Wichtigstes psychiatrisches Vorgehen nach Ausschluss somatischer Ursachen
- Überprüfen des Ansprechens auf Reize (taktil, akustisch, visuell, ist z. B. trotz Stupor eine Lichtreaktion vorhanden? Fallen Schmerzreize dermatombegrenzt aus?)
- Ist der Patient orientiert zu Ort, Person, Zeit?
- Sind Angaben über Konsum von Drogen oder Alkohol verfügbar (Begleitperson, Freunde etc.)?
- Gibt es Hinweise auf psychiatrische Erkrankungen in der Vorgeschichte?
- Gibt es Hinweise auf Suizidalität in der Vorgeschichte?
- Gibt es Hinweise auf Einnahme von Medikamenten oder anderen Stoffen (in suizidaler oder akzidentieller Absicht)?
- Hat sich die Störung akut, subakut (also innerhalb von mehreren Tagen) oder chronisch entwickelt?

## Klinische Untersuchung
- Reaktion auf Ansprache
- Pupillenreaktion
- Foetor
- Gangbild
- Puls und Blutdruck

## Laboruntersuchungen
- Blut, ggf. mit Alkoholbestimmung
- Screening auf Drogen (so möglich, im Urin)
- Atemalkohol (so möglich)

## Behandlungshinweise

- Die zeitliche Entwicklung des Verwirrungszustands lässt meist auch eine Zuordnung zu pädiatrischen (akute, subakute Fälle) und psychiatrischen Indikationen (eher chronische Verläufe) zu
- Liegt keine somatische Behandlungspflicht vor, etwa bei starken Alkoholintoxikationen mit der Notwendigkeit einer Intensivüberwachung und -behandlung wegen vitaler Gefährdung, so ist auf eine reizarme Umgebung zu achten
- Dem Patienten ist in einfacher und klarer Weise das Procedere zu vermitteln (stationäre Aufnahme, ggf. sedierende Medikation bei Erregtheit etc.)

> **Praxistipp**
>
> Wichtig ist die Balance zwischen ausreichender Transparenz und Aufklärung einerseits, andererseits ist aber auch darauf zu achten, den Patienten nicht mit ihm eher Angst machenden Reizen zu überfluten.

- Die unmittelbare personale Zuwendung ist von besonderer Bedeutung im akuten Zustand
- Bei chronisch-dissoziativen Zuständen ist das Vorgehen im akuten Dissoziationszustand im generellen Therapieplan zu berücksichtigen, um durch die Akutsituation keine Verstärkungsmechanismen entstehen zu lassen, also möglichst wenig somatisch-medizinische Diagnostik und Intervention

## Medikation

- Bei Hinweisen auf zerfahrenes Denken in Kombination mit starker Unruhe oder Angstzuständen empfiehlt sich eine sedierende Medikation (z. B. Benzodiazepine, niederpotente Antipsychotika)

> ⚠ Keine zu rasche komplexe Medikation beginnen, solange keine Klarheit über die Ursache des Verwirrtheitszustands hergestellt wird (und solange keine akute Gefährdung durch aggressives Verhalten o. Ä. besteht)!

- Ggf. ist eine Überwachung der Vitalparameter angezeigt
- Ggf. einen i.v.-Zugang legen für die Medikationsgabe und Flüssigkeitszufuhr bei Verschlechterung der Symptomatik

> **Praxistipp**
>
> Diese Patienten müssen, so sie in der Kinder- und Jugendpsychiatrie behandelt werden, intensiv überwacht werden, meist ist eine intensive Betreuung, die einen jederzeitigen Kontakt und Eingreifen ermöglicht, notwendig und aus Sicherheitsgründen angezeigt.

Der unklare, z. B. desorientierte Notfallpatient

### ▪▪ Hinweise auf Intoxikationen
- In diesen Fällen wird eine pädiatrische oder internistische Behandlung unumgänglich sein
- Bei konkreten Hinweise auf Ingestion von Substanzen ist auch die Giftzentrale (Anhang) zu kontaktieren

> **Praxistipp**
>
> Es sollten bei Anruf bei der Giftzentrale möglichst genaue Angaben zum Zeitpunkt der Einnahme, der Menge, des Stoffs etc. parat sein.

### ▪▪ Sonderfälle
**Katatone Schizophrenie**
- Diese kann im Ernstfall einen katatonen Stupor hervorrufen, der wiederum in einen Erregungszustand wechseln kann
- Entsprechend ist eine Behandlung einzuleiten, Medikation mit Benzodiazepinen und ggf. Haloperidol, ▶ Kap. 14

### ▪ Malignes neuroleptisches Syndrom
- Hier steht die Temperaturerhöhung als Erstsymptom eher im Vordergrund
- Es kann aber zu Bewusstseinsstörungen kommen
- Behandlung symptomatisch

❗ Bei mit Antipsychotika behandelten Patienten an malignes neuroleptisches Syndrom denken! Intensivmedizinische Behandlung obligat! Schwerer Notfall!

### ▪ Zentrales Serotoninsyndrom
- Kann unter SSRI-Therapie auftreten, rasch nach Einnahme
- Fieber, Übelkeit, neuromuskuläre Symptome wie Tremor und Bewusstseinsveränderungen

❗ Notfall mit intensivmedizinischer Überwachungspflicht!

### ▪ Alkohol- und Benzodiazepinentzugsdelir
- In der Kinder- und Jugendpsychiatrie seltener als in der Erwachsenenpsychiatrie

## Weiterführende Literatur

Benkert O, Hippius H (2009) Kompendium der Psychiatrischen Psychopharmakotherapie, 7. Aufl. Springer, Berlin/Heidelberg/New York/Tokio

Goldstein AB, Frosch E, Davarya S, Leaf PJ (2007) Factors associated with a six-month return to emergency services among child and adolescent psychiatric patients. Psychiatr Serv 58(11):1489–1492

Herkenrath P (1999) Bewusstseinsstörungen, Koma, Delir. In: Michalk D, Schönau E (Hrsg) Differentialdiagnose Pädiatrie. Urban & Schwarzenberg, München, S 89–96

Rosenbaum Asarnow J, Baraff LJ, Berk M, Grob C, Devich-Navarro M, Suddath R, Piacentini J, Tang L (2008) Pediatric emergency department suicidal patients: two-site evaluation of suicide ideators, single attempters, and repeat attempters. J Am Acad Child Adolesc Psychiatry 47(8):958–966

Schepker R, Spitzer C, Kölch M (2009) Krisenmanagement. In: Fegert JM, Streeck-Fischer A, Freyberger HJ (Hrsg) Adoleszenzpsychiatrie. Schattauer, Stuttgart

# Der somatisch kranke Patient

*Renate Schepker, Michael Kölch und Jörg M. Fegert*

„Vor die Therapie haben die Götter die Diagnose gestellt" gilt auch in der (Differenzial-) Diagnose der Psychiatrie.
- Viele körperliche Störungen können psychische Störungen zur Folge haben oder können sie imitieren
- Im klinischen Alltag einer Kinder- und Jugendpsychiatrie mit überwiegend körperlich gesunden Kindern und Jugendlichen kann das Wissen um die Körperlichkeit unserer Patienten wesentlich für den Gesamtbehandlungsplan sein
- Die sorgfältige somatische Diagnostik ist bei einigen Störungen für die Differenzialdiagnose unerlässlich, z. B. bei
  - V. a. depressive Störungen: Schilddrüsenunterfunktion
  - V. a. ADHS: epileptisches Geschehen
  - V. a. somatoforme Störungen: somatische Ursache der Beschwerden
- Körperliche Erkrankungen können den Verlauf von psychischen Störungen komplizieren
- Psychische Störungen können den Verlauf, insbesondere von chronischen somatischen Störungen, komplizieren (z. B. Diabetes mellitus Typ 1 und Anorexia nervosa)

■ **Die bis dato unentdeckte somatische Erkrankung als Mimikry einer psychischen Störung**

Vor jeder psychiatrischen Diagnosestellung gilt es, zunächst somatische **Ausschlussdiagnosen** zu treffen und bisher nicht bekannte Patienten besonders gründlich zu untersuchen. Ein paar Beispiele mögen dies illustrieren:

#### Fallbeispiele
- Ein Mädchen mit einem Hirntumor im Kleinhirn-Brückenwinkel mit begleitender Schluckstörung und konsekutiv geklagtem Globusgefühl, reduziertem Essverhalten und starkem Gewichtsverlust. Da infolge des Gewichtsverlusts eine Amenorrhö aufgetreten war, da die Patientin feste Nahrung wie Fleisch verweigerte, sie einen Bewegungsdrang entwickelte und viel an Essen dachte und da überdies die Familiendynamik mit den sehr besorgten Eltern passend schien, wurde sie wochenlang kinderpsychiatrisch behandelt unter der Diagnose Anorexia nervosa und erst diagnostiziert, als Hirndruckzeichen auftraten. Versäumt worden war eine gründliche neurologische Untersuchung und eine genaue Erhebung einer Körperschemastörung (die nicht vorhanden war). Versäumt worden war darüber hinaus ein Ernstnehmen der Beteuerungen der Patientin, sie wolle ja essen, könne aber nur nicht, sie wolle auch zunehmen.
- Ein Mädchen leidet an einer akuten Astasie und möchte den Rollstuhl nicht mehr verlassen. Sie erfüllt alle Kriterien für eine dissoziative Gangstörung, zeigt eine „belle indifférence" für die Symptomatik, macht alles brav mit. Sie hat ein „Modell" für ihre Symptomatik im Großvater, der wegen eines Rückenleidens seit Jahren im Rollstuhl sitzen muss. Die Familiensituation ist prekär, die alleinerziehende Mutter überfordert. Ein EMG bei einem Neurologen im Heimatort war unauffällig. Die Patientin macht auch die Mobilisierungsübungen in der psychomotorischen Behandlung mit und berichtet über ihre schwierige familiäre Situation in der Einzeltherapie. Erst bei weiter ausbleibender Besserung wird ein neuerliches EMG beauftragt und enthüllt eine progressive Muskeldystrophie.

- Ein mental stark retardierter 14-Jähriger zeigt eine schwer medikamentös beeinflussbare, massive Impulsivität. Mehrere Brandstiftungen gehen auf sein Konto, und er hat eine Biographie mit vielen Betreuungswechseln in prekären Lebensverhältnissen. Über ein auffälliges EEG mit temporobasalem Fokus ergibt sich die Indikation zu einem MRT. Dieses wiederum deckt eine ausgeprägte Gefäßmissbildung auf, die epilepsiechirurgisch angegangen werden kann.
- Ein Jugendlicher mit ausgeprägter Schulvermeidung und auch vermeidendem Verhalten in der Therapie wirkt stets depressiv und leidend. Erst nach längerem Vertrauensaufbau berichtet er von Stuhlunregelmäßigkeiten. Die dann bei dem ambulant behandelten Jugendlichen durchgeführte Labordiagnostik weist auf einen entzündlichen Prozess hin, es wird letztlich ein Morbus Crohn diagnostiziert.

- Somit sind eine gründliche körperliche Untersuchung und eine feinneurologische Untersuchung, je nach klinischem Bild ergänzt durch weitere Diagnostik, stets durchzuführen, ehe vorschnell basierend auf psychopathologisch „typischen" Merkmalen auf eine psychiatrische Diagnose geschlossen wird
    - Die ärztlich-somatische Kompetenz sollte von jedem Kinder- und Jugendpsychiater beherrscht werden
    - In einer sorgfältigen Dokumentation des ausführlichen körperlichen und neurologischen Befundes liegen darüber hinaus spätere Chancen für vergleichende Verlaufsanalysen bei einer progredienten Symptomatik

- **Ein körperlich gesunder, psychiatrisch kranker Patient erlebt eine interkurrente somatische Erkrankung**
- Interkurrente Erkrankungen während einer stationären oder teilstationären Behandlung führen an vielen Kliniken dazu, dass Patienten vorübergehend nach Hause entlassen werden, etwa wegen Grippe, Angina, einer Kinderkrankheit oder einer Fraktur, mit der Begründung, ein solches Kind könne ja nicht „am Programm teilnehmen"
    - Aus fachlicher Sicht ist – außer im Falle einer Infektiosität, vor der man die anderen Patienten der Station schützen muss – sehr anzuraten, solche „somatischen Auszeiten" dafür zu nutzen, dem Kind besondere Fürsorge und Einzelbetreuung zukommen zu lassen, und eine kurzzeitige Regression in Kauf zu nehmen. Dadurch erfahren die Patienten, dass Regelwerke situativ flexibel gehandhabt werden können und dass die Mitarbeitenden des Pflege-Erziehungsdienstes (PED) professionell mit körperlichem Unwohlsein umgehen können und dies fürsorglich tun. Dadurch wird die „Containing-Funktion", welche das PED-Team stets unter Beweis stellen muss, pädagogisch und pflegerisch abgebildet und kann zu einer korrigierenden Erfahrung werden
    - Allenfalls entstehen Begrenzungen dadurch, dass leider nicht alle Stationen rollstuhlgerecht eingerichtet sind
    - Selbstverständlich sind im Falle infektiöser Erkrankungen die Vorgaben des Infektionsschutzgesetzes zu beachten. Der Katalog meldepflichtiger Erkrankungen ist in § 6 IfSG aufgelistet. So sind z. B. auftretende Neuerkrankungen an Masern, Mumps, Röteln, Windpocken gegenüber dem Gesundheitsamt namentlich meldepflichtig und auch infektiöse Erkrankungen in einer Klinik oder sonstigen

Einrichtungen, von denen zwei oder mehr gleichartige Erkrankungen auftreten und ein epidemischer Zusammenhang wahrscheinlich ist
- Einzelerkrankungen sind namentlich meldepflichtig
- Stationäre und teilstationäre Neuaufnahmen sind während eines Ausbruchs einer Infektion, z. B. mit Noroviren und gehäuften Gastroenteritiden nicht möglich. Intensivierte Handhygiene, Flächen- und Toilettendesinfektion sind erforderlich, auch ist sicherzustellen, dass die infektiösen Patienten eigene sanitäre Anlagen zugewiesen bekommen
- Im Fall einer Pediculosis ist die ganze Station zu untersuchen, alle Kinder und Jugendlichen mit einem Nissenkamm zu screenen und alle Textilien zu desinfizieren. Kuscheltiere müssen mit vielen Erklärungen in die „Quarantäne"
- Nähere Informationen zum Infektionsschutz und den damit verbundenen Hygienevorschriften sind zu finden unter ▶ www.rki.de oder bei den in jedem Krankenhaus verpflichtend vorzuhaltenden, geschulten Hygienefachkräften
- Bei besonders schwer verlaufenden Störungen kann ein somatisches „Interim" durchaus zum Heilerfolg beitragen

**Fallbeispiel**
Eine an einer schizophrenen Erstmanifestation erkrankte Patientin springt unter dem Eindruck imperativer Stimmen aus dem Hochparterrefenster und bricht sich einen Lendenwirbel. Eine Operation kann nicht stattfinden, sodass die Patientin bis zur Stabilisierung der Fraktur immobilisiert und voll umfänglich gepflegt wird. Sie zeigt ab diesem Zeitpunkt keine produktive Symptomatik mehr. Diese kehrt erst nach der erfolgten Mobilisierung in milderer Form wieder zurück, unterstützt durch die dann suffiziente neuroleptische Medikation.

- **Eine somatische Störung liegt vor mit sekundär hinzugetretener Psychopathologie**
  - Eine depressive Verstimmung findet sich als häufige Begleitpathologie bei Malignomen, Abmagerungszuständen somatischer Natur, chronisch-entzündlichen Darmerkrankungen (so in 30 % bei Morbus Crohn im akuten Stadium), Hypothyreose usw.
  - Ist die depressive Störung schwer genug und besteht eine Suizidgefährdung, kann eine stationäre kinder- und jugendpsychiatrische Behandlung eher denn eine kinderpsychosomatische oder rehabilitative indiziert sein
  - Ein fachlicher Diskurs mit einem zumindest konsiliarisch beteiligten Pädiater oder mit dem kontinuierlich betreuenden Haus- oder Kinderarzt gehört in solchen Fällen zur absoluten Selbstverständlichkeit! Je nach Situation und Lage der Klinik bietet sich eine Kooperation mit einer pädiatrischen Spezialambulanz an
  - Im psychiatrischen Konsiliardienst ist häufig Wissen über psychische Nebenwirkungen von bei schweren somatischen Erkrankungen verabfolgten Medikationen gefordert. Häufig sind depressive Verstimmungen z. B. als Begleitproblematik bei Interferontherapie
  - Affektlabilität und auch psychotische Bilder sind als Nebenwirkung einer hochdosierten Kortisontherapie bekannt. Chemotherapeutika können delirante Bilder und Halluzinationen auslösen

- Kinder und Jugendliche mit **Diabetes mellitus Typ 1** verfügen über die erforderlichen Insulingaben über ein potentes Instrument der Selbstschädigung und damit der innerfamiliären Machtausübung durch Verweigerung. Über pubertäre Auseinandersetzungen im Hinblick auf die erforderlichen diätetischen Einschränkungen können Autonomiekonflikte mit erheblichem Potenzial entstehen, im Übrigen eher bei expansiv-proaktiv strukturierten Kindern als bei depressiv-zwanghaften. Im stationären oder teilstationären Rahmen ist das bzw. eines der Therapieziele nicht die Anpassung an ärztliche oder elterliche Erwartungen, sondern ein autonomer, selbstfürsorglicher Umgang mit Ernährung, Stoffwechselregulation, Bewegung und Flexibilisierung anhand der selbst zu messenden Blutzuckerwerte. Dabei sollte die Kontrolle nur insoweit ans Stationspersonal abgegeben werden, als Selbstfürsorge (noch) nicht möglich ist, selbstverständlich auch abhängig von Alter und Entwicklungsstand. Eine gute Übung ist die Selbsteinschätzung des wahrscheinlichen Blutzuckerwertes vor der erforderlichen Messung – oft wird deutlich, wie gut die Jugendlichen bereits geschult sind und wie gut sie ihre Situation einschätzen können. Gelingt die Selbsteinschätzung noch nicht, stehen jugend- und sportgerechte, kontinuierliche Blutzuckermesssysteme zur Verfügung, die ein unmittelbares Feedback gestatten
- Kinder und Jugendliche mit **Mukoviszidose** hoffen aktuell oft jahrelang auf einen Transplantationsplatz und geraten durch die vielen Anwendungen, die damit zusammenhängende Abhängigkeit von den Eltern und die Einschränkungen der sozialen Kontaktmöglichkeiten zusätzlich zur begrenzten Lebenserwartung in eine depressive Krise. Diese wiederum schränkt die Chancen für einen Transplantationsplatz weiter ein
- **Transplantierte und anschließend immunsupprimierte Kinder** sind für sich eine Hochrisikogruppe für Ängste, Depression, paranoide Ideationen oder für die Verschlechterung präexistenter psychiatrischer Störungen. Auch delirante Zustände sind möglich. Dem konsiliarischen Kinder- und Jugendpsychiater kann hier eine wichtige „Containing-Funktion" auch in Richtung Organerhalt zukommen. Besondere Aufmerksamkeit ist im Falle einer Medikation auf mögliche Interaktionen zu legen und auf die oft eingeschränkten Organfunktionen und notwendigen Dosisanpassungen, einschließlich der Psychoedukation hinsichtlich einer erforderlichen absoluten Suchtmittelabstinenz
- **Durchgangssyndrome** psychotischer Natur sind nach Herzoperationen keine Seltenheit und dürften konsiliarisch vor allem in spezialisierten Zentren auftauchen. Da fast alle Neuroleptika Reizleitungsstörungen am Herzen verursachen, ist eine enge Überwachung der QT-Zeit vonnöten, und eine Medikation erfordert besondere Sorgfalt und Zurückhaltung bei der Indikationsstellung
- Eine medizinische Behandlung an sich und die erlebte Hilflosigkeit vor und nach Operationen oder schweren Eingriffen wie Chemotherapie können eine posttraumatische Belastungsstörung auslösen, die heute nicht mehr unerkannt und unbehandelt bleiben sollte
- Eine sichere Bindung an die primären Bezugspersonen gilt als protektiver Faktor für die medizinische und psychiatrische Prognose bei schwerer somatischer Erkrankung

- **Eine klassische Psychosomatose liegt vor**

Hierzu zählt im Fachgebiet die Anorexia nervosa als eine klassische psychisch induzierte Erkrankung mit einer somatischen Eigengesetzlichkeit. Der Umgang mit der – von den Patientinnen gerne verleugneten – Körperlichkeit ist ein wesentlicher Bestandteil der Gesamttherapie und hilft, eine Körperschemastörung zu korrigieren. Hier ist besonders die pflegende Zuwendung durch den PED hervorzuheben: das Anbieten von Ölbädern, Hautcremes, Sitzkissen zur Dekubitusprophylaxe. Das Unterstützen der Nahrungszufuhr, ggf. durch Sondieren, muss durch eine fürsorgliche Grundhaltung begleitet sein. Die Erkenntnis, wie sehr die Prognose von einer raschen und erfolgreichen Gewichtsrehabilitation abhängt, unterstreicht die Bedeutung des „Soma" für die Psyche.

# Besondere Aspekte der Kinder- und Jugendpsychiatrie – Intelligenzminderung

*Frank Häßler und Jörg M. Fegert*

Weiterführende Literatur – 518

## Definition

In der Internationalen Klassifikation der Krankheiten (ICD-10) ist Intelligenzminderung (IM) wie folgt definiert:

> „Ein Zustand von verzögerter oder unvollständiger Entwicklung der geistigen Fähigkeiten; besonders beeinträchtigt sind Fertigkeiten, die sich in der Entwicklungsperiode manifestieren und die zum Intelligenzniveau beitragen, wie Kognition, Sprache, motorische und soziale Fähigkeiten."

Die ICD-10 fordert einen Intelligenzquotienten (IQ) von weniger als 70. Es kann zwischen leichter (IQ 50–69), mittelgradiger (IQ 35–49), schwerer (IQ 20–34) und schwerster Intelligenzminderung (IQ < 20) unterschieden werden. Die Verschlüsselung der IM erfolgt auf der dritten Achse des Multiaxialen Klassifikationsschemas (MAS).

10 klassifizierten Gesundheitsprobleme werden in der „Internationalen Klassifikation der Funktionsfähigkeit, Behinderung und Gesundheit" – ICF der WHO bzw. nach ICF-CY (WHO 2007) um
- Funktionsfähigkeit,
- Partizipation (Teilhabe) und
- Umweltfaktoren

erweitert und mit diesen verknüpft.

Nach DSM-5 (Falkai und Wittchen 2015) wird die Intelligenzminderung als intellektuelle Beeinträchtigung (intellektuelle Entwicklungsstörung), die während der frühen Entwicklungsphase beginnt und sowohl intellektuelle als auch adaptive Funktionsdefizite in konzeptuellen, sozialen und alltagspraktischen Bereichen umfasst, definiert. Dabei müssen die folgenden drei Kriterien erfüllt sein:

A. Defizite in intellektuellen Funktionen, wie Schlussfolgern, Problemlösen, Planen, abstraktem Denken, Urteilen, schulischem Lernen und Lernen aus Erfahrung, die durch eine klinische Beurteilung und durch individualisierte, standardisierte Intelligenzdiagnostik bestätigt werden
B. Defizite in der Anpassungsfähigkeit, wodurch entwicklungsbezogene und soziokulturelle Standards von Selbständigkeit und sozialer Kompetenz nicht erreicht werden. Ohne eine kontinuierliche Unterstützung schränken diese adaptiven Beeinträchtigungen das Funktionsniveau in einer oder mehreren Aktivitäten des täglichen Lebens ein, beispielsweise in der Kommunikation, in der sozialen Teilhabe und in einem unabhängigen Leben. Diese Einschränkungen erstrecken sich über mehrere Lebensbereiche, wie die Familie, Schule, Arbeit und das soziale Umfeld
C. Beginn der intellektuellen und adaptiven Funktionsdefizite ist in der frühen Entwicklungsphase

## Ursachen

Intelligenzminderungen werden unterteilt in endogene, i. d. R. genetisch determinierte Formen und exogene (erworbene) Formen, die durch Hypoxien, intrauterine Infektionen (z. B. Zytomegalie, Röteln) oder toxische Substanzen (z. B. Alkohol, maternale

Hyperphenylalaninämie, Strahlenexposition) hervorgerufen sein können. Weitere exogen verursachte Entwicklungsstörungen können bei Risikoneugeborenen und bei Frühgeborenen mit kompliziertem Postnatalverlauf (z. B. Hirnblutung, komplexe Beatmung, totalparenterale Ernährung) auftreten (Häßler 2016).

- **Epidemiologie**

Die Prävalenz in der Allgemeinbevölkerung schwankt in epidemiologischen Studien in Abhängigkeit vom Schweregrad der Intelligenzminderung zwischen 0,6 % und 1,8 % und liegt laut DSM-5 im Mittel bei 1 % (David et al. 2014; Falkai und Wittchen 2015; Maulik et al. 2011). Das männliche Geschlecht überwiegt leicht („male gender ratio" = 1.2 bis 1.4), was zum Teil an den zahlreichen X-chromosomalen Gendefekten liegt.

- **Diagnostik**

Zur umfassenden Diagnostik gehören neben der Erhebung des Entwicklungsstandes/ der intellektuellen Leistungsfähigkeit und der Anpassungsfähigkeit auch:
Bestimmung der genetischen und nichtgenetischen Ursachen
Erfassung begleitender somatischer Krankheitsfaktoren wie Störungen der Sinnesorgane, kardiovaskuläre Faktoren, Stoffwechselstörungen, Epilepsie und Bewegungsstörungen und auch koinzidenter psychischer, emotionaler und Verhaltensstörungen
Essenziell sind neben einer umfänglichen Anamnese, die sich primär auf Fremdangaben stützt, vor allem die allgemeinkörperliche und neurologische Untersuchung
Ergänzend kommen apparative und genetische Untersuchungen zur Anwendung
Die allgemeine intellektuelle Leistungsfähigkeit wird mittels individuell durchgeführter, psychometrisch valider, umfassender, wenn erforderlich sprachunabhängiger, standardisierter Intelligenztests bei Kindern (älter als 3 Jahre) und Jugendlichen gemessen. Eine fundierte Bestimmung eines IQs unter 50 ist nicht möglich.

- **Komorbiditäten**

Menschen mit einer IM weisen im Allgemeinen eine erhöhte Vulnerabilität auf, sowohl somatisch als auch psychisch zu erkranken (Häßler 2017). Ein großes Problem in der Vergleichbarkeit diesbezüglicher Studien liegt in der unscharfen Abgrenzung von Verhaltensmerkmalen, Verhaltensauffälligkeiten, Symptomen und diagnostizierten Störungen.
    ◘ Tab. 32.1 gibt einen vergleichenden Überblick über die Häufigkeit ausgewählter psychischer Störungen bei Kindern und Jugendlichen mit und ohne IM
    Ein wenig beachtetes Thema ist das der Suizidalität bei Menschen mit IM in wissenschaftlichen Studien, obwohl insbesondere weibliche Heranwachsende mit IM nach einer älteren Untersuchung doppelt so häufig suizidale Verhaltensweisen wie gleichaltrige normal intelligente Kontrollpersonen zeigen (Svetaz et al. 2000). Möglicherweise hängt das auch mit Missbrauchserfahrungen zusammen. Sullivan und Knutson (2000) fanden in einer großen Populationsstudie, dass 41,7 % aller intelligenz- und lernbehinderten Kinder und Heranwachsenden über sexuelle Missbrauchserfahrungen berichteten.

**Tab. 32.1** Häufigkeit psychischer Störungen bei Kindern und Jugendlichen mit und ohne IM

| Störung | IM | Allgemein | Autoren |
|---|---|---|---|
| Substanzmissbrauch, (Alkohol) | 0,5–2,0 %; (12,6 %) | (11,3 %; 18,1 %) | Slayter 2010; Donath et al. 2016; Reis et al. 2017 |
| Schizophrenie | 1,9 % | Inzidenz EOS 0,04–0,2 % | Lakhan 2013; Jerrell und McIntyre 2016 |
| Angststörungen | 2,7 % | 6,5 % | Lakhan 2013; Polanczyk et al. 2015 |
| ASS | 18,7 % | 1,7 % | Tonnsen et al. 2016; Baio et al. 2018 |
| ADHS | 8,0–16,0 % | 3,4 % | Einfeld et al. 2011; Polanczyk et al. 2015 |

*EOS* „early onset schizophrenia", *ASS* Autismus-Spektrum-Störungen, *ADHS* Aufmerksamkeitsdefizit-/Hyperaktivitätsstörung.

- **Interventionen**

Interventionen bei Kindern und Jugendlichen sind generell nur unter Beachtung der Kontextbedingungen sinnvoll. Allein am Kind oder Jugendlichen ausgerichtete Interventionen können einerseits zu erheblichen Irritationen der Umfeldhomöostase führen, andererseits vernachlässigen sie die im jeweiligen Bezugsfeld anzusiedelnden Ressourcen und deren Beitrag zum therapeutischen Prozess. Hinsichtlich der Indikationsstellungen bestehen weitgehende Übereinstimmungen wie beim Vorgehen bei „normal" begabten Kindern und Jugendlichen.

Grundpfeiler therapeutischer Interventionen sind Beratung von Eltern und Bezugspersonen, deren Training, Förderung der Betroffenen, (heilpädagogische) Begleitung und Unterstützung sowie der Einsatz psychotherapeutischer Verfahren auf der Grundlage einer funktionalen Verhaltensanalyse. Bei der erforderlichen höherfrequenten psychotherapeutischen Behandlung in kürzeren Zeiteinheiten von Kindern und Jugendlichen mit IM ist eine besonders enge Zusammenarbeit zwischen dem Psychotherapeuten und den Bezugspersonen des Betroffenen erforderlich,
1. damit der Transfer von Therapiefortschritten in die Lebenssituation besser gelingen kann und
2. weil oft parallel zu dem Problemverhalten des Betroffenen auch ein Beratungsbedarf der Bezugspersonen besteht.

- *Psychopharmakologische Behandlungsansätze*

Koinzidente Störungen und Erkrankungen sind entsprechend den aktuellen Richtlinien für diese Störungen und Erkrankungen zu behandeln. Dennoch gilt auch bei diesen Indikationen generell der Grundsatz „start low, go slow".

Vor Beginn einer Psychopharmakotherapie sollte nach entsprechender Aufklärung bei Einwilligungsfähigkeit der betroffenen Kinder und Jugendlichen von diesen selbst und ihren gesetzlichen Vertretern (meistens die Eltern oder Betreuer) und bei Einwilligungsunfähigkeit von den gesetzlichen Vertretern eine rechtsverbindliche Zustimmung eingeholt werden.

In Anlehnung an die Richtlinien der World Psychiatric Association (Deb et al. 2009) gilt es, beim Einsatz von Psychopharmaka folgende Empfehlungen zu beachten:

- Es ist sicherzustellen, dass alle notwendigen körperlichen, apparativen (z. B. EKG und EEG) und laborchemischen Untersuchungen durchgeführt werden
- Es ist sicherzustellen, dass alle erforderlichen Untersuchungen in regelmäßigen Abständen wiederholt werden und deren Ergebnisse mit den Betroffenen bzw. ihren Angehörigen/Betreuern besprochen werden
- Es ist eine verantwortliche Person zu bestimmen, die die Einnahme des Medikamentes sicherstellt und die wesentlichen Beteiligten über alle Veränderungen informiert
- Zur Einschätzung von Wirkung und unerwünschten Arzneimittelwirkungen (UAW) sollten standardisierte Skalen verwendet werden oder ein Monitoring der Schwere und Frequenz des Zielverhaltens erfolgen
- Es ist sicherzustellen, dass ein angemessenes Follow-up vereinbart ist und auch durchgeführt wird
- Der Einsatz mehrerer Neuro-/Psychopharmaka gegen das Problemverhalten sollte die Ausnahme sein und erst nach Ausreizen der Monotherapie überhaupt in Erwägung gezogen werden
- Im Verlauf ist immer wieder zu überprüfen, ob eine Dosisreduktion bzw. ein Absetzen der Medikation möglich sind

■ *Psychische Störungen*

Die medikamentöse Behandlung von Epilepsie (Antiepileptika), schizophren-psychotischen Störungen (Antipsychotika), Depression (Antidepressiva), Zwängen und Angststörungen (SSRIs) und affektiven Störungen (Antipsychotika, SSRIs, Stimmungsstabilisatoren) erfolgt entsprechend den Medikationsrichtlinien bei Kindern und Jugendlichen ohne Intelligenzminderung (Häßler 2016).

■ *Hyperaktives und impulsives Verhalten*

Eine Ausnahme hinsichtlich der psychopharmakologischen „Gleichbehandlung" intelligenzgeminderter und nicht intelligenzgeminderter Kinder und Jugendlichen stellt die Aufmerksamkeitsdefizit-/Hyperaktivitätsstörung (ADHS) dar. Zu beachten ist, dass es bestimmte genetische Syndrome gibt, bei denen eine ADHS-Symptomatik zum Phänotyp gehört, wie z. B. beim Fragilen X-Syndrom (FXS), dem 22q11-Deletionssyndrom, bei der Neurofibromatose Typ I, der tuberösen Hirnsklerose, dem Klinefelter-Syndrom, dem Turner-Syndrom, der Trisomie 21 und dem Williams-Syndrom (Häßler und Thome 2012). Die Prävalenzraten für eine ADHS liegen bei den genannten Syndromen zwischen 23 % beim 22q11-Deletionssyndrom und bis zu 72 % beim Klinefelter-Syndrom.

- Für die Behandlung von ADHS sind Stimulanzien wie Methylphenidat und Amphetamine sowie Nichtstimulanzien wie Atomoxetin und Guanfacin zugelassen
- Methylphenidat ist nach wie vor das am häufigsten verschriebene Psychopharmakon bei Kindern mit einer unterdurchschnittlichen Intelligenz (Bramble 2007). In über 20 kontrollierten Studien bei intelligenzgeminderten Kindern und Jugendlichen lagen die Responseraten von Stimulanzien zwischen 40 % und 66 %, also unter denen bei normal intelligenten ADHS-Kindern (Handen und Gilchrist 2006). Als einen wichtigen Prädiktor für einen positiven Behandlungseffekt stellten Aman et al. (2003) einen IQ größer 50 heraus. Daher wurde empfohlen, bei einem IQ unter 50 keine Stimulanzien zu geben, da die Responserate unter 20 % liegt und die Nebenwirkungsrate (Tics, Dysphorie, sozialer Rückzug, emotionale Instabilität, Angst, Anorexie) auf 22 – >50 % steigt (Stigler et al. 2004). Unter Stimulanzien, insbesondere unter Dosen bis 0,30 mg/kg/KG können sich bei intelligenzgeminderten Kindern sogar die Zielsymptome Hyperaktivtät, Aufmerksamkeitsstörung und Impulsivität paradoxerweise verstärken (Pearson et al. 2004)
- Atomoxetin ist ein selektiver Noradrenalinwiederaufnahmehemmer, der bei einem IQ ≤ 70 wegen fehlender Wirksamkeit (nur 6 % Responder) nicht empfohlen werden kann (Mazzone et al. 2011)
- Zu Amphetaminen und Guanfacin liegen keine Studien bei intelligenzgeminderten Kindern und Jugendlichen vor.

- **Impulsiv-aggressives Verhalten („challenging behavior")**
Die Diagnostik und Entwicklung von Maßnahmen zur positiven Verhaltensunterstützung sind dabei Teil eines integrierten, hypothesengeleiteten Konzepts. Eine sorgfältige funktionale Analyse kann dabei zu einer Differenzierung beitragen, welche problematischen Verhaltensweisen eher von sozialen Zusammenhängen gesteuert werden und welche nichtsoziale Funktionen haben. Psychopharmaka können die Wirksamkeit von verhaltensorientierten Interventionen unterstützen oder durch eine Veränderung der Grundstimmung der Patienten oder ihrer Fähigkeit zur Impulskontrolle die Patienten erst für verhaltensorientierte Interventionen zugänglich machen.
- Auch wenn die Datenlage für Antipsychotika zur Behandlung problematischen (aggressiven) Verhaltens bei Menschen mit Intelligenzminderung lückenhaft ist, so haben sie im Gegensatz zu Antidepressiva, Sedativa, Tranquilizern, Anxiolytika und Mood Stabilizern überhaupt eine Berechtigung (NICE Guidelines 2015). Die aktuelle NICE-Leitlinie (2015) empfiehlt den Einsatz von Antipsychotika dann, wenn alle anderen therapeutischen Interventionen allein in einem angemessenen Zeitraum zu keinem Effekt geführt haben, die Behandlung koexistenter gesundheitlicher Probleme keine Verhaltensänderung bewirkte und das Risiko für die betroffenen Person, sich selbst oder anderen zu schaden, hoch ist
- Die Antipsychotika der 2. Generation Risperidon und Aripiprazol sind hierbei am besten untersucht. Risperidon und Aripiprazol sind sowohl hinsichtlich ihrer erwiesenen Wirksamkeit als auch ihres Nebenwirkungsprofils ebenbürtig
- Risperidon ist ein selektiver monoaminerger Antagonist mit hoher Affinität für serotonerge 5-HT2- und dopaminerge D2-Rezeptoren. Neben weiteren Indikationen wie Schizophrenie ist Risperidon indiziert zur symptomatischen Kurzzeitbehandlung (bis zu 6 Wochen) von anhaltender Aggression bei Verhaltensstörung bei Kindern im

Alter ab 5 Jahren und Jugendlichen mit unterdurchschnittlicher Intelligenz. Als effektiv haben sich ein Beginn mit 0,5 mg/Tag und eine langsame Auftitrierung um 0,5 mg alle 3 Tage auf 2–4 mg/Tag erwiesen (Häßler und Reis 2010). Als limitierende Nebenwirkung muss die Gewichtszunahme kontrolliert werden

- Aripiprazol wirkt partiell agonistisch auf Dopamin-D2- und Serotonin-5HT1A-Rezeptoren und antagonistisch auf Serotonin-5HT2A-Rezeptoren. Die Substanz ist zugelassen für die Behandlung der Schizophrenie bei Erwachsenen und bei Jugendlichen ab 15 Jahren. Auf der Grundlage zweier Studien bei Kindern mit autistischen Störungen schloss die Cochrane Collaboration, dass Aripiprazol vor allem die Reizbarkeit und Hyperaktivität und auch Zwangsstörungen verbessere. Als Nebenwirkungen sind vor allem Gewichtszunahme, Sedierung und Tremor zu nennen (Ching und Pringsheim 2012)

- Da Antipsychotika der zweiten Generation häufig zu extremen Gewichtssteigerungen, metabolischem Syndrom und Prolaktinspiegelerhöhungen führen, sind in jüngster Zeit auch wieder klassische Antipsychotika in den Blickpunkt des Interesses gerückt. Zuclopenthixol hat sich auch bei Kindern und Jugendlichen in einer randomisierten doppelblinden, placebokontrollierten Studie als effektiv und nebenwirkungsarm erwiesen (Häßler et al. 2014b). Die durchschnittliche Dosis lag bei 7,9 mg/Tag

■ *Polypharmazie*

Bereits in einer Monotherapie können viele Nebenwirkungen auftreten. Mit immer mehr Medikamenten, die verordnet werden, steigen die möglichen Wechselwirkungen und unvorhersehbaren unerwünschten Arzneimittelnebenwirkungen an, wobei sich die Nutzen-Risiko-Relation zugunsten des Risikos verschieben kann (Häßler et al. 2014a).

- Da Menschen mit IM eine erhöhte Prävalenz für Epilepsie aufweisen, die wiederum psychische Symptome zur Folge haben kann, kommt es in der Realität gehäuft zu einer Kombination beider Medikamentengruppen (Kerr et al. 2013). In diesen Fällen ist schon bei der Wahl des indizierten Antipsychotikums auf dessen epileptogene Potenz zu achten. Clozapin, Promethazin, Promazin und Chlorpromazin (Letzteres in einer Dosis über 1000 mg/d) besitzen eine beträchtliche bis sehr hohe epileptogene Potenz. Unter den Antipsychotika der 2. Generation hat nur Zotepin ein hohes prokonvulsives Risiko. Dagegen zeigte sich unter Olanzapin und Quetiapin eine Anfallsrate von 0,9 % und unter Risperidon von 0,3 % (Alper et al. 2007). Da Antiepileptika als Mood Stabilizer fungieren, ist ihr Einsatz auch jenseits einer antiepileptischen Indikation häufig sinnvoll

- Auch nicht primär psychotrop wirkende Medikamente können aufgrund von Interaktionen auf pharmakokinetischer und pharmakodynamischer Ebene psychische Veränderungen bis hin zu Psychosen auslösen. Insbesondere Antibiotika in Kombination mit Lithium, Benzodiazepinen, Neuroleptika, Antidepressiva, Methadon und Disulfiram sind dafür bekannt. Da Menschen mit einer Intelligenzminderung nicht nur vulnerabler hinsichtlich des Auftretens psychischer Störungen, sondern auch belasteter mit somatischen Störungen und Erkrankungen sind, müssen die Vor- und Nachteile einer Polypharmazie sorgfältig gegeneinander abgewogen werden

- Eine Monotherapie sollte immer Vorrang vor einer Kombinationstherapie haben (Häßler et al. 2014a). Im Falle einer Kombinationstherapie ist ein Therapeutisches Drug Monitoring zu empfehlen (Häßler 2017)

## Weiterführende Literatur

Alper K, Schwartz KA, Kolts RL, Khan A (2007) Seizure incidence in psychopharmacological clinical trials: an analysis of FDA summary basis of approval reports. Biol Psychiatry 62:345–354

Aman MG, Buican B, Arnold LE (2003) Methylphenidate treatment in children with borderline IQ and mental retardation: analysis of three aggregated studies. J Child Adolesc Psychopharmacol 13:29–40

Baio J, Wiggins L, Christensen DL, Maenner MJ, Daniels J, Warren Z, Kurzius-Spencer M, Zahorodny W, Robinson Rosenberg C, White T, Durkin MS, Imm P, Nikolaou L, Yeargin-Allsopp M, Lee LC, Harrington R, Lopez M, Fitzgerald RT, Hewitt A, Pettygrove S, Constantino JN, Vehorn A, Shenouda J, Hall-Lande J, Van Naarden Braun K, Dowling NF (2018) Prevalence of autism spectrum disorder among children aged 8 years – autism and developmental disabilities monitoring network, 11 sites, United States, 2014. MMWR Surveill Summ 67(6):1–23

Bramble D (2007) Psychotropic drug prescribing in child and adolescent learning disability psychiatry. J Psychopharmacol 21:486–491

Ching H, Pringsheim T (2012) Aripiprazole for autism spectrum disorders (ASD). Cochrane Database Syst Rev 5:CD009043

David M, Dieterich K, Billette de Villemeur A et al (2014) Prevalence and characteristics of children with intellectual disability in a French county. J Intellect Disabil Res 58:591–602

Deb S, Kwok H, Bertelli M, Salvador-Carulla L, Bradley E, Torr J, Barnhill J, for the Guideline Development Group of the WPA Section on Psychiatry of intellectual disability (2009) International guide to prescribing psychotropic medication for the management of problem behaviours in adults with intellectual disabilities. World Psychiatry 8:181–186

Donath C, Baier D, Graessel E, Hillemacher T (2016) Substance consumption in adolescents with and without an immigration background: a representative study-what part of an immigration background is protective against binge drinking? BMC Public Health 16(1):1157. https://doi.org/10.1186/s12889-016-3796-0

Einfeld SL, Ellis LA, Emerson E (2011) Comorbidity of intellectual disability and mental disorder in children and adolescents: a systematic review. J Intellect Develop Disabil 36(2):137–143

Falkai P, Wittchen HU (2015) Das Diagnostische und Statistische Manual Psychischer Störungen (DSM-5). Hogrefe, Göttingen

Gahleitner SB, Pauls H (2013) Biopsychosoziale Diagnostik als Voraussetzung für klinisch-sozialarbeiterische Interventionsgestaltung: ein valides Grundmodell. In: Gahleitner SB (Hrsg) Psychosoziale Diagnostik. Psychiatrie verlag, Köln, S 61–77

Handen BL, Gilchrist R (2006) Practitioner review: psychopharmacology in children and adolescents with mental retardation. J Child Psychol Psychiatry 47:871–882

Häßler F (2016) Intelligenzminderung, S2k-Leitlinie. MWV, Berlin

Häßler F (2017) Intelligenzminderung. In: Möller HJ, Laux G, Kapfhammer HP (Hrsg) Psychiatrie, Psychosomatik, Psychotherapie, 5. Aufl. Springer, Berlin, S 2625–2641

Häßler F, Reis O (2010) Pharmacotherapy of disruptive behavior in mentally retarded subjects: a review of the current literature. J Dev Disabil Res 16:265–272

Häßler F, Thome J (2012) Intelligenzminderung und ADHS. Z Kinder- Jugendpsychiatr Psychother 40:83–94

Häßler F, Thome J, Reis O (2014a) Polypharmacy in the treatment of subjects with intellectual disability. J Neural Transm Suppl 1:93–100

Häßler F, Dück A, Jung M, Reis O (2014b) The treatment of aggressive behavior problems in boys with intellectual disabilities using zuclopenthixol. J Child Adolesc Psychopharmacol 24:579–581

ICD-10 Internationale Statistische Klassifikation der Krankheiten und verwandter Gesundheitsprobleme (2017) ICD-10-GM-2017 F70-F79 Intelligenzstörung. http://www.icd-code.de/icd/code/F70-F79.html. Zugegriffen am 12.09.2017

ICF – Internationale Klassifikation der Funktionsfähigkeit (2005) Behinderung und Gesundheit. www.dimdi.de. Zugegriffen am 04.06.2019

Jerrell JM, McIntyre RS (2016) Factors differentiating childhood-onset and adolescent-onset schizophrenia: a claims database study. Prim Care Companion CNS Disord 18. https://doi.org/10.4088/PCC.15m01901

Kerr M, Gil-Nagel A, Glynn M, Mula M, Thompson R, Zuberi SM (2013) Treatment of behavioural problems in intellectually disabled adult patients with epilepsy. Epilepsia 54(Suppl 1):34–40

Lakhan R (2013) The coexistence of psychiatric disorders and intellectual disability in children aged 3–18 years in the Barwani District, India. ISRN Psychiatry. https://doi.org/10.1155/2013/875873

Maulik PK, Mascarenhas MN, Mathers CD et al (2011) Prevalence of intellectual disabilities: a meta-analysis of population-based studies. Res Dev Disabil 32:419–436

Mazzone L, Reale L, Mannino V, Cocuzza M, Vitiello B (2011) Lower IQ is associated with decreased clinical response to atomoxetine in children and adolescents with attention-deficit hyperactivity disorder. CNS Drugs 25:503–509

NICE guideline 11 (2015) Challenging behaviour and learning disabilitie: prevention and interventions for people with learning disabilities whose behavior challenges. The British Psychological Society & The Royal College of Psychiatrists, London

Pearson DA, Lane DM, Santos CW, Casat CD, Jerger SW, Loveland KA et al (2004) Effects of methylphenidate treatment in children with mental retardation and ADHD: individual variation in medication response. J Am Acad Child Adolesc Psychiatry 43:686–698

Polanczyk GV, Salum GA, Sugaya LS, Caye A, Rohde LA (2015) Annual research review: a meta-analysis of the worldwide prevalence of mental disorders in children and adolescents. J Child Psychol Psychiatry 56:345–365

Reis O, Wetzel B, Häßler F (2017) Mild or borderline intellectual disabilit as a risk for alcohol consumption in adolescents - A matched-pair study.Res Dev Disabil. 63:132–141

Slayter EM (2010) Demographic and clinical characteristics of people with intellectual disabilities with and without substance abuse disorders in a medicaid population. Intellect Dev Disabil 48:417–431

Stigler KA, Desmond LA, Posey DJ, Wiegand RE, McDougle CJ (2004) A naturalistic retrospective analysis of psychostimulants in pervasive developmental disorders. J Child Adolesc Psychopharmacol 14:49–56

Sullivan PM, Knutson JF (2000) Maltreatment and disabilities: a population-based epidemiological study. Child Abuse Negl 24:1257–1273

Svetaz MV, Ireland M, Blum R (2000) Adolescents with learning disabilities: risk and protective factors associated with emotional well-being: findings from the National Longitudinal Study of Adolescent Health. J Adolesc Health 27:340–348

Tonnsen BL, Boan AD, Bradley CC, Charles J, Cohen A, Carpenter LA (2016) Prevalence of autism spectrum disorders among children with intellectual disability. Am J Intellect Dev Disabil 121:487–500

WHO (2007) International classification of functioning, disability and health. Children and youth version: ICF-CY. WHO, Geneva

# Kindesmisshandlung und Vernachlässigung

*Jörg M. Fegert, Ute Ziegenhain und Miriam Rassenhofer*

**Weiterführende Literatur – 529**

◘ Tab. 33.1.

**◘ Tab. 33.1** Kindesmisshandlung und Vernachlässigung – ICD-10, ICD-11 und DSM-5

| Ereignis | Kodierung in Klassifikationssystemen |
|---|---|
| **Äußere Ursachen für Krankheit oder Sterblichkeit** | |
| *Misshandlung* | |
| Körperliche Kindesmisshandlung | ICD-10: T74.1<br>ICD-11: PJ20<br>DSM-5: 995.54 |
| Sexueller Kindesmissbrauch | ICD-10: T74.2<br>ICD-11: PJ21<br>DSM-5: 995.53 |
| Seelische Kindesmisshandlung | ICD-10: T74.3<br>ICD-11: PJ22<br>DSM-5: 995.51 |
| Sonstige Formen der Kindesmisshandlung | ICD-10: T74.8<br>ICD-11: PJ2Y<br>DSM-5: – |
| Nicht näher bezeichnete Form der Kindesmisshandlung | ICD-10: T74.9<br>ICD-11: PJ2Z<br>DSM-5: – |
| **Faktoren mit Einfluss auf den Gesundheitszustand** | |
| *Misshandlung in der Vorgeschichte* | |
| Körperliche Misshandlung in der Vorgeschichte | ICD10: Z61.6<br>ICD-11: QE82.0<br>DSM-5: – |
| Sexueller Missbrauch in der Vorgeschichte | ICD10: Z61.4/Z 61.5<br>ICD-11: QE82.1<br>DSM-5: – |
| Seelische Kindesmisshandlung in der Vorgeschichte | ICD10: Z62.5 (Mangel an Wärme in der Eltern-Kind-Beziehung); Z62.3 (Feindliche Ablehnung oder Sündenbockzuweisung gegenüber dem Kind); Z62.6 (Unangemessene Anforderungen oder Nötigungen durch die Eltern)<br>ICD-11: QE82.2<br>DSM-5: – |
| Vernachlässigung in der Vorgeschichte | ICD10: Z62.0 (Unzureichende elterliche Aufsicht und Steuerung); Z62.8 (Erziehung, die eine unzureichende Erfahrung vermittelt)<br>ICD-11: QE82.3<br>DSM-5: – |

# Kindesmisshandlung und Vernachlässigung

☐ **Tab. 33.1** (Fortsetzung)

| Ereignis | Kodierung in Klassifikationssystemen |
|---|---|
| Sonstige Formen der Kindesmisshandlung in der Vorgeschichte | ICD-10: – <br> ICD-11: QE82.Y <br> DSM-5: – |
| Nicht näher bezeichnete Form der Kindesmisshandlung in der Vorgeschichte | ICD-10: – <br> ICD-11: QE82.Z <br> DSM-5: – |

- **Definition**
- In Wissenschaft und Praxis werden bisher national und international kaum einheitliche Definitionen von Kindesmisshandlung und Vernachlässigung verwendet
- Die amerikanischen Centers for Disease Control and Prevention (CDC) haben in einem aufwendigen Konsultationsprozess erstmals einen Konsens bezüglich Operationalisierungen für Kindesmisshandlung erreicht, die von verschiedenen Disziplinen verwendet werden

> **Definitionen der CDC (übersetzt von U. Ziegenhain)**
> - Kindesmisshandlung: Einzelne oder mehrere Handlungen oder Unterlassungen durch Eltern oder andere Bezugspersonen, die zu einer physischen oder psychischen Schädigung des Kindes führen, das Potenzial einer Schädigung besitzen oder die Androhung einer Schädigung enthalten.
> - Körperliche Misshandlung: Die gezielte Anwendung von körperlicher Gewalt gegen das Kind, welche zu körperlichen Verletzungen führt oder das Potenzial dazu hat.
> - Sexueller Missbrauch: Jede durchgeführte oder versuchte sexuelle Handlung mit oder ohne direktem sexuellen Kontakt an/mit einem Kind.
> - Emotionale Misshandlung: Jedes absichtsvolle Elternverhalten, welches dem Kind vermittelt, wertlos, fehlerbehaftet, ungeliebt, ungewollt oder unnütz zu sein, und damit dem Kind potenziell psychologischen oder emotionalen Schaden zufügt.
> - Vernachlässigung: Die mangelnde Erfüllung der grundlegenden körperlichen, emotionalen, medizinischen oder bildungsbezogenen Bedürfnisse des Kindes durch die Bezugsperson und/oder die mangelnde Gewährleistung der kindlichen Sicherheit durch unzureichende Beaufsichtigung oder die fehlende Herausnahme aus einer gewalttätigen Umgebung.

- Im deutschsprachigen Raum fehlen bislang gemeinsame Definitionen von Kindesmisshandlung sowie Festlegungen, wo die Grenze zwischen akzeptablem Erziehungsverhalten und Misshandlung liegt. Diese Grenze wird durch historische und kulturelle Faktoren beeinflusst, wie etwa das seit 2000 in Deutschland geltende Recht von Kindern auf eine gewaltfreie Erziehung (§ 1631, Abs. 2 BGB), seit dessen Einführung sich die Einstellung zu Körperstrafen in der Gesellschaft deutlich verändert und die Anwendung körperlicher Züchtigung als Erziehungsmethode zurückgegangen ist

- **Epidemiologie**
- Angaben zur Häufigkeit von Misshandlung und Vernachlässigung von Kindern und Jugendlichen sind aufgrund des großen Dunkelfeldes nur im Sinne einer Schätzung auf der Basis von bevölkerungsrepräsentativen, zumeist retrospektiven Befragungen möglich
- Institutionelle Datensätze, wie die Polizeiliche Kriminalstatistik oder die Jugendhilfe-Statistik, in der Gefährdungseinschätzungen des Kindeswohls erfasst werden, unterschätzen die wahre Auftretenshäufigkeit
- Zu beachten sind beim Vergleich verschiedener Prävalenzstudien unterschiedliche zugrunde liegende Definitionen von Misshandlung und Vernachlässigung sowie eingesetzte Erhebungsinstrumente, die die große Schwankungsbreite der Häufigkeitsangaben erklären
- Metaanalysen internationaler Prävalenzstudien ergaben folgende globale Prävalenzraten:
    - körperliche Misshandlung: 22,6 %
    - emotionale Misshandlung: 36,3 %
    - körperliche Vernachlässigung: 16,3 %
    - emotionale Vernachlässigung: 18,4 %
- Für Deutschland wird aufgrund aktueller bevölkerungsrepräsentativer Befragungen aus den Jahren 2011 und 2017 von folgenden Prävalenzraten ausgegangen:
    - irgendeine Form der Misshandlung: 31 %
    - körperliche Misshandlung: 12–13 %
    - emotionale Misshandlung: 15–19 %
    - körperliche Vernachlässigung: 41–49 %
    - emotionale Vernachlässigung: 40–50 %
- Eine Polyviktimisierung, das heißt das Erleben mehrerer Misshandlungsformen, kommt hierbei häufig vor

- **Symptomatik und Diagnostik**

**Misshandlung**
Es gibt kaum psychische Symptome und Verhaltensauffälligkeiten, welche sich spezifisch und eindeutig einer Misshandlung zuweisen lassen.
- Erkennen von Misshandlungen im frühkindlichen Alter erschwert, da eine Misshandlung dann nur in eingeschränktem Maße durch Aussagen des betroffenen Kindes gestützt werden kann
- Zentral ist die gründliche körperliche Untersuchung der Kinder
- Teilweise müssen auch bildgebende Untersuchungen veranlasst werden
- Zusätzlich zur weitergehenden Diagnostik ist zunächst die einfache Wahrnehmung von körperlichen oder Verhaltensveränderungen und ein gründliches Erörtern der Vorgeschichte nötig; hierzu können fünf einfache Fragen gestellt werden (s. unten)

## ❓ Hilfreiche Fragen zur Vorgeschichte einer Misshandlung (Feldmann 1997)
- Was ist vorgefallen?
- Wie ist es geschehen?
- Wann?
- Wer?
- Warum?

- Häufig widersprechen sich Befund und elterliche Schilderungen, daher immer wieder die Plausibilität überprüfen. Unstimmigkeiten sollten aufmerksam werden lassen
- Untersuchung des Kindes am ganzen Körper, da Misshandlungen häufig so stattfinden, dass im Alltag keine Male zu sehen sind
- Im Bereich der äußeren Merkmale gibt es Verletzungen, bei welchen eine körperliche Misshandlung wahrscheinlich ist:
  - **Blutergüsse** oder **blaue Flecken** auf den Gesäßbacken, im Bereich des unteren Rückens, auf der Rückseite der Extremitäten und an den Ohren (Blutergüsse an anderen Stellen – etwa an der Stirn, den Ellbogen oder Schienbeinen – sind typisch für Verletzungen beim Laufen oder Spielen); auch Blutergüsse bei Kindern, welche (noch) nicht gehen können, sind als Warnhinweise zu werten
  - Schläfrigkeit, Benommenheit oder gar Bewusstlosigkeit von kleinen Kindern ist evtl. auf ein **Schütteltrauma** („battered child syndrome") zurückzuführen; heftiges Hin- und Herschwingen des Kopfes beim Schütteln kann zu einem Abriss der Gefäße unter der harten Hirnhaut führen; zum Teil kommt es auch zu Erbrechen oder Krampfanfällen
  - **Form des Blutergusses oder der Wunde:** z. B. Ähnlichkeiten mit einem Handabdruck; kleine, runde und klar abgegrenzte Verbrennungen sind typisch, wenn Zigaretten auf der Haut eines Kindes ausgedrückt werden; auch Bügeleisen hinterlassen typische Abdrücke, mit geringeren Verbrennungen im Bereich der Dampflöcher
  - Das Eintauchen in heiße Flüssigkeiten hinterlässt **Verbrennungen** mit scharfer Abgrenzung, typisch sind vor allem handschuh- und sockenartige Verbrennungen an den äußeren Extremitäten; durch Spritzer hinterlassen Unfälle mit heißen Flüssigkeiten weniger scharfe Konturen
- Bei allen genannten Merkmalen berücksichtigen:
  - Kann der geschilderte Unfallhergang mit den vorhandenen Verletzungen und Wunden übereinstimmen?
  - Ist die Erzählung kohärent und in sich schlüssig?
- Weiterer Hinweis auf körperliche Misshandlung: Vorstellung des Kindes mit einer Wunde oder Verletzung zum falschen Zeitpunkt, etwa mehrere Tage nach der Erstverletzung
- Als Alarmsignale sind außerdem zu werten:
  - Die Eltern sind vom Unwohlsein des Kindes kaum betroffen
  - Sie beschuldigen das betroffene Kind selbst oder andere Kinder für die Verletzung
  - Sie sagen aus, das betroffene Kind lüge oft, man solle ihm nicht alles glauben

- Die verschleppte Vorstellung von Kindern mit schweren, schmerzhaften Traumatisierungen, häufiger Arztwechsel etc., in diesem Zusammenhang
  - ▶ Definition: Münchhausen-Syndrom by proxy
- Eine absichtlich beigebrachte **Intoxikation** muss forensisch sicher toxikologisch nachgewiesen werden

> **Definition**
>
> **Münchhausen-Syndrom by proxy** – Das Kind wird unter Vortäuschung von Krankheitssymptomen dem Arzt vorgestellt, z. B. wird berichtet, das Kind habe nachts gekrampft. Teilweise wird so weit gegangen, dass an dem Kind direkt schädigende Manipulationen vorgenommen werden.

### Vernachlässigung

Vernachlässigung bezieht sich nicht nur auf die Missachtung der körperlichen, sondern auch der seelischen und der emotionalen Bedürfnisse von Kindern und Jugendlichen. Bei **emotionaler Vernachlässigung** findet das Kind wenig oder keine Beachtung und Zuwendung. Äußere Merkmale können wiederum deutliche Hinweise auf **körperliche Vernachlässigung** darstellen:

- Bei stark verschmutzten Kleinkindern, die beim Windelwechsel nur oberflächlich gereinigt wurden, oder bei Kleinkindern, die bei tiefen Temperaturen nur leicht bekleidet sind, liegt eine Vernachlässigung körperlicher Bedürfnisse auf der Hand. Auch der Zahnstatus liefert wichtige Hinweise auf die Versorgung von Kindern
- Bei einer Untersuchung ist vor allem die Erfassung von Gewicht und Körpergröße wichtig
- Bei Verdacht auf eine Gedeihstörung: Ausschluss anderer Erkrankungen, die zur nicht altersgemäßen körperlichen Entwicklung führen können (wie z. B. Stoffwechselerkrankungen)
- Da auch mangelnde Aufsicht oder das Aussetzen gegenüber einer schädigenden Umwelt als Vernachlässigung bezeichnet werden, sind auch andere körperliche Auffälligkeiten, wie z. B. Verbrühungen durch Unfälle mit heißen Flüssigkeiten, zu berücksichtigen
- Besonders problematisch ist die Einschätzung, ob eine Versorgung noch hinreichend ist, wenn Eltern in ihrer Zuverlässigkeit, abhängig von ihrem psychischen Zustand oder ihrer Suchterkrankung, stark schwanken. So können in manchen Situationen die Kinder bestens versorgt wirken, während sie zu anderen Zeiten schwerst vernachlässigt werden

### Besondere Gefährdung von Säuglingen und Kleinkindern

- Gerade für sehr kleine Kinder, die ihre Basisbedürfnisse noch nicht selbst befriedigen können, können die oben genannten Zustände sehr schnell lebensgefährlich werden
- Es verwundert deshalb nicht, dass im 1. Lebensjahr mehr Kinder infolge von Vernachlässigung und Misshandlung sterben als in jedem späteren Alter

- Die besondere Verletzlichkeit von Säuglingen und Kleinkindern macht sich durch abrupte Übergänge von dezenten Hinweisen bis zur akuten Gefährdung bemerkbar
- Zu berücksichtigen sind:
    - die Gefahr raschen Austrocknens bei unzureichender Flüssigkeitszufuhr
    - die Gefahr lebensgefährlicher Verletzung aufgrund von unbeherrschtem Handling der Kinder

### Maßnahmen
- Häufig besteht die Notwendigkeit zu schnellem Einschreiten und direktem Handeln zum Schutz der Kinder
- Vorstellung der Kinder primär mit körperlichen Akutsymptomen in der Pädiatrie
- Wegen mehr oder weniger diskreter Entwicklungsverzögerungen dann auch Vorstellung in der Sozialpädiatrie oder beim Kinder- und Jugendpsychiater
- Stationäre kinder- und jugendpsychiatrische Behandlung in der Regel erst bei massiven Entwicklungsretardierungen, massiven Gedeihstörungen bis hin zum psychosozialen Minderwuchs oder starken Verhaltensauffälligkeiten
- Bei problematischen Eltern-Kind-Interaktionen bei bekannter psychischer Belastung der Mütter/Eltern und der Kinder Frühe Hilfen wie etwa Familienhebammen, aber auch frühe Mutter-Kind-Behandlung in einem geeigneten Setting

### Psychische Folgen von Misshandlung und Vernachlässigung
- Neben den oben beschriebenen körperlichen Folgen sowie drohenden Entwicklungsverzögerungen haben misshandelte und vernachlässigte Kinder ein erhöhtes Risiko für die Entwicklung psychischer Störungen
- Hierbei handelt es sich um die gesamte Bandbreite externalisierender und internalisierender Störungen
- Früh traumatisierte Kinder weisen häufig Störungen in der Emotionsregulation sowie in ihrer Beziehungsgestaltung auf, was sich je nach Entwicklungsstand und Alter verschieden äußert
- Bei jüngeren, chronisch betroffenen Kindern entwickeln sich häufig Bindungsstörungen (s. ▶ Kap. 22)
- Bei bewusst erlebten Misshandlungserfahrungen ab etwa dem 3. Lebensjahr können betroffene Kinder auch eine klassische PTBS ausbilden (s. ▶ Kap. 17).

### Diagnostische Verfahren
- Zur Bewertung der Interaktion zwischen Eltern und Kindern sowie des Verhaltens von Kindern, die möglicherweise gefährdet sind, bieten sich standardisierte und wissenschaftlich geprüfte Verfahren an, z. B. die Heidelberger Marschak Interaktions-Methode (H-MIM)
- Die Erhebung einer Traumaanamnese mit expliziten Fragen nach Misshandlung, Vernachlässigung und sexuellem Missbrauch sollte bei jedem kinder- und jugendpsychiatrisch/-psychotherapeutisch vorgestellten Kind/Jugendlichen erfolgen

### Weiteres Vorgehen/Therapie
- Sowohl bei Misshandlung als auch bei Vernachlässigung kommt es selten zu einer Anzeige der Täter, da meist schwer zu definieren ist, ab wann eine Handlung oder Unterlassung „schwerwiegend genug" ist

- Unter dem Aspekt der Kindeswohlgefährdung geht es um die Prognose, inwiefern es in der Zukunft erneut zu Misshandlung oder Vernachlässigung kommt
- Gerade bei Vernachlässigung und Misshandlung steht die Hilfe im Vordergrund und weniger der forensische Aspekt
- Des Weiteren wird in diesen Fällen den Familien häufiger als etwa bei sexuellem Missbrauch eine Chance gegeben, eine Veränderung unter Begleitung von ambulanten oder stationären Jugendhilfemaßnahmen herbeizuführen
- Das Ziel jeder Intervention muss das Wohl des Kindes sein
- Das Kind/der Jugendliche ist akut vor der Gefahrensituation zu schützen (Vorgehen vgl. ▶ Kap. 42)
- Generell gibt es in Deutschland **keine strafrechtliche Anzeigepflicht**
- Allerdings sind die erwähnten Delikte „Offizialdelikte", das heißt, Polizei und Staatsanwalt müssen ein Verfahren einleiten, sobald sie von einem solchen Delikt Kenntnis erlangen
- Zu unterscheiden von der Strafanzeige sind **familiengerichtliche Maßnahmen** sowie die Einleitung von **Hilfen und Schutzmaßnahmen mit Einwilligung der Sorgeberechtigten** nach SGB VIII
- Sehr häufig wird eine **Fremdunterbringung**, sei es in einer Pflegefamilie oder in einer Institution, bei chronischer Vernachlässigung/Misshandlung der einzige Ausweg sein
- Kinder- und jugendpsychiatrische/psychotherapeutische Behandlung:
    - Behandlung der entstandenen Verhaltensauffälligkeiten und psychischen Störungen
    - Bei bewusst erlebten und erinnerbaren Traumatisierungen traumafokussierte Therapieansätze
    - Es hat sich gezeigt, dass die Einbeziehung des nichtmisshandelnden Elternteils in die Behandlung positive Auswirkung auf das Wohlergehen des Kindes haben kann
    - Förderung in den Bereichen der entstandenen Entwicklungsverzögerungen

## Interdisziplinäre Zusammenarbeit

- Das größere Interesse an der Kleinkindpsychiatrie und der Bedeutung der Bindungsbeziehung, welches in den letzten Jahren entstanden ist, sollte dazu führen, dass Kinder- und Jugendpsychiater hier frühzeitiger entwicklungsfördernd eingreifen
- Die Beratung chirurgischer und pädiatrischer Kollegen bei Misshandlungsfällen und bei Vernachlässigungsverdacht gehört mit zu den wichtigen Konsiliaraufgaben in der Kinder- und Jugendpsychiatrie
- Auch das in der Kinder- und Jugendpsychiatrie und Psychotherapie vorhandene Wissen um die sozialen Unterstützungsmöglichkeiten durch das Jugendamt und die gesetzlichen Grundlagen der Jugendhilfe (SGB VIII), des Bundeskinderschutzgesetzes (Vergleich ▶ Kap. 42), des Familienrechts (BGB, insbesondere § 1666a BGB) und des Strafrechts sind wertvoll
- Es ist eine lückenlose Dokumentation vonseiten des Arztes/Psychotherapeuten vom ersten Kontakt an unerlässlich; diese sollte neben Äußerungen der befragten Personen und Handlungsschritten auch Behandlungsalternativen und detaillierte

Entscheidungsbegründungen enthalten, sodass im Falle eines Scheiterns der Behandlung die Beweggründe für die Entscheidung nachvollziehbar sind
- Die pädiatrische und die radiologisch-neuroradiologische Kernkompetenz sind bei der Diagnostik von Kindesmisshandlung mindestens ebenso häufig gefordert
- Insofern sollten sich Kinder- und Jugendpsychiater nicht scheuen, bei entsprechendem Verdacht Konsile bei den genannten Kollegen einzuholen

## Weiterführende Literatur

AWMF Leitlinie: Kindesmisshandlung, – missbrauch, -vernachlässigung unter Einbindung der Jugendhilfe und Pädagogik (Kinderschutzleitlinie, Konsultationsfassung). https://www.awmf.org/leitlinien/detail/ll/027-069KF.html. Zugegriffen am 07.12.2018

Deegener G, Körner W (2006) Risikoerfassung bei Kindesmisshandlung und Vernachlässigung: Theorie, Praxis, Materialien. Pabst, Lengerich

Egle UT, Joraschky P, Lampe A, Seiffge-Krenke I, Cierpka M (Hrsg) (2015) Sexueller Missbrauch, Misshandlung, Vernachlässigung: Erkennung, Therapie und Prävention der Folgen früher Stresserfahrungen. Klett-Cotta, Stuttgart

Fegert JM, Ziegenhain U, Fangerau H (2010) Problematische Kinderschutzverläufe – Mediale Skandalisierung, fachliche Fehleranalyse und Strategien zur Verbesserung des Kinderschutzes. Juventa, Weinheim/München

Goldbeck L, Allroggen M, Münzer A, Rassenhofer M, Fegert JM (2016) Sexueller Missbrauch (Leitfaden Kinder- und Jugendpsychotherapie, Bd 21. Hogrefe, Göttingen

Grundkurs Kinderschutz in der Medizin. E-Learning-Programm: https://elearning-kinderschutz.de/home/projekte/grundkurs/ Zugegriffen am 07.12.2018

Häuser W, Schmutzer G, Brähler E, Glaesmer H (2011) Misshandlungen in Kindheit und Jugend: Ergebnisse einer Umfrage in einer repräsentativen Stichprobe der deutschen Bevölkerung. Dtsch Ärztebl Int 108(17):287–294

Leeb RT (2008) Child maltreatment surveillance: uniform definitions for public health and recommended data elements. Centers for Disease Control and Prevention, National Center for Injury Prevention and Control, Atlanta

Witt A, Brown RC, Plener PL, Brähler E, Fegert JM (2017) Child maltreatment in Germany: prevalence rates in the general population. Child Adolesc Psychiatry Ment Health 11(1):47

# Sexueller Missbrauch

Jörg M. Fegert, Annika Münzer und Miriam Rassenhofer

Weiterführende Literatur – 541

◘ Tab. 34.1.

**Tab. 34.1** Kindesmisshandlung und sexueller Missbrauch – ICD-10, ICD-11 und DSM-5

| Belastendes Kindheitsereignis | Kodierung in Klassifikationssystemen |
|---|---|
| Äußere Ursachen für Krankheit und Sterblichkeit | |
| Misshandlung | |
| Körperliche Kindesmisshandlung | ICD-10: T74.1<br>ICD-11: PJ20<br>DSM-5: 995.54 |
| Sexueller Kindesmissbrauch | ICD-10: T74.2<br>ICD-11: PJ21<br>DSM-5: 995.53 |
| Seelische Kindesmisshandlung | ICD-10: T74.3<br>ICD-11: PJ22<br>DSM-5: 995.51 |
| Sonstige Formen der Kindesmisshandlung | ICD-10: T74.8<br>ICD-11: PJ2Y<br>DSM-5: – |
| Nicht näher bezeichnete Kindesmisshandlung | ICD-10: T74.9<br>ICD-11: PJ2Z<br>DSM-5: – |
| Probleme bei sexuellem Missbrauch in der Kindheit durch eine Person innerhalb der engeren Familie | ICD10: Z61.4<br>ICD-11: QE82.1<br>DSM-5: – |
| Probleme bei sexuellem Missbrauch in der Kindheit durch eine Person außerhalb der engeren Familie | ICD10: Z61.5<br>ICD-11: QE82.1<br>DSM-5: - |

- **Definition**
  - In Deutschland hat sich der falsch wörtlich aus dem Englischen übertragene Begriff sexueller Missbrauch (engl. sexual abuse) gegenüber weiteren, seltener verwendeten Begrifflichkeiten wie sexuelle oder sexualisierte Gewalt sowie sexuelle Misshandlung durchgesetzt
  - Kritisiert wird, die Formulierung „Miss"brauch impliziere einen rechtmäßigen sexuellen „Ge"brauch von Kindern und Jugendlichen
  - Der Begriff entspricht jedoch der juristischen Bezeichnung im Strafgesetzbuch
  - Die deutsche Fassung der ICD-10 (ICD-10 GM) bezeichnet sogar alle Misshandlungsformen mit dem Begriff „Missbrauch", spricht also auch von körperlichem Missbrauch, anstatt von körperlicher Misshandlung
  - In Wissenschaft und Praxis werden bisher kaum einheitliche Definitionen sexuellen Kindesmissbrauchs verwendet

- In einer gemeinsamen Stellungnahme der WHO mit der International Society for Prevention of Child Abuse and Neglect (ISPCAN) wurde 2006 das **Verantwortungs-, Vertrauens- oder Abhängigkeitsverhältnis** zwischen Betroffenen und Tätern betont. Dabei ist entscheidend, dass Kinder aufgrund ihres Entwicklungsstandes nicht in der Lage sind, sexuelle Handlungen zu verstehen und diesen daher auch nicht zustimmen können. Es ist nie von einem Handeln mit Einwilligung des Kindes auszugehen, auch wenn viele Kinder aufgrund des Vorgehens der Täter das Gefühl haben, zugestimmt bzw. bestimmte Dinge gewollt zu haben, und damit sich selbst Schuld bzw. Mitschuld zuweisen. Täter nutzen somit eine Macht- und Autoritätsposition aus, um eigene Bedürfnisse auf Kosten des Kindes zu befriedigen
- Missbrauchshandlungen sind:
  - Handlungen mit Körperkontakt (Berührungen bis hin zur oralen, analen oder vaginalen Penetration, sogenannte Hands-On-Taten)
  - Handlungen ohne Körperkontakt (so genannte Hands-Off-Taten) z. B.:
    - Voyeurismus
    - Exhibitionismus
    - Involvierung in die Produktion oder Präsentation pornografischen Materials
    - Sexuelle Belästigung über digitale Medien
- Unabhängig von juristischen Fragestellungen zeigt sich klinisch zudem, dass auch sexuelle Gewalt unter Kindern und Jugendlichen nicht nur häufig erlebt wird, sondern auch vergleichbar schädliche Konsequenzen für die psychische und körperliche Gesundheit der Betroffenen entstehen

## Epidemiologie

- Angaben zur Häufigkeit sexuellen Missbrauchs von Kindern und Jugendlichen sind aufgrund des großen Dunkelfeldes nur im Sinne einer Schätzung auf der Basis von bevölkerungsrepräsentativen, zumeist retrospektiven Befragungen möglich
- Zu beachten sind beim Vergleich verschiedener Studien unterschiedliche zugrunde liegende Definitionen sexuellen Missbrauchs sowie eingesetzte Erhebungsinstrumente, welche die große Schwankungsbreite der Häufigkeitsangaben erklären
- Eine große Metaanalyse aus dem Jahr 2011, die 331 unabhängige Stichproben und knapp 10 Mio. Teilnehmende einschloss, ergab eine weltweite kombinierte Prävalenz sexuellen Missbrauchs von 11,8 %
- Für Deutschland wird aufgrund aktueller bevölkerungsrepräsentativer Befragungen aus den Jahren 2011 und 2017 von einer Prävalenz des sexuellen Kindesmissbrauchs bei einer breiten Definition zwischen 12 und 14 % ausgegangen, bei mittelschweren und schweren Formen sexuellen Missbrauchs von ca. 7 %
- Es besteht ein deutlicher Zusammenhang zwischen dem Erleben verschiedener Misshandlungstypen wie zusätzliche emotionale und körperliche Misshandlungen sowie Vernachlässigung
- Es zeigt sich durchgängig, dass Mädchen häufiger von sexuellem Missbrauch betroffen sind als Jungen
- Am häufigsten findet sexueller Missbrauch innerhalb der Familie oder im sozialen Nahfeld statt. Aber auch innerhalb von Institutionen, die mit Kindern arbeiten, passieren Übergriffe

- In Jugendhilfeeinrichtungen und Pflegefamilien platzierte Kinder und Jugendliche stellen eine Hochrisikogruppe für sexuellen Missbrauch mit deutlich höheren Prävalenzen als in der Gesamtbevölkerung dar
- Übergriffige Personen sind zu einem großen Anteil erwachsen und männlich, dennoch ist sexueller Missbrauch durch weibliche Täterinnen sowie durch übergriffige Kinder und Jugendliche nicht zu vernachlässigen

### ■ Hinweiszeichen und Diagnostik

- Sexueller Missbrauch im Kindes- und Jugendalter stellt einen massiven Risikofaktor für die psychische und körperliche Gesundheit dar. Es lässt sich empirisch jedoch **kein** damit einhergehendes, **spezifisches** Symptommuster bzw. **eindeutiges** Syndrom identifizieren
- Es werden Folgestörungen aus dem gesamten Spektrum internalisierender und externalisierender Verhaltensstörungen beschrieben (s. „▶ Folgen von sexuellem Missbrauch"), wobei Reaktionen auf Traumata eher altersspezifisch als einwirkungsspezifisch sind
- Somit sollte vermieden werden, aufgrund psychischer Stresssymptome unmittelbar den potenziell falschen Rückschluss auf einen sexuellen Missbrauch zu ziehen: Symptome können möglicherweise auch durch andere Faktoren erklärt werden
- Bei bis zu ca. 48 Stunden zurückliegendem Missbrauch mit Körperkontakt wird eine körperliche Untersuchung zur Abklärung von Verletzungen und zur Spurensicherung (Asservierung von Sperma in der Unterwäsche oder anderen Körpermaterialien, z. B. Haut unter den Nägeln bei Kratzen) empfohlen
- In manchen Bundesländern gibt es an Instituten für Rechtsmedizin bzw. rechtsmedizinischen Netzwerken Angebote zur vertraulichen Befundsicherung nach Missbrauch oder Vergewaltigung. Der Umgang mit dem Untersuchungsbegehren durch Jugendliche allein, ohne Sorgeberechtigte ist derzeit von Stelle zu Stelle unterschiedlich. Deshalb unbedingt im Vorfeld Vorgehen abklären und kinder- und jugendpsychiatrisch Einwilligungsfähigkeit bestätigen, wenn diese entwicklungspsychologisch und entwicklungspsychopathologisch in Bezug auf die Tragweite der Entscheidung vorliegt
- Generell sollte die Aussagekraft körperlicher Befunde im Kontext sexuellen Missbrauchs nicht überbewertet werden. Doch auch bei länger zurückliegendem Missbrauch können Hinweise auf Geschlechtskrankheiten oder mögliche frühere Schwangerschaften abgeklärt werden. Die Abwesenheit spezifischer gynäkologischer oder Analbefunde ist eher die Regel. Nicht vorhandene körperliche Befunde oder unklare körperliche Befunde widerlegen also nicht den Verdacht auf einen sexuellen Missbrauch! Die körperliche Diagnostik steigert oft nicht die Sicherheit der kinder- und jugendpsychiatrischen Einschätzung, sie ist aber im Akutfall wichtig zur Wahrung der Rechte der Betroffenen, wenn sie sich später ggf. für eine Strafanzeige entscheiden
- Ein sexuell auffälliges, entwicklungsunangemessenes Verhalten bzw. stark sexualisierte Sprache müssen nicht zwingend mit einem sexuellen Missbrauch korreliert sein, sollten jedoch aufmerksam werden lassen und eine weitere Abklärung nach sich ziehen
- Anlass zur weiteren Abklärung sollten zusätzlich stets sein:
    - für das Alter unangemessene Kenntnisse bezüglich Sexualität

- sexuelle Distanzlosigkeit zu Betreuungspersonen
  - eine ungeklärte Teenager-Schwangerschaft
- Diagnostisch zentral: Gespräch mit den betroffenen Kindern und gründliche Dokumentation der ersten Hinweise und Aussagen mit dem Entstehungskontext der Aussage, welcher auch im Rahmen einer möglichen Glaubhaftigkeitsbegutachtung von hoher Relevanz sein kann
  - Kinder vertrauen sich häufig nicht primär Psychotherapeuten, Oberärzten etc. an, sondern ziehen z. B. Personen des Pflege- und Erziehungsdienstes, Nachtwachen, Lehrer, Praktikanten etc. ins Vertrauen, zu denen sie vertrauensvolle Beziehungen aufbauen können und mit denen sie Gelegenheiten für längere Gespräche, beispielsweise im Nachtdienst, haben
  - Diese Personen fühlen sich teilweise mit der Gesprächsführung und Dokumentation dieser Erlebnisse überfordert; klare Handlungsanleitungen zur Dokumentation und zum Vorgehen sind hier hilfreich

> **Praxistipp**
>
> Es ist zu notieren, ob die Mitteilung des Kindes spontan entstanden ist bzw. ob und wie die Vertrauensperson nachgefragt hat. Auch in der ärztlichen bzw. psychologischen Exploration suggestives Nachfragen unbedingt vermeiden! Sogenannten „Freitext" generieren und diesen möglichst detailgenau wiedergeben. Offene Fragen signalisieren den Betroffenen eher die Bereitschaft „ich höre dir zu".
>
> Entscheidend bei der Feststellung eines Missbrauchs ist in erster Linie der Bericht der Betroffenen selbst oder ggf. anderer Zeugen. Es ist also keine detektivische Arbeit gefragt, die klinische Exploration eines möglichen sexuellen Missbrauchs stellt in keinem Fall eine Ermittlungstätigkeit dar.

> ❗ **Cave**
> Ein sprachlich überarbeiteter Bericht zu einer Erstaussage, welcher das Mitgeteilte in eine neue Reihenfolge bringt und viele Worte aus der Fachsprache einführt, höchstens indirekte Rede gebraucht, zerstört die Verwertbarkeit der Erstaussage.
> Daher alles möglichst detailgenau so wiedergeben, wie es mitgeteilt wurde! Genau darstellen, wie das Thema im Gespräch aufgekommen ist, was mögliche Auslöser für ein solches Gespräch (z. B. Missbrauchserlebnisse anderer Patienten) gewesen sein könnten.

- Als häufigste Barrieren, die es erschweren, über das Geschehene zu sprechen, berichten Betroffene von Scham, Drohungen und Einschüchterungen durch die beschuldigte Person (z. B. „Ich werde Dich sonst schlagen!", „Du zerstörst sonst unsere Familie!") sowie die Intention, ihre Bezugspersonen vor Belastungen zu schützen
- Darum kann von betroffenen Kindern und Jugendlichen nicht erwartet werden, dass sie sich proaktiv mitteilen, und es sollte **in jedem klinischen Erstgespräch** eine standardisierte **Traumaanamnese** erhoben werden, z. B. mit dem Child and Adolescent Trauma Screening Questionnaire (CATS)

### Folgen von sexuellem Missbrauch

Sexueller Missbrauch ist ein potenziell traumatisches Kindheitserlebnis, das körperliche und psychische Sofort-, Früh- oder Spätfolgen nach sich ziehen kann.

- Unmittelbar nach einem traumatischen Ereignis werden von den Betroffenen oft vielfältige Symptome entwickelt, wie etwa Ängste, Schreckhaftigkeit, Zurückgezogenheit, Hyperaktivität oder Gereiztheit. Ausgelöst durch extreme Belastungen können diese Stresssymptome im Rahmen einer akuten Belastungsreaktion (s. ▶ Kap. 17) stunden- oder tagelang anhalten und dann abklingen
- Demzufolge sollte in Folge eines bekannt gewordenen sexuellen Missbrauchs zunächst immer die Herstellung der Sicherheit des betroffenen Kindes/Jugendlichen sowie der Abbau akuter Belastungssymptome im Vordergrund stehen
- Klingt die akute Stresssymptomatik nicht ab, sondern verfestigt sich, entwickeln betroffene Kinder und Jugendliche häufig eine posttraumatische Belastungsstörung (PTBS; vgl. ▶ Kap. 17 und 18)
- Altersabhängig sind jedoch noch eine Vielzahl sehr unterschiedlicher Verhaltensänderungen zu beobachten, z. B. bei kleineren Kindern regressive Entwicklungen. Diese sollten dokumentiert und nicht überinterpretiert werden
- Über die bereits genannte PTBS hinaus können vielfältige sowohl internalisierende als auch externalisierende Störungsbilder durch sexuellen Missbrauch ausgelöst oder begünstigt werden (vgl. ▶ Kap. 18), so haben Betroffene ein erhöhtes Risiko für die Entwicklung von
    - Depressionen
    - Störungen des Sozialverhaltens mit dissozialem, aggressivem und/oder aufsässigem Verhalten
    - Ängsten
    - Zwängen
    - Essstörungen
    - Somatisierungsstörungen
    - Schlafstörungen
    - Bindungsstörungen
    - Suizidgedanken und -versuchen
    - Drogen- und Alkoholkonsum
    - Beeinträchtigung der sexuellen Entwicklung in Form von Ängsten oder Promiskuität
    - emotional instabilen Persönlichkeitsstörungen vom Borderline-Typ
- Nach der Feststellung einer Missbrauchsanamnese ist eine umfassende Abklärung möglicher psychopathologischer Missbrauchsfolgen unverzichtbar
- Häufig entwickeln sich auch sekundäre Verhaltensfolgen, welche auf erste Reaktionen des Umfelds zurückzuführen sind
- Die Reaktion der Eltern und Betreuungspersonen beispielsweise führen sehr häufig zu Verhaltensänderungen; diese Reaktionen müssen unbedingt erfragt werden. Zum Teil aus Schuldgefühlen und um ihren Kindern Sicherheit zu geben, setzen z. B. viele Erziehungspersonen bisher bestehende Regeln in

Sexueller Missbrauch

Bezug auf das Einschlafen außer Kraft, sie erlauben den Kindern beispielsweise nach der Aufdeckung eines sexuellen Missbrauchs, wieder bei sich im Bett zu schlafen
- Dies gibt einerseits das Signal, dass etwas ganz Schreckliches, Außergewöhnliches passiert ist und kann die Folgen des Missbrauchs mehren; gleichzeitig wird den Kindern die bekannte, Halt gebende Struktur und Ordnung genommen

> **Praxistipp**
>
> Eine pädagogische Beratung der Betreuungsperson und ein Gespräch über deren Schuldgefühle etc. sind im Behandlungsprozess unabdingbar.

- Die Intensität der Gewalteinwirkung oder die Art der sexuellen Handlungen prädiziert bei sexuellem Missbrauch nicht den Schweregrad der Folgen; Folgen sind immer abhängig von der subjektiven Wahrnehmung und der Interpretation der Erlebnisse
- Veranschaulicht werden kann dies anhand dieser Beispiele: Forensisch sogenannte leichte Formen sexueller Handlungen wie das Berühren der Brüste oder die Begegnung mit Exhibitionisten können von vielen Kindern als eher seltsame oder komische Ereignisse erlebt, berichtet und verarbeitet werden; bisweilen kann aber unter bestimmten Rahmenbedingungen, z. B. bei einem ohnehin wegen einer Pubertas praecox sensibilisierten Mädchen, das deshalb von ihren Klassenkameraden gehänselt wird, die Berührung der Brüste, z. B. durch einen Lehrer oder einen Sporttrainer, als massiver, stark beeinträchtigender Übergriff und Auslöser multipler psychischer und Verhaltensprobleme erlebt werden
- Sexueller Missbrauch stellt jedoch nicht automatisch eine Erkrankung eines Betroffenen dar. Viele Betroffene können ein gesundes Funktionsniveau aufrechterhalten, was als **Resilienz** bezeichnet wird. Ungefähr zwischen 10 % und 53 % der von sexuellem Missbrauch im Kindes- und Jugendalter Betroffenen zeigen eine gute Anpassung

### ▪▪ Hinweise zur Anamneseerhebung
- Die Erhebung der Anamnese mit einem von sexuellem Missbrauch betroffenen Kind bzw. seinen Bezugspersonen sollte in ruhiger, ungestörter Atmosphäre erfolgen
- Die Fragen sollten möglichst offen gestellt, Suggestionen in jedem Fall vermieden werden

> **Praxistipp**
>
> Für die klinische Behandlung ist – im Gegensatz zur strafrechtlichen Abwicklung – das subjektive Erleben der Betroffenen, die subjektive Einordnung der Geschehnisse von höchster Relevanz.

- Entscheidender Faktor für die psychische Beeinträchtigung ist die soziale Nähe zum Täter (belastender sind Übergriffe innerhalb der Familie und in pädagogischen oder therapeutischen Beziehungen). Die Beziehung zwischen Täter und betroffenem Kind/Jugendlichen sollte daher erfasst und dokumentiert werden
- Auch die Häufigkeit der Missbrauchshandlungen und die im juristischen Sinne Schwere der Handlungen mit Einsatz körperlicher Gewalt, wie z. B. bei Vergewaltigungen, sollte dokumentiert werden
- **Eigenanamnese**: Gespräch zu den infrage stehenden Handlungen ruhig und zurückhaltend führen, dabei beachten:
    - keine suggestiven Nachfragen
    - wenn Nachfragen notwendig, eher paraphrasierend oder: „Ich habe das jetzt nicht richtig verstanden…"
    - auf keinen Fall: „War es eher so und so?"

> ❗ **Cave**
> Auf keinen Fall Suggestivhinweise auf mögliche Täter einführen!

> **Praxistipp**
>
> Neben der ausführlichen Eigenanamnese und dem zurückhaltend geführten Gespräch zu den infrage stehenden Handlungen ist auch zu erfragen, ob Kinder über ähnliche Erlebnisse in der Schule gesprochen, Erfahrungen über sexuellen Missbrauch aus Gesprächen mit anderen Schülern, aus Fernsehsendungen etc. haben, oder ob sie in einer anderen, früheren Betreuungssituation schon einmal missbraucht wurden.

- Zusätzlich erforderlich ist stets eine ausführliche **Familienanamnese**
- Auch Betreuer aus Schule und Kindergarten sollten **fremdanamnestisch** angehört werden, da in der Familie häufig auch die Gefahr der Verschleierung besteht

### Indizierte Zusatzuntersuchungen
- Zu häufig wird bei Verdacht auf einen sexuellen Missbrauch unreflektiert eine **gynäkologische Untersuchung** des Kindes eingeleitet
- Die Einleitung einer solchen Untersuchung bedarf, falls betroffene Jugendliche nicht selbst die Tragweite der Entscheidung absehen können und einwilligungsfähig in Bezug auf die Frage sind, der Zustimmung der Sorgeberechtigten, welche evtl. im Konfliktfall auch ersetzt werden kann, und erfordert Information, Aufklärung und gründliche Vorbereitung des Kindes (Cave: Auch bei einwilligungsfähigen Privatpatienten erfahren die Sorgeberechtigten über die Arztrechnung vom Vorstellungsanlass bzw. von der Untersuchung)
- Besteht die Möglichkeit, dass sich direkt nach einer berichteten Tat noch Sperma asservieren lässt (nachweisbar innerhalb von 48 Stunden, auch auf Spuren in der Kleidung des Kindes und auf andere Textilien achten) muss unverzüglich entsprechendes Material sichergestellt und zur Untersuchung eingeschickt werden

- Hier ist Eile und korrekte Dokumentation (evtl. Durchführung durch forensisch erfahrenen Arzt) dringend geboten, denn kann mittels genetischer Methoden ein Nachweis erbracht werden, steht meist nicht nur die Tat, sondern auch der Täter fest, sodass dem Kind unnötig lange Verhöre und eine Aussage vor Gericht erspart werden können
- Weitere Empfehlungen zu körperlichen Untersuchungen bei Verdacht auf sexuellen Missbrauch finden sich in der AWMF-Leitlinie Kinderschutz (S3)

### Weiteres Vorgehen/Therapie
**Selbstbestimmungsrecht des Kindes**
- Das weitere Vorgehen sollte unbedingt altersgemäß mit den betroffenen Kindern erörtert werden

**! Cave**
Bei mangelnder Information sowie fehlender Einbeziehung der Kinder kann z. B. eine Inobhutnahme oder auch längerfristige Fremdunterbringung, die dem Schutz des Kindes dient, vom betroffenen Kind als Strafe angesehen werden („Täter kommen ins Gefängnis, Kinder ins Heim"). Daher ist es wichtig, mit den Kindern unbedingt über mögliche und geplante Hilfsmaßnahmen sowie ihren Sinn und Zweck zu sprechen.

- Wichtig ist der **Umgang mit Anvertrautem**, nicht nur im Kontext mit der Schweigepflicht:
- Viele Kinder wollen sich anvertrauen, verbinden dies aber mit dem Wunsch, absolute Verschwiegenheit zugesichert zu bekommen. Den Kindern muss erklärt werden, dass dies bisweilen nicht möglich ist (Fremdbeispiele wählen, an Misshandlungsfällen erläutern)

> **Tipp**
> Bei Unsicherheiten bezüglich der Gefährdungseinschätzung sowie der Planung des weiteren Vorgehens sollte eine anonyme Beratung durch eine insoweit erfahrene Fachkraft, die durch das zuständige Jugendamt zu benennen ist, in Anspruch genommen werden (vgl. ▶ Kap. 42).

- Sollte die Gefahr für das betroffene Kind nicht mit eigenen Mitteln und mit Zustimmung der Sorgeberechtigten abzuwenden sein, darf – im besten Fall nach einer erfolgten Beratung durch die insoweit erfahrene Fachkraft – das Jugendamt auch gegen den Willen, jedoch mit Kenntnis, der Sorgeberechtigten informiert werden (vgl. ▶ Kap. 42), um den Schutz des Kindes zu gewährleisten
- Entscheidungen zum Vorgehen sind mit Augenmaß zu treffen, und die Güterabwägungen zu den Konflikten sind schriftlich zu dokumentieren, um im Nachhinein das Verhalten der Behandler nachvollziehbar zu machen

## Rechtlich-forensische Aspekte
- Zentrales Ziel in der Kinder- und Jugendpsychiatrie und Psychotherapie ist die Krankenbehandlung und Verbesserung des psychischen Zustands und nicht die rechtlich-forensische Aufarbeitung
    - Wird z. B. von einer Staatsanwaltschaft gefordert, auf eine Therapie zu verzichten, um Zeugenaussagen nicht zu entwerten, obwohl diese indiziert ist, so ist dies bei einer klaren Therapieindikation ethisch nicht vertretbar; das öffentliche Interesse an Strafverfolgung muss hier vor dem individuellen Hilfebedarf zurückstehen
    - Behandelnde Ärzte und Psychologen sollten sich allerdings bemühen, durch ihr Vorgehen die Arbeit von Ermittlungsbehörden nicht zu behindern; insofern ist bei einer vorhandenen Anzeige eine frühe Vernehmung der Betroffenen durch die Strafverfolgungsbehörden unbedingt zu unterstützen
- Eine Rückkehr ins häusliche Milieu, z. B. nach der stationären Behandlung, ist nur möglich, wenn die Sicherheit des Kindes, bei innerfamiliärem Missbrauch etwa durch Auszug des Täters, hinreichend gewährleistet erscheint, sonst bleibt oft nur eine Fremdunterbringung. Die Zusammenarbeit mit dem Jugendamt ist in diesen Fällen essenziell
- Kommt es zum Zeitpunkt der Wahrnehmung des Missbrauchsgeschehens zu Konflikten mit den Sorgeberechtigten, kann eine **Inobhutnahme** nach § 42 KJHG, zunächst sogar gegen den Willen des Kindes und der Eltern bei gegebener Gefährdungslage, den Verbleib des Kindes in der Klinik sicherstellen
    - Bei der Fremdplatzierung von Kindern und Jugendlichen sollte bedacht werden, dass in Pflegefamilien und Institutionen auch ein gewisses Risiko der Reviktimisierung besteht; insofern sollte die intendierte Maßnahme in Bezug auf ihre Qualitätssicherung und den Schutz von Kindern vor Übergriffen in der Einrichtung durch Betreuungspersonal und durch Mituntergebrachte abgeklärt werden
    - Ähnliches kann durch eine familiengerichtliche Entscheidung bewirkt werden

> **Praxistipp**
>
> Eine Einschaltung des Jugendamts oder eine Einschaltung des Familiengerichts bedeutet nicht automatisch eine Strafanzeige. Achtung: Nicht verwechseln! Nicht von einer Anzeige beim Jugendamt sprechen!

- Vor eventuellen „Schnellschüssen" empfiehlt sich in diesen Fällen stets eine Rücksprache mit dem zuständigen Oberarzt oder bei niedergelassenen und ambulant tätigen Kollegen eine Rücksprache mit häufig vor Ort organisierten Kinderschutzgruppen sowie der insoweit erfahrenen Fachkraft
- Eine weitere Anlaufstelle für Fragen und Beratungsanliegen in (fraglichen) Kinderschutzfällen ist die Medizinische Kinderschutzhotline (s. ▶ Kap. 49)

## Psychotherapie
Sexueller Missbrauch ist ein potenziell traumatisches Erlebnis, aber **keine automatische Indikation für eine Psychotherapie**.
- Nicht jedes missbrauchte Kind erfüllt Indikationskriterien für eine Psychotherapie

- Nicht immer ist eine sofortige Psychotherapie sinnvoll, insbesondere wegen der häufigen Symptomarmut und der Copingstrategien vieler Kinder
- Besteht eine diagnostizierbare Traumatisierung oder liegen sogar im Entwicklungsverlauf kumulierte Traumata vor, sind insbesondere **traumaspezifische kognitiv-verhaltenstherapeutische Ansätze** zu empfehlen (s. ▶ Kap. 17)
- Eine multimodale Behandlung weiterer Folgen sexuellen Missbrauchs hat nach der Bearbeitung des Missbrauchs entsprechend den auftretenden einzelnen Störungsbildern zu erfolgen

### Pharmakotherapie

Eine medikamentöse Therapie ist bei PTBS nicht indiziert (s. ▶ Kap. 17). Entwickeln sich weitere Folgestörungen, sollte die Indikation für eine medikamentöse Behandlung entsprechend der Empfehlungen der einzelnen Störungsbilder geprüft werden.

## Weiterführende Literatur

AWMF Leitlinie: Kindesmisshandlung, -missbrauch, -vernachlässigung unter Einbindung der Jugendhilfe und Pädagogik (Kinderschutzleitlinie) (Konsultationsfassung): https://www.awmf.org/leitlinien/detail/ll/027-069KF.html. Zugegriffen am 07.12.2018

Cohen JA, Mannarino A, Deblinger E (2009) Traumafokussierte Verhaltenstherapie bei Kindern und Jugendlichen. Springer, Berlin/Heidelberg/New York

Fegert J, Hoffmann U, König E, Niehues J, Liebhardt H (2015) Sexueller Missbrauch von Kindern und Jugendlichen. Springer, Berlin/Heidelberg

Fegert JM, Gerke J, Rassenhofer M (2018) Enormes professionelles Unverständnis gegenüber Traumatisierten. Nervenheilkunde 37:525–534

Goldbeck L, Allroggen M, Münzer A, Rassenhofer M, Fegert JM (2016) Sexueller Missbrauch (Leitfaden Kinder- und Jugendpsychotherapie, Bd 21. Hogrefe, Göttingen

Jud A, Rassenhofer M, Witt A, Münzer A, Fegert JM (2016) Häufigkeitsangaben zum sexuellen Missbrauch Internationale Einordnung, Bewertung der Kenntnislage in Deutschland, Beschreibung des Entwicklungsbedarfs – Expertise für den Unabhängigen Beauftragten für Fragen des sexuellen Kindesmissbrauchs. Berlin. https://beauftragter-missbrauch.de/fileadmin/Content/pdf/Pressemitteilungen/Expertise_H%C3%A4ufigkeitsangaben.pdf. Zugegriffen am 31.10.2018

Lohse K, Katzenstein H, Beckmann J, Seltmann D, Meysen T (2018) Ärztliche Versorgung Minderjähriger nach sexueller Gewalt ohne Einbezug der Eltern – Expertise. Deutsches Institut für Jugendhilfe und Familienrecht e.V. (DIJuF). https://www.dijuf.de/tl_files/downloads/Forschung%20und%20Projekte%20Seite_neu/Projekt-sexuelle_Gewalt/Expertise_Aerztliche_Versorgung_Minderjaehriger_nach_sexueller_Gewalt_5_2018.pdf. Zugegriffen am 31.10.2018

Niehaus S, Volbert R, Fegert JM (2017) Entwicklungsgerechte Befragung von Kindern in Strafverfahren. Springer, Berlin/Heidelberg

Sachser C, Berliner L, Holt T, Jensen TK, Jungbluth N, Risch E, … Goldbeck L (2017) International development and psychometric properties of the Child and Adolescent Trauma Screen (CATS). J Affect Disord 210:189–195

Stoltenborgh M, Van Ijzendoorn MH, Euser EM, Bakermans-Kranenburg MJ (2011) A global perspective on child sexual abuse: meta-analysis of prevalence around the world. Child Maltreat 16(2):79–101

Witt A, Brown RC, Plener PL, Brähler E, Fegert JM (2017) Child maltreatment in Germany: prevalence rates in the general population. Child Adolesc Psychiatry Ment Health 11(1):47

# Der selbstverletzende Patient

*Paul L. Plener, Michael Kölch und Rebecca C. Brown*

Weiterführende Literatur – 552

◻ Tab. 35.1.

**Tab. 35.1** Selbstverletzendes Verhalten^

| Erkrankung | Symptomatik | Therapiestrategie | Kodierungen in Klassifikationssystemen |
|---|---|---|---|
| Nichtsuizidales selbstverletzendes Verhalten (NSSV) | Repetitive, selbst zugefügte Schädigung des eigenen Körpergewebes ohne suizidale Absicht, die nicht sozial akzeptiert ist | Funktionsanalyse, Erarbeitung alternativer Handlungsstrategien bei emotionaler Anspannung. Meist ambulant. Bei Chronifizierung oder auftretender Suizidalität stationär | ICD-10: X78 ICD-11: MB23.E Non-suicidal self-injury DSM-5: Non-suicidal self-injury, Section 3, condition for further study |

### Fallbeispiel

Sie haben Nachtdienst, als plötzlich Ihr Telefon läutet. Ein Kollege aus der Chirurgie bittet um ein Konsil: Bei ihm sei Vanessa, eine 15-jährige Patientin mit multiplen, selbst beigebrachten Schnittwunden am linken Unterarm, die teils oberflächlich seien, teils auch chirurgisch versorgt werden mussten. Der Chirurg bittet Sie um Übernahme zur Abklärung der Suizidalität. Im Arztbrief der Chirurgie lesen Sie die Diagnose „Borderline-Psychose". Zu Ihnen kommt eine müde und abgeschlagen wirkende 15-Jährige in Begleitung ihrer weinenden Mutter, die beteuert, dass dies zum ersten Mal vorgekommen sei. Nachdem sie die Mutter hinaus gebeten haben, schildert Vanessa, dass sie sich seit etwa einem halben Jahr häufiger schneide, wenn sie das Gefühl habe, ihre innere Spannung nicht mehr auszuhalten. Obwohl sie angibt, schon öfters an Suizid gedacht zu haben, verneint sie die Frage, ob sie durch diese Verletzungen sterben wollte.

### Epidemiologie

- Selbstverletzende Handlungen sind weltweit ein relativ weit verbreitetes Phänomen unter Jugendlichen
- Etwa jeder 3. deutsche Jugendliche dürfte sich schon einmal selbst absichtlich verletzt oder Schmerzen zugefügt haben, etwa 4 % bereits häufiger
- Beginn meist um das 12–13. Lebensjahr
- Etwa 2/3 der betroffenen Jugendlichen sind weiblich, wobei international eine Zunahme des Anteils männlicher Jugendlicher berichtet wird
- Häufig, jedoch nicht immer, Spontanremission selbstverletzender Handlungen bis zum 25. Lebensjahr

## Symptomatik und Klassifikation

Nichtsuizidales selbstverletzendes Verhalten (NSSV) - Unter nichtsuizidalem selbstverletzendem Verhalten (NSSV) wird eine repetitive, sozial nicht akzeptierte, selbst zugefügte Schädigung des eigenen Körpergewebes ohne suizidale Absicht verstanden.
- NSSV geschieht in den häufigsten Fällen durch
  - Schneiden oder Aufritzen der Haut (etwa mittels Rasierklingen oder Glasscherben)
  - Verbrennungen
  - Schlagen gegen Gegenstände
  - in seltenen Fällen auch Brechen von Knochen
- Diese Handlungen werden von den meisten Jugendlichen verheimlicht, und sie vermeiden es häufig, betroffene Körperstellen zu exponieren

> **Praxistipp**
>
> Das Tragen von langärmeliger Kleidung an heißen Sommertagen oder die nicht anders zu begründende Verweigerung der Teilnahme am Sportunterricht oder am Schwimmbadbesuch sollte die Bezugspersonen und Lehrer hellhörig werden lassen.

- Betroffene Jugendliche erfahren oft beim Erstkontakt zum „medizinischen System" eine abweisende Reaktion
- Tatsächlich wünschen würden sich diese Jugendlichen dagegen einen kompetenten Ansprechpartner, der dieses Verhalten thematisiert und ggf. therapeutische Schritte einleitet

## Ätiologie

- NSSV wird zumeist zum Herstellen einer emotionalen Regulation benutzt. Dabei wird ein affektiv negativ empfundener Zustand durch NSSV unterbrochen. Die Wirksamkeit dieser Maßnahme ist jedoch zeitlich sehr begrenzt
- Einige wenige Jugendliche berichten auch vom Eintritt eines subjektiv positiven Gefühlszustandes (ähnlich eines „Kicks" oder „Rush")
- Daneben können auch soziale Gründe für NSSV benannt werden; dabei kann das Verhalten dazu dienen, das soziale Umfeld auf die psychische Verfassung des betroffenen Jugendlichen aufmerksam zu machen oder aber auch sozial unliebsame Situationen durch NSSV zu vermeiden
- Neurobiologisch gibt es Hinweise auf die Beteiligung des endogenen Opioidsystems
- Patientinnen und Patienten mit selbstverletzendem Verhalten weisen eine höhere Schmerzschwelle und eine gesteigerte Schmerztoleranz auf
- Aus der funktionellen Bildgebung existieren Befunde, die belegen, dass das Zufügen von Schmerzen zu einer Down-Regulation limbischer Areale führen kann
- Eine „gemeinsame Endstrecke" all dieser Befunde weist auf die Funktion von NSSV als Mechanismus einer Emotionsregulation hin

## Komorbiditäten

NSVV stellt keine Krankheitsentität für sich dar und findet sich im ICD-10 nur im Kontext der emotional instabilen Persönlichkeitsstörung vom Borderline-Typus oder deskriptiv als vorsätzliche Selbstschädigung mit einem scharfen Gegenstand. Im DSM-5 wurde NSSV in den Forschungskriterien (Section 3) als eigenständige Diagnose aufgenommen. Kriterium hinsichtlich der Frequenz von NSSV: Selbstverletzungen an 5 oder mehr Tagen innerhalb der letzten 12 Monate.

> **Praxistipp**
>
> Es ist wichtig, mögliche Komorbiditäten zu kennen und NSSV auch als „Boje" zu sehen, die einen Hinweis auf andere psychische Probleme geben kann.

- **Wichtigste psychische Erkrankungen, die häufig mit NSSV vergesellschaftet sind**
- Depressionen (▶ Kap. 15)
- Essstörungen (hier vor allem die Bulimie; ▶ Kap. 13)
- Angststörungen (▶ Kap. 6)
- Störungen des Sozialverhaltens (▶ Kap. 3)
- Emotional-instabile Persönlichkeitsstörung vom Borderline-Typus (▶ Kap. 23)

- **Nichtsuizidales selbstverletzendes Verhalten und Suizidalität**
- Oft wird NSSV fälschlicherweise als suizidale Handlung gewertet, obgleich mehrfach gezeigt werden konnte, dass es sich hinsichtlich der Intention, das eigene Leben zu beenden, um zwei getrennte Entitäten handelt und NSSV oft auch als „Ventil" gebraucht wird, um suizidale Impulse zu kontrollieren
- Nichtsdestoweniger haben Jugendliche mit NSSV ein höheres Risiko, später einen Suizidversuch oder einen Suizid zu begehen, was dadurch begründet sein kann, dass
  - sie einerseits zu einer Gruppe mit hohem psychischen Stress gehören
  - andererseits die Schwelle zu suizidalen Handlungen durch die Gewöhnung an die Selbstverletzungen herabgesetzt sein kann

- **Diagnostik**

Im Erstkontakt

> **Praxistipp**
>
> Wichtig ist es, das Thema Suizidalität mit den Patienten offen anzusprechen (▶ Kap. 28). Eine Unterscheidung zwischen akuter Suizidalität und NSSV lässt sich anhand des Wunsches von suizidalen Patienten, durch ihre Handlungen zu sterben, treffen. Der Patient mit NSSV beabsichtigt in der Regel nicht, durch seine Handlungen sterben.

- Erster Schritt:
  - Wundinspektion und adäquate Wundversorgung, sollte dies nicht (etwa bei Kontakten über die Notaufnahme) schon durch einen anderen ärztlichen Kollegen erfolgt sein

- Inspektion vor allem der Länge und Tiefe der Verletzungen
- Ggf. Veranlassung eines chirurgischen Konsils
- Abklären, ob ausreichender Tetanusschutz besteht

> **Praxistipp**
>
> Es ist zunächst wichtig, sich nicht zu sehr von der Eindrücklichkeit selbstverletzender Handlungen vereinnahmen zu lassen. Viele Patienten wollen Hilfe, haben aber oftmals schon schlechte Erfahrungen im Kontakt mit Ärzten und Pflegepersonen gemacht. Es empfiehlt sich, im Umgang mit selbstverletzenden Handlungen sachlich zu bleiben und im Sinne einer „respektvollen Neugier" den Patienten bezüglich seiner Motive und den Funktionen von NSSV zu explorieren.

- In Studien wurde von vielen Patienten mit NSSV berichtet, dass der Erstkontakt zum medizinischen System im Rahmen der chirurgischen Wunderversorgung als aversiv erlebt wurde, wünschenswert ist eine emotional neutrale Wundversorgung
- Ein gemeinsames Protokoll zwischen Chirurgie und Kinder- und Jugendpsychiatrie zum Umgang mit NSSV kann diese suboptimalen Bedingungen ändern und die Versorgungsqualität für Patienten mit NSSV steigern
- Bei der eingehenden **Anamneseerhebung**, die neben fremdanamnestischen Angaben zu den Lebensumständen und Lebensereignissen auch einen genauen psychopathologischen Status einschließt, muss vor allem auf die oben genannten psychischen Erkrankungen eingegangen und eine eventuell bestehende Suizidalität abgeklärt werden (Komorbiditäten)
- Es sollte unbedingt ein Einzelgespräch geführt werden, ggf. mit einer körperlichen Untersuchung des Patienten; dabei sollte vor allem auf die häufigen Lokalisationen von Selbstverletzungen geachtet werden, wie an beiden Unter- und Oberarmen, an den Knöcheln, am Bauch oder an den Oberschenkeln
- Sollte sich im Erstkontakt kein Hinweis auf weitere behandlungsbedürftige Störungen zeigen und eine akute Suizidalität ausgeschlossen werden können, so ist die Behandlungsmotivation des Patienten zu erfragen und – bei Änderungswunsch – eine ambulante psychotherapeutische Behandlung einzuleiten
- Sollte es sich um eine erstmalige Selbstverletzung handeln ohne begleitende Psychopathologie und ohne ersichtliches Wiederholungsrisiko, so kann hier für weitere Kontakte auf eine Beratungsstelle verwiesen werden (DGKJP 2015)

### Setting
- Auch wenn die Selbstverletzungen eindrücklich erscheinen, ist nicht zwingend an eine stationäre Aufnahme zu denken, da vielfach eine Verschlechterung selbstverletzender Verhaltensweisen im stationären Setting beobachtet werden kann
- Bei deutlicher Zunahme und Persistenz von NSSV unter stationärer Therapie kann es mitunter auch notwendig sein, scheinbar paradox mit einer Entlassung in eine ambulante Behandlung zu reagieren
- Eine stationäre Aufnahme ist bei begleitender akuter Suizidalität **obligat**

> **Praxistipp**
>
> Bei Patienten mit NSSV sollten neben der Abklärung einer eventuellen Suizidalität auch mögliche andere psychische Erkrankungen exploriert werden.

#### Standardisierte Diagnostik

Im klinischen Kontext ist die Verwendung standardisierter Instrumente häufig von nachgeordneter Bedeutung, kann aber evtl. zum Einsatz kommen, wenn es Patientinnen und Patienten leichter fällt, zunächst schriftlich über NSSV Auskunft zu geben. So können Fragebögen als „Gesprächsstarter" eventuell auch in der Klinik nützlich sein. In deutscher Sprache existieren derzeit Übersetzungen des „Self Harm Behavior Questionnaire" (SHBQ), des „Deliberate Self Harm Inventory" (DSHI), des „Functional Assessment of Self-Mutilation" (FASM), des „Inventory of Statements About Self-Injury" (ISAS) und das „Modifizierte Ottawa-Ulm Selbstverletzungs-Inventar" (MOUSI). Als semistrukturiertes Interview steht das „Self-Injurious Thoughts and Behavior Interview" (SITBI) zur Verfügung.

### Therapie

Durch eine adäquate Therapie sollen Intensität, Frequenz und Progredienz selbstverletzender Handlungen eingeschränkt werden.

#### Psychotherapie

Mittlerweile konnte eine Reduktion von NSSV bei Jugendlichen in randomisierten kontrollierten Studien im Rahmen mehrerer Therapieverfahren belegt werden:
- Dialektisch Behaviorale Therapie für Adoleszente (DBT-A)
- Mentalisierungsbasierte Therapie für Adoleszente (MBT-A)
- Kognitive Verhaltenstherapie (CBT; hier das Manual „Cutting Down")

Dabei ist zu beachten, dass es sich bei der DBT-A und der MBT-A um Therapieprogramme handelt, die sich primär an Jugendliche mit einer emotional instabilen Persönlichkeitsstörung vom Borderline-Typus richten. Nicht alle Jugendlichen, die NSSV zeigen, weisen eine entsprechende Persönlichkeitsstörung auf, sodass ggf. auch kürzere Programme zur Anwendung kommen können. Die aktuelle Leitlinie (DGKJP 2015) hat daher wesentliche Therapieelemente benannt (s. Übersicht).

> **Elemente der Therapie (nach DGKJP 2015, S. 25)**
> Wichtige Elemente der psychotherapeutischen Behandlung von NSSV:
> - Klare Absprachen zum Vorgehen bei Suizidalität und NSSV
> - Aufbau einer Behandlungsmotivation
> - Psychoedukation
> - Identifikation von Faktoren, die NSSV auslösen oder aufrechterhalten
> - Vermitteln von alternativen Handlungs- oder Konfliktlösestrategien zu NSSV
> - Beachtung und leitliniengerechte Mitbehandlung psychischer Störungen

Basierend auf Ideen der DBT-A zur Emotionsregulation bei akuten Krisen findet sich in vielen therapeutischen Settings die Idee, alternative Handlungsmöglichkeiten für Anspannungszustände im Sinne eines „Notfallkoffers" zu erschließen:

> **Der „Notfallkoffer"**
> Was man tun kann, wenn der Ritzdruck steigt – alternative Handlungsmöglichkeiten:
> - Mit jemandem sprechen
> - Gedanken aufschreiben
> - Musik hören
> - Massagebälle benützen
> - Ein Entspannungsbad nehmen
> - Ein Gummiband am Handgelenk „schnalzen" lassen
> - Mi rotem Markierstift Linien auf die Unterarme malen
> - Chilischoten zerbeißen
> - Eiswürfel auf die Unterarme legen
> - Riechampullen (z. B. Ammoniakgeruch) verwenden
> - Eine Brausetablette auf der Zunge zergehen lassen

### Umgang mit der Familie

Es sollte zuerst ein psychoedukativer Ansatz gewählt werden.
- Besprechen der direkten und indirekten Formen der Selbstschädigung und deren Vorkommen in der Familie
- Verdeutlichung des Unterschieds zwischen Suizid und NSSV
- Aufklärung der Familie darüber, welche Verhaltensweisen als potenziell suizidal eingeschätzt werden müssen und sofortiger psychiatrischer Intervention bedürfen (etwa Verwendung einer Waffe, Setzen einer Überdosis, Erhängen, Sprung aus großer Höhe)
- Erläutern des Unterschieds zwischen sogenannter „body modification" (Tätowierungen, Piercings etc.) und selbstverletzendem Verhalten
- Aufklärung darüber, welche selbst zugefügten Verletzungen (etwa am Gesicht, den Brüsten oder Genitalien) sofortiger medizinischer Hilfe bedürfen

> **Praxistipp**
>
> Wichtig ist es, den Familienmitgliedern zu vermitteln, dass ein emotional neutraler Umgang mit Selbstverletzungen die adäquate Reaktion darstellt.

### NSSV im stationären Alltag

Häufig finden sich Patienten mit selbstverletzenden Handlungen auf kinder- und jugendpsychiatrischen Stationen, und es kann davon ausgegangen werden, dass ca. die Hälfte der stationären kinder- und jugendpsychiatrischen Patienten in Deutschland sich schon einmal selbst verletzt hat. Bereits seit Langem bekannt und vielfach beschrieben ist die Tatsache, dass sich NSSV wie durch „Ansteckung" innerhalb von Schulklassen und auch auf Stationen verbreiten kann. Dies geschieht vor allem dann, wenn durch das selbstverletzende Verhalten eine Zugehörigkeit zu einer Gruppe unterstrichen werden kann oder wenn selbstverletzende Handlungen zu einer hohen emotionalen Zuwendung von Seiten des Betreuungsteams führen (▶ NSSV in Jugendhilfeeinrichtungen).

- Ein **verhaltenstherapeutisch orientiertes Vorgehen** im Umgang mit selbstverletzendem Verhalten im stationären Bereich erweist sich als am erfolgreichsten
- Es ist darauf zu achten, dass Jugendliche Aufmerksamkeit erfahren, wenn sie vor den selbstverletzenden Handlungen – also dann, wenn sie „Ritzdruck" spüren – auf das Betreuungsteam zugehen
- Im Falle einer Selbstverletzung jedoch sollte der Umgang mit dem Geschehen auf einer sachlich-neutralen Ebene mit der Wundversorgung beschäftigt bleiben, um zu verhindern, dass NSSV als Möglichkeit gesehen wird, um mit dem Betreuungsteam in intensiven Kontakt zu treten, und diese Handlungen dadurch verstärkt werden
- Die Nachbesprechung von NSSV erfolgt zeitlich von der Handlung distanziert (etwa am nächsten Tag) und häufig basierend auf einer vom Patienten angefertigten Verhaltensanalyse
- Anregungen zur Therapie bei NSVV ◘ Tab. 35.2

> **NSSV in Jugendhilfeeinrichtungen**
> Mehrere Studien belegen, dass die Rate an selbstverletzenden Handlungen in Jugendhilfeeinrichtungen im Vergleich zu Schulpopulationen erhöht ist. Gerade in diesem Bereich spielt die für das stationäre Setting beschriebene Gefahr der „Ansteckung" eine große Rolle, und es kann sich eine dysfunktionale Gruppendynamik entwickeln. Hier hilft es einerseits häufig, an die Verantwortung der Betroffenen zu appellieren und ihnen zu erklären, dass durch ein öffentliches Zurschaustellen von Verletzungen und Narben andere negativ beeinflusst werden können. Andererseits empfiehlt es sich auch, klare Regeln einzuführen (etwa: sofortige Versorgung der Wunden, keine öffentlichen Verletzungen in Gegenwart anderer). Ein kinder- und jugendpsychiatrischer Konsiliardienst hat sich für Jugendhilfeeinrichtungen als sinnvoll erwiesen, da damit vielfach vor Ort therapeutische Interventionen erfolgen können und ein Setting-Wechsel (in die Kinder- und Jugendpsychiatrie) vermieden werden kann. Erfahrungen aus dem stationären Setting zeigen, dass fest in den Tagesplan eingebaute Reflexionsgespräche über die emotionale Situation mit Betreuern zu einer Reduktion selbstverletzender Handlungen führen können. Beim Auftreten von akuter Suizidalität (etwa beim Äußern konkreter Suizidpläne) ist eine stationäre kinder- und jugendpsychiatrische Behandlung anzustreben.

### ▪▪ Pharmakotherapie (▶ Kap. 40)

Bislang besitzt kein Arzneimittel in Deutschland eine Zulassung zur Therapie selbstverletzender Handlungen. Dennoch können psychopharmakologische Interventionen sinnvoll und hilfreich sein, dann, wenn es darum geht, begleitende psychische Erkrankungen leitliniengerecht zu behandeln.

### Tab. 35.2 Therapie bei NSVV

| Patientenarbeit | Angehörigenarbeit |
|---|---|
| **Phase 1: Therapiebeginn** | |
| Herstellen einer therapeutischen Beziehung<br>Psychoedukation<br>Problem- und Zieldefinition<br>Ressourcenklärung: Welche vorhandenen Fähigkeiten können eingesetzt werden? Welche Schwierigkeiten wurden schon erfolgreich gemeistert? Wer kann unterstützen? | Herstellen einer therapeutischen Beziehung und Allianz<br>Psychoedukation<br>Problem- und Zieldefinition<br>Ressourcenklärung: Was wollen die Mitglieder des Systems beitragen? Wer will sich wie engagieren? |
| **Phase 2: Erarbeiten alternativer Handlungsstrategien** | |
| Schulen des Erkennens und Benennens von Emotionen<br>Identifikation von Stressoren<br>Einüben von Entspannungstechniken<br>Erproben und Anwenden alternativer Handlungsmöglichkeiten bei „Ritzdruck"<br>Erstellen eines „Notfallkoffers" | Erkennen von Stressoren im Umfeld<br>Erklärungsmodelle der Angehörigen für SVV besprechen<br>Entspannungstechniken vom Patienten lehren lassen<br>Umgang mit Krisen: evtl. Einbeziehung in den „Notfallkoffer" |
| **Phase 3: Integration in den Alltag** | |
| Erstellung eines Notfallplans<br>Führen von Gefühls- und Spannungstagebüchern<br>Bei stationärer Therapie: Belastungserprobungen im häuslichen und schulischen Rahmen<br>Identifikation von schwierigen Situation und Erarbeiten von Handlungsmöglichkeiten | Erstellung eines Notfallplans<br>Planung gemeinsamer (Familien-) Aktivitäten<br>Ggf. Einbeziehung weiterer Jugendhilfemaßnahmen (sozialpädagogische Familienhilfe, Erziehungsbeistand etc.) |
| **Phase 4: Abschluss** | |
| „Ausschleichen" der Therapie bei Stabilisierung, evtl. auch über Nutzung von Telefonkontakten zwischen den Therapiestunden<br>Rückblick: Welche Fähigkeiten wurden erworben? Was lief gut? | Gemeinsame Gespräche weiterführen: Wie werden Situationen von verschiedenen Mitgliedern des Systems wahrgenommen?<br>Rückblick: Welche Fähigkeiten wurden aktiviert? |

Daher empfiehlt sich ein **mehrstufiges Vorgehen**:
- Bei einer psychischen Erkrankung mit dem Symptom NSSV sollte zuerst die Grunderkrankung medikamentös behandelt werden (z. B. Depression)
- Da keine spezifische psychopharmakologische Behandlung von NSSV vorliegt, ist die psychotherapeutische Behandlung für NSSV als First-Line-Therapie zu bezeichnen
- Ergänzend kann eine symptomatische psychopharmakologische Behandlung von akuten Anspannungszuständen im Sinne einer Sedierung sinnvoll sein

- Dies sollte im Rahmen von vorbesprochenen „Skills-Ketten" erfolgen. Das heißt, dass der Patient zuerst angehalten ist, Skills zur Anspannungsreduktion zu erproben. Erst wenn sich dadurch keine Reduktion der Anspannung einstellt, kann eine sedierende Bedarfsmedikation angeboten werden. Gegebenenfalls ist hier auf einen mögliche Off-Label-Gabe hinzuweisen (Generelles zum Off-Label-Gebrauch ▶ Kap. 40)
- Im Rahmen der angesprochenen sedierenden Bedarfsmedikation werden niederpotente konventionelle Antipsychotika (z. B. Chlorprothixen) empfohlen (DGKJP 2015)

> ❗ **Cave**
> **Generell ist in dieser Patientengruppe, die vielfach auch Schwierigkeiten im Umgang mit anderen Suchtmitteln hat, von einem Benzodiazepineinsatz abzuraten. Zudem hat sich in mehreren Beobachtungsstudien kein bzw. sogar ein ungünstiger Effekt von Benzodiazepinen gezeigt. Im Falle einer notwendigen Sedierung sind niederpotente konventionelle Antipsychotika vorzuziehen.**

- **Weitere Maßnahmen und Hilfen**
- Sollten familiäre Konfliktsituationen einen wesentlichen Anteil an der Genese oder Aufrechterhaltung selbstverletzenden Verhaltens haben, so ist an eine Unterstützung im Rahmen einer ambulanten Jugendhilfemaßnahme zu denken
- Hier kann, je nach Situation, eine sozialpädagogische Familienhilfe oder eine Erziehungsbeistandschaft ein wesentliches Element der Stabilisierung darstellen
- Oft empfiehlt sich – bei Einwilligung der Sorgeberechtigten und des Jugendlichen –, einen Kontakt zur Schule herzustellen, sollte selbstverletzendes Verhalten dort ebenfalls aufgetreten sein

## Weiterführende Literatur

Brown RC, Plener PL (2017) Non-suicidal self-injury in adolescence. Current Psychiatry Rep 19:20
Deutsche Gesellschaft für Kinder- und Jugendpsychiatrie, Psychosomatik und Psychotherapie (2015) Leitlinie Nicht-Suizidales Selbstverletzendes Verhalten (NSSV) im Kindes- und Jugendalter: https://www.awmf.org/uploads/tx_szleitlinien/028-029l_S2k_Nicht-suizidales-selbstverletzendes_Verhalten_NSSV_2016-04.pdf. Zugegriffen am 07.12.2018
Nock MK (2010) Self-injury. Annu Rev Clin Psychol 27:339–363
Plener PL (2015) Suizidales Verhalten und nichtsuizidale Selbstverletzungen. Springer, Berlin
Plener PL, Kaess M, Schmahl C, Pollak S, Fegert JM, Brown RC (2018) Non-suicidal self-injury in adolescents. Dtsch Arztebl Int 115:23–30
Walsh BW (2012) Treating self-injury: a practical guide, 2. Aufl. Guilford, New York

# Adverse Childhood Experiences (ACE)

*Andreas Jud*

**Weiterführende Literatur – 562**

© Springer-Verlag GmbH Deutschland, ein Teil von Springer Nature 2020
M. Kölch et al. (Hrsg.), *Klinikmanual Kinder- und Jugendpsychiatrie und -psychotherapie*,
https://doi.org/10.1007/978-3-662-58418-7_36

◘ Tab. 36.1

◘ **Tab. 36.1** Adverse Childhood Experiences (ACE)

| Problematik | Beschreibung | Intervention | Kodierungen in Klassifikationssystemen |
|---|---|---|---|
| **Gewalt gegen Kinder und Jugendliche** | | | |
| Emotionale Misshandlung | Direkte verbale und psychische Gewalt, z. B. Erniedrigen, Einschüchtern, Androhung von Gewalt, Einsperren, etc. | Vgl. ▶ Kap. 33 | ICD-10: T74.3 ICD-11: PJ22 DSM-5: S991 |
| Körperliche Misshandlung | Direkte Gewalteinwirkung mit Körperteilen oder Gegenständen, z. B. Schlagen, Treten, Schütteln, Beißen, Verbrühen etc. | | ICD-10: T74.1 ICD-11: PJ20 DSM-5: S988 |
| Sexueller Missbrauch | Sexuelle Gewalt durch a) vaginale, anale oder orale Penetration, Berührung primärer und sekundärer Geschlechtsteile durch Täter/in oder bei Täter/in („hands-on") b) verbale sexuelle Gewalt, Aussetzung gegenüber Pornographie, Exhibitionismus, Voyeurismus („hands-off") | Vgl. ▶ Kap. 34 | ICD-10: T74.2 ICD-11: PJ21 DSM-5: S989 |
| Emotionale Vernachlässigung | Mangelnde Versorgung emotionaler und kognitiver Bedürfnisse | Vgl. ▶ Kap. 33 | ICD-10: T74.0 ICD-11: XE00G DSM-5: S990 |
| Körperliche Vernachlässigung | Mangelnde Versorgung körperlicher Bedürfnisse (Nahrung, Hygiene, Kleidung, medizinische Versorgung) | | |
| **Dysfunktionale Kontexte des Aufwachsens** | | | |
| Trennung von einem Elternteil | Trennung von einem Elternteil durch Auszug aus dem gemeinsamen Haushalt | Interdisziplinäre Zusammenarbeit mit Mediationsfachkräften, Familiengerichten für Besuchsrechtsregelungen u.v.a. | ICD-10: - ICD-11: - DSM-5: - |

### ◘ Tab. 36.1 (Fortsetzung)

| Problematik | Beschreibung | Intervention | Kodierungen in Klassifikationssystemen |
|---|---|---|---|
| Zeuge/in häuslicher Gewalt | Körperliche oder psychische Gewalt zwischen (Stief-)Elternteilen | Interdisziplinäre Zusammenarbeit mit Gewaltberatungsstellen, Polizei u.v.a. | ICD-10: - <br> ICD-11: - <br> DSM-5: - |
| Substanzprobleme eines Haushaltsmitglieds | Missbrauch von Alkohol, legaler oder illegaler Rauschmittel durch ein Haushaltsmitglied | (Interdisziplinäre) Zusammenarbeit mit Suchtberatungsstellen, Erwachsenenpsychiatrie u.v.a. | ICD-10: - <br> ICD-11: - <br> DSM-5: - |
| Psychische Erkrankung eines Haushaltsmitglieds | – | (Interdisziplinäre) Zusammenarbeit mit Erwachsenenpsychiatrie, Kinder- und Jugendhilfe | ICD-10: - <br> ICD-11: - <br> DSM-5: - |
| Gefängnisaufenthalt eines Haushaltsmitglieds | – | Interdisziplinäre Zusammenarbeit mit Polizei, Strafgerichten, Resozialisierungsstellen u.v.a. | ICD-10: - <br> ICD-11: - <br> DSM-5: - |

Anmerkungen: Für die Kurzbeschreibungen der Misshandlungsformen wurde auf Leeb et al. (2008) Bezug genommen

Das Konzept der Adverse Childhood Experiences (ACE) umschreibt den Zusammenhang negativer Erfahrungen und Rahmenbedingungen in der Kindheit mit einer ungünstigen Entwicklung und beeinträchtigen Gesundheit im Erwachsenenalter (Felitti et al. 1998). Von den Autoren, die in den 1980er Jahren das Konzept der ACE entwickelt und anschließend in den 1990er Jahren die (erste) große ACE-Studie durchgeführt haben, werden zwei unterschiedliche Cluster benannt, die von ursprünglich 7 Unterkategorien auf 10 Ereignisse erweitert wurden (vgl. Schäfer et al. 2014):

— Im ersten Cluster geht es um **direkte Gewalt an Kindern und Jugendlichen** durch Handlungen und Unterlassungen, also um
  1) emotionale Misshandlung
  2) körperliche Misshandlung
  3) sexuellen Missbrauch
  4) emotionale Vernachlässigung
  5) körperliche Vernachlässigung

> **Praxistipp**
>
> Die direkten Formen der Gewalt an Kindern und Jugendlichen werden ausführlicher in separaten Kapiteln dieses Klinikmanuals beschrieben:
> - ▶ Kap. 33: Kindesmisshandlung und Vernachlässigung
> - ▶ Kap. 34: Sexueller Missbrauch

- Das zweite Cluster beschreibt **dysfunktionale Kontexte des Aufwachsens**. Die nachfolgend aufgeführten Elemente werden in diesem Kapitel in einzelnen Abschnitten kurz zusammengefasst:
    6) Trennung von einem Elternteil
    7) Gewalt gegen die Mutter
    8) Substanzprobleme eines Haushaltsmitglieds
    9) Psychische Erkrankung eines Haushaltsmitglieds
    10) Gefängnisaufenthalt eines Haushaltsmitglieds

### Epidemiologie

- Prävalenzangaben zu den einzelnen ACE schwanken in der internationalen Literatur aufgrund unterschiedlicher Definitionen und methodischer Herangehensweise teils beträchtlich
- Verschiedene einzelne ACE betreffen eine hohe Anzahl von Kindern und Jugendlichen. In repräsentativen deutschen Bevölkerungsstudien mit vorwiegend erwachsenen Personen berichten zwischen 12–14 % der Befragten von sexuellen Gewalterfahrungen in der Kindheit und gar zwischen 40–50 % der Befragten von emotionaler Vernachlässigung (Witt et al. 2017, 2018). Eine detailliertere Besprechung findet sich in den ▶ Kap. 33 und 34
- Weit verbreitet sind auch Trennungserfahrungen von Elternteilen. In Deutschland waren beispielsweise 2016 über 16.500 minderjährige Kinder von Ehescheidungen betroffen (Statistisches Bundesamt [Destatis] 2016)
- Weiterhin sind wohl rund ein Drittel der psychisch kranken Erwachsenen gleichzeitig auch Eltern von minderjährigen Kindern (Plass und Wiegand-Grefe 2012)

### Fallbeispiel[1]

Bei der 7-jährigen Nora spitzte sich die Dynamik der ohnehin konflikthaften Beziehung zwischen den Eltern in den letzten Monaten weiter zu. In der Vergangenheit war es laut diversen Berichten wiederholt zur Gewaltanwendung seitens des Vaters gegenüber der Mutter und umgekehrt gekommen. Die Kinder waren während dieser Eskalationen teilweise anwesend. In einem Zeitraum von 2 Jahren kam es auch zu etlichen Trennungen und Wiedervereinigungen des Ehepaars.

Die gewalttätigen Auseinandersetzungen zwischen den Eltern mündeten in einem Streit, während dessen Noras Vater die Mutter mit der flachen Hand ins Gesicht schlug und sie am Arm festhielt. Die Polizei intervenierte, die Verletzungen sind dokumentiert.

---

1 Das Fallbeispiel ist aus Fällen der Studie Voll et al. (2008) zusammengestellt; es wurde aus Datenschutzgründen anonymisiert und dem deutschen Kontext angepasst.

Anschließend verließ die Mutter die eheliche Wohnung zusammen mit den beiden jüngeren Kindern Simon und Nora. Das älteste Geschwister, Adrian, blieb bei seinem Vater. Die Mutter zog mit den beiden Kindern vorübergehend zu ihrer Schwester.

**Interventionen und weiterer Verlauf**

Während des Aufenthalts bei ihrer Schwester erhielt die Mutter Unterstützung durch den Allgemeinen Sozialen Dienst (ASD) und später einen Platz im begleiteten Wohnen. Im Verlauf des folgenden Jahres wurde die Mutter aufgrund eines psychotischen Schubes in die örtliche Erwachsenenpsychiatrie eingewiesen. Für Nora wurde eine Pflegschaft errichtet und sie wurde über das Familiengericht heimplatziert. Der jüngere Bruder Simon kehrte zum Vater und seinem Bruder Adrian zurück.

Während des Klinikaufenthalts kam es zur erneuten Annäherung des Ehepaars. Sie entschlossen sich, wieder zusammenzuziehen. Die Eltern erklärten sich jedoch einverstanden, dass Nora vorläufig im Heim platziert blieb. Nora verbrachte jeweils drei Wochenenden im Monat bei ihren Eltern.

Eine eingeleitete Paartherapie wurde von der Mutter abrupt abgebrochen und schließlich nach einer erneuten Trennung die Scheidung eingeleitet. Während des Scheidungsverfahrens war besonders Nora ein permanenter Zankapfel. Der Vater warf der Mutter Vernachlässigung ihrer Tochter vor. Außerdem sei die Mutter während der psychotischen Schübe aggressiv gegenüber ihrem Kind. Nachdem die Scheidung mit Zuteilung gemeinsamer elterlicher Sorge rechtskräftig wurde, legte die Anwältin des Vaters Rekurs ein, um das alleinige Sorgerecht zu erzielen.

Nach der Scheidung kam es wiederholt zu Vorfällen, bei denen die Mutter im Hort und anschließend in der Schule erschien, herumschrie und das Personal beschimpfte (einmal im Pyjama bekleidet). Im Hort habe sie den Vater mit einem Stock bedroht, woraufhin ein Hausverbot ausgesprochen worden sei.

Nach einem Wochenendbesuch bei der Mutter wies das Mädchen am Arm zwei Brandmale auf, die in Form und Größe von Zigaretten stammen könnten. Der Vater vermutete, dass diese Verletzungen vom neuen Partner der Mutter stammen. Die Mutter stritt die Vermutung des Vaters heftig ab, machte aber selbst widersprüchliche Angaben zum Grund der Verletzungen.

**Abklärung und Symptomatik Nora**

Seit Heimeintritt zeigte Nora Schwierigkeiten im Essverhalten, häufig auch psychosomatische Symptome. Sie verschlang Essen, ohne ein Sättigungsgefühl zu verspüren. Die Auffälligkeiten schwächten sich mit der Zeit ab, bestehen blieben Noras wiederkehrende Klagen über Kopf- oder Bauchschmerzen. Nora berichtete zudem von Ängsten, hatte Schwierigkeiten beim Ein- und Durchschlafen. Diese Probleme verstärkten sich, wenn die Mutter unter einem psychotischen Schub litt. Nora zeigte dann auch ein ambivalentes Verhalten gegenüber ihrer Mutter. Bei den Übergaben vor oder nach den Besuchswochenenden erzählte die Mutter von einer Verbündung aller Beteiligten, inklusive ihrer Familie, gegen sie. Sie berichtete von Heilung durch schwarze Magie. Das Kind zeigte sich deutlich verunsichert und verängstigt durch die Schilderungen der Mutter.

Im Heim hat Nora ihren festen Platz in der Kindergruppe. Sie wirkt zwar eher schüchtern und zurückhaltend, kann sich aber im Rollenspiel und im freien Spiel mit vielen Ideen gut einbringen und durchsetzen. In der grob- und feinmotorischen Entwicklung sowie im Spracherwerb sind keine Auffälligkeiten beobachtbar.

Eine Abklärung beim Schulpsychologen zeigte eine Teilleistungsschwäche im Bereich der seriellen Fähigkeiten, eine stark reduzierte akustische Merkfähigkeit und eine schnelle Ermüdung sowie Zeichen einer Aufmerksamkeitsstörung. Hinzu komme, dass Nora in der Schule durch ihr sexualisiertes Verhalten auffalle (Fixierung auf Geschlechtsteile, sexualisierte Sprache, Nähe-Distanz-Schwierigkeiten). Eine beigezogene Kinderpsychiaterin habe den Verdacht auf mögliche sexuelle Übergriffe geäußert.

Der Vater hatte bereits vor zwei Jahren seine Festanstellung im Hausdienst verloren und arbeitete seither in verschiedenen temporären Stellen. Personen aus dem persönlichen Umfeld, die in den letzten Jahren helfen wollten, haben sich in der Zwischenzeit zurückgezogen. Das Verhältnis zwischen Nora und ihrem Vater scheint gut zu sein. Bei verschiedenen Gelegenheiten kann jedoch beobachtet werden, dass der Vater Nora viel durchgehen lässt und kaum Grenzen setzt. Er berichtet, dass es ihm manchmal zu viel wird und ihm schon einmal wegen Noras Quengelei die Hand ausgerutscht sei und er ihr eine Ohrfeige verpasst habe. Er bereue das sehr und mache es mit Geschenken wieder gut.

- **Trennung von einem Elternteil**

Die Trennung von Eltern kann für die Kinder aus verschiedenen Gründen belastend sein:
- Oft geht der Trennung eine Phase psychischer, mitunter auch körperlicher Gewalt zwischen den Eltern voran
- Vertrauens- und Bindungspersonen sind plötzlich nicht mehr regelmäßig verfügbar
- Vor allem aber kann die Trennung für die Familie auch finanziell zur Belastung werden. Ein alleinerziehendes Elternteil ist nicht unbedingt per se ein Risikofaktor für Kindeswohlgefährdung. Eine Gefährdung stellen vor allem das höhere Risiko für finanzielle Schwierigkeiten bei Alleinerziehenden dar sowie die hochkonfliktären Trennungen

Die ACE-Skalen sind in ihrer Operationalisierung dieser Kategorie nicht klar. Mitzubedenken ist deshalb,
- dass nicht nur eine permanente Trennung eine hohe Belastung für das betroffene Kind darstellen kann, sondern auch (wiederholte) temporäre Trennungen
- Nicht explizit erwähnt, aber selbstredend relevant und in Abklärung und Behandlung einzubeziehen, ist ein Verlust von Eltern oder nahestehenden Familienmitgliedern durch Tod

- ■ **Intervention**

Zusammenarbeit und Austausch u. a. mit
- Mediationsfachkräften, um eine optimale Lösung aus Sicht des Kindes zu erreichen
- Familiengerichten für eine optimale Besuchsrechtsregelung
- u.v.a.m.

**Kinder als Zeugen häuslicher Gewalt**
- Kinder, die zuhause Zeuge von Gewalt zwischen ihren Eltern oder andern Mitgliedern im Haushalt werden, sind empirisch auch deutlich häufiger direkt von Gewalt betroffen (z. B. Kavemann 2006)

- Für die ACE-Skala ist einschränkend zu berücksichtigen, dass sich das entsprechende Item nur auf körperliche Gewalt bezieht und außerdem nur Übergriffe auf die Mutter oder Stiefmutter erfasst
- Die deutlich weniger häufigen körperlichen Übergriffe auf den Vater oder Stiefvater dürften jedoch ebenfalls belastend für das mitbetroffene Kind sein – genauso wie das Miterleben andauernder psychischer Gewalt zwischen den Elternteilen

### ▪▪ Intervention
Zusammenarbeit und Austausch u. a. mit
- Gewaltberatungsstellen für eine angemessene Berücksichtigung der kindlichen Perspektive
- Polizei zur angemessenen Dokumentation der Sicht des Kindes
- u.v.a.m.

### ▪ Substanzprobleme eines Haushaltsmitglieds
- Cave: Die vorliegende ACE-Kategorie bezieht sich auf alle Haushaltsmitglieder, nicht nur Elternteile. Zwar kann auch durch das Substanzproblem eines älteren Geschwisters oder Onkels im selben Haushalt eine hohe Belastung ausgehen, in seinen Folgen ist das Substanzproblem eines Elternteils i. d. R. jedoch als schwerwiegender zu gewichten.
- Kindliche Bezugspersonen können durch wiederholte Rauschzustände oft nur inadäquat auf die Bedürfnisse ihrer Kinder eingehen und vernachlässigen sie daher öfter
- Es besteht die Gefahr, dass die substanzmittelmissbrauchenden Bezugspersonen bei Überforderung in der Erziehung rascher auf körperliche Gewalt zurückgreifen
- Auch die Gefahr einer gefährlichen Umgebung, beispielsweise durch herumliegende Spritzen oder für die Kinder leicht zugänglichen Alkohol ist zu bedenken
- Schließlich besteht die Gefahr, dass die aufgezeigten Verhaltensmuster an die nächste Generation weitergegeben werden: Kinder von substanzmittelmissbrauchenden Eltern haben als Erwachsene deutlich häufiger vergleichbare Probleme (Yohn et al. 2015)

### ▪▪ Intervention
Zusammenarbeit und Austausch u. a. mit
- Suchtberatungsstellen oder
- Erwachsenenpsychiatrie für eine angemessene Berücksichtigung der kindlichen Perspektive bei psychiatrischen und psychotherapeutischen Maßnahmen für das Elternteil oder Haushaltsmitglied

### ▪ Psychische Erkrankung eines Haushaltsmitglieds
- Cave: Die vorliegende ACE-Kategorie bezieht sich auf alle Haushaltsmitglieder, nicht nur Elternteile. Zwar kann auch durch die psychische Erkrankung eines Geschwisters im selben Haushalt eine hohe Belastung ausgehen, durch die erzieherische Verantwortung der Eltern wiegt deren Beeinträchtigung durch psychische Probleme nochmals schwerer.

- Gerade auch bei psychisch kranken Eltern ist die Gefahr für vernachlässigendes Verhalten erhöht, da die Betroffenen durch akute Phasen der psychischen Krankheit oder andauernde Beeinträchtigungen im Erleben und Handeln eingeschränkt sind
- Die Betreuung eines psychisch kranken Haushaltsmitglieds – des anderen Elternteils, eines Geschwisters – bindet oft auch in beträchtlichem Ausmaß die Ressourcen der psychisch gesunden Bezugspersonen, die dann in der Betreuung der (psychisch gesunden) Kinder fehlen
- Die psychische Erkrankung des Haushaltsmitglieds kann aber auch finanziell zur Belastung werden, etwa wenn das psychisch gesunde Elternteil nicht mehr in gleichem Umfang einer Erwerbstätigkeit nachgehen kann
- Es besteht die Möglichkeit der Stigmatisierung der Kinder in der Schule, durch gleichaltrige Freundinnen und Freunde. Kinder psychisch kranker Eltern haben oft auch Hemmungen, ihre Peers mit nach Hause zu bringen
- Oft sind psychisch kranke Haushaltsmitglieder wiederholt und über längere Zeiten durch Klinikaufenthalte abwesend (vgl. auch ▶ Abschn. «Trennung von einem Elternteil»)
- Bei Suizidalität besteht auch die Gefahr einer hohen Belastung durch den Tod eines Elternteils

In Deutschland wurden Forschung und Praxis zu Beginn des aktuellen Jahrtausends immer stärker auf die Problematik aufmerksam, was auch zu einer verstärkten Verknüpfung zwischen Kinder- und Jugendpsychiatrie sowie der Erwachsenenpsychiatrie geführt hat (Plass und Wiegand-Grefe 2012). Kinder sollten in der Erwachsenenpsychiatrie nicht nur als Ressource für das psychisch kranke Elternteil gesehen werden, vielmehr muss vor allem die Gefährdung für das Kind beachtet werden. Dabei gilt zu bedenken, dass der Schutz des Kindeswohls durchaus zum Nachteil des betroffenen Elternteils erfolgen kann – etwa, wenn das Kind einer schizophrenen Mutter fremdplatziert wird, obschon sie es als einen der wenigen Hoffnungsschimmer in ihrem Leben betrachtet. Da Kinder besonders vulnerabel sind und mit Blick auf die gesellschaftliche Nachhaltigkeit ist deren Schutz jedoch gegenüber einer optimalen Gewährleistung des Wohls des psychisch kranken Erwachsenen etwas höher zu gewichten.

### ▪▪ Intervention
Zusammenarbeit und Austausch u. a. mit
- Erwachsenenpsychiatrie für eine angemessene Berücksichtigung der kindlichen Perspektive bei psychiatrischen und psychotherapeutischen Maßnahmen für das Elternteil oder Haushaltsmitglied
- Kinder- und Jugendhilfe, die möglicherweise gleichzeitig Hilfen zur Erziehung oder anderweitige Unterstützung anbietet
- Weitere Stellen wie Schulsozialarbeit können bei spezifischen Problemen (z. B. Stigmatisierung in der Schule aufgrund eines schizophrenen Elternteils) Hilfen bieten

### ▪ Gefängnisaufenthalt eines Haushaltsmitglieds
Die letzte ACE-Kategorie, die in der Skala erfasst wird, ist der Gefängnisaufenthalt eines Haushaltsmitglieds. Auch hier ist die Verknüpfung zwischen Ereignis und kindlicher

Belastung augenscheinlich. Es sind ähnliche Belastungsmomente wie bei den vorangegangenen Kategorien zu berücksichtigen, wobei die Folgen wiederum für inhaftierte Elternteile schwerer wiegen:
- Vertrauens- und Bindungspersonen sind mitunter für länger Zeit nicht mehr verfügbar
- Gefahr der Stigmatisierung
- Finanzielle Belastung der Familie

### Intervention
Zusammenarbeit und Austausch u. a. mit
- Polizei und Justizvollzug zur Aufrechterhaltung eines angemessenen Kontakts zwischen betroffenem Kind und inhaftierter Person
- Resozialisierungsstellen zur Berücksichtigung der Perspektive des Kindes bei Wiedereingliederung der ehemals inhaftierten Person

### Erfassung von Adverse Childhood Experiences
- Das Konzept der ACE ist eng mit den Bögen verknüpft, die zu dessen Erhebung entwickelt wurden, wobei diese Verfahren ihrerseits bereits an existierende Erhebungsinstrumente angelehnt waren (vgl. Schäfer et al. 2014)
- Der Adverse Childhood Experiences Questionnaire wurde weltweit in verschiedenste Sprachen übersetzt und in Dutzenden von Studien zu gesundheitlichen Folgen bei Erwachsenen eingesetzt (detaillierte Liste auf ▶ www.acestoohigh.com/research)
- Der Adverse Childhood Experiences Questionnaire wurde von Schäfer et al. 2009 autorisiert in eine deutsche Version (ACE-D) übersetzt. Sie ist hier abrufbar ▶ https://zep-hh.de/wp-content/uploads/2015/05/ACE_Bogen.pdf.

> **Praxistipp**
>
> Die enge Verknüpfung von gesundheitlicher Belastung im Erwachsenenalter mit ACE wurde in vielen Studien belegt. Zwar wurde bisher lediglich in den Niederlanden eine ACE-Fragebogen eingesetzt, der für den Einsatz bei Kindern angepasst wurde, allerdings können die ACE-Fragen gut bei der Exploration von Belastungen im Anamnese-Gespräch genutzt werden.

### Kritik ACE-Skala
- Die einzelnen ACE-Kategorien können i. d. R. sowohl mildere Ereignisse als auch sehr schwerwiegende Ereignisse umfassen. Dennoch bleibt der lineare Zusammenhang bestehen
- Die Summenscores legen eine lineare Dosis-Wirkungs-Beziehung nahe, allerdings wird in einer aktuellen methodenkritischen Studie darauf hingewiesen, dass eine rein lineare Aufsummierung weniger valide Ergebnisse produziert als die ursprünglich konzeptionelle Unterteilung in zwei Themencluster (Westermair et al. 2018)
- Kritisch muss beim Konstrukt der ACE dessen Allzuständigkeit genannt werden. Zumindest in einer reinen linearen Aufsummierung von jeglicher Art ungünsti-

ger Lebensumstände minimiert sich die Aussagekraft von Studienergebnissen zur Formel „Wer in der Kindheit viele Probleme hat, hat auch später viele Probleme"

> **Praxistipp**
>
> Misshandlung und Missbrauch werden in den medizinischen Statistiken noch ungenügend erfasst, entsprechend können zum Ausmaß der Aufdeckung kaum Aussagen gemacht und zur Verbesserung von Prävention und Intervention keine Erkenntnisse abgeleitet werden. Dokumentieren Sie entsprechend auch die hier möglichen ICD-10- oder ICD-11-Codes.

- **Intervention bei Multiproblemfamilien**

Die Erkenntnisse aus den ACE-Studien verweisen darauf, dass es oft nicht genügt, bei Kindern in Multiproblemfamilien (mit mehreren gleichzeitig vorhandenen ACE) isoliert auf die Psychopathologie zu fokussieren, psychopharmakologisch und psychotherapeutisch zu intervenieren. Vielmehr ist die Zusammenarbeit mit weiteren Versorgungssystemen für eine Stabilisierung des Umfelds notwendig.

– Mögliche Partner sind Kinderschutzambulanzen, Jugendamt, Familiengerichte, Mediationsangebote in Trennungs- und Scheidungsverfahren, Erwachsenenpsychiatrie, Sozialberatungsstellen, Sozialhilfe, aber auch Akteure im Strafrechtssystem

> **Praxistipp**
>
> Die Kommunikation mit den verschiedenen Versorgungssystemen wird durch unterschiedliche Verwendung von Fachbegriffen erschwert. Die Benutzung von psychiatrischem Jargon und Abkürzungen sind zu vermeiden.

– Die Stabilisierung von Familien- und Haushaltsmitgliedern – etwa durch (psycho)therapeutische Intervention bei Substanzabusus oder psychischer Krankheit eines Elternteils – kann zur Stabilisierung des betroffenen Kindes beitragen
– Die mögliche Verknüpfung von Angeboten ist vielfältig, sie sollte maßgeschneidert auf die Art der vorhandenen Probleme im familiären Kontext ausgerichtet sein
– Ein Case Management im Sinne einer Koordination der verschiedenen Angebote für das betroffene Kind beim Jugendamt bietet sich an, wird aber in der Praxis noch wenig im Sinne der Methode umgesetzt.

## Weiterführende Literatur

Statistisches Bundesamt (Destatis) (2016) Bevölkerung und Erwerbstätigkeit: Statistik der rechtskräftigen Beschlüsse in Eheauflösungssachen (Scheidungsstatistik) und Statistik der Aufhebung von Lebenspartnerschaften. Autor, Wiesbaden

Felitti VJ, Anda RF, Nordenberg D, Williamson DF, Spitz AM, Edwards V, … Marks JS (1998) Relationship of childhood abuse and household dysfunction to many of the leading causes of death in adults. Am J Prev Med 14:245–258

Kavemann Barbara (2006) Zusammenhänge zwischen Gewalt gegen Frauen und Gewalt gegen Kinder – Der Blick der Forschung. In: Kavemann Barbara, Kreyssing Ulrike (Hrsg.). Handbuch Kinder und häusliche Gewalt. Wiesbaden.

Leeb RT, Paulozzi L, Melanson C, Simon T, Arias I (2008) Child maltreatment surveillance: Uniform definitions for public health and recommended data elements, version 1.0. Centers for Disease Control and Prevention/National Center for Injury Prevention and Control, Atlanta

Plass A, Wiegand-Grefe S (2012) Kinder psychisch kranker Eltern. Beltz, Weinheim

Schäfer, I., Wingenfeld, K., & Spitzer, C. (2009). ACE-D; Deutsche Version des „Adverse Childhood Experiences Questionnaire (ACE)". Hamburg: . Universität Hamburg.

Schäfer I, Wingenfeld K, Spitzer C (2014) ACE-D: Deutsche Version des Adverse Childhood Experiences Questionnaire. In: Richter D, Brähler E, Strauß B (Hrsg) Diagnostische Verfahren in der Sexualwissenschaft. Hogrefe, Göttingen, S 11–15

Voll P, Jud A, Mey E, Häfeli C, Stettler M (Hrsg) (2008) Zivilrechtlicher Kindesschutz: Akteure, Prozesse, Strukturen. Interact, Luzern

Westermair AL, Stoll AM, Greggersen W, Kahl KG, Hüppe M, Schweiger U (2018) All unhappy childhoods are unhappy in their own way – differential impact of dimensions of adverse childhood experiences on adult mental health and health behavior. Front Psych 9:198. https://doi.org/10.3389/fpsyt.2018.00198

Witt A, Brown RC, Plener PL, Brähler E, Fegert JM (2017) Child maltreatment in Germany: prevalence rates in the general population. Child Adolesc Psychiatry Ment Health 11:47. https://doi.org/10.1186/s13034-017-0185-0

Witt A, Glaesmer H, Jud A, Plener PL, Brahler E, Brown RC, Fegert JM (2018) Trends in child maltreatment in Germany: comparison of two representative population-based studies. Child Adolesc Psychiatry Ment Health 12:24. https://doi.org/10.1186/s13034-018-0232-5

Yohn NL, Bartolomei MS, Blendy JA (2015) Multigenerational and transgenerational inheritance of drug exposure: the effects of alcohol, opiates, cocaine, marijuana, and nicotine. Prog Biophys Mol Biol 118(0):21–33. https://doi.org/10.1016/j.pbiomolbio.2015.03.002

**Websites**

http://acestoohigh.com/. Website zum Austausch über aktuelle ACE-Forschungsaktivitäten

http://www.cdc.gov/ace/. Website der US-amerikanischen Centers for Disease Control (CDC) zur ACE-Studienergebnissen

# Mutter und Kind als Patienten

## Inhaltsverzeichnis

**Kapitel 37** Regulationsstörungen bei Säuglingen und Kleinkindern Diagnostische Kriterien zwischen 0 und 3 Jahren – 567
*Ute Ziegenhain, Lina Hermeling, Melanie Steiner und Yonca Izat*

**Kapitel 38** Emotionale und Verhaltensauffälligkeiten im Alter von 3 bis 6 Jahren – 583
*Yonca Izat, Juliane Teich-Bělohradský, Jörg M. Fegert, Ute Ziegenhain und Michael Kölch*

**Kapitel 39** Psychische Störungen post partum – 599
*Ute Ziegenhain, Eva Möhler, Tanja Besier, Michael Kölch und Jörg M. Fegert*

# Regulationsstörungen bei Säuglingen und Kleinkindern Diagnostische Kriterien zwischen 0 und 3 Jahren

*Ute Ziegenhain, Lina Hermeling, Melanie Steiner und Yonca Izat*

Weiterführende Literatur – 580

© Springer-Verlag GmbH Deutschland, ein Teil von Springer Nature 2020
M. Kölch et al. (Hrsg.), *Klinikmanual Kinder- und Jugendpsychiatrie und -psychotherapie*,
https://doi.org/10.1007/978-3-662-58418-7_37

◘ Tab. 37.1.

◘ **Tab. 37.1** Regulationsstörungen bei Säuglingen und Kleinkindern zwischen 0 und 3 Jahren

| Erkrankung | Symptomatik | Therapiestrategie | Kodierungen in Klassifikationssystemen |
|---|---|---|---|
| Exzessives Schreien | Scheinbar grundloses, unstillbares Schreien Der Schreizustand lässt sich nur kurz durch immer neue und intensive Reize unterbrechen Übermüdung, Überreizung, Irritierbarkeit Unfähigkeit, zur Ruhe zu kommen | Psychoedukation der Bezugspersonen, Förderung der elterlichen Beziehungskompetenzen (Feinfühligkeit) durch Eltern-Kleinkind-Psychotherapie | Keine eigenständigen Krankheitsbilder nach ICD-10: F93.9 oder F43.2 ICD-11: MG44.0 |
| Schlafstörungen | Ein- und/oder Durchschlafstörung ohne somatische Ursachen | Spezifische Schlafintervention („Checking") | ICD-10: F51.9 ICD-11: 7B2Z |
| Fütterstörungen | Nahrungsverweigerung Mangelnde Gewichtszunahme bzw. Gewichtsabnahme Rumination | Spezifische verhaltenstherapeutische Interventionen zur Normalisierung des Essverhaltens | ICD-10: F98.2 ICD-11: KD32.Z |

**Fallbeispiel**

Die 16 Monate alte Stefanie wird von ihrer Mutter vorgestellt. Stefanie habe nachts Schwierigkeiten durchzuschlafen. Sie wache bis zu sechsmal in der Nacht auf und könne nur mithilfe der Mutter wieder einschlafen. Daher schlafe die Mutter jetzt auf einer Matratze neben Stefanies Bett. Tagsüber sei Stefanie dann häufig quengelig und habe heftige Trotzanfälle. Die Mutter empfindet das als sehr anstrengend und belastend.

Schwangerschaft und Geburt verliefen unauffällig. Mit 3 Monaten wurde bei Stefanie eine Nabelhernie operativ entfernt. Ansonsten keine weiteren somatischen Erkrankungen. Die motorische und sprachliche Entwicklung verlief unauffällig.

Die Mutter leidet unter einer leichten depressiven Erkrankung und ist durch Probleme in der Partnerschaft und finanzielle Verpflichtungen belastet. Sie möchte bald wieder ihre berufliche Tätigkeit aufnehmen und wünscht sich daher dringend, dass Melanie nachts durchschläft.

Neben der kinder- und jugendpsychiatrischen Anamnese, einer körperlichen Untersuchung von Stefanie und dem Erstellen von Schlafprotokollen durch die Mutter gehörte zur Diagnostik auch eine videografierte Interaktionsbeobachtung. Darin fiel auf, dass die Mutter

Regulationsstörungen bei Säuglingen und Kleinkindern…

häufig kontrollierend in das Spiel eingriff und selten positiv auf Interaktionsangebote des Kindes reagierte. In den folgenden Therapiegesprächen wurde mit der Mutter sowohl eine nächtliche Schlafintervention mit der „Checking-Methode" besprochen als auch mithilfe eines bindungs- und videobasierten Ansatzes an den mütterlichen Beziehungskompetenzen gearbeitet. Dabei konnte die Mutter immer mehr positive Aspekte in ihrem Kind wahrnehmen.

In der Folge verbesserte sich die Durchschlafstörung stark. Stefanie lernte, sich nachts nach und nach selbst zu beruhigen, wenn sie erwachte, und die Mutter musste sie nur noch in seltenen Fällen beim (Wieder-)Einschlafen unterstützen. Tagsüber erhielt Stefanie zu bestimmten Zeiten die ungeteilte Aufmerksamkeit ihrer Mutter, was sich sehr positiv auf die Beziehung zwischen Mutter und Kind und die Trotzanfälle auswirkte.

- **Epidemiologie**

Eine exakte Häufigkeitsangabe von Regulationsstörungen ist aufgrund unterschiedlicher Definitionen kaum möglich und für den behandelnden Kinderarzt von geringer Relevanz.

- **Exzessives Schreien:** 2,2–17,8 %
  - Beginn bis zur 6. Woche, höchste Prävalenz zwischen 6. und 8. Woche, deutliche Abnahme bis zur 12. Woche
- **Schlafstörungen:** 15–20 % in den ersten beiden Lebensjahren bei Verwendung eines engen Kriteriums (mindestens dreimaliges Aufwachen pro Nacht, in 5 Nächten pro Woche, bei dreimonatiger Dauer)
  - ca. 40 % der Eltern mit Kindern im Alter zwischen 6 und 36 Monaten werden mindestens einmal pro Nacht in ihrem Schlaf gestört
  - Schlafstörungen treten häufiger und persistierender bei Kindern auf, die lange gestillt werden bzw. die im elterlichen Zimmer schlafen
- **Fütterstörungen:** ca. 25 % bei gesunden Säuglingen, 35 % bei Kindern mit Entwicklungsstörung
  - Hohe Persistenz: 48 % der 6 Monate alten Kinder mit Fütterstörungen zeigten im Alter von 2–4 Jahren ebenfalls ein irreguläres Essen
  - Die **Gedeihstörung** kommt mit 3–4 % weniger häufig vor

- **Verlauf**

- **Exzessives Schreien** hört nicht unbedingt im 3. Monat auf. Etwa ein Drittel der betroffenen Kinder schreit auch noch im 4. Monat
- Bei einigen Kindern wird exzessives Schreien auch im 6. Monat noch beobachtet. Bei Kindern, die deutlich länger als 3 Monate schreien, werden häufiger auch andere Regulationsstörungen festgestellt. Auch haben sie ein erhöhtes Risiko für spätere Verhaltensauffälligkeiten (z. B. ADHS, Lernschwierigkeiten)
- **Schlafstörungen:** Ausgeprägte Schlafstörungen weisen eine hohe Persistenz auf. Bei ca. der Hälfte der Kinder, die mit 6 Monaten eine Schlafstörung hatten, bleibt diese bis zum 18. Lebensmonat oder bis ins 3. Lebensjahr bestehen
- **Fütterstörungen:** Wenn keine Beziehungsstörung oder psychopathologischen Belastungen der Mutter vorliegen, ist die Durchführung verhaltenstherapeutischer Maßnahmen für gewöhnlich erfolgreich. Bei posttraumatischen Fütterstörungen (ggf. mit sensumotorischen Beeinträchtigungen im Mundbereich) sowie Gedeihstörungen ist die Behandlung langwieriger und sollte stationär stattfinden

## Symptomatik und Klassifikation

- Regulationsstörungen gehören zu den am häufigsten von Eltern geschilderten Problemen im Säuglings- und Kleinkindalter (0–3). Sie beschreiben Schwierigkeiten in der kindlichen Verhaltensregulation, typischerweise exzessives Schreien, Schlaf- und Fütterstörungen
- Das Krankheitskonzept der frühen Kindheit ist beziehungsabhängig und nicht individuumszentriert; es bezieht die Qualität der Beziehungen und die wechselseitigen Interaktionen zwischen Eltern und Kind explizit mit ein
- Säuglinge und Kleinkinder sind für ihr physisches und psychisches Wohlbefinden auf externe Regulationshilfen ihrer Bezugsperson angewiesen und damit in besonderer Weise von feinfühligem elterlichen Verhalten abhängig. Insofern können Regulationsstörungen die Eltern-Kind-Beziehung mitunter massiv belasten
- Die Symptomtrias nach Papoušek et al (2002). benennt drei miteinander in Beziehung stehende Einflussfaktoren:
    - gestörte Regulation des kindlichen Verhaltens
    - assoziierte elterliche physische Belastungen
    - belastete oder gestörte Interaktionen zwischen Kind und Bezugsperson
- Folgen der frühkindlichen Regulationsstörung können sich persistierend auf der Ebene der Entwicklungs- wie auch auf der Bindungsebene zeigen. Altersspezifische Entwicklungsschritte sind hierbei immer mit zu bedenken
- Typischerweise liegt eine über mindestens einen Monat andauernde und dem Alter bzw. Entwicklungstand des Säuglings unangemessene Schwierigkeit vor, sich in einem oder mehreren regulativen Kontexten (Schlafen, Schreien, Füttern, Autonomie), auch mithilfe der Bezugsperson, erfolgreich zu regulieren
- Auffälligkeiten häufig in mehreren Regulations- und Interaktionskontexten (z. B. exzessives Schreien und Störung des Schlaf-Wach-Rhythmus)
- Alters- und entwicklungsphasentypische Erscheinungsformen der Regulationsstörungen (z. B. exzessives Schreien mit 3 Monaten und oppositionelles Verhalten im 3. Lebensjahr)
- Fließende Übergänge von normalen Entwicklungskrisen zu klinisch relevanten Störungen (dimensionales Krankheitsverständnis)
- Verhaltensprobleme oft auf spezifische Situationen, Zeiträume oder Bezugspersonen begrenzt
- Die Symptome sind häufig situativ und zeitlich fluktuierend

> **Praxistipp**
>
> Wessel-Regel: Unstillbare Schrei- oder Unruheepisoden an mehr als 3 Stunden pro Tag, an mindestens 3 Tagen pro Woche und über einen Zeitraum von mindestens 3 Wochen.
> Erste strukturierte Hinweise, der Einstieg in das Gespräch, ergeben sich aus dem Fragebogen von Papoušek, den der Berufsverband für Kinder- und Jugendärzte (BVKJ) für die Früherkennungsuntersuchungen U2 bis U6 empfiehlt.

Regulationsstörungen bei Säuglingen und Kleinkindern...

- **Exzessives Schreien (von Hofacker et al. 2007):**
  - Anfallsartige und ohne erkennbaren Auslöser auftretende Schrei- und Unruheepisoden in den ersten 6 Lebensmonaten
  - Geringe Tröstbarkeit während der Schreiattacken
  - Häufig Hypertonie der Muskulatur (geballte Fäuste, angezogene Beine, überstreckter Rücken), geblähter und harter Bauch, Gesichtsrötung
  - Auftreten oft in den frühen Abendstunden
  - Allgemein guter körperlicher Gesundheitszustand des Säuglings
  - Dauer mehr als 3 Stunden pro Tag, an mehr als 3 Tagen pro Woche, über mehr als 3 Wochen (Wessel-Regel)
  - Damit einhergehende Störung der Schlaf-Wach-Regulation: kurze Tagschlafphasen (häufig < 30 Minuten), Einschlafprobleme, verminderte Gesamtschlafzeit

> **Praxistipp**
>
> Exzessives Schreien erhöht das Risiko für gewaltsames Schütteln durch die Bezugspersonen. Das daraus resultierende Schütteltraumasyndrom („shaken baby syndrome") gehört zu den häufigsten Todesursachen im 1. und 2. Lebensjahr.

- **Schlafstörungen (von Hofacker et al. 2007)**
  - Aufgrund der hohen intra- und interindividuellen Variabilität hinsichtlich Schlafdauer und -häufigkeit ist eine allgemeingültige Definition von Schlafstörungen schwierig
  - Wiederholtes, kurzes nächtliches Aufwachen im frühen Säuglingsalter ist physiologisch
  - Es können Ein- und Durchschlafstörungen unterschieden werden
  - Einschlafstörung:
    - Einschlafen nur mit Unterstützung und Einschlafhilfen durch die Eltern
    - Einschlafdauer länger als 30 Minuten
  - Durchschlafstörung:
    - etwa dreimaliges nächtliches Aufwachen in mindestens 4 Nächten pro Woche, ohne selbstständiges Wiedereinschlafen und/oder
    - nächtliche Aufwachphasen im Durchschnitt länger als 20 Minuten
    - Verschiebung des zirkadianen Schlaf-Wach-Rhythmus
    - Störung der Wachbefindlichkeit des Säuglings

> **Praxistipp**
>
> Eine allgemein gültige Definition für frühkindliche Schlafstörungen gibt es nicht. Im Säuglingsalter ist wiederholtes nächtliches Aufwachen physiologisch. In der Leitlinie der DGKJP wird zwischen Ein- und Durchschlafstörungen unterschieden:
> **Einschlafstörung**: Kind benötigt trotz Unterstützung und Einschlafhilfen länger als 30 Minuten zum Einschlafen.
> **Durchschlafstörung**: Kind wacht mindestens dreimal pro Nacht mit Unruhe und Schreien auf, ohne selbstständig wieder einzuschlafen, oder die nächtlichen Aufwachphasen dauern mindestens viermal pro Woche länger als 20 Minuten.
> (DGKJP et al. 2007; Papušek 2002)

- **Fütterstörungen (von Hofacker et al. 2007):**
- Die Fütterinteraktion wird von den Eltern über einen Zeitraum von mindestens einem Monat als problematisch empfunden
- Bei Kindern ab 3 Monaten, wenn ein einzelnes Füttern mehr als 45 Minuten dauert und/oder die Abstände zwischen den Mahlzeiten weniger als 2 Stunden betragen
- Evtl. Vorliegen einer Gedeihstörung
- Essunlust und Nahrungsverweigerung ohne ausreichende organische Ursachen
- Schwer erkennbare Hunger- oder Sättigungssignale
- Sehr wählerisches Essverhalten
- Essverhalten und -fertigkeiten altersunangemessen
- Rumination/Regurgitation ohne organische Ursache
- Kau-, Saug- oder Schluckprobleme
- Orofaziale Überempfindlichkeit
- Inadäquate elterliche Reaktionen in der Füttersituation
    - Ablenkung
    - Druck
    - Zwang
    - depressive Grundstimmung bei den Mahlzeiten
- Eine Fütterstörung kann mit oder ohne Gedeihstörung vorliegen

> **Praxistipp**
>
> Vorübergehende Fütterprobleme sind im Säuglingsalter häufig. Die Abgrenzung zu einer Fütterstörung ist nicht immer einfach. Die DGKJP (2007) definiert die Fütterstörung wie folgt:
> Die Fütterinteraktion wird von den Eltern über mehr als einen Monat hinweg als problematisch empfunden. Ab dem 4. Lebensmonat dauert das Füttern durchschnittlich länger als 45 Minuten und/oder die Pause zwischen den Mahlzeiten dauert weniger als 2 Stunden.

- **Gedeihstörung:**
- Bei normalem Geburtsgewicht über der 3. Perzentile findet ein Abfall durch Gewichtsstagnation oder -verlust über 2 Hauptperzentilen hinweg oder unter die 3. Perzentile über einen Zeitraum von 2 Monaten (Säuglinge < 6 Monate) bzw. 3 Monaten (Säuglinge > 6 Monate) statt
- Bei einem Geburtsgewicht unter der 3. Perzentile ist jeder Gewichtsverlust und jede Gewichtsstagnation, über einen Monat hinaus, als Gedeihstörung zu werten

- **Weitere Regulationsstörungen**

Im späteren Kleinkindalter kann sich eine Regulationsstörung infolge von veränderten Entwicklungsaufgaben (Bindungs-Explorations-Balance, Autonomie-Abhängigkeits-Konflikt) z. B. in Form von übermäßigem oppositionellem Verhalten und von Trotzverhalten oder als starkes Fremdeln zeigen (s. ▶ Kap. 38).

## Diagnostische Kriterien
### ICD-10
In der ICD-10 sind die Besonderheiten im Störungskonzept der unter 3-Jährigen, insbesondere die Einbettung der Regulationsstörungen in einen Beziehungskontext, noch nicht ausreichend berücksichtigt. Dennoch ist eine Diagnosestellung nach ICD-10 unter den folgenden Kategorien möglich:
- F93.9 Emotionale Störung des Kindesalters
- F43.2 Anpassungsstörung
- F51.9 Nichtorganische Schlafstörung
- F98.2 Fütterstörung im frühen Kindesalter

Der Schweregrad einer Regulationsstörung lässt sich anhand der folgenden Kriterien unterscheiden:
- Dauer (< 1 Monat, 1–3 Monate, > 3 Monate)
- Anzahl der betroffenen Verhaltens- und Interaktionsbereiche (Pervasivität)
- Kindliche Beeinträchtigung bei der Bewältigung von Entwicklungsaufgaben
- Ausmaß der Beziehungsbelastung
- **Exzessives Schreien:**
  - Erfüllen bzw. Nichterfüllen der Wessel-Regel
  - Intensität und Qualität des Schreiens
- **Schlafstörungen:** Bestimmung von Schlaf-Scores, in die z. B. eingehen:
  - Bettgehzeit/Einschlafdauer
  - durchschnittliche Gesamtschlafzeit
  - Anzahl gestörter Nächte pro Woche
  - Anzahl und Dauer nächtlicher Wachphasen
  - Wachbefindlichkeit des Kindes
- **Fütterstörungen:** mit/ohne Gedeihstörung

### ICD-11
Eine Diagnosestellung nach ICD-11 ist unter den folgenden Kategorien möglich:
- MG44.0 Exzessives Schreien beim Säugling
- KD32 Fütterstörungen bei Neugeborenen
  - KD32.0 Langsames Füttern bei Neugeborenen
  - KD32.1 Unterernährung bei Neugeborenen
  - KD32.2 Überernährung bei Neugeborenen
  - KD32.3 Neonatale Stillprobleme
  - KD32.4 Gedeihstörung bei Neugeborenen
  - KD32.Y Sonstige Fütterstörungen bei Neugeborenen
  - KD32.Z Fütterstörungen bei Neugeborenen, nicht näher bezeichnet
- MG43.30 Fütterstörung beim Säugling
- MG43.31 Fütterstörung beim Kind

### Klassifikationsschema ZERO TO THREE

Von der Arbeitsgruppe ZERO TO THREE (2005) wurde ein multiaxiales Klassifikationsschema für die ersten 3 Lebensjahre entwickelt, das die Besonderheiten dieser Altersgruppe besser berücksichtigt und im englischen Sprachraum bereits weit verbreitet ist. Es wird dort von einer „Regulationsstörung der sensorischen Verarbeitung" (400) gesprochen, die in die folgenden Untergruppen eingeteilt werden kann:

- Der überempfindliche Typ hat eine niedrige Reizschwelle und reagiert bereits bei geringer Stimulation entweder vermeidend (Typ A) oder extrem schwierig (Typ B)
- Der unterempfindliche Typ hat dagegen eine hohe Reizschelle und braucht viel Stimulation von der Bezugsperson, damit sein Interesse geweckt wird
- Der reizsuchende Typ sucht für sein Alter übermäßig viel Stimulation und handelt impulsiv

Die genannten Untergruppen können eine Hilfestellung bei der Klassifikation sein, wobei berücksichtigt werden sollte, dass ihre Reliabilität noch nicht ausreichend überprüft ist.

Daneben werden im klinischen Alltag auch Symptome beobachtet, die nicht im unmittelbaren Zusammenhang zu einer Störung der „sensorischen Verarbeitung" stehen (von Hofacker et al. 2007). Typische Merkmale dieser Störung sind: persistierendes exzessives Schreien, Schlafstörungen, Fütter- und Essstörungen, Trennungsängste, exzessive Wutanfälle, oppositionelles Verhalten, Selbststimulationen, Stereotypien, Jaktationen, exzessive Nahrungsaufnahme (von Gontard et al. 2012).

### Ätiologie

- Unter Berücksichtigung der Symptomtrias (s. oben) kann von einem psychosozialen Vulnerabilitäts-Stress-Modell ausgegangen werden
- Bei der Entstehung kann ein leicht erregbares kindliches Temperament eine Rolle spielen
- Zur Aufrechterhaltung tragen dann unangemessene elterliche Reaktionen und mangelnde Beziehungs- und Erziehungskompetenzen der Eltern bei

### Komorbiditäten

Probleme mit Schreien, Schlafen oder Füttern sind häufig kein isoliertes Phänomen. Die verschiedenen Formen der Regulationsstörungen treten oft komorbid auf. Außerdem können frühe Regulationsprobleme (exzessives Schreien) spätere Verhaltensauffälligkeiten des Kleinkinds (Fütter- und Schlafstörungen, ängstliches oder oppositionelles Verhalten) vorhersagen.

### Diagnostik

- Grundlage für die Diagnosestellung: genaue **Exploration der Bezugsperson hinsichtlich der kindlichen Symptomatik und ihres Entwicklungskontexts**
- Bezüglich der berichteten Symptomatik sollten erfragt werden:
    - der genaue Beginn
    - der Verlauf
    - mögliche Auslöser
    - das subjektive Erklärungsmodell
    - die tatsächliche und subjektive Belastung der Bezugsperson

Regulationsstörungen bei Säuglingen und Kleinkindern…

- Zur kindlichen Anamnese gehören:
    - Schwangerschaftsverlauf und Geburt
    - motorische, sprachliche und sozioemotionale Entwicklung in den ersten 3 Lebensjahren
    - akute oder chronische Erkrankungen
    - Krankenhausaufenthalte
    - längere Trennungen von der Bezugsperson
- Außerdem werden Art und Dauer der (Fremd-)Betreuung des Kindes erfragt
- Daneben spielt die Erfassung von familiären Belastungsfaktoren (z. B. psychische Erkrankung eines Elternteils) und Ressourcen (z. B. soziale Unterstützung) eine entscheidende Rolle
- Eine ausführliche **körperliche Untersuchung** zur Abklärung von körperlichen Ursachen (Differenzialdiagnostik) ist fester Bestandteil der Diagnostik
- **Videogestützte Interaktionsdiagnostik** in strukturierten (Wickeln, Füttern, Baden) und unstrukturierten (freies Spiel) Kontexten gibt Aufschluss über die selbstregulatorischen Kompetenzen des Kindes, die elterliche Feinfühligkeit und mögliche Probleme in der Eltern-Kind-Interaktion (Verfahren, wie z. B. „CARE-Index" [Crittenden 2007] oder „Emotional Availability" [Biringen 2012], die ein Training mit Reliabilitätsprüfung verlangen, sowie praxistaugliche und ökonomische Screening-Verfahren wie „Lernprogramm Babylesen" (Ziegenhain et al. 2010) zur Selbstpraxis)
- Die Beobachtung der problemspezifischen Situation erlaubt eine genauere Problem- und Verhaltensanalyse (z. B. bei Fütterstörungen)
- Weitere Beobachtungskontexte geben einerseits Aufschluss über die Pervasivität der Störung, andererseits Anregungen für einen ressourcenorientierten Ansatz in der Therapie
- Elterliche **Tagebuchaufzeichnungen oder Protokolle zu Schreien, Schlafen und/oder Füttern**, die über einen begrenzten Zeitraum zur Diagnostik oder im Verlauf zur Therapiekontrolle geführt werden, sind weitere wichtige diagnostische Informationsquellen

## Fragebogenverfahren

- Fragebogenverfahren und strukturierte Interviews wie Child Behavior Checklist (CBCL) 1½–5: ergänzender Einsatz bei der Beurteilung der kindlichen Verhaltensauffälligkeiten und der psychischen sowie psychosozialen Belastung der Bezugspersonen
- Infant Characteristics Questionnaire (ICQ): Erfassung der elterlichen Einschätzung des kindlichen Temperaments
- Einstellungen von Müttern mit Kindern im Kleinstkindalter (EMKK): Erfassung der Einstellungen der Mutter zu ihrem Kind
- Standardverfahren wie die Symptom-Checkliste SCL-90-R: Beurteilung der elterlichen Psychopathologie
- Edinburgh Postnatal Depression Scale (EPDS): Diagnostik einer postpartalen Depression
- Mithilfe von standardisierten Skalen, z. B. Parent-Infant Relationship Global Assessment Scale – PIR-GAS (ZERO TO THREE), kann die Qualität der Eltern-Kind-Beziehung quantifiziert werden

#### Labor- und sonstige Diagnostik
- ggfs. Labor zum Ausschluss somatischer Ursachen:
  - SD-Werte
  - Blutbild
- Schlaf-EEG bei Verdacht auf
  - Schlafapnoe-Syndrom
  - hirnorganische Störung
  - epileptische Anfälle
- Anthropometrie

#### Differenzialdiagnostik
- Posttraumatische Belastungsstörung
- Bindungsstörungen
- Somatische Erkrankungen:
  - neurologische Erkrankungen
  - genetische Syndrome
  - hirnorganische Schädigungen/Erkrankungen
  - Adenoide
  - asthmatische Bronchitis
  - gastrointestinale Erkrankungen

### Therapie
- Aufgrund der besonderen Bedeutung der Eltern-Kind-Interaktion bei der Entstehung und Aufrechterhaltung von Regulationsstörungen wird die Behandlung mit Bezugspersonen und Kind gemeinsam durchgeführt
- Je nach Ausprägungsgrad und Pervasivität der Regulationsstörung reicht die adäquate Intervention von der Entlastung der Bezugspersonen durch entwicklungspsychologische Informationen über interaktionszentrierte Beratung bis hin zur Eltern-Kleinkind-Psychotherapie
- Vorgehen des Therapeuten mit entsprechendem entwicklungspsychologischem und -pathologischem Wissen
  - entweder psychodynamisch mit Fokus auf die elterlichen Repräsentationen
  - oder systemisch
  - oder interaktionszentriert (verhaltenstherapeutisch)
- In der Regel erfolgt die Behandlung im ambulanten Setting
- Bei starker psychosozialer Belastung, körperlicher Gefährdung des Kindes, drohender Kindesmisshandlung oder -vernachlässigung sowie Ausbleiben von Behandlungserfolgen ist eine (teil-)stationäre Behandlung von Bezugsperson und Kind gemeinsam indiziert
- Die Grenzen des therapeutischen Vorgehens liegen in einer ausgeprägten Psychopathologie der Bezugsperson sowie übermäßigen Partnerschaftskonflikten oder -gewalt
- In diesem Fall ist die Motivierung der Eltern zur begleitenden eigenen Psycho- oder Paartherapie die Voraussetzung für eine erfolgreiche Eltern-Kleinkind-Psychotherapie

*Regulationsstörungen bei Säuglingen und Kleinkindern…*

> **Praxistipp**
>
> Eine Trennung des Kindes von seiner Bezugsperson sollte bei (teil-)stationärer Behandlung unbedingt vermieden oder durch die Förderung regelmäßiger Besuchskontakte in engen zeitlichen Intervallen abgepuffert werden.

### Interaktionszentrierte Eltern-Kleinkind-Psychotherapie
- Vorgehen gemeinsam mit den Eltern
- Bewährt haben sich bindungsbasierte und videogestützte Ansätze zur Stärkung elterlicher Beziehungs- und Erziehungskompetenzen, wie etwa STEEP (Steps Toward Effective and Enjoyable Parenting; Suess et al. 2016) oder die Entwicklungspsychologische Beratung (EPB, Ziegenhain et al. 2006; Pillhofer et al. 2015: vgl. ▶ Kap. 22 und 38)
- Anhand von kurzen gelungenen und noch nicht gelungenen, auf Video aufgezeichneten Interaktionssequenzen werden die Zeichen von Offenheit und Belastung des Kindes erarbeitet und die Verhaltensweisen der Bezugsperson im Hinblick auf die Reaktion des Kindes analysiert
- Ressourcenorientiert und von einer wertschätzenden Haltung gegenüber der Bezugsperson geprägt
- Aufnahme der Videosequenzen in
    - strukturierten Situationen wie Füttern, Wickeln oder Baden und
    - unstrukturierten Situationen wie freiem Spiel
- Es werden dabei nicht nur die Problemsituationen in den Fokus genommen, da sich dysfunktionale Interaktionsmuster häufig auch in vordergründig unbelasteten Spielsituationen zeigen und dort oft leichter und ressourcenorientierter bearbeitet werden können
- Durch den Einbezug verschiedener Interaktionskontexte kann eine Aussage über die Pervasivität der Regulationsstörung gemacht werden (Diagnostik)
- Übergeordnetes Ziel: Harmonisierung der Eltern-Kind-Interaktionen durch (Re-)Aktivierung der intuitiven elterlichen Kompetenzen und damit der Fähigkeit, die Signale des Kindes zu erkennen, richtig zu interpretieren und dann prompt und angemessen darauf zu reagieren
- Maßstab für die Angemessenheit des elterlichen Verhaltens ist immer die Reaktion des Kindes (→ Konzept der Entwicklungspsychologischen Beratung nach Ziegenhain et al. 2006)

**Verhaltensmarker**
Verhaltensmarker von Kind und Bezugsperson zeigen die folgenden Übersichten.

> **Verhaltensmarker beim Säugling**
> Zeichen beim Säugling, die seine Offenheit für eine Interaktion mit der Bezugsperson signalisieren:
> - Rosige Haut, gleichmäßige Atmung, leicht geöffneter Mund
> - Angemessener Muskeltonus, flüssige Körperbewegungen
> - Aufmerksamer und entspannter Wachzustand
> - Lautieren, Lächeln, Suchen von Blickkontakt

**Selbstregulative Kompetenzen des Säuglings:**
- Hand zum Mund geben
- Hände in der Körpermitte zueinander geben
- Füße aneinanderlegen
- Hände am Knie abstützen

**Zeichen beim Säugling, die auf seine Belastung hindeuten:**
- Marmorierte, rötliche oder blasse Hautfarbe
- Gepresste, unregelmäßige Atmung
- Grimassieren, Zittern, Würgen, Spucken, Schluckauf oder Gähnen
- Angespannte Muskulatur, roboterartige Bewegungen, überstreckter Rücken, Fäusteln
- Sehr schlaffe Muskulatur, fahrige Bewegungen
- Dösen, Meckern oder Schreien
- Aufgerissene Augen, Durchstarren
- Abwenden des Blicks, Weinen

**Verhaltensmarker bei Bezugspersonen**
Die Verhaltensweisen der Bezugsperson, die das Kind dabei unterstützen, in einen physiologisch ausgeglichenen, aufmerksamen und interaktionsbereiten Zustand zu kommen, variieren je nach Alter und Temperament des Kindes (sogenanntes intuitives Elternverhalten nach Papousek und Papousek 1987); für Säuglinge gehören dazu:
- Hohe und übertriebene Sprachmelodie (Ammensprache)
- Augenbrauengruß
- Abstand zum Gesicht des Säuglings entsprechend seiner Sehfähigkeit (ca. 20 cm)
- Halt und Sicherheit vermittelnde Körperhaltung (Strukturieren des Säuglings, Unterstützen beim Zusammengeben von Händen und Füßen)

■ **Weitere therapeutische Grundsätze**
- Entsprechend einem modernen verhaltenstherapeutischen Ansatz wird die interaktionszentrierte Eltern-Kleinkind-Psychotherapie in die Lern- und Entwicklungsgeschichte von Bezugsperson und Kind eingebettet
- In manchen Fällen spielt z. B. die Bearbeitung von „Geistern im Kinderzimmer", also unreflektierte und oft handlungsleitende Emotionen und Kognitionen aus der eigenen Biographie der Bezugsperson im Hinblick auf die Interaktion mit dem Kind, eine entscheidende Rolle
- Der Einbezug der Väter in die Therapie im Sinne der Triangulierung ist wünschenswert

- In der Regel sind 5–10 Sitzungen für die Behandlung von Regulationsstörungen ausreichend
- Das beschriebene therapeutische Vorgehen kann bei allen Formen der Regulationsstörung angewendet werden

Besonderheiten für die einzelnen Störungsbilder, vor allem hinsichtlich der Beratung von Eltern

### Exzessives Schreien (von Hofacker et al. 2007)
- Information der Eltern über den normalen Verlauf des Schreiens
- Vermeidung von Überstimulation, z. B. durch „Beklopfen", schnelles Schaukeln oder Wippen, laute Musik oder lärmendes Spielzeug, rasche Wechsel der Beruhigungsmethoden
- Strukturierung des Tagesablaufs mit regelmäßigen Zeiten für Schlafen, Füttern und spielerischer Interaktion
- Vermeidung von Übermüdung des Kindes
- Überbrückung kritischer Schrei- und Unruhephasen, z. B. durch Spaziergänge
- Entlastung der primären Bezugsperson durch soziale Unterstützung
- Kurze Auszeiten bei akuter Überlastung der Bezugsperson

### Schlafstörungen (von Hofacker et al. 2007)
- Information der Eltern über die kindliche Schlaf-Wach-Regulation und ihre Entwicklung
- Strukturierung des Tagesablaufs mit regelmäßigen Ruhe- und Bettgehzeiten
- Durchführung eines individuellen Einschlafrituals
- Anwendung von Ein- und Durchschlafregeln (z. B. „Checking", s. unten)
- Einsatz von Einschlafhilfen, die das Kind selbst kontrollieren kann (z. B. Schmusetier, oder -tuch)

> **Praxistipp**
>
> **„Checking"**
> Bei dieser Methode verabschieden sich die Eltern nach dem Einschlafritual vom Kind und verlassen das Zimmer. Wenn das Kind weint oder schreit, wird den Eltern empfohlen, in regelmäßigen Abständen ins Zimmer zurückzukehren, dem Kind zu versichern, dass sie da sind und alles in Ordnung ist, und dann wieder zu gehen. Damit wird dem Kind ein Gefühl von Sicherheit vermittelt, und es wird ihm die Gelegenheit gegeben, sich selbst wieder zu beruhigen.

### Fütterstörungen (von Hofacker et al. 2007):
- Strukturierung des Tagesablaufs mit Nahrungspausen, um Hunger und damit die Motivation zu essen zu ermöglichen
- Klare Trennung von Essen und Spielen
- Die Bezugsperson bestimmt, wann, wie oft und was angeboten wird (altersangemessen und ausgewogen), das Kind darf selbstständig wählen, wie viel es essen möchte
- Vermeidung von Ablenkung, Druck, Forcierung oder Zwang bei den Mahlzeiten

- Ermöglichung und Verstärkung von altersangemessenem, zunehmend selbstständigerem Essverhalten
- Ignorieren von bzw. klare Grenzsetzung bei unangemessenen Essverhalten (provozierendes Verweigern, Spielen mit dem Essen)

### Posttraumatische Fütterstörung

- Sie kann erfolgreich mit der Methode der systematischen Desensibilisierung behandelt werden
- Es werden häufig (alle 1–2 Stunden) kleinere Mengen an Nahrung bis zur Schwelle einer angstgetönten Reaktion angeboten
- Ebenso wie bei der Fütterstörung mit Gedeihstörung ist eine Behandlung deutlich langwieriger und schwieriger und sollte in einem stationären Setting mit pädiatrischer Überwachung vorgenommen werden

### Pharmakotherapie

- Bei exzessivem Schreien kann der Einsatz von Simethicon (Sab Simplex) meist Häufigkeit und Schwere der Symptomatik nur unzureichend bessern
- Mit Ausnahme von akuten Krisen sind sedierende medikamentöse Behandlungen bei frühkindlichen Schlafstörungen nicht indiziert

### Weitere Maßnahmen und Hilfen

- Diäten von stillenden Müttern mit Vermeidung spezifischer Nahrungsmittel können im Einzelfall positive Effekte auf die Schreidauer des Säuglings haben
- Eine Umstellung der Säuglingsnahrung auf eine streng hydrolisierte Diät ist nur bei nachgewiesener Kuhmilchintoleranz indiziert
- Bei funktionellen Störungen des Bewegungsapparats oder sensomotorischen Beeinträchtigungen von Säuglingen kommt in Betracht
    - sensorische Integration
    - Ergotherapie
    - Heilpädagogik

## Weiterführende Literatur

Crittenden PM (2007) CARE-Index coding manual. Unpublished manuscript. Family Relations Institute, Miami

Deutsche Gesellschaft für Kinder- und Jugendpsychiatrie und Psychiatrie et al (2007) Leitlinien zur Diagnostik und Therapie von psychischen Störungen im Säuglings-, Kindes- und Jugendalter, 3. Aufl. Deutscher Ärzte Verlag, Köln, S 311–317

Gontard v A, Möhler E, Bindt C (2012) Leitlinien zu psychischen Störungen im Säuglings-, Kleinkind und Vorschulalter (S2k). Entwurfsfassung für die Deutsche Gesellschaft für Kinder- und Jugendpsychiatrie und Psychotherapie (Hrsg)

von Hofacker N, Lehmkuhl U, Resch F, Papousek M, Barth R, Jacubeit T (2007) Regulationsstörungen im Säuglings- und Kleinkindalter. In: Deutsche Gesellschaft für Kinder- und Jugendpsychiatrie und Psychotherapie (Hrsg) Leitlinien zur Diagnostik und Therapie von psychischen Störungen im Säuglings-, Kindes- und Jugendalter. Deutscher Ärzte Verlag, Köln, S 357–378

Papousek M (2002) Störungen des Säuglingsalters. In: Esser G (Hrsg) Lehrbuch der klinischen Psychologie und Psychotherapie des Kindes- und Jugendalters. Thieme, Stuttgart, S 80–101

Papousek M (2004) Regulationsstörungen der frühen Kindheit: Klinische Evidenz für ein neues diagnostisches Konzept. In: Papousek M, Schieche M, Wurmser H (Hrsg) Regulationsstörungen der frühen Kindheit. Huber, Bern, S 77–110

Pillhofer M, Spangler G, Bovenschen I, Künster AK, Gabler S, Fallon B, Fegert JM, Ziegenhain U (2015) Pilot study of a program delivered within the regular service system in Germany: effect of a short-term attachment-based intervention on maternal sensitivity in mothers at risk for child abuse and neglect. Child Abuse Negl 42:163–173

Suess GJ, Bohlen U, Carlson E, Spangler G, Maier MF (2016). Effectiveness of attachment based STEEP intervention in a German high-risk sample. Attachment & Human Development. https://doi.org/10.1080/14616734.2016.1165265. von Gontard A, Möhler E, Bindt C (2012) Leitlinien zu psychischen Störungen im Säuglings-, Kleinkind und Vorschulalter (S2k). Entwurfsfassung für die Deutsche Gesellschaft für Kinder- und Jugendpsychiatrie und Psychotherapie (Hrsg)

ZERO TO THREE (2005) Diagnostic classification of mental health and developmental disorders of infancy and early childhood: revised edition (DC: 0–3R). ZERO TO THREE Press, Washington, DC

Ziegenhain U (2009) Seelische Entwicklungen und ihre Störungen in der frühen Kindheit. In: Schlack H, Thyen U, von Kries R (Hrsg) Sozialpädiatrie. Springer, Berlin/Heidelberg/New York/Tokio

Ziegenhain U, Fries M, Bütow B, Derksen B (2006) Entwicklungspsychologische Beratung für junge Eltern: Grundlagen und Handlungskonzepte für die Jugendhilfe. Weinheim, Juventa

Ziegenhain U, Ziegenhain U, Gebauer S, Ziesel B, Künster AK, Fegert JM (2010) Lernprogramm Baby-Lesen. Übungsfilme für Hebammen, Kinderärzte, Kinderkrankenschwestern und Sozialberufe. Hippokrates, Stuttgart

# Emotionale und Verhaltensauffälligkeiten im Alter von 3 bis 6 Jahren

*Yonca Izat, Juliane Teich-Bělohradský, Jörg M. Fegert, Ute Ziegenhain und Michael Kölch*

Weiterführende Literatur – 596

**Fallbeispiel**

Der 4,3-jährige Raven wird ambulant vorgestellt. Anlass ist eine anonyme Meldung beim Jugendamt über Gewalt durch die Mutter, die diese verneint. Raven sei unruhig, unkonzentriert und „stur", schlage und bespucke andere Kinder und die Mutter. Er schlafe schlecht ein. Die 25-jährige Mutter ist alleinerziehend. Sie selbst schildert sich als eher impulsiv („wenn mich der Balg nervt, raste ich aus, tut mir dann immer danach leid"). Raven schreie immer im Bett, wenn er einschlafen solle und sie nehme in dann, wenn der Partner nicht da sei, zu sich ins Bett.

Sie äußert, sie sei an ihrer Belastungsgrenze. Sie bekomme Druck von ihrem aktuellen Partner, der nicht der Vater von Raven sei. Dieser sage ihr, sie solle strenger mit Raven sein. Ihre eigene Mutter mache ihr auch Stress, weil sie immer wieder sage, Raven brauche mehr Erziehung. Zur Eigenanamnese schildert sie, dass sie vom 15. Lebensjahr an in einem Heim gelebt habe, da sie damals „viel Scheiß" gebaut habe. Vorher hätte sich ihre Mutter von ihrem Vater getrennt und einen neuen Lebensgefährten gehabt, mit dem sie sich nicht verstanden habe. Ravens Vater sei eine nur kurze Beziehung gewesen, momentan sei er inhaftiert wegen Vergehen gegen das Betäubungsmittelgesetz. Von einer Psychotherapeutin sei ihr damals im Heim eine Borderline-Persönlichkeitsstörung attestiert worden. Sie arbeite als Reinigungskraft in einem Krankenhaus.

Zur Entwicklung von Raven schildert die Mutter, dass die sprachliche, kognitive und körperliche Entwicklung ihrer Meinung nach unauffällig gewesen seien, der Kinderarzt habe aber mal eine Förderung der Sprache empfohlen, weil Raven wenig spreche.

In der Untersuchung und Behandlung fällt ein sehr ungesteuertes Verhalten von Raven auf, der wahllos Papier und Stifte nimmt, keine Zeichnung beendet und im Raum herumläuft. Auf sehr harsche Aufforderungen der Mutter reagiert er nicht, bis diese ihn körperlich rüde auf ihren Schoss zerrt, worauf Raven zu schreien und zu schlagen beginnt.

- Im Kleinkindalter auftretende Störungen haben eine hohe Gefahr, auch im weiteren Entwicklungsverlauf zu Problemen zu führen
- Interventionen in diesem Altersbereich haben die höchsten Effekte, was die Reduktion von Belastungen und Teilhabeproblemen anbelangt
- In diesem Altersbereich bestehen spezifische Risikofaktoren, die durch niedrigschwellige Interventionen und Präventionsmaßnahmen gezielt adressiert werden können und große Effekte haben
- Die Vulnerabilität für die Entstehung für chronische psychische Störungen ist in diesem Altersbereich besonders hoch

### Epidemiologie
- In Deutschland zeigen nach der KiGGS-Studie 13,9 % der Mädchen und 20,4 % der Jungen im Alter von 3–6 Jahren psychische Auffälligkeiten im Screening
- Zeigten von den Mädchen 6 Jahre später noch 32 % weiterhin Auffälligkeiten, so waren es bei den Jungen immerhin 52 %; insbesondere bei Jungen sind frühe Auffälligkeiten oft Indikatoren für chronische Verhaltensprobleme

### Risikofaktoren für früh auftretende psychische Störungen
- Pränatale Faktoren:

- Eltern/Mutter: Substanzabusus, psychische Erkrankung, psychosoziale Konflikte in der Schwangerschaft
- Peri- und postnatale Faktoren:
    - z. B. Frühgeburt, SGA („small for gestational age"), perinatale Asphyxie
- Genetische Erkrankungen (z. B. Chromosomenanomalien), Epilepsien oder Behinderungen/psychische Störungen (z. B. Intelligenzminderung, Autismus)
- Schwierige Temperamentsmerkmale nach Thomas/Chess: Schwierigkeiten mit biologischen Funktionen wie Essen, Schlafen, Ausscheidung; Vermeidungsreaktionen angesichts neuer Menschen und Situationen; langsames Anpassungsvermögen an Veränderungen; hohe Intensität von Reaktionen und eine vorwiegend negative Stimmungslage
- Sprech-, Sprach- oder Kommunikationsschwierigkeiten
- Niedriger sozioökonomischer Status der Eltern
- Psychische Erkrankung/Substanzkonsum bei den Eltern, eigene Vorgeschichte mit ACE (s. ▶ Kap. 36)
- Unsichere Bindungsorganisation/ungünstiges elterliches Verhalten
- Niedriges Bildungsniveau der Eltern
- Familiäre Disharmonie/häusliche Gewalt
- Kriminalität innerhalb der Familie
- Minderjährige Elternschaft

> **Praxistipp**
>
> Während in der frühen Kindheit Auffälligkeiten als Regulationsstörungen beschrieben werden, ist in der Altersgruppe der Kinder von 3–6 Jahren die Zuordnung der Symptomatik deutlich komplexer. Oft mischen sich externalisierende und internalisierende Symptome. Auch die Differenzialdiagnose zu Entwicklungsverzögerungen, Intelligenzminderung, genetischen Syndromen und Autismus ist oft schwierig (vgl. ▶ Kap. 16 und 32). Die Einordnung in später eher eindeutige Störungsbilder, wie ADHS, Autismus oder Behinderungen wie Intelligenzminderung, ist in dieser Altersgruppe aufgrund der Entwicklungsvariabliät oft schwierig.

### ■ Symptomatik und Klassifikation

Die Klassifikationssysteme (z. B. DSM-5, ICD-10, ICD-11) bilden Störungsbilder in diesem Altersbereich oft unzureichend ab. Die AWMF-Leitlinie bzw. das DC:0–5 (Diagnostic Classification of Mental Health and Developmental Disorders of Infancy and Early Childhood) können die Klassifikationssysteme in dieser Altersgruppe ergänzen bzw. beschreiben die Symptomatik besser.

### ■ AWMF-Leitlinie zu psychischen Störungen von Säuglingen, Kleinkindern und Vorschulkindern (2015)

1. Beziehungsstörungen
2. Fütterstörungen
3. Schlafstörungen
4. Persistierendes exzessives Schreien

5. Regulationsstörungen (▶ Kap. 37)
6. Ausscheidungsstörungen
7. Depressive Störungen
8. Angststörungen
9. Anpassungsstörungen
10. Posttraumatische Belastungsstörungen
11. Bindungsstörungen
12. Hyperkinetische Störungen (HKS)/Aufmerksamkeitsdefizit-/Hyperaktivitätsstörungen (ADHS)
13. Störung des Sozialverhaltens mit oppositionellem Verhalten (ODD)
14. Weitere Störungen: z. B. Autismus-Spektrum-Störungen

- **DC: 0-5- Diagnostic Classification of Mental Health and Developmental Disorders of Infancy and Early Childhood**

Wesentliche Neuerung: Erweiterung von „Zero to Three" auf „Zero to Five" und keine eigenen Diagnoseziffern, sondern Verweis auf die DSM-5- und ICD-10-Diagnosen
  Achse I: Klinische Störungen
— Entwicklungsneurologische Störungen: Autismus-Spektrum-Störung, früher atypischer Autismus, ADHS, Hyperaktivität bei Kleinkindern, globale Entwicklungsstörung, Sprachentwicklungsstörung, motorische (exekutive) Entwicklungsstörung, andere entwicklungsneurologische Störungen der frühen Kindheit
— Regulationsstörung/Störungen der sensitiven Integration: hypersensitiv/überreaktiv, hyposensitiv/unterreaktiv; andere Angststörungen des Säuglings- und Kleinkindalters: Trennungsangststörung, Störung mit sozialer Ängstlichkeit, generalisierte Angststörung, selektiver Mutismus, Veränderungsangst, sonstige Angststörungen
— Affektstörungen/emotionale Störungen: depressive Störung, Regulationsstörung von Ärger und Aggression, andere
— Zwangsstörung und verwandte Störungen: Zwangsstörung, Tourette-Syndrom, motorische und vokale Tic-Störungen, Trichotillomanie, „Skin Picking Disorder" und andere Störungen
— Schlaf-, Ess- und Schreistörungen: Einschlaf- und Durchschlafstörungen, „Partial Arousal Sleep Disorder", Albträume; „Overeating" und „Undereating Disorder", atypische Essstörung; Schreistörung, sonstige Schlaf-, Ess- und Schreistörungen
— Trauma-, Stress- und Deprivationsstörungen: posttraumatische Belastungsstörung (PTBS), Anpassungsstörung, verlängerte Trauerreaktion, reaktive und enthemmte Bindungsstörung, andere traumaassoziierte Störungen
— Beziehungsstörungen

Achse II:
— Beziehung zur primären Bezugsperson: Skala zur Einschätzung des globalen Funktionsniveaus (Parent-Infant Relationship Global Assessment Scale, PIR-GAS), Einschätzung der Beziehungsqualität

Achse III:
— Medizinische Konditionen und umschriebene Entwicklungsstörungen

Achse IV:
- Psychosoziale Belastungsfaktoren
- Achse V:
- Emotionales Entwicklungs- und Funktionsniveau

> **Praxistipp**
>
> Der häufigste Vorstellungsanlass in dieser Altersgruppe sind Schwierigkeiten in der Integration im Kindergarten. Die nächste Schwellensituation stellt die Einschulung dar; hier stellt sich oft die Frage, ob eine Beschulbarkeit gegeben ist. Länderspezifische Aspekte (z. B. Ausgestaltung der Frühförderung, Schulformen) können hier für die Möglichkeiten der Förderung wie Beschulung sehr unterschiedlich sein.

- **Ätiologie**
- Typische genetische Syndrome mit psychischen Auffälligkeiten können die Trisomie 21, das Fragile X-Syndrom sowie das Prader-Willi-Syndrom sein
- Häufiger sind Interaktionsprobleme zwischen Bezugsperson und Kind die Ursache (vgl. oben)
- Elterliche Faktoren (Lebensumstände, (psychische) Erkrankungen, Temperament, eigene Biographie) spielen in diesem Lebensalter eine entscheidende Rolle bei der Entstehung und Aufrechterhaltung von Problemen beim Kind, weshalb auch Interventionen stark auf die Bezugspersonen ausgerichtet sind
- Dennoch können auch kindliche Faktoren wie ein schwieriges Temperament, starke Hyperaktivität etc. ganz unabhängig vom elterlichen Verhalten bestehen

> **Praxistipp**
>
> Oft machen sich Eltern selbst Vorwürfe, dass sie schuld seien, wie das Kind ist. Es ist wichtig, Eltern keine Schuld zuzuschreiben, sondern ihnen Schuldgefühle zu nehmen und eine veränderungsorientierte Haltung bezüglich eigenen Verhaltens zu befördern.

- **Komorbiditäten**
- Häufig ist die Kombination von Entwicklungsverzögerungen und Verhaltensauffälligkeiten
- Bei Intelligenzminderung treten ebenfalls gehäuft Verhaltensauffälligkeiten auf

> **Praxistipp**
>
> Neben der Erhebung von Verhaltensauffälligkeiten ist die Diagnostik der sprachlichen, motorischen und sozioemotionalen Entwicklung notwendig, da Störungen in dieser Altersgruppe häufig mit Entwicklungsstörungen in mehreren Bereichen einhergehen. Zum Beispiel sind aggressive Symptome oft auch mit Störungen der Sprachentwicklung vergesellschaftet.

## Diagnostik
**Anamnese**
- Entwicklungsanamnese ab der Konzeption
- Cave: Komplizierte Schwangerschafts- und/oder Geburtsverläufe können eine traumatische Erfahrung sein bis hin zu einer manifesten PTBS-Symptomatik bei Eltern
- Fragen zur Vorgeschichte vor Schwangerschaft: Geplant? Lange erwünscht? Vergebliche Versuche schwanger zu werden? Künstliche Befruchtung?
- Erwartungen an das Kind vor und nach der Geburt
- Geburtsverlauf und postpartales psychisches Befinden bei Mutter (und weiterer Bezugsperson), wie z. B. postpartale Depression
- Erziehungs- und Entwicklungsbedingungen der Eltern (oft ausführlicher Rapport erst nach mehrwöchiger Zusammenarbeit)
- Hinweise auf frühe Regulationsstörungen (falls ja, wie wurde diese zugeschrieben: eigenes Schulderleben der Mutter oder Schuldzuweisung an das Kind?)
- Wie viele Betreuungspersonen gibt es? Wer betreut das Kind wann? Was sagen diese über das Kind?
- Wie funktionieren Trennungssituationen, aber z. B. auch die Einschlafsituation?
- Wo und wie schläft das Kind?
- Wie sind die Tage, eine Woche strukturiert? Was gibt es für sich wiederholende Abläufe, Rituale z. B. beim Aufstehen, Essen, Zu-Bett-Gehen? Wie funktionieren Abweichungen von der Routine? Wer interagiert wann und wie mit dem Kind? Erste Hinweise auf unter-/überinvolvierte Interaktionsmuster
- Genaue Beschreibung der Symptomatik inklusive Störungshypothese der Eltern
- Wann in der Entwicklung entstanden das erste Mal Sorgen um das Verhalten des Kindes, wer benannte diese?

> **Praxistipp**
>
> Eine diagnostische Situation kann bereits die Wartezimmersituation bei Erstvorstellung darstellen: Wie verhält sich das Kind gegenüber dem Untersucher (Fremden), kann es sich z. B. von den Eltern trennen, sitzt es auf dem Schoß der Eltern, ist es distanzgemindert, unruhig? Wie reagieren die Eltern auf etwaige Symptome in der Untersuchungsreaktion (z. B. unbeeindruckt, harsch, überfordert und gestresst)? Dabei sind die altersbezogenen Kompetenzen eines Kindes zu berücksichtigen.

## Psychopathologischer Befund
- In Anlehnung an das „Infant and Toddler Mental Status Exam" (ITSME) sollen folgende Aspekte beurteilt werden:
- Auftreten, äußerer Eindruck, Reaktion und Adaptation an die Untersuchungssituation, Körpertonus, Haltung und Verhalten im Raum, Selbstregulation, Wachheit, Responsivität, ungewöhnliches, altersinadäquates Verhalten, Aktivitätslevel, Aufmerksamkeitsspanne, Frustrationstoleranz, Motorik, Sprechen und Sprache (Qualität, Quantität, Rhythmus, Volumen), Rezeption,

Expression, im Denken etwaige Angstinhalte, Träume und Albträume, dissoziative Phänomene, Stimmung und Affektausdruck (mimisch, verbal, Spannweite und Intensität des emotionalen Ausdrucks), Responsivität, Dauer etwaiger besonderer affektiver Symptome (z. B. Wutausbrüche, Frustration, Freude etc.) sowie Spielverhalten
- Das Spiel ist die Hauptquelle der Information zum emotionalen Erleben, insbesondere zum Umgang mit Aggressionen, der Spielstruktur und Spielinhalten, zum kognitiven Stand sowie zur Beziehungsqualität zu den Eltern und zum Untersucher und dem Bindungsverhalten

- **Erhebung des Psychopathologischen Befundes**

**3–4 Jahre:**
- Anwesenheit des Kindes im Zimmer während des Gesprächs mit Eltern, altersgerechtes Spielmaterial erreichbar im Raum; Kind wird bei Bedarf gezielt darauf orientiert
- Gegen Ende des Gesprächs Aufforderung an das Kind: 5 Minuten am Tisch sitzen, ein Bild für die Untersucherin malen und mit dieser sprechen
- Aufforderung an Eltern, falls anwesend: Umsetzung der Aufgabe unterstützen

**4–6 Jahre:**
- Gleiches Setting , aber 10 Minuten am Tisch und „Mal-Aufgaben":
- einen Menschen
- ein Haus
- und etwas, was das Kind selbst möchte

> **Praxistipp**
>
> Anders als bei älteren Kindern ist bei kleinen Kindern die Beobachtung von Verhalten in Spielsituationen und während der Untersuchung die Quelle für die Einschätzung etwaiger psychopathologischer Symptome. Auch Gesprächsinhalte können Hinweise geben, jedoch sind wirklich differenzierte Aussagen in diesem Altersbereich nicht wirklich typisch. Der Einsatz von spielerischen Elementen, um Zugang zum Erleben des Kindes zu erhalten, ist wichtig.

- Einen guten Zugang kann das sogenannte Geschichtenergänzungsverfahren (GEV-B) bieten, ein puppenspielbasiertes Verfahren, das die innere Repräsentation von Bindung bei Vorschulkindern adressiert
- Mittels dem GEV-B können verschiedene Gefühls-/Beziehungsthemen wie Scham, Angst, Schmerz, Trennung und Freude erfasst werden. Im Spielverlauf zeigt sich, wie gut die Themen angenommen und die dazugehörigen Gefühle reguliert werden können sowie wie Erwachsene erlebt werden (unterstützend/helfend, wenig hilfreich/unwichtig etc.). Zusätzlich gibt das Ende der Geschichte Hinweise darauf, ob das Kind eine positive Lösung für das jeweilige bindungsrelevante Thema entwickelt und ob es sich dadurch sicher fühlt, Stresssituationen (mit Unterstützung) gut bewältigen zu können

- **Therapie**

Selbst wenn keine manifeste Diagnose gestellt werden kann, sollte bei früh auftretender Symptomatik zur Vermeidung einer Verschlechterung oder Chronifizierung Beratung und Psychoedukation stattfinden. Dies ist auch im Rahmen des Ausschlusses einer Diagnose im Rahmen der Leistungen des SGB V möglich.

Generelle Inhalte von therapeutischen Interventionen in diesem Altersbereich sind:
- Vermittlung von entwicklungspsychologischen Kenntnissen und positivem elterlichem (Erziehungs-)Verhalten
- Enttängstigung des Familiensystems und ggf. Fokussierung weg von Schuldgefühlen hin zur Stärkung von Resilienzfaktoren der Familie
- Interventionen, die spezifisch elterliche Beziehungs- und Erziehungskompetenzen adressieren, scheinen gemäß Metaanalysen gerade in diesem Altersbereich deutlich effektiver zu sein, als Interventionen beim Kind direkt.

- **Bezugsperson und Kind**

Spezifische Interventionen bei Interaktionsproblemen von Eltern und Kind
- Eltern-Kind-Therapie: Parent Child Interaction Therapy (PCIT; Lyon und Budd 2010)
- „Watch Wait and Wonder"-Therapie (Cohen et al. 2003)
- Entwicklungspsychologische Beziehungstherapie (EBT) 4–10 (Gloger-Tippelt et al. 2014)
- Psychodynamische Säuglings-Kleinkind-Elternpsychotherapie (SKEPT) – unter anderem Video-Feedback-Methoden zur Rückmeldung „schwieriger" bis dysfunktionaler Elterninteraktion, um über Bewusstmachung Verhaltensänderungen einzuleiten und damit die elterlichen Feinfühligkeit zu fördern

> **Praxistipp**
>
> Die Entwicklungspsychologische Beziehungstherapie für Eltern und Kinder von 4–10 Jahren (EBT4–10) ist ein Beispiel dafür, wie ein manualisierter Baustein zur Förderung elterlicher Beziehungskompetenzen in die Behandlung integriert werden kann. Die EBT4–10 ist eine videobasierte Kurzzeittherapie und beruht auf zwei Komponenten, der Bindungsrepräsentation des Kindes (mittels des Geschichtenergänzungsverfahrens, GEV) und einer Verhaltensbeobachtung von Eltern und Kind in verschiedenen Settings. Anhand der vom Kind dargestellten bindungsrelevanten Familienszenen werden Eltern für die inneren Vorgänge und die Verarbeitung von alltäglichen Belastungssituationen ihres Kindes sensibilisiert und aufmerksam. Zum anderen werden Eltern therapeutisch darin unterstützt, sich selbst mithilfe der Videoaufzeichnung in verschiedenen Interaktionssituationen mit ihrem Kind wahrzunehmen und dabei die Bedürfnisse ihres Kindes zu erkennen.

- Elterntraining ohne Anwesenheit des Kindes, wie Triple-P-Programme (Sanders et al. 2006)
- Spezifische Interventionen für Impulsivität und Hyperaktivität, z. B.:

- Wackelpeter und Trotzkopf (Döpfner et al. 2011)
- Präventionsprogramm für Expansives Problemverhalten (PEP) (Plück et al. 2006)
- THOP-Programm (Döpfner et al. 2016)
- Zu beachten ist, dass die einzelnen Interventionen ggf. dem Entwicklungsstand des Kindes angepasst werden müssen.

Weitere Interventionen
- Kindbezogene Psychotherapie:
  - störungsspezifische verhaltenstherapeutische Therapie
  - Spieltherapie (nicht bei Impulsivität und oppositionellem Trotzverhalten primär geeignet!), eher bei emotionalen Problemen
- Familientherapie: u. a. systemische Therapie, Einbezug von Geschwistern (in Familiengespräche, aber auch in nonverbale therapeutische Angebote wie Kunst-, Musiktherapie etc.)
- Förderung des Kindes bei entsprechender Indikation in Sprache/Kommunikation und motorischer Entwicklung (Logopädie, Ergotherapie, Physiotherapie)
- Pharmakotherapie
- Psychopharmakologische Interventionen in diesem Altersbereich bedürfen der besonderen Expertise und sorgfältigen Abwägung.
- Bei ausgeprägter und therapieresistenter Symptomatik kann eine medikamentöse Behandlung erforderlich werden, um vor allem eine Integration des Kindes in ein soziales Umfeld zu ermöglichen
- Typischerweise können in Ausnahmefällen Psychostimulanzien und SGA im Behavioral Use (vgl. ▶ Kap. 2, 3 und 40) sinnvoll sein
- Es sollten immer zunächst nichtmedikamentöse Behandlungen angestrebt werden
- Die Medikation muss eingebettet sein in multimodales Behandlungssetting
- Off-Label-Use nach Aufklärung/Einverständnis der Eltern zum individuellen Heilversuch

### Setting
- Generell ist in diesem Altersbereich eine ambulante Therapie anzustreben
- In Ausnahmefällen können tagesklinische oder vollstationäre Behandlungen notwendig sein
- Hier ist ebenfalls die enge Einbeziehung der Bezugspersonen von entscheidender Bedeutung
- Einrichtungen, die diese Settings, vorzugsweise tagesklinische Angebote, vorhalten, sind in Deutschland eher selten
- Eine solche Behandlung kann bei einer möglichen Kindeswohlgefährdung, bei Scheitern eines Pflegeverhältnisses und zur Diagnostik in Einzelfällen sinnvoll sein
- Frühe Mutter-Kind-Interaktionsprobleme aufgrund einer psychischen Störung bei der Mutter können ggf. im Rahmen von psychiatrischen Mutter-Kind-Stationen adäquat behandelt werden

> **Praxistipp**
>
> In diesem Altersbereich spielt auch der Kinderschutz eine wichtige Rolle (vgl. ▶ Kap. 33). Sorgeberechtigte thematisieren ihre Überforderung oft zwischen den Zeilen: „Wenn es so weitergeht, habe ich Angst, dass mir irgendwann mal die Hand ausrutschen könnte …", „Manchmal möchte ich einfach die Wohnungstür hinter mir zumachen, und nicht mehr wiederkommen", „Manchmal habe ich fast keine Kraft mehr, vom Sofa aufzustehen, auch wenn sich das Kind in Gefahr bringt". Vernachlässigung und Misshandlung, auch aufgrund einer sich impulsiv ausdrückenden Überforderungssituation können in diesem Altersbereich fatale Folgen haben, sind andererseits gut durch Hilfen zu beseitigen.
>
> Aus Scham wird während der Behandlung oft das Ausmaß der Belastungsfaktoren nicht umfassend von Eltern thematisiert: „Meine Partnerin hatte mir mit Trennung gedroht, wenn ich mir im Umgang mit unserem Kind nicht helfen lasse."
>
> Hilfreich sind genaue Situations- und Verhaltensanalysen mit den Eltern, ebenso konkrete präventive Absprachen/Verträge für mögliche Misshandlungssituationen. Diese sollten auch Notfallkontakte und -anlaufstellen beinhalten, wenn Eltern sich situativ überfordert fühlen.
>
> Bei aller Empathie für die – oft psychisch schwer belasteten – Eltern darf das unmittelbare Wohl – und mögliche akute Gefährdungssituationen – des Kindes nie aus den Augen verloren werden.

■ **Kinderschutz**
- Gerade in diesem Altersbereich ist es wichtig, dass Behandler in entsprechende Netzwerke zum Kinderschutz eingebunden sind
- Hinsichtlich der prognostischen Einschätzung einer Kindeswohlgefährdung sollen notwendige Veränderungen elterlichen Verhaltens und Funktionen sowie nötige Unterstützungsmaßnahmen (z. B. psychiatrische Behandlung einer Depression/Suchterkrankung bei einem Elternteil) präzise beschrieben und ggf. auch gegenüber dem Jugendamt benannt werden (vgl. ▶ Kap. 33)
- Ideal ist eine systematische Vernetzung auch mit psychiatrisch-psychotherapeutischen Hilfen für die Eltern, um schnell für diese Unterstützung verfügbar zu machen
- Im Fall einer Kinderschutzmeldung gegen den Willen der Eltern gelten die Regeln nach dem Vorgehen bei Verdacht auf Kindeswohlgefährdung (vgl. ▶ Kap. 33 und 42)
- Kostenfreie Beratung und Unterstützung von Ärztinnen und Ärzten bzw. Psychotherapeutinnen und -therapeuten im klinischen Alltag bietet die „Kinderschutz-Hotline" (24 Stunden, 7 Tage/Woche; ▶ www.kinderschutzhotline.de, Tel. 0800 19 210 00).

■ **Kurzarztbrief**
Raven wurde von der Mutter ambulant vorgestellt zur Abklärung oppositionellen Verhaltens und bei Interaktionsproblemen mit der Mutter.

Im Verlauf auffällig war eine starke Hyperaktivität und Impulsivität Ravens sowie ein teilweise distanzgemindertes Verhalten gegenüber Fremden. Diagnostisch wurden neben einer Testung der Entwicklung und Intelligenz insbesondere auch die Interaktion und die Bindung von Mutter und Kind erfasst. Zur Mutter besteht eine gemischte Beziehungsstörung mit unterinvolvierten und verbal misshandelnden Anteilen. Sie zeigt in der Alltagsorganisation und körperlichen Versorgung des Kindes gute Kompetenzen. Auffällig ist der rasche Wechsel von mangelnder Grenzsetzung zu schroffer Interaktion sowie überstimulierendes Verhalten im Spiel. Neben einer Artikulationsstörung und einer fein- und graphomotorischen Entwicklungsstörung ist Ravens (sonstige) kognitive und körperliche Entwicklung unauffällig.

Raven zeigt in allen fünf Geschichten des GEV-B (projektives Verfahrens zur Bindungssicherheit) unsichere Aspekte seiner inneren Welt.

Therapeutisch wurde mit der Mutter mit dem Verfahren EBT4–10 ein besser vorhersehbarer, weniger intrusiver Interaktionsstil erarbeitet. In Mutter-Kind-Terminen wurden entsprechende Verstärker eingesetzt. Der Mutter gelang es im Verlauf zunehmend besser, Grenzen austestendes Verhalten von Raven als Kontaktaufforderung zu verstehen und dementsprechend früh zu reagieren, indem sie sich Raven zuwendet. Prognostisch ist derzeit eine ausreichende Stabilität gegeben in der Mutter-Kind-Interaktion, jedoch ist die Prognose auch von etwaigen Destabilisierungen der Mutter aufgrund eigener psychischer Problematik (emotional-instabile Persönlichkeitsanteile) abhängig. Mit der Mutter wurde diesbezüglich besprochen und vereinbart, in der erwachsenenpsychiatrischen Ambulanz zumindest niedrigschwellige Termine zu vereinbaren.

- **Weiterer Verlauf:**

Nachdem sich trotz kontinuierlicher Behandlung sowohl Ravens als auch der Mutter (erwachsenenpsychiatrische Behandlung und zusätzlich stimmungsstabilisierende Medikation) im Kindergarten eine extrem starke Hypermotorik zeigte, die zum Ausschluss aus dem Kindergarten zu führen drohte, wurde eine Medikation mit Methylphenidat begonnen (10 mg/Tag retardiert). Zusätzlich erhielt Raven aufgrund der Verhaltensprobleme im Kindergarten einen Integrationsstatus in der Kita. Der Kontakt zum Jugendamt wurde mit Einverständnis der Mutter hergestellt, um Hilfen zur Erziehung zu erlangen. Die Mutter braucht unserer Einschätzung nach alltagsnahe kontinuierliche Unterstützung in der Umsetzung von in der Therapie erlernten Verhaltensweisen zur Steuerung von (z. B. Schlafsituation, Mediengebrauch, Regeleinhaltung etc.). Auch im Rahmen der aktuellen Beziehung der Mutter scheinen eine Beratung auch des Partners bzw. Stärkung der Mutter gegenüber dem Partner in der Wahrnehmung der Elternrolle sinnvoll.

Schema zur Erfassung der Teilhabebeeinträchtigung im Fall von Raven ◘ Abb. 38.1.

**Raven, 4 Jahre, Kapitel Emotionale und Verhaltensauffälligkeiten 3-6 Jahre:**

| Zu Hause | Kindergarten | Freizeit |

**Ressourcen:** unauffällige kognitive und körperliche Entwicklung; Ansprechen auf Behandlung, kooperative Mutter

**Barrieren:** Hyperaktivität und Impulsivität, umschriebene Entwicklungsstörungen (Artikulation, Feinmotorik) beeinträchtigte Bindungssicherheit; psychische Erkrankung der Mutter, Partnerschaftskonflikte der Mutter

| Keine Teilhabebeeinträchtigung | Leichte Teilhabebeeinträchtigung | Mäßige Teilhabebeeinträchtigung | Schwere Teilhabebeeinträchtigung |

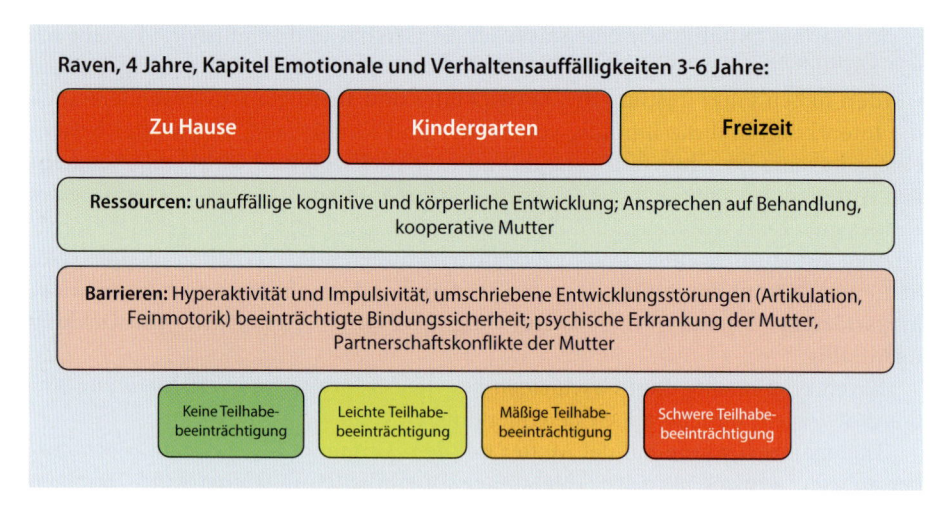

☐ **Abb. 38.1** Schema zur Erfassung der Teilhabebeeinträchtigung im Fall von Raven

## Weiterführende Literatur

Achenbach TM, Rescorla LA (2000) Manual for the ASEBA preschool forms & profiles. University of Vermont, Research Center for Children, Youth, & Families, Burlington

Angold A, Egger HL (2004) Psychiatric diagnosis in preschool children. In: DelCarmen-Wiggins R, Carter A (Hrsg) Handbook of infant, toddler, and preschool mental health assessment. Oxford University Press, New York, S 123–139

Angold A, Egger HL (2007) Preschool psychopathology: lessons for the lifespan. J Child Psychol Psychiatry 48:961–966

AWMF S2k-Leitlinie 028/041 – Psychische Störungen im Säuglings-, Kleinkind- und Vorschulter aktueller Stand: 09/2015

Biringen Z, Easterbrooks MA (2012) Emotional availability: concept, research, and window on developmental psychopathology. Dev Psychopathol 24(1):1–8

Biringen Z, Robinson JL, Emde RN (1993): The Emotional Availability Scales. Unpublished Manuscript, University of Colorado, Health Science Centre, Denver, CO, USA

Cierpka M, Windaus E (2007) Psychoanalytische Säuglings-Kleinkind-Eltern-Psychotherapie. Brandes & Apsel, Frankfurt a. M.

Cohen N, Muir E, Lojkasek M (2003) Watch, wait and wonder: Ein kindzentriertes Psychotherapieprogramm zur Behandlung gestörter Mutter-Kind-Beziehungen. Kinderanalyse 11:58–79

Crittenden PM (2006): CARE-Index Infants (birth – 15 months) Coding Manual. Unpublished manuscript. Miami, FL: Family Relations Institute

Crittenden PM (2005a): CARE-Index Toddlers Coding Manual. Unpublished manuscript. Miami, FL: Family Relations Institute

Döpfner M, Schürmann S, Lehmkuhl G (2011) Wackelpeter & Trotzkopf. Hilfen für Eltern bei hyperkinetischem und oppositionellem Verhalten, 4. überarb. Aufl. Beltz, Weinheim

Döpfner M, Kinnen C, Halder J (2016) THOP-Gruppenprogramm für Eltern von Kindern mit ADHS-Symptomen und expansivem Problemverhalten. Manual. Beltz, Weinheim

EBT (2014) 4–10 – Ein bindungsorientiertes psychotherapeutisches Modul zur Förderung der Beziehung zwischen Eltern und ihren Kindern im Vor- und Grundschulalter. Psychotherapie Forum 19:50–59

Gloger-Tippelt G, König L (2009) Bindung in der mittleren Kindheit – Das Geschichtenergänzungsverfahren zur Bindung 5- bis 8-jähriger Kinder (GEV-B). Beltz, Weinheim

Gloger-Tippelt et al (2014) Entwicklungspsychologische Beziehungstherapie (EBT) 4–10 – Ein bindungsorientiertes psychotherapeutisches Modul zur Förderung der Beziehung zwischen Eltern und ihren Kindern im Vor- und Grundschulalter https://doi.org/10.1007/s00729-014-0015-2

Lyon AR, Budd KS (2010) A community mental health implementation of Parent-Child Interaction Therapy (PCIT). J Child Fam Stud 19(5):654–668

Papoušek M, Schieche M, Wurmser H (Hrsg) (2004) Regulationsstörungen der frühen Kindheit. Huber, Bern

Plück J, Wieczorrek E, Wolff Metternich T, Döpfner M (2006) Präventionsprogramm für Expansives Problemverhalten (PEP). Ein Manual für Eltern- und Erziehergruppen. Hogrefe, Göttingen

Sameroff AJ, McDonough SC, Rosenblum KL (2004) Treating parent-infant relationship problems – strategies for intervention. Guilford Press, New York. 2005

Sanders MR, Markie-Dadds C, Turner KMT (2006) Trainermanual für das Triple P Einzeltraining. PAG Institut für Psychologie AG (Hrsg. dt. Aufl.). Psychotherapie, Münster

Scheeringa MS (2004) Diagnostic Infant and Preschool Assessment – (DIPA – deutsche Version) Diagnostic Infant and Preschool Assessment (DIPA) Diagnostic Infant and Preschool Assessment (DIPA) (version 8/8/15). Unpublished instrument. http://www.infantinstitute.com

Scheeringa MS, Zeanah CH (2005) PTSD semi-structured interview and observational record for infants and young children. Tulane University Health Sciences Center, New Orleans

Stone LL, van Daal C, van der Maten M, Engels Rutger CME, Janssens JMAM, Otten R (2014) The Berkeley puppet interview: a screening instrument for measuring psychopathology in young children. Child Youth Care Forum v43(n2):211–225

Suess GJ, Bohlen U, Carlson EA, Spangler G, Frumentia Maier M (2016) Effectiveness of attachment based STEEP™ intervention in a German high-risk sample. Attach Hum Dev 18(5):443–460. https://doi.org/10.1080/14616734.2016.1165265

Thomas A, Chess S (1980) Temperament und Entwicklung. Über die Entstehung des Individuellen. Ferdinand Enke, Stuttgart

Thomas R, Zimmer-Gembeck MJ (2007) Behavioral outcomes of parent child interaction therapy and triple P-positive parenting program: a review and meta-analysis. J Abnorm Child Psychol 35:475–495

Thomas JM, Benham AL, Gean M, Luby J, Minde K, Turner S, Wright HH (1997) Practice parameters for the psychiatric assessment of infants and toddlers (0-36 months). J Am Acad Child Adolesc Psychiatry 36(10 Suppl):21S–36S

Wiefel A, Titze K, Kuntze L, Winter M, Seither C, Witte B, Lenz K, Grüters A, Lehmkuhl U (2007) Diagnostik und Klassifikation von Verhaltensauffälligkeiten bei Säuglingen und Kleinkindern von 0-5 Jahren. Prax Kinderpsychol Kinderpsychiatr 56(1):59–81

Wustmann C (2009) Die Erkenntnisse der Resilienzforschung – Beziehungserfahrungen und Ressourcenaufbau. Psychotherapie Forum 17(2):71–78

# Psychische Störungen post partum

Ute Ziegenhain, Eva Möhler, Tanja Besier, Michael Kölch und Jörg M. Fegert

Weiterführende Literatur – 609

© Springer-Verlag GmbH Deutschland, ein Teil von Springer Nature 2020
M. Kölch et al. (Hrsg.), *Klinikmanual Kinder- und Jugendpsychiatrie und -psychotherapie*,
https://doi.org/10.1007/978-3-662-58418-7_39

◘ Tab. 39.1.

◘ **Tab. 39.1** Psychische Störungen post partum

| Erkrankung | Symptomatik | Therapiestrategie | Kodierungen in Klassifikationssystemen |
|---|---|---|---|
| Postpartales Stimmungstief („Baby Blues") | Leichte depressive Verstimmung mit häufigem Weinen und Stimmungslabilität | Informationen zur Entlastung | Keine eigenständigen Krankheitsbilder Nach ICD-10 meist Kodierungen aus den Abschnitten F30 bis F39 |
| Postpartale Depression | Ernstzunehmende depressive Erkrankung | Antidepressive pharmakologische Interventionen (in aller Regel mit rn SSRIs); bei leichten bis mittelschweren Ausprägungen auch psychotherapeutische Interventionen allein wirksam | |
| Postpartale Angst-/Zwangsstörung | Übersteigerte Ängste und Panikattacken Destruktive Gedanken über das Baby | Vorwiegend psychotherapeutisch, Prävention von Interaktionsstörungen | |
| Postpartale Psychose | Psychose mit depressivem, manischem, schizoaffektivem oder seltener schizophrenem Bild | Umgehend, pharmakologisch, Gesundheitsgefährdung von Mutter und Kind | |
| Posttraumatische Belastungsstörung (PTBS) | Ausgelöst durch traumatische Geburt | Traumaspezifische Psychotherapie | |

**Fallbeispiel**

Frau L., 24 Jahre, erstes Kind, Tochter, (Sectio, 39. SSW), alleinerziehend.

Der Hebamme fällt auf, dass Frau L. seit der Geburt ihrer Tochter Carolin (5 Monate) zunehmend belasteter wirkt. Sie wirkt apathisch, auch verlangsamt, kann sich zu nichts aufraffen, macht sich Sorgen um ihre Zukunft. Ihre Eltern wohnen nicht am selben Ort und können sie deshalb in ihrem neuen Alltag mit dem Kind nur sporadisch unterstützen. Zusätzlich leidet sie unter der Trennung von ihrem Partner während der Schwangerschaft. Sie kann sich nicht über ihr Kind freuen, was sie wiederum bedrückt. Der Hebamme gegenüber äußert sie, sie sei keine „normale" Mutter.

Sie erklärte sich einverstanden mit einem Aufenthalt – gemeinsam mit ihrer Tochter – auf der interdisziplinär geführten Mutter-Kind-Station, wo zunächst eine stabilisierende – auch medikamentöse – antidepressive Behandlung erfolgte. In dieser Anfangszeit übernahm das dafür geschulte Pflegeteam immer wieder auch Betreuungsaufgaben und Frau

L. brachte Carolin, wenn sie Therapiezeiten hatte oder aber sich zu ausgelaugt fühlte, um sich um das Kind zu kümmern.

Nachdem sich der psychische Befund, insbesondere Antrieb und affektive Schwingungsfähigkeit, der Kindsmutter gebessert hatte, begannen wir mit der Interaktionsbehandlung. Hinsichtlich des Einbezugs ihrer Tochter in die Behandlung war Frau L. zunächst sehr skeptisch. Das Misstrauen der Mutter bezog sich vor allem auf die Tatsache, dass sie nicht wisse, was man hier mit ihrer Tochter vorhabe und warum sie selbst auf einem Video aufgenommen werde. Um durch nachvollziehbare „Leistungen" das Vertrauen der Mutter zu gewinnen, wurde zunächst im Beisein der Mutter ein Entwicklungstest durchgeführt (Bayley Scales of Infant Development). Danach ergab sich ein altersgemäßer Entwicklungsstand sowie – gemäß einer zum Test gehörenden Verhaltenseinschätzung („Behavior Rating") – ein eingeschränkter positiver Affekt, bei gleichzeitig sehr guter Fähigkeit zur Selbstregulation und -kontrolle.

Diese Bewertung diente neben der Einschätzung der Interaktionsqualität als Grundlage der folgenden interaktionszentrierten Behandlung: Während Frau L. einerseits entlastet werden konnte hinsichtlich einer potenziellen „Psychiatrisierung" ihrer Tochter, wurde sie dadurch andererseits hingewiesen auf potenzielle Möglichkeiten, Carolins Erlebnishorizont zu erweitern im Sinne von mehr Freude, Spontaneität und Selbstentfaltung.

Die Mutter gab an, dass dies Elemente seien, die sie auch für sich selbst wünschte, allerdings ohne Vorstellungen, wie dies umgesetzt werden könne. Sie war bereit, sich auf ein strukturiertes und videobasiertes Vorgehen (das sogenannte „Still-Face-Paradigma") einzulassen. Danach „spielte" Carolin zunächst zehn Minuten mit der Mutter „Face to Face", anschließend machte die Mutter 2 Minuten ein unbewegliches und ausdrucksloses Gesicht, um danach 5 weitere Minuten mit Carolin zu interagieren. Dieses Setting konnte in der besprochenen Form umgesetzt werden.

Die Interaktion zwischen Mutter und Kind verlief ruhig. Im Still-Face-Paradigma zeigte Carolin deutliche Zeichen von Belastung („Distress"), in der anschließenden Phase („Reunion") war sie aber rasch bereit, wieder mit ihrer Mutter in positiv getönter Weise zu interagieren.

Zur systematischen und reliablen Einschätzung der Interaktionsqualität wurden die Emotional Availability Scales eingesetzt (Biringen et al. 1998; Moehler et al. 2007a). Danach zeigte die Mutter positive Werte in ihrer „emotionalen Verfügbarkeit" sowie darin, das Kind anzunehmen, und wenig intrusives Verhalten; etwas negativer ausgeprägt waren ihre Kompetenzen, zu strukturieren. Emotionale Verfügbarkeit gilt als Ressource (und korrespondiert gemäß Studien mit einer späteren sicheren Bindung des Kindes; Biringen et al. 2000).

Therapieplanung war, die Mutter im Bereich der Strukturierung (in dem Fall: elterliche Eigeninitiative in der Interaktion) zu fördern, um mehr Dynamik und die von der Mutter gewünschte „Freude" in die Interaktion zu bringen. Zudem wurde der Mutter gespiegelt, dass sie sehr wichtig für ihre Tochter sei, wie man im Still-Face-Paradigma gesehen habe und an Carolins Reaktion darauf. Die freudige Wiederaufnahme der Interaktion sei auch ein Zeichen, dass Carolin von ihrer Mutter „gute" Interaktionen und ein angenehmes Miteinander gewöhnt sei. Die Mutter konnte demnach zunächst bestärkt werden, dass sie in diesen Bereichen eine „hinreichend gute Mutter" für ihr Kind war (Winicott). Für die Mutter war dies emotional entlastend; sie berichtete, schwere Schuldgefühle gegenüber Carolin zu haben. Sie sorgte sich, dass sie eine „schlechte Mutter" sei, da sie wegen ihrer Erkrankung in der Psychiatrie sein müsse und auch eigentlich glaube, alles immer falsch zu machen.

Im Verlauf der folgenden Gespräche ließ sich herausarbeiten, dass sie u. a. auch durch den Begriff „hinreichend gut" stark von ihren Perfektionsansprüchen entlastet wurde, da sie befürchtet hatte, vor den Fachleuten nicht als perfekte und fehlerlose Mutter zu bestehen, und dass sie dies aber müsse, um überhaupt ein „Existenzrecht" zu haben. Dass das schon alles so okay sei, kam ihr zunächst unvorstellbar vor, aber sie gab an, sich an dem Begriff „hinreichend gut" festhalten zu können in ihrem täglichen Umgang mit Carolin und dadurch weniger „unter Druck" zu stehen im Zusammensein mit ihrer Tochter. Damit ging ihre Hoffnung einher, sich vielleicht auch mehr zu trauen, weil sie weniger Angst habe, einen „Fehler" zu machen. Dies nahmen wir als Signal, um in positiver Weise an der Strukturierung zu arbeiten.

Eine kurze positive Sequenz (aus der insgesamt 16-minütigen Interaktion), in der die Mutter die gewünschte Eigeninitiative – ein lächelndes, melodisch gesprochenes „dadada" sowie die positive Reaktion des Säuglings darauf – gezeigt hatte, wurde für die konkrete Rückmeldung ausgewählt und ihr mehrfach und auch in Zeitlupe vorgespielt. Kommentiert wurde ihre offenbare Freude an und mit ihrem Kind. Gefragt, was ihr geholfen habe, an dieser Stelle so spontan und unbelastet zu sein, bat Frau L. darum, die Sequenz nochmals zu sehen, und meinte, da habe sie irgendwie gar nicht mehr nachgedacht, sie habe ihr Kind einfach süß gefunden und sich gefreut. Das falle ihr normalerweise schwer, sie müsse alles, was sie tue oder sage, zunächst einer kritischen Prüfung unterziehen. Dies sei sie selbst auch von zu Hause so gewohnt, dass man beständig hinterfragt werde und Freude nicht immer angemessen gewesen sei. Hier wurde ihr zurückgespiegelt, wie bedeutsam es für ein kleines Kind sei, spontane und positive Emotionen von seinen Eltern zu erfahren, und dass sehr gut sei, dass es ihr trotzdem gelungen sei, sich an dieser Stelle einmal davon frei zu machen. Auf die Frage, was sie brauche, um dies öfter machen zu können, antwortete sie, dass die Sicherheit, so wie sie sei, auch als Mutter okay zu sein, davon abhalten könne, ständig nur in Kreisen zu denken. Nach 14 Tagen wurde – dem Setting entsprechend – eine weitere Videoaufnahme angefertigt. Es zeigte sich eine „Verbesserung" von Frau L. auf der Skala „Strukturierung" mit mehr Eigeninitiative und Freude in der Interaktion. Im gemeinsamen Feedback-Gespräch gab sie an, diese auch empfunden zu haben.

- **Epidemiologie**
- Postpartales Stimmungstief („Baby Blues"): bis zu 60 % der Mütter
- Postpartale Depression: 5–15 % der Mütter
- Postpartale Angst-/Zwangsstörung: etwa 10 % aller Mütter (davon 4 % mit signifikanten Zwangssymptomen)
- Postpartale Psychose: 0,1–0,2 % von allen Gebärenden
- Posttraumatische Belastungsstörung: 1–3 % der Mütter in der Normalbevölkerung

> **Praxistipp**
>
> Entwicklung ist beziehungsbezogen. Säuglinge und Kleinkinder sind in hohem Maße auf emotionale Unterstützung und Fürsorge angewiesen. Die psychische Befindlichkeit der Mutter beeinflusst ihre Fähigkeit, sich intuitiv auf die Bedürfnisse

Psychische Störungen post partum

> und Signale des Kindes einzustellen. Länger andauerndes eingeschränktes feinfühliges Verhalten im Umgang mit dem Kind kann sich nachteilig auf dessen Entwicklung auswirken.

- **Verlauf**
- Postpartales Stimmungstief („Baby Blues"): Tritt in den ersten Wochen, meist 3–5 Tage nach der Entbindung auf, Spontanremissionen innerhalb weniger Stunden oder Tage; „normale" Folge der hormonellen Umstellungen nach der Entbindung
- Postpartale Depression: Tritt in den ersten Wochen bzw. während des ersten Jahres nach der Entbindung auf; hält mehre Wochen bis Monate an; erfüllt die Kriterien einer depressiven Episode; Ausprägungsgrade von Anpassungsstörungen bis hin zu schwersten depressiven Episoden
- Traumatische Biographien mit Misshandlung oder sexuellem Missbrauch erhöhen nachweislich das Risiko, eine postpartale Depression zu entwickeln
- Postpartale Psychose: Tritt in den ersten Wochen und Monaten nach der Entbindung auf; kann trotz Behandlung über längere Zeit hinweg persistieren
- Manche Autoren gehen mittlerweile davon aus, dass die Störung der Mutter-Kind-Beziehung eine eigene Untergruppe der postpartalen Störungen darstellt. In diesem Zusammenhang steht auch die Empfehlung der Deutschen Gesellschaft für Kinder- und Jugendpsychiatrie sowie der Leitlinien der Arbeitsgemeinschaft der Wissenschaftlichen Medizinischen Fachgesellschaften (AWMF), bei Auftreten von frühen Regulationsstörungen wie exzessivem Schreien, Schlaf- oder Fütterstörungen auch den psychiatrischen Status der Eltern und insbesondere das Auftreten postpartaler Störungen mit zu erfassen (AWMF et al. 2015).

- **Symptomatik und Klassifikation**
- Insgesamt Risiko einer Störung des sogenannten „intuitiven Elternverhaltens"; biologische Disposition, unmittelbar komplementär auf die Bedürfnisse von Säuglingen zu reagieren und das mütterliche Verhalten der noch begrenzten Aufnahmekapazität und der relativ schnellen Ermüdbarkeit des Kindes anzupassen und es seinem Entwicklungsstand entsprechend zu variieren (z. B. übertreibende Darbietung des Gesichtes und der Mimik, [„Augenbrauengruß"], hohe Stimmlage und Prosodie [Anheben der Stimme], Wiederholungen und längere Pausen oder langsameres Handlungs- und Sprechtempo; Papousek und Papousek 1986). Mütter mit postpartalen Belastungen und Störungen sind in ihrem intuitiven Elternverhalten eingeschränkt und im Umgang mit ihrem Säugling in der Regel wenig feinfühlig bzw. emotional teilnahms- und ausdruckslos und/oder intrusiv oder feindselig, in Extremfällen auch vernachlässigend und misshandelnd (Möhler et al. 2007; Reck et al. 2004b; Ziegenhain und Deneke 2012)

- Vereinzelte Studien bzw. klinische Erfahrungen über störungsspezifisches Interaktionsverhalten; allerdings sind die Befunde nur eingeschränkt generalisierbar (Deneke 2005; Ziegenhain und Denke 2012), z. B:
- postpartale Depression: sowohl unterstimulierendes (wenig Ansprache, flacher Affekt, verlangsamte Wahrnehmung und Reaktion) als auch überstimulierendes Verhalten (kontrollierend mit überwiegend, zum Teil auch übertrieben positivem Affekt) beobachtbar; freudlos, ärgerlich-gereizte Tendenzen, leicht kränkbar, Tendenz, eigene Kompetenzen eher zu unterschätzen, sich selbst abzuwerten („schlechte Mutter")
- postpartale Psychose: bei Minus-Symptomatik (Apathie, Sprachverarmung) verstärkt unterstimulierend; bei akuter Symptomatik Schwankungen zwischen Verzückung und Misstrauen, abrupt wechselnde affektive Zustände; ggf. Denkstörungen; überhöhte, unrealistische und nicht entwicklungsangemessene Vorstellungen vom Kind und/oder Kind kann in ein Wahnsystem einbezogen sein; Gefahr, eigene Kompetenzen zu überschätzen, bei häufiger Überforderung mit der alltäglichen Versorgung des Kindes; Risiko von Kindeswohlgefährdung, insbesondere wenn psychisch kranke Mutter alleinerziehend bzw. einzige Bindungsperson
- posttraumatische Belastungsstörung: häufig verbunden mit unberechenbarem Verhalten im Umgang mit dem Kind in der Folge von traumabedingten Triggern (dissoziatives Verhalten mit Ausstieg aus der Interaktion, ängstlich zurückweichendes Verhalten etc.); Säugling kann Erinnerungen an eigene schmerzvolle Erfahrungen in der Kindheit wachrufen, verzerrte Wahrnehmung kindlicher Verhaltensweisen durch unbewusste Bedeutungszuschreibung, die aus der eigenen Biographie stammt („Gespenster im Kinderzimmer"); Risiko von Kindeswohlgefährdung
- Insgesamt mehr unspezifische als spezifische Auswirkungen auf das Kind, die jeweils durch (weitere) Risikofaktoren und kompensierende Faktoren modifiziert werden
- Auswirkungen auf das Kind weniger von Diagnose der Mutter abhängig als vom Verlauf der Erkrankung, Schweregrad, Chronizität und der individuellen/familiären Bewältigung der Erkrankung
- Stärkere Beeinträchtigung elterlicher Beziehungskompetenzen:
  - schizophrene > bipolare > unipolar affektive Störungen
  - akute psychotische Symptomatik und ausgeprägte Minus-Symptomatik
  - zusätzliche belastende psychosoziale Faktoren
- Ausnahme: postpartales Stimmungstief („Baby Blues"): Spontanremissionen innerhalb weniger Stunden oder Tage

> **Praxistipp**
>
> Güterabwägung von psychopharmakologischer Behandlung und der Durchlässigkeit psychotroper Substanzen in die Muttermilch bei stillenden Müttern: Hier müssen die häufig schwerwiegenden Folgen einer unbehandelten psychischen Erkrankung der Mutter gegen das Risiko einer Schädigung des Kindes bei stillenden Müttern abgewogen werden. Frühzeitige, umfassende Behandlung der postpartal

Psychische Störungen post partum

auftretenden Symptomatik ist häufig unabdingbar und schließt häufig eine pharmakologische Therapie ein. Um die Risiken für die kindliche Entwicklung möglichst gering zu halten, muss nach sorgfältiger Abwägung eine Entscheidung für oder gegen die Weiterführung des Stillens getroffen werden.

### ▪▪ Formen und Unterschiede zwischen Klassifikationssystemen: ICD-10 vs. DSM-5 und ICD-11

Im Vergleich zwischen DSM-5, ICD-11 und ICD-10 ergeben sich hinsichtlich der Kernsymptomatik keine relevanten Unterschiede.

### ▪ Ätiologie

– Faktoren wie eine genetische Disposition, hormonelle Schwankungen und biochemische Veränderungen können ebenso eine Rolle bei der Entstehung einer postpartalen Depression spielen wie psychosoziale Faktoren
– Diskutiert werden auch eine erhöhte Stressbelastung in der Schwangerschaft sowie zusätzliche Belastungen und Anpassungsanforderungen durch die Geburt und in der Folge die Versorgung des Säuglings, Schlafentzug oder generell veränderte Lebensumstände
– Pränatale Stressbelastung und genetische Vulnerabilität bei den Säuglingen können verstärkt Irritabilität und Regulationsprobleme mitbedingen. Erhöhte Fürsorgeanforderungen können dann wiederum das Risiko insbesondere für die Entwicklung einer postpartalen Depression erhöhen (Papousek 2000)
– Besondere Stressempfänglichkeit oder temperamentsbedingte Ängstlichkeit ebenso wie hormonelle Veränderungen in verschiedenen Transmittersystemen werden bei der Entwicklung postpartaler Angst- und Zwangsstörungen diskutiert. Schwierige Schwangerschaftsverläufe oder Geburten könnten Angstzustände auslösen bzw. vorbestehende Angst- oder Zwangssymptome verstärken; diese können sich etwa in übersteigerten Grübeleien oder Ängsten um das Kind (z. B. Kontaminationsängste) manifestieren (Besier und Ziegenhain 2016)
– Stärkster identifizierter Risikofaktor bei der Entwicklung einer postpartalen Psychose ist eine psychiatrische Erkrankung im Postpartalzeitraum vorangegangener Geburten (z. B. eine bipolare affektive Störung oder eine schizoaffektive Störung). Darüber hinaus ist die Datenlage spärlich. Ausgegangen wird meist von einer Kombination aus individueller Vulnerabilität und diversen äußeren Faktoren
– Als zentrale Risikofaktoren im Zusammenhang mit der Entwicklung einer posttraumatischen Belastungsstörung gelten vaginal-operative Geburten, (ungeplante) Kaiserschnittentbindungen, Kontrollverlusterleben und subjektiv unzureichende Unterstützung während der Geburt. Auch medizinische Probleme des Kindes während und nach der Geburt können die Entwicklung einer PTBS-Symptomatik begünstigen

> **Praxistipp**
>
> Eine gute Kooperation mit Kliniken für Geburtshilfe und gynäkologischen und kinderärztlichen Praxen kann bei der Früherkennung helfen. Insbesondere empfehlen sich Informationsveranstaltungen oder schriftliche Sensibilisierung der somatisch tätigen Ärzte, mit dem Hinweis auf potenzielle Anlaufstellen für betroffene Eltern und ihre Kinder. Auch eine sehr belastende Geburt kann u. U. die Entwicklung eine mütterlichen psychischen Erkrankung oder einer Eltern-Kind-Interaktionsstörung postnatal begünstigen (Thiel Bonney und Cierpka 2004).

- **Diagnostik**
- Generell gelten die in den erwachsenenpsychiatrischen Leitlinien empfohlenen diagnostischen Vorgehensweisen
- Screening: deutsche Version der Edinburgh Postnatal Depression Scale (EPDS, Cox et al. 1987; sorgfältig validiert, einfach zu handhaben, schnell auswertbar)
- Operationalisierungen des ursprünglichen Feinfühligkeitskonzepts von Mary Ainsworth (Einschätzung des Ausmaßes feinfühligen Verhaltens). Neben dieser Skala haben sich z. B. die „Emotional Availability-Skala" (Biringen et al. 1998) oder der „CARE-Index" (Crittenden 2007) bewährt; letzteres Verfahren ist explizit als Screening für kritisches Elternverhalten an der Schwelle zur Kindeswohlgefährdung konzipiert (z. B. harsches, aggressives Verhalten bzw. stark kontrollierendes Verhalten als Ausdruck misshandelnden Verhaltens, sehr zurückgezogenes oder ausdrucksloses Verhalten als Ausdruck vernachlässigenden Verhaltens)
- Daneben lassen sich auch Methoden der Video-Mikroanalyse heranziehen (Weinberg und Tronick 1998); sie ermöglichen eine genaue Bestimmung der Interaktionsqualität zwischen Mutter und Kind. Auch experimentelle Verfahren, wie etwa das „Still-Face-Paradigma" (Adamson und Frick 2003) erlauben die frühzeitige Diagnose einer gestörten Interaktionsregulation
- Interaktionsdiagnostik ist ein empirisch erprobtes, aber bisher wenig systematisch genutztes bzw. für die Diagnostik bei postpartalen Störungen kein standardisiertes Diagnosekriterium
- Die reliable Anwendung der genannten Beobachtungsverfahren setzt ein mit Kosten verbundenes Training voraus. Davon ausgenommen ist die frei zugängliche und klinisch weitgehend „selbsterklärende" Ainsworth-Skala (www.johnbowlby.com). Ebenso frei zugänglich ist eine Feinfühligkeitsskala, die ökonomisch gut anwendbar ist (Ziegenhain et al. 2010). Die Skala ist eine verkürzte Version der Ainsworth-Skala und erfasst Feinfühligkeit danach, inwieweit Eltern die Signale und Bedürfnisse des Kindes wahrnehmen und adäquat darauf reagieren, ergänzt um den Aspekt der emotionalen Abstimmung und Passung des elterlichen Verhaltens mit der jeweiligen Befindlichkeit des Kindes und seinen Bedürfnissen. Die Skala erfasst zudem, inwieweit und wie ausgeprägt und häufig Eltern ärgerliches, feindseliges, aggressives und/oder emotional flaches, verlangsamtes oder ausdrucksloses Verhalten zeigen. Angelehnt an die „Ampelfarben" ermöglicht sie, feinfühliges („grün"), (gerade) nicht

mehr hinreichend adäquates feinfühliges Verhalten bis hin zu zeitweise kritischem Verhalten („gelb", Bedarf an präventiver Unterstützung) sowie extrem wenig feinfühliges Verhalten („rot", Kindeswohlgefährdung) zu screenen

> **Praxistipp**
>
> Interaktionsstörungen zwischen Mutter und Kind kommen bislang bei keiner der genannten Erkrankungen als Diagnosekriterium vor, wenngleich man von der Wichtigkeit dieser Beziehungsvariable für das kindliche Wohl und einen gelungenen Entwicklungsprozess weiß.

> **Praxistipp**
>
> Säuglinge und Kleinkinder von Müttern mit postpartalen Störungen wirken vordergründig häufig unauffällig bzw. unbelastet. Bei näherem Hinsehen zeigen sie aber in der Interaktion körperliche Inhibierung (vs. Protestieren und Sich-Winden als entwicklungsangemesseneres Verhalten) (Moehler et al. 2006). Insbesondere sehr junge Säuglinge können bei stark überstimulierendem oder aggressivem Verhalten auch erstarren bzw. einfrieren. Auffällig in der Interaktion sind dann häufig diskrepante Verhaltensweisen einer lächelnden Mutter und eines regungs- und ausdruckslosen Säuglings (Crittenden 2007).

- **Therapie**
- Generell gelten die in den erwachsenenpsychiatrischen Leitlinien empfohlenen Therapieindikationen

> **Praxistipp**
>
> Zeitnahe Behandlung ist zwingend (frühe Screenings und schnelle Therapieeinleitung).

- Postpartales Stimmungstief („Baby Blues"): Keine Therapie bzw. nur Information zur Entlastung (Aufklärung über Auftretenshäufigkeit bzw. vorübergehende hormonelle Natur der Problematik wirken „normalisierend" und entstigmatisierend und können auch aufkommende Schuldgefühle und Selbstvorwürfe auffangen
- Postpartale Depression: Haupttherapieform sind antidepressive pharmakologische Therapien (in aller Regel mit selektiven Serotoninwiederaufnahmehemmern – SSRI). Bei leichten bis mittelschweren Ausprägungen sind psychotherapeutische Interventionen allein wirksam. Problem hierbei sind oftmals lange Wartezeiten für einen Therapieplatz mit ungünstigen Auswirkungen auf den Verlauf der Erkrankung und auf die Mutter-Kind-Beziehung
- Postpartale Angststörungen: Insbesondere bei schweren Ängsten in der Postpartalzeit eine psychotherapeutische Therapie; nach sorgfältiger Risikoabwägung ggf. auch eine pharmakologische Therapie

- Bei postpartalen Zwangsstörungen gilt kognitive Verhaltenstherapie als primär indizierte Therapieform; in schweren Fällen unterstützt durch eine pharmakologische Behandlung
- Postpartale Psychose: In der Regel ist eine stationäre psychiatrische Behandlung unumgänglich. Wenn möglich, Mitaufnahme des Säuglings. Im Fokus steht die medikamentöse Behandlung mit Neuroleptika. Auch Antidepressiva werden zur Stimmungsstabilisation eingesetzt
- Prävention und Therapie von Beziehungsstörungen: Mit dem Aus- und Aufbau der Frühen Hilfen sind in den vergangenen Jahren zunehmend flächendeckende Angebote entstanden, wie z. B. Familienhebammen, die bereits niederschwellige Unterstützung anbieten
- Zunehmend etabliert sind spezifische therapeutische Ansätze zur Stärkung elterlicher Beziehungs- und Erziehungskompetenzen; sie sind meist bindungs- und videobasiert. Sie lassen sich gleichermaßen ambulant als auch (teil-)stationär einsetzen. Als spezifische Bindungsinterventionen werden Programme wie STEEP (Steps Toward Effective and Enjoyable Parenting; Erickson und Egeland 2006; Suess et al. 2016) oder die Entwicklungspsychologische Beratung (EPB, Ziegenhain et al. 2006; Pillhofer et al. 2015) eingesetzt. Beide Ansätze werden in den S2k-Leitlinien „Psychische Störungen im Säuglings- Kleinkind- und Vorschulalter (AWMF-online) als Interventions-Indikation empfohlen"

> **Praxistipp**
>
> Die Entwicklungspsychologische Beratung ist eine bindungsbasierte Kurzzeit-Intervention, die als Baustein flexibel in unterschiedliche Settings integrierbar ist. Sie verknüpft die Förderung feinfühligen elterlichen Verhaltens mit der spezifischen Vermittlung von Ausdrucks-, Belastungs- und Bewältigungsverhaltensweisen von Säuglingen und Kleinkindern. Auf der Grundlage von kurzen Videoszenen wird Verhalten primär aus der Perspektive des Kindes beschrieben und elterliches Verhalten darauf bezogen (vgl. Ziegenhain et al. 2012).

- Im stationären Kontext werden zunehmend Angebote zur Mutter-Kind-Therapie vorgehalten; allerdings besteht hier deutschlandweit eine Unterversorgung. Beispiele für eine stationäre integrierte Versorgung sind die Psychiatrische Klinik der Universität Heidelberg mit einer Behandlungseinheit für Mütter mit postpartalen psychischen Störungen, die SHG-Kliniken in Saarbrücken, Angebote für Mütter mit schizophrenen Störungen am Psychiatrischen Zentrum Nordbaden, etc.;

> **Praxistipp**
>
> Im Rahmen der stationären integrierten Versorgung in der Psychiatrischen Klinik der Universität Heidelberg und den SHG-Kliniken, Saarbrücken stehen für stationäre oder teilstationäre Behandlung eigene mutter- und kindgerechte Räume einschließlich eines Spielzimmers zur Verfügung. Es werden vorwiegend Kinder bis zum

3. Lebensjahr aufgenommen. Das stationäre Setting erfüllt in der Behandlung folgenden Funktionen: (a) der stationäre Rahmen und die therapeutische Beziehung wirken als sichere Basis für die Mutter, (b) der überlasteten Mutter soll die Gelegenheit zum „Time-out" gegeben werden, (c) Unterstützung der Mutter (nicht das häufige „mother blaming"), (d) Stärkung des Selbstwertgefühls als Mutter, (e) ausdrückliche Erlaubnis für die Mutter, eigene Bedürfnisse ohne Schuldgefühle zuzulassen.

Neben der einzeltherapeutischen und dyadischen Arbeit mit Mutter und Kind besteht sowohl im stationären als auch im ambulanten Setting das Angebot, an einer spezifisch auf postpartale Störungen ausgerichteten verhaltenstherapeutischen (mit musiktherapeutischen Elementen) Müttergruppe und an einer Baby-Massage-Therapiegruppe teilzunehmen. Darüber hinaus stellt die Beteiligung des Vaters oder anderer Familienmitglieder an der Therapie einen wichtigen Baustein der Behandlung dar, ggf. auch in Form einer Paar- oder Familientherapie.

## Weiterführende Literatur

Adamson LB, Frick JE (2003) A history of a shared experimental paradigm. Infancy 4:451–473

AWMF, von Gontard A, Möhler E, Bindt C (2015) (Herausgeber und Steuergruppe) Kurzfassung der S2k-Leitlinie Register 028/041 – Leitlinien zu Psychischen Störungen im Säuglings-, Kleinkind- und Vorschulter publiziert bei: AWMF, Register Nr. 028/041

Besier T, Ziegenhain U (2016) Postpartale psychische Erkrankungen. In: Mall V, Friedmann A (Hrsg) Frühe HIlfen in der Pädiatrie. Springer, Berlin, S 65–74

Biringen Z[1], Brown D, Donaldson L, Green S, Krcmarik S, Lovas G.(2000) Adult Attachment Interview: linkages with dimensions of emotional availability for mothers and their pre-kindergarteners. Attach Hum Dev 2(2):188-202

Biringen Z, Robinson J, Emde RN (1998) Emotional availability (EA) scales, 3. Aufl. www.emotionalavailability.com

Cox JL, Holden JM, Sagovsky R (1987) Detection of postnatal depression. development of the 10-item Edinburgh Postnatal Depression Scale. Br J Psychiatry 150:782–786

Crittenden PM (2005) CARE-index toddlers coding manual. Unpublished manuscript. Family Relations Institute, Miami

Crittenden PM (2006) CARE-index infants (birth – 15 months) coding manual. Unpublished manuscript. Family Relations Institute, Miami

Crittenden PM (2007) Care-index coding manual. Unpublished manuscript. Family Relations Institute, Miami

Deneke C (2005) Misshandlung und Vernachlässigung durch psychisch kranke Eltern. In: Deegener G, Körner W (Hrsg) Kindesmisshandlung und Vernachlässigung. Ein handbuch. Hogrefe, Göttingen, S 141–154

Deutsche Gesellschaft für Kinder- und Jugendpsychiatrie und Psychotherapie (Hrsg) (2003) Leitlinien zur Diagnostik und Therapie von psychischen Störungen im Säuglings-, Kindes- und Jugendalter, überarb. Aufl. DeutscherÄrzteVerlag, Köln

Downing G (2001) Video – Mikroanalyse – Therapie. Einige Grundlagen und Prinzipien. In: Scheuerer-Englisch H (Hrsg) Wege zur Sicherheit. Bindungswissen in Diagnostik und Intervention, Bd 51. Psychosozial-Verlag, Gießen, S 686

Erickson MF, Egeland B (2006) Die Stärkung der Eltern-Kind-Bindung. Frühe Hilfen für die Arbeit mit Eltern von der Schwangerschaft bis zum zweiten Lebensjahr des Kindes durch das STEEP-Programm. Klett-Cotta, Stuttgart

Fegert JM, Eggers C, Resch F (Hrsg) (2012) Psychiatrie und Psychotherapie des Kindes- und Jugendalters, 2. Aufl. Springer, Berlin, S 949–957

Field T (1981) Infant arousal, attention and affect during early interactions. In: Lipsitt L (Hrsg) Advances in infancy. Ablex, New York, S 57–100

Field T (1992) Infants of depressed mothers. Dev Psychopathol 4:49–66

Field T, Healy B, Goldstein S, Perry S, Bendell D (1988) Infants of depressed mothers show ‚depressed' behavior even with nondepressed adults. Child Dev 59:1569–1579

Fricke J, Fuchs T, Weiss R, Mundt C, Reck C (2006) Mutter-Kind-Behandlung bei postpartalen Störungen im internationalen Vergleich. Fortschr Neurol Psychiat 75(11):1068–1073

Gianino A, Tronick E (1988) The mutual regulation model: infant self and interactive regulation. In: Field T, McCabe P, Schneiderman N (Hrsg) Stress and coping, Bd 2. Erlbaum, Hillsdale, S 47–68

Hiscock H, Wake M (2001) Infant sleep problems and postnatal depression: a community-based study. Pediatrics 107(6):1317–1322

Klier CM, Muzik M (2001) Mutter-Kind-Interaktion in der postpartalen Periode. In: Klier CM, Demal U, Katschnig H (Hrsg) Mutterglück und Mutterleid. Diagnose und Therapie der postpartalen Depression. Facultas, Wien, S 91–102

Möhler, E., Brunner, R., Wiebel, A., Reck, C., Resch, F. (2006) Maternal depressive symptoms in the postnatal period are associated with long-term impairment of mother-child bonding. Arch Womens Ment Health 9, 273–278

Möhler E, Biringen Z, Poustka L (2007a) Emotional availability in a sample of mothers with a history of abuse. Am J Orthopsychiatry 77:624–628

Möhler E, Kagan J, Parzer P, Brunner R, Reck C, Wiebel A, Poustka L, Resch F (2007b) Behavioral inhibition at fourteen months is associated with maternal depression during the first six months. Psychopathology 40:446–452

Murray L, Stanley C, Hooper R, King F, Fiori-Cowley A (1996) The role of infant factors in postnatal depression and mother-infant interactions. Dev Med Child Neurol 38:109–119

Papousek M (2000) Einsatz von Video in der Eltern-Säuglings-Beratung und -Psychotherapie. Prax Kinderpsychol Kinderpsychiatr 49:611–627

Papousek H, Papousek M (1986) Structure and dynamics of human communication at the beginning of life. Eur Arch Psychiatry Neurol Sci 236(1):21–25. Review

Pillhofer M, Spangler G, Bovenschen I, Kuenster AK, Gabler S, Fallon B, Fegert JM, Ziegenhain U (2015) Pilot study of a program delivered within the regular service system in Germany: effect of a short-term attachment-based intervention on maternal sensitivity in mothers at risk for child abuse and neglect. Child Abuse Negl 42:163–173. https://doi.org/10.1016/j.chiabu.2014.07.007. Epub 2014 Jul 25

Reck C, Weiss R, Fuchs T, Möhler E, Downing G, Mundt C (2004) Behandlung der postpartalen Depression: Aktuelle Befunde und Therapiemodell. Nervenarzt 7:1068–1073

Reck C, Weiss R, Fuchs T, Möhler E, Mundt T (2004a) Psychotherapy for postpartum depression with a focus on mother-infant interaction. Nervenarzt 75(11):1068–1073

Reck C, Hunt A, Fuchs T, Weiss R, Noon A, Möhler E, Downing G, Tronick EZ, Mundt C (2004b) Interactive regulation of affect in postpartum depressed mothers and their infants. Psychopathology 37:272–280

Reck C, Hunt A, Fuchs T, Weiss R, Noon A, Möhler E, Downing G, Tronick EZ, Mundt C (2004c) Interactive regulation of affect in postpartum depressed mothers and their infants. Psychopathology 37:272–280

Reck C, Fuchs T, Fricke J, Möhler E (2006) Integrative stationäre Psychotherapie für psychisch erkrankte Mütter und ihre Kinder. Psychotherapie im Dialog 7(1):53–59

Riecher-Rössler A (1997) Psychische Störungen und Erkrankungen nach der Entbindung. Fortschr Neurol Psychiat 65:97–107

Salmon MP, Abel K, Webb R, Warburton AL, Appleby L (2004) A national audit of joint mother and baby admissions to UK psychiatric hospitals: an overview of findings. Arch Womens Men Health 7:65–70

Singer LT, Salvator A, Guo S, Collin M, Lilien L, Baley J (1999) Maternal psychological distress and parenting stress after the birth of a very low-birth-weight infant. JAMA 281:799–805

Suess GJ, Bohlen U, Carlson EA, Spangler G, Frumentia Maier M (2016) Effectiveness of attachment-based STEEP™ intervention in a German high-risk sample. Attach Hum Dev 18(5):443–460

Thiel-Bonney C (2002) Beratung von Eltern mit Säuglingen und Kleinkindern: Videogestützte Verhaltensbeobachtung und Videomikroanalyse als Interventionsmöglichkeit. Psychotherapeut 47:381–384

Thiel-Bonney C, Cierpka M (2004) Die Geburt als Belastungserfahrung bei Eltern von Säuglingen mit Selbstregulationsstörungen. Prax Kinderpsychol Kinderpsychiatr 53:601

Van den Boom DC, Hoeksman JB (1994) The effect of infant irritability on mother-infant-interactions: a growth-curve-analysis. Dev Psychol 30:581–590

Weinberg MK[1], Tronick EZ (1998) The impact of maternal psychiatric illness on infant development. J Clin Psychiatry 59(Suppl 2):53–61

Ziegenhain U (1999) Contribution of maternal sensitivity in transgenerational promotion of binding quality. Prax Kinderpsychol Kinderpsychiatr 48(2):86–100. Review. German

Ziegenhain U, Deneke C (2012) Entwicklungspsychopathologische Voraussetzungen der Erlebens- und Verarbeitungsweisen von Kindern psychisch kranker Eltern. In: Kölch M, Ziegenhain U, Fegert JM (Hrsg) Kinder psychisch kranker Eltern. Herausforderungen für eine interdisziplinäre Kooperation in Betreuung und Versorgung. BeltzJuventa, Weinheim, S 14–39

Ziegenhain U, Jacobsen T (1999) Assessing children's representational attachment models: links to mother-child attachment quality in infancy and childhood. J Genet Psychol 160(1):22–30

Ziegenhain U, Fegert JM, Ostler T, Buchheim A (2007) [Risk assessment of neglect and maltreatment in infants and toddlers. Chances of early preventive intervention]. Prax Kinderpsychol Kinderpsychiatr 56(5):410–428. Review. German

Ziegenhain U, Fegert JM, Möhler E (2012) Infant Psychiatry – frühe Eltern-Kind-Interaktion. In: Fegert, Eggers, Resch (Hrsg)

Ziegenhain U, Fries M, Bütow B, Derksen B (2006) Entwicklungspsychologische Beratung für junge Eltern. Ein Handlungsmodell für die Jugendhilfe. Juventa, Weinheim

Ziegenhain U, Gebauer S, Ziesel B, Künster AK, Fegert JM (2010) Lernprogramm Babylesen. Übungsfilme mit Begleitbuch für die Beratung von Eltern. Hippokrates, Stuttgart

Ziegenhain U, Künster AK, Besier T (2016) [Violence against children].Bundesgesundheitsblatt Gesundheitsforschung Gesundheitsschutz 59(1):44–51. https://doi.org/10.1007/s00103-015-2271-x. Review. German

**Leitlinien**

Behandlung von depressiven Störungen bei Kindern und Jugendlichen. www.awmf.org/uploads/tx_szleitlinien/028-043l_S3_Depressive_St%C3%B6rungen_bei_Kindern_Jugendlichen_2013-07-abgelaufen.pdf

S3-Leitlinie zur Diagnostik und Therapie Bipolarer Störungen. https://www.awmf.org/uploads/tx_szleitlinien/038-019l_S3_Bipolare_Stoerungen_2012-09-abgelaufen.pdf

# Rechtliche Rahmenbedingungen, ethische Haltungen und Handlungskompetenz

## Inhaltsverzeichnis

**Kapitel 40** Pharmakotherapie – Psychopharmaka in der Kinder- und Jugendpsychiatrie – 615
*Michael Kölch, Paul L. Plener und Jörg M. Fegert*

**Kapitel 41** Rechtliche Aspekte und ethische Fragen in der Kinder und Jugendpsychiatrie – 645
*Michael Kölch, Marc Allroggen und Jörg M. Fegert*

**Kapitel 42** Bundeskinderschutzgesetz und Kinder- und Jugendpsychiatrie – 657
*Thomas Meysen, Andreas Jud und Jörg M. Fegert*

**Kapitel 43** Institutionelle Schutzkonzepte zur Prävention sexuellen Kindesmissbrauchs – 669
*Jörg M. Fegert, Ulrike Hoffmann und Elisa König*

**Kapitel 44** Forensische Fragen in der Kinder- und Jugendpsychiatrie – 683
*Marc Allroggen, Michael Kölch und Jörg M. Fegert*

**Kapitel 45** Kontakt mit der Jugendhilfe – Sozialarbeit
in der Kinder- und Jugendpsychiatrie – 693
*Jörg M. Fegert, Michael Kölch und Saskia Grimm*

**Kapitel 46** Kinder- und Jugendpsychiatrie
und Schule – 705
*Gerhard Libal und Dorothée Blaumer*

**Kapitel 47** Was tun, wenn dieses Buch meine Fragen
nicht beantwortet? – 711
*Gerhard Libal, Laura Weninger, Michael Kölch
und Jörg M. Fegert*

# Pharmakotherapie – Psychopharmaka in der Kinder- und Jugendpsychiatrie

*Michael Kölch, Paul L. Plener und Jörg M. Fegert*

**Weiterführende Literatur – 644**

© Springer-Verlag GmbH Deutschland, ein Teil von Springer Nature 2020
M. Kölch et al. (Hrsg.), *Klinikmanual Kinder- und Jugendpsychiatrie und -psychotherapie*,
https://doi.org/10.1007/978-3-662-58418-7_40

Der Inhalt dieses Kapitels kann raschen Veränderungen unterliegen (neue Studien, Zulassungswechsel etc.), deshalb ist die Information über neue Erkenntnisse für den Behandler essenziell. Dieser Beitrag spiegelt zum Teil die Evidenzlage bei Drucklegung und eine enge Anlehnung an die wichtigsten Leitlinien wider. Es wurden aber auch bewusst eigene Erfahrungen im pharmakotherapeutischen Management individueller Patienten, die selten ganz den Leitlinienfällen entsprechen, mit einbezogen, so wie sie an der Klinik gemacht wurden und wie die Behandlungsstrategien vor Ort sind. Insofern kann es sein, dass in anderen Kliniken, abhängig vom Stil des Hauses, andere Strategien angewandt werden.

## Einführung

Generell gilt: Eine Medikation in der Kinder- und Jugendpsychiatrie erfolgt unter den Aspekten
- Chronizität und Schweregrad der Störung
- Möglicher (auch langfristiger) Nutzen und Risiken
- Einstellungen von Patient und Eltern zu Medikation
- Zulassungsbedingungen (Off-Label-Use)

## Algorithmus für den Einsatz von Psychopharmaka

Angelehnt an den Algorithmus für den Einsatz von Psychopharmaka nach AACAP (American Academy of Child and Adolescent Psychiatry) sind folgende Schritte und Aspekte zu beachten:

## Diagnostik

1. Kinder- und jugendpsychiatrische Diagnostik mit Differenzialdiagnostik hat stattgefunden
2. Die medizinische Vorgeschichte ist bekannt/Untersuchungen sind veranlasst/ durchgeführt

## Behandlungsplan

3. Zu anderen wichtigen Beteiligten besteht ggf. Kontakt (Schule, Heim, Psychotherapie etc.)
4. Einbettung in einen komplexen Behandlungsplan auf Basis der bestverfügbaren Evidenz
5. Monitoring der Pharmakotherapie ist gesichert (kurz- und langfristig), wenn dies nicht sicher: Vorsicht bei Medikation!

## Assent/Consent

6. Diagnose, Prognose und Behandlungsoptionen mit Vorteilen und Risiken wurden erklärt
7. Relevante Einwilligung ist eingeholt und dokumentiert (z. B. Sorgeberechtigte, Patient) und berücksichtigt ggf. speziellen Aufklärungsbedarf bei Off-Label-Medikation

## Behandlung

8. Angepasste Dosis für ausreichenden Zeitraum wählen
9. Bei Non-Response: Abwarten der Wirkung, Überprüfung der Diagnose, Symptomatik
10. Klare Begründung, wenn Kombinationstherapien versucht werden:

Pharmakotherapie – Psychopharmaka in der Kinder- und…

- Warum?
- Erfolg versprechend?
- Risiken der Kombination/Wechselwirkungen?
11. Beendigung der Medikation muss geplant werden (z. B. in Ferienzeiten) und je nach Medikament verträglich gestaltet werden (ausschleichend)

## Generelle Wirkung von Psychopharmaka
- Psychopharmaka imitieren, steigern oder reduzieren die Aktivität von Neurotransmittern (z. B. Dopamin, Serotonin oder Noradrenalin)
- Psychopharmaka führen entweder zur Verstärkung einer (reduzierten) Aktivität eines Neurons oder hemmen den Effekt übermäßig aktiver Neurone
- Manche Psychopharmaka wirken lediglich auf einen Rezeptor; andere beeinflussen verschiedene Rezeptoren und damit verschiedene Neurotransmittersysteme
- Die Wirkung kann an der Zelle über Ionenkanäle vermittelt sein oder auch über Signalkaskaden (c-AMP etc.)
- Zusätzlich werden neuromodulatorische und -genetische Effekte von Psychopharmaka diskutiert (Apoptose, Neurogenese, Plastizität etc.)

Die detaillierten zellulären Wirkmechanismen sind oft im Einzelnen unbekannt, sodass mehrere Hypothesen für die letztendliche Wirkung diskutiert werden: so wird bei der Antidepressiva-Gruppe der SSRI (selektive Serotoninwiederaufnahmehemmer) nicht allein die Hemmung der Serotoninwiederaufnahme für den antidepressiven Effekt als bedeutsam diskutiert, sondern auch der Einfluss über Glukokortikoidrezeptoren auf das HPA-System und Effekte auf die Neurogenese sowie die Konnektivität.

## Einteilung der Psychopharmaka
Nach der Anatomisch-Technisch-Chemischen Klassifikation (ATC) werden Arzneimittel in Klassen eingeteilt und erhalten einen Code. Dadurch sind sie international identifizierbar, und sie können zu wirkspezifischen Gruppen zusammengefasst werden. Die in der Kinder- und Jugendpsychiatrie hauptsächlich verwendeten Psychopharmaka gehören zu den folgenden Klassen:
- N03 Antiepileptika
- N05 Psycholeptika
    - N05A Antipsychotika (konventionelle [nieder-, mittel- und hochpotent], atypische Antipsychotika)
    - N05AN Lithium
- N05B Anxiolytika (Benzodiazepine)
- N05C Hypnotika und Sedativa
- N06 Psychoanaleptika
    - N06A Antidepressiva (SSRI, tri- und tetrazyklische, homöopathische Antidepressiva)
- N06B Psychostimulanzien, Mittel für die Aufmerksamkeits-/Hyperaktivitätsstörung (ADHS) und Nootropika (Methylphenidat [MPH] unretardiert und retardiert, Amphetamin-Saft, Amphetamin-Kapseln, Atomoxetin)

### Verordnungsverhalten
- Für Deutschland kein Beleg für Überversorgung: die Verordnungsprävalenz ist im Vergleich zur Störungsprävalenz eher gering, auch bei den Psychostimulanzien liegt sie niedriger als die Prävalenz für ADHS
- Das Verordnungsverhalten ist differenziert zu betrachten:
  - zum Teil gibt es regional eine deutliche Über- und Unterversorgung (z. B. bei MPH-Verordnungen belegt) oder aber
  - das verordnete Substanzspektrum entspricht nicht dem Stand der Wissenschaft, da nebenwirkungsreiche oder nicht ausreichend wirksame Psychopharmaka verordnet werden (z. B. bei Antidepressiva)
- Generell zeigt sich, je komplexer und schwerer das Störungsbild ist, desto eher erfolgt Polypharmazie, insbesondere bei stationär behandelten Patienten oder Patienten in stationärer Jugendhilfe

### Zulassung und Off-Label-Gebrauch
- Problematisch in der Pharmakotherapie psychisch kranker Kinder und Jugendlicher: Viele der eingesetzten Medikamente haben **keine Zulassung** für den Einsatz bei Minderjährigen (Zulassung von Arzneimitteln)

> **Zulassung von Arzneimitteln**
> - Zulassungsbehörden für Arzneimittel:
>   - National: Bundesinstitut für Arzneimittel und Medizinprodukte (BfArM)
>   - Europa: European Medicines Agency (EMA)
> - Rechtsgrundlagen sind das Arzneimittelgesetz (AMG) sowie diverse EU-Verordnungen
> - Ein Arzneimittel erhält für den Einsatz bei einer bestimmten Patientengruppe (Altersgruppe) bei bestimmten Erkrankungen (Indikation) eine Zulassung
> - Der Anbieter des Präparats (z. B. eine Arzneimittelfirma) wird dadurch dazu berechtigt, ein Medikament in Verkehr zu bringen bzw. es zu verkaufen
> - Aktuell entscheidend für die Zulassung ist, dass der Antragsteller Qualität, Wirksamkeit und Unbedenklichkeit des Arzneimittels belegen kann
> - Über die Erstattungsfähigkeit eines neuen Arzneimittels zulasten der GKV entscheidet zum Teil seit dem AMNOG der G-BA

- Gründe für die fehlende Zulassung: Zulassungsstudien für Medikamente für Kinder und Jugendliche sind aufgrund umfangreicher Beschränkungen ungleich schwieriger durchzuführen als bei Erwachsenen, denn
  - die Population ist recht klein, sodass es auch schwer ist, entsprechend viele Kinder in Studien einzuschließen
  - eine Kosten-Refinanzierung gestaltet sich für die pharmazeutische Industrie eher ungünstig
- Prinzipiell darf der Arzt im Rahmen seiner Therapiefreiheit jeden Stoff, der verfügbar ist oder in der Apotheke hergestellt werden kann, verordnen, auch wenn das Medikament nicht für die Altersgruppe und die vorgesehene Indikation

Pharmakotherapie – Psychopharmaka in der Kinder- und...

zugelassen ist (Off-Label-Gebrauch) oder das Medikament über eine internationale Apotheke aus dem Ausland bezogen werden muss, weil in Deutschland keine Zulassung vorliegt (Unlicensed-Use).

**Off-Label-Gebrauch** - Verordnet der Arzt ein zugelassenes Arzneimittel außerhalb einer zugelassenen Altersgruppe oder Indikation, so bedeutet dies, dass er „off-label" verordnet. Damit haftet der Hersteller jedoch möglicherweise nicht für etwaige Folgen einer Verordnung im Rahmen eines Off-Label-Gebrauchs. Der Arzt muss den Patienten und die Erziehungsberechtigten über diesen „individuellen Heilversuch" außerhalb des Zulassungsbereichs aufklären und auf die rechtlichen Folgen hinweisen (Hersteller haftet z. B. nicht) sowie auf alternative zugelassene Medikamente verweisen (so vorhanden!). Die Kostenerstattung für off-label verordnete Präparate kann im ambulanten Bereich ein Problem sein. Cave: Manche Generika besitzen trotz Bioäquivalenz nicht dieselben Zulassungen wie Originalpräparate.

## ▪▪ Besonderheiten der Entwicklungspsychopharmakologie

Der Organismus von Kindern und Jugendlichen unterscheidet sich teilweise erheblich von dem der Erwachsenen:
- Gründe für eine schnellere Verstoffwechselung von Arzneimitteln können z. B. sein:
  - die im Vergleich zum Erwachsenen erhöhte Stoffwechselleistung der Leber im kindlichen Organismus
  - eine veränderte Filtrations- und Ausscheidungsleistung der Nieren
- Genetische Besonderheiten können zu einer langsameren Verstoffwechselung von Substanzen führen (sogenannte genetisch bedingte „poor metabolizers", „rapid metabolizers" und „ultrarapid metabolizers"); Dosen, die für den „rapid metabolizer" unbedenklich sind, können beim „poor metabolizer" kumulieren und zu vermehrten Nebenwirkungen führen
- Beim (Klein-)Kind entwickelt sich die „Blut-Hirn-Schranke" erst, somit können weitaus mehr Substanzen sie passieren als bei Erwachsenen
- Bei Jugendlichen verändern sich viele Parameter des Organismus (endgültige Körpergröße und Reproduktionsfähigkeit werden erreicht); somatische und emotionale Instabilität durch Schwankungen in Endokrinium, vegetativem Nervensystem und Psyche

### Pubertät und Pharmakokinetik
- Absorption, Verteilung, Metabolisierung, Ausscheidung und Rezeptorantwort eines Pharmakons können verändert sein
- Unkontrollierte Einnahme von Medikamenten, Nikotin, Alkohol und Drogen beachten
- Sorgfältige Überwachung der Adherence unter Einbezug des Jugendlichen in die medikamentöse Therapie
- Vermeidung von teratotoxischen Arzneimitteln bei Jugendlichen
- Einnahme von Kontrazeptiva bei sexueller Aktivität/Wechselwirkung mit Kontrazeptiva
- Verkehrstüchtigkeit berücksichtigen

> - Anti-Doping-Gesetzgebung bei sportlich aktiven Jugendlichen beachten (s. Regelungen der NADA (Nationale Anti-Doping Agentur Deutschland): ▶ http://www.nada-bonn.de)

- Bei bestimmten Medikamenten benötigen Kinder und Jugendliche bezogen auf das Körpergewicht proportional deutlich höhere Dosen als Erwachsene
- Manche Medikamente verursachen spezifische altersabhängige Nebenwirkungen

- **Psychostimulanzien**
- Methylphenidat, Amphetamin
- Verwendung hauptsächlich zur Behandlung der Symptome Hyperaktivität, Unkonzentriertheit und Impulsivität im Rahmen der **ADHS**
- Hierfür gilt eine Zulassung ab 6 Jahre
- MPH: Effektstärke bezüglich Reduktion der ADHS-Symptomatik liegt bei 0,89, für Amphetamine noch etwas höher
- Zusätzlich werden diese Präparate auch off-label verwendet, bei den o. genannten Symptomen z. B. im Rahmen von Bindungsstörungen oder Intelligenzminderung

- **Methylphenidat (MPH)**
- BtM-pflichtiges Arzneimittel
    - Unretardierte Präparate
    - Retardierte Präparate
- Pharmakologische Eigenschaften: Halbwertszeit (HWZ) unretardiert ca. 2–3 Stunden, Leber: Bildung der Ritalinsäure, Ausscheidung als Ritalinsäure über Niere

**Wirkmechanismus:**
- MPH wirkt vor allem auf das dopaminerge System (Inhibition des Dopamin- und Noradrenalintransporters → agonistische Wirkung am 5-HT$_{1A}$-Rezeptor)
- Dopaminwiederaufnahmehemmer (postulierte Wirkung über Dopamintransporterblockade, darüber hinaus Veränderung der Signaltransduktion im dopaminergen System; Beeinflussung des Glutamatmetabolismus über direkte Wirkung am NMDA-Rezeptor)
- MPH verlängert die Verweildauer von Dopamin im synaptischen Spalt

**Nebenwirkungen:**
- Da es im ganzen Körper Dopaminrezeptoren gibt, wirken MPH-Präparate/Amphetamin auch systemisch im ganzen Körper, Folge können unerwünschte Wirkungen sein wie
    - Appetitlosigkeit
    - Bauchschmerzen
    - Gewichtsverlust
    - Einschlafstörungen
    - Tachykardie
    - Blutdruckanstieg
- Weitere beschriebene Nebenwirkungen: Parästhesien, Tic-Symptomatik, emotionale Labilität und depressive Verstimmung

Pharmakotherapie – Psychopharmaka in der Kinder- und ...

- Appetitlosigkeit tritt vor allem während der unmittelbaren Wirkdauer der Präparate auf, danach haben die Kinder/Jugendlichen in den meisten Fällen wieder Appetit
- Solange die Kinder/Jugendlichen nicht an Gewicht abnehmen oder sie durch die Nebenwirkungen nicht wesentlich beeinträchtigt sind, stellen o. genannte Nebenwirkungen eine relative Kontraindikation dar

> **Nebenwirkungen Psychostimulanzien: Größe, Gewicht und kardiovaskuläres System**
> - Langzeitstudien zeigen bei kontinuierlich behandelten Patienten eine um wenige cm reduzierte endgültige Körpergröße, hinsichtlich des Gewichts waren die Ergebnisse uneindeutig: dies ist abzuwägen gegenüber dem Nutzen hinsichtlich psychosozialer Funktionen, da eine unbehandelte ADHS viele Langzeitrisiken, einschließlich einer schlechten körperlichen Gesundheit birgt
> - Hinsichtlich des kardialen Risikos waren in der MTA(Multimodal Treatment of ADHD)-Studie im Verlauf keine Effekte auf HF und RR festzustellen. Systematische Reviews und Metaanalysen über Studien zeigten keine schweren kardialen unerwünschten Arzneimittelwirkungen (UAW), bei insgesamt ca. 12 % der Studienteilnehmer zeigten sich unerwünschte Nebenwirkungen wie RR-Erhöhung

- **Amphetamin**
- Fertigpräparate:
    - Tablette mit 5 mg Dexamfetamin
    - Kapsel mit Lisdexamfetamin
- Individuelle Herstellung wie früher durch Apotheke inzwischen hinfällig
- Amphetamin ist ein Substrat von CYP2D6

**! Cave**
Bei der Kombination Fluoxetin und Amphetaminpräparaten: Spiegelbeeinflussung möglich!

- In Deutschland: Zulassung ab 6 Jahre, wenn Patient auf andere Präparate nicht ausreichend respondiert
- Inhibitor des Dopamintransporters, aktive Freisetzung von Dopamin an präsynaptischen Vesikeln, hemmt Monoaminoxidase
- Das Wirkungs- und Nebenwirkungsprofil ist dasselbe wie bei MPH, die Rate an UAW etwas höher (s. oben)

### Untersuchungsempfehlungen vor dem Einsatz von Stimulanzien
- **Vor** dem Einsatz von **MPH: sorgfältige Anamnese:** familiäre Herzfehler, plötzliche Herztode etc. Dies ist das sensitivste Vorgehen. Ein EKG wird nach aktueller S3-Leitlinie nicht mehr regelhaft empfohlen, die Sensitivität ist gering. Bei entsprechenden Hinweisen jedoch ist es notwendig (z. B. Ausschluss einer möglichen QTc-Verlängerung oder sonstiger Erregungsrückbildungs- oder Erregungsausbreitungsstörungen oder Herzrhythmusstörungen)

- Bei Vorliegen von Risikofaktoren oder auffälligem EKG: individuelle Indikationsstellung ggf. mit kinderkardiologischer Beratung
- Ebenso ist eine EEG-Untersuchung nach S3-Leitlinie nicht notwendig, jedoch sinnvoll, wenn in der Anamnese Krampfanfälle (Patienten selbst oder deren erstgradige Angehörige), Hypoxien im Schwangerschafts- und/oder Geburtsverlauf oder Schädel-Hirn-Traumata (SHT) im Verlauf erhoben wurden
- Bei Vorliegen von Risikofaktoren oder auffälligem EEG: individuelle Indikationsstellung ggf. mit epileptologischer Beratung
- Vor Beginn der Behandlung und auch im weiteren Verlauf sollten **Körperlänge**, **Gewicht** und **Kopfumfang** gemessen und in Perzentilen eingetragen werden, da es unter der Medikation zu Wachstumsverzögerungen und Gewichtsschwankungen kommen kann. Eine vorbestehende Tic-Symptomatik sollte dokumentiert werden

### Indikation ADHS – Medikations-/Dosierungsempfehlungen

- Das MPH-Präparat über einen Zeitraum von 1–2 Wochen schrittweise aufdosieren (Beginn mit 5–10 mg/Tag, Steigerung ca. alle 3 Tage)
- Hierbei kann beobachtet werden, ob eine Wirkung eintritt oder nicht
- In der Regel kann heute mit retardierten Präparaten aufdosiert werden: Tag 1–3: 5/10 mg (je nach Alter und Gewicht), Tag 4–6: 10/20 mg, Tag 7–9: 20/30 mg etc.
- Die Einstellung mit unretardierten Präparaten kann zur individuellen Prüfung der optimalen Dosis und Verteilung der Dosis über den Tag in Einzelfällen sinnvoll sein
- Dexamfetamin soll mit 5 mg eindosiert werden und kann wöchentlich um 5 mg bis zur Dosierung von 20 mg/Tag gesteigert werden, wenn kein ausreichender Effekt vorliegt
- Lisdexamfetamin soll mit 20 oder 30 mg/Tag eindosiert werden und in wöchentlichen Schritten bis zur Maximaldosis von 70 mg/Tag gesteigert werden, wenn kein ausreichender Effekt vorliegt

> **Praxistipp**
>
> Die Dosierung von 1,2 mg/kg KG MPH sollte nicht überschritten werden (Tageshöchstdosis 60 mg). Hochdosistherapie hat keinen zusätzlichen Effekt!

- Medikationspausen am Wochenende – früher angeraten – werden heute nicht mehr empfohlen
- Ggf. kann unter ärztlicher Kontrolle ein Auslassen während längerer Ferienzeiten erwogen werden
- Überprüfung der Notwendigkeit für Medikation (Auslassversuch 1–2 Wochen) ca. einmal pro Jahr: unter realen Bedingungen, aber z. B. nicht in einer Schulphase, in der es um Versetzung geht!

### Selektive Noradrenalinwiederaufnahmehemmer (SNRI)
**Atomoxetin**
- Zulassung zur Behandlung der AD(H)S: gepoolte Effektstärke von 0,64 bezüglich der Reduktion der ADHS-Symptomatik im Vergleich zu Placebo

- Atomoxetin ist **kein** Psychostimulans im eigentlichen Sinne und somit nicht BTM-pflichtig
- Pharmakologische Eigenschaften: HWZ ca. 5 Stunden
- SNRI; Noradrenalin ist ein Neurotransmitter, der u. a. die Konzentration über das sogenannte hintere Aufmerksamkeitssystem (u. a. hinterer parietaler Kortex) steuert
- Hemmt präsynaptischen Noradrenalintransporter → erhöht Konzentration von Noradrenalin im synaptischen Spalt
- Ähnliches Wirkungs-/Nebenwirkungsprofil wie MPH (s. oben); es bestehen von kardiologischer Seite dieselben Nebenwirkungen und Kontraindikationen
- Aus einigen Case Reports geht hervor, dass sich Atomoxetin bei einer begleitenden Enuresis günstig auf dieselbe auswirkt

> **Praxistipp**
>
> Atomoxetin gilt derzeit nicht als Mittel der 1. Wahl in der Behandlung der ADHS, sondern aufgrund der geringeren Effektstärke Second-line-Behandlungsalternative.

- Es gelten dieselben Indikationen/Kontraindikationen/Voruntersuchungsempfehlungen wie bei MPH (s. oben)
- Substrat von CYP2D6
- Dosierung: 0,5–1,2 mg/kg KG
- Die Wirkung ist erst nach 2–4 Wochen sicher zu beurteilen

- **Alpha-2A-Rezeptoragonisten**

**Guanfacin**
- Zugelassen zur Behandlung der ADHS ab 6 Jahren, wenn eine Behandlung mit Stimulanzien nicht in Frage kommt oder unverträglich ist
- Effektivität: 59,0 % der Studienteilnehmer respondierten unter Guanfacin
- Guanfacin ist ein Alpha-2A-Rezeptor-Agonist
- Moduliert noradrenerge Signalübertragung im präfrontalen Kortex und in den Basalganglien
- Möglicherweise: Beeinflussung der dendritischen Plastizität im präfrontalen Kortex
- UAW: Müdigkeit, Somnolenz und Sedierung
- Relativ hohe Abbruchraten aufgrund UAW in Studien
- Zieldosen mit einem erwarteten Effekt liegen bei 0,05–0,08 mg/kg/Tag
- Initialdosis 1 mg/Tag, Steigerung der Dosis 1 mg/Woche auf max. 4 mg
- Bei Absetzen: Ausschleichen durch Dosisreduktion von 1 mg/3–7 Tage
- Die Metabolisierung erfolgt via CYP 3A4/5

> **Praxistipp**
>
> Vorsicht bei Behandlungsbeginn vor zu starken Effekten auf RR und möglichen Folgen, wie Synkopen, Stürzen etc. Gegebenenfalls Patienten besonders sorgfältig überwachen und Sorgeberechtigte informieren.

Besondere Sicherheitsuntersuchungen unter Guanfacin:
- Vor Therapie sorgfältige Anamnese zu kardialer Anamnese (auch Familienanamnese) und Untersuchung (Hypotonie, Erregungsbildungsstörungen (ERBST) usw.).
- Während Einstellung Kontrolle RR und HF einmal/Woche, im Verlauf einmal im Quartal

- **Antidepressiva**
- Substanzgruppen: selektive Serotoninwiederaufnahmehemmer (SSRI), tri-/tetrazyklische Antidepressiva (TZA), pflanzliche Präparate
- Fluoxetin ab dem 8. Lebensjahr zur Behandlung einer mittel- bis schwergradigen depressiven Episode einer Major Depression zugelassen
- Zulassung von Fluvoxamin zur Behandlung von Zwängen ab dem Alter von 8 Jahren
- Zulassung von Sertralin zur Behandlung von Zwängen ab dem Alter von 6 Jahren
- Johanniskrautpräparate sind zur Behandlung von depressiven Verstimmungen, einige zur Behandlung mittelschwerer Depressionen zugelassen

### Tri-/tetrazyklische Antidepressiva (TZA)
- Älteste antidepressive Stoffgruppe
- In Deutschland für den Einsatz bei Minderjährigen > 11 Jahre zugelassen (Evidenzgrad III–IV)
- Hazell hatte in den 1990er-Jahren erstmals gezeigt, dass es für TZA bei Minderjährigen keinen Wirknachweis gibt, im Gegenteil das Nutzen-Risiko-Verhältnis der TZA zuungunsten der Medikamente ausfällt (Hazell et al. 2003)
- In seltenen Fällen wurden unter Therapie kardiovaskulär bedingte Todesfälle berichtet, insbesondere bei der Einnahme von Desipramin

> **! Cave**
> Bei versehentlicher Überdosierung bzw. bei Einnahme in suizidaler Absicht sind kardiovaskuläre Krisen intensivmedizinisch schwer zu beherrschen, sodass es zu tödlichen Komplikationen kommen kann.

> **Praxistipp**
>
> Nach derzeitigem Wissenstand ist eine Therapie mit TZA bei Kindern nicht zu empfehlen. Insbesondere sind das erhöhte Suizidrisiko durch TZA und deren hohe Toxizität nicht zu unterschätzen.

### Monoaminoxidasehemmer (MAOH)
- Es gibt keine kontrollierte Studie zum Einsatz von MAOH bei Kindern oder Jugendlichen

### Selektive Serotoninwiederaufnahmehemmer (SSRI)
- Einsatz bei depressiven Störungen, Zwängen, Angststörungen, auch bei Mutismus

**Wirkmechanismus:**
- SSRI sollen über eine Wiederaufnahmehemmung von Serotonin das postulierte Serotonindefizit bei depressiven Patienten ausgleichen
- Neuere Forschungsergebnisse beziehen sich auch auf
   - neuromodulatorische Effekte (Neubildung von Synapsen, Apoptose etc.) und
   - die modulierende Wirkung auf das HPA-System und z. B. Glukokortikoidrezeptoren
   - Veränderungen/Normalisierung in der Konnektivität, verbessertes Lernen/Wahrnehmen

**Wirksamkeit:**
- Die aktuelle Studienlage zeigt Effekte von Antidepressiva, jedoch bei Minderjährigen geringer als bei Erwachsenen und es gibt zu wenige Studien
- Effektivität nach Metaanalysen von Studien am stärksten bei Angststörungen, gefolgt von Zwangsstörungen und am geringsten bei depressiven Störungen
- Keine Suizide von Minderjährigen in Studien, aber erhöhte Rate an suizidalen Gedanken und Impulsen in Studien (stärker als bei Erwachsenen)
- Für depressive Störungen gelten Fluoxetin und auch Citalopram/Escitalopram und Sertralin (Substanzen der 2. Wahl) als wirksam (s. unten)
- Für die übrigen SSRI kann derzeit aufgrund fehlender Evidenz und Zulassung keine Empfehlung abgegeben werden
- Hinsichtlich der Verträglichkeit zeigten insbesondere Duloxetin, Venlaflaxin und die TZA sehr schlechte Ergebnisse
- Die publizierten Studien untersuchten meist die Wirksamkeit in Zeiträumen bis zu 12 Wochen (einzig die TADS-Studie hatte einen 36 Wochen dauernden Open-Label-Arm)

> **Praxistipp**
>
> Eltern und Minderjährige sollten weiterhin sorgfältig aufgeklärt werden, insbesondere über das bei Beginn und bei Absetzen beobachtbare Phänomen des Auftretens von suizidalen Gedanken und einer möglichen Verhaltensaktivierung. Die Studienlage ist nicht ganz eindeutig, was das Risiko für dieses Phänomen angeht, dennoch zeigt sich in Metaanalysen der Trend, dass diese Phänomene häufiger bei Minderjährigen als bei Erwachsenen auftreten. Dies ist zu allererst eine in Studien gefundene Korrelation und die Kausalität ist unbekannt.

### Generelle Aspekte der Behandlung mit SSRI
- Mögliche Nebenwirkung ist die Verhaltensaktivierung („behavioral toxicity"): diese beinhaltet u. a. das Auftreten von Suizidgedanken
- Das Risiko für suizidale Gedanken liegt mit einer Odds-Ratio (OR) von 1,21 (0,84–1,74) unter Medikation höher, aber vor allem das Risiko für aggressives Verhalten ist bei Minderjährigen unter SSRI/SNRI deutlich erhöht (OR: 1,93; 1,26–2,95)

- Eltern und Patienten sollten über diese mögliche Nebenwirkung aufgeklärt werden
- Der Patient sollte während der Aufdosierung bzw. in den ersten Behandlungswochen ungefähr einmal pro Woche mit dem Behandler Kontakt haben bzw. entsprechend auf Suizidgedanken exploriert werden

### Praxistipp

Wichtig ist es, im Kontakt mit dem Patienten zu bleiben, um etwaige Nebenwirkungen, aber auch Absetzwünsche zu erkennen und mit ihm besprechen zu können. Das Absetzen sollte schrittweise über mehrere Tage bzw. Wochen erfolgen.

- **Fluoxetin**
- Fluoxetin kann als wirksam bei Jugendlichen eingeschätzt werden
- Evidenzgrad I bei depressiven Störungen im Kindes- und Jugendalter
- Eine ausreichend lange Behandlungsdauer ist zur Minimierung des Rückfallrisikos zu empfehlen, die NICE (National Institute for Health and Care Excellence) Guideline empfiehlt die Behandlung über mindestens 6 Monate nach einer Remission
- Pharmakologische Eigenschaften: HWZ ca. 46 Stunden, Autoinhibition der Metabolisierung, Hauptmetabolit Norfluoxetin, Abbauweg über die Leber

**! Cave**
Fluoxetin ist Inhibitor von CYP2D6: Interaktion mit anderen Arzneimitteln (Benzodiazepine, Antipsychotika, Dexamfetamin)!

**Dosierung:**
- Empfohlenes Dosisspektrum: 10–40 mg/Tag, Aufdosierung mit ca. 5–10 mg anfangs über mehrere Tage bis zur gewünschten Zieldosis
- Aus klinischer Erfahrung dürfte die Dosis von 20 mg/Tag oftmals ausreichend sein
- Die Dosis ist auch daraufhin zu überwachen, ob eine zu starke Antriebssteigerung/ Aggressivität/Gereiztheit erfolgt

**Nebenwirkungen:**
- Häufig:
  - leichte Unruhezustände
  - Schlafstörungen
  - Kopfschmerzen
  - Schwindel
  - Übelkeit
- Selten:
  - allergische Hautreaktionen
  - Blutbildveränderungen mit Erniedrigung der weißen Blutkörperchen (Leukozyten)
  - Erhöhung des Blutdrucks
  - Sexuelle Funktionsstörungen

> **Praxistipp**
>
> Bei sexuell aktiven Jugendlichen sind etwaige Auswirkungen einer SSRI-Medikation auf die sexuelle Funktion direkt anzusprechen, da dies – häufig schambesetzt – zumeist nicht von den Jugendlichen spontan thematisiert wird, aber einen wesentlichen Einfluss auf die Therapieadhärenz nehmen kann.

- **Citalopram/Escitalopram**
- Von der NICE Guideline als Substanz der 2. Wahl benannt, die eingesetzt werden könnte, sollte sich unter Fluoxetin kein Behandlungserfolg einstellen
- Pharmakologische Eigenschaften: HWZ ca. 33 Stunden; Citalopram: Razemat; wirksames Enantiomer: Escitalopram; kann CYP2D6 hemmen; Ausscheidung über Leber und Niere
- Dosierung: Beginn mit 10 mg/Tag, Zieldosis Citalopram 20–40 mg/Tag; Escitalopram 10–20 mg/Tag
- Escitalopram soll weniger Nebenwirkungen haben
- Es liegen mehr Studien zu Escitalopram als zu Citalopram im Kindes- und Jugendalter vor

- **Sertralin**
- Nach NICE Guideline Substanz der 2. Wahl, die eingesetzt werden könnte, sollte sich unter Fluoxetin kein Behandlungserfolg einstellen
- Zulassung für die Behandlung von Zwangsstörungen ab dem Alter von 6 Jahren
- Pharmakologische Eigenschaften:
  - HWZ ca. 25 Stunden
  - Ausscheidung über die Leber
  - mögliche diskrete Hemmung von CYP2D6
- Dosierung: 50–200 mg/Tag, Beginn bei Kindern (6–12 Jahre): initial 25 mg 1 × täglich, Aufdosierung nach 1 Woche

### Sonstige Antidepressiva

**Agomelatin**
- Indikation: depressive Störungen im Erwachsenenalter
- Pharmakologische Eigenschaften: HWZ 1–2 Stunden

**Wirkmechanismus:**
- Melatoninrezeptoragonist
- Neben der Wirkung auf den Melatoninstoffwechsel auch Wirkung als selektiver Serotoninrezeptorantagonist
- Dosierung: 25–50 mg/Tag; Anfangsdosis von 25 mg abends verabreichen; eine Steigerung auf 50 mg ist möglich

### Pflanzliche Antidepressiva
- Einsatz bei leichteren depressiven Verstimmungen, leichten bis mittleren depressiven Episoden

- **Johanniskraut (St. John's wort/SJW)**
  - Erhielt als Phytopharmakon in Deutschland seine Zulassung für den Einsatz bei Minderjährigen > 11 Jahre, ohne einen Wirknachweis in Zulassungsstudien erbringen zu müssen (Evidenzgrad V)
  - Die Studienlage zu Johanniskraut bei Minderjährigen ist unbefriedigend: es gibt weder eine Dosisfindungsstudie bei Minderjährigen noch eine Studie zu Interaktionen oder dem kinder- und jugendspezifischen Phänomen der Verhaltensaktivierung (s. oben, SSRI)
  - Um Effekte zu erzielen, muss in Analogie zu den Erfahrungen mit Erwachsenen eine **hohe Dosierung** (wohl > 600 mg/Tag) eingesetzt werden
  - Das pharmakodynamisch wirksame Substrat ist bisher nicht bekannt
  - **Breites Interaktionsspektrum**, da Johanniskraut ein Induktor des CYP450-Systems, von Glykoprotein P und möglicherweise von anderen Leberenzymen ist

> **Cave**
> Vorsicht ist bei Kombinationstherapien (auch mit Fluoxetin!) geboten; Patienten, die mit Fluoxetin behandelt werden, nach der gleichzeitigen Einnahme von OTC-Präparaten („over the counter", freiverkäufliche Präparate, z. B. in Drogerien Tees) fragen und auf das Interaktionspotenzial hinweisen.

### Neuere Entwicklungen
- **Ketamin**
  - Als Mittel bei therapieresistenten Depressionen vorrangig bei Erwachsenen beschrieben
  - Anwendung i.v. oder intranasal
  - Kurze Wirkdauer (bis zu 4 Tage) mit Effekten auf Stimmung, Verminderung von Suizidalität
  - Bislang nur Einzelfälle und eine Case Series bei Adoleszenten publiziert
  - Einsatz im Jugendalter hat bislang nur experimentellen Charakter

### Indikation Zwangserkrankungen – Medikations-/Dosierungsempfehlungen
- SSRI als Option im Rahmen multimodaler Therapie möglich
- Zu Fluvoxamin, Sertralin und dem Nicht-SSRI Clomipramin gibt es gut kontrollierte randomisierte Studien (Evidenzgrad von I–II)
- Nach einer Metaanalyse: NNT = 6 bei Zwangsstörungen bei Minderjährigen (NNT: „number needed to treat", ▶ Kap. 47; 6 ausgewertete Studien mit 363 Teilnehmern)
- Wirkungseintritt mindestens 4–6 Wochen abwarten; allerdings weisen neuere Studien auf Symptomreduktion schon in den ersten 3 Wochen hin
- Wenn nach 10–12 Wochen keine Veränderung: Wechsel des Medikaments oder Kombinationsbehandlung
- Bei sehr schweren Zwangserkrankungen hat sich die zusätzliche Gabe eines Antipsychotikums bewährt
- Langfristige Pharmakotherapie, langsames Absetzen (Monate)

- **Sertralin**
- s. oben

- **Fluvoxamin**
- Zugelassen ab 8 Jahren bei Zwangserkrankungen
- Pharmakologische Eigenschaften: HWZ ca. 15–22 Stunden, Abbau über die Leber
- Dosierung: 25–50 mg initial; Zieldosis 100–200(300) mg/Tag; 2–3 Dosen pro Tag

- ■ **Weitere Off-Label-Indikationen**

**Angststörungen und Panikerkrankungen, Phobien**
- SSRI zeigen auch einen anxiolytischen Effekt
- In einer Metaanalyse (6 Studien mit 562 minderjährigen Teilnehmern): NNT = 3
- Entsprechend können SSRI bei Angststörungen unterstützend wirken
- Dosierung, Nebenwirkungen und Sicherheitsuntersuchungen sind gleich wie beim Einsatz bei depressiven Störungen
- Dennoch: SSRI nicht zugelassen, TZA nicht belegt in ihrer Wirksamkeit
- Bei **Panikstörung** kann der Einsatz von **β-Rezeptorblockern** erwogen werden
- Bei der **generalisierten Angststörung** kann eine Pharmakotherapie mit SSRI **die Psychotherapie erleichtern**

- **Mutismus**
- SSRI haben die höchste Evidenz für Wirkung bei kindlichem Mutismus
- Fluoxetin in Tagesdosen von 20–60 mg, derzeit jedoch nur als „Heilversuch" möglich
- Erfahrungen mit anderen Antidepressiva begrenzt
- Hier kann kurzfristig die Gabe von angstreduzierenden Benzodiazepinen hilfreich sein

- **Posttraumatische Belastungsstörung (PTBS)**
- Meist Erfolge nur aus Open-Label-Studien berichtet, in randomisierten kontrollierten Studien nicht besser als Placebo
- Entsprechend keine Empfehlung in der S3-Leitlinie PTBS für die Anwendung im Kindes- und Jugendalter
- Im Einzelfall kann ein Einsatz erwogen werden (z. B. starke depressive Komponente)

- **Essstörungen**
- Bei Anorexia nervosa ist ein Nutzen nicht belegt
- Bei Bulimia nervosa sollen SSRI die Frequenz der Heißhungerattacken/des Erbrechens senken
- Dosierung: Fluoxetin bis zu 60 mg/Tag

- ■ **Untersuchungsempfehlungen vor und während der Therapie mit Antidepressiva**
- Laboruntersuchung (auch Schilddrüsenwerte) mit den üblichen Routineparametern: obligat
- Diese (exklusive Schilddrüsenparameter) sollte nach ca. 2–4 Wochen während der Behandlung wiederholt werden

- Danach erscheint bei fehlenden Nebenwirkungen eine Laboruntersuchung ca. alle 12 Wochen ausreichend
- Vor Beginn der Therapie: EKG
- Regelmäßige EKG-Kontrollen bei Einsatz von TZA
- Klinische Untersuchung des Patienten (einschließlich RR und Gewicht): obligat

> **Praxistipp**
>
> Bei Diabetikern ist Vorsicht geboten, es kann unter einer SSRI-Medikation zu Hypo- und Hyperglykämien kommen.

**❗ Cave**
Auf keinen Fall dürfen MAOH während, direkt nach oder vor der Medikation mit SSRI verwendet werden.

**❗ Cave**
Eine Kombination von SSRI und MAOH kann das lebensgefährliche zentrale Serotoninsyndrom auslösen (▶ Kap. 30)!

- **Antipsychotika**
- Antipsychotika (AP) werden auch Neuroleptika genannt
- Einsatz in der Kinder- und Jugendpsychiatrie eher selten in der Indikation „schizophrene Psychose", sondern zur Verhaltenssteuerung (Impulskontrolle)
- Einteilungsmöglichkeiten:
    - First-Generation Antipsychotics (FGA): konventionelle (klassische) Antipsychotika, nieder-, mittel-, hochpotent
    - Second-Generation Antipsychotics (SGA): atypische Antipsychotika

**Anwendung:**
- Einsatz von hochpotenten FGA und SGA: zur Behandlung von schizophrenen Psychosen
- Einsatz von SGA (insbesondere Risperidon und Aripiprazol): zur Verhaltenssteuerung
- Einsatz von nieder-/mittelpotenten FGA: zur akuten Sedierung bei aggressivem Verhalten (▶ Kap. 29)

**Wirkmechanismus:**
- Gemeinsames Merkmal der Antipsychotika: Blockade von prä- und postsynaptischen Dopaminrezeptoren
- Je nach Profil der Substanz werden mitunter auch noch andere Rezeptoren blockiert: muskarinische, serotonerge, adrenerge, histaminerge etc. (◘ Tab. 40.1)
- Dies hat Auswirkung auf spezifische Wirkung einer Substanz, andererseits jedoch auch – genauso wie die Blockade des Dopaminrezeptors – großen Einfluss auf die möglichen Nebenwirkungen (◘ Tab. 40.1)

**Tab. 40.1** Rezeptorwirkungsprofile von Antipsychotika (mod. nach Benkert und Hippius 2019)

| Antipsychotikum | Chemische Klasse | Trizyklisch | Klinische Einteilung | D1 | D2 | D3 | 5-HT2 | M1 | α1 | H1 |
|---|---|---|---|---|---|---|---|---|---|---|
| Amisulprid | Benzamid | – | AAP | 0 | +++ | +++ | 0 | 0 | 0 | 0 |
| Aripiprazol[a, b] | Phenylpiperazinylchinolin | – | AAP | 0 | +++ | +++ | ++ | 0 | + | + |
| Asenapin | Dibenzooxepinpyrrol | – | AAP | + | + | ++ | ++ | 0 | + | + |
| Benperidol | Butyrophenon | – | KAP, HP | 0 | +++ | ++ | ++ | 0 | + | 0 |
| Bromperidol | Butyrophenon | – | KAP, HP | + | +++ | ++ | 0 | 0 | + | 0 |
| Cariprazin | Piperazin | – | AAP | 0 | ++ | +++ | ++ | 0 | + | + |
| Chlorprothixen | Thioxanthen | + | KAP, NP | ++ | + | + | ++ | + | + | +++ |
| Clozapin[b] | Dibenzodiazepin | + | AAP | ++ | + | ++ | +++ | +++ | + | +++ |
| Flupentixol | Thioxanthen | + | KAP, HP | ++ | +++ | +++ | ++ | 0 | + | + |
| Fluphenazin | Phenothiazin | + | KAP, HP | ++ | +++ | +++ | ++ | 0 | ++ | ++ |
| Fluspirilen | Diphenylbutylpiperidin | – | KAP, HP | + | +++ | ++ | + | 0 | 0 | 0 |
| Haloperidol[b] | Butyrophenon | – | KAP, HP | ++ | +++ | ++ | + | 0 | ++ | 0 |
| Levomepromazin | Phenothiazin | + | KAP, NP | 0 | + | + | + | ++ | ++ | +++ |
| Loxapin | Dibenzoxazepin | + | KAP, MP | 0 | +++ | + | +++ | ++ | +++ | +++ |
| Lurasidon[c] | Benzoisothiazol | – | AAP | + | +++ | ++ | +++ | 0 | ++ | 0 |
| Melperon[b] | Butyrophenon | – | KAP, NP (A) | 0 | + | + | ++ | 0 | + | + |
| Olanzapin[b] | Thienobenzazepin | + | AAP | ++ | +++ | ++ | +++ | ++ | ++ | +++ |

(Fortsetzung)

## Tab. 40.1 (Fortsetzung)

| Antipsychotikum | Chemische Klasse | Trizyklisch | Klinische Einteilung | D1 | D2 | D3 | 5-HT2 | M1 | α1 | H1 |
|---|---|---|---|---|---|---|---|---|---|---|
| Paliperidon[e] | Benzisoxazol | – | AAP | 0 | +++ | + | +++ | 0 | + | + |
| Perazin | Phenothiazin | + | KAP, MP | 0 | ++ | ++ | ++ | + | ++ | +++ |
| Perphenazin | Phenothiazin | + | KAP, HP | 0 | +++ | +++ | ++ | 0 | ++ | ++ |
| Pimozid[b] | Diphenylbutylpiperidin | – | KAP, HP | 0 | +++ | +++ | ++ | 0 | 0 | 0 |
| Pipamperon | Butyrophenon | – | KAP, NP (A) | 0 | + | + | ++ | 0 | + | 0 |
| Prothipendyl | Phenothiazin | + | KAP, NP | ? | + | ? | ? | ? | ? | ? |
| Quetiapin | Dibenzothiazepin | + | AAP | + | + | + | + | 0 | + | ++ |
| Risperidon[b] | Benzisoxazol | – | AAP | ++ | +++ | ++ | +++ | 0 | +++ | + |
| Sertindol | Indol | – | AAP | ++ | +++ | + | +++ | 0 | ++ | 0 |
| Sulpirid | Benzamid | – | KAP, MP (A) | 0 | + | +++ | 0 | 0 | 0 | 0 |
| Thioridazin | Phenothiazin | + | KAP, NP | + | ++ | + | ++ | +++ | +++ | + |
| Ziprasidon[b] | Benzisothiazin | – | AAP | + | ++ | ++ | +++ | 0 | + | ++ |
| Zuclopenthixol | Thioxanthen | + | KAP, MP/HP | ++ | +++ | ++ | 0 | +++ | +++ | +++ |

Die Daten sind aus In-vitro-Rezeptoraffinitäten der Antipsychotika zusammengestellt und spiegeln daher nicht direkt die klinischen Wirkungen (in vivo) wider. Antipsychotika wirken primär als Antagonisten, das heißt blockierend an Neurotransmitterrezeptoren. Daneben werden durch höhere Konzentrationen Enzyme und Ionenkanäle gehemmt.

[a] Partieller D2/D3-Agonist und 5-HT1A-Agonist; [c] 5-HT7-Antagonist und partieller 5-HT1A-Agonist; [e] 9-OH-Risperidon.

KAP konventionelle Antipsychotika, AAP atypische Antipsychotika, HP hochpotent, MP mittelpotent, NP niederpotent, (A) KAP mit ausgeprägt atypischen Eigenschaften.

Pharmakotherapie – Psychopharmaka in der Kinder- und…

### ▪▪ Nebenwirkungen bei Minderjährigen
**Dyskinesien**
- Prävalenz im Vergleich zu Erwachsenen: Parkinsonismus und Dystonie ↑, Akathisie und Spätdyskinesien ↓
- Akathisie: NNH = 14,7 für Aripiprazol 12 % vs. 2 %; NNH = 25 für Risperidon 10 % vs. 6 % (NNH: „number needed to harm", ▶ Kap. 47)
- Spätdyskinesien: 0,4 % jährliche Rate; 5 % der Spätdyskinesien treten ohne Antipsychotika auf! Unter Umständen verschwinden diese bei Gabe im Jugendalter nach Absetzen

> **Praxistipp**
>
> Bei der Behandlung mit Antipsychotika, insbesondere FGA, können Frühdyskinesien (Zungen-Schlund-Krämpfe, Rigor, Blickkrämpfe etc.) und auch übermäßiger Speichelfluss auftreten. Sehr quälend für die Patienten! Mögliche Behandlung mit Biperiden: akut 1–3 mg i.v., 1–6 mg p.o. (auch als Retardtablette).

- **Gewichtszunahme**
- Stärker ausgeprägt im Vergleich zu Erwachsenen
- Olanzapin > Risperidon, Quetiapin > Aripiprazol > Ziprasidon
- Komedikation (Stimmungsstabilisatoren)
- Bester Prädiktor für Gewichtszunahme ist Binge-Eating und frühe Gewichtszunahme in den ersten Behandlungswochen (2–3 Wochen)

- **Prolaktinerhöhung**
- Prävalenz höher als bei Erwachsenen
- Am wenigsten häufig bei: Quetiapin, Clozapin und Aripiprazol
- Häufiger bei Olanzapin, Risperidon, Tiaprid und Amisulprid
- Symptome: Brustwachstum, Galaktorrhö, Amenorrhö, erektile Dysfunktionen, retrograde Ejakulation
- Bei kleineren Kindern unklar, ob negativer Einfluss auf Knochendichte und Pubertätsentwicklung

- **Abwägung des Einsatzes von FGA vs. SGA**
- Nach Datenlage: Wirkung FGA und SGA vergleichbar (bei schizophrenen Psychosen)
- Datenlage zur Effektivität FGA bei Minderjährigen vor allem auf historischen Studien begründet mit fraglicher diagnostischer Validität
- Insgesamt Wirkung SGA besser, weil geringere Raten an Therapieabbrüchen bei schizophrenen Psychosen
- Die neue S3-Leitlinie Schizophrenie beschreibt, dass positive Wirksamkeitsnachweise für Kinder und Jugendliche (<18 Jahre) für Aripiprazol, (Haloperidol), (Olanzapin), Quetiapin, Paliperidon und Risperidon (Evidenzgrad A) vorliegen
- Bei ausbleibender Besserung mit anderen SGA gilt, dass für Clozapin gute Wirkhinweise bestehen und es eine Therapieoption ist

### Konventionelle Antipsychotika (FGA)
- Blockade von Dopamin-$D_2$-Rezeptoren
- Schwach antipsychotisch: niederpotente AP wirken hauptsächlich sedierend
- Stark antipsychotisch: hochpotente AP wirken hauptsächlich antipsychotisch (im mesolimbischen System)
- Nebenwirkungen: beziehen sich vorwiegend auf extrapyramidale Störungen (Striatum), es finden sich jedoch auch abhängig vom Präparat die beschriebenen Wirkungen im Sinne einer Gewichtserhöhung (s. oben)

### Atypische Antipsychotika (SGA)
- Gleichzeitige Blockade von Serotonin-2A-Rezeptoren (5-$HT_{2A}$) und Dopaminrezeptoren mit erhöhter Ausschüttung von Dopamin und teilweiser Reversion der $D_2$-Rezeptorblockade
- Schnelle Dissoziation vom $D_2$-Rezeptor mit postulierter zeitlich nicht ausreichender Blockade zur Auslösung von extrapyramidalmotorischen Störungen (EPS)
- Atypische Antipsychotika rufen eher seltener Frühdyskinesien, ein reversibles Parkinsonoid und/oder Spätdyskinesien hervor; Akathisien treten aber ebenfalls auf

### Einsatz von schwach antipsychotisch/niederpotenten Antipsychotika
- Einsatz z. B. bei Angststörungen, Agitation, Unruhe und Erregungszuständen sowie Schlafstörungen, da typischerweise eher sedierend und wenig antipsychotisch
- Aber auch Einsatz bei antiemetischer Therapie sowie in der Schmerztherapie zur Distanzierung vom Schmerz
- Bei einigen Präparaten sind bestimmte Applikationsformen nicht mehr verfügbar, was in der Praxis bei der Auswahl etwa zugelassener Notfallmedikation zu Problemen führen kann (z. B. von Chlorprothixen keine i.m.-Applikationsdarreichung mehr erhältlich)

> **❗ Cave**
> Zulassungen der verwendeten Notfallmedikation regelmäßig prüfen und Sorgeberechtigte bei Aufnahme über in der Klinik verwendete Medikation im Notfall aufklären und einwilligen lassen!

> **Praxistipp**
>
> Beim Einsatz bei aggressiven Patienten: einmalige ausreichende Gabe ist besser als Nachtitrieren!

- Dosisabschätzung im Einzelfall schwierig; umso wichtiger ist die Beschränkung auf einige wenige Substanzen, mit denen der Behandler Erfahrung hat
- Generell zur einmaligen Sedierung im Rahmen eines Antiaggressionsplans (▶ Kap. 29): die Einzeldosis ist normalerweise niedriger als die Tagesgesamtdosis bei einer im Rahmen der therapeutischen Routinestrategie eingesetzten Sedierung bei schizophrenen, manischen oder sonstig agitierten Patienten; sie wird aber meist höher sein als die Einzeldosis bei diesen Patienten

Pharmakotherapie – Psychopharmaka in der Kinder- und…

- **Chlorprothixen**
- Mittelpotentes FGA
- Dosierung: 20–60 mg als Einzeldosis, Tageshöchstdosis nicht > 80 mg/Tag
- Bei schizophrenen Patienten zur anfänglichen Sedierung Gabe 3–4 × pro Tag

- **Levomepromazin**
- Schwachpotentes FGA
- Dosierung: 50–150 mg/Tag, Mehrfachgaben zur Sedierung über den Tag hinweg möglich

- **Pipamperon**
- Schwachpotentes FGA
- Dosierung: 40–200 mg/Tag, Mehrfachgaben zur Sedierung über den Tag hinweg möglich

- **Prothipendyl**
- Trizyklisches Antipsychotikum
- Dosierung: bei Erregungszuständen bis 240–320 mg/Tag bei Erwachsenen; bei Schlafstörungen 40–80 mg abends
- I.m.-Injektionen möglich
- Vor allem zum Schlafanstoßen geeignet

- **Weitere mögliche Substanzen**
- Ziprasidon, Olanzapin und Benzodiazepine können ebenfalls eingesetzt werden

- **Einsatz von stark antipsychotisch/hochpotenten Antipsychotika (FGA) und SGA**
- Einsatz bei schizophrenen Störungen, bipolaren Erkrankungen, Impulskontrollstörungen (chronisch), schwersten Depressionen, schwersten Zwängen und Essstörungen
- Da typischerweise eher antipsychotisch und weniger sedierend, Einsatz vor allem bei akuten und chronischen Psychosen

- **Nebenwirkungen**
- Konventionelle Antipsychotika: Gefahr der Entwicklung von extrapyramidalmotorischen Störungen (EPS)
- Parkinsonismus (hierbei werden Symptome der Parkinson-Krankheit gezeigt, etwa: Mimikverlust, Ruhetremor, depressive apathische Antriebsminderung), Dystonie (unwillkürliche Verkrampfungen und Fehlhaltungen) und Akathisie (motorische Unruhe und Unfähigkeit, still sitzen zu bleiben)
- „Tardive Dyskinesien": Bewegungsstörungen (etwa im Mundbereich), die in manchen Formen auch nach Absetzen der antipsychotischen Medikation auftreten und erhalten bleiben können

**Zusätzliche unerwünschte Wirkungen:**
- Herz-Kreislauf-System: Blutdrucksenkung, Erhöhung der Herzfrequenz, Schwindel
- Hormonsystem: Erhöhung des Hormons Prolaktin

- Haut: erhöhte Lichtempfindlichkeit, Ausschläge, Pigmentbildung
- Durch Beeinflussung anderer Rezeptoren kann es vielfach auch zu Mundtrockenheit, verschwommener Sicht, Obstipation und Gewichtszunahme kommen
- Seltene Nebenwirkungen: Blutbildveränderungen und Leberschäden

- **Haloperidol**
- Im Eigentlichen das einzige FGA, das zur Behandlung der Schizophrenie bei Minderjährigen gelegentlich in der akuten Phase eingesetzt wird (zugelassen; zusätzlich auch für die Behandlung von Tics zugelassen, hier erscheint ein Einsatz aber obsolet)
- Sehr gute antipsychotische Wirkung
- Erhaltungsdosis 5–10 mg/Tag oral (in Ausnahmefällen bei Erwachsenen bis zu 40 mg)
- Hohe Gefahr von (quälenden) EPS

- **Tiaprid**
- Einsatz als Off-Label-Medikament zur Behandlung von Tic-Störungen
- Dosierung: Beginn mit 75 mg/Tag, Aufdosierung nach Wirksamkeit bis 3 × 100–200 mg/Tag

- **Einsatz von SGA**
- Einsatz ebenfalls bei Schizophrenie; Clozapin nur bei therapieresistenter Schizophrenie
- Stärker sedativ wirkende Antipsychotika aus dieser Gruppe sind: Clozapin und Quetiapin

- **Wichtige Nebenwirkungen von SGA**
- **Clozapin:** Schwindel, Sedierung, Verstopfung, Gewichtszunahme, Speichelfluss, Blutbildveränderungen, epileptische Anfälle, Delir
- **Olanzapin:** Gewichtszunahme, Schläfrigkeit, Schwindelgefühl, Mundtrockenheit
- **Quetiapin:** Müdigkeit, Mundtrockenheit, Schwindel, erhöhte Herzfrequenz
- **Risperidon:** Gewichtszunahme, Schlaflosigkeit, Angstzustände, Kopfschmerzen
- **Ziprasidon:** Kopfschmerzen, Schläfrigkeit, Übelkeit

- **Olanzapin**
- Pharmakologische Eigenschaften: HWZ ca. 33–51 Stunden, Abbau über Leber (CYP1A2), bei gleichzeitiger Gabe von Enzyminhibitoren (Fluvoxamin) steigt der Plasmaspiegel, Ausscheidung über die Leber
- Dosierung in antipsychotischer Indikation: beginnend mit 2,5 mg, Aufdosierung bis 10–20 mg/Tag, eher Einmalgabe am Tag
- i.m. und Depotform verfügbar

- **Aripiprazol**
- Pharmakologische Eigenschaften: HWZ ca. 75 Stunden, Metabolisierung (Leber) zum Metaboliten Dehydroaripiprazol, Niere
- Zugelassen bei Manien ab 13 Jahren und Schizophrenie ab 15 Jahren
- Dosierung in antipsychotischer Indikation: beginnend mit 2,5 mg, bis auf 15 mg/Tag aufdosierbar, 1–2 Gaben pro Tag
- Dosierung in Verhaltensindikation: s. unten

- **Risperidon**
  - Pharmakologische Eigenschaften: HWZ ca. 3 Stunden (bis 20 Stunden), Metabolisierung (Leber) über CYP2D6 zu aktivem Metaboliten 9-OH-Risperidon, bei gleichzeitiger Gabe von Enzyminduktoren sinkt der Plasmaspiegel, Ausscheidung über die Niere
  - Dosierung in antipsychotischer Indikation: beginnend mit 0,5 mg bis 4–6 mg/Tag, 1–2 Gaben pro Tag
  - Depotform verfügbar
  - Dosierung in Verhaltensindikation: s. unten

- **Quetiapin**
  - Pharmakologische Eigenschaften: HWZ ca. 6–7 Stunden, Verstoffwechselung über die Leber (CYP3A4), bei gleichzeitiger Gabe von Enzyminduktoren sinkt der Plasmaspiegel, Ausscheidung über die Niere
  - Dosierung in antipsychotischer Indikation: beginnend mit 25–50 mg/Tag (**Cave:** am Beginn häufiger orthostatische Probleme), Aufdosierung eher rasch (da während Dosisänderung Kreislaufnebenwirkungen gehäuft), Zieldosis 300–750 mg/Tag, 2 Gaben pro Tag
  - Retardform verfügbar

- **Ziprasidon**
  - Pharmakologische Eigenschaften: HWZ, Metabolisierung zu einem Teil über CYP3A4, zum größeren Teil über Aldehydoxidase (Leber); bei Einnahme zum Essen soll die Verfügbarkeit erhöht sein

> **Cave**
> Leberwerte!

  - Keine Evidenz für die Behandlung schizophrener Psychosen im Jugendalter
  - Zugelassen für bipolare und manische Störungen ab 10 Jahre
  - Dosierung bei Verhaltensindikation: 40–80 (120) mg/Tag
  - i.m.-Form verfügbar

- **Neuere Entwicklungen im Erwachsenenalter**

**Cariprazin**
  - Sowohl ein partieller Agonist am Dopamin-D2- und -D3-Rezeptor (höhere Affinität zu D2 als zu D3)
  - Zwei äquipotente Metaboliten (Desmethyl-Cariprazin und Didesmethyl-Cariprazin)
  - Didesmethyl-Cariprazin HWZ 1–3 Wochen

**Brexiprazol**
  - Partieller Agonist an Serotonin-5-Hydroxytryptamin-1A-, Dopamin-D2- und Antagonist an Serotonin-5-Hydroxytryptamin-2A-Rezeptoren
  - FDA: Schizophrenie und zusätzliche Behandlung von Major Depressive Disorder (MDD)

- Akathisie: häufiger bei Patienten mit affektiver Symptomatik als bei Patienten mit Schizophrenie
- Anstieg Gewicht und Triglyzeride

## ▪▪ Indikationen Impulskontrollstörungen, Verhaltenssteuerung – Medikations-/Dosierungsempfehlungen

**Risperidon**
- Zugelassen (bei Kindern/Jugendlichen mit niedriger Intelligenz!) ab dem 5. Lebensjahr, nur für den Einsatz über 6 Wochen

> **Praxistipp**
>
> Im Rahmen der Harmonisierung der Fachinformation in Europa wurde bei Risperidon die Zulassung auf den Einsatz von 6 Wochen in der Verhaltensindikation beschränkt. Hintergrund ist, dass für eine formale Zulassung keine ausreichenden Daten über den längeren Einsatz vorliegen. Tatsächlich liegen aber klinische Daten zur längeren Behandlung vor, und es sollte keinem Patienten aufgrund der veränderten Zulassung dieses Medikament bei entsprechender Notwendigkeit vorenthalten oder aus Zulassungsgründen nach 6 Wochen abgesetzt werden.

- Real aber hilfreich auch bei normalbegabten Kindern/Jugendlichen
- Dosisbereich: 0,25–4 mg/Tag (eher niedrig dosieren, höhere Dosen > 2 mg/Tag nur in seltenen Ausnahmen!)
- Wegen der Nebenwirkung Gewichtszunahme könnten Aripiprazol und andere SGA eine Alternative sein

### ▪ Quetiapin, Aripiprazol und Olanzapin
- Für Minderjährige gibt es in Deutschland **zum Teil keine** Zulassung; aktuelle Zulassungs- und Studienlage beachten
- In Bezug auf Aripiprazol liegen hinreichende Zulassungsdaten sowohl für Schizophrenie als auch für „Childhood Bipolar" vor, Zulassung ab 15 Jahre für Schizophrenie und ab 13 Jahren für Manie
- Für weitere Substanzen wie z. B. Quetiapin, Ziprasidon sind die Studien zur Indikation bipolare Depression schon abgeschlossen, während die weltweiten Studien zur Schizophrenie noch laufen

**Bipolare Störung:**
- Ziprasidon ist für manische oder gemischte Episoden im Rahmen einer bipolaren Störung ab 10 Jahre zugelassen, Aripiprazol ab 13 Jahre
- Dosierung bei der bipolaren Störung eher niedriger (Aripiprazol z. B. 2,5 mg/Tag, Ziprasidon 20–60 mg/Tag) als in der Indikation Schizophrenie

**Schizophrenie:**
- Studien zum relativ seltenen Krankheitsbild Schizophrenie werden dagegen bei Jugendlichen in der Regel weltweit durchgeführt (Ergebnisse noch ausstehend)

- Aripiprazol ist zur Behandlung der Schizophrenie ab 15 Jahre zugelassen, Sulpirid ab 6 Jahre

## Untersuchungsempfehlungen vor dem Einsatz von Antipsychotika
- EEG, da Antipsychotika die Krampfschwelle senken können
- EKG, da es zu Veränderungen im Reizleitungssystem kommen kann
- Großes Routinelabor inkl. Prolaktinspiegel (Hauptaugenmerk auf den Leberwerten und dem Blutbild), da es zu einer Erhöhung der Leberwerte und einer Erniedrigung der Leukozyten kommen kann
- Obligat: Erhebung von Körperlänge und -gewicht
- Kontrollen von Blutdruck, Puls und Tanner-Stadium

### Sonderfall Clozapin
- Gut wirksames, aber wegen der Gefahr der Agranulozytose (bei 1,2 %) mit Beschränkungen belegtes Antipsychotikum; 80 % der Fälle mit Agranulozytose traten während der ersten Behandlungswochen, insbesondere in der 6.–14. Woche, auf
- Als Substanz der 2. bzw. eher 3. Wahl, wenn ein Ansprechen auf das erst- bzw. zweitgewählte Antipsychotikum nicht eintrat
- Weitere Nebenwirkung: Gewichtszunahme
- Ansonsten gut verträglich, vor allem mit weniger EPS-Gefahr

> **Praxistipp**
>
> Vor Behandlungsbeginn: normales Blutbild, BB-Kontrollen über 18 Wochen wöchentlich! Clozapin-Pass für Patienten ausstellen. Wenn Fieber (Grippegefühl, Frühsymptom oft Halsschmerzen) und Veränderungen im BB: Absetzen erwägen und Agranulozytose ausschließen!

- Nach Absetzen während der ersten 18 Wochen weitere 4 Wochen kontrollieren
- Dosierung: Beginn mit 1–3 × täglich 12,5 mg, Aufdosierung bis 200–450 mg ( wenn kein Ansprechen: 600–900 mg/Tag möglich).

## Indikation bipolare Störungen – Medikations-/Dosierungsempfehlungen
**Antipsychotika**
Zugelassen in Deutschland sind für die Indikation Manie/bipolare Störung z. B.
- Aripiprazol (Zulassung bipolar ab 13 Jahre)
- Ziprasidon (Zulassung bipolar ab 10 Jahre)
- Erfahrungen insbesondere zu Nebenwirkungen bestehen über Einsatz bei Schizophrenie (vgl. dort)
- Bei bipolarer Störung haben SGA größere Effektstärken (ES) als klassische Mood Stabilizer wie Antiepileptika (ES = 0,65, Konfidenzintervall [CI]: 0,53–0,78 versus 0,24, CI: 0,06–0,41)
- Dosierung etc. vgl. oben
- Nach S3-Leitlinie Bipolare Störungen (Erwachsene) lauten die Empfehlungen wie folgt:

- Manie:
    - Lithium (ca. 900–1350 mg, Spiegel: 0,8–1,0 mmol/l)
    - Antikonvulsiva (Valproat)
    - Atypische Neuroleptika (Olanzapin, Quetiapin, Risperidon, Aripiprazol, Ziprasidon)
    - initial evtl. zusätzlich Benzodiazepine und/oder Haloperidol
    - Bei ausbleibendem Erfolg → Kombinationstherapie → Elektrokrampftherapie (EKT)
- Rezidivprophylaxe:
    - Lithium (Spiegel: 0,6–0,8 mmol/l), Aripiprazol, Olanzapin, Risperidon, Valproat
    - bei fehlendem Erfolg: Kombinationstherapie, auch mit Quetiapin
    - bei Rapid Cycling: Versuch mit Lamotrigin
    - Reduktion der Suizidalität nur für Lithium nachgewiesen
- Unterschied Erwachsene zu Minderjährigen: Empfehlung für Lithium und Antikonvulsiva bei Minderjährigen deutlich restriktiver auch aufgrund Evidenz

### Lithium

- Einsatz zur Behandlung und Rezidivprophylaxe von bipolaren Störungen
- Genaue Wirkweise unbekannt; Auswirkungen auf Down-Regulation der Serotoninrezeptoren, Signaltransduktion
- **Zur Behandlung akuter manischer Symptome:** Im Erwachsenenalter gilt Lithium als Mittel der 1. Wahl, und es besteht hervorragende Evidenz; bei Jugendlichen geringere (II), bei Kindern sehr geringe Evidenz (IV)
- **Zur Phasenprophylaxe bei bipolarer affektiver Störung:** Evidenz für Minderjährige gering (IV)
- Es gibt nur wenige doppelblinde und placebokontrollierte Studien, die zudem nur kleine Patientenkollektive untersuchten
- Hauptgefahr: **Geringe therapeutische Breite**, die aufgrund entwicklungskonstitutioneller Faktoren (geringeres Verteilungsvolumen, andere sportliche Betätigung mit Gefahr starken Schwitzens und einer Exsikkose) besonders ins Gewicht fällt
- Auch Möglichkeit der Einnahme in suizidaler Absicht nicht zu unterschätzen, wenngleich bei Erwachsenen antisuizidaler Effekt gut belegt ist
- Gleichzeitig müssen Kinder z. B. wegen der höheren GFR (glomeruläre Filtrationsrate) höhere Dosen bezogen auf das Körpergewicht einnehmen
- Wirkeintritt: innerhalb von 1–2 Behandlungswochen zu erwarten
- Kontraindikationen: renale und kardiovaskuläre Erkrankungen, Schwangerschaft im 1. Trimenon, Überempfindlichkeit gegen Lithium
- Schilddrüsenerkrankungen sind eine relative Kontraindikation
- Wichtige Nebenwirkungen: Gewichtszunahme, Polyurie und Polydipsie, Sedierung, Tremor
- **Symptome der Überdosierung:** starker Tremor und Gelbsehen!
- Häufige Nebenwirkungen (≥ 20 %) in Studien mit Minderjährigen: Erbrechen, Kopfschmerzen, Bauchschmerzen, Tremor, immerhin 17 % der Patienten hatten eine Enuresis als Nebenwirkung

> **Praxistipp**
>
> Voruntersuchungen: Blutbild, Differenzialblutbild, Elektrolyte, Serumkreatinin, BUN, Schilddrüsenparameter (T3, T4, TSH) und Halsumfang, EKG, Urinstatus, ggf. Kreatinin-Clearance, Schwangerschaftstest.

- **Akuttherapie**
- Die Dosierung richtet sich nach dem Serumlithiumspiegel; 1,0–1,5 mval/l
- Monitoring: Serumlithiumspiegelkontrollen 2 × wöchentlich empfohlen
- Steady State: ca. 7 Tage

- **Phasenprophylaxe**
- Es gibt bislang hierfür keine evidenzbasierten Kriterien bei Minderjährigen
- In der Abwägung zu beurteilen sind
    - die Rezidivgefahr (wievielte Phase, Erkrankungen in der Familie?)
    - das psychosoziale Funktionsniveau
    - die Adhärenz und Zuverlässigkeit des Patienten und seines Umfelds
- Die deutsche Leitlinie nennt als Mindestdauer einer Prophylaxe 18 Monate
- Die Wirkung von Lithium nach Absetzen und neuerlicher Therapie soll vermindert sein können
- Monitoring: Serumlithiumspiegel zwischen 0,6 und 1,2 mval/l bei monatlicher Kontrolle; Kontrolle von TSH, EKG und Nierenfunktion 2–4 × pro Jahr

> ❗ **Cave**
>
> Blutentnahme: Spiegelbestimmung 12 Stunden nach der letzten Medikamenteneinnahme.

- **Antikonvulsiva**
- Einsatz zur Behandlung und Rezidivprophylaxe von bipolaren Störungen
- Die antimanische Wirkweise ist letztlich unaufgeklärt; Stabilisierung von Ionenkanälen im ZNS
- **Vorteil** der Antikonvulsiva:
    - Die therapeutische Breite ist größer als bei Lithium
    - Hinsichtlich der Nebenwirkungen bei Kindern und Jugendlichen kann aus der antiepileptischen Therapie auf eine breite Erfahrungsbasis zurückgegriffen werden, aber es gibt keine Wirkstudien im Kindes- und Jugendalter
- Hauptvertreter: Carbamazepin, Valproat, Topiramat und Lamotrigin
- Nebenwirkungen bei allen Antikonvulsiva: oftmals Müdigkeit, manchmal auch Übelkeit und Erbrechen
- **Antikonvulsiva und mögliche Schwangerschaft:**
    - Valproat hat ein ausgeprägtes teratogenes Potenzial und ist daher vor allem im 1. Trimenon zu vermeiden
    - Carbamazepin ist aufgrund des spezifischen Risikos für Spina bifida ebenfalls zu vermeiden

- Unter Lithium wurde früher das Fehlbildungsrisiko deutlich höher (vor allem für Ebstein-Anomalie) als heute eingeschätzt
- Lamotrigin ist hinsichtlich des Fehlbildungsrisikos am besten geeignet, zudem ist die neurobehaviorale Entwicklung unter Lamotrigin am günstigsten
- Antiepileptika treten in die Muttermilch über, es zeigten sich aber bisher keine negativen Effekte (IQ). Lithium ist in der Stillzeit kontraindiziert

- **Voruntersuchungen:**
  - Blutbild/Differenzialblutbild
  - Leberwerte
  - Gerinnung (vor allem Valproat)
  - gynäkologische Untersuchung
- **Monitoring:**
  - Serumblutspiegel
  - Blutbild
  - Leberwerte im 1. Behandlungsmonat wöchentlich, in den nächsten 5 Monaten 1 × monatlich, dann 4 × jährlich

### Carbamazepin

- Bei der Behandlung der Manie: Evidenzgrad III für Jugendliche, Evidenzgrad V für Kinder (Phasenprophylaxe: IV Jugendliche; IV Kinder)
- Dosierung: Ein Richtwert für den therapeutisch notwendigen Serumspiegel liegt für psychiatrische Störungen nicht vor; Orientierung an Spiegelwerten in der antikonvulsiven Therapie: 4–12 mg/ml
- Kontraindikationen: Leberfunktionsstörungen, Leukopenie, Thrombozytopenie, Reizleitungsstörungen
- Nebenwirkungen: Übelkeit, Erbrechen, Leukopenie; sehr selten Agranulozytose, aplastische Anämie

### Valproat

- Bei der Behandlung der akuten Manie bei rascher Episodenabfolge (Rapid Cycling): Evidenzgrad III für Jugendliche, Evidenzgrad V bei Kindern (Phasenprophylaxe: V Jugendliche; V Kinder)
- Dosierung: Der Valproatspiegel im Serum ist entscheidend (50–100 mg/ml); auch hier gibt es keine evidenzbasierten Werte für psychiatrische Störungen; u. U. sind die notwendigen Spiegel höher als in der Neurologie
- Kontraindikationen: Überempfindlichkeit gegen die Wirksubstanz, Leber- und Pankreasfunktionsstörungen, hämorrhagische Diathese
- Nebenwirkungen: Panzytopenien, Blutgerinnungsstörungen; äußerst selten akutes Leberversagen (größte Gefahr bei Kindern < 2 Jahre)

> **! Cave**
> Valproat kann zu Testosteronanstieg und polyzystischen Ovarien führen (vor allem bei Behandlungsbeginn < 20 Jahre!). Deshalb die Anwendung bei Mädchen streng abwägen; die Patientinnen sind gynäkologisch zu überwachen und sorgfältig aufzuklären! Generell Gefahr von Lebernebenwirkungen (Leberversagen)!

- **Lamotrigin**
– **Vorteil:** Lamotrigin soll weniger Nebenwirkungen (vor allem gynäkologisch) besitzen
– **Nachteil:** Bei entsprechender Disposition kann es zu schweren dermatologischen Komplikationen kommen (vor allem bei zu rascher Aufdosierung), weshalb sehr langsam aufdosiert wird (25 mg alle 14 Tage!)
– Gute Evidenz bei depressiver Symptomatik im Rahmen bipolarer Störungen

- **Benzodiazepine**
– Einsatz zur Sedierung bei verschiedenen Störungsbildern

- **Lorazepam (Tavor) und Diazepam (Valium)**

Verwendung in der Kinder- und Jugendpsychiatrie nur in ausgewählten Fällen:
– Zur anfänglichen Therapie bei schizophrenen Psychosen (Sedierung); bei psychotischen Störungen etc. Behandlungsdauer nach Symptomatik (möglichst nicht länger als 4 Wochen)
– Bei starken Angst- und Erregungszuständen; Medikation bei Angststörungen möglichst nicht länger als 14 Tage (Suchtpotenzial)
– Keine Anwendung bei Kindern und Jugendlichen mit Drogenabusus in der Vorgeschichte
– Langsame Reduktion bei längerem Gebrauch

**Eigenschaften:**
– Große therapeutische Breite und geringe Toxizität bei monotherapeutischer Anwendung
– Bindung an Benzodiazepinbindungsstellen des $GABA_A$-Rezeptors
– Senkung der Empfindlichkeit der Neurone durch verlängerte Öffnung der Chloridkanäle

> **Praxistipp**
>
> Paradoxe Wirkung von Benzodiazepinen ist beschrieben bei Kindern, Jugendlichen und alten Menschen.

- **Medikation bei Schlafstörungen**
– Nur wenn angemessene Schlafhygiene und andere nichtmedikamentöse Maßnahmen nicht wirken
– Einsatz von Melatonin bei Kindern und Jugendlichen mit Autismus-Spektrum-Störungen zwischenzeitlich gut untersucht und hat positiven Effekt
– in D ist inzwischen ein Präparat für Kinder ab 2 Jahren mit Autismus und Schlafstörungen, wenn andere Maßnahmen nicht wirken, zugelassen
– Hinsichtlich der Wirksamkeit und Verträglichkeit anderer Wirkstoffe bei primären Insomnien/Schlafstörungen bei Minderjährigen besteht bislang eine geringe Evidenz

- Z-Substanzen (z. B. Zaleplon, Zolpidem, Zopiclon) finden im Erwachsenenalter häufigen Einsatz bei Insomnien
- Wenig Evidenz für Einsatz im Kindes- und Jugendalter
- Rascher Wirkeintritt („Bettkantenpräparat") und kurze Halbwertszeit von 1–6 Stunden
- Hypnotische Wirkung wird über einen GABA-Agonismus vermittelt
- Nebenwirkungen Schwindel, Kopfschmerzen, Dysgeusie, Reizbarkeit und Übelkeit

## Weiterführende Literatur

Benkert O, Hippius H (2017) Kompendium der psychiatrischen Pharmakotherapie, 11. Aufl. Springer, Berlin/Heidelberg/New York

Benkert O, Hippius H (2019) Kompendium der psychiatrischen Pharmakotherapie, 12. Aufl. Springer, Berlin/Heidelberg/New York

Bridge JA, Iyengar S et al (2007) Clinical response and risk for reported suicidal ideation and suicide attempts in pediatric antidepressant treatment: a meta-analysis of randomized controlled trials. JAMA 297(15):1683–1696

Cipriani A, Zhou X, Del Giovane C, Hetrick SE, Qin B, Whittington C, Coghill D, Zhang Y, Hazell P, Leucht S, Cuijpers P, Pu J, Cohen D, Ravindran AV, Liu Y, Michael KD, Yang L, Liu L, Xie P (2016) Comparative efficacy and tolerability of antidepressants for major depressive disorder in children and adolescents: a network meta-analysis. Lancet 388(10047):881–890. https://doi.org/10.1016/S0140-6736(16)30385-3

DGKJP: S3- Leitlinie ADHS

DGPPN: S3-Leitlinie Schizophrenie (wird aktuell konsentiert)

Franke C, M Fegert J, Krüger U, Kölch M (2016) Verordnungshäufigkeiten von Psychopharmaka bei Kindern und Jugendlichen mit psychischen Erkrankungen in Deutschland. Z Kinder Jugendpsychiatr 44(4):259–274

Gerlach M, Mehler-Wex C, Walitza S et al (Hrsg) (2016) Neuro-Psychopharmaka im Kindes- und Jugendalter. Grundlagen und Therapie, 3. Aufl. Springer, Wien

Gibbons RD, Brown H, Hur K et al (2012) Suicidal thoughts and behaviour with antidepressant treatment. Arch Gen Psychiatry. Epub ahead of print. https://doi.org/10.1001/archgenpsychiatry.2011.2048

Goldstein JM (2000) The new generation of antipsychotic drugs: how typical are they? Int J Neuropsychopharmacol 3(4):339–349

Grau K, Plener PL (2018) Psychopharmakotherapie bei Ein- und Durchschlafstörungen im Kindes- und Jugendalter: Eine Übersicht. Z Kinder Jugendpsychiatr Psychother 46(5):393–402

Hazell P, O'Connell D, Heathcote D, Henry D (2003) Tricyclic drugs for depression in children and adolescents. Cochrane Database Syst Rev:CD 002317

Kölch M, Plener PL (2016) Pharmacotherapy in psychiatric disorders of children: current evidence and trends. Pharmacopsychiatry 49(6):219–225

Sharma T, Guski LS, Freund N, Gøtzsche PC (2016) Suicidality and aggression during antidepressant treatment: systematic review and meta-analyses based on clinical study reports. BMJ 352:i65. https://doi.org/10.1136/bmj.i65

# Rechtliche Aspekte und ethische Fragen in der Kinder und Jugendpsychiatrie

*Michael Kölch, Marc Allroggen und Jörg M. Fegert*

Weiterführende Literatur – 656

- **Patientenautonomie, Aufklärung, Behandlung gegen den Willen**
  - Grundkenntnisse der rechtlichen Normen und ihrer Auswirkungen sind für die Praxis der Kinder- und Jugendpsychiatrie von Bedeutung, denn es ergeben sich vielfältige Berührungspunkte mit rechtlichen Fragen
    - in der allgemeinen Behandlung
    - im Kontext Kindeswohlgefährdung
    - bei der Behandlung gegen den Willen eines Patienten
    - im Rahmen der Schweigepflicht
  - Ethische Abwägungen sind in der Arbeit der Kinder- und Jugendpsychiatrie unerlässlich; hierbei geht es um
    - Wahrung von grundsätzlichen Rechten wie Autonomie, Respekt vor Entscheidungen des Patienten bei gleichzeitiger Abwägung von Patientenwillen und Patientenwohl („best interests of the child")
    - Gebote der Transparenz, des Nichtschadens, der Partizipationsrechte des Minderjährigen an Therapieentscheidungen
    - Fragen der Elternrechte und -pflichten
  - Eine bestmögliche Aufklärung des Kindes und Jugendlichen sowie seiner Eltern schafft die besten Voraussetzungen für Transparenz, Partizipation und Mitentscheidung

- **Besonderheiten bei Minderjährigen**

Bei Minderjährigen treten hinsichtlich der Patientenautonomie verschiedene Probleme auf. Minderjährige sind in kognitiver und emotionaler Hinsicht eine äußerst inhomogene Klientel.

- **Abhängigkeitsverhältnisse**
  - Bei Minderjährigen kann nicht generell davon ausgegangen werden, dass sie die Grundvoraussetzungen zur Autonomie besitzen, wie etwa
    - die kognitiven Voraussetzungen
    - den moralisch-ethischen Entwicklungsstand
    - die Selbstständigkeit für autonome Entscheidungen
  - Gerade Minderjährige sind abhängige Individuen, weshalb Eltern in Pflege und Erziehung das natürliche Recht und die ihnen obliegende Pflicht haben, deren Interessen zu vertreten (Art. 6 Absatz 2 GG)
  - Bei Minderjährigen erweitert sich die lineare dyadische Arzt-Patienten-Beziehung, wie sie bei Erwachsenen besteht, zur Triade Minderjähriger-Eltern-Arzt; dieses Dreieck führt zu komplizierten Abhängigkeitsverhältnissen zwischen den Beteiligten, aber auch zu einer erhöhten emotionalen Belastung für Eltern, die stellvertretend für ihr Kind entscheiden und handeln sollen
  - Die Entwicklung des Minderjährigen macht ihn mit ansteigendem Alter, aber auch je nach spezifischen (Krankheits-)Erfahrungen, immer fähiger zu autonomem Handeln
  - Der Minderjährige nimmt mit zunehmender Reife eine wichtigere und mit mehr Entscheidungsrechten versehene Rolle ein; dieser Prozess verläuft nicht immer linear und stetig, sondern kann variabel und situationsspezifisch bestimmt sein
  - Es gibt keine fixe rechtliche Abgrenzung, ab welchem Alter ein Minderjähriger über Therapieentscheidungen allein entscheiden kann

- Minderjährige können zum Teil eigenständig über Therapien entscheiden, wenn sie für die Entscheidung reif genug sind
- Der elterliche Wille findet da Begrenzung, wo Zwangsmaßnahmen und Freiheitsentziehung stattfinden sollen: diese bedürfen der richterlichen Kontrolle bzw. Genehmigung (§ 1631b BGB)
- Der Grad der Partizipation und der Autonomie kann zwischen folgenden Situationen fluktuieren:
    - Der Erwachsene entscheidet, und das Kind besitzt nur ein Anhörungsrecht
    - Der Minderjährige entscheidet, und der Erwachsene besitzt nur das Anhörungsrecht
- Im letztgenannten Fall besäße der Minderjährige die größtmögliche Autonomie; in der Realität werden Entscheidungsprozesse jedoch eher in einer Art wechselseitigem Vetorecht ausgehandelt
- Dabei spielt der sog. „voice effect" eine große Rolle

> **Praxistipp**
>
> Die Partizipation des Minderjährigen durch Meinungsäußerung führt zu einer erhöhten Adhärenz an eine Entscheidung: Auch wenn die Entscheidung autonom anders getroffen würde, ist die wahrgenommene Beteiligung an der Entscheidungsfindung auch bei Minderjährigen wichtig.

### Rechte von Minderjährigen

Minderjährige besitzen eigene, vom Elternwillen unabhängige und im Zweifelsfall auch gegenüber diesem gleichberechtigte, teils vorrangige Rechte, wobei manche davon abhängig von der kognitiven und allgemeinen Entwicklung des Minderjährigen sind und manche unabhängige elementare und generelle Rechte.
- Die UN-Kinderrechtskonvention (insbesondere Art. 12 und 13) unterstreicht das Recht von Kindern auf rechtliches Gehör und Information in allen sie betreffenden Angelegenheiten sowie das Recht, dass ein Minderjähriger sich seine Meinung bilden können soll und diese angemessen berücksichtigt werden müsse
- Auch das Bürgerliche Gesetzbuch (BGB) kennt die Einbeziehung des Minderjährigen und die Berücksichtigung seines Willens bei Entscheidungen, die den Minderjährigen betreffen: nach § 1626 II BGB besteht für die Eltern eine Verpflichtung, die wachsende Fähigkeit und das wachsende Bedürfnis des Kindes zu selbstständigem und verantwortungsbewusstem Handeln zu berücksichtigen

### Behandlungsvertrag, Behandlung mit und ohne Wissen der Eltern

- Grundlage der Behandlung in der Kinder- und Jugendpsychiatrie: **Sozialgesetzbuch V** (Gesetzliche Krankenversicherung, SGB V)
- Nach SGB V haben Krankenkassen, Leistungserbringer und Versicherte darauf zu achten, dass
    - die Leistungen wirksam und wirtschaftlich erbracht und
    - nur im notwendigen Umfang in Anspruch genommen werden

- Nach SGB V § 27 haben Versicherte Anspruch auf Krankenbehandlung, wenn sie notwendig ist, um
    - eine Krankheit zu erkennen
    - sie zu heilen
    - ihre Verschlimmerung zu verhüten
    - Krankheitsbeschwerden zu lindern
- Die Krankenbehandlung umfasst z. B. die ärztliche Behandlung einschließlich Psychotherapie als ärztliche und psychotherapeutische Behandlung
- Wenn sie Leistungen in Anspruch nehmen möchten, müssen Patienten, im Falle von Minderjährigen die Sorgeberechtigten, einen **Behandlungsvertrag** unterschreiben, der die Einwilligung in die Behandlung dokumentiert
- Bei gesetzlich versicherten Patienten ist ab dem Alter von 16 Jahren aufgrund § 36 Abs 1 S. 1 SGB I die Handlungsfähigkeit, Sozialleistungen - also auch z.B. Krankenbehandlung - in Anspruch zu nehmen, vorverlegt.
- Damit ergeben sich für den Arzt auch Pflichten (s. oben), so z. B. auch die Pflicht zur Verschwiegenheit
- Behandlungsentscheidungen: Generell ist es auch therapeutisch sinnvoll, wenn alle Beteiligten mit Behandlungsentscheidungen einverstanden sind
- In der Praxis zeigen sich aber viele Situationen, in denen unterschiedliche Ansichten über die Behandlung bestehen
- Beispiele:
    - Minderjähriger möchte Medikation – Sorgeberechtigte lehnen ab: Wenn der Minderjährige reif genug ist, die Behandlungsentscheidung zu treffen, wäre hier der Entscheidung des Minderjährigen (auch nach § 1626 BGB) der Vorzug zu geben, und eine medikamentöse Behandlung auch ohne Einverständnis der Sorgeberechtigten wäre möglich
    - Ein Elternteil bei gemeinsamem Sorgerecht stimmt einer Behandlung nicht zu. Hier ist ggf. der aus Sicht des Behandlers kooperierende Sorgeberechtigte dahingehend zu beraten, eine Entscheidung hinsichtlich relevanter Teile der elterlichen Sorge (Gesundheitssorge, Aufenthaltsbestimmungsrecht) beim Familiengericht zu beantragen, um eine (stationäre) Behandlung einleiten zu können

■■ **Patientenautonomie**

- Problematisch im Sinne des Behandlungsvertrags auch in den Fällen, in denen der Minderjährige ohne Wissen oder gegen den Willen der Eltern um Behandlung nachsucht
- Hier gibt es einander widersprechende Urteile im Zusammenhang mit gynäkologischen Behandlungen, etwa der Verschreibung von Kontrazeptiva oder Schwangerschaftsabbrüchen
- Bei Mitgliedern der privaten Krankenversicherung reduzieren sich die Möglichkeiten der Autonomie, da über die Rechnungsstellung eine Geheimhaltung einer Behandlung vor den Eltern/Sorgeberechtigten nicht gewährleistet werden kann, selbst wenn der behandelnde Arzt zu dem Schluss gekommen ist, der Minderjährige besitze eine ausreichende Willensfähigkeit und genieße damit einen dem Erwachsenen gleichberechtigten Status

- Hier gerät das Sorge- und Informationsrecht der Eltern in Kollision mit dem Autonomierecht des Minderjährigen, ohne dass auf eine solche Situation ein gültiges Procedere vorhanden wäre
- Kompliziert werden können solche Fälle, wenn dabei Kinderschutzaspekte, etwa Misshandlung, Missbrauch oder Vernachlässigung, eine Rolle spielen
- Dann ist unter Berücksichtigung des § 8a des KJHG eine Abwägung noch schwieriger zu treffen

### Schweigepflicht

Grundlage für die Schweigepflicht ist das Grundgesetz mit seinen Bestimmungen zur informationellen Selbstbestimmung (Art. 2 Abs. 1 i. V. m. Art. 1 GG):

- Dieses Recht kann seine Grenzen darin finden, dass Grundrechte anderer überwiegen (etwa bei Kindeswohlgefährdung). Hier hat der Gesetzgeber eine Befugnisnorm im § 4 KKG für Berufsgeheimnisträger eingeführt (s. unten)
- Dem Arzt obliegt es, das Geheimnis seiner Patienten zu wahren. Bei Verstößen greift das Strafgesetzbuch (§ 203 StGB, Verletzung von Privatgeheimnissen)
- In der Kinder- und Jugendpsychiatrie ist meist die gesamte Familie von der Pflicht der Wahrung der Schweigepflicht betroffen
- Andererseits ergeben sich gerade in Fragen des Kindeswohls schwierige Situationen bei der Abwägung, Informationen weiterzugeben (etwa an das Jugendamt) oder nicht
- Prinzipiell ist es günstig, transparent über die notwendigen Kontaktaufnahmen zu informieren und sich entsprechende Schweigepflichtsentbindungen von den Sorgeberechtigten geben zu lassen

> **Praxistipp**
>
> Schweigepflichtsentbindungen müssen immer spezifisch/konkret sein und nicht generell („Blankovollmacht"), auch sollten sie nicht älter als ein Jahr sein.

- Ein Bruch der Schweigepflicht kann gerechtfertigt sein zur Abwendung von Gefahren (Schwelle des § 34 StGB)
- Hier ist es sinnvoll:
  - den Patienten darüber zu informieren
  - sich mit (erfahrenen) Kollegen zu beraten
  - die Güterabwägung zu dokumentieren (Abwägung der Gründe für das Kindeswohl vs. Schutz der Vertrauensbeziehung, nicht allein die Entscheidung dokumentieren)
- Eine ggf. in der Therapie festzustellende Radikalisierung rechtfertigt noch nicht, die Schweigepficht zu brechen, erst der konkrete Anhalt auf eine Straftat

> **Verletzung von Privatgeheimnissen (§ 203 StGB)**
>
> (1) Wer unbefugt ein fremdes Geheimnis, namentlich ein zum persönlichen Lebensbereich gehörendes Geheimnis oder ein Betriebs- oder Geschäftsgeheimnis, offenbart, das ihm als

- 1. Arzt, Zahnarzt, Tierarzt, Apotheker oder Angehöriger eines anderen Heilberufs, der für die Berufsausübung oder die Führung der Berufsbezeichnung eine staatlich geregelte Ausbildung erfordert,
- 2. Berufspsychologen mit staatlich anerkannter wissenschaftlicher Abschlußprüfung,
- 3. (…)
- 4. Ehe-, Familien-, Erziehungs- oder Jugendberater sowie Berater für Suchtfragen in einer Beratungsstelle, die von einer Behörde oder Körperschaft, Anstalt oder Stiftung des öffentlichen Rechts anerkannt ist,
- 5. Mitglied oder Beauftragten einer anerkannten Beratungsstelle nach den §§ 3 und 8 des Schwangerschaftskonfliktgesetzes,
- 6. staatlich anerkanntem Sozialarbeiter oder staatlich anerkanntem Sozialpädagogen oder
- 7. Angehörigen eines Unternehmens der privaten Kranken-, Unfall- oder Lebensversicherung oder einer privatärztlichen, steuerberaterlichen oder anwaltlichen Verrechnungsstelle

anvertraut worden oder sonst bekannt geworden ist, wird mit Freiheitsstrafe bis zu einem Jahr oder mit Geldstrafe bestraft.

### Kindeswohlgefährdung
- Das Bundeskinderschutzgesetz (BuKiSchG) regelt das Vorgehen bei Verdacht auf Kindeswohlgefährdung, (▶ Kap. 42).
- Es enthält in § 4 KKG eine Befugnisnorm für Berufsgeheimnisträger und einen ggf. anonymen Beratungsanspruch durch eine insoweit erfahrene Fachkraft (Isef). Eine anonymisierte Beratung ist für Angehörige der Heilberufe, bei entsprechenden Kinderschutzfragen, auch durch die Medizinische Kinderschutzhotline, rund um die Uhr, unter der Nummer 0800 19 210 00 möglich. Die Beraterinnen und Berater an der Hotline sind Ärzte, die auch eine Ausbildung zur insoweit erfahrenen Fachkraft durchlaufen haben
- Wichtig ist die reflektierte und abgewogene Entscheidung aufgrund von Kriterien und fachlicher Abschätzung
- Erfolgt eine Mitteilung an das Jugendamt, sollte dies in der Regel auch den Eltern mitgeteilt werden; Ausnahmen sind die Fälle, bei denen durch die Mitteilung der Meldung an die Eltern das Kind gefährdet würde (◘ Abb. 41.1)

◘ Abb. 41.1

### Behandlung mit freiheitsentziehenden Maßnahmen
In der stationären Kinder- und Jugendpsychiatrie kann es zu Behandlungsnotwendigkeiten kommen, bei denen das Kind oder der Jugendliche nicht einverstanden ist mit dem Aufenthalt, die Eltern und der Arzt aber die Notwendigkeit einer Behandlung sehen. Auch kann es zu Zwangsmaßnahmen wie Isolierung, Fixierung oder aber Zwangsernährung oder Zwangsmedikation kommen.
- Häufige Diagnosen, bei denen dies der Fall ist:
  - schizophrene Psychosen im akuten Zustand

Rechtliche Aspekte und ethische Fragen in der Kinder ...

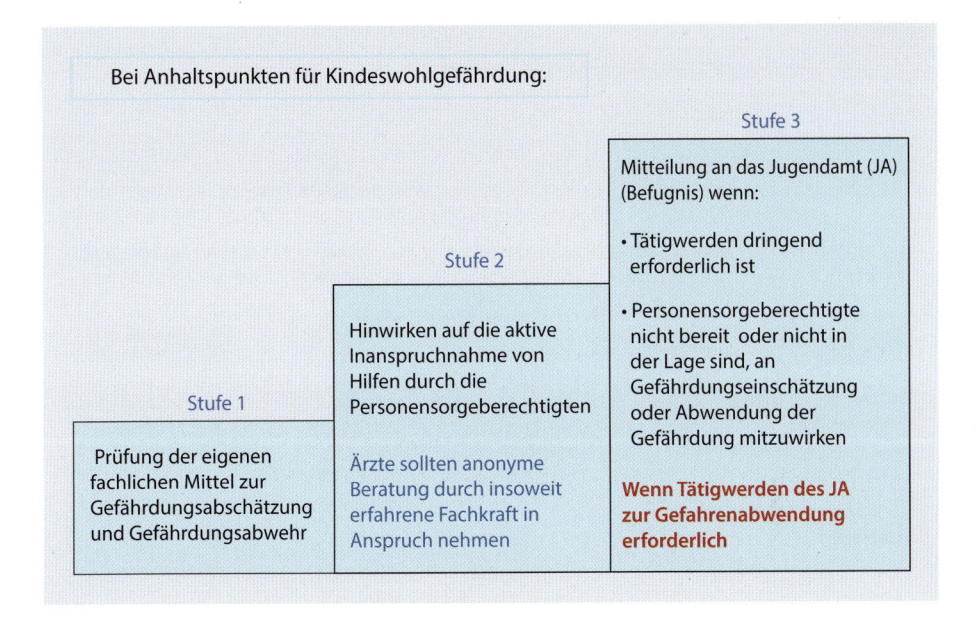

> **Bei Anhaltspunkten für Kindeswohlgefährdung:**
>
> **Stufe 1**
> Prüfung der eigenen fachlichen Mittel zur Gefährdungsabschätzung und Gefährdungsabwehr
>
> **Stufe 2**
> Hinwirken auf die aktive Inanspruchnahme von Hilfen durch die Personensorgeberechtigten
>
> Ärzte sollten anonyme Beratung durch insoweit erfahrene Fachkraft in Anspruch nehmen
>
> **Stufe 3**
> Mitteilung an das Jugendamt (JA) (Befugnis) wenn:
> - Tätigwerden dringend erforderlich ist
> - Personensorgeberechtigte nicht bereit oder nicht in der Lage sind, an Gefährdungseinschätzung oder Abwendung der Gefährdung mitzuwirken
>
> **Wenn Tätigwerden des JA zur Gefahrenabwendung erforderlich**

**Abb. 41.1** Anhaltspunkte für Kindeswohlgefährdung

- bipolare Erkrankungen
- Essstörungen
- Angststörungen
- Störung des Sozialverhaltens
- Substanzabusus
- Es bestehen rechtlich verschiedene Möglichkeiten (länderspezifische PsychK[H]G, § 1631b BGB, § 42 SGB VIII), den Patienten gegen seinen Willen auf Station zu behalten und zu behandeln (Feststellungskriterien für § 1631b BGB, ◘ Abb. 41.2)
- Immer gilt aber:
    - Es liegt eine akute Eigen- oder Fremdgefährdung vor
    - Die Gefahr ist für den Patienten nicht anderweitig abwendbar (also z. B. bei erfolgloser ambulanter Vorbehandlung)
    - Die kinder- und jugendpsychiatrische Behandlung auf Station mit Zwangsmaßnahmen/Freiheitsentziehung ist das geeignete und verhältnismäßige Mittel mit Aussicht auf Erfolg, um die Eigen- oder Fremdgefährdung abzuwenden
- Bei chronischen Gefährdungen (z. B. Störung des Sozialverhaltens mit Trebegängertum, Alkoholmissbrauch etc.) ist sehr gut zu begründen, warum eine stationäre Therapie aktuell notwendig ist und welche Gefährdungsaspekte vorliegen
- In der Kinder- und Jugendpsychiatrie empfiehlt es sich, die Unterbringung nach § 1631b BGB anzustreben
- Vorteil: Es handelt sich um eine zivilrechtliche Unterbringung, für die die Eltern den Antrag stellen
- § 1631b BGB gibt den Sorgeberechtigten die Erlaubnis, freiheitsentziehende und -beschränkende Maßnahmen aus pädagogischen oder auch aus akut psychiatrischen Gründen in geeigneten Bedingungen realisieren zu lassen

## Geschlossene Unterbringung von Kindern und Jugendlichen

**zivilrechtlich** → Antragstellung
- durch die Eltern → § 1631 b BGB
- durch Vormund oder Ergänzungspfleger → § 1800 BGB / § 1915 BGB

Unterbringung mit Willen des Sorgeberechtigten
Genehmigung des Familiengerichts ist immer erforderlich
*Ausnahme*: wenn Aufschub Gefahr für das Kind bedeutet

**öffentlich-rechtlich** → Antragstellung/Anordnung
- durch Landrat/Oberbürgermeister → Psych KG UBG
- durch das Jugendamt → § 42 SGB VIII
- durch Jugendschöffengericht oder große Jugendkammer → § 7 JGG i. V. m §§ 63, 64 StGB

Unterbringung gegen des Willens des Sorgeberechtigten zur Gefahrenabwehr

Vorläufige Unterbringung ohne Willen des Sorgeberechtigten für max. 48 Std.

Unterbringung in einem psychiatrischen Krankenhaus oder einer Erziehungsanstalt nach Begehen einer Straftat

Anordnung durch Vormundschaftsgericht

Nach Ablauf oder Widerspruch: Entscheidung des Familiengerichts

**Verfahrensrechtlich: §§ 70-70e FGG**

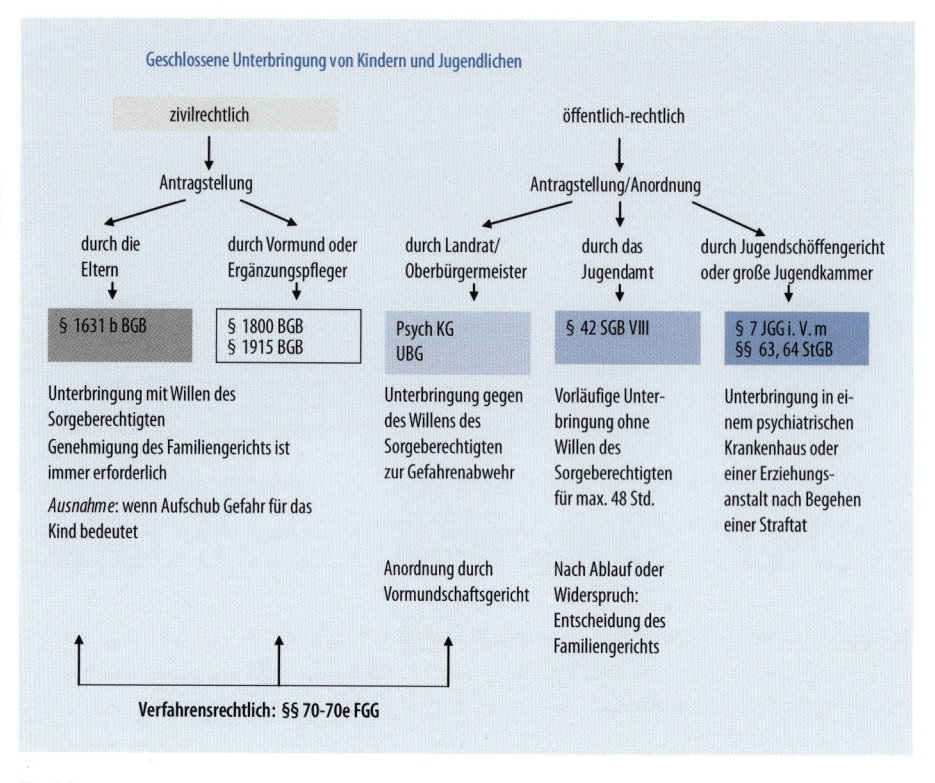

◼ **Abb. 41.2** Möglichkeiten der Unterbringung. (Mod. nach Eggers et al. 2004)

- Seit 2017 sind nun auch Zwangsmaßnahmen unter den richterlichen Genehmigungsvorbehalt gesetzt (§ 1631b (2) BGB); damit greifen auch hier die Kontrollmöglichkeiten und die Partizipation von Minderjährigen (Beschwerdemöglichkeit, Verfahrensbeistand etc.) ist gestärkt
- Eine Aufhebung des Beschlusses ist nicht notwendig, wenn die Voraussetzung (der Unfreiwilligkeit) entfällt oder die Eltern keine Notwendigkeit der Behandlung mehr sehen

---

**Feststellungskriterien für § 1631b BGB**
- Psychiatrische Akutsituation (mit ggf. Unterbringung in der KJP und ggf. notwendigen längerfristigen Maßnahmen der Kinder- und Jugendhilfe)
    - Fremd- und Selbstgefährdung
    - Deutlich verminderte Steuerungsfähigkeit
    - Keine Krankheitseinsicht
    - Extrem auffälliger psychopathologischer Befund mit expliziten psychopathologischen Phänomenen (wie z. B. Halluzinationen, mit imperativen Stimmen)
- Pädagogisch ausweglose Situation, Charakteristika (mit ggf. Unterbringung in entsprechenden Einrichtungen der Kinder- und Jugendhilfe unter Begleitung der KJP)

Rechtliche Aspekte und ethische Fragen in der Kinder …

- Chronizität
- Pervasivität
- Ausweglosigkeit in Bezug auf die Schul- oder Ausbildungssituation
- Verlust von Peer-Kontakten oder höhere Abhängigkeit in einer subkulturellen Peergroup
- Stark reduziertes globales Zurechtkommen oder pervasive Fremdgefährdung durch Aggressivität

**§ 1631b BGB**
(1) Eine Unterbringung des Kindes, die mit Freiheitsentziehung verbunden ist, bedarf der Genehmigung des Familiengerichts. Die Unterbringung ist zulässig, solange sie zum Wohl des Kindes, insbesondere zur Abwendung einer erheblichen Selbst- oder Fremdgefährdung, erforderlich ist und der Gefahr nicht auf andere Weise, auch nicht durch andere öffentliche Hilfen, begegnet werden kann. Ohne die Genehmigung ist die Unterbringung nur zulässig, wenn mit dem Aufschub Gefahr verbunden ist; die Genehmigung ist unverzüglich nachzuholen.
(2) Die Genehmigung des Familiengerichts ist auch erforderlich, wenn dem Kind, das sich in einem Krankenhaus, einem Heim oder einer sonstigen Einrichtung aufhält, durch mechanische Vorrichtungen, Medikamente oder auf andere Weise über einen längeren Zeitraum oder regelmäßig in nicht altersgerechter Weise die Freiheit entzogen werden soll. Absatz 1 Satz 2 und 3 gilt entsprechend.

- Nichtgenehmigte Zwangsmaßnahmen können strafbar sein (z. B. nach § 239 StGB – Freiheitsberaubung, §§ 223ff. StGB – Körperverletzungsdelikte, § 240 StGB – Nötigung)
- Andererseits kann Untätigkeit und somit auch das Unterlassen von Zwang ein Unterlassungsdelikt darstellen, denn der Behandlungsvertrag begründet für den Arzt Garantenpflicht (§§ 223 und 13 StGB)

**Praxistipp**

Kurzfristige Zwangsbehandlungen bei akuten Krisen oder Dekompensation finden im Grenzbereich zu genehmigungspflichtigen Behandlungen statt. Wichtig ist die Absicherung und Dokumentation der Entscheidung, im Akutfall durch eine Anordnung durch den Behandler und eine Dokumentation im Pflegebericht. Bei wiederholt notwendigen Zwangsmaßnahmen oder in der Dauer längerfristigen Zwangsmaßnahmen mit freiheitsbeschränkendem Charakter ist nach § 1631b (2) BGB nunmehr die familiengerichtliche Genehmigung einzuholen.

- Es empfiehlt sich, bei Aufnahme die Sorgeberechtigten und den Patienten über Akutmaßnahmen zu informieren und sie diese Information auch unterschreiben zu lassen (▶ Kap. 13, ◘ Abb. 41.3). Die Unterschrift soll die Information dokumentieren und nicht unbedingt eine Einwilligung des Minderjährigen in zukünftige Maßnahmen!

Patientendaten

# <u>Notfallplan</u>

**Wenn Du Dich oder andere gefährdest, d. h. zum Beispiel:**

- Dinge massiv zerstörst, so dass es eine Gefahr für Dich oder andere darstellen kann,
- andere angreifst,
- Dir selbst stark wehtust, Dich stark verletzt oder versuchst, Dir etwas anzutun,

**dann gehen wir nach folgendem Plan vor:**

### 1. Stufe

Wir (PED) gehen mit Dir in Kontakt und <u>klären gemeinsam</u>, was nötig ist, damit Dir und anderen nichts passiert. Wir versuchen, Dich zu unterstützen, Dich mit <u>Strategien/Skills</u> zu beruhigen. Vielleicht ist es nötig, dass eine Betreuungsperson bei Dir bleibt und Du Dich eine Zeitlang nicht in der Gruppe aufhältst.

### 2. Stufe

Die <u>Stationsärztin/der Stationsarzt bzw. AVD</u> wird hinzugezogen und spricht auch mit Dir. Vielleicht können dann noch weitere <u>Dinge geklärt/veranlasst</u> werden, die Dir helfen. Möglicherweise bietet man Dir auch <u>ein Medikament</u> als Saft oder Tablette an.

### 3. Stufe

Wenn es Dir mit unserer Unterstützung nicht gelingt, das Verhalten, mit dem Du Dich oder andere gefährdest, zu stoppen und Du das Medikament ablehnst oder das nicht ausreicht, dann kann es sein, dass Du eine <u>Spritze</u> erhältst oder dass wir Dich festhalten bzw. Du mit <u>Gurten am Bett</u> daran gehindert wirst, Dich weiter zu gefährden.
Wir achten darauf, Dich bei allem so gut wie möglich zu informieren und jegliche Maßnahme, in die Du nicht freiwillig einwilligst **<u>nur im absoluten Notfall und so kurz wie möglich</u>** anzuwenden.

Wir haben die Information erhalten und gelesen, bzw. mit dem Therapeuten oder den Stationsmitarbeitern darüber gesprochen.

_____            _____
(Patient/in)                                   (PED)

_____            _____
(Erziehungsberechtigte/r)                (Therapeut/in)

◨ **Abb. 41.3** Notfallplan

> **Praxistipp**
>
> Bei perakuten Situationen Eingreifen des Stationspersonals mit sofortiger Information des Stations-/Dienstarztes; Entscheidung zur Behandlung gegen den Willen nur nach Information der Sorgeberechtigten und/oder (falls nicht erreichbar) auf Anordnung eines Facharztes und gerichtliche Anordnung.

- **Aufklärungspflichten**
  - Prinzipiell haben Ärzte die Pflicht, über die von ihnen durchgeführten Maßnahmen aufzuklären, aber auch über die Diagnosen, die sie feststellen
  - Dies gilt insbesondere, wenn
    - Maßnahmen Risiken bergen können
    - es sich z. B. um nicht zugelassene Arzneimittel handelt
  - Generell ist aufzuklären über
    - die medikamentöse Behandlung
    - mögliche Nebenwirkungen
    - Risiken
    - den Zulassungsstatus und (sofern vorhanden) zugelassene Alternativen
    - psychotherapeutische alternative Behandlungsmöglichkeiten
  - Formulare sind nützlich, ersetzen aber nie das Aufklärungsgespräch
  - Hilfreich kann es sein, auf Formularen die speziellen Fragen eines Patienten zu notieren (in Stichpunkten oder mit kurzer wörtlicher Rede); unterstützender Beleg für eine stattgehabte Aufklärung im Falle von Streitigkeiten
  - Grundsätzlich wichtig ist:
    - sich auf die Sprache der Kinder/Jugendlichen einlassen
    - nachfragen, ob Erklärungen verstanden wurden
    - dem Patienten die Möglichkeit zum Überlegen geben
    - ihm nach der Aufklärung ausreichend Zeit lassen, bis er entscheiden muss

> **Praxistipp**
>
> Datum, Zeit, Beteiligte und Inhalt des Aufklärungsgesprächs sollten in der Krankenakte dokumentiert werden.

- Unter dem Aspekt der Informationsvermittlung als grundsätzliche Pflicht des Arztes gegenüber seinem Patienten zur Wahrung der Autonomie ist bei Minderjährigen die alters- und entwicklungsgerechte Einbeziehung in die Aufklärung, aber auch die Respektierung ihrer Person notwendig

**Patientenrechtegesetz und Dokumentation** Das Gesetz zur Verbesserung der Rechte von Patientinnen und Patienten (Patientenrechtegesetz) ist 2013 in Kraft getreten und soll Transparenz und Rechtssicherheit im Rahmen von Behandlungen verbessern.
Inhalte sind insbesondere:
- die Festschreibung der Behandlung nach allgemein anerkannten fachlichen Standards (lege artis)

- umfassende Informationspflicht gegenüber dem Patienten
- informierte Einwilligung des Patienten
- Präzisierung der Aufklärungspflicht
- Einsichtsrecht der Patienten in Behandlungsunterlagen
- Anforderungen an Dokumentation

> **Praxistipp**
>
> Die Dokumentation ist stets so zu führen, dass nicht nur alle Befunde erfasst werden, sondern auch transparent wird, warum man zu welcher Entscheidung und Therapieempfehlung gelangt ist.
>
> Das Einsichtsrecht des (auch minderjährigen) Patienten in die Behandlungsunterlagen ist prinzipiell allumfassend. Eine Verweigerung bedarf der expliziten Begründung im Einzelfall (erhebliche therapeutische Gründe, Verletzung Rechter Dritter).

## Weiterführende Literatur

Dettmeyer R (2006) Behandlung minderjähriger Patienten in: Medizin & Recht. Rechtliche Sicherheit für den Arzt. Grundlagen, Fallbeispiele & Lösungen, Medizinrechtliche Antworten, 2. Aufl. Springer, Berlin/Heidelberg/New York/Tokio, S 197–211

Eggers C, Fegert JM, Resch F (Hrsg) (2004) Psychotherapie des Kindes- und Jugendalters. Springer, Berlin/Heidelberg/New York/Tokio

Fegert JM, Späth K, Salgo L (2001) Freiheitsentziehende Maßnahmen in Jugendhilfe und Kinder- und Jugendpsychiatrie. Votum, Münster

Harder Y v, Erlinger R (2003) Verordnung von Kontrazeptiva an Minderjährige. Ein rechtliches Problem? Gynakologe 37(4):366–370

Kölch M, Fegert JM (2007) Patientenautonomie – Minderjährige als Patienten. Familie, Partnerschaft und Recht (FPR) 3(13):76–79

Rothärmel S, Dippold I, Wiethoff K, Wolfslast G, Fegert JM (2006) Patientenaufklärung, Informationsbedürfnis und Informationspraxis in der Kinder- und Jugendpsychiatrie. Vandenhoeck & Ruprecht, Göttingen

Schnoor K, Schepker R, Fegert JM (2006) Rechtliche Zulässigkeit von Zwangsmaßnahmen in der Kinder- und Jugendpsychiatrie. Prax Kinderpsychol Kinderpsychiatr 5:814 837

United Nations (1989) The UN-Convention on the rights of the child. U.N. General Assembly, Document A/RES/44/25 (12 December 1989)

Wölk F (2001) Der minderjährige Patient in der ärztlichen Behandlung. Medizinrecht (MedR) 19(2):80–89

# Bundeskinderschutzgesetz und Kinder- und Jugendpsychiatrie

*Thomas Meysen, Andreas Jud und Jörg M. Fegert*

**Weiterführende Literatur – 666**

### Das Bundeskinderschutzgesetz 2012

Das Bundeskinderschutzgesetz ist am 1. Januar 2012 in Kraft getreten (Erläuterungen zum gesamten Gesetz, s. Meysen und Eschelbach 2012).

Im Zentrum steht ein Gesetz zur Kooperation und Information im Kinderschutz (KKG). Mit den zahlreichen Änderungen im Kinder- und Jugendhilferecht (SGB VIII) und anderen Gesetzen werden folgende Kernanliegen des deutschen Kinderschutzsystems gestärkt und geschärft:

- eine Stärkung präventiver Angebote im System Frühe Hilfen und multiprofessionelle Kooperation
- eine Stärkung des Schutzes von Kindern und Jugendlichen in Einrichtungen
- Schutz der Vertrauensbeziehung und Zusammenarbeit mit Kindern, Jugendlichen und Eltern als Ausgangspunkt für Schutz und Hilfe bei gleichzeitiger Stärkung der interdisziplinären und interinstitutionellen Kooperation

Für die Kinder- und Jugendpsychiatrie relevant sind vor allem

- der Schutzauftrag und die Regelung einer Befugnis zur Informationsweitergabe durch Berufsgeheimnisträger im Kontext von Kindeswohlgefährdung (§ 4 KKG)
- der Anspruch auf fachliche Beratung in Kinderschutzfällen durch „insoweit erfahrene Fachkräfte", finanziert durch die Kinder- und Jugendhilfe (§ 4 Abs. 2 KKG, § 8b Abs. 1 SGB VIII)
- die Aufforderung zur Mitwirkung an lokalen Netzwerkstrukturen im Kinderschutz (§ 3 KKG)
- der Anspruch auf Beratung auch für Kliniken bei der Entwicklung und Anwendung fachlicher Handlungsleitlinien zur Sicherung des Kindeswohls, zum Schutz vor Gewalt, zur Beteiligung von Kindern und Jugendlichen sowie zu Beschwerdeverfahren (§ 8b Abs. 2 SGB VIII)

### Beratung, Einschätzung und Datenübermittlung bei Kindeswohlgefährdung

- Mit dem Bundeskinderschutzgesetz wurde eine eigene Regelung zur Datenübermittlung durch Berufsgeheimnisträger im Kontext von Kindeswohlgefährdung eingeführt (§ 4 KKG)
- Die zersplitterte, für die Ärzte verwirrende Rechtslage (Knorr et al. 2009) hat damit ein Ende gefunden, denn Bundesrecht bricht Landesrecht (Art. 31 Grundgesetz), und damit gilt auch in den Ländern, die zuvor landesrechtliche Regelungen verabschiedet haben, nur noch die bundesrechtliche Regelung
- Werden Berufsgeheimnisträgern wie Kinder- und Jugendpsychiatern, Psychologen oder Sozialarbeitern „gewichtige Anhaltspunkte für eine Gefährdung des Wohls eines Kindes oder Jugendlichen bekannt", so treffen sie zunächst Pflichten, mit ihren Wahrnehmungen auf ihre Patienten bzw. Klienten zuzugehen und die Gefährdung einzuschätzen
- Sie sind verpflichtet, die Situation, ihre Wahrnehmungen und Vermutungen zu der möglichen Kindeswohlgefährdung in angemessener Weise mit dem Kind oder Jugendlichen und den Personensorgeberechtigten zu erörtern
- Außerdem sollen sie versuchen, mit den eigenen fachlichen Mitteln Abhilfe zu schaffen, oder, soweit erforderlich, auf die Inanspruchnahme weitergehender Hilfen hinwirken, um für das Kind bzw. den Jugendlichen eine sichere Situation herzustellen

- Eine Ausnahme besteht **nur**, soweit dadurch der wirksame Schutz des Kindes oder Jugendlichen infrage gestellt ist
- Eine Befugnis, aber keine Pflicht zur Informationsweitergabe gegen den erklärten Willen oder ohne Einverständnis der Patienten bzw. Klienten besteht, wenn sie zur Abwendung einer Gefährdung erforderlich ist und das Hinwirken auf freiwillige Inanspruchnahme weitergehender Hilfen erfolglos war, nicht möglich oder nicht verantwortbar ist
- Vor einer Datenübermittlung ist gegenüber den Betroffenen aus der Familie Transparenz herzustellen; sie sind darauf hinzuweisen, dass Informationen gegen ihren Willen weitergegeben werden („Vielleicht gegen den Willen, aber nicht ohne Wissen")
- Eine Ausnahme besteht auch hier nur, wenn andernfalls der wirksame Schutz infrage gestellt ist

- **Schwelle zur befugten Informationsweitergabe an das Jugendamt bei Kindeswohlgefährdung (DIJuF 2015)**

„Im ersten Schritt wird die Gefährdungssituation eingeschätzt"
- Die fachlichen Anforderungen an die Einschätzungsaufgaben und die ethischen Implikationen in der Arzt-Patient-Beziehung machen die Entscheidung über eine Informationsweitergabe ohne Einwilligung zu einer komplexen Aufgabe; das Prüfschema ermöglicht eine schrittweise, strukturierte Vorgehensweise
- Werden gewichtige Anhaltspunkte für eine Kindeswohlgefährdung bekannt, wird in einem ersten Schritt die Gefährdungssituation eingeschätzt („gewichtige Anhaltspunkte für eine Gefährdung des Kindeswohls"); dabei gilt es auch, den Grad der eigenen Gewissheit darüber zu bewerten, ob eine Kindeswohlgefährdung vorliegt

### Grad des Gefährdungspotenzials
- Wie hoch schätzen Sie die Beeinträchtigungen für das Kind ein, die von der Gefährdung (potenziell) ausgehen?
    - sehr niedrig (1)
    - niedrig (2)
    - eher hoch (3)
    - hoch (4)
    - sehr hoch (5)

### Grad der Gewissheit
- Wie sicher fühlen Sie sich in Ihrer Einschätzung, ob eine Kindeswohlgefährdung vorliegt?
    - sehr unsicher (1)
    - unsicher (2)
    - eher sicher (3)
    - sicher (4)
    - sehr sicher (5)
- Eine Informationsweitergabe ohne Einwilligung kommt in Betracht, wenn sich die Einschätzung unter beiden Aspekten in Bereich 3–5 befindet

- Wird das Gefährdungspotenzial (im Bereich 3–5) eingestuft und ist sich der Helfer aber in seiner Wahrnehmung oder seiner Einschätzung unsicher (1 oder 2), ist er aufgefordert, seine Unsicherheit zu reflektieren; beispielsweise kann sich bei einer Reflexion herausstellen, dass sich im Prozess der Beratung, Untersuchung oder Behandlung eine Unsicherheit der Eltern auf den Helfer übertragen hat
- Wird dies erkannt, klärt sich möglicherweise der Grund für die Unsicherheit: Der Helfer erlangt wieder größeres Vertrauen in seine Wahrnehmung und Einschätzungen, und der Grad der Gewissheit verschiebt sich in den eher sicheren Bereich (3–5)
- Bleibt jedoch eine deutliche Unsicherheit bestehen, soll der Sorge um das Kind möglichst im kontinuierlichen Kontakt mit der Familie nachgegangen werden, um weitere Informationen zu gewinnen und die Unsicherheit zu reduzieren

**„Im zweiten Schritt ist die Tragfähigkeit der Hilfebeziehung zu bewerten"**
- Die ausreichend sichere Annahme eines ausreichend hohen Gefährdungspotenzials rechtfertigt ohne ausdrückliches Einverständnis noch keine Weitergabe von Daten, vielmehr muss in einem zweiten Schritt des Abwägungsvorgangs die konkrete Hilfebeziehung zwischen dem Patienten bzw. dem Klienten und dem Arzt bzw. den sonstigen Helfern bewertet werden
- Erst aus dieser Einschätzung ergibt sich, ob eine Informationsweitergabe gegen den Willen der Beteiligten nötig ist und ob die Helfer dazu berechtigt sind; einzuschätzen sind sowohl die eigenen Hilfemöglichkeiten als auch die Belastbarkeit der Hilfebeziehung

**Tragfähigkeit der konkreten Hilfebeziehung**
- Wie gut ist es möglich, mit den eigenen beruflichen Hilfemöglichkeiten die Gefährdung abzuwenden?
    - gut (1)
    - eher gut (2)
    - eher schlecht (3)
    - schlecht (4)
    - sehr schlecht (5)
- Kann im Hinblick auf die Gefährdung verantwortet werden, die bestehende Hilfebeziehung zum Patienten für das (weitere) Werben für die Inanspruchnahme weitergehender Hilfe zu nutzen?
    - gut (1)
    - eher gut (2)
    - eher schlecht (3)
    - schlecht (4)
    - sehr schlecht (5)
- In diesem zweiten Schritt der Abwägung kann es zunächst auf die Dringlichkeit ankommen, den wirksamen Schutz eines Kindes sicherzustellen
- Ist ein sofortiges Tätigwerden anderer Stellen erforderlich, bedeutet dies auch, dass die eigene Hilfebeziehung nicht ausreichend trägt; in Konstellationen akuter Gefahr bereitet die Einschätzung an dieser Stelle daher auch regelmäßig weniger Schwierigkeiten

- In der Mehrzahl der Fälle sind aber in besonderem Maße die spezifischen fachlichen Möglichkeiten der einzelnen Helfer im Rahmen der konkreten Hilfebeziehung und die jeweiligen persönlichen Kompetenzen entscheidend
- Diese haben Einfluss auf die Entscheidung und dürfen dies auch haben; hat z. B. ein Arzt einen belastbaren und verlässlichen Draht zur Jugendlichen entwickelt, kann er möglicherweise darauf vertrauen, dass die Jugendliche ihn in einer Krise, wie vereinbart, anruft; stimmt die Chemie nicht, hat dies Einfluss auf die Möglichkeiten, in einer Krisensituation ausreichend Schutz zu gewährleisten
- Befinden sich alle vier Einschätzungen im Bereich 3–5, ist eine Informationsweitergabe sinnvoll und zulässig; wenn keine andere Möglichkeit besteht, die Gefährdung abzuwenden, ist sie sogar geboten; in allen anderen Fällen bedarf es einer vorherigen Einwilligung der Beteiligten im Familiensystem

**„Die persönlichen Grenzen offenlegen"**
- Auch und gerade hier gilt für die Informationsweitergabe das Transparenzgebot: „Vielleicht gegen den Willen, aber nicht ohne Wissen"
- Mit einem solchen Vorgehen wird Verlässlichkeit zum Ausdruck gebracht und die bestehende Hilfebeziehung durch ein Agieren hinter dem Rücken der Beteiligten nicht zusätzlich belastet
- Außerdem ist regelmäßig hilfreich, dass die Helfer ihre persönlichen Grenzen offenlegen und als eine wesentliche Grundlage für die Hinzuziehung weiterer Stellen mitteilen: „Mit meinen Möglichkeiten als Arzt komme ich nicht weiter. Ich brauche die Hilfe des Jugendamts und werde es hinzuziehen. Ich möchte, dass Sie dabei sind, wenn ich mit dem Jugendamt spreche, und dass wir gemeinsam schauen können, wie es Ihnen/Ihrem Kind besser geht."
- Mit einer solchen Offenheit übernimmt der Helfer Mitverantwortung für das Scheitern und vermeidet Schuldzuschreibungen („Weil Sie Ihre Einwilligung nicht geben, muss ich jetzt …"); das Anknüpfen an die eigenen Grenzen erleichtert, die Hilfebeziehung zu halten oder sie zu einem späteren Zeitpunkt wieder aufzunehmen und stärkt für die weiteren Hilfeprozesse insgesamt das notwendige Vertrauen in die verschiedenen helfenden Stellen und Institutionen

- ■ **Anspruch auf Fachberatung durch eine „insoweit erfahrene Fachkraft"**
- Zur Qualifizierung der anspruchsvollen Beratungsaufgaben bei Bekanntwerden gewichtiger Anhaltspunkte für eine Kindeswohlgefährdung und zur Reflexion, ob eine Übermittlungsbefugnis vorliegt, empfiehlt das Gesetz die Inanspruchnahme von Fachberatung
- Den Berufsgeheimnisträgern (wie z. B. Ärzten, Kinder- und Jugendlichenpsychotherapeuten, also Personen, welche nach § 203 StGB von Berufs wegen eine Schweigepflicht haben, auf die sich Personen, die sich ihnen in dieser beruflichen Funktion anvertrauen, verlassen können) wird eine Befugnis zur pseudonymisierten Weitergabe von Informationen zwecks Inanspruchnahme von Fachberatung durch eine „insoweit erfahrene Fachkraft" eingeräumt (§ 4 Abs. 2 KKG)
- Mitarbeitenden in der Kinder- und Jugendpsychiatrie/-psychotherapie können sich bei der Medizinischen Kinderschutz-Hotline von spezialisierten Beratern rund um

die Uhr und an sieben Tagen telefonisch beraten lassen (► www.kinderschutzhotline.de) (► Kap. 49)
- „Insoweit" erfahrene Fachkräfte bedeutet, dass sich die Expertise sowohl auf den konkreten Einzelfall und den jeweiligen Kontext (Alter, Lebensumstände, Disposition der Eltern) und Misshandlungsform bezieht als auch auf die Vertrautheit mit den spezifischen Zugängen der beratenen Professionellen zu Kindeswohlgefährdung
- Das Jugendamt ist gesetzlich verpflichtet, sicherzustellen, dass ein bedarfsgerechtes Angebot an Fachberatung durch „insoweit erfahrene Fachkräfte" vorgehalten wird, allerdings kann die „insoweit erfahrene Fachkraft" nicht gleichzeitig im Allgemeinen Sozialen Dienst arbeiten, weil andernfalls eine vertrauliche Beratung der Professionellen nicht mehr möglich, sondern der eigene Schutzauftrag des Jugendamts aktiviert wäre
- Sinnvoll sind Konzepte der Fachberatung, in denen die „insoweit erfahrenen Fachkräfte" den Professionellen, die mit Kindern, Jugendlichen und Familien arbeiten, bekannt und vertraut sind, damit sie sich niederschwellig an sie wenden können und dort ggf. weiter verwiesen werden an für den Einzelfall mit der Erfahrung und dem nötigen Wissen ausgestattete Fachberater
- Die Evaluation des Bundeskinderschutzgesetzes hat gezeigt, dass insoweit erfahrene Fachkräfte bislang aus der Medizin nicht in nennenswertem Umfang in Anspruch genommen werden und dass diese Fachkräfte sich häufig mit der akuten Zeittaktung in der Medizin oder auch bestimmten Fragestellungen aus der Medizin überfordert fühlen
- Aufgrund dieser Evaluationsergebnisse fördert das Bundesministerium für Familie, Senioren, Frauen und Jugend (BMFSFJ) seit 2017 die Medizinische Kinderschutzhotline (0800 19210 00), ein rund um die Uhr (24/7) erreichbares kollegiales Fachberatungsangebot für Angehörige der Heilberufe, der Pflege und der Heil-/Hilfsberufe
- Die Kinderschutzhotline ist besonders niederschwellig, da sie im Wesentlichen für Ärztinnen und Ärzte organisiert wird
- Am Telefon der Kinderschutzhotline sind approbierte Angehörige der Heilberufe, im Wesentlichen Assistenzärztinnen und Assistenzärzte aus den Fächern Kinder- und Jugendpsychiatrie und Psychotherapie, Pädiatrie und Rechtsmedizin, ebenso Fachärztinnen und Fachärzte aus den genannten Fachgebieten. In geringerem Umfang wirken psychologische Psychotherapeuten bzw. Kinder- und Jugendlichenpsychotherapeuten mit Erfahrungen im medizinischen Kontext mit
- Alle Beratenden haben eine Ausbildung zur insoweit erfahrenen Fachkraft durchlaufen, um mit den spezifischen Möglichkeiten und Vorgaben der Jugendhilfe vertraut zu sein
- Um die Beratungsqualität sicherzustellen, ist in der Kinderschutzhotline zusätzlich stets ein fachspezifischer Hintergrunddienst in den drei Fächern Rechtsmedizin, Pädiatrie und Kinder- und Jugendpsychiatrie und Psychotherapie erreichbar
- Die Beratung wird extern durch das Deutsche Jugendinstitut evaluiert.
- Häufig als Fragen gestellte Themenkomplexe werden in Praxismaterialien und in einem spezifisch damit verknüpften E-Learning-Programm (Grundkurs Kinderschutz: ► https://elearning-kinderschutz.de/home/projekte/grundkurs/) vermittelt

- Die Kommunikationsstrategie der Kinderschutzhotline zur Unterstützung der Praxis durch konkrete Beratung und durch Verbreitung von wissenschaftlichen Artikeln und Materialien zu Frequently Asked Questions wurde von der Weltgesundheitsorganisation in ihrem Statusbericht zur Prävention von Kindesmisshandlung in Europa Ende 2018 explizit als gelungenes Praxisbeispiel international hervorgehoben
- Bemerkenswert ist auch die Inanspruchnahme der Hotline durch Angehörige der Rettungsdienste, durch Zahnärzte („child neglect") oder durch erwachsenenpsychiatrisch bzw. erwachsenenpsychotherapeutisch tätige Kolleginnen und Kollegen, die sich Sorgen um Kinder der von ihnen behandelten Eltern machen
- Mit der Kinderschutzhotline ist es offensichtlich gelungen, ein für Angehörige der Heilberufe akzeptables kollegiales und damit niederschwelliges Angebot zu etablieren, welches Verständnis, Schwierigkeiten und Zeitverlust in der Kommunikation durch gemeinsame Berufsgruppenidentität und vor allem eine gemeinsame Sprache beseitigt
- Da in vielen Fällen kinder- und jugendpsychiatrisches Fachwissen zur Gefährdungseinschätzung benötigt wird, erscheint es empfehlenswert, dass Kliniken und Praxen den Kontakt suchen und eine Zusammenarbeit etablieren, wie in Einzelfällen in der Fachberatung nach § 4 Abs. 2 KKG, § 8b Abs. 1 SGB VIII im Auftrag des Jugendamts auf die Expertise der Kinder- und Jugendpsychiater zurückgegriffen werden kann

### Häufigkeit bekannt gewordener Fälle von Misshandlung im System der Kinder- und Jugendhilfe

- Mit Einführung des Bundeskinderschutzgesetzes werden für Deutschland auch erstmals bundesweit Daten zu bekannt gewordenen Fällen von Misshandlung im System der Kinder- und Jugendhilfe erfasst
- Die Gefährdungseinschätzungen nach § 8a Abs. 1 SGB VIII machen 2017 rund ein Drittel aller 143.275 Verfahren aus (Statistisches Bundesamt 2018)
- In den übrigen zwei Drittel der Verfahren, in denen keine Kindeswohlgefährdung festgestellt wurde, wird zu über einem Drittel ein Hilfebedarf erkannt und Hilfe gewährt
- Die Verfahren mit Kindeswohlgefährdung werden in die Kategorien Vernachlässigung, körperliche Misshandlung, psychische Misshandlung und sexuelle Gewalt unterschieden
- Zusätzlich werden akute von latenten Fällen unterschieden – die Zuordnung den beiden Kategorien ist jedoch nicht klar operationalisiert (Tab. 42.1)
- Entsprechend der Fachliteratur ist die Geschlechterverteilung mit Ausnahme der sexuellen Gewalt in etwa gleich verteilt. Von sexueller Gewalt sind mehr Mädchen betroffen
- Alle Formen der Gewalt an Kindern kommen in allen Altersstufen vor. Stark gehäuft sind die Fälle akuter Vernachlässigung bei unter 1-Jährigen. Sie machen 2017 28 % aller akuten Vernachlässigungsfälle aus
- Seit Einführung des Bundeskinderschutzgesetzes haben die Verfahren zur Einschätzung der Gefährdung des Kindeswohls stetig zugenommen. Zwischen 2016 und 2017 bleiben jedoch die als akute und latente Kindeswohlgefährdung eingeschätzten Fälle annähernd gleich hoch

**Tab. 42.1** Gefährdungseinschätzungen nach § 8a Abs. 1 SGB VIII im Jahr 2017

|  | Zusammen[a] | Davon nach Art der Kindeswohlgefährdunn - Anzeichen für … ||||
|---|---|---|---|---|---|
|  |  | Vernachlässigung | körperliche Misshandlung | psychische Misshandlung | sexuelle Gewalt |
| Akute Kindeswohlgefährdung | 21.694 | 12.938 | 6748 | 6541 | 1218 |
| Latente Kindeswohlgefährdung | 24.054 | 14.856 | 5137 | 7018 | 827 |

Anmerkungen: Angepasste Tabelle nach Statistisches Bundesamt (Statistisches Bundesamt 2018).
[a]Mehrfachnennungen resp. mehrfache Gefährdungseinschätzungen sind möglich.

- **Schutz von Kindern und Jugendlichen in Einrichtungen**
- Der „Runde Tisch Heimerziehung 50er und 60er Jahre" (▶ www.rundertisch-heimerziehung.de/documents/RTH_Abschlussbericht_000.pdf) und der „Runde Tisch sexueller Kindesmissbrauch" (▶ www.rundertisch-kindesmissbrauch.de/documents/111130AbschlussberichtRTKM111213.pdf) haben Anstöße zu einer gesetzlichen Stärkung der Rechte von Kindern in Einrichtungen und deren Schutz vor Gewalt gegeben
- Die diversen gesetzlichen Regelungen betreffen in erster Linie Einrichtungen der Kinder- und Jugendhilfe
- Allerdings haben auch Träger von Einrichtungen, in denen sich Kinder oder Jugendliche ganztägig oder für einen Teil des Tages aufhalten (also auch Kliniken der Kinder- und Jugendpsychiatrie), einen entsprechenden Anspruch auf Beratung bei der Konzeptentwicklung durch das Landesjugendamt (§ 8b Abs. 2 SGB VIII)
- Die Beratung bei der Erarbeitung von „Handlungsleitlinien" bewirbt das Gesetz in Bezug auf
    - die Sicherung des Kindeswohls
    - den Schutz vor Gewalt in der Einrichtung
    - das Verfahren zur Beteiligung von Kindern und Jugendlichen an strukturellen Entscheidungen in der Einrichtung sowie zu Beschwerdeverfahren in persönlichen Angelegenheiten

- **Netzwerke Kinderschutz**
- Die Jugendämter sind aufgefordert, verbindliche Strukturen der fallübergreifenden Zusammenarbeit der zuständigen Leistungsträger, Institutionen und Professionellen im Kinderschutz zu schaffen (§ 3 KKG); auf vorhandene Strukturen soll hierbei zurückgegriffen werden (zum Aufbau von Netzwerken Frühe Hilfen s. Ziegenhain et al. 2010)

# Bundeskinderschutzgesetz und Kinder- und Jugendpsychiatrie

- Ziele dieser „Netzwerke Kinderschutz" sind es, die Klärung struktureller Fragen der Angebotsgestaltung und -entwicklung sowie die Verfahren im Kinderschutz aufeinander abzustimmen
- Das Gesetz führt einen großen Kreis an Behörden, Institutionen und Professionellen auf, die nach Vorstellung des Gesetzgebers in den Netzwerken beteiligt sein sollen (s. unten, ▶ Teilnehmer in den lokalen Netzwerkstrukturen zum Kinderschutz)
- Für die Praxis vor Ort ergibt sich eine anspruchsvolle Gestaltungsaufgabe, aus den unterschiedlichen Teilnehmern der lokalen Netzwerke mit ihren disparaten Interessenlagen an einer fallübergreifenden Kooperation Cluster zu bilden, bei denen allen an den Netzwerken Beteiligten der Nutzen ihres Mitwirkens bewusst werden kann; Vorgaben zur Gestaltung der Netzwerkstrukturen macht das Gesetz hierzu nicht
- Die Beteiligten der Netzwerke sollen die Grundsätze für ihre verbindliche Zusammenarbeit in Vereinbarungen schriftlich festlegen
- Der Aus- und Aufbau der Netzwerke Frühe Hilfen wird mit Bundesmitteln finanziell unterstützt

**Teilnehmer in den lokalen Netzwerkstrukturen zum Kinderschutz**
- Einrichtungen und Dienste der öffentlichen Jugendhilfe
- Einrichtungen und Dienste der freien Jugendhilfe
- Einrichtungen und Dienste der Eingliederungshilfe nach SGB XII
- Gesundheitsämter
- Sozialämter
- Gemeinsame Servicestellen
- Schulen
- Polizei- und Ordnungsbehörden
- Agenturen für Arbeit
- Krankenhäuser
- Sozialpädiatrische Zentren
- Frühförderstellen
- Beratungsstellen für soziale Problemlagen
- Schwangerschafts(konflikt)beratungsstellen
- Einrichtungen und Dienste der Müttergenesung
- Einrichtungen und Dienste zum Schutz gegen Gewalt in engen sozialen Beziehungen
- Familienbildungsstätten
- Familiengerichte
- Angehörige der Heilberufe

- **Dokumentation der unterschiedlichen Formen von Kindesmisshandlung und Vernachlässigung im Gesundheitswesen**

Bis 2013 beinhaltete die Pflicht zur Mitteilung drittverursachter Gesundheitsschäden an Krankenkassen auch die Meldung von Misshandlungsvorfällen. Deshalb wurde generell in der Medizin vor allem im Krankenhaus die Nutzung der entsprechenden ICD-10-Codes T74 (Missbrauch von Personen) vermieden (Fegert 2011). In Folge der Beratungen am Runden Tisch Sexueller Kindesmissbrauch wurde dann § 294a SGB V ergänzt:

- Die Vorschrift enthält nun eine explizite Ausnahmeregelung für Fälle von Vernachlässigung, Misshandlung und sexuellem Missbrauch
- Das heißt: Die Krankenkasse fragt weiter, man muss dieser mit Verweis auf § 294a SGB V aber nicht antworten
- Gleichzeitig ist ermöglicht, dass die Codes aus der deutschen Version der ICD-10 (ICD-10 GM) auch in den Krankenhausdokumentationssystemen verwendet werden können. Allerdings wird bislang im PEPP-Datensatz, also in der Kinder- und Jugendpsychiatrie, nur marginal Anwendung von dieser Möglichkeit gemacht
- Für die interdisziplinäre Abklärung von Verdachtsfällen ist auch eine OPS-Prozedur eingeführt worden, die allerdings bislang auch viel zu selten in interdisziplinären Kinderschutzteams in der Medizin dokumentiert wird

Im Krankenhaus sollten die in der deutschen offiziellen Übersetzung sogenannten „Missbrauchsdiagnosen" T74 den anamnestischen Informationen entsprechend regelmäßig gestellt werden. Auf diese Weise könnten, auch in Deutschland, reliable Routinedaten für das gesamtgesellschaftliche Monitoring im Bereich Vernachlässigung, Misshandlung und sexueller Missbrauch erhoben werden. Australische Untersuchungen (McKenzie et al. 2011) zeigten, dass entsprechende, im Krankenhaus erfasste Routinedaten nach den ICD-10-Codes der australischen Version mit hoher Reliabilität, guter Sensitivität und Spezifität einen guten Überblick über die Entwicklung der Gefährdungslagen für Kinder geben. Die höchste Reliabilität war bei Angaben zum sexuellen Missbrauch gegeben. Die meisten Einordnungsprobleme „Verdacht vs. sicherer Fall" gab es verständlicherweise bei Vernachlässigungsfragen.

- **Keine strukturelle Stützung der interdisziplinären Kooperation**
- Weder die Teilnahme an fallübergreifenden Netzwerken Kinderschutz noch gemeinsame Fallbesprechungen mit dem Jugendamt in Einzelfällen sind für die Medizin strukturell unterlegt
- Für die Medizin bleibt die Kooperation mit der Kinder- und Jugendhilfe somit weitgehend ein ehrenamtliches Engagement

## Weiterführende Literatur

Deutsches Institut für Jugendhilfe und Familienrecht e. V. (DIJuF) (2015) Datenschutz bei Frühen Hilfen, S 40ff; das Schema wurde entwickelt im Projekt Guter Start ins Kinderleben der Uniklinik Ulm (Fegert/Ziegenhain). www.fruehehilfen.de/wissen/materialien Zugriffsdatum is 29.2.2020

Fegert JM (2011) Stellungnahme zur Anhörung im Ausschuss für Familie, Senioren, Frauen und Jugend zum Bundeskinderschutzgesetz am 26.9.2011. Ausschussdrucks 17(13):116d

Knorr C, Fangerau H, Ziegenhain U, Fegert JM (2009) „Ich rede mit Jugendschutzmenschen über alles, was mir am Herzen liegt." Schweigepflicht, Meldepflicht, Befugnisnorm, Frühe Hilfen und die verwirrende Rechtslage für Ärzt/inn/e/n bei der Zusammenarbeit mit der Jugendhilfe. Das Jugendamt (JAmt) 82:352–357

McKenzie K, Scott DA, Waller GS, Campbell M (2011) Reliability of routinely collected hospital data for child maltreatment surveillance. BMC Public Health 11:8

Meysen T, Eschelbach D (2012) Das neue Bundeskinderschutzgesetz. Nomos, Baden-Baden

Sethi D, Yon Y, Parekh N, Anderson T, Huber J, Rakovac I, Meinck F (2018) European status report on preventing child maltreatment, published by World Health Organization. Regional Office for Europe, Copenhagen

Ziegenhain U, Schöllhorn A, Künster AK et al (2010) Werkbuch Vernetzung Chancen und Stolpersteine interdisziplinärer Kooperation und Vernetzung im Bereich Früher Hilfen und im Kinderschutz. Modellprojekt Guter Start ins Kinderleben. Nationales Zentrum Frühe Hilfen, Köln/München

# Institutionelle Schutzkonzepte zur Prävention sexuellen Kindesmissbrauchs

*Jörg M. Fegert, Ulrike Hoffmann und Elisa König*

**Weiterführende Literatur – 682**

## Hintergrund zur Notwendigkeit institutioneller Schutzkonzepte

Der sogenannte „Missbrauchsskandal" 2010 machte der Öffentlichkeit das Ausmaß an Missbrauch in Institutionen deutlich und führte zur Einrichtung des Amtes der Unabhängigen Beauftragten der Bundesregierung zur Aufarbeitung des sexuellen Kindesmissbrauchs (UBSKM), seinerzeit besetzt mit Frau Dr. Christine Bergmann, seit 12/2011 als Unabhängiger Beauftragter für Fragen des sexuellen Kindesmissbrauchs Herr Johannes Wilhelm Rörig (s. auch ▶ https://beauftragter-missbrauch.de/). Seitdem erschüttern immer wieder Meldungen über sexuellen Missbrauch in Einrichtungen die Öffentlichkeit, wie z.B. 2019 der Fall des Assistenzarztes an der kinderpsychiatrischen Abteilung des Universitätsklinikums Saarbrücken, der mehrere Kinder sexuell missbraucht haben soll und im Verdacht steht, dass er medizinisch nicht notwendige Untersuchungen am Intimbereich der Kinder vorgenommen habe, die als Routinemaßnahmen dargestellt wurden.

Bei der Erstellung eines Schutzkonzeptes kommt häufig die Frage nach der Nutzung verschiedener Begrifflichkeiten für die sexuellen Übergriffe auf. Deshalb werden nachfolgend inhaltliche Zusammenhänge unterschiedlicher Formulierungen dargestellt.

*Sexueller Missbrauch* - Während dieser Begriff von den mit dem Thema befassten Professionen immer wieder kritisch diskutiert wird, hat er sich juristisch und in der breiten Öffentlichkeit durchgesetzt. Er entspricht auch der juristischen Terminologie des Strafgesetzbuchs und assoziiert deutlich, dass die betroffenen Kinder und Jugendlichen an den sexuellen Übergriffen keine Mitschuld tragen. Eigentlich handelt es sich aber um eine ursprünglich falsche Übersetzung aus dem Englischen, wo von „Child Abuse" gesprochen wird. Gegen die Nutzung des Begriffes wird z. B. vorgebracht, dass dieser assoziiere, dass es auch einen „Gebrauch" von Kindern gebe oder er die Gefühle der Betroffenen nicht widerspiegle, da der Gewaltaspekt bei den sexuellen Übergriffen durch den Begriff nicht zum Ausdruck gebracht werde.

In Bezug auf Sexualstraftaten soll in diesem Zusammenhang vor allem darauf verwiesen werden, dass sexuelle Übergriffe, welche an minderjährigen Schutzbefohlenen unter Ausnutzung eines Obhutsverhältnisses begangen werden, von verschiedenen Paragraphen unter Strafe gestellt werden (z. B. § 174 StGB „Sexueller Missbrauch von Schutzbefohlenen" oder § 174c StGB „Sexueller Missbrauch in Beratungs-, Behandlungs- und Betreuungsverhältnissen"). Das Merkmal „schutzbefohlen" bzw. das Vorliegen eines Obhutsverhältnisses besteht beispielsweise dann, wenn ein Minderjähriger einer Person im Rahmen von Erziehungs-, Ausbildungs-, Beratungs-, Behandlungs- oder Betreuungsverhältnisses anvertraut ist.

*Sexuelle Gewalt* - Bei sexuellen Übergriffen steht häufig nicht der sexuelle Aspekt im Vordergrund, sondern die Ausnutzung von Machtverhältnissen (Gewaltaspekt). Somit verweist der Begriff „sexuelle Gewalt" auch auf gesellschaftliche Ursachen sexueller Übergriffe. Gegen die Nutzung des Begriffes ist einzuwenden, dass der Begriff „Gewalt" häufig mit körperlicher Gewalt assoziiert wird, sexuelle Übergriffe aber oft ohne diese stattfinden. Somit werden sexuelle Übergriffe, die nicht mit körperlicher Gewalt einhergehen, durch den Begriff nicht gut gefasst.

*Sexualisierte Gewalt* - Zentral bei diesem Begriff ist, dass Gewalt im Vordergrund der sexuellen Übergriffe steht und diese mit sexuellen Mitteln ausgeübt wird (Gewalt wird sexualisiert). In der (feministischen) Diskussion um sexualisierte Gewalt wird den Betroffenen die Definitionsmacht zugesprochen – dies bedeutet, dass sie definieren dürfen, was sie unter sexualisierter Gewalt verstehen (subjektive Zuweisung). Es kommen so auch Formen sexueller Übergriffe in den Blick, die nicht strafrechtlich relevant sind (z. B. sexuell aggressive Sprache), aber als übergriffig empfunden werden können.

- Systematische Befragungen in Deutschland zeigen, dass Institutionen, in denen Kinder und Jugendliche betreut, beschult oder behandelt werden, immer wieder mit (Verdachts-)Fällen sexueller Gewalt konfrontiert sind
  Konstellationen hierbei sind:
    - sexuelle Übergriffe unter Kindern und Jugendlichen (häufigste Konstellation!)

- sexueller Missbrauch durch eine an der Einrichtung tätige Person
- sexueller Missbrauch durch eine Person, die nicht an der Einrichtung tätig ist (z. B. innerfamiliärer Missbrauch, externer Fremdtäter)
- Jede Institution, in der sich Kinder und Jugendliche aufhalten, weist Gefährdungspotenziale für sexuelle Gewalt auf
- Besondere Risiken für sexuelle Gewalt und ein hohes Viktimisierungsrisiko liegen bei stationärer Unterbringung vor
  - Gründe

Die dort betreuten Kinder und Jugendlichen
- weisen häufig bereits traumatische Ereignisse in ihrer Lebensgeschichte auf
- sind meist psychisch stark belastet
- haben einen hohen Grad an körperlicher und emotionaler Nähe zu den dort arbeitenden Fachkräften
- stehen in einem hierarchischen Abhängigkeitsverhältnis zu den dort arbeitenden Fachkräften
- befinden sich aufgrund störungsspezifischer Behandlungen (z.B. Medikamenteneinnahme) in einer besonders vulnerablen Situation

> **Schutzort und Kompetenzort**
> Aufgabe von Institutionen ist es, ein Schutz- und Kompetenzort für die Kinder und Jugendlichen zu sein, die sich in der Institution aufhalten.
> - Schutzort bedeutet: Institutionelle Strukturen und Abläufe sind so gestaltet, dass Grenzüberschreitungen erkannt, benannt und Maßnahmen ergriffen werden, diese zu stoppen bzw. präventiv zu verhindern („kein Tatort werden")
> - Kompetenzort bedeutet: Kinder und Jugendliche, die von sexueller Gewalt betroffen sind, finden in der Institution Unterstützung und Hilfe

- Einrichtungen, die unter das SGB VIII fallen, sind auch durch rechtliche Bestimmungen dazu verpflichtet, Schutzkonzepte zu entwickeln (z. B. durch § 45, § 74, § 79a SGB VIII). Im SGB V gibt es keine expliziten Vorgaben hierzu.
- In einigen Bereichen sind Institutionen durch Vereinbarungen mit dem UBSKM dazu angehalten, Schutzkonzepte gegen sexuelle Gewalt vorzuhalten → die deutsche Krankenhausgesellschaft (DKG) hat sich dazu verpflichtet, eine flächendeckende Einführung und Implementierung von Schutzkonzepten innerhalb der ihr möglichen Strukturen zu unterstützen

- **Institutionelle Schutzkonzepte**

> Ein Schutzkonzept ist ein System von Maßnahmen, das darauf abzielt, Einrichtungen, in denen sich Kinder und Jugendliche aufhalten, zu einem Schutz- und Kompetenzort zu machen.

### Tab. 43.1 Übersicht Teilbereiche und Elemente von Schutzkonzepten

| Ebenen von Schutzkonzepten | Elemente von Schutzkonzepten |
| --- | --- |
| Analyse | - Gefährdungsanalyse |
| Prävention | - Präventionsangebote für Kinder und Jugendliche<br>- Leitbild<br>- Verhaltensleitlinien/Verhaltenskodex<br>- Vorgaben zur Gestaltung der Organisationskultur<br>- Arbeitsvertragliche Regelungen, z. B. Einholung des Erweiterten Führungszeugnisses, Selbstverpflichtungserklärung<br>- Berücksichtigung von Kriterien des Kinderschutzes in der Personalauswahl, z. B. konkrete Thematisierung im Vorstellungsgespräch<br>- Regelmäßige Qualifizierung der Mitarbeitenden<br>- Partizipationsformen für Kinder und Jugendliche, Eltern und Mitarbeitende<br>- Konzept zum Management von Beschwerden und Anregungen<br>- Pädagogisches, sexualpädagogisches und medienpädagogisches Konzept |
| Intervention | - Konzept zum Umgang mit Fehlverhalten von Mitarbeitenden<br>- Regelungen zum Umgang mit Verdachtsfällen von sexueller Gewalt |
| Aufarbeitung | - Handlungsempfehlungen zum Umgang mit der Aufarbeitung aufgetretener Fälle<br>- Konzept zur Rehabilitation nach Falschbeschuldigung |

Es gibt Bausteine, die Bestandteil des Konzeptes sein sollten, diese müssen jedoch immer spezifisch für die Institution angepasst werden. Wichtig ist, Kinderschutz in allen Bereichen und Abläufen der Institution zu berücksichtigen.

- Die Bausteine eines Schutzkonzeptes lassen sich den Ebenen Analyse, Prävention, Intervention und Aufarbeitung zuordnen. Der erste Schritt im Kontext der Schutzkonzepterstellung ist die Durchführung einer Gefährdungsanalyse (vgl. ◘ Tab. 43.1).
- Im Rahmen eines Schutzkonzeptes eingeführte bzw. implementierte Maßnahmen sollten regelmäßig evaluiert und verbessert werden.
- Wichtige Kriterien für eine erfolgreiche Implementierung eines Schutzkonzeptes:
  - Partizipation: Schutzkonzepte werden nur dann eine Wirkung entfalten, wenn sich die betroffenen Personen auch damit identifizieren können.
  - Gute Projektplanung: klare Zielformulierung, nicht alle Schritte auf einmal umsetzen wollen, Schutzkonzeptentwicklung als kontinuierlichen Prozess verstehen
  - Nutzen von Ressourcen: Welche Maßnahmen und Strukturen, die förderlich für den Schutz vor sexueller Gewalt sind, sind schon vorhanden und können ausgebaut werden? Welche Kompetenzen, Interessen etc. sind bei den Mitarbeitenden der Einrichtung vorhanden, die sich für den Entwicklungsprozess nutzen lassen?
- Werden in der Institution nicht ausschließlich Kinder und Jugendliche behandelt oder betreut, sollte ein übergreifendes Konzept zur Prävention sexueller Gewalt auch Erwachsene einbeziehen und Besonderheiten einzelner Adressatengruppen aufgreifen (z. B. Menschen mit Behinderung, Senioren). Das Konstrukt der Schutzkonzepte ist stark geprägt von den Diskussionen und Vorschlägen vom

Runden Tisch „Sexueller Kindesmissbrauch in Abhängigkeits- und Machtverhältnissen in privaten und öffentlichen Einrichtungen und im familiären Bereich" und fokussiert deshalb sexualisierte Gewalt von Kindern und Jugendlichen. Prinzipiell sollten Schutzkonzepte jedoch auch auf andere Formen von Gewalt und allgemein vulnerable Personen im Abhängigkeitsverhältnis in den Blick nehmen.
- Leitungskräfte spielen eine zentrale Rolle bei der Entwicklung von Schutzkonzepten → Vorbildfunktion, Projektplanung, Initiierung und Anleitung institutioneller Veränderungsprozesse im Sinne eines Change-Managements, Bereitstellung von Ressourcen etc.

### Praxistipp

Es besteht ein gesetzlicher Anspruch auf Unterstützung bei der Entwicklung und Anwendung fachlicher Handlungsleitlinien (§ 8b Abs. 2 SGB VIII), welcher an sich auch für den Gesundheitsbereich gilt, jedoch ist dieser Anspruch in der Praxis in vielen Bundesländern nur für die Jugendhilfe umgesetzt.

Unterstützung und Anregungen für die Entwicklung von Schutzkonzepten bieten die Initiative „Kein Raum für Missbrauch" des UBSKM (▶ https://www.kein-raum-fuer-missbrauch.de/) sowie die Online-Kurse „Schutzkonzepte in Organisationen – Schutzprozesse partizipativ und achtsam gestalten" (▶ https://schutzkonzepte.elearning-kinderschutz.de/) und „Leitungswissen Kinderschutz in Institutionen – ein Online-Kurs für Führungskräfte" (▶ https://leitung.elearning-kinderschutz.de/). Im Rahmen eines Projektes mit der Deutschen Krankenhausgesellschaft (DKG) werden diese beiden Online-Kurse für Mitarbeitende der Kliniken, die zur DKG gehören, kostenfrei angeboten.

- **Ebene Analyse: Gefährdungsanalyse**

**Gefährdungsanalyse** - Unter einer Gefährdungsanalyse versteht man die systematische Identifizierung institutioneller Risikofaktoren für sexuelle Gewalt. Auf Grundlage dieser Analyse kann abgeleitet werden, welche konzeptionellen und strukturellen Verbesserungen im Sinne eines verbesserten Kinderschutzes erforderlich sind.

Zentrale Fragen sind:
- Welche Strukturen, räumlichen Gegebenheiten, Situationen oder Routinen bergen Risiken für die Anbahnung und Durchführung sexueller Übergriffe?
- Welche Gründe können dazu führen, dass betroffene Kinder und Jugendliche in solchen Fällen keine oder nur unzureichende Unterstützung im institutionellen Kontext erhalten?

### Praxistipp

Eine Gefährdungsanalyse sollte im Austausch mit allen Beteiligten durchgeführt werden, um ein möglichst umfassendes Bild von institutionsspezifischen Gefährdungsfaktoren zu erhalten. Besonders wichtig ist die Einbindung der Kinder und Jugendlichen, da diese häufig andere Situationen als bedrohlich einschätzen als die Fachkräfte. So hatten beispiel-

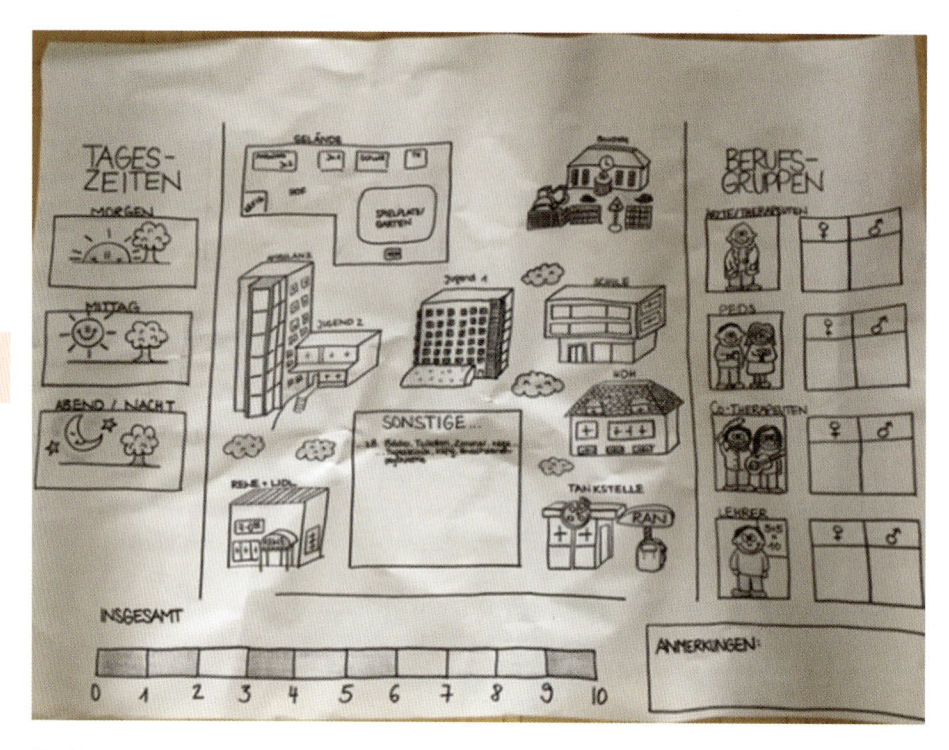

**Abb. 43.1** Gefährdungsanalyse (© Prof. Fegert)

weise in einem klinikinternen Projekt mit den Kindern und Jugendlichen an der Klinik für Kinder- und Jugendpsychiatrie/Psychotherapie Ulm diese in die Gefährdungsanalyse auch die nahegelegene Tankstelle und den Supermarkt mit einbezogen (Abb. 43.1).

Da bei einer Gefährdungsanalyse ausschließlich durch institutionsinterne Personen die Gefahr der Betriebsblindheit oder des Bagatellisierens von Risiken sehr groß ist, sollte diese mithilfe externer Beratung erfolgen, z. B. durch Fachberatungsstellen.

- **Ebene Prävention: Ausgewählte Prinzipien und Maßnahmen**

> Leitbild - In einem Leitbild sind die Grundsätze formuliert, an denen sich eine Einrichtung orientiert. Im Kontext des Kinderschutzes sollten sich im Leitbild Themen wie Achtung von Kinderrechten, Gewaltfreiheit und professionelle Beziehungsgestaltung wiederfinden.

— Ein Leitbild ermöglicht es, die Haltung der Institution in Bezug auf sexuelle Gewalt zu reflektieren und prägnant nach außen zu kommunizieren.
→ Dadurch entsteht eine offene Kultur des Ansprechen-Dürfens und der Achtsamkeit, die der leider häufig gemachten Erfahrung Betroffener „es kann nicht sein, was nicht sein darf" entgegensteht.

> **Kultur der Achtsamkeit** - Kultur der Achtsamkeit heißt, die Interessen und Ziele aller beteiligten Akteure der Institution (z. B. Kinder und Jugendliche, Eltern und Betreuungspersonen, Beschäftigte) zu achten und als Ziele institutionellen Agierens zu berücksichtigen. Konkret bedeutet das, wertschätzend miteinander umzugehen, aufeinander zu achten und aufmerksam für das Befinden und die Bedürfnisse anderer zu sein.

- Eine „Kultur der Achtsamkeit" ist dadurch gekennzeichnet, dass für alle Personen folgende Optionen gesichert sind:
  - „Choice": Menschen sollten die Wahl haben, ob sie sich in bestimmten Situationen befinden wollen.
  - „Voice": Menschen sollten immer eine Stimme haben, das heißt, sie sollten Interessen deutlich machen können.
  - „Exit": Menschen sollten immer einen Ausweg haben, um aus Situationen treten zu können.
- Voraussetzung einer Kultur der Achtsamkeit:
  - Räume der Reflexion und des Austauschs (z. B. regelmäßige Besprechungen, Sprechstunden oder Fallbesprechungsgruppen, Supervision)
  - Fehlerkultur und Partizipation (s. unten)
  - Sensibilität für mögliche Risikofaktoren
  - Wahrung der Rechte aller Akteure, vor allem der Kinder und Jugendlichen, da sie diese zum Teil (noch) nicht selbst durchsetzen können (z. B. Recht auf Entfaltung der Persönlichkeit, Recht auf Information, Recht auf Mitbestimmung etc.)

> **Positive Fehlerkultur** - „Positive Fehlerkultur" bedeutet, dass Fehler nicht ausschließlich negativ gesehen, sondern als Chance einer Einleitung von Verbesserungen oder zur Prävention erneuter Fehler wahrgenommen werden.

- Fehler entstehen im Zusammenspiel von organisationalen Strukturen und menschlichem Handeln.
- Kontexte, in denen Fehler auftauchen, sollten analysiert und Bedingungen, die einen Fehler begünstigt haben, beseitigt werden.
- Voraussetzung einer positiven Fehlerkultur:
  - Offener und transparenter Umgang mit Fehlern
  - Diskussionskultur und fehlerfreundliche Haltung = fachlicher Austausch über Probleme und Unsicherheiten
  - Respektvoller und fairer Umgang mit Personen, die Fehler begehen
  - Suche nach konstruktiven Lösungen

**Beispiel**
Im Sinne einer positiven Fehlerkultur ist es für den Umgang mit Grenzüberschreitungen unerheblich, ob eine Person im Sinne einer Täterstrategie bewusst und manipulativ Grenzen überschreitet oder ob eine Person aus Unerfahrenheit oder Unwissen Grenzen von Kindern und Jugendlichen missachtet. Beiden würde ihr Fehlverhalten rückgemeldet und klargestellt werden, dass ein solches Verhalten nicht erwünscht und in Zukunft zu unterbinden ist, und es würden Vereinbarungen getroffen, wie die Person dies sicherstellen kann, falls ihr die Kompetenzen dazu fehlen (z. B. Qualifikationsmaßnahme oder Supervision). Die Person, die aus Unerfahrenheit oder Unwissen gehandelt hat, könnte sich dadurch beruflich (und vielleicht auch persönlich) weiterentwickeln. Der Person, die das Verhalten in Anbahnung eines sexuellen Übergriffes vollzogen hat, würde klar werden, dass sie es in dieser Institution sehr schwer haben wird, ihre Absichten auszuführen. Beides sind erwünschte Ergebnisse einer gelebten Fehlerkultur.

- Gefördert wird eine Fehlerkultur durch den Aufbau von kindgerechten Beschwerdestrukturen und einem Beschwerdesystem für Beschäftigte und Eltern (s. unten) sowie die Formulierung von Verhaltensleitlinien.

> **Verhaltensleitlinien** - Verhaltensleitlinien legen Verhaltensweisen fest, die von den Mitarbeitenden im praktischen Alltag erwünscht sind bzw. erwartet werden.

- Indem erwünschtes Verhalten explizit formuliert wird, kann auch auffälliges Verhalten an den Grenzen besser benannt, rückgemeldet und Verdachtsmomente konkretisiert werden, ohne dass das Verhalten eine strafrechtlich relevantes Ausmaß angenommen haben muss.
    - → Verhaltensleitlinien schaffen durch klare Vorgaben Orientierung und Handlungssicherheit
- Auf die Frage von Erwünschtheit bzw. Angemessenheit von Verhaltensweisen gibt es zum Teil keine einfachen bzw. pauschalen Antworten → ein Diskussionsprozess ist notwendig, in dem Verhaltensweisen, Unsicherheiten, Ängste, Erfahrungen, Fehler etc. vor dem Hintergrund einer respektvollen Haltung gegenüber Kindern und Jugendlichen reflektiert werden.
    - → Endprodukt: kurze und präzise Zusammenfassung von gewünschten Verhaltensweisen = Verhaltensleitlinien

**Beispiel**
In Bezug auf das Thema Nähe und Distanz gibt es immer wieder Diskussionen mit Fragestellungen wie „Darf man Kinder jetzt überhaupt noch in den Arm nehmen?", „Woher soll ich wissen, wann ich Grenzen überschreite?" Solche Diskussionen sind eigentlich sowohl fachlich als auch menschlich unangemessen. Wenn eine Berührung oder Kontaktaufnahme einem Kind unangenehm ist, wird eine aufmerksame Person dies merken, denn auf irgendeine Art und Weise wird das Kind dies zeigen. Wenn Personen im Behandlungssetting mit einem Kind unangemessene Gefühle, z. B. sexuelle Erregung, spüren oder

auch Freude an der Macht über Kinder empfinden, ist es auch für die betreffende Person offensichtlich, dass sie in diesem Fall zu weit gegangen ist. Eine Unsicherheit, was ist noch okay, was nicht, nimmt als Referenzgröße die Außenbewertung von Nähe und Distanz. Zentral ist aber die innere Haltung, der innere Kompass und der irrt sich hier in der Regel nicht. Auch die allermeisten Sexualtäter äußern, dass sie im Prinzip gewusst haben, dass das Kind die Handlungen nicht wollte. Umso mehr sollte jede Fachperson das einschätzen können.

Im Bereich Kinder- und Jugendmedizin wird diese Thematik oft anhand von Konstellationen wie körperlichen Untersuchungen oder Handlungen/Behandlungen, in denen Kinder/Jugendliche sich mit einer erwachsenen Person allein in einem Raum befinden (z. B. Krankengymnastik, radiologische Untersuchung, Einzeltherapie) thematisiert. Auch hier gilt das zuvor Gesagte, jedoch muss klar sein, dass klinische Arbeit ohne solche Interventionen nicht möglich ist und diese in dem Sinne Alltag sind. Keinesfalls sollten notwendige Untersuchungen vermieden werden, weil eine Unsicherheit oder Angst besteht, Grenzen zu überschreiten. Es sind praxisnahe Lösungen zu suchen, die die Rechte der Kinder und Jugendlichen achten und schützen, gleichzeitig aber Diagnostik und Therapie ermöglichen. Eine fortlaufende Reflexion des eigenen Handelns ist hierfür unabdingbar.

- Ein Verstoß gegen die Leitlinie sollte in irgendeiner Form Folgen haben, je nach Schwere z. B. Gespräch, Supervision, Qualifizierung, engmaschige Betreuung, arbeitsrechtliche Schritte etc.
- Fehlerfreundlichkeit und Bereitschaft zum Dialog bei versehentlichen Übertretungen oder begründeten Ausnahmen müssen gewährleistet sein, wenn sie von der oder dem Beschäftigten aktiv transparent gemacht werden.

> **Praxistipp**
>
> Zur Entwicklung von Verhaltensleitlinien ist es sinnvoll, wenn die Entwickler Wissen über Täterstrategien haben.
> Die in der Gefährdungsanalyse identifizierten Risikosituationen sollten in der Verhaltensleitlinie direkt adressiert werden.

> **Partizipation** - Umsetzung von Strukturen der Beteiligung und Mitbestimmung in einer Institution

- Partizipations- und Beschwerdeverfahren Sorgt für Sicherstellung einer bedarfsgerechten Konzeption und Umsetzung von Maßnahmen und Angeboten.
- Akteure erleben hierdurch, dass ihre Meinungen, Haltungen und Gefühle wichtig sind, ernst genommen werden und Wirkung entfalten.
- Bei Partizipation geht es immer um Aushandlungsprozesse zwischen verschiedenen Akteuren. Gelingt dieser Aushandlungsprozess nicht, werden Rechte und Bedürf-

nisse missachtet oder liegt Fehlverhalten vor (z. B. im Sinne eines nicht den Verhaltensleitlinien entsprechenden Verhaltens, s. oben), dann tritt an diese Stelle die Beschwerde.

→ Beschwerde ist eine Form von Partizipation

> **Beschwerdemanagement** - Planung, Durchführung, Dokumentation und Kontrolle von Maßnahmen, die von einer Institution ergriffen werden, um Beschwerden aufzunehmen und zu bearbeiten.

- Voraussetzung einer gelungenen Partizipation und Beschwerdekultur:
    - Gelebte Fehlerkultur (s. oben)
    - Offenheit der Institution gegenüber den Anliegen und Sorgen, dem Wohlbefinden und Beschwerden vor allem der Kinder und Jugendlichen
    - „Kultur der Achtsamkeit" (s. oben)
    - Aufklärung der verschiedenen Akteure über ihre Rechte und Pflichten (z. B. Kinderrechte, Verhaltensleitlinien). Dies sollte regelmäßig geschehen, damit auch neue Mitarbeitende, Klienten etc. informiert werden.
- Ein Beschwerdesystem muss für jede Zielgruppe spezifisch entwickelt werden. Wichtige Prinzipien sind:
    - Verständlichkeit
    - Bedarfsgerechte Zugänglichkeit
    - Zielgruppenspezifisches Angebot, z. B. persönliche Ansprache, Besuche des Patientenfürsprechers auf Station, E-Mail, Beschwerdeformular, Gegensprechanlage auf Station, Messenger-Dienste, Sprechstunde, Telefon, Kummerkasten, Hilfe-Hotlines, Hilfeportale, externe Ansprechpersonen etc.
    - Niedrigschwelligkeit
    - Freiwilligkeit
    - Anonymität/Vertraulichkeit
    - Sanktionsfreiheit
    - Breites Verständnis von Beschwerden → nur wenn auch „kleinere" Anliegen (z. B. das vielleicht nicht schmackhafte Klinikessen) als legitime Beschwerde in den Diskussionsprozess aufgenommen werden, entsteht das nötige Vertrauen in das Beschwerdesystem, sich auch bei schwerwiegenden Angelegenheiten (z. B. bei sexuellen Übergriffen) zu trauen, eine Beschwerde zu tätigen. Es wäre also nicht zielführend, das Thema Beschwerden auf sexuelle Gewalt oder andere ähnlich gravierende Vorfälle zu begrenzen.
    - Reaktion auf Beschwerden → es muss deutlich werden, dass Beschwerden in irgendeiner Form aufgegriffen und diskutiert werden (was natürlich nicht bedeutet, dass diesen 1:1 entsprochen oder nachgekommen wird!)
    - Bekanntmachung des Beschwerdesystems, z. B. durch Vorstellungen, Gruppendiskussionen, Poster, Aushänge, Infoveranstaltungen, Elternabende, Flyer etc.
    - Transparenz über Weiterverarbeitung der Beschwerde: Wer nimmt Beschwerde entgegen? Was passiert damit?

# Institutionelle Schutzkonzepte zur Prävention sexuellen ...

→ Partizipation der Akteure in den Entwicklungsprozess eine Beschwerdesystems, um sicherzustellen, dass die aufgeführten Kriterien auch genügend berücksichtigt sind

> **Praxistipp**
>
> Ein Beispiel für ein partizipatives Element ist das Selbstevaluationstool „Fragen an dich" (▶ https://fragen-an-dich.de/). Damit haben Institutionen die Möglichkeit, zu überprüfen, wie ihre Präventionsmaßnahmen bei den Kindern und Jugendlichen ankommen, wie sie diese bewerten, und diese entsprechend weiterzuentwickeln. Es handelt sich um einen Online-Fragebogen, der für Jugendliche ab 14 Jahren konzipiert ist. Das Ausfüllen des Fragebogens dauert etwa 10 Minuten und kann am PC, über Smartphone oder Tablet erfolgen. Die Befragung und Auswertung erfolgt anonym. Die Ergebnisse werden der Institutionsleitung in Form von Tabellen und Grafiken bereitgestellt.

- **Ebene Intervention: Regelungen zum Umgang mit Verdachtsfällen von sexueller Gewalt**
- Interne Gewalthandlungen können Abläufe in Institutionen oft nachhaltig negativ beeinflussen und lösen häufig Reaktionsweisen aus, die nicht den Regeln fachlichen Handelns entsprechen.
  → Interventionsstandards können dabei unterstützen, diesen herausfordernden Situationen besonnen und fachlich korrekt zu begegnen.
- Orientierungspunkte für eine Intervention sind:
  - Rasche Klärung des Verdachts
  - Rasche Beendigung der Gewalthandlung bei Bestätigung des Verdachts
  - Nachhaltiger Schutz der Betroffenen
  - Angemessene Hilfsangebote für alle Beteiligten
- Bei der Entwicklung eines Interventionsstandards sollten folgende Aspekte berücksichtigt werden:
  - Beachtung der drei möglichen Szenarien: Verdacht bewahrheitet sich, Verdacht lässt sich weder verifizieren noch falsifizieren, Verdacht stellt sich als Falschbeschuldigung heraus
  - Vorgehen auf Form des sexuellen Übergriffs und Täterschaft (Erwachsene, Jugendliche, Kinder) abstimmen
  - Definition von Abläufen zur Informationsweitergabe (wer muss wann wen worüber informieren?)
  - Formulierung von Kriterien für eine abgewogene Entscheidung, ob und wann Strafermittlungsbehörden eingeschaltet werden
  - Einbezug einrichtungsinterner und -externer Akteure und Netzwerke mit ihrem jeweiligen spezifischen Wissen und Können (z. B. Personalabteilung, Rechtsabteilung, Jugendamt)
- Standards in der Planung und Durchführung von Interventionen:
  - Ruhe bewahren
  - Von der Wahrhaftigkeit des Kindes ausgehen

- Alternativhypothesen prüfen
- Wünsche der Kinder/Jugendlichen beachten
- Befragungen des betroffenen Kindes/Jugendlichen durch Fachkräfte mit Spezialwissen
- Im Fall eines Strafermittlungsverfahrens Information der Betroffenen über Möglichkeiten
- Ggf. Organisation alternativer Beschulungsplätze für Kinder/Jugendliche
- Rechtswahrender und neutraler Umgang mit beschuldigten Mitarbeitenden
- Jeder Partei einen Ansprechpartner
- Anpassung des Interventionsstandards im Prozess, wenn erforderlich

> **Praxistipp**
>
> Grundsätzlich sollten alle Schritte inkl. dem Abwägungs- und Entscheidungsprozess dieser Schritte sorgfältig dokumentiert werden.

Sollte sich ein Verdacht als Falschbeschuldigung herausstellen, kann ein Konzept für die Rehabilitation des zu Unrecht Beschuldigten hilfreich sein, um ihn bei der Reintegration in die Arbeit zu unterstützen. Folgende Punkte könnten Basis eines solchen Konzeptes sein:

- Transparente Kommunikation in der Einrichtung über die Falschbeschuldigung inkl. Erläuterung des Aufklärungsprozesses
- Strategie der Presse- und Öffentlichkeitsarbeit
- Festlegung formaler Notwendigkeiten (z. B. Löschung eines Vorgangs aus der Personalakte, Beendigung einer vorläufigen Freistellung, Zurverfügungstellung eines rechtlichen Beistandes für den Beschuldigten, um z. B. Kostenerstattung für die Rechtsverfolgung oder Ansprüche auf Schadensersatz, Schmerzensgeld oder Geldentschädigungen zu prüfen)
- Aufgreifen der Ängste, Unsicherheiten etc. des fälschlich Beschuldigten (z. B. in Bezug auf den zukünftigen Umgang mit Kollegen, Kindern und Jugendlichen, Notwendigkeit eines Arbeitsplatzwechsels etc.); ggf. ist dies auch im Team oder mit der Kinder-/Jugendlichengruppe zu thematisieren

- **Ebene Aufarbeitung: Handlungsempfehlungen zum Umgang mit der Aufarbeitung aufgetretener Fälle**

Institutionen, die zum Tatort geworden sind, stehen gegenüber Betroffenen in der ethischen Verpflichtung, durch eine nachhaltige Aufarbeitung Verantwortung zu übernehmen. Das heißt:

- Erfahrene Grenzverletzungen/sexuelle Gewalthandlungen anzuerkennen
- Sich damit auseinanderzusetzen, wie vorhandene Strukturen und Konzepte im Sinne eines verbesserten Kinderschutzes (weiter-) zu entwickeln sind

Folgende Leitfragen sind hierbei sinnvollerweise zu klären:

- Welche institutionellen Strukturen haben die Gewalthandlung begünstigt bzw. nicht verhindert?

- Was sind personenspezifische Aspekte, die bedingt haben, dass es zu dem Fall gekommen ist?
- Wo haben Personen weggeschaut oder Probleme nicht gemeldet und warum?
- Falls es einen Interventionsplan gab: Überarbeitung des Plans unter den Gesichtspunkten, ob die definierten Abläufe praxistauglich und zielführend waren und an welchen Punkten Verbesserungen notwendig sind.
- Falls es keinen Interventionsplan gab: Ziel sollte sein, möglichst zeitnah eine Gruppe zur Erstellung eines solchen Plans zu bilden und die Erfahrungen aus dem konkreten Fall miteinzubeziehen. Mit der Planerstellung sollten nicht allein externe Personen oder sogenannte „Beauftragte" im Bereich sexueller Gewalt, die teilweise bei großen Trägern beschäftigt sind, beauftragt sein, sondern es muss eine Auseinandersetzung im Team und eine Gruppenbildung aus dem Team stattfinden.
- Wie kann die Institution dem betroffenen Kind/Jugendlichen und seinen Bezugspersonen Unterstützung und Anerkennung des erfahrenen Leids zukommen lassen und sie bei der Bewältigung des Erlebten unterstützen?

> **Praxistipp**
>
> Grundsätzlich ist es sinnvoll und notwendig, in die Aufarbeitung eines Falls die Betroffenen sowie externe Fachpersonen mit einzubeziehen.

■ **Fazit**
- Vor dem Hintergrund der Prävalenz sexueller Gewalt und des Auftrags von Institutionen, in denen Kinder und Jugendliche behandelt oder betreut werden, stehen Institutionen in der Pflicht, dafür zu sorgen, dass sie einen Schutz- und Kompetenzort für die ihnen anvertrauten Kinder und Jugendlichen darstellen. Dies soll durch die Entwicklung eines Schutzkonzeptes erreicht werden.
- Die Schutzkonzeptentwicklung ist als kontinuierlicher institutioneller Prozess zu verstehen, der unter Beteiligung aller betroffenen Akteure stetig durchgeführt, überprüft und verbessert wird.
- Zentral für die Implementierung bzw. Umsetzung aller Bausteine ist eine Haltung, die das Wohl von Kindern und Jugendlichen in den Mittelpunkt institutioneller Abläufe und Strukturen stellt und die Sicherstellung von Rechten von Kindern und Jugendlichen zum Ziel hat. Diese Haltung kann besonders prägnant durch ein Leitbild nach außen kommuniziert werden.
- Eine fehlerfreundliche Haltung ermöglicht, dass über Fehler, Probleme, Unsicherheiten etc. offen und transparent diskutiert werden kann und somit mögliche Risikosituationen in einem nächsten Schritt reduziert werden können. Verhaltensleitlinien formulieren konkret, welche Verhaltensweisen erwünscht werden bzw. erforderlich sind und tragen damit zu einer erhöhten Klarheit, Handlungssicherheit und positiver Fehlerkultur bei.
- Gelebte Partizipation der verschiedenen Akteure bei (institutionellen) Maßnahmen und Abläufen, die sie indirekt und direkt betreffen, ist unabdingbar, um eine Institution im Sinne eines Schutz- und Kompetenzortes zu gestalten. Denn dadurch erleben alle, dass sie in ihren Rechten respektiert und ernst genommen werden.

## Weiterführende Literatur

Bundesministerium für Justiz, Bundesministerium für Familie, Senioren, Frauen und Jugend & Bundesministerium für Bildung und Forschung (Hrsg) (2012) Abschlussbericht Runder Tisch Sexueller Kindesmissbrauch in Abhängigkeits- und Machtverhältnissen in privaten und öffentlichen Einrichtungen und im familiären Bereich. http://www.bmfsfj.de/blob/93204/2a2c26eb1dd477abc63a6025bb1b24b9/abschlussbericht-runder-tisch-sexueller-kindesmissbrauch-data.pdf. Zugegriffen am 05.12.2019

Fegert JM, Wolff M (Hrsg) (2015) Kompendium „Sexueller Missbrauch in Institutionen" – Entstehungsbedingungen, Prävention und Intervention. Weinheim, Beltz Juventa, S 425–435

Fegert JM, Hoffmann U, König E, Niehues J, Liebhardt H (Hrsg) (2015) Sexueller Missbrauch von Kindern und Jugendlichen – Ein Handbuch zur Prävention und Intervention für Fachkräfte im medizinischen, psychotherapeutischen und pädagogischen Bereich. Springer, Berlin

Fegert JM, Kölch M, König E, Harsch D, Witte S, Hoffmann U (Hrsg) (2018) Schutz vor sexueller Gewalt und Übergriffen in Institutionen. Für die Leitungspraxis in Gesundheitswesen, Jugendhilfe und Schule. Springer, Berlin

Unabhängiger Beauftragter für Fragen des sexuellen Kindesmissbrauchs (2018) Handbuch Schutzkonzepte. https://beauftragter-missbrauch.de/praevention/schutzkonzepte/. Zugegriffen am 05.12.2019

# Forensische Fragen in der Kinder- und Jugendpsychiatrie

*Marc Allroggen, Michael Kölch und Jörg M. Fegert*

**Weiterführende Literatur – 690**

© Springer-Verlag GmbH Deutschland, ein Teil von Springer Nature 2020
M. Kölch et al. (Hrsg.), *Klinikmanual Kinder- und Jugendpsychiatrie und -psychotherapie*,
https://doi.org/10.1007/978-3-662-58418-7_44

Kinder und Jugendpsychiater sind im Rahmen ihrer Tätigkeit wiederholt mit forensischen Aspekten konfrontiert. Skizziert werden daher die grundlegenden Prinzipien der Gutachtenerstattung sowie straf- und familienrechtlicher Fragestellungen. Eine tiefergehende Beschäftigung mit einzelnen Aspekten aus diesem Feld, die über die in diesem Beitrag dargestellte Übersicht hinausgeht, ist für den Kinder- und Jugendpsychiater allerdings unerlässlich.

- **Generelles zur Gutachtertätigkeit**
- Der Gutachter
    - ist dem Auftrag des Gerichts, der Staatsanwaltschaft, der Auftrag gebenden Institution (z. B. Versicherung) verpflichtet und hat die im Auftrag genannten Fragen zu beantworten und sich in der Regel auf diese zu beschränken; im Sinne der Europaratsvorgaben zu „child-friendly justice" sind alle Dinge, die das Kindeswohl betreffen, also auch psychische Belastungen, stets von vorrangiger Bedeutung
    - soll dem Gericht oder Auftraggeber Sachkenntnis vermitteln
    - muss prüfen, ob er den Auftrag erfüllen bzw. die Fragestellung tatsächlich beantworten kann
    - ist frei in der Wahl seiner Mittel, derer er sich bei der Erstellung des Gutachtens bedient
    - muss sich an fachliche Standards halten und sein Gutachten nachvollziehbar und unparteiisch erstellen
    - hat sich neutral zu verhalten und darf wie ein Richter keine Parteilichkeit zeigen
    - hat seine mögliche Befangenheit dem Gericht mitzuteilen, falls es mögliche Interessenskonflikte gibt (Bekannte, Verwandte sind in das Gutachten involviert, zu Begutachtender war oder ist Patient etc.)
- Das Gutachten
    - sollte immer trennen zwischen
        - Aktenlage
        - Anamnese
        - Befunden (einschließlich Diagnosen)
        - Beantwortung der Fragestellung
    - soll in für medizinische Laien verständlicher Sprache erstattet werden
    - Im deutschen Strafrecht ist wegen des Unmittelbarkeitsprinzips (anders Schweiz) – aber auch in vielen anderen Verfahren – das schriftliche Gutachten immer vorläufig, und die mündliche Gutachtenserstattung in der Verhandlung stellt die endgültige Stellungnahme des Sachverständigen dar
    - Die von dem Gericht gesetzte Frist zur Erstattung des Gutachtens ist einzuhalten; Schwierigkeiten, die während er Begutachtung auftreten, sollten mit dem Auftraggeber geklärt werden
- Der Gutachter sollte stets alle Beteiligten darüber aufklären, dass ihre Angaben nicht der Schweigepflicht gegenüber dem Auftraggeber unterliegen (und damit z. B. „gerichtsöffentlich" werden) und ihre Teilnahme an der Begutachtung freiwillig ist

## Forensische Fragen in der Kinder- und Jugendpsychiatrie

> **Praxistipp**
>
> Parteigutachten schaden eher und sollten nicht erstellt werden, da sie fast schon regelhaft zu weiteren Begutachtungen führen und damit das Kind unnötigen Belastungen aussetzen. Es empfiehlt sich, ausschließlich Gutachten zu erstellen, die das Gericht oder die Staatsanwaltschaft, eine Behörde (z. B. Versorgungsamt) oder eine Versicherung etc. in Auftrag gibt!

> **Praxistipp**
>
> Oftmals wird versucht, den Behandler als Gutachter einzusetzen; dies sollte immer klar abgelehnt werden. Ausnahmen stellen Stellungnahmen und fachgutachterliche Äußerungen im Kontext der Behandlung dar, z. B. Stellungnahmen nach § 35a SGB VIII oder zum Teil fachgutachterliche Äußerungen zu Unterbringungsfragen nach § 1631b BGB.

- **Familienrecht – Sorgerecht**
- Gemeinhin gilt seit dem Kindschaftsrechtsreformgesetz von 1998 das gemeinsame Sorgerecht (§§ 1626–1698b BGB) für Verheiratete, getrennt lebende sowie unverheiratete Eltern nach Abgabe einer Sorgeerklärung
- Bei getrennt lebenden Eltern ist also nach dem Sorgerechtstatus zu fragen, ob gemeinsames Sorgerecht besteht oder aber eine getrennte Sorgerechtsvereinbarung getroffen wurde
- Prinzipiell sind (auch getrennt lebende) Eltern verpflichtet, das Sorgerecht in gegenseitigem Einvernehmen zum Wohl des Kindes auszuüben; bei Meinungsverschiedenheiten müssen sie versuchen, sich zu einigen (§ 1627 BGB)
- Der Auftrag an den Gutachter bei Streit über das Sorgerecht lautet oft:
    - Prüfung, wer aus kinder- und jugendpsychiatrischer Sicht besser geeignet ist, die Sorge für das Kind zu tragen
    - Auch die Frage nach der Erziehungskompetenz wird in diesem Zusammenhang oftmals gestellt
    - Das Gericht kann den Sachverständigen auch beauftragen, auf eine Einigung zwischen den Streitparteien hinzuwirken (§ 156 FamFG)
- Prinzipiell erfordert ein solches Sorgerechtsgutachten
    - die Beurteilung der familiären Beziehungen sowie
    - der elterlichen Fähigkeiten und Persönlichkeiten aus kinder- und jugendpsychiatrischer und -psychotherapeutischer Sicht und
    - die Erfassung des Entwicklungsstands des Kindes, auf dessen Basis Aussagen über Bedürfnisse, Fähigkeiten und Resilienzen des Kindes hinsichtlich von Kontakt und Umgang erst möglich werden
    - Notwendig ist eine ausführliche kinder- und jugendpsychiatrische Anamnese einschließlich einer Familienanamnese mit beiden Parteien und einer Klärung der Motive für den Sorgerechtsstreit

### ❓ Hilfreiche Fragen

- Bei Sorgerechtsgutachten ist zu prüfen:
- Wo lebt das Kind hauptsächlich (Beziehungskonstanz)?
- Wie sieht die Beziehungsqualität aus?
- Welche Erziehungskompetenzen haben die einzelnen Beteiligten?
- Welche Förderung hält der Einzelne vor?
- Wie verhalten sich die Einzelnen bezüglich des Kontakts des Kindes zum anderen Elternteil (Bindungstoleranz)?

> **Praxistipp**
>
> Wichtig ist die Frage an das Kind nach seinen Wünschen bezüglich Lebensmittelpunkt, Umgang mit den Elternteilen etc. Insbesondere bei kleineren Kindern ist darauf zu achten, dass diese nicht das Gefühl haben, sich mit ihrer Entscheidung oder Äußerung gegen einen Elternteil auszusprechen! Die Wünsche des Kindes sind aber zu eruieren.

- Es geht bei Sorgerechtsgutachten nicht darum, dass das Kind durch eine Gerichtsentscheidung abstrakt die optimalen Bedingungen erhält, sondern im Rahmen seines Familiensystems die besten Entwicklungsmöglichkeiten
- Das bedeutet z. B. für den Fall einer sozial schwachen Familie, in der wenige Kompetenzen hinsichtlich der Erziehungsfähigkeit vorliegen, nicht automatisch, dass das Sorgerecht einem Dritten übertragen werden sollte, sondern dem Elternteil, der im Vergleich der beiden Elternteile die besseren Kompetenzen aufweist
- Nach § 1632 (4) wird der Kinder- und Jugendpsychiater bisweilen bezüglich der Herausgabe eines Kindes aus einer Pflegefamilie befragt (Rückkehr zu den leiblichen Eltern)
- Hier ist es ebenfalls wichtig zu prüfen, wo die bestmöglichste Beziehungskonstanz, Förderung und Beziehungsqualität gewährleistet sind
- Eine sorgfältige Untersuchung der Lebensbedingungen in der Pflegefamilie und in der Ursprungsfamilie ist hier besonders wichtig, da das Kind ja bereits einen Settingwechsel hinter sich hat

#### ■ Familienrecht – Entzug des Sorgerechts

- Nach §§ 1666, 1666a BGB kann Eltern die Sorge für ein Kind entzogen werden, wenn durch die Ausübung der Sorge Gefahr für das Kind besteht und keine weniger einschneidenden Maßnahmen diese Entwicklungsgefährdung abwenden können
- Es handelt sich also grundsätzlich um eine Prognosefrage
- Die Sorge kann komplett oder aber in Teilen (z. B. Gesundheitssorge, Aufenthaltsbestimmungsrecht etc.) entzogen werden
- Wichtige zu berücksichtigende Fragen sind u. a.:
  - Liegt eine akute oder chronische Gefährdung vor?
  - Was unternehmen die Eltern zur Beseitigung der Gefährdung?
  - Können sie Hilfen (z. B. durch das Jugendamt) nutzen?
  - Erkennt und berücksichtigt die erwachsene Person die Bedürfnisse des Kindes?

- Hat sie eine emotionale Beziehung zum Kind?
- Ist bei den bestehenden Rahmenbedingungen bei diesem spezifischen Kind und seinen Eltern eine massive Gefahr für die Entwicklung des Kindes zu befürchten?
- Welche Maßnahmen können eine Gefahr für die Entwicklung des Kindes verhindern?
- Relevant ist auch die Berücksichtigung einer Suchterkrankung oder psychiatrischen Störung bei einem Elternteil

> **Praxistipp**
>
> Eine psychiatrische Störung oder eine Intelligenzminderung bei einem Elternteil rechtfertigen nicht allein den Entzug der elterlichen Sorge. Es müssen konkrete Auswirkungen auf das Kindeswohl bestehen.

### ■ Familienrecht – Umgangsrecht

- Umgang ist durch § 1684 BGB Elternteilen und über § 1685 BGB auch weiteren Familienmitgliedern (Großeltern, Geschwistern) sowie bedeutsamen Bezugspersonen zugestanden
- Grundlegend regelt der § 1626 Abs. 3 BGB, dass das Kind zu seiner ungestörten Entwicklung das Recht hat, regelmäßigen Umgang mit beiden Elternteilen zu haben
- Eltern haben sowohl die Pflicht als auch das Recht zum Umgang
- Das Kind hat nur das Recht auf Umgang, aber keine Pflicht

> **Praxistipp**
>
> Es geht bei Sachverständigengutachten zu Umgangsfragen nicht primär darum, dass ein Erwachsener sein Recht auf Umgang durchsetzt. Bei Eltern wird generell von Juristen davon ausgegangen, dass der Umgang dem Kindeswohl dient; sollten spezifische Belastungen aus dem Umgang mit einem Elternteil zu erwarten sein, müssen diese dargelegt werden. Bei anderen umgangsbegehrenden Personen geht es darum zu prüfen, ob der Umgang für das Kind förderlich ist.

- Bei kleineren Kindern ist darauf zu achten, dass trotz Umgang eine genügende Konstanz zur primären Bezugsperson gewährleistet ist; so können (aber müssen nicht) Übernachtungen ein 3-jähriges Kind überfordern
- Bei beginnender Pubertätsentwicklung und vermehrter Außenorientierung eines Jugendlichen kann ein rigider Rhythmus des Kontakts eher negativ sein und auf Dauer zum Kontaktabbruch führen
- Erzwungener Kontakt hat langfristig eine schlechtere Prognose, worüber auch der Umgang begehrende Elternteil aufgeklärt werden sollte
- Begleiteter Umgang kann bei Unsicherheit hinsichtlich der Adäquatheit des Verhaltens einer Partei ein zeitlich befristetes Mittel sein, die Umgänge zu ermöglichen, aber auch kontrollieren zu können
- Langfristig sind begleitete Umgänge nicht adäquat, da sie auch die Kinder belasten können

### ❓ Hilfreiche Fragen
- Bei Sachverständigengutachten ist zu prüfen:
- Was spricht gegen den Umgang?
- Gibt es kindeswohlgefährdendes Verhalten?
- Welche Unsicherheiten bestehen beim umgangsverwehrenden Elternteil?
- Welche Wünsche hat das Kind?
- Warum lehnt das Kind den Umgang ab? Gibt es Loyalitätskonflikte?

- Teilweise benötigt der umgangsverwehrende Teil eine Beratung, insbesondere auch dann, wenn typische Symptome von Trennungskindern (Wiederauftreten regressiven Verhaltens, wie kurzfristiges Einnässen nach einem Umgang etc.) überbewertet oder pathologisiert werden
- Gerade bei Umgangs- und Sorgerechtsverfahren sollte sich der kinder- und jugendpsychiatrische Sachverständige bei Wahrung seiner Neutralität einbringen,
    - um des Kindeswohls willen
    - um die Situation zu deeskalieren
    - um einem Teil Mediation anzubieten

> **Praxistipp**
>
> Aus kinder- und jugendpsychiatrischer Sicht ist es eher kontraindiziert, die Pflicht eines Elternteils zum Umgang durchzusetzen, da dies zu der im Gesetz geforderten „ungestörten Entwicklung" kaum beitragen wird.

### ■ Familienrecht – Unterbringung
- Die Unterbringung eines Kindes, die mit Freiheitsentziehung verbunden ist, ist durch das Familiengericht zu genehmigen (§ 1631b BGB)
- Die Unterbringung kann in einer Jugendhilfeeinrichtung oder einer kinder- und jugendpsychiatrischen Klinik erfolgen
- Sie ist nur zulässig, wenn sie dem Wohle des Kindes dient

> **Praxistipp**
>
> Zu überprüfen ist auch aus Sachverständigensicht, ob die Unterbringung geeignet ist (der gewünschte Erfolg kann erreicht werden), erforderlich ist (kein milderes Mittel könnte den gleichen Erfolg erreichen) sowie angemessen ist (Nachteil und erstrebter Erfolg müssen im vernünftigen Verhältnis zueinander stehen).

- Eine Genehmigung zur Unterbringung erlaubt den Sorgeberechtigten/Eltern (Antragsteller), auch gegen den Willen des Kindes/Jugendlichen ihren Erziehungsauftrag (Fürsorgepflicht) wahrzunehmen und eine Unterbringung des Kindes/Jugendlichen in einer Klinik zu veranlassen
- Auch die Fixierung oder anderweitige Einschränkung der Freiheit eines Kindes (z. B. auch durch Medikation), das in einer Einrichtung oder einem Krankenhaus untergebracht ist, bedarf der Genehmigung des Familiengerichts (§ 1631b Abs. 2 BGB)

# Forensische Fragen in der Kinder- und Jugendpsychiatrie

- **Strafrecht – Strafreife**
- Kinder sind bis zur Vollendung des 14. Lebensjahres nicht schuldfähig
- Zwischen dem 15. und dem vollendeten 18. Lebensjahr besteht prinzipiell Strafreife, diese muss aber positiv nachgewiesen werden
- Voraussetzung ist, dass der Jugendliche zur Zeit der Tat nach seiner sittlichen und geistigen Entwicklung reif genug ist, das Unrecht der Tat einzusehen und nach dieser Einsicht zu handeln (§ 3 JGG)
- Bei Heranwachsenden (18- bis 21-Jährigen) ist zu prüfen, ob der Heranwachsende der Reife nach einem Erwachsenen gleichzustellen ist oder ob das Jugendstrafrecht greift (§ 105 JGG)

- **Strafrecht – Schuldfähigkeit**
- Nicht schuldfähig ist, „wer bei Begehung der Tat wegen einer krankhaften seelischen Störung, wegen einer tiefgreifenden Bewusstseinsstörung oder wegen Schwachsinns oder einer schweren anderen seelischen Abartigkeit unfähig ist, das Unrecht der Tat einzusehen oder nach dieser Einsicht zu handeln" (§ 20 StGB)
- Ebenso kann die Schuldfähigkeit aus den o. genannten Gründen vermindert sein (§ 21 StGB)
- Prüfung der Schuldfähigkeit umfasst die Bestimmung, ob
  a) zum Tatzeitpunkt eine sogenannte krankhafte seelische Störung (z. B. schwere psychotische Störung, Intoxikation), eine schwere andere seelische Abartigkeit (z. B. Persönlichkeitsstörung, Suchterkrankung), eine forensisch bedeutsame Intelligenzminderung (sogenannter „Schwachsinn", IQ < 70) oder eine tiefgreifende Bewusstseinsstörung (z. B. Schockzustand) oder eine andere seelische Abartigkeit (z. B. Persönlichkeitsstörung) vorlag und
  b) dadurch die Einsichtsfähigkeit in das Unrecht der Tat oder die tatbezogene Steuerungsfähigkeit erheblich vermindert oder aufgehoben waren
- Bei Schuldminderung oder -unfähigkeit kann ein Täter nach § 63 StGB in entsprechenden forensischen Einrichtungen/psychiatrischen Krankenhäusern untergebracht werden
- Bei Suchterkrankungen kann unabhängig von dem Vorliegen einer Schuldminderung auch eine Unterbringung nach § 64 StGB in einer Entziehungsanstalt erfolgen

- **Strafrecht – Glaubhaftigkeitsgutachten**

Glaubhaftigkeitsgutachten werden meist im Rahmen von Verfahren wegen sexuellen Missbrauchs in Auftrag gegeben. Sie verlangen detaillierte Kenntnisse der Glaubhaftigkeitsbegutachtung, weshalb hier nur kurz auf sie eingegangen werden soll.

> **Praxistipp**
>
> Es ist wichtig, sich an die vom Bundesgerichtshof (BGH) 1999 vorgegebenen Standards zu halten, nach denen von der sogenannten Nullhypothese („Konfabulationshypothese") ausgegangen werden muss.

- Die Hypothese, die Aussagen des Kindes oder Jugendlichen seien wahr, muss z. B. anhand der Realkennzeichen belegt werden, um die sogenannte Nullhypothese verwerfen zu können
- Der Gutachter hat die Kompetenz des Aussagenden zu prüfen (kann er überhaupt das aussagen, was er aussagt)
- Er muss die Aussagequalität, die Konstanz der Aussage(n), die Fehlerquellen und die Motivation zur Aussage analysieren

> **Praxistipp**
>
> Das Kind ist bei Glaubhaftigkeitsgutachten vor einer wiederholten Vernehmung zu schützen, die Vernehmung soll zeitnah stattfinden (möglichst im Beisein des Gutachters), eine ausführliche Entstehungsgeschichte der Aussage ist dem Gutachten zugrunde zu legen (▶ Weiterführende Literatur).

## Weiterführende Literatur

Boetticher A, Nedopil N, Bosinski HAG, Saß H (2007) Mindestanforderungen für Schuldfähigkeitsgutachten. Forens Psychiatr Psychol Kriminol 1:3–9. https://doi.org/10.1007/s11757-006-0002-8

Fegert JM (2008) Sexueller Missbrauch. In: Esser G (Hrsg) Lehrbuch der klinischen Psychologie und Psychotherapie bei Kindern und Jugendlichen, 3. Aufl. Thieme, Stuttgart

Fegert JM, Plener PL (2016) Auswirkungen von Gewalterfahrungen auf die Wahrnehmung und das Handeln betroffener Kinder. In: Forensische Arbeit mit Kindern und Jugendlichen. Springer, Vienna, S 23–36

Fegert JM, Schnoor K, König C, Schläfke D (2006) Psychiatrische Begutachtung in Sexualstrafverfahren. Eine empirische Untersuchung von Gutachten zur Schuldfähigkeit bei jugendlichen, heranwachsenden und erwachsenen Beschuldigten in Mecklenburg-Vorpommern. Centaurus, Herbolzheim

Fegert JM, Andresen S, Salgo L, Walper S (2016) Hilfeangebote und strafrechtliche Fallbearbeitung bei sexueller Gewalt gegen Kinder – Vom Kind her denken und organisieren. ZKJ – Z Kindschaftsrecht Jugendhilfe 11(9/10):324–334

FRA – European Union Agency for Fundamental Rights (2015) Child-friendly justice. Perspectives and experiences of professionals on children's participation in civil and criminal judicial proceedings in 10 EU Member States: http://fra.europa.eu/en/publication/2015/child-friendly-justice-perspectives-and-experiences-professionals-childrens. Zugegriffen am 06.09.2018

Graf-van Kesteren A (2015) Kindgerechte Justiz. Wie der Zugang zum Recht für Kinder und Jugendliche verbessert werden kann. Deutsches Institut für Menschenrechte, Berlin

Günter M (2008) Der § 105 JGG: Entwicklungspsychologische Erkenntnisse und gutachterliche Praxis. Forens Psychiatr Psychol Kriminol 2:169–179

Häßler F, Kinze W, Nedopil N (Hrsg) (2015) Praxishandbuch Forensische Psychiatrie. MWV, Berlin

Kannegießer A, Rotax H-R (2016) Qualitätssicherung von Gerichtsgutachten im Familienrecht. Forens Psychiatr Psychol Kriminol 10:116–121

Klosinski G (Hrsg) (2006) Begutachtung in der Kinder- und Jugendpsychiatrie. Empfehlungen der Kommission „Qualitätssicherung für das Gutachterwesen in der Kinder- und Jugendpsychiatrie und Psychotherapie". Deutscher Ärzte, Köln

Köhnken G (2001) Methodik der Glaubhaftigkeitsbegutachtung. In: Fegert JM (Hrsg) Begutachtung sexuell missbrauchter Kinder. Luchterhand, Neuwied

Köhnken G, Bliesener T, Ostendorf H, Barnikol K, Marx R, Thomas J (2012) Die Verantwortlichkeit jugendlicher Straftäter nach § 3 JGG. Eine interdisziplinäre Analyse der Beurteilungsprozesse aus der Sicht von Rechtswissenschaft und Psychologie. In: Deutsche Vereinigung für Jugendgerichte und Jugendgerichtshilfe (Hrsg) Achtung (für) Jugend! Praxis und Perspektiven des Jugendkriminalrechts. Forum, Mönchengladbach, S 493–510

Kölch M, Fegert JM (2007a) Empirische Erkenntnisse zur Kooperation zwischen Jugendhilfe und Justiz sowie anderen Institutionen im Kinderschutzverfahren. In: Kooperation von Jugendhilfe und Justiz bei Sexualdelikten gegen Kinder, S 71–87

Kölch M, Fegert JM (2007b) Intervention bei Scheidung und Trennung. In: Remschmidt H, Mattejat F, Warnke A (Hrsg) Therapie psychischer Störungen bei Kindern und Jugendlichen. Thieme, Stuttgart

Kölch M, Fegert JM (2008) Die umgangsrechtliche Praxis aus Sicht der Kinder- und Jugendpsychiatrie. FamRZ – Zeitschrift für das gesamte Familienrecht 55:1573–1668

Niehaus S, Volbert R, Fegert JM (2017) Entwicklungsgerechte Befragung von Kindern in Strafverfahren, 1. Aufl. Springer, Berlin

Pawils S, Metzner F, Bech B, Standke-Erdmann B, Lorenz E, Ballin A (2016) Erziehungsfähigkeit in familienrechtlichen Begutachtungen. Forens Psychiatr Psychol Kriminol 8:288–294

Wolf T (2012) Zur Qualität forensischer Gutachten aus strafrechtlicher Sicht. Forens Psychiatr Psychol Kriminol 6:235–242. https://doi.org/10.1007/s11757-012-0177-0

# Kontakt mit der Jugendhilfe – Sozialarbeit in der Kinder- und Jugendpsychiatrie

Jörg M. Fegert, Michael Kölch und Saskia Grimm

- **Aufgaben der Sozialarbeit**
- **Beratung** von Eltern, Kindern und Jugendlichen über die unterschiedlichen Unterstützungsmöglichkeiten der Jugendhilfe gemäß § 27 SGB VIII sowie das Antragsprocedere beim zuständigen Jugendamt
- **Beratung** über die Möglichkeiten einer Reha-Maßnahme für Kinder und Jugendliche mit einer psychischen Erkrankung über die Krankenkasse und Aufklärung über Anspruch im SGB V; Koordinierung mit den beteiligten Institutionen wie Krankenkasse, Jugendamt und Reha-Einrichtung; Begleitung in die Einrichtung und Unterstützung beim Antragsprocedere
- **Beratung** über die Unterstützungsmöglichkeiten der Agentur für Arbeit, wie berufsvorbereitende Maßnahmen oder auch die Ausbildung in einem Berufsbildungswerk und damit verbundenes Antragsprocedere
- **Vernetzung und ggf. Einbindung von** beteiligten Institutionen (wie z. B. Schulsozialarbeit, Erwachsenenpsychiatrie, bereits involvierte Beratungsstellen etc.)
- **Weitervermittlung** an Beratungsstellen, wie z. B. für die Themen Sucht, Elternkreise, Trennungs- und Scheidungsberatung, (begleitete) Umgangskontakte zwischen Eltern und Kindern, Elternkurse, Jugendberatungsstellen, Selbsthilfegruppen und vieles mehr
- **Austausch** mit weiteren Beteiligten im Jugendhilfesystem, wie z. B. den Jugendämtern oder Familienhelfern bzw. Erziehungsbeiständen sowie mit Betreuern der Wohngruppe, mit Vormundschaften oder auch Jugendgerichtshilfe und Schulsozialarbeit
- **Unterstützung** der Eltern bei der Beantragung von Leistungen (Jugendhilfe, Beschluss gemäß § 1631b BGB, Reha für psychisch kranke Kinder und Jugendliche etc.)
- **Koordination** mit dem Familiengericht bei Beantragung eines Beschlusses gemäß § 1631b BGB der sorgeberechtigten Eltern hinsichtlich eines Anhörungstermins; Austausch mit dem zuständigen Verfahrensbeistand

Die Sozialarbeit kann daher
- Kommunikation und Koordination zwischen verschiedenen Hilfesystemen übernehmen
- bei der Einleitung therapeutischer Maßnahmen, wie ambulanter und stationärer Jugendhilfe- oder Rehabilitationsmaßnahmen, tätig sein
- in der Hilfeplanung durch Erarbeiten von Zielen mit den Kindern und Jugendlichen mitwirken
- ggf. einen Wechsel der vorhandenen Jugendhilfemaßnahmen empfehlen
- Eltern und Patienten hinsichtlich der Hilfemöglichkeiten beraten
- Patienten mit Migrationshintergrund unterstützen durch Vermittlung von Dolmetschern, bei Fragen des Ausländerrechts etc.

- **Methoden der Sozialarbeit**

Grundsätzlich gibt es in der Sozialen Arbeit vor allem die Unterscheidung zwischen Einzelfallarbeit, Gemeinwesenarbeit und Gruppenarbeit. Im Sozialdienst der Kinder- und Jugendpsychiatrie ist die Einzelfallarbeit vorrangig sowie die Vernetzungsarbeit mit beteiligten Institutionen.

Im Gegensatz zum recht strengen diagnoseorientierten Vorgehen in der Medizin, betrachtet die Sozialarbeit neben dem Kind oder dem Jugendlichen mit seiner psychischen Erkrankung auch damit verbundene innerfamiliäre Schwierigkeiten sowie Ressourcen und Probleme beim Kind oder Jugendlichen selbst. Die ganzheitliche Betrachtung spielt dabei eine besondere Rolle.

Mit der Familie werden Ressourcen und Defizite erarbeitet, und in diversen Gesprächen ein möglicher sozialpädagogischer Bedarf festgestellt.

Die Sozialarbeit in der Kinder- und Jugendpsychiatrie ist eine Besonderheit, da sie im Gesundheitssystem mit integriert ist, aber dennoch ihre eigene Methodik in der Arbeit mit den Familien beibehält. Die multiprofessionelle Zusammenarbeit mit den einzelnen Bereichen erfordert ein Verständnis für relevante Inhalte und das Zusammentragen wichtiger Informationen für die Einschätzung eines Hilfebedarfs, aber auch eine empathische Beratungs- und Gesprächsarbeit mit den Familien.

Häufig hat die Sozialarbeit eine Vermittlerrolle zwischen dem Gesundheitssystem und den extern beteiligten Institutionen inne. Hier gilt es häufig die unterschiedlichen Haltungen und Erwartungen zusammenzubringen und manchmal auch zu „übersetzen". Für eine gelingende Zusammenarbeit ist es unabdingbar, dass beide Systeme die „gleiche Sprache" sprechen oder zumindest die Sprache des jeweils anderen verstehen. Häufig gibt es Missverständnisse, und die Beteiligten verlieren den eigentlichen Fokus – das Kind oder den Jugendlichen – aus den Augen.

In der Beratungsarbeit mit den Familien ist es wichtig, individuell auf die Familie einzugehen. Ressourcenarbeit ist hier sehr hilfreich, um den Fokus nicht zu sehr auf Probleme und Defizite zu legen.

> **Praxistipp**
>
> Bei der Planung und Entscheidung über eine Jugendhilfemaßnahme hat das Jugendamt die Federführung. Dennoch kann die Empfehlung der Kinder- und Jugendpsychiatrie richtungsweisend sein. Bei der Empfehlung sollte darauf geachtet werden, dass der allgemeine Bedarf des Kindes oder des Jugendlichen dargestellt und nicht eine explizite Einrichtung oder Hilfe empfohlen wird.
>
> Der Familie sollte dies in der Beratung ebenfalls mitgeteilt werden. Vor allem aber sollte den Eltern auch die Möglichkeit gegeben werden, selbst über die Unterstützungsform zu entscheiden. Insbesondere bei Jugendlichen ist es wichtig, dass sie die Hilfe aus ihrer eigenen intrinsischen Motivation heraus in Anspruch nehmen wollen.

Im Beratungsgespräch mit den Kindern oder Jugendlichen ist eine individuelle und klientenzentrierte Gesprächsmethode erforderlich, um ihnen auch vorhandene Sorgen und Ängste vor dem Jugendamt nehmen zu können. Dabei ist die Visualisierung oder die Arbeit mit Figuren eine besonders erfolgreiche Methode, um mit den Kindern und Jugendlichen in Kontakt zu gehen. Wichtig ist es, auf das Kind oder den Jugendlichen und seinen individuellen Bedarf einzugehen. Es ist teilweise auch notwendig, mehrere Gespräche anzubieten oder Beratungsgespräche zu unterbrechen, um das Kind oder den Jugendlichen nicht zu überfordern. Die folgende Übersicht soll einen Überblick über die verschiedenen Jugendhilfemaßnahmen geben.

| **Ambulante Jugendhilfe** (keine Kostenbeteiligung für Personensorgeberechtigte) | **Teilstationäre Jugendhilfe** (Kostenbeteiligung für Personensorgeberechtigte) | **Stationäre Jugendhilfe** (Kostenbeteiligung für Personensorgeberechtigte) |
|---|---|---|
| • **Erziehungsberatungsstelle §28 SGB VIII**<br>  • Trennung/Scheidung/Umgang/Schulden/Sucht<br>  • Fragen rund um die Erziehung<br>  • für Eltern, Jugendliche und Familien<br>  • Einzel-/Paar-/Familiengespräche<br>  • unregelmäßiger Abstand<br>  • nicht durch das Jugendamt begleitet<br>• **Soziale Gruppenarbeit §29 SGB VIII)**<br>  • Erlenen von sozialen Kompetenzen im Gruppensetting<br>  • einmal in der Woche für ca. 2-3 Stunden ; für Kinder bis 12 Jahre<br>  • Themen: Regeleinhaltung, adäquate Kontakte zu Gleichaltrigen<br>• **Sozialpädagogische Familienhilfe §31 SGB VIII**<br>  • Sozialpädagoge/Sozialarbeiter oder Erzieher mit Zusatzqualifikation<br>  • Kommt in die Familie; Umfang zwischen 2 und 8 Stunden<br>  • Bearbeitet individuelle Themen mit jedem Familienmitglied<br>  • Mögliche Themen: Erziehungsfragen, innerfamiliäre Kommunikation, finanzielle und behördliche Fragestellungen, Freizeitanbindung der Kinder, Kontakte zu Gleichaltrigen, Wutstrategien, Beziehung untereinander, gemeinsame Erziehung auf Elternebene, Umgang mit Trennungssituation der Eltern, …<br>• **Erziehungsbeistandschaft §30 SGB VIII**<br>  • Sozialpädagoge/Sozialarbeiter mit möglichen Zusatzqualifikationen<br>  • Arbeitet vor allem mit dem Jugendlichen; Elternarbeit unregelmäßig (alle 2-3 Wochen)<br>  • Stundenumfang ca. 2-6<br>  • mögliche Themen: berufliche Orientierung, Freizeitanbindung, Kontakte zu Gleichaltrigen, Tagesstruktur, Aktivierung, … | • **Heilpädagogische Tagesgruppe §32 SGB VIII**<br>  • für Kinder bis 12 Jahre<br>  • intensive sozialpädagogische Betreuung in einem Gruppensetting<br>  • täglich stattfindendes, strukturiertes Rahmenprogramm<br>  • mit Elternarbeit und Kooperation mit Schule<br>  • Themen: Regeleinhaltung, Konfliktlösung, Interaktion im Gruppensetting, … | • **Vollzeitpflege §33 SGB VIII**<br>  • ermöglicht einen Lebensmittelpunkt außerhalb der Familie zu schaffen, wenn ein weiter Verbleib in der Familie nicht möglich ist oder es eine vorübergehende Lösung zur Entlastung der Gesamtsituation bedarf<br>  • Heimfahrten/Umgangskontakte werden individuell besprochen<br>• **Heimerziehung, sonstige betreute Wohnform §34 SGB VIII**<br>  • *Regelwohngruppe*<br>    • Leben mit anderen Kindern/Jugendlichen (meist 7-9) in einer pädagogisch betreuten Wohngruppe<br>    • vormittags meist nicht betreut<br>    • Tagesstruktur und feste Regeln<br>    • wechselndes Betreuerteam<br>    • Heimfahrten an den Wochenenden<br>  • *therapeutische bzw. intensivpädagogische Wohngruppe*<br>    • Kleinere Gruppen (5-6 Kinder/Jugendliche)<br>    • häufig spezialisierte Wohngruppen (z.B. Essstörung, Trauma, Störung des Sozialverhaltens, Depression, Zwänge,…)<br>    • individuelle Zusatzangebote<br>    • sehr strukturierter, geregelter Tagesablauf<br>    • insgesamt sehr enger Rahmen, unterstützendes Setting<br>• **intensive sozialpädagogische Einzelbetreuung §35 SGB VIII** |

- **Gesetzliche Grundlagen der Tätigkeit der Sozialarbeit in der Kinder- und Jugendpsychiatrie**
- Das Kinder- und Jugendhilfegesetz oder auch Sozialgesetzbuch VIII: Kinder- und Jugendhilfe stellt sowohl die rechtliche Grundlage für die zu beantragenden Jugendhilfemaßnahmen sowie das besondere Vorgehen bei einer Kindeswohlgefährdung als auch die Grundlage für die Feststellung der Teilhabebeeinträchtigung in der Bundesrepublik Deutschland dar
- Ein sehr zentraler Bestandteil der Unterstützungsmöglichkeiten im kinder- und jugendpsychiatrischen Bereich ist die Grundlage des § 35a SGB VIII, welcher ermöglicht, Kindern und Jugendlichen eine Eingliederungshilfe zu bewilligen, wenn auf Grund ihrer Erkrankung ihre Teilhabe am Leben und der Gesellschaft beeinträchtigt ist (s. hierzu unten Auszug aus dem Gesetz)
- Weitere wichtige gesetzliche Grundlagen und somit relevante Schnittstellen für die Arbeit im Sozialdienst der Kinder- und Jugendpsychiatrie sind außerdem:
  - Sozialhilfe (SGB XII)
  - Grundsicherung für Arbeitssuchende (SGB II)
  - Arbeitsförderungsgesetz (SGB III)

- **Hilfebedarf auf Grundlage von § 35a SGB VIII**

Die Einschätzung der Teilhabebeeinträchtigung bei Kindern und Jugendlichen und des damit verbundenen Anspruchs auf Eingliederungshilfe nach § 35a SGB VIII ist ein wichtiger Bestandteil in der Zusammenarbeit von Kinder- und Jugendpsychiatern/-psychotherapeuten sowie den Mitarbeitern der zuständigen Jugendämter. Diese Schnittstelle zwischen Kinder- und Jugendpsychiatrie und Jugendhilfe verlangt eine gute Zusammenarbeit aller Beteiligten, eingeschlossen weiterer Institutionen und Fachkräfte (wie z. B. Wohngruppen, Familienhelfer, Schulen etc.).

Die Hilfen, die auf Grundlage dieses Paragraphen in Anspruch genommen werden können, unterscheiden sich nicht von den Hilfen zur Erziehung nach § 27 SGB VIII, jedoch ist die Anspruchsgrundlage eine andere.

Während bei den Hilfen zur Erziehung die Personensorgeberechtigten anspruchsberechtigt sind, haben bei den Hilfen auf Grundlage von § 35 a SGB VIII die Kinder und Jugendlichen selbst einen Rechtsanspruch.

- **§ 35a SGB VIII Eingliederungshilfe für seelisch behinderte Kinder und Jugendliche**

(1) Kinder oder Jugendliche haben Anspruch auf Eingliederungshilfe, wenn
   1. ihre seelische Gesundheit mit hoher Wahrscheinlichkeit länger als sechs Monate von dem für ihr Lebensalter typischen Zustand abweicht, und
   2. daher ihre Teilhabe am Leben in der Gesellschaft beeinträchtigt ist oder eine solche Beeinträchtigung zu erwarten ist.

Von einer seelischen Behinderung bedroht im Sinne dieses Buches sind Kinder oder Jugendliche, bei denen eine Beeinträchtigung ihrer Teilhabe am Leben in der Gesellschaft nach fachlicher Erkenntnis mit hoher Wahrscheinlichkeit zu erwarten ist. § 27 Absatz 4 gilt entsprechend.

(1a) Hinsichtlich der Abweichung der seelischen Gesundheit nach Absatz 1 Satz 1 Nummer 1 hat der Träger der öffentlichen Jugendhilfe die Stellungnahme

1. eines Arztes für Kinder- und Jugendpsychiatrie und -psychotherapie,
2. eines Kinder- und Jugendpsychotherapeuten oder
3. eines Arztes oder eines psychologischen Psychotherapeuten, der über besondere Erfahrungen auf dem Gebiet seelischer Störungen bei Kindern und Jugendlichen verfügt, einzuholen.

Die Stellungnahme ist auf der Grundlage der Internationalen Klassifikation der Krankheiten in der vom Deutschen Institut für medizinische Dokumentation und Information herausgegebenen deutschen Fassung zu erstellen. Dabei ist auch darzulegen, ob die Abweichung Krankheitswert hat oder auf einer Krankheit beruht. Die Hilfe soll nicht von der Person oder dem Dienst oder der Einrichtung, der die Person angehört, die die Stellungnahme abgibt, erbracht werden.
(2) Die Hilfe wird nach dem Bedarf im Einzelfall
1. in ambulanter Form,
2. in Tageseinrichtungen für Kinder oder in anderen teilstationären Einrichtungen,
3. durch geeignete Pflegepersonen und
4. in Einrichtungen über Tag und Nacht sowie sonstigen Wohnformen geleistet.

(3) Aufgabe und Ziel der Hilfe, die Bestimmung des Personenkreises sowie die Art der Leistungen richten sich nach § 53 Absatz 3 und 4 Satz 1, den §§ 54, 56 und 57 des Zwölften Buches, soweit diese Bestimmungen auch auf seelisch Behinderte oder von einer solchen Behinderung bedrohte Personen Anwendung finden.
(4) Ist gleichzeitig Hilfe zur Erziehung zu leisten, so sollen Einrichtungen, Dienste und Personen in Anspruch genommen werden, die geeignet sind, sowohl die Aufgaben der Eingliederungshilfe zu erfüllen als auch den erzieherischen Bedarf zu decken. Sind heilpädagogische Maßnahmen für Kinder, die noch nicht im schulpflichtigen Alter sind, in Tageseinrichtungen für Kinder zu gewähren und lässt der Hilfebedarf es zu, so sollen Einrichtungen in Anspruch genommen werden, in denen behinderte und nicht behinderte Kinder gemeinsam betreut werden.

- **Teilhabe**

**Teilhabe** Aktive und selbst bestimmte Gestaltung des gesellschaftlichen Lebens
- Kinder und Jugendliche sind je nach Alter und Entwicklungsstand erst graduell zur Selbstbestimmung fähig, die Hinführung zu Selbstbestimmung und Eigenverantwortung ist Teil des Erziehungsauftrages
- Die Teilhabebeeinträchtigung (Integrationsrisiko) kann sich auf alle Lebensbereiche erstrecken
- Ein zentraler Lebensbereich für Kinder und Jugendliche ist neben der Familie und dem sozialen Umfeld die Schule
- Teilhabe ist nicht mit dem psychosozialen Funktionsniveau auf Achse VI des multiaxialen Klassifikationssystems gleichzusetzen, wenngleich die Achse VI einen wichtigen Indikator für die Teilhabemöglichkeiten darstellt
- Im Einzelfall ist zu prüfen, inwieweit und wodurch die Teilhabe beeinträchtigt ist, welche Bereiche auch subjektiv für das Kind/den Jugendlichen relevant sind

## Feststellung der Eingangsvoraussetzungen

- Der § 35 a SGB VIII wurde bei der Novellierung des SGB VIII durch das Gesetz zur Weiterentwicklung der Kinder- und Jugendhilfe (KICK) beibehalten, aber verändert
- Es wurde präzisiert, wer zur Feststellung der Eingangsvoraussetzung geeignet ist (primär Fachärzte und speziell ausgebildete Psychotherapeuten sowie der Arzt mit besonderen Erfahrungen auf dem Gebiet der seelischen Störungen bei Kindern und Jugendlichen)
- Neu ist, dass der Feststellende der Eingangsvoraussetzungen nicht mehr zugleich Anbieter der Hilfe sein darf
- Es ist im Verfahren nach § 35a SGB VIII insbesondere wichtig, dem Jugendamt rechtzeitig eine Einschätzung zukommen zu lassen. Hierbei ist eine ärztliche Stellungnahme (www.uniklinik-ulm.de/kinder-und-jugendpsychiatriepsychotherapie/publikationen-vortraege-downloads.html) die geeignete Form, die Eingangsvoraussetzungen (Vorliegen einer Diagnose) festzustellen

> **Praxistipp**
> 
> Wenn die Beratung der Eltern erfolgt ist, und die Familien Hilfen beim zuständigen Jugendamt beantragen wollen, ist es sinnvoll, das Jugendamt so frühzeitig wie möglich miteinzubeziehen. Wenn eine Teilhabebeeinträchtigung vorliegt, sollte außerdem frühzeitig die Stellungnahme angefertigt werden. Bei dieser Stellungnahme geht es vor allem um die Beschreibung des Teilhabedefizits aus ärztlicher Sicht. Gegebenenfalls erfolgt auch eine Empfehlung über eine mögliche Hilfe aus kinder- und jugendpsychiatrischer Sicht.
> Die primäre Aufgabe des Kinder- und Jugendpsychiaters im Verfahren nach § 35a SGB VIII ist die Überprüfung, ob eine psychische Störung gemäß ICD-10 Kapitel F vorliegt. Ohne Diagnose nach ICD-10 Kapitel F gibt es keine Leistungen nach § 35a!

- Das Erstellen einer Stellungnahme erfordert das übliche diagnostische Verfahren (Leitlinien), wobei bei vielen Fragestellungen eine Intelligenzdiagnostik gefordert ist
- Die Intelligenzdiagnostik ist ausschlaggebend dafür, ob eine Hilfe nach SGB VIII oder SGB XII gewährt wird. Liegt das Intelligenzniveau unter einem Gesamtwert von 70, liegt eine geistige Behinderung vor. Ist diese die vorrangige Behinderung, so fallen die Ansprüche des Kindes in der Regel in den Bereich der Eingliederungshilfe nach SGB XII
- Welche Hilfen geeignet erscheinen, ein Teilhabedefizit zu beheben, entscheidet das Jugendamt. Die Definition des Teilhabedefizits obliegt ebenfalls dem Jugendamt. Dennoch ist die Einschätzung der Kinder- und Jugendpsychiatrie von großer Bedeutung für die Jugendhilfe und kann eine wegweisende Empfehlung sein

> **Praxistipp**
> 
> Eine Empfehlung an das Jugendamt könnte dann z. B. lauten:

> Aus kinder- und jugendpsychiatrischer Sicht empfehlen wir eine intensivpädagogische Einrichtung, die es Max ermöglicht, sich altersadäquat zu entwickeln, um einer chronischen Kindeswohlgefährdung im Rahmen einer Vernachlässigung im sozial-emotionalen Bereich entgegenzuwirken. Ein sehr beschützter, strukturierter und kleiner Rahmen ist notwendig, um Max die notwendige Sicherheit sowie vor allem die emotionale Zuwendung und Förderung zu geben, damit er an Bildung, Freizeit und Alltag teilhaben und sich weiterhin gut entwickeln kann. Themen sind aus unserer Sicht: Stabilisierung, Regeleinhaltung, Strategien, um mit Anspannung, Wut oder Traurigkeit umzugehen, Vermeidung von dysfunktionalen Strategien wie Einkoten, -schmieren oder oppositionellem Verhalten, intensive Elternarbeit mit Mutter und Vater, um eine positive Eltern-Kind-Beziehung zu ermöglichen. Des Weiteren sehen wir Unterstützungsbedarf in den Bereichen emotionale Zuwendung, Bedürfnisse äußern und einfordern, Vertrauen gegenüber Mitmenschen, Kontakt zu Gleichaltrigen knüpfen und halten sowie positive Interaktionen eingehen können.

- Die Feststellung der Eingangsvoraussetzungen (also der klinischen Diagnose) ist nicht mit einer Einschränkung der Teilhabe gleichzusetzen. Liegt der erzieherische Bedarf in der Familie mehr im Fokus der Gesamtsituation der Familie, ist es auch möglich, Hilfen nach § 27 SGB VIII zu empfehlen. Eine Diagnose bedeutet also nicht automatisch eine Teilhabebeeinträchtigung. Hier sollten das gesamte familiäre System sowie der individuelle Bedarf des Kindes betrachtet werden

- **Kriterien zur Einschätzung der Teilhabebeeinträchtigung**

Die folgenden drei Kriterien sind zur Einschätzung der Teilhabebeeinträchtigung notwendig.
- **Pervasivität**: Funktionsbeeinträchtigung in mehreren Bereichen
    - Ist das Kind/der Jugendliche durch sein Störungsbild in mehreren Bereichen beeinträchtigt? Wirkt sich die Funktionsbeeinträchtigung z. B. in der Familie, der Schule und im Freizeitbereich aus?
- **Intensität**: Starke Funktionsbeeinträchtigung in einem oder mehreren Bereichen
    - Ist das Störungsbild in einem Bereich sehr stark ausgeprägt, sodass die Stärke der Funktionsbeeinträchtigung nicht mehr mit einer Teilhabe vereinbar ist?
    - Das bedeutet wiederum, dass es auch ausreichend sein kann, die Teilhabebeeinträchtigung festzustellen, wenn ein Bereich stark beeinträchtigt ist und das Funktionsniveau in den anderen Bereichen noch hoch ist
- **Chronizität**: Dauer der Funktionsbeeinträchtigung
    - Voraussetzung ist ein Zeitraum von 6 Monaten oder die Vorhersage, dass die psychische Störung länger andauern wird und dadurch von einer länger andauernden Funktionsbeeinträchtigung ausgegangen werden muss

Ein mögliches Beispiel zur Darstellung der Teilhabebeeinträchtigung in den einzelnen Teilbereichen ist das für die Beispielpatienten einiger Kapitel erstellte Teilhabeschema, welches die einzelnen Bereiche in einer Art Ampel-System abbildet. So kann auf einen Blick deutlich werden, in welchen Bereichen das Kind/der Jugendliche von der Teilhabe beeinträchtigt ist.

- **Bundesteilhabegesetz**

An dieser Stelle ist es außerdem wichtig, über das neue Bundesteilhabegesetz zu informieren. Dieses umfassende Gesetzespaket sieht für Menschen mit Behinderung viele Verbesserungen vor. Es verspricht u. a. eine bessere Teilhabe und vor allem mehr Selbstbestimmung.

- **§ 1 Selbstbestimmung und Teilhabe am Leben in der Gesellschaft**

Menschen mit Behinderungen oder von Behinderung bedrohte Menschen erhalten Leistungen nach diesem Buch und den für die Rehabilitationsträger geltenden Leistungsgesetzen, um ihre Selbstbestimmung und ihre volle, wirksame und gleichberechtigte Teilhabe am Leben in der Gesellschaft zu fördern, Benachteiligungen zu vermeiden oder ihnen entgegenzuwirken. Dabei wird den besonderen Bedürfnissen von Frauen und Kindern mit Behinderungen, von Behinderung bedrohter Frauen und Kinder sowie von Menschen mit seelischen Behinderungen oder von einer solchen Behinderung bedrohter Menschen Rechnung getragen.

- **§ 4 Leistungen zur Teilhabe**

(1) Die Leistungen zur Teilhabe umfassen die notwendigen Sozialleistungen, um unabhängig von der Ursache der Behinderung
   1. die Behinderung abzuwenden, zu beseitigen, zu mindern, ihre Verschlimmerung zu verhüten oder ihre Folgen zu mildern,
   2. Einschränkungen der Erwerbsfähigkeit oder Pflegebedürftigkeit zu vermeiden, zu überwinden, zu mindern oder eine Verschlimmerung zu verhüten sowie den vorzeitigen Bezug anderer Sozialleistungen zu vermeiden oder laufende Sozialleistungen zu mindern,
   3. die Teilhabe am Arbeitsleben entsprechend den Neigungen und Fähigkeiten dauerhaft zu sichern oder
   4. die persönliche Entwicklung ganzheitlich zu fördern und die Teilhabe am Leben in der Gesellschaft sowie eine möglichst selbständige und selbstbestimmte Lebensführung zu ermöglichen oder zu erleichtern

Unter anderem soll das Bundesteilhabegesetz folgende für den Bereich der Kinder- und Jugendpsychiatrie relevante Punkte verbessern:
- **Frühes Handeln:** Die Agentur für Arbeit und Träger der Rentenversicherung sollen drohende chronische Erkrankungen oder Behinderungen frühzeitig erkennen, um mit geeigneten Maßnahmen frühzeitig entgegenzuwirken und somit die Erwerbstätigkeit zu erhalten. Geeignete Unterstützungsmaßnahmen sollen es vor allem Menschen mit einer psychischen Erkrankung ermöglichen, wieder am Arbeitsalltag teil zu haben
- **Unkompliziertere Antragsstellung:** Zukünftig ist ein einziger Antrag ausreichend, um ein umfassendes Prüfverfahren in Gang zu setzen. Es muss nun der Träger, bei welchem der Antrag gestellt wird, einen Teilhabeplan zusammenstellen, in welchem die notwendigen Leistungen zusammengefasst werden. Dies bedeutet für die Betroffenen eine erhebliche Zeitersparnis
- **Unabhängige Beratung:** Menschen mit Behinderung beraten Menschen mit Behinderung – neue Beratungskonzepte sollen umgesetzt werden

- **Mehr Teilhabe:** Um beispielsweise die Teilhabe an Bildung zu verbessern, können Ganztagesangebote oder schulische/hochschulische Weiterbildungen gefördert werden
- **Mehr Selbstbestimmung:** Die Leistungen der Eingliederungshilfe sollen sich künftig noch stärker am individuellen Bedarf jedes Einzelnen orientieren und zu einem modernen Teilhaberecht weiterentwickeln

- Rehabilitation für psychisch kranke Jugendliche

Wenn Jugendliche (zwischen 14 und 18 Jahren) unter besonders stark ausgeprägten psychischen Erkrankungen leiden und ihre Teilhabe in den einzelnen Bereichen deutlich beeinträchtigt ist, empfiehlt sich die interne Beratung über die Möglichkeit einer medizinischen Rehabilitation für psychisch kranke Jugendliche. Neben der fachärztlichen Einschätzung ist die Motivation der Familie bzw. hauptsächlich des Jugendlichen von hoher Relevanz. Der Sozialdienst in der Kinder- und Jugendpsychiatrie ist ein wichtiger Akteur bei der fachlichen Einschätzung, aber auch bei der Beratung der Familie und des Jugendlichen. Eine Reha-Maßnahme wird bei der zuständigen Krankenkasse beantragt. Hierbei unterstützen häufig auch die Reha-Einrichtungen selbst:

- **Ziel** einer stationären Rehabilitationsmaßnahme ist die Herstellung eines höheren Funktionsniveaus und die damit verbundene Wiedereingliederung in den sozialen und schulischen oder beruflichen Bereich
- Die **Behandlungsdauer** ist abhängig von den individuellen Bedürfnissen und vom Störungsbild; es sollte aber mindestens mit 6–12 und maximal mit 18 Monaten gerechnet werden. Einige Rehabilitationseinrichtungen verfügen über anschließende Jugendhilfemaßnahmen; somit kann bei Bedarf auch eine Überleitung erfolgen
- Auf den Jugendlichen wartet ein **multiprofessionelles Team** aus Fachärzten der Kinder- und Jugendpsychiatrie, Psychologen, Sozialpädagogen, Ergotherapeuten, Gesundheitspflegern, Hauswirtschaftskräften, Heilerziehungspflegern und Heilpädagogen
- Die **Angebote** finden im Einzel- und Gruppensetting statt. Je nach Störungsbild und Bedarf wird ein Behandlungskonzept erarbeitet. Häufig gibt es sehr enge Rahmenbedingungen und klare Regeln und Strukturen. Dieses eng strukturierte Setting ermöglicht eine deutliche Stabilisierung, eine Verbesserung des Funktionsniveaus sowie die Teilhabe an Bildung, an Freizeit und an sozialen Interaktionen. Häufig verbessern sich außerdem innerfamiliäre Beziehungen. Außerdem ist es den Jugendlichen möglich, mit ihrem Störungsbild im Alltag besser umzugehen. Meist gibt es auch zahlreiche Angebote für Eltern

- Krisenmanagement

In Ausnahmefällen kann es durchaus vorkommen, dass im sozialarbeiterischen Alltag der Kinder- und Jugendpsychiatrie auch Krisenintervention stattfinden müssen.

Fallbeispiel
Die 14-Jährige Marlene wurde aufgrund einer anhaltenden depressiven Symptomatik mit starker sozialer Rückzüglichkeit und Impulskontrollstörungen auf die offene Jugendstation aufgenommen. In den Einzelgesprächen mit der Therapeutin, dem Pflege- und Er-

ziehungsdienst sowie dem Sozialdienst berichtete die Patientin von den sehr chaotischen häuslichen Umständen (vieles liege herum, Geschirr werde nicht abgespült, Wohnung werde nicht geputzt ...) und davon, dass sie am Wochenende nicht mehr nach Hause wolle. Sie fühle sich zu Hause sehr unwohl und habe zu keinem Familienmitglied eine positive Beziehung. Der Vater sei häufig stark gereizt und ihr gegenüber auch schon gewalttätig gewesen. Aus dem Anamnesegespräch geht hervor, dass beide Eltern psychiatrische Diagnosen haben, finanzielle Schwierigkeiten und womöglich Privatinsolvenz vorliegen.

Gibt es z. B. Anhaltspunkte für eine akute Kindeswohlgefährdung (hierzu s. auch ▶ Kap. 33 und 34) oder bittet der Jugendliche oder das Kind um eine Inobhutnahme, ist vor allem Folgendes zu beachten:

- **Transparenz:** Vor allem das betroffene Kind/der betroffene Jugendliche und die Eltern müssen hier mit eingebunden sein. Transparenz sollte hier tatsächlich großgeschrieben werden. Personensorgeberechtigte müssen unbedingt mit eingebunden werden!
- **Einschätzung:** Die Einschätzung, ob ein Kinderschutzfall vorliegt, sollte unbedingt im Team getätigt werden, hierzu vor allem die Leitungsebene mit einbeziehen und ein Vorgehen besprechen. Zur Einschätzung ist es außerdem sinnvoll, die Beratung durch eine insoweit erfahrene Fachkraft in Anspruch zu nehmen
- **Kooperation:** Wenn es um eine Inobhutnahme geht, ist das Jugendamt als Kooperationspartner unabdingbar. Hier ist es wichtig, das zuständige Jugendamt (in der Regel richtet sich die Zuständigkeit nach dem tatsächlichen Aufenthalt des Jugendlichen; ggf. ist aber auch das Jugendamt des Wohnortes bereit, die Zuständigkeit zu übernehmen) so früh wie möglich in Absprache mit den Personensorgeberechtigten oder ggf. auch gegen deren Willen, aber mit ihrem Wissen einzuschalten

Folgender Auszug aus dem Gesetz zeigt die Vorgehensweise bei einer Inobhutnahme:

- **§ 42 SGB VIII Inobhutnahme von Kindern und Jugendlichen**
(1) Das Jugendamt ist berechtigt und verpflichtet, ein Kind oder einen Jugendlichen in seine Obhut zu nehmen, wenn
   1. das Kind oder der Jugendliche um Obhut bittet oder
   2. eine dringende Gefahr für das Wohl des Kindes oder des Jugendlichen die Inobhutnahme erfordert und
      a) die Personensorgeberechtigten nicht widersprechen oder
      b) eine familiengerichtliche Entscheidung nicht rechtzeitig eingeholt werden kann oder
   3. ein ausländisches Kind oder ein ausländischer Jugendlicher unbegleitet nach Deutschland kommt und sich weder Personensorge- noch Erziehungsberechtigte im Inland aufhalten.
   Die Inobhutnahme umfasst die Befugnis, ein Kind oder einen Jugendlichen bei einer geeigneten Person, in einer geeigneten Einrichtung oder in einer sonstigen Wohnform vorläufig unterzubringen; im Fall von Satz 1 Nummer 2 auch ein Kind oder einen Jugendlichen von einer anderen Person wegzunehmen.

Die Inobhutnahme kann erfolgen in:
- einer Pflegefamilie
- einer Jugendhilfeeinrichtung
- aber auch in der Klinik

Meist ist dies möglich
- bei eskalierenden Familienkonflikten
- bei kindeswohlgefährdendem Verhalten der Sorgeberechtigten
- aber auch bei massiv eigen- oder fremdgefährdendem Verhalten eines Kindes (meist wird in letzterem Fall aber eine Maßnahme nach § 1631b BGB angestrebt, die Inobhutnahme ist hier ohne gerichtliche Entscheidung auch nur kurz dauernd, bis zu einem Tag möglich)
- wenn das Kind oder der Jugendliche ausdrücklich eine Inobhutnahme wünscht

Während der Inobhutnahme sorgt das Jugendamt für
- das Kindeswohl
- den notwendigen Unterhalt
- die Krankenversorgung (Gesundheitsfürsorge)
- die Information der Sorgeberechtigten und ggf. eine gerichtliche Entscheidung über das weitere Vorgehen oder aber auch über freiheitsentziehende Maßnahmen

# Kinder- und Jugendpsychiatrie und Schule

*Gerhard Libal und Dorothée Blaumer*

Für das multimodale kinder- und jugendpsychiatrische Behandlungskonzept ist die Einbeziehung der an der jeweiligen Klinik angegliederten Klinikschule ein wesentlicher Bestandteil.

- **Besonderheiten der schulischen Pädagogik im Klinikalltag**

Pädagogik bei Krankheit stellt die Schülerinnen und Schüler mit ihrer Erkrankung in den Mittelpunkt der schulischen Erziehung und Bildung. Dabei ist ein individualisierter und ressourcenorientierter Ansatz handlungsweisend für die pädagogische Arbeit.

Pädagogik bei Krankheit verfolgt kontinuierlich Aspekte wie „Leben mit der Krankheit" (kompetenter Umgang mit der Krankheit in Schule und Alltag), „Perspektiven entwickeln" (Zukunft planen und gestalten), „Anschluss halten" (Kompetenzen vermitteln) und „Verbunden bleiben" (Integration in die Regelschule).

Pädagogik bei Krankheit soll durch Erfahrungen positiver Selbstwirksamkeit durch größtmögliche Partizipation und Stärkung der Autonomie in einer schwierigen Lebensphase die Persönlichkeitsentwicklung unterstützen.

- **Organisation**
- In der Klinikschule werden schulpflichtige Kinder und Jugendliche unterrichtet, die sich aufgrund einer Erkrankung für längere Zeit in Behandlung in einem Krankenhaus befinden. Das Schulverhältnis zur Stammschule bleibt bestehen
- Träger der Klinikschulen können öffentliche oder private Schulträger, aber auch öffentliche oder private Krankenhausträger sein
- Sonderschul-, Grund-, Haupt- und Werkrealschul, Oberschul-, Realschul- und Gymnasiallehrkräfte arbeiten in einem Team zusammen

Der Besuch der Klinikschule ermöglicht schulische Beständigkeit und eine „normale" Alltagsstruktur während der Behandlung in der Klinik.

> **Praxistipp**
>
> Da Schulrecht Landesrecht ist, ist auch die Organisation von Klinikschulen je nach Bundesland sehr unterschiedlich. Auch der Stundenumfang, der pro Patient zur Verfügung steht, variiert zwischen den Bundesländern.

- **Schulische Diagnostik**
- Die schulische Diagnostik ist eine informelle Prozessdiagnostik
- Sie beinhaltet u. a. eine Erhebung des individuellen Lernstandes und der Leistungsfähigkeit, der subjektiven Lernstrategien sowie des besonderen und individuellen Förderbedarfs

- **Unterricht**
- Der Unterricht orientiert sich an dem sonderpädagogischen Leitgedanken, Schülerinnen und Schüler mit Erkrankungen unter Berücksichtigung der individuellen

Leistungsmöglichkeiten und Umweltfaktoren zu stärken, die Handlungsmöglichkeiten auszuschöpfen und zu erweitern
- Das angstfreie Lernklima stärkt das Vertrauen in die eigene Lern- und Leistungsfähigkeit
- Der Unterricht wird in den Räumen der Klinikschule und des Krankenhauses erteilt
- Der Unterricht orientiert sich an den Bildungsplänen der Stammschulen und den individuellen Förderbedarfen
- Musischer, technischer und kreativ gestalterischer Unterricht ist in angemessenem Umfang vertreten
- Bei Aufnahme wird eine Schweigepflichtentbindung für die bisher, aktuell oder zukünftig besuchten Schulen bei den Sorgeberechtigten eingeholt, um mit der Schule den Unterricht abzustimmen und eine Rückführung oder ggf. einen Schulwechsel im weiteren Verlauf planen zu können
- Der Unterricht kann als Einzelunterricht oder in jahrgangs- und schulartübergreifenden Kleingruppen unter Beachtung des Bezugslehrerprinzips erteilt werden. Die Stammschulen stellen die erforderlichen Unterlagen zur Erfüllung des Bildungsauftrages zu Verfügung. Die Lerninhalte, das Lerntempo und die Lernmethoden werden den individuellen Bedürfnissen und krankheitsbedingten Einschränkungen angepasst
- Täglich wird in den Lehrerteams der Klinikschule das Sozial- und Lernverhalten der Schülerinnen und Schüler besprochen
- Über Art, zeitlichen Umfang und Anzahl von Leistungsfeststellungen entscheiden die unterrichtenden Lehrkräfte in Abstimmung mit den fallführenden Ärzten und Therapeuten sowie den Lehrkräften der Stammschulen
- An der Klinikschule können in enger Kooperation mit den Stammschulen auch Schulabschlüsse durchgeführt werden (in der Regel bis zum mittleren Bildungsabschluss).
- Der Kontakt mit der Heimatschule ermöglicht zum einen den schülerzentrierten Erfahrungsaustausch zwischen Lehrern die Mitteilung von nachzubearbeitendem Lernstoff den Austausch von Klassenarbeiten
- Zum anderen wird im Anschluss an die Entlassung von der Station und von der Tagesklinik die weitere Schullaufbahn oder der Wiedereinstieg in die „alte" Klasse gut vorbereitet

■ **Beratung**
- Bei Bedarf werden die Schülerinnen und Schüler, deren Erziehungsberechtigte und schulische oder außerschulische Unterstützungssysteme durch die Lehrkräfte der Klinikschule zu schulischen Fragestellungen und zur Schullaufbahn beraten
- In der Beratung stehen u. a. folgende inhaltliche Themen im Fokus: die Reintegration in die bisherige oder neue Stammschule, weitere Schullaufbahn, Lernortklärung, Informationen zu Krankheitsbildern und damit verbunden die Gestaltung des Nachteilsausgleichs, der schulischen Hilfs- und Unterstützungsmaßnahmen und der beruflichen Perspektiven
- Die Lehrkräfte der Klinikschule erstellen einen Abschlussbericht, der den Sorgeberechtigten und der Stammschule zugeleitet wird. Auf Wunsch der Eltern und bei Vorliegen einer Schweigepflichtentbindung kann dieser Bericht auch an den einweisenden Arzt übermittelt werden.

## Zusammenarbeit im stationären Setting

- Wichtige Grundlage der Zusammenarbeit zwischen Klinikschule, Klinik und den Stammschulen ist die Einverständniserklärung der Sorgeberechtigten, denn nur so dürfen die Lehrkräfte der Klinikschule sich im interdisziplinären Team der Klinik austauschen
    - das Marburger Aufmerksamkeits- und Konzentrationstraining
    - ein nicht nur für angstkranke Patienten (z. B. soziale Phobie) relevantes Training von Präsentationen (prüfungsrelevant in den allgemeinbildenden Schulen)
    - die Möglichkeit des berufsvorbereitenden Unterrichts, insbesondere für Jugendliche ohne Schulabschluss oder mit abgebrochener Berufsausbildung
    - spezielle Kunstprojekte für diejenigen Patienten, die ein besonderes Maß an Unterstützung hinsichtlich ihrer Lernmotivation und ihrer Fähigkeiten im Planen, Strukturieren, Durchhalten – vor allem aber auch Erfolgserlebnisse – benötigen
- Die Lehrkräfte übernehmen auch einen beträchtlichen Anteil an Realitätsüberprüfung, z. B. im Rahmen
    - einer medikamentösen Behandlung (z. B. Methylphenidat, Atomoxetin, Antipsychotika)
    - von Belastungssteigerungen
- Hierbei kann es zu Krisensituationen kommen, die gemeinsam mit dem gesamten Team gelöst werden
- Besuch der Klinikschule, möglichst ab dem ersten Behandlungstag: wesentlicher Therapiebaustein im Hinblick auf spezifische Störungsbilder, z. B. emotionale Störung mit Trennungsangst des Kindesalters (Schulphobie)
- Durch die Mitarbeiter der Klinikschule vermittelter Besuch einer Außenschule vor Ort (Partnerschule oder Heimatschule): nächster und erweiternder therapeutischer Schritt vor der endgültigen Wiedereingliederung in den Schulalltag im Rahmen der Stabilisierungsphase als Belastungserprobung vor Entlassung in der Behandlung längerfristig verlaufender kinder- und jugendpsychiatrischer Erkrankungen (depressive Episode, Anorexia nervosa, schizophrene Störungen)
- Klinikschullehrer nehmen an therapeutischen Familiengesprächen teil, wenn Schule ein wichtiges Thema darstellt
- Schule kann ein wichtiges Element im Rahmen von Hilfeplangesprächen sein
- Bei der Suche nach einer möglichst idealen Entwicklungsperspektive für das Kind/den Jugendlichen spielt die Frage der „adäquaten Beschulung" eine wichtige Rolle

> **Praxistipp**
>
> Im Behandlungsalltag der Klinik gilt der Grundsatz: Therapie hat immer Vorrang vor Schule. Dies bedeutet, dass z. B. ein geplantes oder spontanes Gespräch mit dem Therapeuten auf Station immer Vorrang vor dem geplanten Unterricht hat.

### Besondere Anforderungen an den Klinikschullehrer

Unterrichten an einer Klinikschule bringt eine besondere Art von Belastung mit sich:
- Die unmittelbare Konfrontation mit schweren Störungsbildern und möglicherweise damit verbundenen nachhaltigen Beeinträchtigungen, welche sich nicht selten bereits während eines Klinikaufenthalts abzeichnen
- Den unmittelbaren Umgang mit teilweise wenig „gefilterten" Emotionen (z. B. erhöhte Impulsivität, selbstverletzendes Verhalten, suizidale Gedanken)
- Dies ist nicht einfach „wegzustecken" und bedarf auch in seinen Rückwirkungen auf das Lehrerkollegium der professionell angeleiteten Reflexion
- Hierfür bietet sich die Möglichkeit regelmäßiger Fallsupervisionen, z. B. durch erfahrene und hierfür ausgebildete Klinikmitarbeiter, an
- Darüber hinaus nehmen die Lehrer der Klinikschule an hausinternen oder auch externen Fortbildungsveranstaltungen teil

### Inklusion – Anforderungen an unsere Gesellschaft

Die UN-Konvention über die Rechte von Menschen mit Behinderung fordert, dass Menschen mit Behinderung nicht aufgrund derselben vom allgemeinen Schulsystem ausgeschlossen werden. Das angestrebte Ziel ist es, allen Kindern und Jugendlichen mit und ohne Behinderung gemeinsames Lernen zu ermöglichen. Bezogen auf Deutschland ist festzuhalten, dass die Bildungsministerien der Bundesländer sich auf den Weg gemacht haben, unterschiedliche Modelle inklusiver Beschulung zu konzipieren, umzusetzen und zu evaluieren. In Baden-Württemberg empfiehlt der Expertenrat zieldifferenten Unterricht, ein qualifiziertes Elternwahlrecht, die Weiterentwicklung von Sonderschulen zu fachrichtungsspezifischen sonderpädagogischen Bildungs- und Beratungszentren, die Anpassung der Lehreraus- und -fortbildung und die Schaffung eines tragfähigen Netzwerks zwischen allgemeinen Schulen und sonderpädagogischen Bildungs- und Beratungszentren.

Eine der wichtigsten Herausforderungen scheint die Klärung der Struktur- und Kostenfrage zu sein.

# Was tun, wenn dieses Buch meine Fragen nicht beantwortet?

*Gerhard Libal, Laura Weninger, Michael Kölch und Jörg M. Fegert*

**Weiterführende Literatur – 723**

© Springer-Verlag GmbH Deutschland, ein Teil von Springer Nature 2020
M. Kölch et al. (Hrsg.), *Klinikmanual Kinder- und Jugendpsychiatrie und -psychotherapie*,
https://doi.org/10.1007/978-3-662-58418-7_47

## Methoden der evidenzbasierten Medizin

Die tägliche Aufgabe eines Mediziners besteht darin, Probleme seiner Patienten richtig zu verstehen und zu lösen. Die Kinder- und Jugendpsychiatrie ist – ebenso wie die Kinder- und Jugendmedizin – davon betroffen, dass die Forschungsmöglichkeiten an Kindern begrenzt und daher viele Therapien bisher nicht ausreichend erforscht sind (Fegert 2004). Bis neue Erkenntnisse in Bücher eingehen, vergehen Jahre, und so hat auch dieses Buch seine Grenzen.

- Die Nutzung von Ergebnissen aus aktuellen Studien ist daher sehr wichtig
- Kompetenzen zur Beurteilung der Aussagekraft von Studien und der Anwendbarkeit von deren Ergebnissen auf den eigenen individuellen Patienten sind insbesondere in einem „kleinen" Fachgebiet vonnöten, in dem nur vergleichsweise wenig Literatur verfügbar ist
- Durch die hohe Verantwortung aufgrund des besonderen Schutzbedürfnisses von Minderjährigen, insbesondere im Hinblick auf Langzeittherapien z. B. mit Psychopharmaka, ist eine sorgfältige, wissenschaftlich fundierte Therapieplanung unabdingbar
- Kritiker der evidenzbasierten Medizin sprechen häufig von „Kochbuchmedizin", in der die Behandlungsfreiheit des Arztes eingeschränkt ist; dies trifft jedoch immer nur dann zu, wenn Mediziner selbst nicht in der Lage sind, Studien für eine bestimmte Fragestellung zu recherchieren, zu interpretieren und deren Ergebnisse in die Behandlungsentscheidung einzubringen (Resch und Fegert 2009)
- In diesem Kapitel wird beschrieben, wie das Auffinden und Anwenden von Evidenz gelingen kann (▶ Was bedeutet Evidenz?)

> **Was bedeutet Evidenz?**
>
> **Evidenz (lat. evidentia: Augenscheinlichkeit)** - Umgangssprachlich: Augenschein, Offenkundigkeit, völlige Klarheit. „Das ist doch evident" heißt somit, dass etwas nicht weiter hinterfragt werden muss. Im Kontext der evidenzbasierten Medizin hat der Begriff Evidenz eine völlig andere Bedeutung: Hier leitet er sich vom englischen Wort „evidence" (Aussage, Zeugnis, Beweis, Ergebnis, Unterlage, Beleg) ab und bezieht sich auf die Informationen aus wissenschaftlichen Studien und systematisch zusammengetragenen klinischen Erfahrungen, die einen Sachverhalt erhärten oder widerlegen (EbM-Netzwerk).
>
> **Evidenzbasierte Medizin (EbM)** - Die vom kanadischen Internisten Gordon Guyatt erstmals geprägte grundsätzliche Idee einer „evidenzbasierten Medizin" wird am besten durch die Definition von David Sackett aus dem Jahr 1996 (Sackett et al. 1997) verdeutlicht: „The conscientious, explicit, and judicious use of current best evidence in making decisions about the care of individual patients. The practice of evidence-based medicine means integrating individual clinical expertise with the best available external evidence from systematic research." (EbM ist der gewissenhafte, ausdrückliche und vernünftige Gebrauch der gegenwärtig besten externen, wissenschaftlichen Evidenz für Entscheidungen in der medizinischen Versorgung individueller Patienten. Die Praxis der EbM bedeutet die Integration individueller klinischer Expertise mit der bestmöglichen externen Evidenz aus systematischer Forschung.)

## Wie ist eine klinische Fragestellung zu beantworten?
Wenn sich eine klinische Fragestellung ergibt, ist ein abgestuftes Vorgehen hilfreich:

- **Schritt 1**
  - Zunächst die **interne Evidenz** prüfen; diese setzt sich zusammen aus der Summe der eigenen Erfahrungen (Expertise), Meinungen und bisher angeeignetem Wissen

- **Schritt 2**
  - Suche nach **externer Evidenz**; als solche werden Befunde aus der wissenschaftlichen Literatur bezeichnet (Kühlein und Forster 2007)
  - Entscheidend für eine zielführende Integration von „externer Evidenz" bei klinischen Fragestellungen ist das Auffinden und Bewerten von geeigneter wissenschaftlicher Literatur, die gewissen Qualitätsansprüchen genügen muss
  - Im **Internet** kann über verschiedene Suchmaschinen eine große Fülle von Daten sehr unterschiedlicher Qualität recherchiert werden
  - Da Eltern von kinder- und jugendpsychiatrischen Patienten oder die Patienten häufig selbst im Internet recherchieren, ist es auch interessant, sich mit diesen Informationen zu beschäftigen
  - Hingewiesen sei noch auf akademische Suchmaschinen wie das Google-Produkt „Google Scholar" und die deutsche Suchmaschine „BASE" (Bielefeld Academic Search Engine), die die Suche nach wissenschaftlichen Dokumenten unterstützen
  - Als eine Möglichkeit der gezielten Recherche zur Diagnostik und Behandlung von kinder- und jugendpsychiatrischen Störungsbildern sind **Leitlinien** sehr hilfreich; dies gilt auch für die britischen Leitlinien des National Institute for Health and Care Excellence (NICE; ▶ https://www.nice.org.uk/) und die Leitlinien der American Academy of Child and Adolescent Psychiatry (AACAP; ▶ https://www.aacap.org/).

- **Schritt 3**
  - Anwendung von **medizinischen Literaturdatenbanken** und **Methoden der evidenzbasierten Medizin**

- **Leitlinien**

Leitlinien sind explizite Darlegungen medizinischen Wissens, die auf einer systematischen Bewertung wissenschaftlicher Erkenntnisse basieren und als Orientierungshilfen im Sinne von Handlungs- und Entscheidungskorridoren konzipiert sind. Leitlinien sind, anders als Richtlinien, nicht rechtlich bindend, sie stellen eine wichtige Grundlage für die Entscheidungsfindung von Ärzten und auch Patienten dar (Fishman 2012).

- ■■ **Nützliche Internet-Adressen**
  - Arbeitsgemeinschaft der Wissenschaftlichen Medizinischen Fachgesellschaften e. V.: ▶ http://www.awmf.org/ (◘ Abb. 47.1). Zum gesuchten Thema gelangt man nach Aufrufen der Startseite über Leitlinien → Aktuelle Leitlinien → K → Kinder- und Jugendpsychiatrie Psychosomatik und Psychotherapie
  - Nationale Versorgungsleitlinien: ▶ http://www.versorgungsleitlinien.de/themen
  - Arzneimittelkommission der deutschen Ärzteschaft, Wissenschaftlicher Fachausschuss der Bundesärztekammer: ▶ http://www.akdae.de/

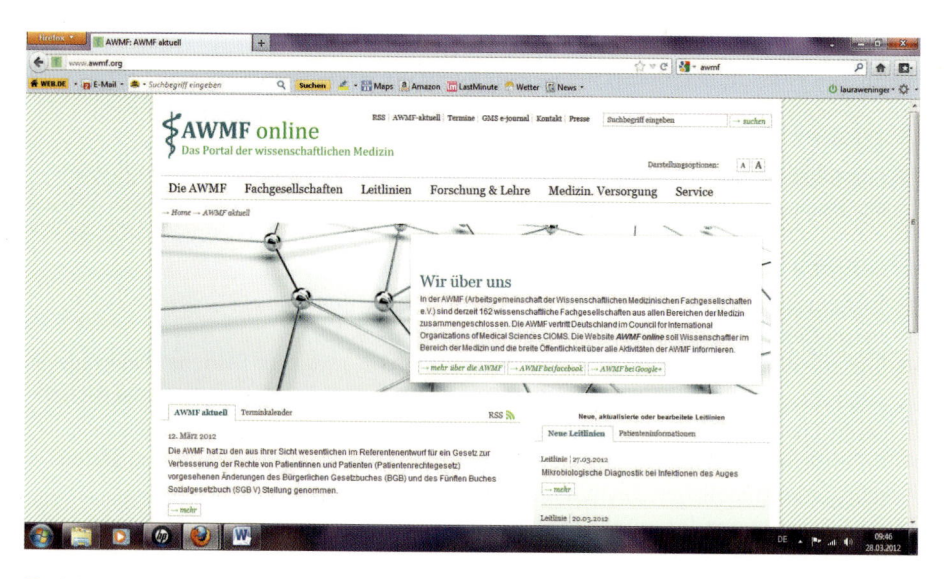

**Abb. 47.1** Leitseite der Arbeitsgemeinschaft der Wissenschaftlichen Medizinischen Fachgesellschaften e. V. (AWMF), gesehen am 12.10.2018

- National Institute for Health and Clinical Excellence: ▶ http://www.nice.org.uk/
- Practice Parameters (Leitlinien) der American Academy of Child- and Adolescent Psychiatry (AACAP):
- ▶ https://www.aacap.org/aacap/Resources_for_Primary_Care/Practice_Parameters_and_Resource_Centers/Practice_Parameters.aspx

**■ ■ Nachteile von Leitlinien**
- Sie passen nicht immer zum aktuellen Patienten (z. B. bezüglich Vorgeschichte, Komorbiditäten etc.)
- Aktualisierungen dauern auch bei Leitlinien im Durchschnitt ca. 4,6–8,2 Jahre (Choudhry et al. 2002).
- 48 % der Empfehlungen in medizinischen Leitlinien basieren auf dem untersten Evidenzgrad (Tricoci et al. 2009; ▶ Evidenzgrade von Leitlinien)

---

**Evidenzgrade von Leitlinien**
- 1. Stufe:
  - Handlungsempfehlungen von Expertengruppen (S1)
- 2. Stufe:
  - Konsensbasierte Leitlinie (S2k)
  - Evidenzbasierte Leitlinie (S2e)
- 3. Stufe:
  - Evidenz- und konsensbasierte Leitlinie (S3)

## Evidenzbasierte Medizin

- Wie diese ausgeübt werden kann und welche „Werkzeuge" dafür benötigt werden, wird im Folgenden an einem Fallbeispiel aus der Kinder- und Jugendpsychiatrie gezeigt
- Hierbei – bei allen Vor- und Nachteilen – Beschränkung auf das Bewerten von randomisierten, kontrollierten Studien respektive Therapiestudien, da diese im Alltag am meisten genutzt werden und einen ausreichend hohen Evidenzgrad besitzen (▶ Levels of Evidence)
- Leider zeigt die Erfahrung, dass in der Kinder- und Jugendpsychiatrie insgesamt wenig Literatur mit entsprechendem Evidenzgrad verfügbar ist
- Somit muss die **bestverfügbare** Evidenz genutzt werden
- Das heißt, es müssen auch Arbeiten auf einem niedrigeren Evidenzlevel einbezogen werden, wenn keine anderen Daten vorhanden sind
- Die Darstellung weiterer Studiendesigns (wie z. B. Fall-Kontroll-Studien), die ebenfalls ihre Berechtigung haben und wichtig sind, werden hier allerdings nicht weiter behandelt

---

**Levels of Evidence**
- Ia: Evidenz aufgrund von Metaanalysen von randomisierten, kontrollierten Studien
- Ib: Evidenz von mindestens einer randomisierten, kontrollierten Studie
- IIa: Evidenz aufgrund von mindestens einer kontrollierten Studie ohne Randomisation
- IIb: Evidenz aufgrund von mindestens einer experimentellen Studie
- III: Evidenz aufgrund nichtexperimenteller, deskriptiver Studien, wie z. B. Vergleichsstudien, Korrelationsstudien und Fall-Kontroll-Studien
- IV: Evidenz aufgrund von Berichten der Expertenausschüsse oder Expertenmeinungen und/oder klinischer Erfahrungen anerkannter Autoritäten

---

### Die fünf Schritte der evidenzbasierten Medizin

**Schritt 1: Stellen von beantwortbaren Fragen**
- Die **Suche nach Informationen** wird durch den mittlerweile weit verbreiteten Online-Zugriff auf riesige Datenbanken (z. B. PubMed mit mehreren Millionen Artikeln) erleichtert
    - Um eine Antwort zu finden, muss aber **die richtige Frage** gestellt werden

**Beispiel**
Sie sind zuständig für eine 14-jährige Patientin mit generalisierter Angststörung, die die Schule nicht mehr besuchen konnte. Auch nach der stationären Aufnahme ist es trotz des Milieuwechsels in den ersten Wochen zu keiner deutlichen Verbesserung der Symptomatik gekommen. Die Eltern fragen Sie nun, ob Sie eine zusätzliche medikamentöse Behandlung empfehlen würden. Eine erste Recherche ergibt Hinweise für die Wirksamkeit von Sertralin. Bei dem Aufklärungsgespräch möchten die Eltern des Mädchens

gerne wissen, wie Sie die Möglichkeiten einer Verbesserung der Symptomatik einschätzen. Sie suchen daraufhin gezielt nach einer Studie, aus der Sie die sogenannte „number needed to treat" (Anzahl von Patienten, die behandelt werden müssen, um ein zusätzliches ungünstiges Ereignis – in diesem Fall das Fortbestehen der Angststörung – zu verhindern).

- In einer Datenbank kann nun mit verschiedenen Schlagworten gesucht werden
- Das Formulieren einer vierteiligen Frage anhand des PICO-Schemas hilft hier weiter ( Tab. 47.1)
- Für das oben genannte ▶ Beispiel sieht das folgendermaßen aus:

### Beispiel
**Vierteilige Frage:** Ist bei einem 14-jährigen Mädchen mit Angststörung Sertralin besser geeignet als Placebo, um die Symptomatik der Erkrankung Angststörung zu reduzieren?

- **Schritt 2: Suche nach externer Evidenz**
- Die so identifizierten relevanten Schlagworte können nun in eine Datenbank eingegeben werden
- Es erfolgt hier eine Beschränkung auf die Darstellung von **PubMed**, eine der meistverwendeten Suchoberflächen
- Diese wird vom National Center for Biotechnology Information betrieben und greift auf die Datenbank der United States National Library of Medicine (NLM) zu
- Zu finden unter: ▶ www.ncbi.nlm.nih.gov/pubmed
- Verschiedene Suchmethoden führen hier zu dem jeweils schnellst- und bestmöglichen Ergebnis

### Suchanfragen:
- Zur Präzisierung einer Suche können bestimmte Parameter mithilfe **Boole'scher Operatoren** (nach dem Mathematiker George Boole;  Tab. 47.2) und **Tags** verwendet werden ( Tab. 47.3)

**Tab. 47.1** PICO-Schema (**P**atient – **I**ntervention – **C**ontrol – **O**utcome)

| Patient | Intervention | Control | Outcome |
|---|---|---|---|
| Mit welchen Charakteristika würde man eine Gruppe von Patienten beschreiben, die meinem Patienten ähnelt? | Welche Hauptintervention ziehe ich in Betracht? | Welche Alternativmaßnahme ziehe ich in Betracht? | Welche Ziele möchte ich mit der Maßnahme erreichen? |
| 14-jähriges Mädchen mit Angststörung | Sertralin | Placebo | Reduktion der Symptomatik der Angststörung |

## Tab. 47.2 Boole'sche Operatoren

| Operator | Funktion | Beispiel |
|---|---|---|
| AND | Verknüpfung | Artikel muss beide Begriffe enthalten |
| OR | Auswahl | Entweder – oder |
| NOT | Ausschluss | Sucht nach Begriff 1 ohne Begriff 2 |
| NEAR | Lokale Verknüpfung | Sucht nach Artikeln, in denen beide Begriffe nahe beieinander vorkommen |
| ..[MeSH] | Bestimmung einer „Suchgruppe" | Durchsucht die Artikel die im MeSH-tree stehen |
| * | „Asterisk" | Ersetzt einen Wortteil in einer Suchanfrage in eine Variable, z. B. Psych* für Psychiatry, Psychology oder Psychotherapy, usw. |
| ? | Platzhalter | Ersetzt in manchen Suchmaschinen die Funktion des * |

- **Medical Subject Headings (MeSH):** Thesaurus zur Sacherschließung von Büchern und Zeitschriftenartikeln in Medizin und Biowissenschaften, also eine Art Informations-Wort-Netz, durch das verschiedene Sach- und Oberbegriffe erfasst, strukturiert und verknüpft werden
- Durch die Anwendung von Filtern kann die Suche erheblich beschleunigt werden (◘ Abb. 47.2).

### Beispiel
Für das Beispiel ergaben die Suchbegriffe *anxiety disorder + sertraline* 841 Treffer. Mit den Eingaben von *filter: „Randomized Controlled Trial"* und *„All Child:0–18 years"* sowie der Option *„Sort by: Best Match"* konnte aus nur noch 85 Treffern eine Studie ausgewählt werden (◘ Abb. 47.2).

> **Praxistipp**
>
> Es empfiehlt sich, stets die PubMed-Identifikationsnummer **(PMID)** zu vermerken, da diese (◘ Abb. 47.2) über [uid] der schnellste Weg ist, einen Artikel wiederzufinden.

- Anhand des **Abstracts** ist nun ersichtlich, dass die gefundene Studie zur Fragestellung passt (▶ Abstract)

◘ Tab. 47.3 Tags

| Tag | Bedeutung | Verwendung |
|---|---|---|
| [ab] | abstract | Durchsucht den Abstract nach dem Begriff |
| [ad] | affiliation | Zugehörigkeit z. B. zu bestimmten Institutionen (Ulm [ad] AND university [ad]) |
| [all] | all fields | Sucht in allen durchsuchbaren Feldern |
| [au] | author | Durchsucht PubMed nach einem bestimmten Autor |
| [edat] | entrez date | Sucht nach dem Datum, zu dem die Publikation in die NLM aufgenommen wurde (YYYY/MM/DD [edat]) |
| [ip] | issue | Gibt die Ausgabe des Journals an, in der gesucht werden soll (Ausgabennummer [ip]) |
| [ta] | journal title | Name bzw. ISSN des Journals, sucht nur in diesem nach Artikeln |
| [la] | language | Sucht nach Artikeln auf (german [la]) Deutsch |
| [majr] | MeSH major topic | Wählt nur Artikel aus, in denen der Begriff ein MeSH-major topic ist |
| [sh] | MeSH subheadings | Subheadings schränkt die Suche innerhalb der MeSH-Terms ein |
| [mh] | MeSH terms | Sucht in diesem MeSH-Term |
| [pg] | pagination | Sucht auf einer bestimmten Seite in Artikeln/Journals, z. B. Seite12 bei (12 [pg]) |
| [dp] | publication date | Publikationsdatum: (YYYY/MM/DD [dp]) |
| [pt] | publication type | z. B. Review (review [pt]) oder clinical trial [pt] |
| [nm] | substance name | In MedLine nach einer bestimmten Substanz suchen |
| [tw] | textword | Sucht in Titel, Abstract, MeSH-Term und subheadings |
| [ti] | title | Sucht nur im Titel |
| [tiab] | title/abstract | Sucht in Titel und abstract |
| [uid] | unique identifiers | Jeder PubMed-Artikel hat eine eigene Nummer: *PMID* Wenn bekannt, der schnellste Weg zum Artikel |
| [vi] | volume | Alternative zu *issue* ([ip]) |

## Abstract

N Engl J Med. 2008 Dec 25;359(26):2753-66.

**Cognitive behavioral therapy, sertraline, or a combination in childhood anxiety**

*Walkup JT, Albano AM, Piacentini J, Birmaher B, Compton SN, Sherrill JT, Ginsburg GS, Rynn MA, McCracken J, Waslick B, Iyengar S, March JS, Kendall PC. PMID 27349358*

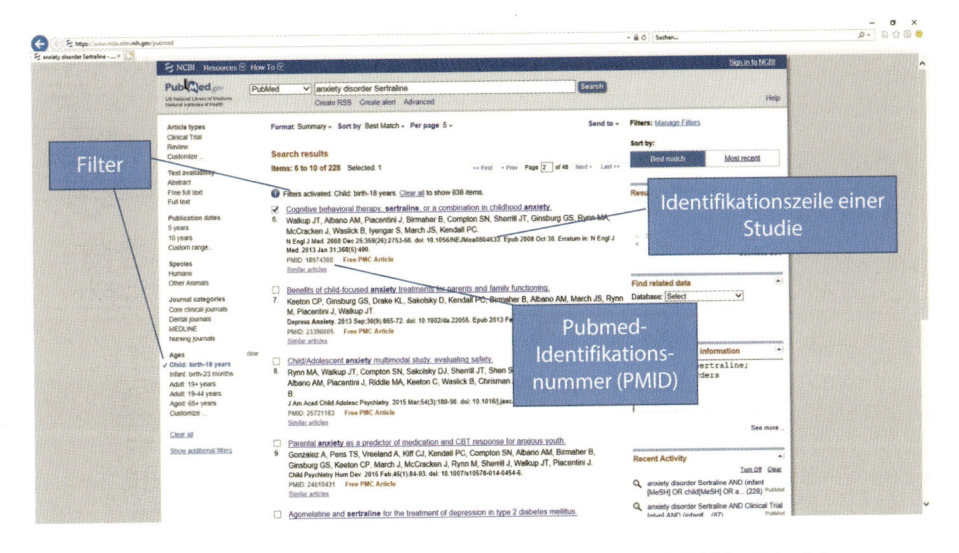

## Was tun, wenn dieses Buch meine Fragen nicht beantwortet?

**Abb. 47.2** Ergebnis der Suchanfrage bei PubMed, gesehen am 12.10.2018 (▶ Beispiel)

„BACKGROUND: Anxiety disorders are common psychiatric conditions affecting children and adolescents. Although cognitive behavioral therapy and selective serotonin-reuptake inhibitors have shown efficacy in treating these disorders, little is known about their relative or combined efficacy."

METHODS: In this randomized, controlled trial, we assigned 488 children between the ages of 7 and 17 years who had a primary diagnosis of separation anxiety disorder, generalized anxiety disorder, or social phobia to receive 14 sessions of cognitive behavioral therapy, sertraline (at a dose of up to 200 mg per day), a combination of sertraline and cognitive behavioral therapy, or a placebo drug for 12 weeks in a 2:2:2:1 ratio. We administered categorical and dimensional ratings of anxiety severity and impairment at baseline and at weeks 4, 8, and 12.

RESULTS: The percentages of children who were rated as very much or much improved on the Clinician Global Impression-Improvement scale were 80.7 % for combination therapy (P < 0.001), 59.7 % for cognitive behavioral therapy (P < 0.001), and 54.9 % for sertraline (P < 0.001); all therapies were superior to placebo (23.7 %). Combination therapy was superior to both monotherapies (P < 0.001). Results on the Pediatric Anxiety Rating Scale documented a similar magnitude and pattern of response; combination therapy had a greater response than cognitive behavioral therapy, which was equivalent to sertraline, and all therapies were superior to placebo. Adverse events, including suicidal and homicidal ideation, were no more frequent in the sertraline group than in the placebo group. No child attempted suicide. There was less insomnia, fatigue, sedation, and restlessness associated with cognitive behavioral therapy than with sertraline.

CONCLUSIONS: Both cognitive behavioral therapy and sertraline reduced the severity of anxiety in children with anxiety disorders; a combination of the two therapies had a superior response rate.

- **Schritt 3: Bewerten der externen Evidenz**

Die Bewertung der gefundenen Therapiestudie erfolgt nach 3 Gesichtspunkten:
1. **Validität:** Die Validität ist das Ausmaß, in dem ein Studienergebnis die Wirklichkeit widerspiegelt und frei von systematischen Fehlern (sog. Bias) ist. Dabei kommt einer sorgfältigen Studienmethodik und einer repräsentativen Studienpopulation besondere Bedeutung zu. Wichtige Faktoren für das Bewerten von Therapiestudien sind:
    - **Randomisation/Kontrollgruppe:** Es sollte zufällig ausgewählt werden, welcher Patient in welche Gruppe kommt (randomisiert)
    - **Repräsentative Studienpopulation/Ähnlichkeit der Gruppen:** Die Studienpopulation sollte homogen sein; Kontroll- und Interventionsgruppe sollten ähnlich sein
    - **Ein-/Ausschlusskriterien:** Die Ein- und Ausschlusskriterien sollten so gewählt sein, dass einerseits eine repräsentative Studienpopulation gegeben ist, andererseits andere Einflussfaktoren auf das Endergebnis ausgeschlossen sind
    - **Verblindung:** Das Wissen, ob ein Patient in der Verum-Gruppe oder in der Kontrollgruppe ist, beeinflusst das Ergebnis – wenn der Arzt es weiß und wenn der Patient selbst es weiß; deshalb: doppelblind
    - **Follow-up:** Nachbeobachtung nach einer Behandlung, z. B. mit Antidepressiva: erst beim Follow-up kann erkannt werden, ob die Symptomatik wieder zunimmt und ob Nebenwirkungen über längere Zeit persistieren
    - **Treatment per protocol/intention-to-treat:**
        - Treatment per protocol: nur die Patienten werden ausgewertet, die die Studie bis zum Ende mitgemacht haben
        - Intention-to-treat: alle eingeschlossenen Patienten, inklusive Drop-outs, werden betrachtet
    - **Primärer/sekundärer Endpunkt:** Sie sollten vor Beginn einer Studie definiert sein und nicht erst bei der Veröffentlichung; in der Regel gibt es nur einen primären Endpunkt, da die Fallzahlberechnung auf diesen ausgerichtet sein sollte, aber mehrere sekundäre Endpunkte

#### Beispiel
Im Beispiel werden die meisten Kriterien für Validität erfüllt. Die Stärken dieser Studie bestehen in der durchgeführten Randomisierung, in der Definition primärer und sekundärer Endpunkte sowie in einer Intention-to-treat-Analyse. Die Altersspanne aller Probanden war mit 7–17 Jahren relativ weit, allerdings waren in allen Studienarmen ca. 75 % der Probanden zwischen 10 und 12 Jahre alt. Eine Einschränkung für die Validität könnte darin bestehen, dass die kombinierte Gruppe (Sertralin und CBT) bezüglich Sertralin nicht verblindet und placebokontrolliert war. Als eine Einschränkung für die Übertragbarkeit auf die 14-jährige Patientin könnte zunächst auch die Studiendauer von 12 Wochen gesehen werden. Diese mögliche Einschränkung wird aber dadurch relativiert, dass weitere, an diese Studie anschließende Langzeitbeobachtungen zu Wirksamkeit und Verträglichkeit in der Literaturrecherche gefunden werden konnten (Piacentini J et al. 2014; Ginsburg GS et al. 2018).

## Tab. 47.4 Vierfeldertafel

|  | Therapieversager Ja | Therapieversager Nein | Summen |
|---|---|---|---|
| Experimentelle Behandlung | a | b | a + b = g (alle Patienten mit experimenteller Behandlung) |
| Kontrollgruppe | c | d | c + d = h (alle Patienten der Kontrollgruppe) |
| Summen | a + c = e („Therapieversager") | b + d = f („Therapieerfolge") | i (alle Patienten) |

2. **Relevanz:** Zur Bewertung der Relevanz von Studienergebnissen eignen sich verschiedene Kennzahlen, die aus den in dem Artikel angegebenen Zahlen berechnet werden können.
   - Hierfür sollte zunächst eine Vierfeldertafel (Tab. 47.4) erstellt werden
   - Anschließend lassen sich folgende Kenngrößen (Tab. 47.5) berechnen:

**Beispiel**
Die Daten, die sich aus dem Abstract der Beispielstudie entnehmen lassen, zeigen, dass die zusätzliche Behandlung besser ist: „The percentages of children who were rated as very much or much improved on the Clinician Global Impression-Improvement scale were 80.7 % for combination therapy (P < 0.001), 59.7 % for cognitive behavioral therapy (P < 0.001), and 54.9 % for sertraline (P < 0.001); all therapies were superior to placebo (23.7 %). Combination therapy was superior to both monotherapies (P < 0.001)". Daher berechnet man die Nutzenzunahme für Sertralin: ARR = |CER-EER| = |76,3 %–45,1 %| = 31,2 %. Der Kehrwert der ARR ergibt eine number needed to treat (NNT) von 3. Die Nutzenzunahme für die Kombinationstherapie von kognitiver Verhaltenstherapie (CBT) und Sertralin berechnet sich: ARR = |CER-EER| = |76,3 %–19,3 %| = 57 %. Der Kehrwert der ARR ergibt eine Number needed to treat (NNT) von 3. Das bedeutet, dass bei der alleinigen Behandlung von ca. 3 Patienten mit Sertralin im Vergleich zu Placebo mit einem zusätzlichen erwünschten Ereignis (also Verbesserung der an Störung gemessen durch Angst Fragebögen und CGI-Improvement) gerechnet werden kann. Bei einer Kombinationsbehandlung von kognitiver Verhaltenstherapie und Sertralin im Vergleich mit Placebo kann sogar bei ca. 2 Patienten mit einem zusätzlichen erwünschten Ereignis gerechnet werden.

3. **Übertragbarkeit:** Um nun zu klären, ob die Ergebnisse (sofern sie valide und relevant genug sind) aus der gefundenen Literatur auf den eigenen speziellen Fall angewendet werden können, müssen folgende Fragen beantwortet werden:
   - Ist der Patient den Patienten aus der Studie ähnlich genug?
   - Ist die Therapie durchführbar (Kosten, Verfügbarkeit)?
   - Entsprechen Therapieform und Therapieziel den Vorstellungen des Patienten?

### Tab. 47.5 Kenngrößen

| | | |
|---|---|---|
| **CER** („control event rate") | Event-Zahl: Populationsgröße (der Kontrollgruppe) = c/h | Anteil der Teilnehmer in der experimentellen Gruppe einer klinischen Studie, die in einem definierten Zeitraum ein Ereignis oder einen Endpunkt erleiden |
| **EER** („experimental event rate") | Event-Zahl: Populationsgröße (der Versuchsgruppe) = a/g | Anteil der Teilnehmer in der Kontrollgruppe einer klinischen Studie, die in einem definierten Zeitraum ein Ereignis oder einen Endpunkt erleiden |
| **ARR** („absolute risk reduction") | CER–EER | Effektmaß für dichotome Endpunkte. Die absolute Risikoreduktion beschreibt die absolute Differenz der Rate an ungünstigen Ereignissen in der experimentellen Gruppe im Vergleich zur Kontrollgruppe, wenn die experimentelle Behandlung wirksam ist |
| **RRR** („relative risk reduction") | \|CER-EER\| / CER | Die relative Senkung der Rate an ungünstigen Ereignissen in der experimentellen Gruppe einer Studie im Vergleich zur Kontrollgruppe |
| **NNT** („number needed to treat") | 1/ARR | Gibt die Anzahl von Patienten wieder, die behandelt werden müssen, um ein zusätzliches ungünstiges Ereignis zu verhindern |
| **ARI** („absolute risk increase") | CER–EER | Beschreibt die absolute Differenz der Rate an ungünstigen Ereignissen in der experimentellen Gruppe im Vergleich zur Kontrollgruppe, wenn die experimentelle Behandlung schlechter ist |
| **NNH** („number needed to harm") | 1/ARI | Gibt die Anzahl an Patienten wieder, bei deren Behandlung mit einem zusätzlichen Fall unerwünschter Ereignisse/einer Komplikation gerechnet werden muss |

Alle Werte bis auf NNT und NNH werden in Prozent angegeben.

### Beispiel

Im vorliegenden Beispiel ist die Übertragbarkeit gegeben. Das Ergebnis der Studie zeigt, dass Sertralin die Symptomatik der Angststörung bei einer 14-järingen Patientin reduzieren kann und es somit zu diesem Zweck auch sinnvoll sein kann, Sertralin vor allem in Kombination mit einer kognitiven Verhaltenstherapie einzusetzen. *Kombination mit einer kognitiven Verhaltenstherapie* einzusetzen. Einschränkungen bestehen jedoch insofern, dass in der Studie Probanden mit Schulabsentismus ausgeschlossen waren und auch nicht nach verschiedenen Angststörungen differenziert wurde.

- **Schritt 4: Anwendung auf den Patienten**

Nach sorgfältiger Literaturrecherche und Auswertung der gefundenen Evidenz werden die Ergebnisse auf den individuellen Patienten angewendet.

**Beispiel**
Bei dem Beispiel der Angstpatientin könnte man den Eltern erklären, dass Sertralin wirksam ist, die Symptomatik der Angststörung zu reduzieren, insbesondere dann, wenn Sertralin in Kombination mit einer kognitiven Verhaltenstherapie eingesetzt wird.

- **Schritt 5: Evaluation der eigenen Leistung**
  - Im letzten Schritt wird eine Bewertung des eigenen Handelns gefordert
  - Das heißt z. B., dass die Wirksamkeit einer Therapie bzw. deren Nebenwirkungen anhand des klinischen Beschwerdebildes und weiteren Daten, z. B. Laborwerten, evaluiert werden müssen

- **Fazit**
  - Gerade in einem Fach wie der Kinder- und Jugendpsychiatrie, in welchem dem Arzt eine hohe Verantwortung gegenüber Minderjährigen zukommt, weiterhin die Forschungsmöglichkeiten an Kindern und daher auch die Datenlage begrenzt sind, sind Fertigkeiten, wie sie in den 5 Schritten der EbM nach David Sackett formuliert werden, von großer Wichtigkeit
  - Das Stellen von beantwortbaren Fragen und das Auffinden geeigneter Literatur sowie das Bewerten und Anwenden von Studienergebnissen sind wesentliche Voraussetzungen für eine wissenschaftlich fundierte Therapie
  - Kritisches Hinterfragen ist ein zentrales Anliegen der EbM, weshalb auch die Evaluation der eigenen Leistung gefordert wird
  - EbM schränkt die Behandlungsfreiheit des Arztes nicht ein; ihre Anwendung versetzt Mediziner vielmehr in der Lage, Studien selbst zu bewerten und deren Ergebnisse kompetent in den klinischen Alltag einzubringen (Greenhalgh et al. 2014)
  - Für die ärztliche Entscheidungsfähigkeit sind die Kernkompetenzen der EbM jedoch unerlässlich; lebenslanges Lernen wird durch sie erreichbar
  - Für weitere Informationen sei auf die Homepage des deutschen Netzwerks Evidenzbasierte Medizin e. V, verwiesen: ▶ www.ebm-netzwerk.de

## Weiterführende Literatur

Choudhry NK, Stelfox HT, Detsky AS (2002) Relationships between authors of clinical practice guidelines and the pharmaceutical industry. JAMA 287:612–617

Fegert JM (2004) Depressionsbehandlung mit SSRI in der Kinder- und Jugendpsychiatrie – Ein Forschungs- oder ein Informationsdebakel? Nervenheilkunde 23:60–64

Fishman L (2012) Methoden zur Aktualisierung von medizinischen Leitlinien: Eine quantitative und qualitative Analyse. ÄZQ, Berlin. (äzq Schriftenreihe; 40)

Ginsburg GS, Becker-Haimes EM, Keeton C, Kendall PC, Iyengar S, Sakolsky D, Albano AM, Peris T, Compton SN, Piacentini J (2018) Results From the Child/Adolescent Anxiety Multimodal Extended Long-

Term Study (CAMELS): Primary Anxiety Outcomes. J Am Acad Child Adolesc Psychiatry. Jul;57(7):471–480. https://doi.org/10.1016/j.jaac.2018.03.017.

Greenhalgh T1, Howick J2, Maskrey N3 (2014) Evidence Based Medicine Renaissance Group. Evidence based medicine: a movement in crisis? BMJ 2014(348):g3725.

Kühlein T, Forster J (2007) Welche Evidenz braucht der Arzt? In: Kunz R, Ollenschläger G, Raspe H, Jonitz G, Donner-Banzhoff N (Hrsg) Lehrbuch Evidenzbasierte Medizin in Klinik und Praxis. Aufl. Deutscher Ärzte Verlag, Köln, S 2

Mian AI, Milavić G, Skokauskas N (2015) Child and adolescent psychiatry training: a global perspective. Child Adolesc Psychiatr Clin N Am 24(4):699–714. https://doi.org/10.1016/j.chc.2015.06.011

Piacentini J, Bennett S, Compton SN, Kendall PC, Birmaher B, Albano AM, March J, Sherrill J, Sakolsky D, Ginsburg G, Rynn M, Bergman RL, Gosch E, Waslick B, Iyengar S, McCracken J, Walkup J (2014) 24- and 36-week outcomes for the Child/Adolescent Anxiety Multimodal Study (CAMS). J Am Acad Child Adolesc Psychiatry. Mar;53(3):297–310.

Resch F, Fegert JM (2009) Die Bedeutung der Lehre im Spannungsfeld zwischen „Evidence-based Medicine" und „Experience-based Medicine". Z Kinder- und Jugendpsychiatr Psychother 37(2):97–105

Sackett DL, Rosenberg WM, Gray JA et al (1997) Was ist Evidenz-basierte Medizin und was nicht? Münch Med Wochenschr 139(44):644–645. (Dieser Beitrag ist eine ergänzte, überarbeitete Version eines Editorials, das im Januar 1996 im British Medical Journal erschienen ist: Sackett DL, Rosenberg WM, Gray JA, Haynes RB, Richardson WS (1996) Evidence-based medicine: what it is and what it isn't. BMJ 312(7023):71–72; Übersetzung: M. Perleth, Hannover)

Tricoci P, Allen JM, Kramer JM et al (2009) Scientific evidence underlying the ACC/AHA clinical practice guidelines. JAMA 301(8):831–841

Walkup JT, Albano AM, Piacentini J, Birmaher B, Compton SN, Sherrill JT, Ginsburg GS, Rynn MA, McCracken J, Waslick B, Iyengar S, March JS, Kendall PC (2008) Cognitive behavioral therapy, sertraline, or a combination in childhood anxiety. N Engl J Med 359(26):2753–2766

# Neue Versorgungsformen

Inhaltsverzeichnis

**Kapitel 48** Stationsäquivalente Behandlung – 727
*Isabel Böge, Jörg M. Fegert und Renate Schepker*

**Kapitel 49** Die Medizinische Kinderschutzhotline – 735
*Jörg M. Fegert, Oliver Berthold, Michael Kölch und Andreas Witt*

**Kapitel 50** CCSchool (Continuum of Care School) – Verbesserung der Versorgungskontinuität bei Kindern und Jugendlichen mit (drohender) seelischer Behinderung – 743
*Isabel Böge, Michael Kölch und Jörg M. Fegert*

**Kapitel 51** Aufsuchende Behandlungsformen aus der kassenärztlichen Praxis – 751
*Dagmar Hoehne*

**Kapitel 52** Heim- und Pflegekinder-Sprechstunde – 761
*Andreas Witt, Marc Schmid und Jörg M. Fegert*

# Stationsäquivalente Behandlung

*Isabel Böge, Jörg M. Fegert und Renate Schepker*

Weiterführende Literatur – 734

© Springer-Verlag GmbH Deutschland, ein Teil von Springer Nature 2020
M. Kölch et al. (Hrsg.), *Klinikmanual Kinder- und Jugendpsychiatrie und -psychotherapie*,
https://doi.org/10.1007/978-3-662-58418-7_48

Home Treatment als aufsuchende Behandlungsform war bis zum Jahr 2017 in Deutschland im SGB V nicht verankert und wurde so von den Krankenkassen nicht finanziert. Nur in einzelnen Regionen wurden über Modellprojekte oder Forschungsvorhaben Home-Treatment-Angebote vorgehalten. Anhand dieser und weiterer europäischer Studien konnte nachgewiesen werden, dass

- Home Treatment stationäre Aufnahmen verhindern oder zumindest deren Dauer verringern kann (Böge et al. 2014)
- Home Treatment über Zeit gleich gute Behandlungserfolge wie stationäre Behandlungen, insbesondere in Bezug auf die Nachhaltigkeit von Behandlungserfolgen, zeigt (Mattejat et al. 2001; Schmidt et al. 2006)
- Home Treatment kostenäquivalent oder kostengünstiger als eine stationäre Behandlung ist (Boege et al. 2015)
- Home Treatment von Familien als Behandlungsform gerne angenommen wird und mit einer guten Patientenzufriedenheit einhergeht. Insbesondere Eltern schätzen den engeren Einbezug in die Behandlung (Corpus et al. 2014)
- auch solche Patienten mit stationärer Behandlungsindikation erreicht werden, welche z. B. aufgrund von Transportdefiziten oder Trennungsängsten eine nötige stationäre Behandlung sonst verweigern, sich aber auf eine intensive Behandlung zu Hause einlassen können

Verschiedene Behandlungsformen, denen gemeinsam die aufsuchende Behandlungsform ist, werden unter dem Begriff Home Treatment subsumiert:

### Klassisches Home Treatment
Wird definiert als eine kurzfristige und stationsersetzende Behandlung im häuslichen Rahmen für psychisch erkrankte Menschen mit einer Indikation zur stationären Aufnahme. Ziel ist Stabilisierung unter Erhalt und Einbezug des sozialen Umfelds.

- Diagnosen: Alle F-Diagnosen möglich
- Dauer: ca. 3–6 Monate
- Frequenz: 1- bis 3-mal/Woche
- 24 h/7 Tage Erreichbarkeit des Arztes

### Multisystemische Therapie (MST)
MST ist eine manualisierte aufsuchende Behandlungsform für sozial auffällige Kinder und Jugendliche unter Einbezug der Eltern, welche kurz vor der Fremdunterbringung oder juristischen Konsequenzen ihres Handelns stehen. Ziele sind Erhöhung der Kompetenzen im Familiensetting, Vermeidung von stationärer Aufnahme, Fremdunterbringung oder Arrest.

- Diagnosen: vor allem Störungen des Sozialverhaltens (F91, F92)
- Dauer: 4 Monate
- Frequenz: Hochfrequent mit bis zu 120 Stunden innerhalb der 4 Monate
- 24 h/7 Tage Erreichbarkeit des Arztes

### Assertive Community Treatment (ACT)
ACT richtet sich vor allem an chronisch erkrankte Kinder und Jugendliche mit dem Ziel einer langfristigen Begleitung, um die psychisch erkrankten Kinder und Jugendlichen sowie deren Familien zu befähigen, langfristig in ihrem Lebensumfeld stabil zu bleiben/zurechtzukommen.

- Diagnosen: vor allem schizophrene Erkrankungen (F20)
- Dauer: mehrere Jahre
- Frequenz: nach Bedarf, ca. 1-mal/Woche bis hochfrequent
- 24 h/7 Tage Erreichbarkeit des Arztes

**Case Management (CM)**
CM dient der Koordination von Hilfsangeboten (z. B. Schule, Jugendhilfe, Psychiatrie, Arbeitsamt, Justiz) für psychisch erkrankte Kinder und Jugendliche, um akute Krisen, die eine Hospitalisation erforderlich machen, zu vermeiden. Dabei wird Einzel-Case-Management (ein Case Manager koordiniert mehrere Hilfsangebote von unterschiedlichen Anbietern) von teambasiertem Case Management (alle relevanten Anbieter von Hilfen setzen sich zusammen und planen einen Fall) unterschieden.
- Diagnosen: Alle F-Diagnosen möglich
- Dauer: langfristig über mehrere Jahre
- Frequenz: Case Management bei Krisen jederzeit möglich, ansonsten weitere Abstände zwischen den Terminen, je nach Bedarf
- 24 h/7 Tage Erreichbarkeit des Case Managers

**Krisen-Management-Teams**
Ziel ist, durch zeitlich limitierte intensive aufsuchende Unterstützung während der Krise eine sonst nötige stationäre Aufnahme durch pädagogisch-pflegerisches Coaching von psychiatrisch erfahrenen Krankenschwestern/-pflegern, supervidiert durch Psychiater zu verhindern.
- Diagnosen: Alle F-Diagnosen möglich
- Dauer: für den Zeitraum der Krise, ca 2–4 Wochen
- Frequenz: hochfrequent
- 24 h/7 Tage Erreichbarkeit des Teams

- **Vorteile von Home Treatment**

Schon lange sind die Vorteile von Home Treatment gegenüber einer stationären Behandlung bekannt und haben sich bis heute nicht wesentlich geändert:
- Therapeutische Maßnahmen können durch einen besseren Einblick ins familiäre Umfeld gezielter bzw. besser der Realität angepasst eingesetzt werden
- Die Integration des Kindes in die Familie kann besser erhalten werden, es besteht kaum Gefahr der familiären Neuorganisation in Abwesenheit des Kindes
- Kontakte zu Gleichaltrigen können aufrechterhalten werden
- Die Gefahr der Stigmatisierung entfällt
- Iatrogene Wirkungen von Institutionalisierung werden vermieden
- Generalisierungsprobleme von im stationären Rahmen neu erlernten Verhaltensweisen entfallen
- Aktive Beteiligung der Eltern bewirkt mehr Verantwortungsübernahme für Veränderung von eigenen Verhaltensweisen im Familiensystem
- Kompetenzerweiterung der Bezugspersonen hat eine präventive Wirkung auf andere Probleme

## Stationsäquivalente Behandlung – rechtliche Grundlagen

Eine aufsuchende stationsäquivalente Behandlung (StäB) ist nun in Deutschland als eine weitere Form des Home Treatments möglich. Das „Gesetz zur Weiterentwicklung der Versorgung und Vergütung für psychiatrische und psychosomatische Leistungen (Psych VVG)", welches die Vergütung von Krankenhausleistungen regelt, trat am 01.01.2017 in Kraft. Dort ist die Grundlage geschaffen worden, alternativ zur stationären Behandlung intensives Home Treatment für psychisch kranke Kinder- und Jugendliche regelhaft als stationsäquivalente Behandlung (StäB) anzubieten. In Folge ist die stationsäquivalente Behandlung dann auch im SGB V verankert worden.

§ 39 des SGB V
- Versicherte haben Anspruch auf stationäre oder stationsäquivalente Behandlung durch ein nach § 108 zugelassenes Krankenhaus
- Die stationsäquivalente Behandlung umfasst dabei eine psychiatrische Behandlung im häuslichen Umfeld durch mobile, ärztlich geleitete, multiprofessionelle Behandlungsteams. Sie entspricht hinsichtlich der Inhalte sowie der Flexibilität und Komplexität der Behandlung einer vollstationären Behandlung

§ 115d des SGB V
- Psychiatrische Krankenhäuser mit regionaler Versorgungsverpflichtung sowie Allgemeinkrankenhäuser mit selbstständigen, fachärztlich geleiteten psychiatrischen Abteilungen mit regionaler Versorgungsverpflichtung können eine stationsäquivalente Behandlung anbieten
- Der Spitzenverband Bund der Krankenkassen, der Verband der Privaten Krankenversicherung und die Deutsche Krankenhausgesellschaft hatte im Benehmen mit der Kassenärztlichen Bundesvereinbarung bis zum 30. Juni 2017 die Anforderungen an die Qualität der Leistungserbringung, die Anforderungen an die Beauftragung von an der ambulanten psychiatrischen Behandlung teilnehmenden Leistungserbringern zu vereinbaren
- Entsprechendes Personal zur Erbringung der stationsäquivalenten Leistung muss von Krankenhäusern vorgehalten und von Kassen bezahlt werden, wenn die festgelegten Kriterien erfüllt werden
- Hierfür können Krankenhäuser auch Dritte (z. B. niedergelassene Kollegen) mit einbeziehen, insbesondere wenn dies der Behandlungskontinuität dient oder aus Gründen der Wohnortnähe sachgerecht ist
- Eine Überprüfung der Auswirkungen stationsäquivalenter Behandlungen erfolgt bis zum 31.12.2021

## Was verbirgt sich hinter dem Begriff „Stationsäquivalente Behandlung"

StäB stellt eine therapiezielorientierte, intensive, aufsuchende Behandlung durch ein mobiles multiprofessionelles Team unter der Leitung eines Facharztes für Kinder- und Jugendpsychiatrie und -psychotherapie dar. Folgende Bedingungen muss das Team vorhalten:
- Leitung durch einen Facharzt für Kinder- und Jugendpsychiatrie und -psychotherapie

- Multiprofessionalität durch Vorhalten von mindestens 3 Berufsgruppen im StäB-Team, ggf. ergänzt durch weitere Berufsgruppen in dem Krankenhaus: Psychologen, Systemische Therapeuten, Pflegedienst, Erziehungsdienst, Fachtherapeuten (z. B. Ergotherapeuten, Motopäden, Erlebnistherapeuten, Heilpädagogen, Musiktherapeuten, Kunsttherapeuten)
- Es erfolgt mindestens ein direkter Patientenkontakt durch mindestens ein Mitglied des multiprofessionellen Teams pro Tag. Kommt ein direkter Kontakt nicht zustande aus Gründen, die der Patient zu verantworten hat, zählt der unternommene Kontaktversuch dennoch als direkter Patientenkontakt
- Die überwiegende Anzahl von Behandlungsterminen wird zu Hause erbracht (ca. 80 %)
- Ein Teil der Leistungen (max. 20 %), z. B. fachtherapeutisch spezifische Methoden, die ein bestimmtes Setting benötigen (Ergotherapie, Bogenschießen, Erlebnistherapie), oder medizinische Untersuchungen, die nicht mobil sind, können dabei im Krankenhaus oder auch von anderen Leistungsträgern (Hausarzt, Chirurg o. Ä.) erbracht werden
- Vor Behandlungsaufnahme muss ein Einverständnis aller >18-jährigen Mitbewohner im Haushalt vorliegen
- Beim ersten Termin erfolgt durch den Facharzt eine Überprüfung, ob das häusliche Umfeld für eine stationsäquivalente Behandlung geeignet ist (gibt es z. B. die Möglichkeit zu Einzelgesprächen?)
- Durchführung einer wöchentlichen ärztlichen Visite (bei stationsäquivalenter Behandlung von mehr als 6 Tagen in Folge) im direkten Patientenkontakt, in der Regel im häuslichen Umfeld. Der Facharztstandard ist zu gewährleisten
- Durchführung einer wöchentlichen multiprofessionellen Fallbesprechung zur Beratung des weiteren Behandlungsverlaufs, in der mindestens drei der an der Behandlung beteiligten Berufsgruppen einbezogen werden müssen. Die Fallbesprechung kann unter Zuhilfenahme von Telekommunikation geschehen
- Behandlung auf der Grundlage eines individuellen Therapieplans, orientiert an den Möglichkeiten und dem Bedarf des Patienten
- Die Erreichbarkeit mindestens eines Mitglieds des Behandlungsteams ist werktags im Rahmen des üblichen Tagdienstes sicherzustellen (Rufbereitschaft). Darüber hinaus ist eine jederzeitige (24 h/7 Tage) ärztliche Eingriffsmöglichkeit durch das Krankenhaus zu gewährleisten. Bei kurzfristiger Zustandsverschlechterung muss mit einer vollstationären Aufnahme reagiert werden können
- Eine Dokumentation erfolgt nach jedem Termin im klinikeigenen Dokumentationssystem

> **Praxistipp**
>
> Alle an einer stationsäquivalenten Behandlung beteiligten Mitarbeiter sollten möglichst regelmäßig an den jeweiligen wöchentlichen Fallbesprechungen teilnehmen, da ein detaillierter Informationsaustausch im multiprofessionellen Team ein entscheidender Faktor für das Gelingen einer stationsäquivalenten Behandlung ist.

### Ziele einer StäB

Mögliche Ziele einer stationsäquivalenten Behandlung sind, wie in einer Stellungnahme der Deutschen Gesellschaft für Psychiatrie, Psychotherapie und Neurologie (DGPPN) formuliert:
- Symptomreduktion
- Steigerung der Lebensqualität und größtmögliche Teilhabe am gesellschaftlichen Leben, Verbesserung psychosozialer Funktionen
- Förderung der Fähigkeit zur selbstbestimmten und eigenverantwortlichen Lebensführung
- Stärkung im Umgang mit Symptomen
- Reduktion von Beeinträchtigungen (Recovery-Konzept)
- Förderung sozialer Integration
- Förderung des Wissens über die Erkrankung
- Aufbau von Selbstmanagementstrategien
- umfassende Gesundheitsförderung einschließlich der Stärkung von Gesundheitsverhalten
- Reduzierung von Behandlungsmaßnahmen gegen den Willen der Patienten

### Behandlungsplanung in StäB

Es wird zielorientiert einmal pro Woche im Team ein individueller Behandlungsplan für die kommende Woche erstellt, den das Kind/der Jugendliche sowie die Eltern erhalten, und in dem jeweils der Mitarbeiter und der Inhalt der an dem Tag stattfindenden Therapieeinheit aufgeführt wird. Es können (und sollen) alle Elemente zur Anwendung kommen, die auch in einer stationären Therapie eingesetzt werden.

> **Praxistipp**
>
> Behandlungsplanungen sind nicht nur Vorgabe, sondern erleichtern auch den reibungslosen Ablauf einer Behandlung, da so die Zielsetzung der jeweiligen Kontakte auch ohne direkte Übergabe jederzeit für jeden Mitarbeiter transparent nachhaltbar sind.

### Praktische Umsetzung

StäB ist die Verbindung zwischen hochschwelligen stationären Maßnahmen und niederschwelligeren ambulanten Maßnahmen. Der Patient wird nicht herausgelöst aus dem Gesamtumfeld, sondern als Teil eines Gesamtgefüges gesehen, in dem sowohl persönliche als auch Umfeldfaktoren zur Erkrankung beigetragen haben. Die Behandlung ist dadurch nicht nur auf den Patienten selbst, sondern auch das Umfeld ausgelegt.
- Die Behandlungsdauer einer stationsäquivalenten Behandlung ist nicht festgeschrieben, dauert aber in der Regel analog der stationären Verweildauer zwischen 4–6 Wochen
- Während einer stationsäquivalenten Behandlung finden tägliche Kontakte mit dem Kind/Jugendlichen und/oder den Eltern statt, auch an den Wochenenden und Feiertagen. Die Dauer der einzelnen Termine (von ca. 1 Stunde bis zu Ganztagesaktivitäten) ist dabei nicht vorgeschrieben und wird individuell pro Tag festgelegt.

- Ggf. können auch zwei Termine von unterschiedlichen Berufsgruppen an einem Tag stattfinden. Ein alleiniger Besuch der Klinikschule ohne therapeutischen Kontakt gilt nicht als Kontakt
- Dem Facharzt bzw. Psychotherapeuten kommt in diesem Konzept in den meisten Fällen eine eher diagnostische, inhaltlich koordinierende sowie supervisorische Funktion zu. Sie können, müssen aber nicht, die Fallführung innehaben, statt dessen können auch Pflege- und Erziehungsdienstmitarbeiter (PED), wie schon in vielen anderen Ländern praktiziert, die Fallführung übernehmen (Ougrin et al. 2014)
- Der jeweilig fallführende Therapeut übernimmt dabei (ähnlich einem Case Manager) die praktische Koordination der einzelnen Termine und Behandlungselemente. Er legt während der Fallbesprechung gemeinsam mit den Teammitgliedern einmal pro Woche fest, wer im Team, wann, mit welcher Aufgabe in der Familie arbeitet. Er stellt den ersten Ansprechpartner für die Familien dar
- Die Behandlungsplanung wird in der ersten Fallbesprechung multiprofessionell anhand der Zielsetzungen der Familie erstellt, wöchentlich überprüft und angepasst
- Eltern werden hochfrequent 1- bis 3-mal/Woche mit einbezogen. Je jünger des Kind, umso mehr steht der Elterneinbezug im Fokus
- Wo erforderlich, finden Kontakte zum Jugendamt, der Schule, dem Arbeitsamt oder dem Gericht statt
- Wichtig: Bei weitergehenden nötigen Arztkontakten(z. B. Fraktur eines Beines während der stationsäquivalenten Behandlung), welche nicht vom Facharzt für Kinder- und Jugendpsychiatrie und -psychotherapie abgedeckt werden können, werden diese vom fallführenden Therapeuten koordiniert und im Anschluss aus dem Tagessatz der stationsäquivalenten Behandlung bezahlt
- Eine Dokumentation des jeweiligen StäB-Termins sollte direkt im Anschluss bzw. zumindest tagggleich erfolgen, um die Informationsweitergabe zwischen den einzelnen Teammitarbeitern zu gewährleisten

> **Praxistipp**
>
> Smartphones und Laptops mit Remotezugriff auf das Dokumentationssystem erleichtern die Informationsweitergabe zwischen den Mitarbeitern. Ebenfalls ist eine Ausstattung des Teams mit einer gewissen Anzahl von Dienstwagen von Vorteil.

Falsch wäre dabei zu denken, dass Home Treatment generell geringere Kosten und Aufwand verursacht als eine stationäre Behandlung. Um die hohe Intensität, Individualität und nötige flexible Gestaltung der Behandlung darzustellen, bedarf es
- eines hohen organisatorischen Aufwands,
- eines intensiven Austauschs der Teammitglieder untereinander
- kreativen Denkens
- eines hohen vorzuhaltenden multiprofessionellen Personalschlüssels
- Flexibilität und Motivation der Familien, des Kindes/Jugendlichen und der Teammitglieder

Home Treatment in Form von StäB stellt eine gute Ergänzung des sich von ambulant nach stationär intensivierenden Behandlungsspektrums dar und sollte in Deutschland auch in Zukunft einen festen Platz für die Behandlung von Kindern und Jugendlichen mit psychischen Störungen erhalten.

## Weiterführende Literatur

Boege I, Copus N, Schepker R (2014) Behandelt zu Hause gesund werden – Hometreatment in Verzahnung mit Klinikelementen, Chancen und Herausforderungen. Z Kinder Jugendpsychiatr Psychother 42(1):27–37

Boege I, Corpus N, Schepker R, Kilian R, Fegert JM (2015) Cost-effectiveness of intensive home treatment enhanced by inpatient treatment elements in child and adolescent psychiatry in Germany: a randomized trial. Eur Psychiatry 30(5):583–589

Corpus N, Schepker R, Fegert JM, Boege I (2014) Eltern und Patienten als Subjekt der Behandlung – Erwartungen, Effizienz und Realitäten von intensiver, klinikverzahnter Behandlung zu Hause. Psychotherapeut 59:378–384

Eisert M, Eisert HG, Schmidt MH (1985) Hinweise zur Behandlung im häuslichen Milieu („Hometreatment"). Z Kinder Jugendpsychiatr Psychother 13:268–279

http://www.sozialgesetzbuch-sgb.de/sgbv/39.html Zugegriffen am 01.10.2018

https://www.dgppn.de/_Resources/Persistent/6a32b1531f474c898fc8ec49c7bf6614cb95ac15/2017-06-13_STN_DGPPN_STÄB_fin.pdf Zugegriffen am 01.10.2018

Mattejat F, Hirt BR, Wilken J, Schmidt MH, Remschmidt H (2001) Efficacy of inpatient and home treatment in psychiatrically disturbed children and adolescents. Follow-up assessment of the results of a controlled treatment study. Eur Child Adolesc Psychiatry 10(Suppl 1):I71–I79

Ougrin D, Zundel T, Padmore J, Loh C, Corrigal R (2014) Innovations in practice: pilot evaluation of the supported discharge service (SDS): clinical outcomes and service use. Child Adolesc Mental Health 19(4):265–269

Ougrin D, Corrigall R, Poole J et al (2018) Comparison of effectiveness and cost-effectiveness of an intensive community supported discharge service versus treatment as usual for adolescents with psychiatric emergencies: a randomised controlled trial. Lancet Psychiatry 5(6):477–485

Schmidt MH, Lay B, Göpel C, Naab S, Blanz B (2006) Hometreatment for children and adolescents with psychiatric disorders. Eur Child Adolesc Psychiatry 15(5):265–276

# Die Medizinische Kinderschutzhotline

*Jörg M. Fegert, Oliver Berthold, Michael Kölch und Andreas Witt*

**Weiterführende Literatur – 742**

© Springer-Verlag GmbH Deutschland, ein Teil von Springer Nature 2020
M. Kölch et al. (Hrsg.), *Klinikmanual Kinder- und Jugendpsychiatrie und -psychotherapie*,
https://doi.org/10.1007/978-3-662-58418-7_49

In allen therapeutischen Settings kann die Sorge um das Wohl eines Kindes oder Jugendlichen entstehen. Wenn die Sorgeberechtigten dann nicht als hilfreiche Ressource zur Verfügung stehen, gar Teil des Problems sind, kann guter Rat teuer sein. Auch bei sehr erfahrenen Fachkräften lösen Kinderschutzfälle bisweilen Unsicherheit aus. Hier steht seit Juli 2017 die Medizinische Kinderschutzhotline zur Verfügung. Rund um die Uhr werden Fachkräfte aus allen Bereichen der Medizin und aus therapeutischen Berufen unter der bundesweit kostenfreien Telefonnummer 0800 19 21000 beraten.

Es beraten Ärzte aus der
- Kinder- und Jugendpsychiatrie,
- Pädiatrie
- Rechtsmedizin

zu Fragen des sexuellen Missbrauchs, körperlicher oder emotionaler Misshandlung, Vernachlässigung sowie nicht näher kategorisierbaren Risikolagen.

**Hintergrund** Die Evaluation des Bundeskinderschutzgesetzes (s. hierzu auch ▶ Kap. 42 im vorliegenden Klinikmanual) ergab, dass auch Jahre nach dem Inkrafttreten
- viele der Regelungen den handelnden Fachkräften noch weitgehend unbekannt waren, insbesondere die Befugnisnorm zum Bruch der Schweigepflicht
- eine erhebliche Unsicherheit in Kinderschutzfällen bestand

Zudem deckt sich die in Deutschland durchgeführte Aufarbeitung tragisch verlaufener Kinderschutzfälle mit der internationalen Forschung, dass Kommunikationslücken und Missverständnisse zwischen der Medizin und der Jugendhilfe nachgerade lebensgefährlich für gefährdete Kinder sein können.

Viele Fragen und Unsicherheiten entstehen aus konkreten, häufig komplexen Fällen heraus und müssen im dicht getakteten Klinik- und Praxisalltag rasch ausgeräumt werden, wenn man nicht riskieren will, dass eine notwendige Intervention aus Unsicherheit unterbleibt.

Als logische Konsequenz hat das Bundesministerium für Familie, Senioren, Frauen und Jugend (BMFSFJ) den Auftrag zur Einrichtung der Medizinischen Kinderschutzhotline erteilt (◘ Tab. 49.1).

---

**Medizinische Kinderschutzhotline**

**Projektleitung:**
- Prof. Dr. Jörg M. Fegert, Klinik für Kinder- und Jugendpsychiatrie/ Psychotherapie, Universitätsklinikum Ulm, Ulm, Deutschland joerg.fegert@uniklinik-ulm.de.
- Prof. Dr. Michael Kölch, Klinik für Psychiatrie, Neurologie, Psychosomatik und Psychotherapie im Kindes- und Jugendalter Universitätsmedizin Rostock Rostock, Deutschland

**Umsetzung:**
- Kooperation mit den DRK Kliniken Berlin und dem Institut für Rechtsmedizin der Universität Freiburg
- Diese Institutionen stellen die Berater der Kinderschutzhotline und kooperieren zudem bei der technischen Umsetzung und Schulung der Mitarbeiter

Die Medizinische Kinderschutzhotline

**Tab. 49.1** Die Medizinische Kinderschutzhotline im Überblick

| | |
|---|---|
| Telefonnummer | 0800 19 210 00 |
| Webseite | ▶ www.kinderschutzhotline.de |
| Erreichbarkeit | - Bundesweit<br>- Kostenfrei<br>- Rund um die Uhr (24 Stunden am Tag, 7 Tage die Woche) |
| Zielgruppe | Medizinisches Fachpersonal, also:<br>- Ärzte (in Kliniken oder Niedergelassen)<br>- Zahnärzte<br>- Psychotherapeuten (in Ausbildung)<br>- Mitarbeiter im Rettungsdienst<br>- Mitarbeiter der Pflege<br>- Co-Therapeuten<br>- Etc. |
| Zu was berät die Medizinische Kinderschutzhotline? | Beratung bei Kinderschutzfragen zu sexuellem Missbrauch, körperlicher oder emotionaler Misshandlung oder Vernachlässigung, zum Beispiel:<br>- Was sind die gesetzlichen Vorgaben in Bezug auf Schweigepflicht und ärztliches Handeln?<br>- Welche Schritte kann oder muss ich in einem Kinderschutzfall einleiten?<br>- Was muss ich bei der klinischen Abklärung und Dokumentation eines Kinderschutzfalles beachten?<br>- Wie spreche ich Begleitpersonen auf einen Misshandlungsverdacht an?<br>- Wo gibt es Hilfe vor Ort? |

■ **Struktur**

Die technische Infrastruktur der Medizinischen Kinderschutzhotline entspricht der eines modernen Callcenters: Über die bundesweit einheitliche und für die Anrufer kostenlose Rufnummer 0800 19 210 00 werden die Anrufe auf die Diensthandys der gerade tätigen Mitarbeiter verteilt, ohne dass diese deshalb am selben Ort sein müssen. Dokumentiert wird ebenfalls online, in einem geschützten, nur für die Mitarbeiter zugänglichen Portal. Hier sind zudem umfangreiche Informationen für die Beratertätigkeit hinterlegt, von Dienstplänen über Kontaktinformationen spezialisierter Ansprechpartner zu aufbereiteten Fachinformationen, z. B. der Spurensicherung nach sexuellem Übergriff, notwendiger Diagnostik nach vermuteter körperlicher Gewalt etc.

■ **Berater**

Den Beratern, selbst zu einem Teil bereits mit Facharzttitel, stehen zudem ebenfalls rund um die Uhr fachärztliche Hintergrunddienste aus den Bereichen Rechtsmedizin, Pädiatrie/Kinderschutzmedizin sowie Kinder- und Jugendpsychiatrie zur Verfügung. Hier kann auch im Notfall eine erste Akutsupervision geleistet werden, weitere Supervisionsmöglichkeiten stehen bei Bedarf und im Rahmen regelmäßig stattfindender Teamtreffen zur Verfügung.

Die Erfahrungen aus dem ersten Jahr des Hotline-Betriebs zeigen:
- Es ist ein erheblicher Beratungsbedarf aus allen Bereichen der Medizin und der therapeutischen Berufe vorhanden
- Anrufende aus allen Bundesländern waren ungefähr entsprechend der Bevölkerungsgröße vertreten
- Ebenso sind alle beruflichen Kontexte und Hierarchiestufen vertreten, von Psychotherapeuten in der Ausbildung bis hin zu Chefärzten aus Praxen, Ambulanzen und Kliniken

### ▪ Beratungsthemen

Ganz allgemein können die Fragen an die Hotline in vier große Kategorien eingeteilt werden:

❓ Reicht das, was ich wahrnehme, um sich Sorgen um das Kind zu machen bzw. um tätig zu werden?
- Wie bespreche ich meine Sorge mit den Eltern bzw. muss oder soll ich auch mit den Eltern sprechen, wenn der/die Jugendliche das gar nicht will?
- Was soll ich als Nächstes tun? Darf (oder muss) ich meine Schweigepflicht brechen?
- Wer kann weiterhelfen?

- Darüber hinaus werden häufig Hinweise zur rechtssicheren Dokumentation gegeben
- Für die Mitbeurteilung von körperlichen Befunden oder bildgebenden Verfahren verweisen die Berater an die nächstgelegene Kinderschutzambulanz oder das nächste rechtsmedizinische Institut, da die Medizinische Kinderschutzhotline bislang keinen Kanal zur sicheren Befundübermittlung umfasst

Wenig überraschend spiegeln sich auch aktuelle Themenkomplexe in Anfragen an die Medizinische Kinderschutzhotline wider, da zu ganz aktuellen Themen noch wenig schriftliche Arbeitshilfen vorliegen:
- diagnostische Sicherheit beim Schütteltrauma
- Fragen zu sexuellem Missbrauch in Einrichtungen des Gesundheitswesens
- Kinder psychisch kranker Eltern
- Hundebisse durch den Familienhund

Die Berater greifen diese Themen auf, bündeln die hierzu verfügbaren Informationen und bereiten sie dann einerseits zur Schulung der anderen Mitarbeiter auf, und stellen sie aber andererseits in Form von Übersichtsarbeiten und Fallberichten der Fachöffentlichkeit zur Verfügung.

Die Medizinische Kinderschutzhotline ist im Bericht der Weltgesundheitsorganisation zu Fortschritten im Kinderschutz in Europa als einziges gelungenes Praxisbeispiel aus Deutschland hervorgehoben und erwähnt worden.

Im Folgenden werden drei exemplarische Konstellationen geschildert, zu denen regelmäßig Beratungen bei der Medizinischen Kinderschutzhotline angefragt werden.

## Fallbeispiel 1

In der ambulanten Psychotherapie erzählt die 15-jährige Mascha dem Therapeuten von ihrem besten Freund, dem ebenfalls 15-jährigen Paul. Paul sei in letzter Zeit zunehmend niedergeschlagen und würde es zu Hause nicht mehr aushalten. Deswegen habe er auch schon einige Male im Freien übernachtet. Maschas Eltern erlauben nicht, dass sie Paul über Nacht nach Hause bringe. Der Grund für Pauls Niedergeschlagenheit sei, dass er zu Hause von seinem Vater regelmäßig verprügelt, beschimpft und bedroht werde. Paul gehe nicht mehr in den Sportverein, weil er Angst habe, dass die vielen Verletzungen dort auffallen würden. In letzter Zeit nähmen die Misshandlungen deutlich zu. Paul wolle aber auf keinen Fall, dass etwas davon nach außen dringe. Er sei überzeugt, dass sein Vater sich an seiner Mutter und an seiner jüngeren Schwester „austoben" würde, wenn Paul nicht mehr da wäre. Deswegen nehme sich Paul immer wieder seine „Auszeit", wie er das nennt, und übernachte im Park bei Obdachlosen, mit denen er sich angefreundet habe. Mascha würde ihrem Freund gerne helfen, bittet aber den Therapeuten, ebenfalls keinesfalls etwas zu erzählen, auch nicht ihren eigenen Eltern.

Der Therapeut entschließt sich zum Anruf in der Medizinischen Kinderschutzhotline, um die Handlungsoptionen zu besprechen.

Folgende Aspekte sind relevant:

— Auf die Frage, ob Maschas Schilderungen glaubhaft sind oder sie in Wirklichkeit eigene Misshandlungserfahrungen schildert, kann in der telefonischen Beratung nicht eingegangen werden. Hier wird ggf. auf die Supervision verwiesen.

— Ist der Therapeut an seine Schweigepflicht gebunden? Mascha hat dem Therapeuten zunächst die Weitergabe von Informationen untersagt, die sie ihm in seiner Eigenschaft als Behandler anvertraut hat. Ob er daran gebunden ist, hängt davon ab, ob er Mascha als einwilligungsfähig einschätzt. Wenn sie einwilligungsfähig ist, dann muss sie den Therapeuten vor einer Informationsweitergabe an ihre Eltern erst von der Schweigepflicht entbinden. Das hat sie hier aber gerade nicht getan. Darüber hinaus muss bedacht werden, welche Folgen der resultierende Vertrauensbruch auf die therapeutische Beziehung zwischen Mascha und ihrem Therapeuten hätte – und dieser ist der Therapeut unmittelbar verpflichtet. Wenn schließlich das Informieren von Maschas Eltern als einzig geeignetes Mittel erschiene, Paul zu helfen, käme ein Bruch der Schweigepflicht im Rahmen eines rechtfertigenden Notstandes infrage. Dies schätzt der Therapeut selbst aber nicht so ein.

— Sollte der Therapeut überhaupt tätig werden? Dazu hilft die Frage weiter, ob in der geschilderten Situation eine Gefährdung von Pauls Entwicklung zu befürchten ist, wenn nichts unternommen wird. Das kann klar bejaht werden. Eine nähere Erläuterung der im § 4 KKG genannten „gewichtigen Anhaltspunkte" vgl. ▶ Kap. 42.

— Die geeignete Instanz, um zu klären, wie Paul geholfen werden kann, ist das Jugendamt. Dieses kann allerdings nur tätig werden, wenn es informiert wird.

— Was passiert, wenn sich einer der Beteiligten an das Jugendamt wendet? In Fällen vermuteter Kindeswohlgefährdung ist das Jugendamt verpflichtet, zunächst eine Risikoabschätzung durchzuführen und geeignete Maßnahmen zum Schutz des Kindes oder Jugendlichen zu planen. Hier werden die Beteiligten so weit als möglich einbezogen.

– Muss man Pauls Wunsch nicht respektieren, um seine Geschwister nicht zu gefährden? In die Risikoabschätzung werden auch weitere im Haushalt lebende Kinder und Jugendliche einbezogen. Ein Hilfeplan kann viele verschiedene Maßnahmen umfassen, von denen die Inobhutnahme nur ein Aspekt ist. Das Jugendamt muss allein schon deshalb informiert werden, um überhaupt das Ausmaß der Gefährdung von Paul und seinen Geschwistern einschätzen zu können. Es ist zu befürchten, dass bereits die aktuelle Situation auch für Pauls Geschwister eine Kindeswohlgefährdung darstellt.
– Allerdings sind viele Maßnahmen der Jugendhilfe auch auf die Kooperation der Beteiligten angewiesen. Daher ist anzustreben, zunächst das Gespräch mit Paul zu suchen. Bei diesem Gespräch sollten die genannten Aspekte besprochen und dringend auf einen Kontakt zum Jugendamt durch Paul selbst oder mit Unterstützung des Therapeuten hingewirkt werden. Dies stärkt das Gefühl der Selbstwirksamkeit und erleichtert die Akzeptanz der Maßnahmen der Jugendhilfe.

Am Ende des Gesprächs hatte der Therapeut den konkreten Plan, Mascha zu bitten, Paul zu einem gemeinsamen Gespräch mitzubringen. Dort sollte die Gefährdung mit Paul besprochen und die Kontaktaufnahme zum Jugendamt gebahnt werden. Sollte Paul weiterhin einen Kontakt ablehnen, wäre die Information des Jugendamtes durch den Therapeuten gerechtfertigt und notwendig.

### Fallbeispiel 2

Die 9-jährige Marie ist in ambulanter Psychotherapie. Auslöser waren ausgeprägte Fehlzeiten in der Schule wegen chronischer, nicht somatisch begründeter Bauchschmerzen. Nach der Sommerpause, in der die Therapeutin Marie einige Wochen nicht gesehen hatte, meldet sich die Kriminalpolizei bei der Therapeutin und verlangt die Herausgabe der Patientenakten, da es um einen Vorwurf des sexuellen Missbrauchs zum Nachteil von Marie gehe. Die Therapeutin ruft die Mutter von Marie an, diese berichtet ihr, dass Marie in den Ferien von sexuellem Missbrauch durch den getrennt lebenden Kindsvater erzählt habe. Während eines gemeinsamen Wochenendes habe der Vater mit Marie offensichtlich pornographische Filme gesehen, und Marie sollte dabei seinen Penis streicheln. Die Kindsmutter habe sofort Anzeige erstattet.

Die Therapeutin ist nun unsicher, ob sie zum einen die Behandlungsunterlagen an die Polizei übergeben darf, und wie sie therapeutisch mit Marie weitermachen kann.
– Schweigepflicht: Das Besondere der ärztlichen/therapeutischen Schweigepflicht (im Gegensatz zu den meisten nichtapprobierten Heilberufen) ist ja gerade, dass sie auch ein Zeugnisverweigerungsrecht nach § 53 StPO umfasst, das heißt im Strafprozess (und den vorgeordneten Ermittlungsverfahren) keine Aussage über den Patienten getätigt werden muss. Anders ist es bei Vorliegen einer gültigen Schweigepflichtsentbindung, die bei nicht einwilligungsfähigen Kindern aber in der Regel von beiden Sorgeberechtigten unterzeichnet sein muss. In Kinderschutzfällen, wo häufig ein oder beide Sorgeberechtigte kein Interesse an der Zusammenarbeit mit der Polizei und Staatsanwaltschaft haben, liegt aber häufig die Schweigepflichtsentbindung von höchstens einem Elternteil vor. Hier kommt ein Bruch der Schweigepflicht eigentlich nur im Rahmen des rechtfertigenden Notstandes in Betracht, wenn die Informationsweitergabe zum Schutz des Kindes als notwendig und sinnvoll erscheint.

Die Medizinische Kinderschutzhotline

- Allerdings ist es ja häufig so, dass Behandlungsunterlagen für medizinisch-therapeutische Laien wie Polizeibeamte und Juristen nicht ohne Weiteres aussagekräftig sind. Daher besteht zumindest in ähnlich gelagerten Fällen die pragmatische Möglichkeit, dass die Therapeutin eine Epikrise über Marie verfasst, in der alle wichtigen Aspekte zusammengefasst und gewertet sind und diese Epikrise der Mutter zur Verfügung stellt (ob die Weitergabe der Epikrise an den Vater verantwortet werden kann oder ob die Sorge, damit zusätzlichen Schaden für Marie zu verursachen, das Recht des Vaters auf Einsicht überwiegt, sollte durch eine Rechtsberatung bei der Psychotherapeutenkammer geklärt werden). Die Mutter kann die Epikrise dann an die Polizei weitergeben.
- Wichtig ist hierbei aber, dass das Ermittlungsverfahren allein nicht den Schutz des Kindes sicherstellt. Mindestens bis zur Klärung der Vorwürfe durch das Ermittlungsverfahren, wahrscheinlich ja aber auch danach, ist zu klären, ob und unter welchen Umständen der Kindsvater Kontakt zu Marie haben darf. Eine Einschränkung des Umgangsrechts kann entweder direkt mit dem Familiengericht geklärt werden oder das Jugendamt kann zur Erstellung eines Schutz- und Hilfeplans eingeschaltet werden. Der naheliegende Weg wäre, dass die Therapeutin der Mutter rät, sich im Jugendamt beraten zu lassen.
- Falls die Patientin im Verlauf der Therapie Angaben zum Missbrauch macht, sollten diese von der Therapeutin so dokumentiert werden, dass sie ggf. verwertbar sind. Dazu sollte die Reflexionsebene stets von der Sachebene getrennt werden. Aussagen des Kindes sollten möglichst verbatim dokumentiert werden. Darüber hinaus sollten der Kontext, die Art der Mitteilung (spontan oder auf Nachfrage) und ggf. die gestellten Fragen dokumentiert werden. Das geschilderte Verhalten sollte konkret beschrieben und die erfolgten Maßnahmen ebenfalls beschrieben werden. Im Verlauf der Therapie sollte die Patientin auf posttraumatische Stresssymptome hin exploriert und ggf. eine traumafokussierte Therapie eingeleitet werden.

**Fallbeispiel 3**
In der Notaufnahme stellt sich die 16-jährige Vanessa vor. Sie berichtet, kurz zuvor überfallen und sexuell genötigt worden zu sein. Die diensthabende Kinder- und Jugendpsychiaterin wird hinzugezogen und erfährt, dass Vanessa sich vor einigen Stunden mit einer Internetbekanntschaft getroffen habe. Dieser Mann habe sie in seiner Wohnung mit der Drohung zum Sex gezwungen, sonst allen ihren Mitschülern ihre vorangegangenen Sextings öffentlich zu machen. Sie schäme sich so, dass sie keinesfalls ihren Eltern davon erzählen wolle, sei aber jetzt besorgt, dass sie schwanger geworden sein könnte. Die Psychiaterin ist unsicher, wie sie ohne die Einwilligung der Sorgeberechtigten vorgehen kann und meldet sich bei der Kinderschutzhotline.
- Notwendige Maßnahmen: Zeitnahe (notfallmäßige) gynäkologische Vorstellung. Neben Infektions- und Empfängnisprophylaxe ist hierbei auch die Sicherung evtl. vorhandener Täter-DNA durch standardisierte Kits durchzuführen. Eine Strafanzeige ist hierfür nicht Voraussetzung, da die meisten rechtsmedizinischen Institute inzwischen eine vertrauliche Spurensicherung anbieten.
- Einwilligung: Sofern die Patientin einwilligungsfähig ist (keine starre Altersgrenze, mit 16 Jahren wird dies aber meist der Fall sein), kann sie selbst in notwendige medi-

zinische Maßnahmen einwilligen. Ebenso kann sie ihre Persönlichkeitsrechte selbst ausüben, das heißt darüber entscheiden, ob die Schweigepflicht gegenüber ihren Eltern gilt oder nicht.[1]
- Versichertenstatus: Zu beachten ist bei privat Versicherten, dass immer eine Information an die hauptversicherte Person erfolgt (i. d. R. ein Elternteil). Hier würde also eine Information der Eltern ungewollt durch den Versicherer erfolgen.
- Nachsorge: Es ist, auch wenn die Eltern nicht informiert werden sollen, natürlich sicherzustellen, dass die Patientin auch nach der Akutvorstellung sicher betreut ist. Es ist im Gespräch mit der Patientin zu klären, wie eine therapeutische Begleitung sichergestellt werden kann.

## Weiterführende Literatur

Berthold O, Fegert JM (2018) Schütteltraumasyndrom – diagnostische Sicherheit trotz andauernder medialer Kontroverse. Monatsschr Kinderheilkd 167(5):426–433

Bertsch BM (2015) Der erweiterte Beratungsauftrag für insoweit erfahrene Fachkräfte durch das Bundeskinderschutzgesetz – Beratung von Berufsgeheimnisträgern aus dem Gesundheitswesen. Medizinische Fakultät, Universität Ulm, Ulm

Clemens V, Harsch D, Berthold O, Fegert JM (2018a) Hundebiss: Was der Arzt jetzt tun muss. MMW 160(10):28–28

Clemens V, Berthold O, Fegert JM, Kölch M (2018b) Kinder psychisch erkrankter Eltern. Nervenarzt 89:1262-1270. https://doi.org/10.1007/s00115-018-0561-x

Fegert JM, Ziegenhain U, Fangerau H (2010) Problematische Kinderschutzverläufe: Mediale Skandalisierung, fachliche Fehleranalyse und Strategien zur Verbesserung des Kinderschutzes. Beltz, Juventa

Jenny C, Hymel KP, Ritzen A, Reinert SE, Hay TC (1999) Analysis of missed cases of abusive head trauma. JAMA 281:621–626

Oral R, Yagmur F, Nashelsky M, Turkmen M, Kirby P (2008) Fatal abusive head trauma cases: consequence of medical staff missing milder forms of physical abuse. Pediatr Emerg Care 24:816–821

Sethi D, Bellis MA, Hughes K, Gilbert R, Mitis F, Gauden G (2013) European report on preventing child maltreatment. World Health Organization Regional Office for Europe, Copenhagen/Denmark, S xi. 115 pages

Sethi D, Yon Y, Parekh N et al (2018) European status report on preventing child maltreatment. World Health Organization Regional Office for Europe, Copenhagen

---

1  Eine umfassende Expertise zu diesem Thema, an der zwei Autoren des Kapitels mitgewirkt haben, ist abrufbar unter ▶ http://signal-intervention.de/download/Infothek_Expertise_Aerztliche_Versorgung_Minderjaehriger_nach_sexueller_Gewalt_5_2018.

# CCSchool (Continuum of Care School) – Verbesserung der Versorgungskontinuität bei Kindern und Jugendlichen mit (drohender) seelischer Behinderung

*Isabel Böge, Michael Kölch und Jörg M. Fegert*

Weiterführende Literatur – 750

Kinder und Jugendliche mit seelischen Behinderungen sind in vielen Fällen ein Leben lang abhängig von guter
- Diagnostik
- medizinischer Versorgung
- Krankenbehandlung

Chronifiziert eine seelische Erkrankung, führt dies in der Regel zu
- wiederholten Krankenhausaufenthalten (Drehtüreffekt)
- Gefahr der akuten psychosozialen Desintegration bis hin zur
- lebenslangen Beeinträchtigung der sozialen Integration

Häufig werden gerade drohende seelische Behinderungen bei Kindern und Jugendlichen zu spät erkannt, sodass niedrigschwellige, ambulante, beziehungserhaltende Interventionen nicht mehr möglich sind und dann wiederholte stationäre Aufnahmen nötig werden. Die Inanspruchnahme von stationären Behandlungsleistungen bei psychisch erkrankten Kindern und Jugendlichen hat so in den zurückliegenden Jahren stark zugenommen (Plener et al. 2015a, b). Dieses lag ursächlich begründet in
- der, entgegen dem internationalen Standard, bisherigen in Deutschland nicht möglichen sektorübergreifenden Versorgungskontinuität (Continuum of Care) sowie
- den regional unzureichend ausgebauten und/oder wenig koordiniert arbeitenden Versorgungsangeboten im ambulanten bzw. stationären Sektor

- **Definition von Continuum of Care**
- Unter Continuum of Care versteht man die Koordination eines durchgängigen Versorgungsangebots für den Patienten zwischen dem ambulanten und dem stationären Sektor sowie zwischen weitergehenden Versorgungsangeboten wie Schule, Jugendhilfe, Arbeitsamt und Gericht
- Gesundheitsleistungen werden in jeglicher erforderlichen Intensität der Behandlung in Abstufungen angeboten
- Continuum of Care beinhaltet so Planung und Management der anzubietenden Leistungen, Fallkoordination, fallspezifische Finanzierung, gegenseitige Information

- **Ziel von Continuum of Care zwischen Gesundheitssystem und Schule**

Continuum of Care School (CCSchool) zielt darauf ab das System Schule und das System Gesundheitsversorgung zu verzahnen, um so die nahtlose Versorgung von psychisch erkrankten Kindern und Jugendlichen, welche zusätzlich schulische Probleme entwickeln, sicherzustellen.

Schule stellt in einer lückenlosen Versorgung von psychisch erkrankten Kindern und Jugendlichen eine Schlüsselrolle dar.
- Für junge Menschen sind Schule und Ausbildung die zentralen Lebenswelten. Es gibt deswegen inzwischen in vielen Ländern erfolgreiche Ansätze, medizinische Interventionen und Krankenbehandlung in den Schulkontext zu integrieren (Hoagwood et al. 2001; Rones und Hoagwood 2000)

- Dies ist insbesondere wichtig, da psychische Probleme sich oftmals zuerst in der Schule manifestieren oder aber zumindest dort erstmals gesehen werden (Burns et al. 1995)
- Schulische und psychische Probleme beeinträchtigen dabei meist nicht nur das Kind/den Jugendlichen, sondern auch die Familien und das erweiterte soziale Umfeld
- Eine große Mehrheit aller klinischen Vorstellungen erfolgt inzwischen aufgrund von nicht mehr zu bewältigenden Verhaltensproblemen und emotionalen Belastungen innerhalb des Schulkontextes und werden über die Schulen angeregt

Ziel der Zusammenarbeit von Gesundheitssystem und Schule sollte sein:
- Aufbau qualifizierter multidisziplinärer und sektorenübergreifender Netzwerke von Leistungserbringern auf regionaler Ebene (Landkreise/kreisfreie Städte)
- Etablierung definierter Prozesse (Versorgungspfade), nach denen diese Versorgernetzwerke arbeiten, in Bezug auf
  - standardisierte Diagnostik
  - Evaluation der Teilhabebeeinträchtigung
  - Erstellen eines standardisierten Berichts
  - Indikationen zur Behandlung
  - erste Interventionen
- Einführung von kooperativen Strukturen, welche Pfade in die Behandlung aufweisen
- Einführung innovativer Versorgungsleistungen (schulbasierte Therapie), die insbesondere bei drohender Verschlechterung von Problemverhalten in der Schule i. S. des Risikos stationärer Behandlungsbedürftigkeit zum Einsatz kommen
- Verhinderung von Chronifizierung psychischer Krankheiten bei Kindern und Jugendlichen

Konkret bedeutet Continuum of Care zwischen Gesundheitssystem und Schule:
- ein Netzwerk von Leistungserbringern und Schulen zu etablieren, welche frühzeitig schulische Problematiken bei zugrunde liegenden psychischen Störungsbildern erfassen, diagnostizieren und niederschwellig in der Praxis oder in der Schule behandeln
- Entwicklung schwerwiegenderer langjähriger psychosozialer Problematiken verhindern
- Reduktion der Notwendigkeit von voll- und teilstationären Behandlungen in kinder- und jugendpsychiatrischen Fachabteilungen/Kliniken
- Erhalt der Integration der Patienten in Schule/Ausbildung als primärem Alltagsfeld dieser Altersgruppe, durch Verbesserung von Leistungsfähigkeit und Dazugehörigkeit
- medizinische Symptomreduktion und adäquate Krankenbehandlung
- Optimierung der bahnenden und steuernden Funktion der medizinischen Versorgung für den adäquaten und zeitnahen Zugang zu den anderen Hilfesystemen
- Erhöhen der Lebensqualität der Betroffenen und ihrer Familien

- **Rolle des Kinder- und Jugendpsychiaters bei Continuum of Care**

Dem Kinder- und Jugendpsychiater fällt in der gesundheitlichen Versorgung im Rahmen des SGB V in diesem Kontext eine Schlüsselrolle zu, da Kinder- und Jugendpsychiater bei Kindern und Jugendlichen mit psychischen Problemen letztendlich eine Doppelfunktion erfüllen:

- Zum einen geht es um die möglichst flächendeckende und sektorenübergreifende Gewährleistung einer fachlich qualifizierten, koordinierten und evidenzbasierten gesundheitlichen Versorgung, die es den Betroffenen ermöglicht, ihre gesundheitlichen Beeinträchtigungen zu kompensieren
- Zum anderen muss das System der medizinischen Versorgung seine sozialrechtlich vorgeschriebene Steuerungsfunktion für den Zugang zu den Hilfesystemen des SGB VIII bzw. SGB XII in möglichst effektiver Weise erfüllen
- Unter Berücksichtigung dieser Funktionen fällt dem ambulanten Kinder- und Jugendpsychiater eine zentrale Steuerungsfunktion zwischen den Versorgungssystemen zu, bei der ein wünschenswertes Ziel wäre – wie in anderen europäischen Ländern – nicht der Aufbau weiterer Betten zu erreichen, sondern eine Verbesserung der sektorübergreifenden Koordination sowie die Etablierung von schulbasierten medizinischen Behandlungsansätzen

- **Schule als Behandlungsort**
- Die Behandlung an dem Ort, wo sich die Probleme im Alltag am meisten zeigen, hat zentrale Vorteile als „Behandlungsform mit ökologischer Validität", das heißt, Behandlungserfolge werden nicht in einem künstlichen experimentellen und unterstützenden stationären Milieu erzielt, sondern dort, wo die Probleme auftreten und Interventionen dringend erforderlich sind, um soziale Ausgliederung zu vermeiden
- Effekte von kinder- und jugendpsychiatrischen und -psychotherapeutischen Behandlungen und Verhaltensmodifikationen sind nachweislich dann am stärksten, wenn alle beteiligten Akteure mit einbezogen werden können, indem die Behandlung in einem für die betreffende Patientengruppe validen Alltagssetting durchgeführt wird
- Da die meisten zu behandelnden Symptome psychischer Störungen im Kindes- und Jugendalter (Verhaltensprobleme, emotionale Belastungen) sich in der Schule manifestieren und oftmals dort in der Peergruppe zu Ausgrenzung, in der Schule zu Leistungsabfall oder weitergehenden sozialen Problemen führen, entstehen hier auch die relevanten aufzufangenden Beeinträchtigungen in der Teilhabe

Derzeit ist in Deutschland (Stand 2019) ein Continuum of Care zwischen dem schulischen und gesundheitlichen Sektor möglich aber noch nicht regelhaft etabliert.

- **Die Studie CCSchool**

CCSchool ist eine Studie (finanziert von den Innovationsfonds des GBA, Laufzeit 09.2017 bis 09.2020), welche dem bisher in Deutschland fehlenden Continuum of Care zwischen den Sektoren ambulant, stationär und dem System Schule begegnen will, indem Schülern und Schülerinnen mit einer psychischen Störung und schulischen Problematik angeboten wird:

- Screening
- Diagnostik
- Evaluation der Teilhabebeeinträchtigung mit
    - Indikation von Leistungen aus dem SGB VIII oder SGB XII oder/und
    - Indikation von Leistungen aus dem SGB V
- schulbasiertes Assessment
- sowie wenn erforderlich niederschwellige schulbasierte Behandlung

Ziel ist es, dem seit Jahren anhaltenden Trend eines Zuwachses der stationären Versorgungsanteile entgegenzuwirken, indem CCSchool eine Form der effizienteren, den familiären Rahmen erhaltenden Versorgungsform anbietet, welche möglicherweise langfristig stationäre Aufnahmen verhindern kann. Es soll evaluiert werden, inwieweit dieses Konzept bewirken kann:
- eine Reduktion der Notwendigkeit von stationären Behandlungen
- Zugewinn an psychosozialem Funktionsniveau
- Reduktion der psychosozialen Beeinträchtigung
- Reduktion von Fehlzeiten in der Schule
- Verbesserung der Lebensqualität der Betroffenen und ihrer Familien.
- Verringerung der Gefahr der Chronifizierung von Erkrankungen, indem eine frühzeitige Behandlung stattfindet

Parallel ist ein weiteres Ziel von CCSchool, den Standard einer Basisdiagnostik für psychische Erkrankungen mit schulbasierten Problematiken zu etablieren.
- Derzeit werden die zum Teil gut bekannten diagnostischen Instrumente noch nicht routinemäßig standardisiert eingesetzt
- Vielmehr werden Diagnostikleistungen in Abhängigkeit von den Voraussetzungen der Untersucher eher unsystematisch erbracht
- Eine Zusammenstellung von bekannten Fragbögen zusammen mit neu zu etablierenden Erfassungsbögen („Halbstandardisiertes Teilhabe-Interview" und „Strukturierter Bericht zur Teilhabeförderung") sollen durch die Standardisierung der Vorgehensweise und die Einbindung in einen kontrollierten Prozess eine deutliche Nutzensteigerung für den Patienten und dessen Behandlung bewirken

Nach Vorstellung eines Patienten
- durch die Eltern, ggf. nach Hinweis der Schule an die Eltern wegen gravierender schulischer Probleme, z. B. drohender Schulausschluss mit dem Risiko stationärer Behandlungsbedürftigkeit, oder
- durch den Haus/Kinderarzt wegen Verdachts auf (drohende) seelische Behinderung oder
- wegen der Notwendigkeit eines Gutachtens für die Beantragung von Leistungen für von seelischer Behinderung bedrohten Kindern/Jugendlichen gemäß SGB VIII bzw. XII

erfolgt zunächst ein Screening mit
- Erfassung der schulischen Fehlzeiten
- Stellen einer ICD-10-Diagnose

- Erhebung der Einschätzung der schulischen Problematik durch die Eltern/Kinder/Jugendlichen unter Einbezug der Aussagen durch die Schule sowie
- Erfassung des psychosozialen Funktionsniveaus

**Ablauf einer Intervention in CCSchool**
- Werden die Einschlusskriterien schulische Auffälligkeiten bei Vorliegen einer psychischen Störung mit Auswirkungen auf die Teilhabe erfüllt, kann CCSchool den Kindern und Jugendlichen in den Interventionskreisen angeboten werden
- Es erfolgt eine standardisierten Diagnostik über ein halbstandardisiertes Interview und Fragebögen sowie eine körperliche Untersuchung. Ebenfalls wird das Ausmaß einer Teilhabebeeinträchtigung erhoben. Die Befunde werden in einem strukturierten Bericht mit Empfehlungen zur Förderung der Teilhabe durch (a) medizinische Therapiemaßnahmen (Behandlungsplan) sowie (b) adjuvante soziale Hilfsmaßnahmen (Input für einen Gesamthilfeplan) zusammengefasst
- Bei Feststellen einer „akuten Gefahr des Scheiterns in der Schule" plus Vorliegen einer psychischen Problematik im Rahmen der Diagnostik erfolgt eine Indikationsstellung für das schulbasierte Assessment von CCSchool oder bei weitergehenden anderweitigen Problematiken eine Empfehlung/Einleitung weiterer Maßnahmen nach SGB V, VIII oder XII
- Ein schulbasiertes Assessment beinhaltet die systematische Erfassung der schulbezogenen Probleme mit standardisierten Instrumenten unter Einbezug der Lehrer. Es findet eine teilnehmende Beobachtung des Kindes im schulischen Milieu statt; Lehrergespräche nach (halb-)standardisierter Vorgabe
- Wenn auch im schulbasierten Assessment ein weiterer Behandlungsbedarf festgestellt wird, wird eine lösungsorientierte Erstintervention durch den Behandlungsverantwortlichen durchgeführt (nach der Methode des „Therapeutic Assessment"; Ougrin et al. 2013), die mit den Patienten und ihren Eltern gemeinsam erarbeitet wird
- Nach 4 Wochen wird in einem telefonischen Kontakt durch den Behandlungsverantwortlichen der Effekt der Kurzintervention evaluiert. Ist keine Verbesserung der Handlungskompetenz der Eltern sowie des Verhaltens des Kindes/Jugendlichen erfolgt, wird eine psychiatrische Behandlung in der Schule angeboten

Für eine aufsuchende Behandlung in der Schule werden in CCSchool keine Behandlungsmethoden vorgegeben, vielmehr stehen regelhafte Methoden der kinder- und jugendpsychiatrischen Behandlung zur Verfügung, welche individualisiert an das Kind/den Jugendlichen und den Schulkontext angepasst werden, wie z. B (◘ Abb. 50.1):
- Psychoedukation der Lehrer, Kinder/Jugendlichen, Eltern
- verhaltenstherapeutische Interventionen (z. B. Verhaltenstherapiepläne)
- soziales Kompetenztraining
- Erarbeiten von eigenen Ressourcen mit dem Kind/Jugendlichen
- Erarbeiten von funktionalen alternativen Problemlösungsstrategien
- Psychopharmakotherapie
- u. a. m.

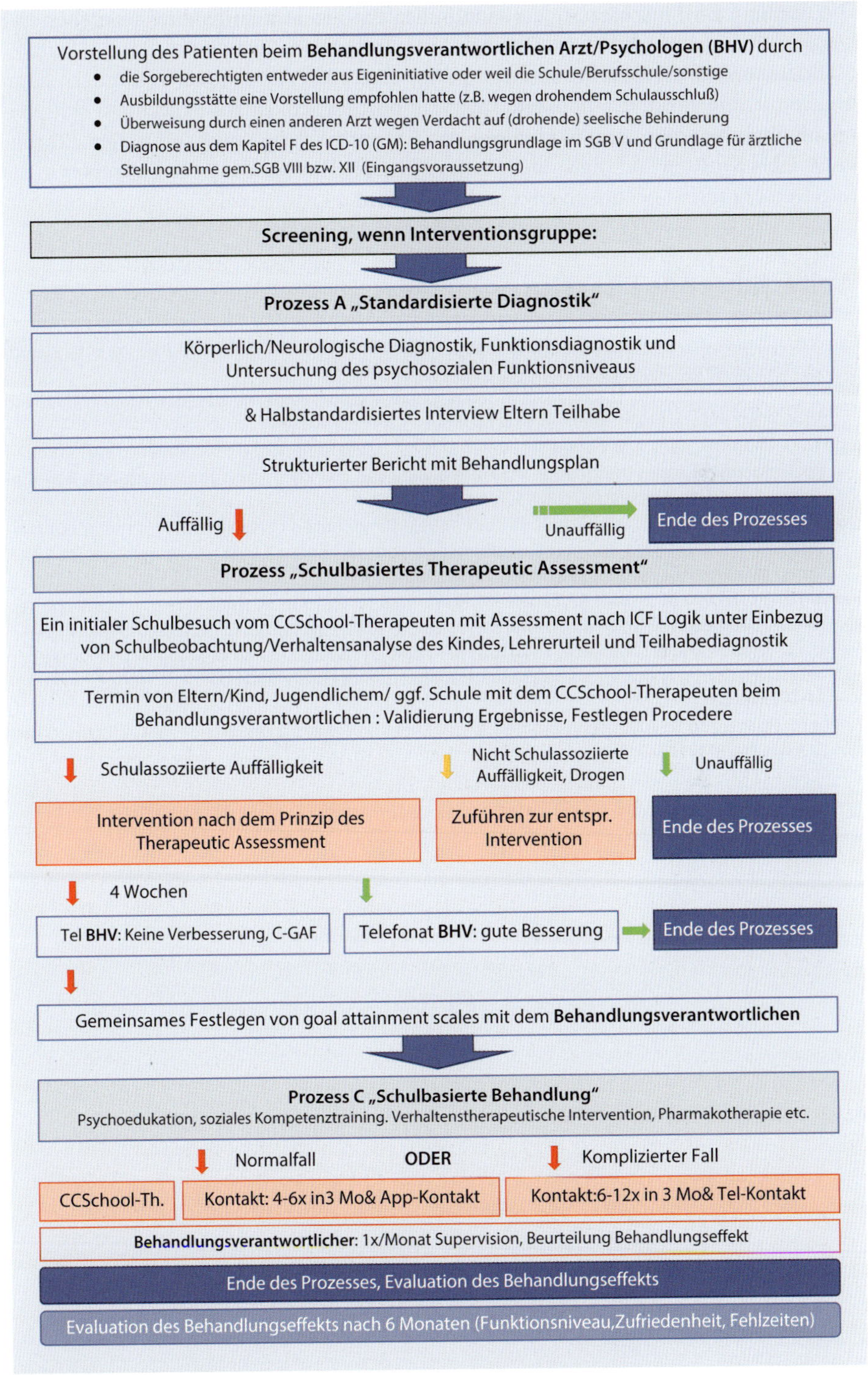

# CCSchool (Continuum of Care School) – Verbesserung der...

**Vorstellung des Patienten beim Behandlungsverantwortlichen Arzt/Psychologen (BHV)** durch
- die Sorgeberechtigten entweder aus Eigeninitiative oder weil die Schule/Berufsschule/sonstige Ausbildungsstätte eine Vorstellung empfohlen hatte (z.B. wegen drohendem Schulausschluß)
- Überweisung durch einen anderen Arzt wegen Verdacht auf (drohende) seelische Behinderung
- Diagnose aus dem Kapitel F des ICD-10 (GM): Behandlungsgrundlage im SGB V und Grundlage für ärztliche Stellungnahme gem. SGB VIII bzw. XII (Eingangsvoraussetzung)

⬇

**Screening, wenn Interventionsgruppe:**

**Prozess A „Standardisierte Diagnostik"**

Körperlich/Neurologische Diagnostik, Funktionsdiagnostik und Untersuchung des psychosozialen Funktionsniveaus

& Halbstandardisiertes Interview Eltern Teilhabe

Strukturierter Bericht mit Behandlungsplan

⬇

Auffällig ⬇     Unauffällig → Ende des Prozesses

**Prozess „Schulbasiertes Therapeutic Assessment"**

Ein initialer Schulbesuch vom CCSchool-Therapeuten mit Assessment nach ICF Logik unter Einbezug von Schulbeobachtung/Verhaltensanalyse des Kindes, Lehrerurteil und Teilhabediagnostik

Termin von Eltern/Kind, Jugendlichem/ ggf. Schule mit dem CCSchool-Therapeuten beim Behandlungsverantwortlichen : Validierung Ergebnisse, Festlegen Procedere

| Schulassoziierte Auffälligkeit ⬇ | Nicht Schulassoziierte Auffälligkeit, Drogen ⬇ | Unauffällig ⬇ |
|---|---|---|
| Intervention nach dem Prinzip des Therapeutic Assessment | Zuführen zur entspr. Intervention | Ende des Prozesses |

⬇ 4 Wochen ⬇

Tel **BHV**: Keine Verbesserung, C-GAF    Telefonat **BHV**: gute Besserung → Ende des Prozesses

⬇

Gemeinsames Festlegen von goal attainment scales mit dem **Behandlungsverantwortlichen**

⬇

**Prozess C „Schulbasierte Behandlung"**
Psychoedukation, soziales Kompetenztraining, Verhaltenstherapeutische Intervention, Pharmakotherapie etc.

Normalfall ⬇    **ODER**    Komplizierter Fall ⬇

| CCSchool-Th. | Kontakt: 4-6x in 3 Mo & App-Kontakt | Kontakt: 6-12x in 3 Mo & Tel-Kontakt |

**Behandlungsverantwortlicher**: 1x/Monat Supervision, Beurteilung Behandlungseffekt

Ende des Prozesses, Evaluation des Behandlungseffekts

Evaluation des Behandlungseffekts nach 6 Monaten (Funktionsniveau, Zufriedenheit, Fehlzeiten)

**Abb. 50.1** Ablaufschema

Die Studie CCSchool erhebt demnach, inwiefern ein standardisiertes Vorgehen der Diagnostik mit sich direkt anschließender Intervention (aus einem Pool bekannter Maßnahmen) in der Schule sonst ggf. nötige stationäre Aufnahmen verhindern kann und somit eine effektive ambulante Interventionsmöglichkeit zur Prävention stationärer Maßnahmen bzw. zum Vorbeugen der Chronifizierung von psychischen Erkrankungen bei Kindern und Jugendlichen darstellt. Eine Überführung des Konzeptes in die Regelversorgung ist bei positivem Ergebnis geplant.

## Weiterführende Literatur

Burns BJ, Costello EJ, Angold A, Tweed D, Stangl D, Farmer FMZ et al (1995) Children's mental health service use across service sectors. Health Aff 14:147–159

Hoagwood K, Burns BJ, Kiser L, Ringeisen H, Schoenwald SK (2001) Evidence-based practice in child and adolescent mental health services. Psychiatr Serv 52(9):1179–1189

Lutz K, Kleinrahm R, Koelch M, Fegert JM, Keller F (2008) Development and psychometric evaluation of goal attainment scales designed to measure quality and change in pedagogical settings. Prax Kinderpsychol Kinderpsychiatr 57:282–300

Ougrin D, Boege I, Stahl D, Banarsee R, Taylor E (2013) Randomized controlled trial of therapeutic assessment versus usual assessment in adolescents with self-harm: 2-year follow-up. Arch Dis Child. https://doi.org/10.1136/archdischild-2012-303200

Plener PL, Groschwitz RC, Franke CF, Fegert JM, Freyberger HJ (2015a) Die stationäre psychiatrische Versorgung Adoleszenter in Deutschland. Z Psychiatr Psychol Psychother 63(3):181–186

Plener PL, Straub J, Fegert JM, Keller F (2015b) Behandlung psychischer Erkrankungen von Kindern in deutschen Krankenhäusern – Analyse der Häufigkeiten der Jahre 2003 bis 2012. Nervenheilkunde 34(1–2):18–23

Rones M, Hoagwood K (2000) School-based mental health services: a research review. Clin Child Fam Psychol Rev 3(4):223–241

# Aufsuchende Behandlungsformen aus der kassenärztlichen Praxis

*Dagmar Hoehne*

**Weiterführende Literatur – 760**

Im Rahmen einer ambulanten kassenärztlichen Versorgungsstruktur mit oder ohne Sozialpsychiatrievereinbarung (SPV), (§ 43a SGB V und Anlage 11 des Bundesmantelvertrags) sind aufsuchende Strukturen im pädagogischen Umfeld der Patienten geeignet, die notwendige multiprofessionelle Arbeit mit Kindern und Jugendlichen sowie ihren Eltern und Erziehern in ein multimodales kinder- und jugendpsychiatrisches Behandlungskonzept zu integrieren. Dabei finden die Kontakte im Lebensumfeld der Betroffenen statt, z. B. im Heim, zu Hause oder im Kindergarten und der Schule. Es gilt dabei zu differenzieren zwischen Leistungen im Rahmen des kassenärztlichen Auftrags, z. B. Visiten mit den Kindern/Jugendlichen, Gruppenangebote, therapeutische Interventionen, und Leistungen, für die es besonderer Vereinbarungen zwischen Leistungserbringer (Arzt und/oder sozialpsychiatrische Mitarbeiter) und Leistungsnehmer wie z. B. Jugendamt, Jugendhilfe, Schulen und Kindergärten bedarf, z. B. Fallsupervisionen oder Fortbildungen.

- **Grundlagen**
- Ziel der Zusammenarbeit zwischen Kinder- und Jugendpsychiatrie und Pädagogik im Rahmen von Jugendhilfe, Schule und Kindergarten ist die Sicherstellung von Behandlungs- und Beziehungskontinuität durch Vermeidung von Abbrüchen
- Voraussetzung ist die Akzeptanz der Existenz psychiatrischer Störungsbilder und deren Auswirkungen auf den pädagogischen Alltag durch die jeweiligen Partner, wie Jugendhilfe, Lehrer, Schulsozialarbeiter, Kindergärtner
- Es bedarf grundsätzlich der Bereitschaft aller Beteiligten, sich auf das jeweilige Gegenüber und seine Sichtweisen einzulassen und den eigenen Beitrag zu einer multiprofessionellen Unterstützung zu leisten
- Die kooperative Entwicklung einer gemeinsamen „Sprache" zwischen den unterschiedlichen Berufsgruppen ist die Basis einer vertrauensvollen Zusammenarbeit
- Die jeweilige Fachkompetenz der Beteiligten aus den unterschiedlichsten Professionen ist gegenseitig anzuerkennen
- Zwischen den verschiedenen Sektoren wie ambulante und stationäre Kinder- und Jugendpsychiatrie sowie der Jugendhilfe gilt es an der Entwicklung gemeinsamer Behandlungs- und Interventionskonzepte zu arbeiten
- Eine vertragliche Ausarbeitung über Art und Umfang der Zusammenarbeit, einschließlich der finanziellen Vereinbarungen sollte getroffen werden
- Verfahrensabläufe und Arbeitsanweisungen für die Teilbereiche der Zusammenarbeit sind beidseits zu erstellen
- Bei Betreuung von Jugendhilfeeinrichtungen durch einen Kinder- und Jugendpsychiater sollten diese im Rahmen des § 77 SGB VIII mit ihrem Kostenträger ein angemessenes Entgelt vereinbaren, um die zusätzlichen Kosten abzudecken, die der Einrichtung durch den Mehraufwand im Rahmen der Zusammenarbeit entstehen

- **Zusammenarbeit mit stationären Jugendhilfeeinrichtungen**

Die beiden Ulmer Heimkinderstudien 2005/2008 (Fegert et al. 2008) zeigten, dass ca. 60 % der Kinder und Jugendlichen in Heimeinrichtungen die Kriterien für eine ICD-10-Diagnose erfüllen. Dazu wurde eine medikamentöse Unterversorgung relativ zu der psychischen Belastung der Kinder und Jugendlichen festgestellt (Schmid et al. 2007). Es zeigte sich zudem, dass die vorhandenen Versorgungsstrukturen ungewollt dazu beitragen können, psychische Störungen zu verstärken, und es hierdurch immer wieder zu Abbrüchen kommen kann. Diese wirken sich bei den oft zugrunde liegenden Bindungsstörungen und/oder Traumata äußerst negativ auf die weitere Entwicklung der Kinder und Jugendlichen aus.

In der Heimkinderinterventionsstudie (2005–2007) zeigte sich, dass eine kinder- und jugendpsychiatrische aufsuchende Arbeit in der Jugendhilfe und eine strukturierte Vorgehensweise mit allen Beteiligten (Jugendhilfe, ambulante Versorgungsstrukturen, Schule, stationäre und teilstationäre Kinder- und Jugendpsychiatrie) die notfallmäßigen Kriseneinweisungen deutlich reduzierte und eine Reduktion von Abbrüchen in der Jugendhilfe nach sich zog (Fegert et al. 2008).

- **Bausteine der Zusammenarbeit mit der Jugendhilfeeinrichtung**

— Neuaufnahme: Vorbereitung im Vorfeld der Aufnahme in die Einrichtung durch Studium und Bewertung der Vorbefunde sowie Erstvorstellung beim Kinder- und Jugendpsychiater nach Aufnahme zur kinder- und jugendpsychiatrischen Ersteinschätzung unter Einbezug aller Vorinformationen
— Erstdiagnostik oder ergänzende Diagnostik im Verlauf wo indiziert
— Regelmäßige Fallbesprechungen und Visiten im Heim
— Medikation: Überwachung und Neueinstellung
— Stellungnahmen gegenüber Kostenträgern und Ämtern
— Vermittlung von Therapien wo indiziert

**Neuaufnahme eine Kindes in einer Jugendhilfeeinrichtung und kinder- und jugendpsychiatrische und -psychotherapeutische Behandlung**
— Thematisierung der stattfindenden kinder- und jugendpsychiatrischen Zusammenarbeit in grundsätzlicher Form durch die Einrichtung schon bei der Aufnahme des Kindes/Jugendlichen gegenüber den Sorgeberechtigten und dem Jugendamt
— Einholung einer schriftlichen Einverständniserklärung zur Mitbehandlung durch den Kinder- und Jugendpsychiater
— Erstvorstellung des Kind/Jugendlichen ohne die Sorgeberechtigten und/oder Betreuer, um einen möglichst unvoreingenommenen Eindruck zu bekommen und den Kindern/Jugendlichen auch die Chance zu geben, sich im Erstkontakt möglichst frei zu äußern und ihre Sicht der Dinge darzustellen

> **Praxistipp**
>
> Erstkontakt im Rahmen der kinder- und jugendpsychiatrischen Praxis durchführen, nicht in der Einrichtung, um dadurch gegenüber dem Kind/Jugendlichen die Unabhängigkeit des Arztes zu verdeutlichen und dies auch zum Vertrauensaufbau zu nutzen.

- Aufgrund der Vielfalt der Problembereiche gilt es sorgfältig alle Vorbefunde zu sichten, fehlende Berichte anzufordern und bereits vorhandene kinder- und jugendpsychiatrische Diagnosen auf ihre Plausibilität zu überprüfen und in ihrer Bedeutung für den pädagogischen Alltag einzuordnen und ggf. durch Empfehlungen gegenüber der Einrichtung bezüglich weiterer diagnostischer Schritte zu ergänzen
- Zusammenfassung einer ersten Einschätzung der Problemlage sowie Behandlungsempfehlungen in einem Arztbrief
- Im ersten Fallgespräch in der Einrichtung Abgleich und Ergänzung mit den Eindrücken aus dem pädagogischen Bereich und Entwicklung einer gemeinsamen Sichtweise und eines gemeinsamen Behandlungsplans mit Handlungsschritten und Verantwortlichkeiten

## Diagnostik

Die Diagnostik dient der Ergänzung der Anamnese, des psychopathologischen Befundes und der Erfahrungen und Schilderungen aus dem Alltag. Sie wird indikationsspezifisch durchgeführt wie bei anderen Kindern. Sie kann eine Leistungsdiagnostik, störungsspezifische Diagnostik, körperliche Untersuchung, Apparatediagnostik, wie z. B. EEG, CT, MRT, beinhalten.

- Als Teil einer ganzheitlichen Behandlungsplanung ist eine umfassende Diagnostik oft ergänzend oder erstmals sinnvoll und notwendig
- Fragestellungen ergeben sich aus den Alltagsbeobachtungen sowohl im pädagogischen Alltag als auch im schulischen Bereich
- Die Diagnostik kann auch dazu beitragen, zusätzliche unterstützende Maßnahmen bei Kindern/Jugendlichen im Rahmen des § 35a KJHG geltend zu machen und damit die dafür notwendigen Voraussetzungen zu formulieren und argumentativ zu untermauern
- Das Ergebnis wird in Bedeutung und daraus folgender Konsequenz mit allen Beteiligten besprochen, auch mit dem Kind/Jugendlichen in altersgemäß ansprechender Form
- Des Weiteren sind die diagnostischen Ergebnisse unbedingt auch mit den Sorgeberechtigten zu besprechen, einerseits um diese im Sinne einer guten Kooperation mit einzubeziehen, andererseits aber auch um eine gemeinsame Grundlage zu legen, um z. B. weitere therapeutische Maßnahmen initiieren zu können.

## Fallbesprechungen und Visiten

Visiten und Fallbesprechungen finden in der Regel in der Heimeinrichtung statt. So ist es allen Beteiligten möglich, an diesen im Bedarfsfall teilzunehmen. Sie sind regelmäßig und können sowohl vom Kinder- und Jugendpsychiater als auch von pädagogischer Seite sowie dem Kind/Jugendlichen selbst initiiert werden.

- Die Visiten dienen dem regelmäßigen Kontakt mit dem Kind/Jugendlichen mindestens 1- bis 2-mal im Quartal, der Erstellung eines aktuellen psychopathologischen Befundes sowie insbesondere dem weiteren Aufbau von Vertrauen in medizinische/psychologische Maßnahmen
- Aktuelle Sorgen und Nöte sollen verstanden und dadurch Fehlentwicklungen egal auf welcher Ebene rechtzeitig bemerkt werden

> **Praxistipp**
>
> Die Patientenkontakte sollten grundsätzlich allein, ohne Betreuer oder weitere Personen, mit dem Kind/Jugendlichen durchgeführt werden, um auch kritische Bemerkungen zu ermöglichen.

- Die Organisation der Visite/Patientenkontakte obliegt der Heimeinrichtung, alle Beteiligten müssen informiert sein, sodass eine zeitlich reibungslose Vorstellung der Kinder/Jugendlichen nacheinander gewährleistet werden kann
- Dies ist schon deswegen essenziell, da zeitliche Ressourcen in der kassenärztlichen Praxis knapp sind und so die effektive Nutzung der dem Heim zur Verfügung gestellten Zeit durch gute Planung von Seiten des Heims ermöglicht werden muss, es sollte kein Leerlauf entstehen
- Die Abrechnung erfolgt über Behandlungsziffern im einheitlichen Bewertungsmaßstab (EBM), die Krankenkassenkarte ist regelmäßig einzulesen, bei Privatpatienten über Ziffern der Gebührenordnung für Ärzte (GOÄ)
- Bei den Fallbesprechungen sind die jeweiligen Bezugspersonen anwesend, einmal aus dem Heimbereich und bei Beschulung vor Ort auch der Lehrer
- Fallbesprechungen dienen dem gemeinsamen Austausch aller Informationen aus den verschiedenen Bereichen (Schule, pädagogischer Alltag, Therapie), der fortlaufenden Überprüfung der diagnostischen Thesen sowie auch der Wirksamkeit der aktuell eingesetzten pädagogischen und therapeutischen Maßnahmen

> **Praxistipp**
>
> Es hat sich sehr bewährt, in die Fallgespräche alle Beteiligten aus den Lebenswelten des Kindes mit einzubeziehen, insbesondere auch den Bereich Schule, um Spaltungstendenzen zu identifizieren und ihnen frühzeitig zu begegnen.

- Einbezug der Eltern/Sorgeberechtigten
    - Im Hinblick auf ergänzende anamnestische Angaben und zur Psychoedukation bezüglich des Krankheitsbildes, Erläuterung einer Diagnostik und/oder Aufklärung über notwendige Behandlungsschritte ist ein Kontakt wichtig und wünschenswert
    - Die direkte Teilnahme am Fallgespräch ist aus logistischen Gründen (Entfernung des Wohnorts der Eltern/Sorgeberechtigten) oft nicht möglich
    - Stattdessen ist es sinnvoll, ein Angebot im Rahmen der Praxis zu machen oder zumindest Telefonkontakte zu ermöglichen
- Die Teilnahme am Hilfeplangespräch mit dem Kostenträger vor Ort ermöglicht es, die Einschätzung der Kinder- und Jugendpsychiatrie in Entscheidungen unmittelbar mit einzubeziehen
- Hilfreich ist, durch eine Fallbesprechung das gesamte Team zum bestehenden Störungsbild, z. B. Depression, Autismus, ADHS und dessen Relevanz für den pädagogischen Alltag aufzuklären und dies gemeinsam in pädagogisches Handeln umzusetzen

- Die Finanzierung erfolgt je nach Fragestellung und Sachlage über EBM/GOÄ oder über eine Sondervereinbarung mit der Heimeinrichtung

**Medikation**

Die Frage, ob eine „Medikation" notwendig ist, wie sie gehandhabt wird etc, ist besonders sorgfältig zu begleiten, einmal in der Vorbereitung der medikamentösen Einstellung/Weiterbehandlung und zum anderen in der Durchführung der jeweiligen Anordnung. Oft ist die monatelange Vorarbeit bis zur Akzeptanz die größte Hürde und bedarf vieler Geduld und Aufklärung. Es gelten hierbei folgende Grundsätze:

- Eine sorgfältige Aufklärung der Sorgeberechtigten über Wirkungen, Nebenwirkungen und Wechselwirkungen der Medikamente, einschließlich einer schriftlichen Einverständniserklärung, ist vor Beginn einer Medikation notwendig
- Dieselbe Aufklärung muss auch mit den vor Ort Tätigen erfolgen, um sicherzustellen, dass die mögliche Wirkung entsprechend eingeschätzt werden kann, aber auch um etwaige Nebenwirkungen zu bemerken und mitzuteilen
- Im weiteren Verlauf bedarf es regelmäßiger Kontrollen, um die Wirksamkeit der Medikation zu überwachen
- Grundkenntnisse zum Thema „Medikation", wie z. B. Gründe für die Verordnung einzelner Medikamente, Verabreichungsform, Dosierung und/oder zu erwartende Nebenwirkungen, sollten im Rahmen von Fortbildungen in der Einrichtung vermittelt werden, da gerade die Haltung der Erziehenden in diesem Zusammenhang bezüglich der Compliance sehr wichtig ist, sowohl im Heimbereich als auch im schulischen Bereich
- Es hat sich bewährt, eine Person in der Jugendhilfeeinrichtung zu benennen, die diesbezüglich besonders geschult ist und als Filter und Ansprechpartner zur Verfügung steht. Diese ist auch zuständig für die Überwachung der Medikamentenverteilung an die Gruppen sowie die rechtzeitige Bestellung neuer Rezepte
- Es muss in der Einrichtung gewährleistet sein, dass die Medikamente sachgerecht aufbewahrt werden und den Kindern und Jugendlichen nicht zugänglich sind

**Fachärztliche Stellungnahmen**

Fachärztliche Stellungnahmen dienen der Verschriftlichung der ärztlich diagnostizierten kinder- und jugendpsychiatrischen Erkrankungen und deren Zuordnung zu den entsprechenden Diagnoseschlüsseln nach ICD-10 sowie der Formulierung der Auswirkungen dieser Diagnosen auf bestimmte Lebensbereiche im Sinne der Teilhabe. Sie sind die Voraussetzung zur Erlangung sozialrechtlicher Leistungen. Die Stellungnahmen erfolgen auf Anfrage und je nach lokaler Gegebenheit gegen Bezahlung durch die jeweiligen Behörden.

- Häufige Anfragen erfolgen von den zuständigen Jugendämtern bezüglich Gutachten nach § 35a Kinder- und Jugendhilfegesetz (SGB VIII), Stellungnahmen zu Hilfeplänen und gerichtlichen Anträgen
- Schulämter und Arbeitsämter erwarten ebenfalls entsprechende Stellungnahmen für weitere Entscheidungen, wie z. B. Schreiben zum Nachteilsausgleich oder Beantwortung von Nachfragen zur beruflichen Eignung

**Vermittlung von Therapien**

Therapien dienen der störungsspezifischen Behandlung und können sowohl in Gruppen als auch einzeln erfolgen, ambulant oder stationär.
- Die Indikationsstellung für therapeutische Maßnahmen erfolgt leitlinienorientiert und bezieht die aktuelle Lebenssituation und Compliance des Kindes/Jugendlichen mit ein
- Dabei gilt es, je nach Problemstellung niedrigschwellige Angebote (Heilmittelbereich), Angebote im Rahmen der SPV (Gruppenangebote, Fertigkeitentraining, einzeltherapeutische Interventionen) sowie der Richtlinienpsychotherapie individuell und situationsadäquat einzusetzen

> **Praxistipp**
>
> Abgebrochene oder gescheiterte Therapien nützen niemandem! Sie schaden dem Vertrauen und der Compliance! Daher externe Wünsche nach Therapien durch z. B. Sorgeberechtigte oder Erzieher bei gleichzeitigem Widerstand des Kindes/Jugendlichen kritisch hinterfragen und sich die Indikationsstellung nicht aus der Hand nehmen lassen!

- Bei Gruppenangeboten die Größe der Gruppe an die Gruppenfähigkeit anpassen
- Sorgfältiges Herausarbeiten der Erwartungen an ein Therapieangebot bei den Betroffenen, aber auch bei der pädagogischen Umgebung und den Sorgeberechtigten
- Zusammenarbeit mit teilstationären/stationären kinder- und jugendpsychiatrischen Möglichkeiten mit Nutzung der dortigen spezifischen Angebote

### Kriseninterventionspläne (KIP)

Für den psychiatrischen Krisenfall – akute Fremd- und/oder Selbstgefährdung – wird gemeinsam mit dem zuständigen Pädagogen und dem Kind/Jugendlichen ein individueller Krisenplanintervention (KIP) erstellt, der in mehreren Stufen anzubietende Deeskalationsmaßnahmen beinhaltet. Der KIP dient so der Handlungssicherheit im pädagogischen Alltag in einer emotional sehr aufgeladenen Situation. Für das Kind/den Jugendlichen bedeutet es auch eine Zuverlässigkeit des zu erwartenden Handelns der pädagogischen Kräfte in Extremsituationen, da so ein abgestimmtes Verhalten unterschiedlicher Betreuer erwartet werden kann. Ein KIP dient **nicht** der Disziplinierung des Kindes/Jugendlichen, sondern soll eine Hilfe zur Selbstregulierung darstellen, also zu einem autonomen Verhalten, da die einzelnen Schritte und Möglichkeiten der Beruhigung im Vorfeld klar benannt sind und verlässlich so ablaufen. Es ist eine klinische Intervention im Sinne einer Gefahrenabwendung und dient dem Kind/Jugendlichen zur Deeskalation und Stabilisierung.

- Der KIP weist mindestens 3 Stufen auf, die jeweils dem Kind/Jugendlichen ermöglichen sollen, unter Anwendung von – erlernten und selbst festgelegten – Beruhigungsstrategien eine Eskalation zu verhindern/abzuwenden
- Der den KIP auslösende „Tatbestand" (z. B. aggressives Verhalten) wird im Vorfeld klar schriftlich benannt

- Die jeweiligen Stufen werden von dem Betreuer, welcher mit dem Kind/Jugendlichen während der Krise im Kontakt ist, angekündigt
- Gelingt es dem Kind/Jugendlichen nicht, sich zu beruhigen, erfolgt zum eigenen Schutz und dem Schutz der anderen eine stationäre Aufnahme auf der Kinder- und Jugendpsychiatrie als kurze und begrenzte Auszeit
- Auslöser, Ablauf und Ergebnis werden mit allen Beteiligten nachbesprochen, auch mit möglichen Handlungsalternativen und Konsequenzen für die Zukunft
- Der KIP ist sowohl mit den Sorgeberechtigten als auch mit dem/der Betroffenen selbst im Vorfeld abzustimmen, insbesondere wenn für eine der Stufen eine Bedarfsmedikation in Betracht kommt oder sie eine stationäre Einweisung beinhaltet
- Mit der aufnehmenden Klinik sind regelmäßige Austauschgespräche zur Zusammenarbeit sinnvoll, um gegenseitige Wünsche und Erwartungen abzustimmen

> **Praxistipp**
>
> Ein einmal erstellter KIP muss im Verlauf immer wieder auf Inhalt und Notwendigkeit überprüft werden. Wenn häufige Einweisungen notwendig werden, bedarf es der grundsätzlichen Infragestellung der Effektivität dieser Maßnahme.

- **Weitere Formen der aufsuchenden Arbeit**

**Fallsupervisionen in ambulanten Einrichtungen der Jugendhilfe**
- Fallsupervisionen mit den Mitarbeitenden der ambulanten Angebote der Jugendhilfe können mit Schweigepflichtsentbindungen der Sorgeberechtigten oder anonymisiert erfolgen
- Sie dienen dem Einbezug der kinder- und jugendpsychiatrischen Perspektive in den pädagogischen Alltag sowie der Abstimmung weiterer Vorgehensweisen
- Bei in der Praxis bekannten Kindern/Jugendlichen können und sollten diese auch zu Rückmeldungen zur Wirksamkeit therapeutischer und/oder medikamentöser Interventionen genutzt werden

**Gruppenangebote im Rahmen der Jugendhilfemaßnahmen**
- Angebote wie z. B. soziales und emotionales Kompetenztraining können im realen Kontext der ambulanten oder stationären Jugendhilfemaßnahme durch sozialpsychiatrische Mitarbeiter durchgeführt werden
- Ein solches Angebot kann auch gemeinsam mit Mitarbeitern der Jugendhilfemaßnahme umgesetzt werden
- Abrechnung erfolgt über EBM

- **Pädagogische Diagnostik im realen Umfeld**
- Beobachtung des Kindes/Jugendlichen im realen Umfeld von Kindergarten/Schule/Familie
- Ziel ist, die Lebensumstände des Kindes/Jugendlichen unmittelbar kennenzulernen und dadurch auch Interaktions- und Beziehungsmuster im Rahmen von Familie und/oder Kindergarten und Schule besser identifizieren zu können

- Voraussetzung hierfür ist die Akzeptanz aller Beteiligten
- Hilfreich sind mehrere Termine und ausreichend Zeit dafür, um das Besondere an dieser Situation in den Hintergrund treten zu lassen
- Diese Form der pädagogischen Diagnostik erfolgt durch sozialpsychiatrische Mitarbeiter und kann über EBM abgerechnet werden

### Schulsprechstunde als niederschwelliges Angebot
- Im Schulkontext kann eine Sprechstunde angeboten werden, die offen ist für Schüler, Lehrer oder Schulsozialarbeit
- Sie dient der kinder- und jugendpsychiatrischen Erstklärung oder der Fallsupervision für Lehrer und die Schulsozialarbeit, die oft Bindeglied zwischen Klient und Arztpraxis ist
- Hierdurch wird der Zugang zur Arztpraxis erleichtert, da die Ansprechpartner bereits bekannt sind
- Die Frage der Finanzierung ist hier allerdings schwierig, da im Rahmen einer kassenärztlichen Behandlung/Beratung ein Behandlungsvertrag in Form einer Krankenkassenkarte notwendig ist und dies die Niedrigschwelligkeit bereits wieder einschränkt. Denkbar sind dagegen Einzelvereinbarungen mit Schulen

### Kindertagesstätten-Patenprogramm der Stiftung „Achtung!Kinderseele"
- Bundesweite Vorsorge- und Früherkennungsinitiative zur Förderung der seelischen Gesundheit im Kindergartenalter
- Kinder- und Jugendpsychiater übernehmen Fachpatenschaften für eine Kindertagesstätte ihrer Region und stehen den Bezugspersonen der Kinder für 1–2 Jahre als Vertrauenspersonen bei seelischen Fragestellungen zur Seite (▶ www.achtung-kinderseele.org)

### Psychiatrische Institutsambulanz (PIA) in der Praxis
- Im Vertragsarztänderungsgesetz (VÄG) vom 01.01.2007 wird dem niedergelassenen Vertragsarzt die Möglichkeit eingeräumt, bis zu 13 Stunden wöchentlich eine Nebentätigkeit im Krankenhaus als angestellter Arzt mit entsprechendem Stellenanteil auszufüllen
- Diese Tätigkeit ist der KV (Kassenärztlichen Vereinigung) anzumelden, die Genehmigung kann allerdings nicht verwehrt werden
- Durch diese Möglichkeit/Anstellung kann z. B. die komplette Betreuung der Jugendhilfeeinrichtung wie oben beschrieben auch finanziell abgedeckt werden.

#### ■ Finanzierung und Hindernisse
- Grundsätzlich erfolgt die Finanzierung jeglicher Tätigkeit eines Kinder- und Jugendpsychiaters für Kassenpatienten über den einheitlichen Bewertungsmaßstab (EBM) und für Privatpatienten über die Gebührenordnung für Ärzte (GOÄ) sowie die Sozialpsychiatriepauschale (SPV-Pauschale) pro Patient
- Aufsuchende Arbeit der SPV-Mitarbeiter ist im Rahmen der Vereinbarung vorgesehen und erwünscht
- Ebenso die Kooperation mit weiteren Leistungserbringern

- Nur so ist die ganzheitliche Erfassung aller Aspekte der Problementstehung und -aufrechterhaltung und damit deren Komplexität möglich
- Finanzierbar hierüber sind die Diagnostik und Teile der Behandlung, wie kinder- und jugendpsychiatrische Behandlung, Richtlinienpsychotherapie, sozialpsychiatrische Interventionen und Heilmittelverschreibungen
- Über Sondervereinbarungen mit den jeweiligen Trägern sind Anfahrtszeiten, Fortbildungsmodule, Beratung anonymisierter Fälle oder weitere niedrigschwellige Angebote zu verhandeln
- Ein Hindernis kann eine fehlende Akzeptanz der Familien und Institutionen für ein solches Angebot sein
- Es gilt daher, geduldig zu werben und die mit dieser Art der Arbeit verbundenen Vorteile hervorzuheben

■ **Fazit**

Sowohl für die betroffenen Kinder und Jugendlichen als auch für den niedergelassenen Kinder- und Jugendpsychiater mit oder ohne SPV-Vereinbarung ist eine aufsuchende Arbeit bereichernd und komplettiert das Gesamtbild um weitere Aspekte, dazu bringt es Vielfalt in die alltägliche Arbeit.

## Weiterführende Literatur

Diskussionspapier BVKE (2012) Bundesverband katholischer Einrichtungen und Dienste der Erziehungshilfen e.V.

Fegert JM, Petermann F (2014) Themenschwerpunkt Kinder- und Jugendpsychiatrie/Psychotherapie versus Kinder- und Jugendhilfe. Kindheit und Entwicklung 23(3):135–139, Hogrefe, Göttingen (2014)

Fegert JM et al (2008) Positionspapier Kinder und Jugendliche mit psychischen Störungen in der stationären Jugendhilfe. Das Jugendamt 81(4):187–192

Goldbeck L, Besier T, Schmid M, Fegert JM (2009) Aufforderung zur interdisziplinären pädagogischen und jugendpsychiatrischen Versorgung, Kerbe 2/2009 Themenschwerpunkt (12–14)

Nuetzel J, Goldbeck L (2005) Kinder- und jugendpsychiatrische Versorgung von psychisch belasteten Heimkindern. Prax Kinderpsychol Kinderpsychiatr 54:627–644

Schmid M (2007) Psychische Gesundheit von Heimkindern. Juventa, Weinheim

Schmid M, Nützel J, Fegert JM, Goldbeck L (2006) Wie unterscheiden sich Kinder aus Tagesgruppen von Kindern aus der stationären Jugendhilfe? Prax Kinderpsychol Kinderpsychiatr 55(7):544–558

Schmid M, Fegert JM, Schmeck K, Kölch M (2007) Psychische Belastung von Kindern und Jugendlichen in Schule und Erziehungshilfe. Z für Heilpädagogik 58(08):282–290

# Heim- und Pflegekinder-Sprechstunde

*Andreas Witt, Marc Schmid und Jörg M. Fegert*

**Weiterführende Literatur – 769**

© Springer-Verlag GmbH Deutschland, ein Teil von Springer Nature 2020
M. Kölch et al. (Hrsg.), *Klinikmanual Kinder- und Jugendpsychiatrie und -psychotherapie*,
https://doi.org/10.1007/978-3-662-58418-7_52

Zwei Drittel bis drei Viertel der Kinder und Jugendlichen, die in Heimeinrichtungen oder in Pflegefamilien leben, leiden unter mindestens einer psychischen Störung. Bei der Mehrzahl dieser Kinder besteht mindestens eine traumatische Erfahrungen in der Vergangenheit, z. B. in der Familie oder anderen Herkunftssystemen. Diese Belastungen und/oder Verhaltensauffälligkeiten bzw. Entwicklungsstörungen haben die Unterbringung in einer Jugendhilfeeinrichtung notwendig gemacht. Kinder und Jugendliche in Fremdunterbringung stellen damit eine Hochrisikopopulation mit spezifischen Problemstellungen dar. Epidemiologische Untersuchungen in deutschsprachigen Ländern und internationale Metaanalysen belegen die Häufung an emotionalen und Verhaltensproblemen. Eine Heim- und Pflegekinder-Sprechstunde ist daher aus vielerlei Gründen ein wichtiges Versorgungsangebot, das die Zusammenarbeit zwischen Kinder- und Jugendpsychiatrie, Jugendhilfeeinrichtungen und Trägern strukturiert.

Die Heimkindersprechstunde kann zum Teil aufsuchend erfolgen, was neben der Ökonomie und Niederschwelligkeit den Vorteil hat, dass auch teamzentriert gearbeitet und mehr sozialpädagogische Fachkräfte hinzugezogen bzw. deren Ressourcen gespart werden können. Der Hauptvorteil einer Heimsprechstunde besteht aber in der persönlichen Kontinuität. darüber hinaus können durch eine frühzeitige Intervention Krisen besser abgefangen werden und ungeplante Abbrüche, die eine Belastung für alle Beteiligten darstellen, vermieden werden. Eine solche Sprechstunde integriert somit innovative Versorgungsansätze, indem Kinder dort aufgesucht werden, wo sie sich im Alltag befinden.

Eine Heimkindersprechstunde kann kinder- und jugendpsychiatrische Diagnostik, Behandlung und Beratung für Kinder und Jugendliche, die in Einrichtungen der Jugendhilfe leben, bieten. Für viele stationäre Einrichtungen gibt allein die Tatsache, dass sie in Krisensituationen frühzeitig einen vertrauten kinder- und jugendpsychiatrischen Ansprechpartner haben, bereits eine große Sicherheit. Ziel solcher spezifischer Sprechstunden ist es, möglichst frühzeitig Verhaltensauffälligkeiten und Behandlungsbedarf bei Kindern und Jugendlichen in institutioneller Erziehung oder in Pflegeverhältnissen zu identifizieren und bei der interdisziplinären Hilfeplanung zu beachten. Die Förderung der Selbstwirksamkeit der sozialpädagogischen Fachkräfte im Umgang mit psychischen Symptomen im pädagogischen Alltag ist ebenfalls eine wesentliche Aufgabe einer aufsuchenden Heimkindersprechstunde.

Häufigkeit stationärer Jugendhilfemaßnahmein:
- Ca. 1 % der Kinder und Jugendlichen in westeuropäischen und deutschsprachigen Ländern können nicht bei ihren Eltern leben
- In Deutschland leben ca. 0,7 % der 0- bis 18-Jährigen nicht bei Ihren Eltern;
  - 96.506 Kinder und Jugendliche in der Heimerziehung
  - 74.969 Kinder und Jugendliche in Vollzeitpflege in einer anderen Familie
- Die meisten stationären Jugendhilfemaßnahmen werden erst im Jugendalter zwischen dem 15. und 18. Lebensjahr eingeleitet
- Heimerziehung wird oft als „Ultima Ratio" und nicht als Optima Ratio eingesetzt, und erst dann eingeleitet, wenn niederschwelligere, ambulante Maßnahmen ausgeschöpft sind, obwohl bereits früher die Indikation für eine stationäre Jugendhilfemaßnahme hätte gestellt werden können

Die häufigsten Gründe für die Einleitung von stationären Kinder- und Jugendhilfemaßnahmen sind:
a. Eingeschränkte Erziehungskompetenz der Eltern und die damit einhergehende Überforderung mit den Erziehungsaufgaben
b. Kindliche Verhaltensauffälligkeiten begründen einen besonderen pädagogischen Bedarf
c. Sicherstellung der schulischen und beruflichen Teilhabe
d. Gefährdung des Kindeswohls

- **Rechtliche Vorgaben zur Fremdunterbringung**

Die Unterbringung in einer Pflegefamilie und die Heimerziehung stellen die beiden Optionen der stationären Erziehungshilfen dar. Gesetzlich ist die Vollzeitpflege über § 33 SGB VIII, die Heimerziehung über § 34 SGB VIII geregelt, sie können dort über den § 27 SGB VIII als Hilfe zur Erziehung oder über den § 35a SGB VIII als Eingliederungshilfe für von einer seelischen Behinderung bedrohte Kinder und Jugendliche eingeleitet werden. Der leitende Gedanke des SGB VIII ist es, den Betroffenen zukünftig ein eigenständiges Leben zu ermöglichen und die Förderung bzw. Schaffung der dafür notwendigen Rahmenbedingungen.

Einen Sonderfall der Heimerziehung stellen freiheitsentziehende Maßnahmen im Rahmen der Jugendhilfe dar. Eine „geschlossene" Heimerziehung ist als Ultima Ratio in der Regel dann indiziert, wenn offene Jugendhilfemaßnahmen, trotz hinreichendem Personaleinsatz, nicht erfolgversprechend scheinen, weil sich die Jugendlichen diesen entziehen und die entsprechenden Angebote nicht annehmen bzw. aufgrund ihrer Belastungen noch nicht annehmen können. Unterschiede von Jugendlichen in geschlossener im Vergleich zur offenen Unterbringung sind in Vergleichsstudien: mehr Fremdplatzierung in der Vorgeschichte, mehr Vernachlässigung und eine höhere psychopathologische Symptomausprägung im Bereich der externalisierenden Störungen sowie ein früh beginnender hochauffälliger Substanzkonsum, was in der Regel auch mit belastenden/gefährdenden Kontakten ins Milieu einhergeht.

Für eine „geschlossene" Heimunterbringung müssen die Sorgeberechtigten einen Antrag auf Genehmigung einer geschlossenen Unterbringung nach § 1631b BGB stellen. Grundsätzlich werden von den zuständigen Familiengerichten bei Fragen einer „geschlossenen" Heimunterbringung Gutachtenaufträge vergeben, um die Notwendigkeit von freiheitsentziehenden Maßnahmen und die persistierende Gefährdung beim Einleiten von niederschwelligen Maßnahmen zu beurteilen und gegeneinander abzuwägen.

> **Vorgaben nach § 35a SGB VIII**
> — Mindestens 6 Monate andauernde psychische Erkrankung
> — Die psychische Erkrankung führt zu einer Beeinträchtigung der gesellschaftlichen Teilhabe
> — Hilfebedarf in Bezug auf die Ermöglichung von Teilhabe
> — Feststellung der seelischen Behinderung erfolgt in zweigliedrigen Feststellungsverfahren:
>   – Feststellung einer seelischen Störung nach der jeweils geltenden Version der internationalen Klassifikation von Krankheiten, derzeit ICD-10-GM,

> durch einen Arzt für Kinder- und Jugendpsychiatrie und-psychotherapie, einen Kinder- und Jugendlichenpsychotherapeuten oder einen Arzt oder einen psychologischen Psychotherapeuten, der über besondere Erfahrung auf dem Gebiet seelischer Störungen bei Kindern und Jugendlichen verfügt
> - Überprüfung, in welchem Bereich aufgrund der heilberuflich festgestellten Störung ein Teilhabedefizit besteht und welche Eingliederungshilfen notwendig sind
> - Nach § 36 SGB VIII sind die Sorgeberechtigten und die betroffenen Kinder mit einzubeziehen
> - Hilfen nach § 35a SGB VIII können in ambulanter, teilstationärer oder stationärer Form erfolgen

Trotz der oft stark beeinträchtigten psychischen Gesundheit und sozialen Teilhabe kommt der § 35a SGB VIII in der Heimerziehung relativ wenig zur Anwendung. Eine große einheitliche Lösung für die Eingliederungshilfe von allen Kindern unabhängig von der Art der Behinderung des Kindes wäre wünschenswert. Ziel ist es, „Verschiebebahnhöfe" zwischen den Kostenträgern zu vermeiden und möglichst sanfte Übergänge in die Hilfen für Erwachsene zu gestalten.

- **Differenzielle Indikation zur Heimerziehung oder Pflegefamilie**

Häufig stellt sich insbesondere bei jüngeren Kindern die Frage, ob diese eher in eine Pflegefamilie oder in eine Form der stationären Kinder- und Jugendhilfe platziert werden sollen (▶ Kap. 18).

Pflegefamilie:
- Die Bindung an eine feste Bindungsperson ist ein hohes Gut. Dies kann als Grund für eine Unterbringung für eine Pflegefamilie sprechen
- Aufwachsen in einer Pflegefamilie kann als weniger stigmatisierend angesehen werden als das Aufwachsen in einer Heimeinrichtung
- Beziehungen zu dem einzelnen Kind sind individueller

**Aber:**
- Das Scheitern eines Pflegeverhältnisses ist für alle Beteiligten sehr belastend
- Bindungsprobleme können weiter aggravieren. Das Risiko eines Scheiterns ist daher zu minimieren, und potenzielle Schwierigkeiten sind zu antizipieren und sollten bei der Hilfeplanung beachtet werden
- Grenzverletzungen der Kinder, insbesondere früher bindungsgestörter Kinder, gegenüber der Pflegefamilie können plötzlich zu heftigen Ausstoßungstendenzen führen. Da bisher keine regelhafte Beratung von Pflegeeltern vorhanden ist, ist dies ein wichtiger Grund für die Einrichtung einer spezialisierten Sprechstunde, um Pflegeeltern in solchen Situationen fachlich und emotional zu unterstützen

Heimerziehung:
- Bei Kindern mit sehr stark ausgeprägten Bindungsstörungen und/oder nachhaltig gestörtem zwischenmenschlichem Vertrauen
- Bei Kindern mit Schwierigkeiten in der Selbstregulation, aggressivem Verhalten und stark gehemmtem Bindungsverhalten

- Bei hoch ambivalenten Eltern kann eine Heimerziehung des Kindes gegenüber einer Pflegefamilie von Vorteil sein

- **Verschiedene Arten von Heimerziehung und anderen betreuten Wohnformen**

Folgende Arten der Heimerziehung und anderen betreuten Wohnformen lassen sich differenzieren:
- Erziehungsstellen: sozialpädagogische Fachkräfte begleiten ein Kind rund um die Uhr in ihrer eigenen Wohnung
- Kleinstheime: Heime mit nur einer Wohngruppe
- Kinderdorffamilien: Eine sozialpädagogische Fachkraft lebt mit einer Gruppe von Kindern zusammen und bietet diesen ein konstantes Beziehungsangebot. Sie wird im Alltag von weiteren pädagogischen Fachkräften unterstützt und in Ruhe- und Urlaubszeiten von diesen vertreten
- Geschlechtshomogene und gemischte Wohngruppen, in denen Jungen und Mädchen zusammenleben
- Außenwohngruppen oder dezentrale Wohngruppen (gemeindenahe Wohngruppen)
- Innenwohngruppen auf einem Heimgelände mit entsprechender Infrastruktur wie Sport-, Freizeit- und Therapieangeboten etc.
- Wohngruppen mit integrierter Sonderschule für sozioemotionale Entwicklung bzw. mit integrierten Ausbildungsangeboten
- Wohngruppen, die eine intensivere Betreuung mit entsprechendem Konzept und Kooperationen anbieten – diese sind teilweise für spezifische Problemlagen geeignet
- Traumapädagogische Wohngruppen (milieutherapeutische Wohngruppen), die besonderen Wert auf eine beziehungsorientierte, traumasensible Pädagogik des sicheren Ortes legen; (milieu-)therapeutische Wohngruppen mit entsprechenden psychotherapeutischen Angeboten und Kooperationen mit kinder- und jugendpsychiatrischen Kliniken
- Geschlossene Heime, die freiheitsentziehende Maßnahmen unter den entsprechenden rechtlichen Rahmenbedingungen anbieten
- Betreutes Jugendwohnen: einzelne oder mehrere Jugendliche wohnen in einer eigenen Wohnung und werden dort von sozialpädagogischen Fachkräften mit unterschiedlichem Intensitätsgrad betreut

**Kriterien für die Auswahl geeigneter Institutionen**
- Ist der/die Jugendliche in der Lage, eine öffentliche Schule zu besuchen oder muss das Vorhandensein einer internen (Sonder-)Beschulungsmöglichkeit vorausgesetzt werden?
- Wie können oder sollen die Eltern in der Hilfeform mitarbeiten?
- Welche Rückführungsoptionen bestehen?
- Betreuungsintensität
- Spezialisierung auf bestimmte Probleme der Kinder und Jugendlichen
- Irritabilität durch eine Koedukation
- Altersgruppe

Generell gilt: Je jünger das Kind und je schlechter die Rückführungsoption, desto wichtiger ist es, die (Beziehungs-)Kontinuität in der Hilfeplanung sicherzustellen, was gerade bei hochbelasteten Kindern auch durch sehr stabile beziehungsorientierte Heimerziehung erreicht werden kann. Eine stabile Fremdplatzierung ist nur möglich, wenn alle Beteiligten hinter der Maßnahme stehen und jeder ein Narrativ darüber entwickeln konnte, warum eine solch intensive Jugendhilfemaßnahme notwendig ist. Für einen solchen Prozess brauchen die Beteiligten Zeit und eine sichere Atmosphäre. Gerade im Rahmen von stationären kinder- und jugendpsychiatrischen Behandlungen/Krisenintervention, in denen es oft notwendig ist, sehr schnell tiefgreifende Entscheidungen anzuregen, ist es wichtig, diesen schweren Schritt entsprechend wertzuschätzen und Kinder und Eltern in diesem Prozess zu begleiten. Der Einbezug der Herkunftsfamilie bei Fremdunterbringungen und die Arbeit mit der Herkunftsfamilie sind wichtige Voraussetzungen für mögliche Rückführungen. Das Loslassen-Können und der damit verbundene Verarbeitungsprozess sind notwendig für ein sogenanntes „Permanency Planning", also eine auf Dauer angelegte Planung. Denn viele Fremdunterbringungen führen, entgegen der Annahmen in den Gesetzestexten, eben nicht in die Herkunftsfamilie zurück.

■ **Psychische Belastung von Heimkindern**

Fremdplatzierte Kinder und Jugendliche stellen eine Hochrisikopopulation dar, da bei ihnen häufig eine Vielzahl von Risikofaktoren kumulieren. So ist etwa das Fehlen eines versorgenden bzw. fördernden Familiensystems eine Indikation für eine Fremdunterbringung. Über drei Viertel der Kinder und Jugendlichen in stationären Einrichtungen haben bereits traumatische Erlebnisse und/oder schwere Vernachlässigung durchlebt; 81 % der Schweizer Heimjugendlichen berichteten über mindestens ein traumatisches Lebensereignis und 33 % Prozent über vier oder mehr traumatische Lebensereignisse. In der Regel handelt es sich dabei um überdauernde, sich häufig wiederholende traumatische Belastungen, die im Geheimen unmittelbar von den familiären Bezugspersonen verübt werden. Die meisten epidemiologischen Studien und Metaanalysen berichten Prävalenzraten von psychischen Erkrankungen bei Heimkindern um die 80 %, unabhängig vom Land der durchgeführten Untersuchung. Psychische Erkrankungen sind bei fremdplatzierten Kindern somit eher die Regel als die Ausnahme.

Sehr viele fremdplatzierte Kinder und Jugendliche leiden gleichzeitig unter mehreren psychischen Erkrankungen und entwickeln auf ihrem Lebensweg zu unterschiedlichen Zeitpunkten und je nach Entwicklungsaufgabe oft unterschiedliche psychische Erkrankungen. Dies stellt oft eine erhebliche Herausforderung für die Behandlungs- und Hilfeplanung dar. Viele Autoren führen die hohe Komorbidität und Vielzahl von unterschiedlichen Symptomen auf Schwierigkeiten bei der Selbstregulation und auf emotional-invalidierende, belastende Lebenserfahrungen zurück.

Weit verbreitete Symptome und Störungen:
- 40 % der Jugendlichen in der Heimerziehung verletzen sich mindestens einmal in den letzten 6 Monaten selbst und 18 % regelmäßig
- Die relative Wahrscheinlichkeit, dass Kinder und Jugendliche in Heimen Symptome einer Bindungsstörung nach ICD-10 aufweisen, ist über 28-mal höher als in der Allgemeinbevölkerung

Ausreichende klinische Erfahrung bei Begutachtungsfragen im Kontext der Fremdunterbringung ist wichtig, um einschätzen zu können, wie Kinder mit ihrer spezifischen Problematik in welchen Rahmenbedingungen zurechtkommen können.

Die hohe psychische Belastung dieser Kinder und Jugendlichen stellt einen Risikofaktor für das Scheitern von Hilfemaßnahmen dar. Jugendliche, die ihre Hilfen nicht regulär beenden können, sind in vielerlei Hinsicht psychisch auffälliger. Es sind oft die besonders belasteten Jugendlichen mit mehreren psychischen Störungen und sehr gravierenden einzelnen Symptomen wie Suchterkrankungen, Selbstverletzungen, Suizidalität, Störungen des Sozialverhaltens, ständigem Einkoten und aggressiv-grenzverletzendem Verhalten, die die Tragfähigkeit einer Hilfemaßnahme auf die Probe stellen.

Die Akkumulation von abgebrochenen Fremdplatzierungen ist aus mehrerlei Hinsicht hoch problematisch und stellt ein gravierendes Problem in der Versorgung von psychisch hochbelasteten Heranwachsenden dar. Mit der Akkumulation geht eine Vielzahl von Folgeproblemen einher, wie eine geringere Teilhabe, schlechtere Legalprognose, mehr Kosten im medizinischen System, mehr Bindungsprobleme sowie vor allem eine höhere Wahrscheinlichkeit für das Scheitern der aktuellen Unterbringung. Dies ist insbesondere dann problematisch, wenn sich die neu aufnehmende Einrichtung bezüglich Struktur und Prozessqualität nur unwesentlich von der entlassenden Einrichtung unterscheidet. Der Zusammenhang zeigt aber, wie wichtig es ist, die psychische Belastung und andere Risikofaktoren rechtzeitig durch standardisierte Screening-Verfahren zu identifizieren und bei der weiteren Hilfeplanung zu beachten.

- **Kinder- und jugendpsychiatrische/-psychotherapeutische Versorgungssituation von fremdplatzierten Kindern und Jugendlichen**
- Trotz der hohen psychischen Belastung von Heimkindern sind diese meist kinder- und jugendpsychiatrisch/-psychotherapeutisch unterversorgt. Dies zeigt sich in verschiedenen sozialpsychiatrischen Versorgungsforschungsprojekten
- Viele Kinder und Jugendliche haben Kontakte zu psychosozialen Hilfesystemen, es erfolgt aber keine langfristige gemeinsame und kontinuierliche Hilfeplanung

Eine Heim- und Pflegekindersprechstunde sollte die folgenden Leistungen beinhalten:
- Kinder- und jugendpsychiatrische Diagnostik
- Ermittlung des Entwicklungsstands sowie des Förder- und Therapiebedarfs der Kinder und Jugendlichen
- Durchführung der kinder- und jugendpsychiatrischen Behandlung sowie Koordination zusätzlicher pädagogischer und therapeutischer Maßnahmen
- Beratung der Einrichtungen im Umgang mit den Kindern und leiblichen Eltern
- Beratung der leiblichen Eltern im Umgang mit den Kindern und der Einrichtung
- Zusammenarbeit und Austausch mit dem zuständigen Jugendamt bezüglich einer am Wohl der psychisch auffälligen Kinder orientierten Hilfeplanung, Umgangsregelung, Gestaltung von Übergängen etc.
- Krisenintervention
- Vermittlung zwischen leiblichen Eltern, Pflegefamilie oder Einrichtung, Jugendamt und anderen relevanten Institutionen

Dieses Angebot wendet sich somit an die betroffenen Kinder in Pflegefamilien oder Heimeinrichtungen, an Pflege- und Herkunftsfamilien, an Fachkräfte aus den Heimeinrichtungen sowie an die Fachkräfte in den Jugendämtern.

> **Praxistipp**
>
> **Loyalitätskonflikte**
> Die Einleitung einer Heimerziehung oder eines Pflegeverhältnisses kann als kritisches Lebensereignis betrachtet werden. Bei der Einleitung ist es wichtig, für diesen Schritt die Unterstützung der leiblichen Eltern zu haben, da die Kinder sonst heftige Loyalitätskonflikte durchleben. Die Ambivalenz von leiblichen Eltern ist jedoch nachvollziehbar. Um Loyalitätskonflikte zu vermeiden, ist es sinnvoll, in der klinischen Arbeit in der Kinder- und Jugendpsychiatrie die Möglichkeit einer Fremdplatzierung gut in mehreren Gesprächen vorzubereiten und den Eltern auch in dieser Ausnahmesituation den notwendigen Beistand zu geben. Langfristig ist es wenig sinnvoll, diese Entscheidungsprozesse zu forcieren oder Familien unter Druck zu setzen. Empfehlungen sollten jedoch mit der nötigen Präsenz ausgesprochen werden. Dabei sollte darauf geachtet werden, dass die Eltern und auch die Kinder ein einheitliches Narrativ haben, warum eine Fremdplatzierung notwendig ist. Die Entscheidung sollte möglichst den Eltern überlassen werden. Falls ohne Einleitung einer Fremdplatzierung eine Gefährdung des Kindeswohls besteht, können und müssen entsprechende Maßnahmen ergriffen werden. Es lohnt sich aber, auf eine solche freiwillige und bewusste Entscheidung hinzuarbeiten. Hier kann ggf. der Sozialdienst der Klinik unterstützen. Die hier investierte Zeit ist für den nachhaltigen Erfolg einer Platzierung entscheidend. Um diesem Prozess ausreichend Raum zu geben, ist es wichtig, diese Option frühzeitig anzusprechen und dies nicht so lange zu vermeiden, bis alle Beteiligten wegen der nahenden Entlassung unter Druck geraten. Bei unüberzeugbaren Familien ist es manchmal erfolgversprechender, dann auch eine gerichtliche Entscheidung mit Eingriffen in das Sorgerecht auf Basis einer fundierten fachlichen Begutachtung einzuleiten, als sich auf einen „faulen" Kompromiss einzulassen, der die Kontinuität in der Hilfeplanung verunmöglicht. Für höchst belastete Eltern kann es manchmal gesichtswahrend und eine Entlastung sein, wenn ihnen die Entscheidung durch einen solchen richterlichen Entscheid abgenommen wird.
>
> Ein einheitlicher Befund fast aller Studien und Übersichtsarbeiten ist, dass die Kooperation der Eltern und deren Bereitschaft, mit der sozialpädagogischen Einrichtung oder der Pflegefamilie zusammenzuarbeiten, einer der wichtigsten Prädiktoren für den Erfolg der Jugendhilfemaßnahme darstellt.
>
> Für Pflegefamilien sollten, wenn sie mit ambivalenten Eltern konfrontiert werden, additive Angebote für die Elternarbeit sowie ausreichend Supervision und Unterstützung vorgehalten werden.

## Weiterführende Literatur

Besier T, Fegert JM, Goldbeck L (2009) Evaluation of psychiatric liaison-services for adolescents in residential group homes. Eur Psychiatry 24(7):483–489

Bronsard G, Alessandrini M, Fond G, Loundou A, Auquier P, Tordjman S et al (2016) The prevalence of mental disorders among children and adolescents in the child welfare system: a systematic review and meta-analysis. Medicine 95(7):e2622

Durrant M (1996) Auf die Stärken kannst du bauen. Lösungsorientierte Arbeit in Heimen und anderen stationären Settings. Modernes Lernen, Dortmund

Eigenheer R, Rhiner B, Schmid M, Schramm E (2015) Störung des Sozialverhaltens bei Jugendlichen. Die Multisystemische Therapie in der Praxis. Hogrefe, Göttingen

Friedrich R, Schmid M (2014) Pflegefamilie oder Heim? Wann und für wen ist ein Leben ausserhalb der eigenen Familie sinnvoll? Pädiatrie 1(14):25–30

Fröhlich-Gildhoff K (2002) Indikation in der Jugendhilfe. Juventa, Weinheim

Gabriel T, Keller S, Studer T (2007) Wirkungen erzieherischer Hilfen – Metaanalyse ausgewählter Studien, Bd 3. ISA Planung und Entwicklung GmbH, Münster

Gahleitner SB, Hensel T, Baierl M, Kühn M, Schmid M (2014) Traumapädagogik in psychosozialen Handlungsfeldern. Ein Handbuch für Jugendhilfe, Schule und Klinik. Vandenhoeck & Ruprecht, Göttingen

Homfeldt HG, Schulze-Krüdener J (2007) Elternarbeit in der Heimerziehung. Ernst Reinhardt, Basel, S 61–77

Integras (2013) Leitfaden Fremdplatzierung. Integras, Zürich

Jenkel N, Schmid M (2018) Lebensgeschichtliche und psychische Belastungen von jungen Menschen in freiheitserziehenden Massnahmen der Jugendhilfe. unsere jugend 70(9):354–364

Jozefiak T, Kayed NS, Rimehaug T, Wormdal AK, Brubakk AM, Wichstrom L (2016) Prevalence and comorbidity of mental disorders among adolescents living in residential youth care. Eur Child Adolesc Psychiatry 25(1):33–47. https://doi.org/10.1007/s00787-015-0700-x

Permien H (2006) Indikationen für geschlossene Unterbringung in der Praxis von Jugendhilfe und Jugendpsychiatrie. Recht Psychiatrie 24(3):111–118

Rau T, Ohlert J, Seidler C, Fegert JM, Allroggen M (2017) Belastungen von Fachkräften in stationären Einrichtungen für Kinder und Jugendliche. Psychother Psychosom Med Psychol 67(8):331–337

Ryan T, Walker R (2007) Wo gehöre ich hin? Biografiearbeit mit Kindern und Jugendlichen. Beltz, Weinheim

Schmid M (2007) Psychische Gesundheit von Heimkindern. Eine Studie zur Prävalenz psychischer Störungen in der stationären Jugendhilfe. Juventa, Weinheim

Schmid M (2013) Umgang mit traumatisierten Kindern und Jugendlichen in der stationären Jugendhilfe: „Traumasensibilität" und „Traumapädagogik". In: Fegert JM, Ziegenhain U, Goldbeck L (Hrsg) Traumatisierte Kinder und Jugendliche in Deutschland. Analysen und Empfehlungen zu Versorgung und Betreuung, 2. Aufl. Juventa, Weinheim, S 36–60

Schmid M, Kölch M, Fegert JM, Schmeck K, MAZ.-Team (2013) Abschlussbericht Modellversuch Abklärung und Zielerreichung in stationären Massnahmen. https://www.bj.admin.ch/dam/data/bj/sicherheit/smv/modellversuche/evaluationsberichte/maz-schlussbericht-d.pdf Zugegriffen am 07.01.2019

Schmid M, Dölitzsch C, Pérez T, Jenkel N, Schmeck K, Kölch M, Fegert JM (2014) Welche Faktoren beeinflussen Abbrüche in der Heimerziehung – welche Bedeutung haben limitierte prosoziale Fertigkeiten? Kindheit und Entwicklung 23(3):161–173

# Serviceteil

Anhang – 772

Stichwortverzeichnis – 797

© Springer-Verlag GmbH Deutschland, ein Teil von Springer Nature 2020
M. Kölch et al. (Hrsg.), *Klinikmanual Kinder- und Jugendpsychiatrie und -psychotherapie*,
https://doi.org/10.1007/978-3-662-58418-7

# Anhang

## 1.1.1 Wichtige Arzneimittelwirkstoffe in der Kinder- und Jugendpsychiatrie und Untersuchungen

### 1.1.1.1 Arzneimitteltabelle

🛑 **Cave**

🛑 **Antidepressiva: Generell bei Kindern und Jugendlichen engmaschige Überwachung der Suizidalität bei Ein- und Abdosierung!**

- Tab. A.1
- Tab. A.2
- Tab. A.3
- Tab. A.4
- Tab. A.5

🛑 **Cave**

🛑 **Psychostimulanzien: Generell sorgfältige Anamnese zu kardialen Erkrankungen beim Patienten und in der Familie!**

- Tab. A.6
- Tab. A.7
- Tab. A.8

### 1.1.2.2 Wichtige Voruntersuchungen

Generell sollte eine Labordiagnostik und kardiologische oder neurologische Diagnostik unter differenzialdiagnostischen Überlegungen und unter dem Sicherheitsaspekt vor der Medikation erfolgen. Dies bedeutet z. B. vor Stimulanziengabe den Ausschluss einer möglichen epilepsiebedingten Aufmerksamkeitsstörung etc. Starre Vorgaben sind im Allgemeinen unsinnig, da der diagnostische Mehrwert ohne Indikation einer Untersuchung begrenzt ist. Auch die entsprechenden Leitlinien (z. B. zu ADHS) empfehlen vor Stimulanziengabe kein generelles EEG oder EKG. Vielmehr ist die sorgfältige Anamnese bezüglich kardiologischer oder neurologischer Vorerkrankungen (auch in der Familie) essenziell. Darauf aufbauend sollte die notwendige apparative Diagnostik geplant werden, aber im Allgemeinen schon im Rahmen der Diagnostik und nicht allein wegen der Medikation. Die generelle fachgerechte somatische Diagnostik ist ein essenzieller Bestandteil der kinder- und jugendpsychiatrischen Diagnostik. Insofern gehört hierzu auch eine somatisch-neurologische Untersuchung und ggf. bei Reifungsverzögerung etc. auch eine Untersuchung hinsichtlich des Reifestandes (nach Tanner).

# Anhang

**Tab. A.1** Antidepressiva

| Wirkstoff | Indikation | Kontrollen | Nebenwirkungen | Wechselwirkungen/Kontraindikationen |
|---|---|---|---|---|
| **SSRI:** Inhibieren die Wiederaufnahme von freigesetztem Serotonin aus dem synaptischen Spalt in die Zelle; d. h. Konzentrationsanstieg im synaptischen Spalt; Down-Regulation und Desensibilisierung von 5-HT-Rezeptoren → Stimulation der Rezeptorsysteme durch Beeinflussung intrazellulärer Second-Messenger-Systeme ||||| 
| **Fluoxetin** **Dosierung Kinder > 8. Lj.:** Start: 10 mg/Tag Kann nach ca. 7 Tagen auf 20 mg erhöht werden Kps. 20 mg | **Kinder > 8. Lj.:** mittelgradige bis schwere Episode einer MD **Erwachsene:** depressive Störungen, Zwangserkrankungen, Bulimie Hinweise auf Wirksamkeit bei Angstsyndromen, PTBS, sozialen Phobien, Panikerkrankungen | Steady State nach 4 Wochen Mögliche Entwicklungsverzögerung beachten! **Cave:** Diabetes mellitus → Fluctin → BZ↓, nach Absetzen BZ↑! | Häufig: leichte Unruhezustände, Schlafstörungen, Übelkeit, Kopfschmerzen, Schwindel, Appetitlosigkeit, Durchfall, Zittern, Zwangsgähnen Gelegentlich/selten: allergische Hautreaktionen, sexuelle Funktionsstörungen, vermehrtes Auftreten von Suizidgedanken **Cave: Zentrales Serotoninsyndrom** → Tachykardie, RR konstant bis erhöht, tonisch-klonische Krampfanfälle, Hyperthermie, Agitiertheit, Bewusstseinsstörung, Koma → **Absetzen der Medikation/Notfall!** Bei Hypomanie → absetzen! **Absetzreaktion:** bei abruptem Absetzen NW gehäuft | **Nie mit MAOH → zentrales Serotoninsyndrom!** + Triptane/Johanniskraut/Tramadol: Verstärkung der serotonergen NW Bei gleichzeitiger Gabe von Flecainid, Encainid, Carbamazepin, TZA → niedrige Dosis wählen Interaktionen: CYP2D6 Wirkungsbeeinflussung durch Benzodiazepine Kombination mit AP: vermehrte EPS möglich **Metabolisierung:** hepatisch → wirksames Norfluoxetin; eingeschränkte Leberfunktion → niedrige Dosierung, evtl. alle 2 Tage **Kinetik:** nichtlinear; $T_{max}$ = 6–8 h HWZ Fluoxetin 4–6 Tage; Norfluoxetin 4–16 Tage |

(Fortsetzung)

## Tab. A1 (Fortsetzung)

| Wirkstoff | Indikation | Kontrollen | Nebenwirkungen | Wechselwirkungen/Kontraindikationen |
|---|---|---|---|---|
| **Fluvoxamin** **Dosierung Kinder > 8. Lj.:** Start: 25 mg/Tag, Aufdosieren bis max. ca. 200–250 mg/Tag, möglichst 2 Tagesdosen Tbl. 50 mg; 100 mg | **Kinder/Jugendliche > 8. Lj.:** Zwangserkrankung **Erwachsene:** depressive Störungen, Zwangserkrankung Hinweise auf Wirksamkeit bei Panikstörung, sozialer Phobie, Binge-Eating-Störung | Steady State nach 10–14 Tagen → Spiegelbestimmung: Talspiegel; Folge-Talspiegel immer zur selben Zeit! Wenn nach 10 Wochen keine klinische Besserung, Fortsetzung überdenken! Mögliche Entwicklungsverzögerung beachten! | Häufig: Übelkeit, teilweise mit Erbrechen, Durchfall, Unruhe, Schlafstörungen, Zittern, Appetitminderung, Zwangsgähnen, Kopfschmerzen Gelegentlich/selten: Bauchschmerzen, Schwindel- und Schwächegefühl, allergische Hautreaktionen, sexuelle Funktionsstörungen **Cave: Zentrales Serotoninsyndrom** → Tachykardie, RR konstant bis erhöht, tonisch-klonische Krampfanfälle, Hyperthermie, Agitiertheit, Bewusstseinsstörung, Koma → **Absetzen der Medikation/Notfall!** **Bei Hypomanie → Absetzen!** **Absetzreaktion:** bei abruptem Absetzen NW gehäuft | **Nie mit MAOH! → zentrales Serotoninsyndrom** + Triptane/Johanniskraut/Tramadol: Verstärkung der serotonergen NW Bei gleichzeitiger Gabe von Flecainid, Encainid, Carbamazepin, Clozapin, TZA → niedrige Dosis wählen Interaktionen: CYP2D6, CYP1A2 Metabolisierung: hepatisch **Kinetik:** $T_{max}$ = 3–8 h Mittlere HWZ 13–17 h **Cave:** Steady-State-Plasmakonzentration bei 6–11 J. doppelt so hoch wie bei 12–17 J. Plasmakonzentration von Jugendlichen mit denen von Erwachsenen vergleichbar |

**SSNRI:** Noradrenerg/spezifisch serotonerges Antidepressivum mit $\alpha_2$-adrenozeptorantagonistischer Wirkung

Anhang

| Wirkstoff | Indikation | Kontrollen | Nebenwirkungen | Wechselwirkungen/Kontraindikationen |
|---|---|---|---|---|
| **Mirtazapin**<br>Lsg. 15 mg/ml<br>Tbl./Schmelztbl. 15/30/45 mg | **Keine Zulassung bei Kindern und Jugendlichen**<br>**Erwachsene:** Behandlung von depressiven Erkrankungen (mit Schlafstörungen) | **Cave:** QTc-Verlängerung und Herabsetzung der Krampfschwelle | Häufig: Appetit↑, Gewicht↑, zu Beginn Schläfrigkeit, Schwindel, Ödeme, Kopfschmerzen, Mundtrockenheit<br>Gelegentlich/selten: Hypotonie, Leberwerte↑, Manie, akute Knochenmarkdepression, Gelenk- und Muskelschmerzen, Erschöpfung, Restless-Legs-Syndrom, Albträume, Muskelzuckungen | **Nie mit MAOH! → zentrales Serotoninsyndrom**<br>**Metabolisierung:** hepatisch<br>**Kinetik:** $T_{max} = 2$ h<br>HWZ 20–40 h |
| **Sertralin**<br>**Dosierung:** Start 50 mg 1 × täglich<br>**6–12 J.:** Start 25 mg 1 × täglich – nach 1 Woche kann d auf 50 mg 1 × täglich erhöht werden Tbl.<br>Maximaldosis 200 mg/Tag | **Kinder > 6. Lj.:** Zwangsstörungen | **Cave:** QTc-Verlängerung Steady State nach ca. 1 Woche | Häufig: Schlaflosigkeit, Schwindel, Somnolenz, Kopfschmerzen, Diarrhö, Übelkeit<br>Gelegentlich: Manie, Aufmerksamkeitsstörung, Müdigkeit, Akne, extrapyramidale Störungen<br>Selten: veränderte Leberfunktion, Veränderung der renalen Parameter<br>Absetzreaktion: bei abruptem Absetzen NW gehäuft | **Nie mit MAOH! → zentrales Serotoninsyndrom**<br>Interaktionen: CYP2D6<br>**Metabolisierung:** hepatisch<br>**Kinetik:** $T_{max} = 4$–8 h<br>HWZ 26 h |

*SSRI* selektiver Serotoninwiederaufnahmehemmer, *MD* Major Depression, *PTBS* posttraumatische Belastungsstörung, *BZ* Blutzucker, *RR* Blutdruck *NW* Nebenwirkungen, *AP* Antipsychotika, *EPS* extrapyramidalmotorische Störungen, $T_{max}$ maximale Plasmakonzentration, *HWZ* Eliminationshalbwertszeit, *CYP* Cytochrom-P450, *TZA* trizyklisches Antidepressivum, *SSNRI* selektiver Serotonin-Noradrenalin-Wiederaufnahmehemmer.

**Tab. A.2** Antipsychotika, prä- und postsynaptische Dopaminrezeptorenblocker

| Wirkstoff | Indikation | Kontrollen | Nebenwirkungen | Wechselwirkungen/Kontraindikationen |
|---|---|---|---|---|
| **Aripiprazol** Atypisches AP Tbl./ Schmelztbl. 5/10/15/30 mg Lsg. 1 mg/ml | **Jugendliche ab 15 J.:** bei Schizophrenie und Manie Hinweise auf Wirksamkeit bei Impulskontrollstörungen **Erwachsene:** Schizophrenie, Manie und Prophylaxe | Prolaktin **Cave:** QTc-Verlängerung und Herabsetzung der Krampfschwelle **Bei Intoxikationen:** Aktivkohle 1 h nach die Gabe von der Einnahme verringert $C_{max}$ um 41 % und die AUC um 51 %! | Häufig: Übelkeit, Erbrechen, orthostatische Hypotonie, Ruhe- und Schlaflosigkeit, Kopfschmerzen, Tremor, Angst, EPS Leukozyten↓, GOT↑, GPT↑, CK↑ In klinischen Studien hat Aripiprazol **nicht** zu einer klinisch relevanten Gewichtszunahme geführt! **Cave: Malignes neuroleptisches Syndrom** → Hyperthermie, Rigor, RR↑↓, Puls ↑↓, ↑↑CK → **sofort absetzen!** | **Cave:** Familiäres Long-QT-Syndrom, bekannte Krampfanfälle Interaktionen: CYP2D6, CYP3A4 **Cave:** Fluoxetin und Paroxetin → Aripiprazol-Spiegel↑↑ Johanniskraut → Spiegel↓↓ **Metabolisierung:** hepatisch **Kinetik:** mittlere Plasma-HWZ 60–80 h, aktiver Metabolit Dehydroaripiprazol HWZ 94 h |
| **Chlorprothixen** FGA, niederpotent Tbl. 15/50 mg Saft 1 ml = 20 mg | Für Kinder ab 3 J. zugelassen Behandlung von psychomotorischer Erregung, Aggressivität und Schlafstörungen | – | Häufig: Müdigkeit, Mundtrockenheit, Verlängerung der Reaktionszeit, Benommenheit, Schwindel, Hypotonie, Gewicht↑, Obstipation Gelegentlich/selten: depressive Verstimmung, Benommenheit, Übelkeit, Erbrechen, Appetit↓, allergische Hautreaktionen, ↑gGT, ALT↑, AST↑, ERBS, EABS **Cave:** QTc-Verlängerung und Herabsetzung der Krampfschwelle **Cave: Malignes neuroleptisches Syndrom** → Hyperthermie, Rigor, RR↑↓, Puls ↑↓, ↑↑CK → **AP sofort absetzen!** | **Cave:** Bei gleichzeitiger Anwendung von Makroliden, Antihistaminika, Antidepressiva → QTc-Verlängerung, Hypokaliämie möglich **Metabolisierung:** hepatisch **Kinetik:** hohe intraindividuelle Schwankungsbreite, $T_{max}$ = 2–3 h HWZ 8–12 h |

# Anhang

| Wirkstoff | Indikation | Kontrollen | Nebenwirkungen | Wechselwirkungen/Kontraindikationen |
|---|---|---|---|---|
| **Clozapin** SGA Tbl. 25/50/100 mg | Clozapin ist für Jugendliche ab 16 J. zugelassen. Wird eingesetzt zur Behandlung **therapieresistenter** Schizophrenien oder bei schizophrenen Patienten, die andere AP nicht vertragen. **Bei normaler Leukozytenzahl** (3500/mm³; 3,5–10⁹/l) **und Zahl der neutrophilen Granulozyten** (2000/mm³; 2,0–10⁹/l) | Prolaktin. Es kann eine **Agranulozytose** auftreten; daher **muss** eingesetzt zur wöchentlich während der ersten 18 Wochen der Therapie und danach mindestens alle 4 Wochen während der gesamten Behandlungszeit das Blutbild kontrolliert werden. Patienten auf mögliche Frühsymptome wie Erkältungsgefühl, Halsschmerzen hinweisen. Bei folgenden Grenzwerten muss Clozapin sofort abgesetzt werden: Leukozyten < 3000/mm³, neutrophile Granulozyten < 1500/mm³ → dann BB täglich. Anstieg der Zahl der eosinophilen Granulozyten > 3000/mm³, Abfall der Thrombozyten auf Werte < 50.000/mm³ | Häufig: leichte Unruhezustände, Kopfschmerzen, Kreislaufschwierigkeiten, Müdigkeit, Gewicht↑, Speichelfluss, Obstipation, Erhöhung der Leberenzymaktivität, Hypotonie, Hypoglykämie, Temperaturanstieg. Gelegentlich/selten: Hormonveränderungen (Hyperprolaktinämie) mit Zyklusschwankungen bei Mädchen; Krampfanfälle während der Einstellungsphase. **Cave:** QTc-Verlängerung und Herabsetzung der Krampfschwelle. **Cave: Malignes neuroleptisches Syndrom** → Hyperthermie, Rigor, RR↑↓, Puls ↑↓, ↑↑CK → **AP sofort absetzen!** | Barbiturate, Benzodiazepine, Antihistaminika und Alkohol können die Sedierung verstärken; die Kombination mit Substanzen, die die Krampfschwelle des Gehirns herabsetzen, sollte vermieden werden. Interaktionen: CYP1A2, CYP3A4; gering CYP2D6. **Metabolisierung:** hepatisch **Kinetik:** HWZ 12–16 h |

(Fortsetzung)

## Tab. A2 (Fortsetzung)

| Wirkstoff | Indikation | Kontrollen | Nebenwirkungen | Wechselwirkungen/Kontraindikationen |
|---|---|---|---|---|
| **Haloperidol** FGA, hochpotent Tbl. 1/2/5/10 mg Lsg. Inj.-Lsg. Depot | Akute/chronische schizophrene Symptome **Für Kinder ab 10 J. zugelassen** Tic-Störungen (Gilles-de-la-Tourette-Syndrom), wenn andere Therapie versagt **Für Kinder/Jugendliche ab 13 J.:** Schizophrenie Manie Akute psychomotorische Erregungszustände Organisch bedingte Psychose | Prolaktin **Cave:** Auf EPS achten! | Häufig: EPS, Müdigkeit, Verlängerung der Reaktionszeit, Benommenheit, Schwindel, Gewichtszunahme, Hypotonie, Obstipation, Mundtrockenheit Gelegentlich/selten: depressive Verstimmung, Übelkeit/Erbrechen, Appetit↓, allergische Hautreaktionen, Erhöhung der Leberenzymaktivität, Leukopenie **Cave:** QTc-Verlängerung und Herabsetzung der Krampfschwelle **Cave: Malignes neuroleptisches Syndrom** → Hyperthermie, Rigor, RR↑↓, Puls ↑↓, ↑↑CK → **AP sofort absetzen!** i.v.-Applikation nicht mehr zugelassen | Barbiturate, Benzodiazepine, Antihistaminika und Alkohol können die Sedierung verstärken; die Kombination mit Substanzen, die die Krampfschwelle des Gehirns herabsetzen, sollte vermieden werden **Cave: Hyperthyreose, kardiale Vorschädigung und Leberfunktionsstörung!** Rauchen, Carbamazepin senken, Fluoxetin, Fluvoxamin steigern den Spiegel Interaktionen: CYP3A4 und CYP2D6 **Metabolisierung:** hepatisch **Kinetik:** $T_{max}$ p.o. 2–6 h, i.m. 20 min HWZ p.o. 24 (12–38) h, i.m. 21 (13–36) h |
| **Paliperidon** SGA Tbl. 3/6/9mg (retard) Lsg. Depot | Jugendliche ab 15 Jahre: Schizophrenie | Tanner-Stadium, Prolaktin | Müdigkeit/Sedierung, Gewichtszunahme, Parkinsonismus; Kopfschmerzen, vgl. auch Risperidon **Cave: Malignes neuroleptisches Syndrom** → Hyperthermie, Rigor, RR↑↓, Puls ↑↓, CK↑↑ → **AP sofort absetzen!** | Substrat P-Glykoprotein Interaktion z.B. mit Carbamazepin o. Valproin, ggfs. mit SSRI (Krampfschwelle↓) **Metabolisierung:** = aktiver Hauptmetabolit von Risperidon (vgl. Risperidon) Metabolisierung: 59% renal, kleinerer Anteil CYP2D6 und -3A4 **Kinetik:** HWZ 20–30h (oral), 25–49h (Depot) |

Anhang

| Wirkstoff | Indikation | Kontrollen | Nebenwirkungen | Wechselwirkungen/Kontraindikationen |
|---|---|---|---|---|
| **Pipamperon** FGA, niederpotent Tbl. Sirup | **Keine Zulassung bei Kindern und Jugendlichen** Erwachsene: Behandlung von psychomotorischer Erregung, Aggressivität und Schlafstörungen, Störung des Tag-Nacht-Rhythmus | Prolaktin **Cave:** QTc-Verlängerung und Herabsetzung der Krampfschwelle | Häufig: Müdigkeit Gelegentlich: Depression, Benommenheit, Kopfschmerz, Übelkeit, Erbrechen, Appetit↓, EPS **Cave: Malignes neuroleptisches Syndrom** → Hyperthermie, Rigor, RR↑↓, Puls ↑↓, ↑↑CK → **AP sofort absetzen!** | **Cave:** Bei gleichzeitiger Anwendung von Makroliden, Antihistaminika, Antidepressiva → QTc-Verlängerung, Hypokaliämie möglich Metabolisierung: hepatisch Keine genauen Daten zur Kinetik. T$_{max}$ = 1,8 h HWZ ca. 17 h |
| **Prothipendyl** FGA, niederpotent Tbl. 40/80 mg Trpf. | **Keine Zulassung bei Kindern und Jugendlichen** Erwachsene: zur Dämpfung psychomotorischer Erregung bei einer psychiatrischen Grunderkrankung, temporär bei Ein- und Durchschlafstörungen | Bei längerem Einsatz: Prolaktin **Cave:** QTc-Verlängerung, senkt Krampfschwelle, kann Torsades de Pointes auslösen | Zu Beginn: orthostatische Dysregulation, Mundtrockenheit **Cave: Malignes neuroleptisches Syndrom** → Hyperthermie, Rigor, RR↑↓, Puls ↑↓, ↑↑CK → **AP sofort absetzen!** | **Cave:** Vorbekannte orthostatische Dysregulation, Asthma, HRST, QTc-Verlängerung |
| **Quetiapin** SGA Tbl. 25/100/200/300 mg Seroquel Prolong: 50/200/300/400 mg | Bei **Kindern und Jugendlichen: keine Zulassung** Erwachsene: Schizophrenie, schwere manische Episode, psychotische Störungen, schwere depressive Störungen bei bipolarer Störung, zur Prophylaxe bei bipolarer Störung | Prolaktin, RR | Häufig: Sedierung, leichte Unruhezustände, Erbrechen, Obstipation, Mundtrockenheit, Kopfschmerzen, Hypotonie, Müdigkeit, Gewicht↑, Übelkeit, Erbrechen Gelegentlich/selten: Hormonveränderungen (Hyperprolaktinämie) mit Zyklusschwankungen bei Mädchen, allergische Reaktionen, Erhöhung Leberenzymaktivität **Cave:** Anfänglich Sturzgefahr! **Cave:** QTc-Verlängerung und Herabsetzung der Krampfschwelle **Cave: Malignes neuroleptisches Syndrom** → Hyperthermie, Rigor, RR↑↓, Puls ↑↓, ↑↑CK → **AP sofort absetzen!** | Barbiturate, Benzodiazepine, Antihistaminika und Alkohol können die Sedierung verstärken; die Kombination mit Substanzen, die die Krampfschwelle des Gehirns herabsetzen, sollte vermieden werden Interaktionen: CYP3A4, Spiegelanstieg bei Antibiose mit Erythromycin und Clarithromycin Metabolisierung: hepatisch Kinetik: HWZ 7 h |

## Tab. A2 (Fortsetzung)

| Wirkstoff | Indikation | Kontrollen | Nebenwirkungen | Wechselwirkungen/Kontraindikationen |
|---|---|---|---|---|
| **Risperidon** SGA Tbl. 0,5/1/2/3/4 mg Schmelztbl. 1/2/3/4 mg Lsg. Depot | **Kinder ab 5 J.:** Behandlung von Impulskontrollstörungen mit selbst- oder fremdaggressivem Verhalten bei unterdurchschnittlicher Intelligenz oder einer Intelligenz im unteren Normbereich (Zulassung für Behandlung bis zu 6 Wochen) **Erwachsene:** Schizophrenie, Manie im Rahmen einer bipolaren Störung | Tanner-Stadium, Prolaktin | Häufig: Müdigkeit, Unruhe, Angstzustände, Kopfschmerzen, Gewicht↑, Schwindel Gelegentlich/selten: Schläfrigkeit, Schwäche, Benommenheit, Konzentrationsschwierigkeiten, Übelkeit, Erbrechen, Bauchschmerzen, Obstipation, Hyperprolaktinämie (u. a. Anschwellen der Brust) **Cave: Malignes neuroleptisches Syndrom** → Hyperthermie, Rigor, RR↑↓, Puls ↑↓, ↑↑CK → **AP sofort absetzen!** | Barbiturate, Benzodiazepine, Antihistaminika und Alkohol können die Sedierung verstärken; die Kombination mit Substanzen, die die Krampfschwelle des Gehirns herabsetzen, sollte vermieden werden Interaktionen: CYP2D6, CYP3A4 **Metabolisierung:** hepatisch **Kinetik:** HWZ 3 h, HWZ bei Poor-metabolizer-Status 19 h; aktiver Metabolit 9-OH-Risperidon: 24 h |
| **Tiaprid** SGA Tbl. 100/200 mg Trpf. | **Bei Kindern und Jugendlichen keine Zulassung** Empfohlen zur Behandlung von Tic-Erkrankungen **Erwachsene:** AP-induzierte Spätdyskinesien | Tanner-Stadium, Prolaktin | Häufig: Schläfrigkeit/Müdigkeit, Schwächeerscheinungen, Schwindel, Kopfschmerzen, Unruhe, Antrieb↑, Gleichgültigkeit, Schlaflosigkeit, bei Kindern und Jugendlichen häufig Prolaktin↑ Gelegentlich/selten: Gewicht↑, milde Hypotonie **Cave:** QTc-Verlängerung und Herabsetzung der Krampfschwelle | Barbiturate, Benzodiazepine, Antihistaminika und Alkohol können die Sedierung verstärken; die Kombination mit Substanzen, die die Krampfschwelle des Gehirns herabsetzen, sollte vermieden werden **Kinetik:** $T_{max}$ = 1 h HWZ 3 h |

Anhang

| Wirkstoff | Indikation | Kontrollen | Nebenwirkungen | Wechselwirkungen/Kontraindikationen |
|---|---|---|---|---|
| **Ziprasidon** **SGA** Kps. 20/40/60/80 mg Inj.-Lsg. | **Kinder ab 10 J.:** manische oder gemischte Episoden bei bipolarer Störung **Erwachsene:** zusätzlich Schizophrenie | Prolaktin | Häufig: leichte Unruhezustände, Kopfschmerzen, Hypotonie, Schwindel, Tremor, Müdigkeit, Übelkeit, Erbrechen Gelegentlich/selten: Hormonveränderungen (Hyperprolaktinämie) mit Zyklusschwankungen bei Mädchen, allergische Reaktionen, Erhöhung Leberenzymaktivität **Cave: Malignes neuroleptisches Syndrom** → Hyperthermie, Rigor, RR↑↓, Puls ↑↓, ↑↑CK → **AP sofort absetzen!** | Bekannte QTc-Verlängerung; angeborenes Long-QT-Syndrom **Metabolisierung:** hepatisch **Kinetik:** $T_{max}$ = 6–8 h HWZ ca. 6 h |

*FGA* first-generation antipsychotics, *SGA* second-generation antipsychotics, *ALT* Alanin-Aminotransferase, *AST* Aspartat-Aminotransferase, *AUC* area under the curve, *BB* Blutbild, *CK* Kreatinkinase, *EABS* Erregungsausbreitungsstörungen, *ERBS* Erregungsrückbildungsstörungen, *gGT* Gamma-Glutamyltransferase, *GOT* Glutamat-Oxalacetat-Transaminase, *GPT* Glutamat-Pyruvat-Transaminase, *HRST* Herzrhythmusstörungen, weitere Abkürzungen ◘ Tab. A.1.

## Tab. A.3 Medikamente zur Phasenprophylaxe

| Wirkstoff | Indikation | Kontrollen | Nebenwirkungen | Wechselwirkungen/Kontraindikationen |
|---|---|---|---|---|
| **Valproat** Tbl. 150/300/(500)/600 mg Retardtbl. 150/300 mg | **Kinder und Jugendliche:** Epilepsie, **keine Zulassung für psychiatrische Indikationen** **Erwachsene:** Phasenprophylaxe manisch(-depressiver) Erkrankungen, Behandlung von Epilepsien | Gynäkologisch | Häufig: schwere Hautreaktionen, Kopfschmerzen, Schläfrigkeit, Reizbarkeit, Übelkeit, Leberfunktionsstörungen, ↑Ammoniakgehalt im Blut, Dysästhesien, Gastrointestinaltraktbeschwerden Gelegentlich/selten: Gewicht ↑↓, Appetit↑↓, Störungen der Blutbildung, Pankreasfunktionsstörung, reversible Enzephalopathie sekundäre Amenorrhö, Veränderung der Ovarien | Barbiturate, Benzodiazepine, Antihistaminika und Alkohol können die Sedierung verstärken; die Kombination mit Substanzen, die die Krampfschwelle des Gehirns herabsetzen, sollte vermieden werden Leber- und Pankreasfunktionsstörungen |
| **Lamotrigin** Tbl. 5, 25, 50, 100mg | **Jugendliche ab 13 Jahre:** partielle und generalisierte Anfälle; Psychiatrische Indikation: Prävention depressiver Episoden bei bipolaren Störungen erst ab 18 Jahren | Hautausschläge, deswegen langsame Steigerung pro Woche in max. 25mg Schritten pro Woche; Zieldosis zwischen 100-400 mg; im Jugendalter eher niedriger – nach klinischer Wirkung | Dermatologische Komplikation, Sehstörungen, Müdigkeit, Kopfschmerzen, Schwindel, starke Reizbarkeit und Aggressivität. DRESS-Syndrom (Fieber, Gelenkschmerzen, Hautausschläge, Funktionsstörungen Niere und Leber) | Kombination mit anderen Antiepileptika kann HWZ verändern **Metabolisierung:** hepatische Metabolisierung (UDP-Glucuronosyl-Transferasen) **Kinetik:** HWZ 15-103h |

## Tab. A.4 Anxiolytika

| Wirkstoff | Indikation | Kontrollen | Nebenwirkungen | Wechselwirkungen/ Kontraindikationen |
|---|---|---|---|---|
| **Buspiron** Tbl. 5/10 mg | Keine Zulassung für Kinder und Jugendliche Erwachsene: zur symptomatischen Behandlung von Angstzuständen mit innerer Unruhe, Spannungszuständen | – | Häufig: Benommenheit, Übelkeit, Kopfschmerzen, Nervosität, Schlaflosigkeit, Schwindel, Erregung, Schwitzen, feuchte Hände, Schläfrigkeit, Herzrasen, Tinnitus Gelegentlich/selten: Stimmungsschwankungen, Blutdruck↑↓, Bewegungsdrang, Interessenverlust, Appetit↑, verändertes Geruchsempfinden, Muskel- oder Geruchsempfinden, Muskelkrämpfe, Gelenkschmerzen | Kombination mit Inhibitoren der MAOH ist kontraindiziert; Gefahr: hypertensive Krise **Kinetik:** $T_{max} = 1–1,5$ h HWZ 2–3 h |
| **Lorazepam** Tbl. 0,5/1/2/2,5 mg Plättchen: 1/2,5 mg Amp. 2 mg/1 ml | Kinder und Jugendliche: Prämedikation vor chirurgischen Eingriffen, Krampfanfälle, Status epilepticus Off-label: bei Angstzuständen, Stupor und Mutismus, psychotischen Angstzuständen Erwachsene: symptomatische Kurzzeitbehandlung von Angst-, Spannungs- und Erregungszuständen und dadurch bedingten Schlafstörungen, Sedierung vor diagnostischen sowie vor und nach operativen Eingriffen | – | Tagesmüdigkeit und Schläfrigkeit, eingeschränkte Fahrtüchtigkeit und Alltagssicherheit, paradoxe Disinhibitionsphänomene Schnelle i.v.-Anwendung: vorübergehende Atemdepression, Hypotonie, evtl. Herzstillstand | **Kinetik:** $T_{max} = 1–2,5$ h HWZ 8–24 h |
| **Diazepam** Tbl. 5/10 mg Trpf. 10 mg = 20 Trpf. = 1 ml Amp. 10 mg/2 ml Supp. 10 mg Tube 5/10/2,5 mg | Kinder und Jugendliche: Prämedikation vor chirurgischen Eingriffen, Krampfanfälle, Status epilepticus Off-label: bei Angstzuständen, psychotischen Angstzuständen Erwachsene: akute und chronische Spannungs-, Erregungs- und Angstzustände, vor chirurgischen und diagnostischen Eingriffen, Zustände mit erhöhtem Muskeltonus. Einsatz auch bei Alkoholentzugssyndrom | – | Siehe Lorazepam Bei schneller i.v.-Injektion evtl. Atemdepression | Abbauhemmung bei Kombination mit Fluvoxamin, Fluoxetin, Disulfiram, Cimetidin, Omeprazol und Ketoconazol HWZ 20–40 h |

Abkürzungen ◘ Tab. A.1.

**Tab. A.5** Hypnotikum

| Wirkstoff | Indikation | Kontrollen | Nebenwirkungen | Wechselwirkungen/ Kontraindikationen |
|---|---|---|---|---|
| **Promethazin** Tbl. z. B. 25/50 mg Trpf. | **Kinder ab 2 J.:** Behandlung von psychomotorischer Erregung, Aggressivität und Schlafstörungen Dämpfende Wirkung! | Medikament nicht für Dauerbehandlung geeignet | Häufig: Mundtrockenheit, orthostatische Dysregulation Gelegentlich: Gewicht↑, verstopfte Nase, Durstgefühl. depressive Verstimmung, EPS, Störungen der Hämatopoese | **Cave:** RR↑↓, Puls↓, Long-QT-Syndrom, HRST, Epilepsie, chronische Atembeschwerden **Cave: Bei Intoxikation mit Alkohol, Hypnotika etc.** Interaktionen: CYP2D6 **Metabolisierung:** hepatisch **Cave:** Leber- und Nierenfunktionsstörungen! **Kinetik:** $T_{max}$ = 1,5–3 h, unterliegt hohen intraindividuellen Schwankungen HWZ 10–12 h |

*CYP* Cytochrom-P450, *EPS* extrapyramidalmotorische Störungen, *HRST* Herzrhythmusstörungen, *HWZ* Eliminationshalbwertszeit, *RR* Blutdruck

# Anhang

**Tab. A.6** Psychostimulanzien

| Wirkstoff | Indikation | Kontrollen | Nebenwirkungen | Wechselwirkungen/Kontraindikationen |
|---|---|---|---|---|
| **Methylphenidat**<br>Tbl. 5/10/20/30/40 mg<br>Retard-Kps.<br>5/10/18/20/27/30/36/40/54 mg | Bei Kindern und Jugendlichen ab 6 J. zugelassen: ADHS<br>Erwachsene: Narkolepsie | KG, KL | Häufig: Appetit↓, Gewicht↓, Einschlafstörungen, Reizbarkeit, Übelkeit und Bauchschmerzen (anfangs)<br>Gelegentlich/selten: ↑HF, RR↑, Schwindel, depressive Verstimmungen, Tics, Kribbelgefühle in Armen/Beinen | Kontraindikation bei Long-QT-Syndrom<br>**Cave:** Kardiale Erkrankungen und Epilepsie<br>**Kinetik:** HWZ 2,4 h |
| **D, L-Amphetamin**<br>Saft | Bei Kindern und Jugendlichen ab 6 J. zugelassen: ADHS | | | Interaktionen: CYP2D6<br>**Metabolisierung:** hepatisch<br>Kontraindikation bei Long-QT-Syndrom<br>**Cave:** Kardiale Erkrankungen und Epilepsie |
| **Desamfetamin**<br>Tbl. 5 mg | Bei Kindern und Jugendlichen ab 6 J. zugelassen: bei Nichtansprechen auf Methylphenidat und Atomoxetin | | | Interaktionen: CYP2D6<br>**Metabolisierung:** hepatisch<br>**Cave:** Kardiale Erkrankungen und Epilepsie<br>**Kinetik:** HWZ 10 h |
| **Lisdesamfetamin**<br>Kps. 20/30/40/50/60/70mg | Kinder ab 6 Jahren: ADHS, wenn Ansprechen auf eine zuvor erhaltene Behandlung mit Methylphenidat als klinisch unzureichend | Wie bei Desamfetamin | Wie bei Desamfetamin | Interaktionen wie bei Desamfetamin<br>**Prodrug: Kinetik:** HWZ 1 h (aber Tmax erst nach 3,8h) |

*ADHS* Aufmerksamkeitsdefizit-/Hyperaktivitätsstörung, *CYP* Cytochrom-P450, *HF* Herzfrequenz, *HWZ* Eliminationshalbwertszeit, *KG* Körpergewicht, *KL* Körperlänge, *RR* Blutdruck.

### Tab. A.7 SNRI zur Behandlung von ADHS

| Wirkstoff | Indikation | Kontrollen | Nebenwirkungen | Wechselwirkungen/ Kontraindikationen |
|---|---|---|---|---|
| **Atomoxetin** Kps.: 10/18/25/40/60 mg | Für die Behandlung von ADHS bei Kindern und Jugendlichen ab dem Alter von 6 J. zugelassen | Suizidalität wie bei SSRI überwachen | Häufig: Appetit↓, Gewicht↓, Einschlafstörungen, Reizbarkeit, Übelkeit und Bauchschmerzen (anfangs), Kopfschmerzen, sexuelle Funktionsstörungen Gelegentlich/selten: ↑HF, RR↑, Schwindel, depressive Verstimmungen, Tics, Kribbelgefühle in Armen/Beinen Sehr selten: Leberschädigung (nach Absetzen der Medikation bildete sich die Leberschädigung vollständig zurück) Bei Auftreten von dunklem Urin, Haut- und Sklerenikterus, Empfindlichkeit im rechten oberen Bauchraum, Übelkeit, Müdigkeit ohne ersichtlichen Grund, Juckreiz oder grippeähnlichen Symptomen: **unverzüglich absetzen!** | Kontraindikation bei Long-QT-Syndrom und Engwinkelglaukom, Herz-Kreislauf-Erkrankungen Interaktionen: CYP2D6 **Kinetik:** HWZ 2–6 h |

*SNRI* selektiver Noradrenalinwiederaufnahmehemmer, *ADHS* Aufmerksamkeitsdefizit-Hyperaktivitätsstörung, *SSRI* selektiver Serotoninwiederaufnahmehemmer, *HF* Herzfrequenz, *RR* Blutdruck, *HWZ* Eliminationshalbwertszeit, *CYP* Cytochrom-P450.

### Tab. A.8 Pflanzliche Präparate

| Wirkstoff | Indikation | Kontrollen | Nebenwirkungen | Wechselwirkungen/Kontraindikationen |
|---|---|---|---|---|
| **Baldrianwurzel-Trockenextrakt** | **Kinder ab 6 J.:** Unruhezustände und nervös bedingte Einschlafstörungen | ? | Nicht bekannt | ? |
| **Johanniskraut-Trockenextrakt** | **Jugendliche ab 12 J.:** Leichte bis mittelgradige depressive Störungen | – | ggfs. dermatologische Nebenwirkungen: Phototoxische Reaktionen | **Cave:** Interaktionen mit CYP2D6 Substraten (wie Fluoxetin)! bekannte HWZ 24–48 h für Hypericin, 18–24 h für Pseudohypericin |

*HWZ* Eliminationshalbwertszeit.

# Anhang

> **Praxistipp**
>
> Die Indikationen für Untersuchungen müssen begründet sein. Dies vermeidet unnötige (und damit auch belastende) Untersuchungen für den Patienten, aber verlangt auch unter dem Aspekt der Sicherheit des Patienten eine hinreichende Reflexion über notwendige Untersuchungen vom behandelnden Arzt. Wir haben uns gegen einfache Tabellen entschieden bei dieser Auflage, um Überdiagnostik oder unkritische Übernahme von Standards zu vermeiden, sondern empfehlen dem Leser und der Leserin, eigene Hausstandards unter dem Aspekt der aktuellen Leitlinienempfehlungen und dem Stand der Wissenschaft zu einzelnen Substanzen/Substanzgruppen zu entwickeln und kontinuierlich zu überarbeiten. Im Rahmen entsprechender Fortbildungen wie dem Curriculum Entwicklungspsychopharmakologie besteht die Möglichkeit, jeweils ein Update zu erhalten.

Nachfolgend werden Empfehlungen angelehnt an die Leitlinien und die Hausstandards der Autoren gegeben:

## Empfehlungen Kontrollen bei Stimulanzien

- Laborkontrollen Standard inkl. BB und Schilddrüsen(SD)-Parameter im Rahmen der Diagnostik (z. B. Ausschluss Hyperthyreose), im Verlauf nach Eindosierung, ggf. jährlich
- Engmaschige Erfassung unerwünschter Wirkungen zu Beginn der medikamentösen Behandlung (z. B. wöchentlich)
- Mindestens alle 6 Monate Überprüfung, ob Weiterverordnung indiziert (ggf. Auslassversuch)
- Körpergewicht initial nach 3 und 6 Monaten, im weiteren Verlauf alle 6 Monate messen und dokumentieren (Altersperzentilen bestimmen)
- Puls- und Blutdruckkontrollen bei Anpassung der Dosierung sowie routinemäßig etwa alle 6 Monate
- Bei wiederholten Ruhetachykardien, Arrhythmien und/oder erhöhtem systolischen Blutdruck: Dosisreduktion und Überweisung zum (Kinder-)Kardiologen
- Bei neu auftretenden Krampfanfällen oder Exazerbation eines bekannten Krampfleidens: Absetzen des Präparates und Überweisung zum Neurologen/Neuropädiater
- Bei vorbekannter Auffälligkeit oder im Rahmen der Diagnostik bekannt gewordenen EKG- oder EEG-Auffälligkeiten entsprechende Abklärung mit Pädiatrie/Neurologie

## Empfehlungen Kontrollen bei Atomoxetin

- Wie bei Psychostimulanzien; Kontrollen Längenwachstum können entfallen
- Exploration hinsichtlich möglicher suizidaler Gedanken bei Ein-/Abdosierung bzw. Dosisveränderung entsprechend Black-box-Warnungen

## Empfehlungen Kontrollen bei Guanfacin

- Vor Therapie sorgfältige Anamnese zu kardialer Anamnese (auch Familienanamnese) und Untersuchung (Hypotonie, ERBST etc.).
- Engmaschige Puls- und Blutdruckkontrolle während der Eindosierung aufgrund blutdrucksenkender Wirkung (Gefahr Synkopen)
- Während Einstellung Kontrolle RR und HF einmal/Woche, im Verlauf einmal im Quartal

- **Empfehlungen Kontrollen bei Antidepressiva (SSRI)**
- EKG vor Beginn (wegen QTc-Zeit), bei nicht empfohlenem Einsatz von TZA: regelmäßige EKG-Kontrollen
- EEG nicht zwingend, aber empfehlenswert, wenn positive Familienanamnese oder Fieberkrämpfe in der Vorgeschichte
- Laborkontrollen Standard inkl. BB und SD-Parameter im der Rahmen Diagnostik (z. B. Ausschluss Anämie oder Hypothyreose), im Verlauf nach Eindosierung, ggf. jährlich
- Klinische Kontrolle von Gewicht und RR im Verlauf

- **Empfehlungen Kontrollen bei Antipsychotika**
- Laborkontrollen großes Routinelabor inkl. BB und SD-Parameter sowie Prolaktin (außer Aripirazol) im Rahmen der Diagnostik, im Verlauf nach Eindosierung, ggf. jährlich. Beachtung insbesondere Leberwerte und BB (Leukozytenerniedrigung). Prolaktin bei klinischen Symptomen im Verlauf ggf. kontrollieren
- EKG vor Beginn (wegen QT-Zeit)
- EEG (wegen möglicher Reduktion der Krampfschwelle) vor Beginn
- Gewicht: engmaschige Kontrolle in den ersten Wochen, danach regelmäßig im Verlauf, zusätzlich Beobachtung in ersten Wochen, ob starker Hunger und auffälliges Essverhalten
- Größenwachstum, Blutdruck, Puls und Tanner-Stadium im Verlauf

- **Therapeutisches Drug Monitoring (TDM)**

TDM kann sinnvoll sein zur Überprüfung von Wirksamkeit/Nichtwirksamkeit und Sicherheitsaspekten aufgrund von individuellen Plasma-/Serumspiegeln bei einzelnen Patienten. So kann bei ausreichender Dosis, aber unzureichender Wirkung bei Antipsychotika und Antidepressiva ein TDM sinnvoll sein. Wenn z. B. bei normalen oder hohen Dosen niedrige Spiegel resultieren, kann dies daran liegen, dass der Patient ein „rapid metabolizer" ist. Dann sind ggf. Dosisanpassungen notwendig. Niedrige Spiegel können auch an der Interaktion bei Komedikation oder bei Nikotinabusus liegen. Bei starken Nebenwirkungen unter niedrigen Dosen oder bei normaler Dosierung kann ein TDM sinnvoll sein, um herauszufinden, ob der Patient z. B. aufgrund von „slow metabolizing" hohe Plasmaspiegel aufweist, die auch das Risiko von Nebenwirkungen erhöhen. Bei den Stimulanzien ist ein TDM in fast allen Fällen entbehrlich.

## 1.1.2 Intoxikationen und Notrufadressen

- **Intoxikationen**

Wenn eine Intoxikation vermutet wird, sollte in jedem Fall Blut, Urin und Erbrochenes asserviert werden, für den Fall, dass die Packungen nicht direkt neben dem Patienten liegen oder er die Angaben verweigert oder bereits bewusstlos ist.

Es gibt aber auch optische Hinweise darauf, was ein Patient eingenommen haben könnte, wie z. B. Hypoventilation, Blutdruckabfall und Miosis bei Opioidintoxikationen.

Bei einer Intoxikation mit Antidepressiva oder beispielsweise Tollkirsche stehen rote, trockene Haut, Mydriasis, und eine Tachykardie im Vordergrund.

Tab. A.9

# Anhang

**Tab. A.9** Intoxikationszeichen und Antidote

| Stoff | Puls | RR | Atmung | Temperatur | Miosis | Mydriasis | Antidot |
|---|---|---|---|---|---|---|---|
| Trizyklische AD Niederpotente AP Antihistaminika | ↑ | – | ↓ | ↑ (keine Antipyretika) | – | + | Physostigmin AP-Dyskinesien → Biperiden |
| Opioide | ↓ | ↓ | ↓↓ | ↓ | + | (+ bei Hypoxie) | Naloxon |
| SSRI | ↑ | ~↑ | | ↑↑ | – | – | Symptomatisch |

*AD* Antidepressiva, *AP* Antipsychotika, *SSRI* selektive Serotoninwiederaufnahmehemmer.

> **Praxistipp**
>
> – Wichtig: **Alles zeitnah dokumentieren!**
> – **Wann** wurde **wer** (Name) **wie** aufgefunden? → Glasgow Coma Scale
> – **Ermitteln der Vitalzeichen und des Aussehens** (Haut/Pupillen); hat der Patient erbrochen, schäumt er, zittert er, hat er einen Krampfanfall?
> – **Was** hat er eingenommen und **wie viel?**
> – **Asservation** von Blut, Urin, Erbrochenem und genaue Dokumentation, wann dies geschah. Es lässt sich dann nach der zweiten und weiteren Blutentnahme errechnen, wie viel der Patient eingenommen hat, wenn keine Packungen gefunden wurden.

- **Adressen und Notrufnummern**

Nummer der eigenen Kinder-Intensiv-Station:_____

- **Deutschland: Berlin**

Giftnotruf der Charité – Universitätsmedizin BerlinCharité Centrum 5
**Tel. 030-19240**

- **Bonn**

Informationszentrale gegen Vergiftungen Zentrum für Kinderheilkunde – Universitätsklinikum Bonn
**Tel. 0228-19240**

- **Erfurt**

Gemeinsames Giftinformationszentrum der Länder Mecklenburg-Vorpommern, Sachsen, Sachsen-Anhalt und Thüringen (GGIZ)
**Tel. 0361-730730**

- **Freiburg**

Vergiftungs-Informations-Zentrale Freiburg (VIZ)Universitätsklinikum FreiburgZentrum für Kinderheilkunde und Jugendmedizin
**Tel. 0761-19240**

- **Göttingen**

Giftinformationszentrum-Nord der Länder Bremen, Hamburg, Niedersachsen und Schleswig-Holstein (GIZ-Nord)
**Tel. 0551-19240**

- **Homburg/Saar**

Informations- und Behandlungszentrum für VergiftungenUniversitätsklinik für Kinder- und Jugendmedizin
Tel. 06841-19240

- **Mainz**

Giftinformationszentrum der Länder Rheinland-Pfalz und HessenKlinische ToxikologieUniversitätsmedizin der Johannes Gutenberg-Universität
Tel. 06131-19240

- **München**

Giftnotruf München
Toxikologische Abteilung der II. Medizinischen Klinik des Klinikums rechts der Isar – Technische Universität München
Tel. 089-19240

- **Nürnberg**

Giftinformationszentrale NürnbergMedizinische Klinik 1, Klinikum Nürnberg, Universität Erlangen-Nürnberg
Tel. 0911-398-2451

- **Österreich: Wien**

Vergiftungsinformationszentrale Wien-Gesundheit Österreich GmbH
Tel. +43-1-406-4343

- **Schweiz: Zürich**

Schweizerisches Toxikologisches Informationszentrum (STIZ)

Tel. 145 (innerhalb der Schweiz)
Tel. +41-44-2515151 (aus dem Ausland)

> **Praxistipp**
>
> **Was die Kollegen wissen wollen**
> - **Wer** hat es eingenommen? Geschlecht, Alter, Größe, Gewicht, auch geschätzt möglich
> - **Was** wurde eingenommen? Flüssigkeiten, Tabletten, Pflanzenbestandteile
> - **Wie** wurde es eingenommen? Per os, nasal, intravenös, per inhalationem, transkutan
> - **Wie viel** wurde eingenommen? Zahlen, Milliliter, Größe von Pflanzenteilen angeben
> - **Wann** wurde es eingenommen? Wenn möglich, Uhrzeit angeben

### 1.1.3 Normenliste

- **Internationale Normen**
- Tab. A.10

- **Nationale Normen**
- Tab. A.11
- Tab. A.12
- Tab. A.13

### 1.1.4

# Anhang

**Tab. A.10** UN-Kinderrechtskonvention: Weltweit geltende Rechte und Grundsätze für Kinder in 54 Artikeln, 1992 für Deutschland in Kraft getreten

| Rechtsbereich | Normen | Erläuterung |
|---|---|---|
| **UN-Kinderrechtskonvention** (einzusehen unter ▶ http://www.national-coalition.de/pdf/UN-Kinderrechtskonvention.pdf) | Art. 3 | Wohl des Kindes |
| | Art. 5 | Respektierung des Elternrechts |
| | Art. 6 | Recht auf Leben |
| | Art. 9 | Trennung von den Eltern |
| | Art. 12 | Berücksichtigung des Kindeswillens |
| | Art. 13 | Meinungs- und Informationsfreiheit |
| | Art. 14 | Gedanken-, Gewissens- und Religionsfreiheit |
| | Art. 15 | Vereinigungs- und Versammlungsfreiheit |
| | Art. 16 | Schutz der Privatsphäre und Ehre |
| | Art. 17 | Zugang zu Medien |
| | Art. 19 | Schutz vor Gewaltanwendung, Misshandlung, Verwahrlosung |
| | Art. 23 | Förderung behinderter Kinder |
| | Art. 24 | Gesundheitsvorsorge |
| | Art. 25 | Unterbringung |
| | Art. 28 | Recht auf Bildung |
| | Art. 31 | Beteiligung an Freizeit, kulturellem und künstlerischem Leben |
| | Art. 32ff. | Schutz vor Ausbeutung, Entführung, Missbrauch etc. |
| **UN-Behindertenrechtskonvention** (einzusehen unter ▶ www.institut-fuer-menschenrechte.de/fileadmin/user_upload/PDF-Dateien/Pakte_Konventionen/CRPD_behindertenrechtskonvention/crpd_de.pdf) | Art. 5 | Gleichberechtigung und Nichtdiskriminierung |
| | Art. 7 | Kinder mit Behinderungen |
| | Art. 8 | Bewusstseinsbildung |
| | Art. 9 | Zugänglichkeit |
| | Art. 14 | Freiheit und Sicherheit der Person |
| | Art. 16 | Freiheit von Ausbeutung, Gewalt und Missbrauch |
| | Art. 23 | Achtung der Wohnung und der Familie |
| | Art. 24 | Bildung |
| | Art. 25 | Gesundheit |

◘ Tab. A.11 Grundgesetz (GG)

| Rechtsbereich | Normen | Erläuterung |
|---|---|---|
| **Grundrechte** (Normen unter ▶ www.dejure.org) | Art. 1 GG | Menschenwürde |
| | Art. 2 GG | Freie Entfaltung der Persönlichkeit, Recht auf Leben, Freiheit, körperliche Unversehrtheit |
| | Art. 2 Abs. 1 i.V.m. Art. 1 Abs. 1 GG | Allgemeines Persönlichkeitsrecht, Recht auf informationelle Selbstbestimmung, Recht am eigenen Bild |
| | Art. 3 GG | Gleichheitsgrundsatz (Geschlecht, Herkunft, Glaube) |
| | Art. 4 GG | Glaubensfreiheit |
| | Art. 5 GG | Meinungsfreiheit |
| | Art. 6 GG | Schutz von Ehe und Familie; Erziehungsrecht |
| | Art. 10 GG | Brief-, Post- und Fernmeldegeheimnis |
| | Art. 12 GG | Verbot von Zwangsarbeit |
| | Art. 17 GG | Recht der schriftlichen Beschwerde bei zuständigen Stellen und Volksvertretung |

◘ Tab. A.12 Jugendschutzgesetz, Kinder- und Jugendhilferecht, Sorgerecht/Umgangsrecht, Familiengerichtsverfahren

| Rechtsbereich | Normen | Erläuterung |
|---|---|---|
| **Jugendschutz** (Normen unter ▶ www.dejure.org) | §§ 4–6 JuSchG | Besuch von Gaststätten, Tanzveranstaltungen, Spielhallen durch Kinder und Jugendliche |
| | §§ 7, 8 JuSchG | Jugendgefährdende Orte und Veranstaltungen |
| | §§ 9, 10 JuSchG | Alkohol und Tabak durch Jugendliche |
| | §§ 11–16, 18 JuSchG | Jugendgefährdende und -beeinträchtigende Medien |
| | JMStV (unter ▶ http://www.artikel5.de/gesetze/jmstv.html) | Spezielle Vorschriften zum Jugendmedienschutz |

Anhang

◘ Tab. A.12.1 (Fortsetzung)

| Rechtsbereich | Normen | Erläuterung |
|---|---|---|
| Kinder- und Jugendhilferecht (Normen unter ▶ www.dejure.org) | § 1 Kinder- und Jugendhilfegesetz (SGB VIII) | Recht auf Förderung der Entwicklung und Erziehung zu einer eigenverantwortlichen und gemeinschaftsfähigen Persönlichkeit, Elternrecht und -pflicht |
| | § 8 SGB VIII | Recht, sich in Angelegenheiten der Erziehung und Entwicklung an das Jugendamt zu wenden; Recht des Kindes, sich ohne Wissen der Sorgeberechtigten in einer Not-/Konfliktlage beraten zu lassen |
| | § 8a SGB VIII | Schutzauftrag bei Kindeswohlgefährdung |
| | § 35a SGB VIII | Eingliederungshilfe für seelisch behinderte Kinder und Jugendliche |
| | § 41 SGB VIII | Hilfen für junge Volljährige |
| | § 42 SGB VIII | Inobhutnahmen zur Gefahrenabwehr durch das Jugendamt |
| Sorgerecht/ Umgangsrecht (Normen unter ▶ www.dejure.org) | §§ 1626–1698b (BGB) Insbesondere: | Grundsätze der elterlichen Sorge |
| | § 1626 BGB | Personen- und Vermögenssorge; Pflicht, die wachsende Fähigkeit und das Bedürfnis des Kindes zu selbständigem und verantwortungsbewusstem Handeln zu berücksichtigen (Berücksichtigung des Kindeswillens bei Entscheidungen); Recht auf Umgang mit beiden Elternteilen |
| | § 1631 BGB | Recht des Kindes auf gewaltfreie Erziehung, Unzulässigkeit körperlicher Bestrafung, seelischer Verletzung und entwürdigender Maßnahmen |
| | § 1631b BGB | Richterliche Genehmigung von freiheitsentziehenden Maßnahmen und Zwangsmaßnahmen bei Minderjährigen |
| | §§ 1773–1921 BGB | Rechtliche Aspekte Vormundschaft |
| | §§ 1666, 1666a BGB | Familiengerichtliche Maßnahmen bei Kindeswohlgefährdung, Verhältnismäßigkeit |
| | §§ 1684, 1685 BGB | Umgangsrecht des Kindes mit den Eltern und Bezugspersonen |
| | §§ 1688 BGB | Entscheidungsbefugnisse der Pflegeperson |

(Fortsetzung)

◻ **Tab. A.12.1** (Fortsetzung)

| Rechtsbereich | Normen | Erläuterung |
|---|---|---|
| **Familiengerichts-verfahren (FamFG; früher FGG)** (Normen unter ▶ www.dejure.org) | §§ 151–168a FamFG | Verfahren in Kindschaftssachen (Elterliche Sorge, Umgangsrecht, Vormundschaft, Pflegschaft, freiheitsentziehende Unterbringungen etc.) |
| | §§ 186–199 FamFG | Verfahren in Adoptionssachen |
| | §§ 210–216a FamFG | Verfahren in Gewaltschutzsachen |
| | §§ 271–341 FamFG | Verfahren in Betreuungs- und Unterbringungssachen |
| | **Insbesondere §§ 321, 322 FamFG** | Sachverständigengutachten vor Unterbringungsmaßnahe |
| | **§§ 415–432 FamFG** | Verfahren in Freiheitsentziehungssachen |

*JuSchG* Jugendschutzgesetz, *JMStV* Jugendmedienschutzstaatsvertrag, *SGB VIII* Kinder- und Jungendhilfegesetz, *SGB* Sozialgesetzbuch, *BGB* Bürgerliches Gesetzbuch, *FamFG* Gesetz über das Verfahren in Familiensachen und in den Angelegenheiten der freiwilligen Gerichtsbarkeit.

## Anhang

◼ **Tab. A.13** Strafgesetzbuch, Strafprozessordnung, geschlossene Unterbringung von Kindern und Jugendlichen

| Rechtsbereich | Normen | Erläuterung |
|---|---|---|
| **Strafrecht** (Normen unter ▶ www.dejure.org) | §§ 19 StGB | Schuldunfähigkeit des Kindes |
| | § 20 StGB | Schuldunfähigkeit wegen seelischer Störungen |
| | § 21 StGB | Verminderte Schuldfähigkeit |
| | § 34 StGB | Rechtfertigender Notstand (Eingriff in Rechte anderer zur Gefahrbeseitigung im Notfall) |
| | §§ 63, 64 StGB (§§ 7, 93a JGG) | Strafrechtliche Unterbringung im Psychiatrischen Krankenhaus oder in der Entziehungsanstalt |
| | § 13 StGB | Strafbarkeit des Unterlassens |
| | § 15 StGB | Strafbarkeit fahrlässiger Handlungen |
| **Mögliche Strafbarkeiten durch Tun oder Unterlassen im Praxisalltag (exemplarisch)** | | |
| | § 201a StGB | Strafbarkeit unbefugter Bildaufnahmen |
| | § 203 StGB | Verletzung von Privatgeheimnissen („Ärztliche Schweigepflicht") |
| | § 323c StGB | Unterlassene Hilfeleistung |
| | §§ 223ff. StGB | Körperverletzungsdelikte |
| | § 235 StGB | Entziehung Minderjähriger |
| | §§ 239, 240 StGB | Freiheitsberaubung, Nötigung (z. B. durch ungerechtfertigte Fixierung, Behandlung gegen den Willen etc.) |
| | § 138 StGB | Nichtanzeige bestimmter geplanter Straftaten |
| | §§ 331ff. StGB | Straftaten im Amt (Vorteilsannahme, Bestechlichkeit etc.) |
| **Jugendgerichtsgesetz** | | |
| | § 3 JGG | Strafreife |
| | § 105 JGG | Anwendung Jugendstrafrecht auf Heranwachsende |

(Fortsetzung)

### Tab. A.13.1 (Fortsetzung)

| Rechtsbereich | Normen | Erläuterung |
|---|---|---|
| **Strafprozessrecht** (Zeugen, Sachverständige, Gutachter) (Normen unter ▶ www.dejure.org) | **Zeugen** | |
| | §§ 48, 51 StPO | Gerichtliche Zeugen |
| | § 52 StPO | Zeugnisverweigerungsrecht für Angehörige und Minderjährige |
| | §§ 53, 53a, 55 StPO | Zeugnisverweigerungsrecht für Berufsgeheimnisträger, deren Gehilfen und Auszubildende und bei Selbstbezichtigung |
| | § 54 StPO (zzgl. der jeweils geltenden beamtenrechtlich geltenden Landesnormen/TV-L) | Zeugnisverweigerungsrecht für Beamte und Angestellte des Öffentlichen Dienstes |
| | **Sachverständige** | |
| | § 75 StPO | Ernennung von Sachverständigen und Pflicht zur Gutachtenerstattung |
| | §§ 76, 77 StPO | Verweigerung der Gutachtenerstattung |
| | §§ 80, 80a, 81 StPO | Aufklärungs- und Akteneinsichtsrecht des Sachverständigen, Unterbringung |
| | §§ 82–84 StPO | Verfahrensregeln für Sachverständige |
| | **Einstweilige Unterbringung** | |
| | § 126a StPO | Einstweilige Unterbringung |
| **Geschlossene Unterbringung von Kindern und Jugendlichen** (Normen unter ▶ www.dejure.org) | **Zivilrechtlich** | |
| | §§ 1631b, 1800, 1915 BGB | Zulässigkeit freiheitsentziehender Unterbringung und freiheitsentziehender bzw. Zwangs-Maßnahmen nach familiengerichtlicher Genehmigung zum Wohl des Kindes (insbesondere Abwendung erheblicher Selbst- und Fremdgefährdung); Genehmigung gegenüber Sorgerechtsinhaber |
| | **Öffentlich-rechtlich** | |
| | § 42 SGB VIII | Inobhutnahmen zur Gefahrenabwehr durch das Jugendamt |
| | PsychKG/UBG | Landesrechtliche (Zwangs-)Unterbringungen zur Gefahrenabwehr |
| | **Strafrechtlich** | |
| | § 7 JGG i.V.m. §§ 63, 64 StGB | Unterbringung im Psychiatrischen Krankenhaus oder in der Entziehungsanstalt nach Straftat |
| **Behandlung und Aufklärung** | § 630e BGB Aufklärungspflichten § 630f: Dokumentation der Behandlung | Angemessene Aufklärung über Behandlung, Aushändigung von Aufklärungs- und Einwilligungsunterlagen Dokumentation der Behandlung und Einsichtsrecht von Patienten |

*StGB* Strafgesetzbuch, *StPO* Strafprozessordnung, *JGG* Jugendgerichtsgesetz, *SGB VIII* Kinder- und Jugendhilfegesetz, *PsychKG* Psychisch-Kranken-Gesetz, *UBG* Unterbringungsgesetz, *BGB* Bürgerliches Gesetzbuch.

# Stichwortverzeichnis

## A

Abhängigkeitserkrankungen 359
Abhängigkeitssyndrom 347
ACE-Skala 561
Adverse Childhood Experiences (ACE) 554
Aggression
- akute
  - Behandlungsalgorithmus 493
  - Interventionen 490
  - Krisenmanagement 495
  - Medikation 495
- heiße und kalte 32
Agomelatin 627
Agoraphobie 65
Agranulozytose 226
Agranulozytoserisiko 226
Aktivitätenplan 133
Aktivitäts- und Aufmerksamkeitsstörung, einfache 10
- alterstypische Symptome 12
- Psychoedukation und Elternarbeit 18
Akute Intoxikation 346
Alkohol 349
Alkoholabhängigkeit, Suizidrisiko 482
Alkoholentzugsdelir 503
Amenorrhö, sekundäre 187
Amnesie 141
Amphetamin 621
Amphetamine 350
Anfall, dissoziativer 146
Angst
- und Störung des Sozialverhaltens 30
- und Zwangsstörungen 94
Angsterkrankungen, Suizidrisiko 482
Angstfragebögen 75
Angststörung 66
- Aufklärung und Psychoedukation 77
- Differenzialdiagnostik 76
- Elternarbeit 78
- freiheitsentziehende Maßnahmen 651
- generalisierte und selektiver Mutismus 113
- Pharmakotherapie 79
- Psychotherapie 77
- Risikofaktoren 72
- und ADHS 13
- und depressive Störungen 241
- und dissoziative Störungen 144
- und Essstörungen 189
- und PTBS 299

- und selektiver Mutismus 113
- und somatoforme Störungen 130
- und Tic-Störungen 174
- Anorexia nervosa. *Siehe auch* Essstörungen
- Entlassplanung 197
- Langzeitverlauf und Prognose 198
- Mortalität 198
- Psychotherapie 195
- Suizidalität bei 189
- Suizidrisiko 482
- Therapieziele 194
Anpassungsstörungen 286
- und selektiver Mutismus 113
Antidepressiva 624
- bei Angststörungen 80
- bei Störungen des Sozialverhaltens 35
- Off-Label-Indikationen 629
- pflanzliche 627
- tri-/tetrazyklische (TZA) 624
- Untersuchungsempfehlungen bei Gabe von 629
- Verordnungsverhalten 248
Antikonvulsiva 641
- bei bipolarer Störung 259
Antipsychotika 630
- atypische 630
- bei agitiert-aggressiven Patienten 495
- bei bipolarer Störung 259
- bei depressiven Störungen 249
- bei Desorientierungszuständen 502
- bei Essstörungen 197
- bei Persönlichkeitsstörungen 411
- bei Schizophrenie 224
- bei Störungen des Sozialverhaltens 35
- bei Suizidalität 485
- konventionelle 630
- Rezeptorwirkungsprofile 631
- Untersuchungsempfehlungen bei Gabe von 639
- Zielsymptome 279
Antisuizidverträge 246
Arbeit mit Dolmetschern 340
Aripiprazol 636
- bei psychotischen und manischen Symptomen 259
- bei Schizophrenie 225
- bei Tic-Störungen 178
Artikulationsstörungen 456
Asperger-Syndrom
- diagnostische Kriterien 271
- Zwangssymptome 94
Assertive Community Treatment 728

Atomoxetin 623
- bei ADHS 20
- bei Tic-Störungen 178
- Zielsymptome 279
Auditive Verarbeitungs- und Wahrnehmungsstörungen 463
Aufklärungspflicht 655
Aufmerksamkeitsdefizit-Hyperaktivitätsstörung (ADHS)
- Differenzialdiagnostik 16
- Familien- und Sozialanamnese bei 14
- Leistungsdiagnostik 16
- Medikations-/Dosierungsempfehlungen 622
- Pharmakotherapie 19
- Psychotherapie 18
- und Angststörungen 73
- und Persönlichkeitsstörungen 407
- und PTBS 299
- und Tic-Störungen 174
Autismus
- frühkindlicher, diagnostische Kriterien 269
- Zwangssymptome 94

# B

Baby Blues 600
Behandlung gegen den Willen 258, 646
Behandlungsvertrag 648
Behavioral toxicity 247, 625
Belastungsreaktion, akute 286, 289
- und dissoziative Störungen 144
Belastungsstörung
- akute, Pharmakotherapie 307
- posttraumatische (PTBS) 286
  - Elternarbeit 306
  - Medikations-/Dosierungsempfehlungen 629
  - Pharmakotherapie 307
  - Psychotherapie 304
  - Symptom-Screening 299
  - und depressive Störungen 241
  - und dissoziative Störungen 144
Belle Indifférence 146
Benzodiazepine 643
- bei agitiert-aggressiven Patienten 495
- bei Angststörungen 80
- bei bipolarer Störung 259
- bei depressiven Störungen 249
- bei Desorientierungszuständen 502
- bei perniziöser Katatonie 228
- bei Schizophrenie 226
- bei Suizidalität 485
Benzodiazepinentzugsdelir 503
Beratung 707

Beschwerdemanagement 678
Besessenheitszustände 142
betreute Wohnformen 765
Bewegungs- und Empfindungsstörungen, dissoziative 143
- typische Befunde 146
Bewusstseinsstörung 500
Beziehungstherapie 592
Bindungsstörung mit Enthemmung 386
Biographiearbeit 322
Blasenfüllungsphase 164
Boole'sche Operatoren 717
Borderline-Persönlichkeitsstörung 404, 546
- und dissoziative Störungen 144
Botulinumtoxin bei Tics 178
Bürgerliches Gesetzbuch (BGB)
- § 1631b 486, 651
- § 1626 II 647
- Unterbringung nach § 1631b BGB 651
- Bulimia nervosa. Siehe auch Essstörungen
- Entlassplanung 197
- Langzeitverlauf und Prognose 198
- Psychotherapie 195
- Therapieziele 195
Bundeskinderschutzgesetz 528, 658
Buspiron bei Angststörungen 80

# C

Cannabis 350
Carbamazepin 642
Case Management 729
CCSchool 746
Chapman-Skalen 215
Checking-Methode 579
Chlorprothixen 635
- bei agitiert-aggressiven Patienten 495
- bei bipolarer Störung 259
Chorea Sydenham 176
- Zwangssymptome 92
Citalopram 627
- bei depressiven Störungen 248
- bei somatoformen Störungen 134
- Zielsymptome 279
Clonidin bei Tic-Störungen 179
Clozapin 639
- bei Schizophrenie 225, 226
Continuum of Care 744

# D

Dementia infantilis 273
Denken, magisches 89
Depersonalisation 142

# Stichwortverzeichnis

Depression 334
- generelle und alterstypische Symptome 237
- postschizophrene 206
- und Essstörungen 189
- und Manie 256
- und PTBS 299
- und selbstverletzendes Verhalten 546
- und Störung des Sozialverhaltens 30
- und Suizidalität 244
- und Zwangsstörungen 94
Derealisation 142
Desorientierungszustände
- Medikation 502
- psychiatrisches Vorgehen 501
- Ursachen 500
Detrusor-Sphinkter-Dyskoordination 165
Dexamfetamin 621
Diabetes mellitus Typ 1 509
Diazepam 643
- bei agitiert-aggressiven Patienten 496
Doctors Hopping 146
Dranginkontinenz 164
Drogen, illegale 350
Durchgangssyndrome 509
Dysfunktion, kortikostriatothalamische bei Zwangserkrankung 91
Dyskinesie unter Antipsychotika 633

# E

Echolalie 173
Echopraxie 173
Ecstasy 350
Eingliederungshilfe 697
Einnässen 157
Elektrokrampftherapie 228
Elternarbeit 394
Eltern-Kind-Beziehung 591
Eltern-Kind-Therapie 592
Eltern-Kleinkind-Psychotherapie, interaktionszentrierte 577
Elterntrainingsprogramme bei Störungen des Sozialverhaltens 33
EMDR (Eye Movement Desensitization and Reprocessing) 305
Emotionale Misshandlung 523, 554
Emotionale Vernachlässigung 554
Empathiefähigkeit 410
Enkopresis 152
Entwicklungspsychopharmakologie 619
Entwicklungsstörungen
- tiefgreifende
  - frühes auffälliges Verhalten 274
  - Psychotherapie 277

- Therapieziele 276
- und Zwangsstörungen 94
- und ADHS 13
Entzugssyndrom 347
Enuresis 157
Enuresis, apparative Verhaltenstherapie 161
Enuresis, tagsüber 163
Erkrankung, bipolare, freiheitsentziehende Maßnahmen bei 651
Escitalopram bei depressiven Störungen 247, 248
Essensplan 194
Essstörungen 184, 186
- Differenzialdiagnostik 193
- Elternarbeit 196
- freiheitsentziehende Maßnahmen 651
- kinder- und jugendpsychiatrische Diagnostik 190
- Medikations-/Dosierungsempfehlungen 629
- Pharmakotherapie 197
- Psychotherapie 195
- und depressive Störungen 241
- und Persönlichkeitsstörungen 407
- und PTBS 299
- und selbstverletzendes Verhalten 546
- und Zwangsstörungen 95
Evidenz
- Definition 712
- externe 713
  - Bewertung 720
  - Suche nach 716
- interne 713
Evidenzgrad 714, 715
Exhibitionismus 427
Exposition mit Reaktionsverhinderung 101
Expressive Sprachentwicklungsstörungen 456

# F

Fallsupervisionen 758
False-belief-Aufgabe 268
Familienrecht 685
Fein- und Graphomotorik 470
Fertigkeitentraining 322, 409
Fetischismus 427
Fetischistischer Transvestitismus 427
First-Generation Antipsychotics (FGA) 630
Fluoxetin 626
- bei Angststörungen 80
- bei depressiven Störungen 247
- bei selektivem Mutismus 118
- bei somatoformen Störungen 134
- Zielsymptome 279
Fluvoxamin 629
- bei somatoformen Störungen 134
- bei Zwangsstörungen 103
- Zielsymptome 279

Fördermaterialen, schulische Leistungen 452
Förderprogramme, Leseleistung 451
Förderprogramme, Rechenleistung 451
Fremdunterbringung 763
Frühe Adoleszenz 418
Früherkennungsinstrumente Schizophrenie 215
Fütterstörung 572, 579
- mit Gedeihstörung 572
- posttraumatische 580
Fugue 141
Funktionsstörung, somatoforme autonome, Beschwerdebild 127

## G

Gedankendetektiv 245
Gedankenstopp 103
Gedeihstörung 572
Gefährdungsanalyse 673
Gefängnisaufenthalt, Adverse Childhood Experience 555
Geschlechtsidentität 417, 420
Geschlechtsinkongruenz 420
Gesetz zur Kooperation und Information im Kinderschutz 658
Gesundheitssystem und Schule 744
Gewalt, Adverse Childhood Experience 555
Gewichtszunahme
- bei Pharmakotherapie 20, 36, 225
- unter Antipsychotika 633
- Gilles-de-la-Tourette-Syndrom 171. *Siehe auch* Tourette-Syndrom
Glaubhaftigkeitsgutachten 689
Grobmotorik 470
Grübelzwänge 89
Guanfacin bei Tic-Störungen 179
Gutachten 684
Gutachtertätigkeit 684

## H

Halluzinogene 356
Haloperidol 636
- bei agitiert-aggressiven Patienten 495
- bei Schizophrenie 225
- bei Tic-Störungen 178
Heimeinrichtungen 762
Heimerziehung 763, 764
Heimkinder, psychische Belastungen 766
Heimkindersprechstunde 762
Heller-Syndrom 273
Heroin 350
High-functioning-Autismus 270
Home Treatment 729

Hot aggression 30, 32
Hyperaktives und impulsives Verhalten 515

## I

Ich-dystone Sexualorientierung 419
immunsupprimierte Kinder 509
Impulsiv-aggressives Verhalten („challenging behavior") 516
Impulskontrollstörungen, Medikations-/Dosierungsempfehlungen 638
Inklusion 709
Inobhutnahme 307, 703
- nach § 42 SGB VIII 487
Institutionelle Schutzkonzepte 670
Intelligenzminderung 512
Intelligenzminderung, Ursachen 512
Interaktionsbeobachtung 590
Interaktionsbeurteilung 590
Interkurrente Erkrankungen 507
Internetrecherche 713
Intoxikation 503
Isolierte Lesestörung 436, 448
Isolierte Rechtschreibstörung 437, 448

## J

Johanniskraut 628
- bei depressiven Störungen 248
Jugendhilfeeinrichtungen 752
Jugendhilfemaßnahmen 758
Just-right-Phänomen 89

## K

Katatonie, perniziöse 228
Kinderinterviews 590
Kinderschutz 594
Kinderschutzhotline 735
Kindertagesstätten-Patenprogramm 759
Kinder- und Jugendhilferecht (KJHG) 658
- § 8a 649
Kindesmisshandlung 523
Kindeswohlgefährdung 528
- Fachberatung 661
- Gefährdungspotenzial 659
- Informationsweitergabe 659
- und Bundeskinderschutzgesetz 658
Klassifikationsschema ZERO TO THREE 574
Klassifikationssysteme 2
Klassisches Home Treatment 728
Klinikschullehrer 709
Körperliche Kindesmisshandlung 522
Körperliche Misshandlung 554

## Stichwortverzeichnis

Körperliche Vernachlässigung 554
Körperschemastörung 187
Kokain 350
Kombinierte Störung schulischer Fertigkeiten 438
Kombinierte umschriebene Entwicklungsstörung 448
Kompetenzort 671
Kompetenztraining, soziales 133
– bei Störungen des Sozialverhaltens 34
Kontaminationsängste 89
Konversionsstörung 140
Koprolalie 173
Kopropraxie 173
Krankheitsgewinn, sekundärer 126
Kriseninterventionspläne 757
Krisenmanagement 702
Krisen-Management-Teams 729

## L

Lamotrigin 643
Laxanzienabusus 188
Leitlinien 713
– Evidenzgrade 714
Lese-Rechtschreib-Störungen (LRS) 440
Lese- und Rechtschreibstörung 436
Levomepromazin 635
– bei agitiert-aggressiven Patienten 495
Literaturdatenbank, medizinische 713
Lithium 640
– bei bipolarer Störung 259
Lösungsmittel 357
Lorazepam 643
– bei agitiert-aggressiven Patienten 496
– bei bipolarer Störung 259
– bei perniziöser Katatonie 228
– bei Suizidalität 485

## M

Manie
– Differenzialdiagnostik 258
– Elternarbeit 259
– Kernsymptomatik 253
– Psychotherapie 258
– und Depression 256
Maßnahmen, freiheitsentziehende 486, 650
Medikamentenabusus, Zwangssymptome 92
Medizin, evidenzbasierte
– Methoden 712
– schrittweises Vorgehen 715
Mehrsprachigkeit 460
Meilensteine der Sprachentwicklung 459

Methylphenidat 19, 620
– bei Tic-Störungen 178
– Zielsymptome 279
Miktionsaufschub 167
Milieutherapie, traumaspezfische 324
Minderjährige
– Partizipation durch Meinungsäußerung 647
– Rechte 647
Missbrauch, sexueller 532
– Folgen 536
– Hinweise zur Anamneseerhebung 537
– rechtlich-forensische Aspekte 540
Misshandlung 524
Modell, kognitiv-behaviorales zur Entstehung von Zwangsgedanken 93
Monosymptomatische Enuresis 159
Motorische Entwicklungsstörungen 470
Münchhausen-by-Proxy-Syndrom 132
Münchhausen-Syndrom by proxy 526
Mukoviszidose 509
Multiple Störungen der Sexualpräferenz 427
Multiproblemfamilien 562
Multi-Systemic Familiy Therapy (MSFT) 34
Multisystemische Therapie 728
Mundmotorik 470
Mutismus
– Medikations-/Dosierungsempfehlungen 629
– passagerer 112
– selektiver 110
    – Anamnesegespräch 113
    – Elternarbeit 117
    – Leistungsdiagnostik 115
    – Pharmakotherapie 117
    – Psychotherapie 116
– und PTBS 299

## N

Nebenwirkungen, extrapyramidalmotorische 224, 225
Negativsymptomatik 209
Netzwerke Kinderschutz 664
Neurofeedback bei Tic-Störungen 179
Nicht näher bezeichnete Form der Kindesmisshandlung 522
Nikotin 349
Noradrenalinwiederaufnahmehemmer, selektive (SNRI) 622
Notfallsituation 500
– Behandlungshierarchie 501

## O

Obstipation 152
Off-label-Gebrauch 619

Olanzapin 636
- bei agitiert-aggressiven Patienten 495
- bei Essstörungen 197
- bei Schizophrenie 225
- bei Tic-Störungen 179
- Zielsymptome 279

Opferentschädigungsgesetz 305

## P

Pädophilie 427
Palilalie 173
PANDAS (pediatric autoimmune neuropsychiatric disorder associated with streptococcal infections) 93, 98, 175
Parkinsonismus 635
Partizipation 677
Patient, agitiert-aggressiver 490
- strukturierter Umgang mit 493
Patientenautonomie 492, 646, 648
Persönlichkeitsentwicklungsstörungen 400
Persönlichkeitsstörung 400
- ängstlich-vermeidende 405
- anankastische 405
- Clustereinteilung 403
- dependente 405
- dissoziale 404
- Elternarbeit 410
- emotional-instabile 401, 546
- histrionische 404
- multiple 142
- narzisstische 404
- paranoide 403
- Pharmakotherapie 411
- Psychotherapie 408
- schizoide 403
- Suizidrisiko bei 482
- und PTBS 299
Pflegefamilien 762
Pharmakokinetik und Pubertät 619
Pharmakotherapie 46
PICO-Schema 716
Pipamperon 635
Poltern 457
Polypharmazie 517
Polyviktimisierung 524
Pornographie 430
Positive Fehlerkultur 675
Positivsymptomatik 209
Post-Migrations-Faktoren 332
Postpartale Angststörungen 607
Postpartale Angst-/Zwangsstörung 600
Postpartale Depression 600, 607
Postpartale Psychose 600, 608
Postpartales Stimmungstief 600, 607

postpartale Zwangsstörung 608
Post Partum, psychische Störungen 600
Posttraumatische Belastungsstörung (PTBS), post partum 600
posttraumatischen Stresssymptomen 334
Primäre Enuresis 159
Privatgeheimnisse, Verletzung 649
Prolaktinerhöhung unter Antipsychotika 633
Promethazin bei agitiert-aggressiven Patienten 495
Prothipendyl 635
Psychiatrische Institutsambulanz 759
Psychische Erkrankung, Adverse Childhood Experience 555
Psychodynamische Säuglings-Kleinkind-Elternpsychotherapie 592
Psychopathologie 3
Psychopathologische Bewertung 4
Psychopharmaka
- Einteilung 617
- Wirkung 617
Psychoserisiko 215
Psychose, schizophrene
- freiheitsentziehende Maßnahmen bei 650
- Suizidrisiko bei 481
Psychostimulanzien 620
- Untersuchungsempfehlungen bei Gabe von 621
Psychotherapie 46
- traumafokussierte 306
  - Kontraindikationen 306
- übertragungsfokussierte 409
- PTBS 307. *Siehe auch* Belastungsstörung, posttraumatische
PubMed-Identifikationsnummer 717
PubMed-Suchanfrage 716
- Beispiel 717

## Q

Quetiapin 637
- bei agitiert-aggressiven Patienten 496
- bei Essstörungen 197
- bei psychotischen und manischen Symptomen 259
- bei Schizophrenie 225
- bei Tic-Störungen 179
- Zielsymptome 279

## R

Rauschmittelanamnese 360
Reaktive Bindungsstörung 386
Realimentierung 195
Rechenstörung 437
Rechenstörungen (RS) 440

# Stichwortverzeichnis

Redeflussstörungen 464
Regulationsstörungen bei Säuglingen und Kleinkindern 568
Rehabilitation, psychisch kranke Jugendliche 702
Relevanz von Studienergebnissen 721
– Kenngrößen 722
Rett-Syndrom 272
Rezeptive Sprachentwicklungsstörungen 456
Risperidon 637
– bei ADHS 20
– bei agitiert-aggressiven Patienten 495
– bei Schizophrenie 225
– bei Tic-Störungen 178
– Zielsymptome 279
Rome-IV-Kriterien 152
Ruhigstellungsmaßnahmen 491

## S

Sadomasochismus 427
Schädlicher Gebrauch 346
Schizophrenia simplex 206
Schizophrenie
– Einteilung 209
– Elternarbeit 222
– Erkrankungsphasen 220
– Frühintervention 216
– Jugendhilfemaßnahmen 229
– Pharmakotherapie 223
– Prädiktoren 228
– Psychoedukation 222
– psychologische Diagnostik 218
– Psychotherapie 221
– Rehabilitation 228
– Risikofaktoren 213
– Suizidrisiko 222
– Vulnerabilitäts-Stress-Modell 212
– Zwangssymptome 98
Schlafstörung 571
Schmerztagebuch 133
Schock, psychischer 289
Schreien, exzessives 571, 579
Schütteltrauma 525
Schütteltraumasyndrom 571
Schulangst 54
Schuldfähigkeit 689
Schulische Diagnostik 706
Schulische Pädagogik 706
Schulphobie 54
Schulsprechstunde 759
Schulversäumnisklage 59
Schulverweigerung 54
Schutzort 671
Schweigepflicht 649

Schweigepflichtsentbindung 117, 649
Second-Generation Antipsychotics (SGA) 630
Seelische Kindesmisshandlung 522
Selbstbestimmungsrecht des Kindes 539
Selbstinstruktionstraining 103
Sensibilitätsstörungen bei dissoziativen Störungen 146
Sequenzielle Traumatisierung 331
Serotonin-Hypothese bei Zwangserkrankung 92
Serotoninsyndrom, zentrales 503
Serotoninwiederaufnahmehemmer, selektive (SSRI) 624
– bei depressiven Störungen 247
– bei dissoziativen Störungen 149
– bei Essstörungen 197
– bei generalisierter Angststörung 79
– bei Persönlichkeitsstörungen 411
– bei selektivem Mutismus 118
– bei somatoformen Störungen 134
– bei Trennungsangststörungen 79
– bei Zwangsstörungen 103
– Zielsymptome 279
Sertralin 627
– bei depressiven Störungen 248
– bei Zwangsstörungen 103
Sexualisierte Gewalt 670
Sexualität 416
Sexualpräferenz 426
Sexualwissen 416
Sexuelle Beziehungsstörungen 420
Sexuelle Funktionsstörungen 424
Sexuelle Gewalt 670
sexuelle Impulsivität 429
Sexuelle Reifungskrisen 419
Sexueller Kindesmissbrauch 522
Sexueller Missbrauch 523, 554, 670
Sicherheitsängste 89
Skills-Training, kognitiv-verhaltenstherapeutisches bei Störungen der Sozialverhaltens 34
somatische Störung 508
Somatisierungsstörung
– Beschwerdebild 126
– und dissoziative Störungen 144
Sonstige Entwicklungsstörungen schulischer Fertigkeiten 438
Sonstige Formen der Kindesmisshandlung 522
Sorgerecht 685
Sozialarbeit 694
Soziale/ Pragmatische Kommunikationsstörung 456
Sozialgesetzbuch V (SGB V) 647
Späte Adoleszenz 418
Spice 350
Sprachtests 462
– SSRI 118. Siehe auch Serotoninwiederaufnahmehemmer, selektive

Stationsäquivalente Behandlung  727
Stimmungsstabilisierer bei Störungen des
 Sozialverhaltens  35
Stimmungstagebuch  245
Stimulanzien
– bei ADHS  19
– bei Störungen des Sozialverhaltens  36
– Zielsymptome  279
Störung
– affektive
  – und ADHS  13
  – und Tic-Störungen  174
– bipolare
  – Medikations-/
   Dosierungsempfehlungen  640
  – Pharmakotherapie  259
  – und Suizidalität  256
– depressive  236
  – Differenzialdiagnostik  243, 382
  – Elternarbeit  246, 394
  – Pharmakotherapie  247, 395
  – Psychotherapie  245, 579
  – Suizidrisiko bei  481
  – Therapie  244, 577
  – und Angststörungen  73
  – und Asperger-Syndrom  274
  – und dissoziative Störungen  144
  – und Persönlichkeitsstörungen  407
  – und selektiver Mutismus  113
  – und somatoforme Störungen  130
– des Sozialverhaltens
  – Anamnesegespräch  30
  – Differenzialdiagnostik  32
  – Elternarbeit  33
  – Leistungsdiagnostik  31
  – Leitsymptome  27
  – mit depressiver Störung  52
  – mit oppositionellem, aufsässigem
   Verhalten  28
  – Pharmakotherapie  35
  – Psychotherapie  33
  – und ADHS  13
  – und Angststörungen  73
  – und depressive Störungen  241
  – und PTBS  299
  – und selbstverletzendes Verhalten  546
  – und selektiver Mutismus  113
– disruptive und Zwangsstörungen  94
– dissoziative  139
  – Definitionen  140
  – Differenzialdiagnostik  147
  – Elternarbeit  149
  – Kriterien  146
  – Pharmakotherapie  149
  – Psychotherapie  147

– emotionale
  – alterstypische Symptommuster  56
  – bei Kindern und Jugendlichen  52
  – Elternarbeit  58
  – mit Trennungsangst des Kindesalters  52, 56,
   79, 113
  – Pharmakotherapie  60
  – Psychotherapie  57
– extrapyramidalmotorische  635
– hyperkinetische  10
  – des Sozialverhaltens  26
  – Leitsymptome  11
  – und Autismus  274
– mit sozialer Ängstlichkeit des Kindesalters  52
  – und selektiver Mutismus  113
– phobische  52, 66
  – und Autismus  274
  – und selektiver Mutismus  113
– schizoaffektive  206
– schizotype  206
– somatoforme  124
  – Definition  125
  – Differenzialdiagnostik  132
  – Elternarbeit  134
  – Pharmakotherapie  134
  – störungsrelevante Rahmenbedingungen  131
  – und PTBS  299
– überaktive mit Intelligenzminderung und
 Bewegungsstereotypien  273
– wahnhafte  206
Stottern  457, 464
Strafanzeige  305
Strafgesetzbuch (StGB)
– § 34  649
– § 203  649
Straffreife  689
Stressmodell bei somatoformen Störungen  133
Studienergebnisse
– Anwendung  723
– Relevanz  721
– Übertragbarkeit von  721
– Validität  720
Stuhlinkontinenz  154
Stupor  142
– katatoner  503
Substanzabusus
– und depressive Störungen  241
– und Manie  256
Substanzmissbrauch und PTBS  299
Substanzprobleme, Adverse Childhood
 Experience  555
Suchterkrankungen und Essstörungen  189
Suizidalität  478
– bei Anorexia nervosa  189
– bei PTBS  306

## Stichwortverzeichnis

- freiheitsentziehende Maßnahmen 486
- Medikamenteneinsatz 485
- und bipolare Störung 256
- und Depression 244
- und Schizophrenie 222
- und selbstverletzendes Verhalten 546

Suizidmethoden 480
Suizidrisiko bei Depression 237
Suizid, Vorkommen und Risikofaktoren 479
Sulpirid bei Tic-Störungen 178
Syndrom
- malignes neuroleptisches 227, 260, 503
- metabolisches 226
- präsuizidales 482

## T

Tabak 356
Tags zur Präsierung einer Suchanfrage 718
TEACCH Autism Programm 278
Teilhabe 698
Teilhabebeeinträchtigung 700
TENS (transkutane elektrische Nervenstimulation) 167
Theorie der schwachen zentralen Kohärenz 269
Theory of Mind 268
Therapie, dialektisch-behaviorale für Adoleszente 408
Therapieprogramm nach Lovaas 278
Tiaprid 636
- bei Tic-Störungen 178
Tics
- Auftreten/Unterdrückung 173
- Definitionen 172
- motorische 172
- phonetische 173
Tic-Störungen 170
- Elternarbeit 177
- Pharmakotherapie 177
- und ADHS 13
- und Zwangsstörungen 94
- Verhaltenstherapie 177
Toilettenphobie 156
Toilettenverweigerungssyndrom 156
Toleranzentwicklung 358
Tourette-Syndrom 170, 171
- Differenzialdiagnostik 176
- Leitsymptome 172
- Zwangssymptome 94, 98
Trance 142
Transplantierte Kinder 509
Trauma 294
- Typen 312
- und Persönlichkeitsstörungen 407

Traumaentwicklungsstörung
- Pharmakotherapie 323
- Psychoedukation 317
- Psychotherapie 316, 318
Traumaexploration 299
Traumaexposition 319
Traumanarrativ 320
Traumapädagogik 324
Traumatisierung, komplexe 312
Trennung von einem Elternteil 554

## U

Übererregung, autonome 295
Übergriffigkeit 429
Übertragbarkeit von Studienergebnissen 721
Umgangsrecht 687
Umschriebene Entwicklungsstörungen schulischer Fertigkeiten 436
Umstrukturierung, kognitive 103
UN-Kinderrechtskonvention 647
Unterbringung 688
Unterbringung nach § 1631b BGB 59
Unterbringungsgesetz 486
Unterricht 706

## V

Validität von Studienergebnissen, Kriterien 720
Valproat 642
Verhaltensauffälligkeiten 583
Verhalten, selbstverletzendes 544
- in Jugendhilfeeinrichtungen 550
- nichtsuizidales
    - Definition 545
    - Hinweise auf 545
    - Pharmakotherapie 550
    - Psychotherapie 548
    - und Suizidalität 546
- Patienten- und Angehörigenarbeit 551
- und Autismus 274
- und Persönlichkeitsstörungen 407
- und PTBS 299
- und Tic-Störungen 175
Verhaltensmarker
- bei Bezugspersonen 578
- bei Säuglingen 577
Verhaltenssteuerung, Medikations-/Dosierungsempfehlungen 638
Verhaltenstherapie, kognitive bei ADHS 18
Vermeidung 295
Vermeidungsverhalten bei Angststörungen 74
Vernachlässigung 523, 526

Verstärkerplan 58
- bei emotionaler Störung mit Trennungsangst 58
- bei Mutismus 116
Vierfeldertafel 721
Voice effect 647
Voyeurismus 427

# W

„Watch Wait and Wonder" 592
Wiedererleben 294
Wiederholungszwänge 89

# Z

Zeitungsüberschriftenmethode 315
Zeuge/in häuslicher Gewalt 555
Ziprasidon 637
- bei agitiert-aggressiven Patienten 496
- bei Schizophrenie 225
- bei Tic-Störungen 179
Zischlautstörung 456
Zulassung von Arzneimitteln 618
Zwänge 89
Zwangsgedanken 89
Zwangshandlungen 89
Zwangsstörungen 87
- Aufkärung 99
- Definition 90
- Differenzialdiagnostik 97
- Medikations-/Dosierungsempfehlungen 628
- Pharmakotherapie 103
- Psychotherapie 101
- stationäre Therapie 100
- und Autismus 274
- und selektiver Mutismus 113
- und Tic-Störungen 174
Zwei-Faktoren-Theorie von Mowrer 73, 93